Haug

Hanspeter Seiler

Die Weiheschen Druckpunkte

Grundlagen und Praxis

Mit 160 Abbildungen

2., überarbeitete Auflage

Karl F. Haug Verlag · Stuttgart

Die Deutsche Bibliothek – CIP-Einheitsaufnahme

Ein Titeldatensatz für diese Publikation ist bei
Der Deutschen Bibliothek erhältlich

1. Auflage 2001
© 2002 Karl F. Haug Verlag in
MVS Medizinverlage Stuttgart GmbH & Co. KG, Stuttgart

ISBN 3-8304-7134-3

Zeichnungen: Medical Art, Gudrun und Adrian Cornford, 64354 Reinheim
Umschlaggestaltung: Thieme Marketing, 70469 Stuttgart
Satz: DOPPELPUNKT Auch & Grätzbach GbR, 71229 Leonberg
Druck: Druckerei Laub, 74834 Elztal-Dallau

Danksagung

In erster Linie darf ich meinem homöopathischen Lehrer Herrn Dr. med. E. Bauer danken. Er hat mir nicht nur die erste Bekanntschaft mit den Weiheschen Punkten vermittelt, sondern auch diese Arbeit trotz seines hohen Alters immer wieder mit Rat und Tat unterstützt.

In zweiter Linie bin ich meinem Akupunktur-Kollegen Michael Eyl sehr dankbar dafür, dass er mir schon sehr früh, noch während unserer gemeinsamen Assistentenzeit an der Bircher-Benner-Klinik in Zürich, ein antiquarisches Original-Exemplar des damals kaum mehr bekannten Hauptwerkes von de la Fuye geschenkt hat. Damit konnte ich die wertvollen Erkenntnisse der Homöosiniatrie von Anfang an in meine Forschungsarbeit integrieren. – Auch meinem langjährigen Akupunktur-Lehrer Dr. med. Hermann Casparis bin ich sehr zu Dank verpflichtet. – Meinem lieben Freund und ehemaligen Schüler Joachim Nabona aus Barcelona danke ich für einige ebenfalls sehr wichtige französische Quellenangaben und die bereits erfolgte Übersetzung einer Liste bewährter Druckpunkte ins Spanische. – Dr. med. Nils Krack aus Teneriffa, der verdienstvolle Neubearbeiter der Schölerschen Schrift über die Weiheschen Punkte, hat mich mit der selbstlosen Übergabe einzigartigen Quellenmaterials ganz wesentlich unterstützt.

Dem Institut für Geschichte der Medizin in Stuttgart unter der Leitung von Prof. Dr. Robert Jütte und meinem langjährigen Helfer und Freund PD Dr. Martin Dinges bin ich für die immer prompte und geduldige Erfüllung meiner diversen und oft eiligen Literaturwünsche sehr verpflichtet. Ohne diese einzigartige Institution, welche von Robert Bosch auf Anregung des großen Homöopathie-Historikers Richard Haehl als Hahnemann-Archiv ins Leben gerufen wurde,[1] wäre bereits mein vorangehendes Buch über die Entwicklung von Hahnemanns Praxis undenkbar gewesen.[2] – Weiter wären ohne die stets sehr zuvorkommende und engagierte Hilfe der Bibliothek der Eidgenössischen Technischen Hochschule und in zweiter Linie auch der Zentralbibliothek in Zürich zahlreiche zusätzliche, schwer zu beschaffende Quellen für diese Arbeit kaum zur Verfügung gestanden.

Herrn Rolf Lenzen und Frau Gabriele Müller vom Karl F. Haug Verlag bin ich für die Anregung zu dieser Arbeit sowie die engagierte und geduldige verlegerische Betreuung über die ganze lange Entstehungszeit hinweg sehr dankbar.

In besonders dankenswerter Weise hat sich auch Herr Dr. med. Gotthard Behnisch, der Leiter des August-Weihe-Institutes für homöopathische Medizin in Detmold, für die Verbesserung der vorliegenden Arbeit eingesetzt. – Ferner bin ich Herrn Dr. med. Filipp Degroote für seine stets bereitwilligen telefonischen Auskünfte über sein Buch sehr dankbar. – Dem früheren Präsidenten der Schweizerischen Ärztegesellschaft für Aurikulomedizin und Akupunktur, Dr. med. U. Lenggenhager, verdanke ich wertvolle Angaben zum neuesten Stand der Akupunktur-Forschung. – Für zusätzliche wichtige Hilfe vor allem bei den biographischen Nachforschungen danke ich zudem Dr. med. Jacques Baur aus Lyon und Dr. rer. pol. Peter Göhrum aus Stuttgart, des weiteren auch Prof. Dr. Dr. H. Wisser vom Stuttgarter Robert-Bosch-Krankenhaus, Frau Lydia Michel-Mathis aus Chur, Frau Verena Milenkovic-Schmidt und Herrn Dr. phil. Thomas Faltin.

Sehr betonen möchte ich auch, dass dieses Buch ohne die engagierte Mitarbeit von Seiten meiner Mitarbeiterinnen Monika Hauser, Raphaela Nuolf und Isabel Singer sowie auch meiner Tochter Flurina bei den Recherchier- und Schreibarbeiten wohl kaum innerhalb nützlicher Frist hätte entstehen können. Meine Tochter hat vor allem auch bei den aufwendigen Korrekturarbeiten einen sehr verdankenswerten Einsatz geleistet. – Besonders am Herzen liegt es mir, meiner Frau Christina zu danken. Ohne ihren ständigen Präsenzdienst in Haushalt und Praxis und ihre liebevolle Unterstützung wäre die Entstehung dieser Arbeit unmöglich gewesen. Auch mussten sie und meine beiden kleineren Kinder viel Verständnis für meine zusätzlichen Arbeitseinsätze aufbringen.

Für die großzügige und unentbehrliche finanzielle Unterstützung meiner Forschung danke ich in erster Linie meinem langjährigen Freund und Mitarbeiter Christoph Mijnssen, ebenso wie

---

1 Der neben Jacob Leeser bedeutungsvollste Weihe-Schüler Hermann Göhrum war homöopathischer Hausarzt von Robert Bosch und trug damit sicher ebenfalls ganz wesentlich zum Zustandekommen dieser Stiftung bei.

2 Seiler 1988. An diese Arbeit schließt die vorliegende Publikation in vielen Punkten auch an.

meinen getreuen finanziellen Helferinnen Frau Doris Bächtold und Frau Paulina Meiler sowie dem leider verstorbenen Thomas Ammann. Besonders dankbar bin ich in dieser Hinsicht meiner Patin und Förderin der ersten Stunde, Eva Seiler.

Vor allem aber möchte ich zum Schluss meine tiefe Dankbarkeit gegenüber meinen Patientinnen und Patienten ausdrücken, welche durch die wertvollen Erfahrungen, die ich gemeinsam mit ihnen sammeln durfte, und nicht zuletzt auch durch ihre finanziellen Zuwendungen Fundament und Rückgrat dieser Arbeit sind.

Maur bei Zürich, im Herbst 2000
Dr. med. Hanspeter Seiler

Inhalt

Teil 2: Praktische Grundlagen

Teil 3: Anhang

Nach Arzneimitteln geordnetes Druckpunkte-Verzeichnis

Einleitung

Als ich vor gut zwanzig Jahren meine homöopathische Ausbildung begann, wurde ich von meinem Lehrer Dr. med. E. Bauer nicht nur in die klassische Homöopathie nach Hahnemann, sondern gleich von Anfang an auch in die ergänzende Untersuchungstechnik nach Weihe eingeführt. Seither ist die Prüfung von arzneispezifischen Punkten an der Körperoberfläche auf Druckempfindlichkeit ein ganz wesentlicher Bestandteil meiner homöopathischen Diagnostik geblieben.

Der Stellenwert, welcher nach meiner Erfahrung der Weiheschen Untersuchungsmethode zuzuordnen ist, kann etwa mit dem folgenden Bild umschrieben werden: Bekanntlich kann in der Homöopathie auf Grund von drei wirklich charakteristischen Symptomen bereits eine erfolgversprechende erste Mittelwahl getroffen werden, ganz ähnlich wie ein Stuhl auf drei Beinen bereits stehen kann. Wenn wir dieses auf den großen Constantin Hering zurückgehende Gleichnis etwas erweitern, ist die Weihesche Druckpunktuntersuchung gewissermaßen das vierte Bein der Diagnostik, auf welchem die homöopathische Mittelwahl sicher zu stehen kommt.

Die deutliche Empfindlichkeit eines oder mehrerer arzneispezifischer Punkte gegenüber der Umgebung ist somit nichts anderes als ein Zeichen hoher Wertigkeit, welches das klassisch-homöopathische Symptomenbild des Patienten ergänzt. Nicht mehr – aber auch nicht weniger! Dies ist jedoch bereits reichlich Grund dafür, das Thema etwas ausführlicher darzustellen, als es bisher der Fall war.

Wie immer lassen sich Möglichkeiten und Problematik einer Methode am besten aus ihrer historischen Entwicklung verstehen. Dieser wird deshalb im ersten, allgemeinen Teil dieser Arbeit reichlich Platz eingeräumt, wobei aber immer der praktische Gegenwartsbezug der angesprochenen Themen im Vordergrund steht. – Dies leitet über zum zweiten, praktischen Teil. Hierin sollen eine übersichtliche Darstellung der Punktelokalisation, eine genaue Einführung in die Untersuchungstechnik und eine individuelle Bewertung der diagnostischen Aussagekraft der einzelnen Druckpunkte bzw. Druckpunktkombinationen vermittelt werden.

Die Quellenangaben in den Fußnoten beziehen sich jeweils auf das detaillierte Verzeichnis im Anhang.

Teil 1

Allgemeine und historische Grundlagen

1 Die Homöopathen-Familie aus Herford

Entdecker der Weiheschen Punkte ist der deutsche homöopathische Arzt Dr. med. August Weihe jun. (1840–1896).

Die Homöopathie hatte in seiner Familie bereits Tradition. Sein Großvater, auf dessen Vornamen er getauft wurde, war noch ein direkter Schüler Hahnemanns und der erste homöopathische Arzt in Rheinland und Westfalen. Er eröffnete seine Praxis in der zwischen Osnabrück und Hannover gelegenen Stadt Herford, wo Mitglieder der Familie Weihe dann drei Generationen lang als homöopathische Ärzte eine erfolgreiche und für die Entwicklungsgeschichte der Homöopathie teilweise auch sehr bedeutungsvolle Wirkung entfalten sollten.

August Weihe sen. (1779–1834) war als Botaniker ähnlich bekannt wie als Arzt. In dieser Eigenschaft war er ein Freund von C. von Bönninghausen (1785–1864), mit welchem er in lebhafter wissenschaftlicher Korrespondenz stand. Als Direktor des Botanischen Gartens von Münster erkrankte der 42-jährige Bönninghausen 1827 an einem schweren Lungenleiden mit Bluthusten, welches als eitrige Schwindsucht diagnostiziert wurde. Nach neunmonatiger Krankheit schien sein Ende unabwendbar, und er schrieb Weihe einen Abschiedsbrief – ohne zu wissen, dass dieser ein Anhänger der neuen, Bönninghausen damals noch unbekannten homöopathischen Heilmethode geworden war.

Weihe antwortete postwendend, aber nicht mit einem Kondolenzschreiben: „Er verlangte eine ganz genaue Beschreibung der Krankheit und deren Nebenzeichen, und sprach die Hoffnung aus, dass er vermöge der neu entdeckten Heilmethode vielleicht noch imstande sein werde, einen ihm so schätzbaren Freund zu retten."[1] Durch eine Einzelgabe von Pulsatilla in der 30. Centesimalpotenz, welcher vier Wochen später ebenfalls genau nach Hahnemanns neuesten Vorschriften eine entsprechende Gabe des antipsorischen Hauptmittels Sulphur folgte, wurde Bönninghausen tatsächlich geheilt. Sein neugewonnenes Leben widmete er ganz der Homöopathie und wurde so Hahnemanns liebster und wohl auch bedeutendster direkter Schüler.

Nachfolger von Großvater Weihe wurde sein ältester Sohn Justus (1808–1892). Nach einem langen und erfüllten Arztleben konnte dieser bei seinem Tod dem homöopathischen Kranken-

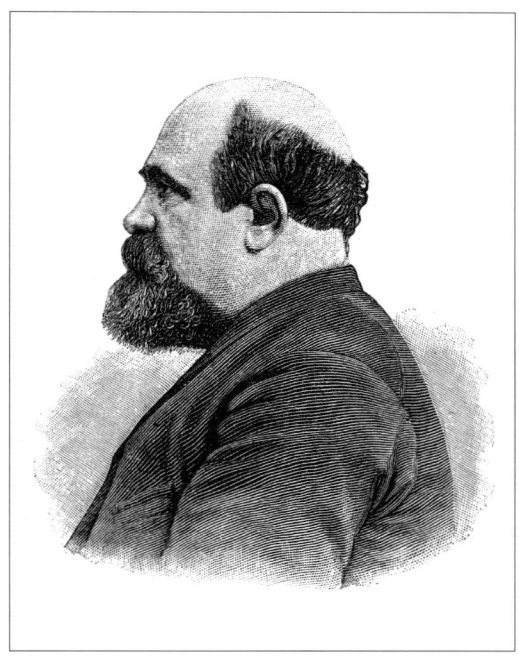

Abb. 1: August Weihe jun. (1840–1896).

haus in Leipzig dankbar eine hohe Geldsumme hinterlassen: „Dass ich ein glücklicher Arzt und glücklicher Mensch hienieden gewesen bin, verdanke ich der Homöopathie!"[2]

Sein Bruder, der Vater von August Weihe jun., war als junger Mann nach Schweden ausgewandert, wo er ein Landgut erworben hatte. Dort wurde am 6. November 1840 das dritte Glied der Weiheschen Ärztetradition geboren. Als August zwölf Jahre alt war, kehrte seine Familie nach Herford zurück.

Nach dem Studium an verschiedenen deutschen Universitäten und einer Assistenzeit in Wien wurde Weihe Schüler seines Onkels in Herford und eröffnete dort auch 1868 seine eigene Praxis.

Es ist sehr wohl verständlich, dass der junge Weihe es nicht dabei bewenden ließ, lediglich in die Fußstapfen seiner Vorfahren zu treten, sondern die homöopathische Familientradition ganz

---

1 Bönninghausen, zitiert nach Kottwitz, S. 61.
2 Leipziger populäre Zeitschrift für Homöopathie,
  S. 203.

im Sinne Hahnemanns als Auftrag zur steten Verbesserung der zwar bewährten, aber immer noch zu limitierten Behandlungsmethode auffasste. Des weiteren drängte auch die Krise, in welcher sich die klassische Homöopathie in Deutschland zu Weihes Studienzeit befand, zu einem Ausblick nach neuen Ufern. Wir werden auf dieses medizinhistorische Umfeld noch zu sprechen kommen.

Nicht zuletzt aber mag wohl auch die Tatsache, dass Weihe selbst von Jugend an kränklich war, mit zu seiner Suche nach Neuem beigetragen haben. Wie er uns berichtet, konnte er dann auch später sein chronisches, in der Familie verankertes schweres Leiden tatsächlich zumindest teil-weise bessern. So gelang es ihm z. B., sein „trotz höchst solider und mäßiger Lebensweise" möglicherweise infolge eines Diabetes oder einer anderen schwerwiegenden Krankheitsanlage bestehendes Übergewicht „einzig und allein durch den Gebrauch entsprechender Hochpotenzen um 25 Pfund herabzumindern."[1]

Bei der Wahl dieser homöopathischen Heilmittel, auf deren Verabreichung jeweils starke Ausscheidungsreaktionen folgten, war er bereits von seiner modifizierten homöopathischen Behandlungstechnik ausgegangen, worin er die Erkenntnisse Hahnemanns mit denjenigen des in manchen Punkten verwandten Rademachers zu vereinigen trachtete.

---

1 Weihe 1886, S. 215.

2 Das Erbe Rademachers und Hahnemanns

Obwohl die Behandlungsmethode Rademachers selbst und auch Weihes Versuch ihrer Integration in die Homöopathie heute weitgehend nur noch Medizingeschichte sind und für die gegenwärtige Anwendungspraxis der Druckpunkte keine große Rolle mehr spielen, soll doch beides hier ganz kurz dargestellt werden. Dies aus den folgenden Gründen:

- Erstens einmal sind hier die alleinigen historischen Wurzeln der Weiheschen Druckpunkt-Methode zu suchen. Die andernorts zu findende Meinung, dass Weihe bereits das Punktesystem der chinesischen Akupunkturlehre gekannt haben soll,[1] ist auf Grund der vorliegenden direkten Quellen Weihes und seiner ersten Schüler als äußerst unwahrscheinlich zu betrachten.
- Zweitens birgt die auf Rademacher zurückgehende „epidemiologische" Behandlungsmethode Weihes als weitgehend vergessenes bzw. durchwegs negativ beurteiltes[2] Kapitel der Homöopathiegeschichte einige Ansätze in sich, die meines Erachtens nicht nur medizinhistorisch sehr interessant, sondern auch heute noch zumindest bedenkenswert sind.
- Drittens erreichten – nicht zuletzt auch auf Grund des tiefgreifenden, zumeist noch immer unterschätzten Einflusses Rademachers auf die europäische Homöopathie nach Hahnemann – deren Spitzenvertreter wie Burnett, Clarke und Nebel um die letzte Jahrhundertwende ein therapeutisches Niveau, welches seither weltweit wohl nicht mehr wieder erreicht wurde.

Damit blenden wir nochmals zurück ins ausgehende 18. Jahrhundert:

In dieser revolutionären Zeit kam auch das zwar teilweise noch ganzheitliche, aber weitgehend erstarrte spekulativ-dogmatische Lehrgebäude der damaligen Schulmedizin immer mehr ins Wanken. Dies weniger unter dem Druck der erst im Werden begriffenen Homöopathie als unter dem Ansturm des chemisch-physiologisch und zellularpathologisch orientierten naturwissenschaftlichen Denkens, welches als rationalistische Alternativmedizin dieser Zeit bekanntlich den Grundstein zur heutigen Schulmedizin legte.

Zu dieser Entwicklung leistete der junge Hahnemann (1755–1843) als wissenschaftlich-kriti-

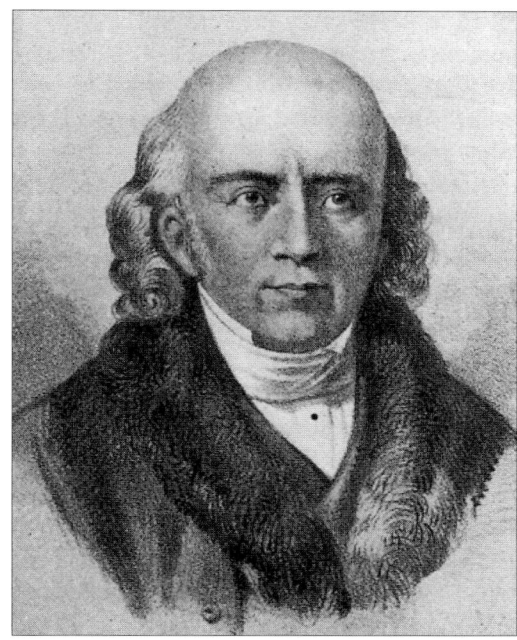

Abb. 2: Der junge Hahnemann (1755–1843) etwa zur Zeit seiner Leipziger Forschungsjahre.

scher Übersetzer und experimentell tätiger Forscher bereits in seiner vorhomöopathischen Zeit vor allem auf dem Gebiet der technischen Chemie und der materiell-chemischen Pharmakologie einen wichtigen und oft vergessenen Beitrag.[3] Als genialer, seiner Zeit weit vorauseilender Denker war er jedoch im Gegensatz zu den meisten naturwissenschaftlichen Medizinreformern seiner Zeit gegen die diesem Ansatz innewohnende Gefahr einer rein materialistischen und monokausalen Sichtweise gefeit.

Mit seiner Hochpotenz-Homöopathie übergab er uns dann ja auch den noch heute wesentlichsten Ansatz zu einer Medizin, welche kritische Rationalität mit einer ganzheitlichen Sichtweise in harmonischen Einklang bringt. Dies ist nur mittels eines lebensenergetischen Denkansatzes möglich, womit sich auch der feinstofflich-energetische Bereich der Natur zwanglos in die natur-

1 Chély, S. 25, s. auch Bauer 1988, S. 111.
2 So z. B. bei Schöler.
3 Seiler 1988, S. 16 ff.

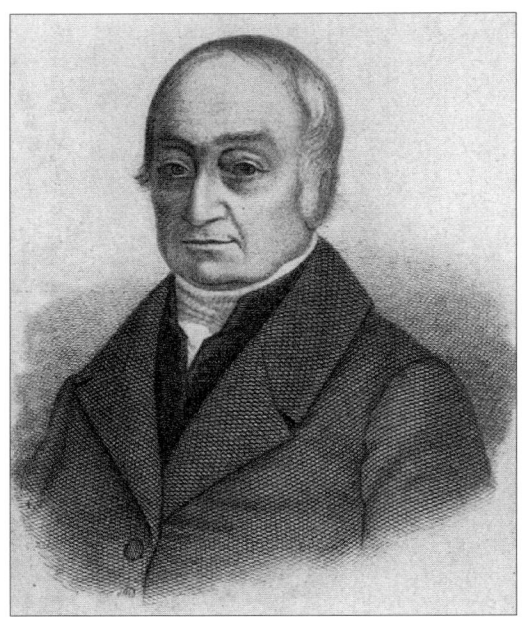

Abb. 3: Johann Gottfried Rademacher (1772–1850).

wissenschaftlichen Grundlagen des homöopathischen Heilsystems integrieren lässt.[1]

Ähnlich wie Hahnemann war auch der siebzehn Jahre jüngere Rademacher (1772–1850) als ein der „reinen Sprache der sorgfältig und redlich befragten Natur"[2] verpflichteter, aber dennoch ganzheitlich denkender und fühlender Kritiker der damaligen Schulmedizin angetreten. Als ebenfalls verwandte Züge kennzeichneten ihn ein scharfer Intellekt, ein hohes ärztliches Ethos und eine hervorragende klinische Beobachtungsgabe.

Wie wir im nächsten Kapitel sehen werden, ging er bei seinen Forschungen erstrangig von den historischen Quellen der bioenergetischen Ganzheitsmedizin aus.

---

1 Siehe z. B. Hahnemanns „Belehrung für den Wahrheitssucher", zitiert nach Seiler 1988, S. 58. Zu den entsprechenden Ansätzen bei Paracelsus, Rademacher und de la Fuye sowie auch in der Traditionellen Chinesischen Medizin wird auf die nachfolgenden diesbezüglichen Kapitel dieses Bandes verwiesen. Vgl. auch Seiler 1986.
2 Hahnemann im Organon, zitiert nach Seiler 1988, S. 13.

3 Paracelsus – Irrlicht oder erleuchteter Neuerer?

Durch einen überraschenden Erfolg mit einem paracelsischen Heilmittel wurde Rademacher dazu veranlasst, die Schriften Hohenheims (1493–1541), des kometenhaften frühen Kritikers der dogmatischen Medizin, genau durchzuarbeiten. Sein Fazit nach dem Studium der oft genialen, streckenweise aber eher an einen trunkenen Seher[1] als an einen Akademiker erinnernden paracelsischen Schriften:

> *„Nicht ohne Mühe gelangte ich endlich zu der Überzeugung, dass der Mann nicht Prahler sei, sondern wahrhaft Lehre und Übung der Kunst (d.h. Theorie und Praxis, Anm. des Verf.) zu einer unscheidbaren Einheit verschmilzt.[2] …“*

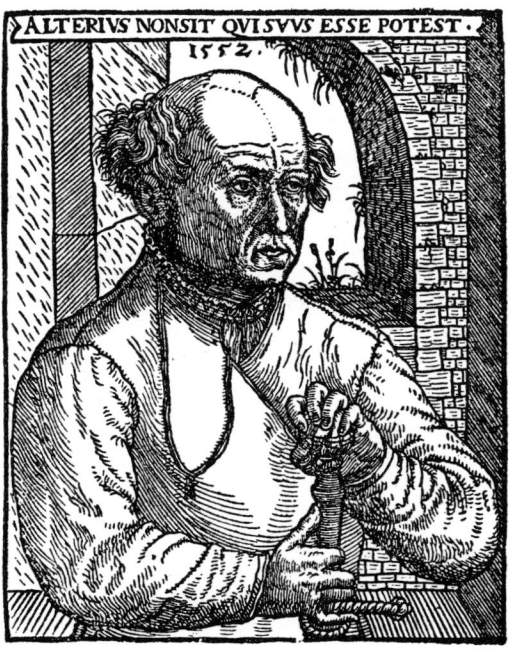

Abb. 4: Paracelsus (1493–1541).

Nach sorgfältiger Überarbeitung und vor allem gründlicher und erfolgreicher praktischer Überprüfung seines neu konzipierten paracelsischen Heilsystems veröffentlicht Rademacher 1843, vielleicht nicht ganz zufällig im Todesjahr Hahnemanns, die erste Auflage seiner „Erfahrungsheillehre". Der Untertitel lautet: „Rechtfertigung der von den Gelehrten missakannten, verstandesrechten Erfahrungsheillehre der alten scheidekünstigen Geheimärzte und treue Mitteilung des Ergebnisses einer fünfundzwanzigjährigen Erprobung dieser Lehre am Krankenbette."

Wir sehen also, dass sich in der Forschungsrichtung die Wege der beiden ganzheitsmedizinischen Reformer deutlich trennen: Während Hahnemann mit der experimentellen Bestätigung und Neuformulierung des Ähnlichkeitsgesetzes sowie vor allem mit der Entdeckung des Potenzierungsprinzips weitgehend Neuland betrat, versuchte Rademacher, aus den verborgenen Tiefen des alten alchemistischen und esoterischen Geheimwissens brauchbares Material für eine rationale Ganzheitsmedizin der Zukunft herauszudestillieren. Hierzu wählte er in Anbetracht seiner damaligen Möglichkeiten sicher zu Recht Paracelsus als Schlüsselfigur.

Trotz dieser verschiedenen Ausrichtung der beiden Forscher war es aber durchaus zu erwarten, dass eine vertiefte und ernsthafte Suche sowohl in der Vergangenheit als auch in der Zukunft der empirischen Ganzheitsmedizin teilweise ähnliche oder zumindest sich komplementär ergänzende Resultate ergeben würde. Dass dies dann tatsächlich auch der Fall war, war nicht nur die Überzeugung Weihes, sondern auch anderer bedeutender europäischer Homöopathen des letzten Jahrhunderts, wie z.B. von Grauvogls (1801–1883):

> *„Zwar ist … die Übereinstimmung zwischen der Lehre Hahnemanns und Rademachers nicht vollständig,*

---

1 Die Frage, ob Paracelsus eventuell tatsächlich auch Drogen als Hilfsmittel zur höheren Wahrnehmung benutzt hat, kann hier nicht näher erörtert werden. Seine Sprache und auch sein Verhalten, z.B. das Fechten mit unsichtbaren Feinden (s. Kiesewetter, S. 46 und 47), lassen uns als Homöopathen jedenfalls manchmal sehr an Stramonium denken. Sein Ruf als Trunkenbold mag daher Paracelsus vielleicht gar nicht so ungelegen gekommen sein … (MacRepertory: Delusions, pursued, by ghosts: lepi, plat, stram. Knerr: Delusions, fighting, often leaves his chair to rush at people whom he thought he saw: stram.)
Man vergleiche auch auf Abb. 4 das tief gefurchte, früh gealterte Gesicht des erst 47-jährigen. (Clarke 1978 III, S. 1278: Stramonium, Face deeply furrowed and wrinkled. Clarke 1998: Temperaments, old age premature: fl-ac, stram.)
2 Rademacher, zitiert nach Surya, S. 253.

doch so überraschend, dass eine Ausgleichung dereinst mit Notwendigkeit erfolgen muss."[1]

Diese Sichtweise übernahmen dann auch die späteren Homöopathen J.C. Burnett und A. Nebel, welche beide ebenfalls reichlich aus den Rademacherschen und paracelsischen Quellen schöpften.

Warum fanden dann aber Rademacher und Hahnemann nicht schon zu Lebzeiten zueinander? – Hahnemann erwähnt seinen jüngeren Kollegen meines Wissens nirgends, obwohl dieser durchaus noch zu dessen Lebzeiten seine ersten kleineren Publikationen in der renommierten Ärztezeitschrift „Hufelands Journal" herausbrachte, wo ja auch Hahnemann seine frühen Schriften publiziert hatte.

Rademacher seinerseits hält sich in allen seinen spärlichen Äußerungen zur Homöopathie in sehr reservierter, aber achtungsvoller Distanz zu Hahnemann. Weder mit dem Ähnlichkeitsprinzip noch mit den dynamisierten Arzneien will er sich identifizieren, ohne allerdings eine eindeutige Gegenposition zu beziehen. Und immer wenn – wie z. B. bei der wiederholten Betonung der besseren Wirksamkeit kleiner Arzneigaben – die Parallele seiner Lehre zur Homöopathie allzu offensichtlich wird, beruft er sich auf Paracelsus. Schon dieser habe die Bedeutung kleiner Gaben betont[2] und auch das allopathische Behandlungsprinzip verworfen, ohne deshalb – wie dies fälschlicherweise behauptet werde – der Vordenker Hahnemanns gewesen zu sein.[3]

In diesem Punkt war Hahnemann denn auch völlig mit ihm einig, allerdings in der gegenteiligen Absicht: Während Rademacher Hohenheim ganz für sich allein beanspruchen wollte, wollte Hahnemann am liebsten überhaupt nichts mit ihm zu tun haben! Offensichtlich hatte er von dem vagabundierenden „Irrlicht", wie er Paracelsus in einem Brief nennt,[4] keine sehr hohe Meinung. Zu sehr kontrastierte wohl Hohenheims manchmal skurril-phantastische Geheimniskrämerei, womit er – nicht zuletzt wohl auch zu seinem Schutz vor der damals noch allmächtigen Inquisition[5] – nach Art der Alchemisten und Geheimbündler seiner Zeit sein Wissen kaschierte, mit Hahnemanns aufklärerischem Streben nach dem klaren Lichte der Wahrheit und seiner vehementen Abneigung gegen jede Spekulation.

Trinks, Hahnemanns früherer Patient und Schüler sowie späterer Erzfeind, will Hahnemann bereits im Jahre 1825 darauf aufmerksam gemacht haben, dass die Grundzüge der Homöopathie schon bei Paracelsus zu finden seien. Es ist allerdings unklar, ob Trinks damals schon Hahnemann die heute bekannten, recht eindeutigen homöopathischen Zitate Hohenheims vorlegen konnte. Hahnemann – so berichtet Trinks weiter – habe erwidert, dass ihm dies bisher völlig fremd gewesen sei.

Dieses Unwissen über die im Dschungel und der therapeutischen Vielfalt des Paracelsischen Werkes tatsächlich keineswegs leicht zu findenden homöopathischen Stellen ist durchaus auch glaubhaft, obwohl Hahnemann ein sehr guter Kenner der Medizingeschichte war und Paracelsus selbstverständlich kannte. Vermutlich aber hatte der Begründer der wissenschaftlichen Homöopathie das umfangreiche, über zwölf voluminöse Bände umfassende Werk Hohenheims aus den oben genannten Gründen ohne greifbares Resultat schon bald wieder aus der Hand gelegt.

Auch sind Hahnemanns detaillierte Angaben darüber, wie er sowohl das Ähnlichkeits- als auch das Potenzierungsprinzip auf experimentellem Weg entdeckte, durchaus glaubwürdig. Deshalb war ihm dann auch Trinks' Bemerkung von 1825 offenbar nicht Anlass genug, das Fehlen des Paracelsus auf der Liste seiner Vorläufer in den späteren, überarbeiteten Auflagen des Organons zu korrigieren. – Dieses völlige Verschweigen des Paracelsus ist dann aber doch wieder etwas erstaunlich, da Hahnemann sich bezüglich seiner Vorgänger offensichtlich sehr um Vollständigkeit bemüht hat und neben Hippokrates auch viel weniger bedeutende Autoren als Paracelsus ausführlich zitiert.[6]

Die von Trinks zuerst an die Öffentlichkeit gebrachte Verbindung der Homöopathie mit Paracelsus war für Hahnemann offensichtlich lebenslang ein Gegenstand des Ärgers und vielleicht auch eines latenten Gewissenskonfliktes. Noch wenige Wochen vor seinem Tod schreibt er seinem engsten Vertrauten Bönninghausen:

---

1 Von Grauvogl, zitiert nach Leeser 1888, Heft 9, S. 66.
2 Rademacher, S. 143–144.
3 Rademacher, S. 70.
4 Haehl, Bd. I, S. 300.
5 Giordano Bruno (1548–1600), welcher seine ganzheitlich-lebensenergetische Naturwissenschaft in aller Offenheit als Gegensatz zum klerikalen Christentum propagierte und für die Medizin ebenfalls bereits einen homöopathischen Denkansatz gefordert haben soll, landete auf dem Scheiterhaufen!
6 Hahnemann 1955, S. 40.

„... Ich habe einen wahren Thersites[1] an ihm ... Noch vor ein paar Jahren zwängte er sich noch in den letzten Band des Brockhausischen Conversationslexikons der Gegenwart – wo der ganze Artikel Trinks von ihm offenbar bloß zu dem Zweck geschrieben zu sein scheint, mich verdächtig zu machen und zu verleumden: Ich habe, schreibt er, die ganze Homöopathie von Paracelsus genommen, es aber verschwiegen ..."[2]

Was ist aus gegenwärtiger Sicht zu dieser Frage zu sagen? – Die heute bekannten homöopathischen Zitate des Paracelsus jedenfalls sind überzeugend:

„Also gehen die Wesen der Arzneien gegen die Krankheit, was Gelbsucht macht, heilt auch die Gelbsucht, die Arznei so (= welche) Paralysin heilen soll, muss aus demselben gehen (= hervorgehen), so (= welches) dasselbe gemacht hat."[3]

In diesem homöopathischen Sinne schreibt Paracelsus dann auch:

„Ein natürlicher wahrhaftiger Arzt sagt: ... das ist Morbus Terebinthus, ..., das ist Morbus Helleborus usw., und nicht ... das ist Rheuma, das ist Coriza, das ist Catarrhus."[4]

Und weiter sagt er bezüglich der Arzneidosen:

„ ... nicht mit dem Gewicht, sondern außerhalb dem Gewicht soll die Arznei administriert werden; denn wer kann den Schein der Sonne wägen, ... wer wiegt den Spiritum Arcanum (= den Geist des Heilmittels)? Niemand. In diesem liegt nun die Arznei und weiter in keinem schwereren. ...

Die Arznei soll ... so gewaltig auf die Krankheit einwirken wie ein Feuer auf einen Scheiterhaufen. ... Ein Fünklein aber ist schwer genug, einen ganzen Wald zu verbrennen, und doch ist das Fünklein ohne Gewicht. So müsst ihr auch die Verabreichung der Arznei verstehen."[5]

Also ist Paracelsus doch ein wichtiger Vorläufer Hahnemanns?

Der bedeutende homöopathische Arzt und Paracelsus-Kenner E. Schlegel (s. Abb. 11) bringt diese Frage wohl am besten auf den Punkt: „Der Ähnlichkeitsgedanke in der Medizin wird erst von da an klar, bestimmt und fruchtbringend, wo er von Hahnemann aufgefasst und verwertet

wird; ... er stellt seine Sätze bestimmt formuliert und lehrbar an die Öffentlichkeit, während Paracelsus – ein ebenso genialer und tiefer Geist – mehr als Künstler erscheint, welcher keine sachlichen Lehren von praktischer Verwertbarkeit hinterlässt, sondern ein persönliches Talent mit ins Grab nimmt."[6]

Von Seiten der Rademacherianer vermutet Stanelli, dass Hahnemann während seiner Praktikantenzeit bei Baron von Brukenthal[7] die Schriften Hohenheims wohl heimlich studiert haben müsse. Nur so sei die auffällige Übereinstimmung zwischen seiner Lehre und den paracelsischen Schriften erklärbar. Hahnemann habe aber Paracelsus nur teilweise richtig verstanden. Später habe er dann seine Homöopathie „sogenannt wissenschaftlich"[8] zu begründen versucht.

Wie dem nun auch genau gewesen sein mag, ziemlich sicher scheint, dass Hahnemann durch etwaige frühere Paracelsus-Studien keinesfalls geradewegs zur Homöopathie geführt wurde. Im Gegenteil betrachtete er auf Grund einer offenbar sehr negativen persönlichen Studienerfahrung die Schriften Hohenheims als einen mit rationaler Forschung nicht vereinbaren Irrweg. Diese Haltung ließ ihn wahrscheinlich zusammen mit der persönlichen Feindschaft gegen Trinks die unzweifelhafte Bedeutung des Paracelsus für die Homöopathiegeschichte nie richtig anerkennen.

Doch nicht nur Hahnemanns scharfes Verdikt gegen Paracelsus, sondern gerade auch ein abgewogenes Urteil von Seiten der Homöopathie wie das obige Schlegels mussten Rademacher als Vertreter einer wissenschaftlichen Paracelsus-Aufarbeitung in der Substanz treffen und dem Hahnemannschen Gedankengut entfremden. Denn in der von Schlegel angesprochenen Problematik liegt der Kern der Schwierigkeiten, mit welchen Rademacher selbst – und später auch alle seine Schüler, inklusive Weihe – bei der Vermittlung ihrer Lehre erstrangig zu kämpfen hatten: Die Informationen blieben trotz aller Bemühungen zu allgemein, zu vage, zu sehr auf die individuelle

---

1 = hässliches Lästermaul aus der Ilias, gemeint ist Trinks.
2 Haehl, Bd. II, S. 392.
3 Paracelsus, zitiert nach Surya, S. 228. (Textanpassung und Erläuterung vom Verfasser.)
4 Gemeint ist eine durch Terpentinöl heilbare Krankheit.
5 Paracelsus, S. 300–301. (Textanpassungen und Erläuterungen in Klammern vom Verfasser.)
6 Schlegel (1891), zitiert nach Haehl, Bd. I, S. 300.
7 Brukenthal war wie später auch Hahnemann Freimaurer (Seiler 1988, S. 15).
8 Stanelli 1881, S. 77–80.

Erfahrung des Meisters beschränkt, um nicht nur vom kongenialen, sondern auch vom durchschnittlich begabten Schüler mit befriedigendem Erfolg in die Praxis umgesetzt werden zu können. Es fehlten die Genauigkeit und die Detailliertheit der Hahnemannschen Anordnungen, welche der Homöopathie als einzigem Heilsystem in der von raschen Szenenwechseln geprägten Medizingeschichte der Neuzeit nun schon seit mehr als 200 Jahren ein glanzvolles Überleben gesichert haben.

Mangelnde Übermittelbarkeit und ungenügende praktische Reproduzierbarkeit ließen sich also aus dem paracelsischen Erbe nicht so einfach eliminieren. Selbst Weihe bekam, als er im Wissen um die Unvollständigkeit und die noch nicht behobenen Mängel seines Systems lange mit einer Publikation zögerte, ebenfalls den alten antiparacelsischen Vorwurf der Geheimniskrämerei zu hören.[1] In den Kreisen der Kritiker wurde im Zusammenhang mit der Druckpunkt-Diagnostik sogar über die „Mysterien eines Cultus" gewitzelt ...[2]

Heute aber denke ich, dass nach einigen Abstrichen, Ergänzungen und Klärungen diese Mängel für das System der Weiheschen Druckpunkte zu einem wesentlichen Teil behoben sind. Ein gutes Jahrhundert kritischer Erprobung durch befähigte Ärzte haben – wie noch gezeigt werden soll – seine Grundlagen soweit gefestigt, dass sie in genügendem Ausmaß lern- und reproduzierbar geworden sind. Darauf kann die allerdings noch dringend notwendige weitere Forschung aufbauen.

Damit wollen wir diesen kleinen, selbstredend nur sehr unvollständigen Überblick über die Paracelsus-Problematik abschließen. Die Gründe, welche ein Zusammengehen Hahnemanns und Rademachers zu deren Lebzeiten leider verhinderten, sind aber mit den obigen Ausführungen wohl zur Genüge geklärt.

Im nächsten Kapitel sollen nun noch kurz die für das Weihesche System relevanten Aspekte von Rademachers Lehre zur Sprache kommen.

---

1 Redaktionelle Anmerkungen zu Weihe 1886 (S. 244) und zu Leeser 1885 (S. 99).
2 Leeser 1893/1, S. 53.

4 Die Heilung eines geisteskranken Landwirtes

Genau wie Paracelsus gliederte Rademacher die Krankheiten nicht nach ihrer schulmedizinischen Nomenklatur, sondern auf Grund ihrer Heilbarkeit durch die zu ihnen passenden Arzneien. Er entwickelte damit ähnlich wie die Homöopathie eine Art Arzneimittelbild, welches aber – wie dies allerdings auch in der Homöopathie zu einem guten Teil der Fall ist – auf der Erfahrung mit geheilten Fällen und nicht auf Arzneimittelprüfungen am Gesunden beruht. Dieses auf minutiöser Beobachtung am Krankenbett beruhende Bild ist zwar stark physisch betont und, wie Rademacher selbst immer wieder beklagt, recht unscharf. Es weist aber in teilweiser Übereinstimmung mit der Homöopathie durchaus auch einige ganzheitlich-psychosomatische Züge auf. So wird zum Beispiel ein unwillkürliches Seufzen, welches vor allem vom sich selbst überlassenen Kranken zu hören ist, als zwar nicht spezifisches, aber charakteristisches Zeichen einer Schöllkraut[1]-Lebererkrankung beschrieben.

Dennoch ist für die definitive Mittelfindung das Prinzip von Versuch und Irrtum nur allzu oft der einzige Weg, wie Rademacher in seiner typischen Bescheidenheit und Offenheit immer wieder betont. Lediglich eine durch langjährige Erfahrung erworbene gewisse „Listigkeit", wie er die ärztliche Intuition bezeichnet, kann diesen schwierigen Weg abkürzen.

Wie der Ausdruck „Lebererkrankung" zeigt, spricht Rademacher ebenfalls nicht ganz in Übereinstimmung mit der klassischen Homöopathie, aber wiederum in Anlehnung an Paracelsus von auf ein bestimmtes Organ einwirkenden Mitteln. Diese werden als „Organmittel" von den sogenannten „Universalmitteln" unterschieden. Die Wirkungssphären der Universalia sind nicht primär einem bestimmen Organsystem zuzuordnen.

Allerdings sind die Universalmittel in der Praxis keineswegs von vornherein wichtiger als die Organmittel, da auch die letzteren über sogenannte konsensuelle Erkrankungen im ganzheitlichen Sinn auf andere Organsysteme einwirken können. Es werden auch gemischte Krankheiten beschrieben, wo meist ein Universal- zusammen mit einem Organmittel, gelegentlich aber auch eine andere Arzneikombination verabreicht werden muss. Auch diese Doppelmittelpraxis geht ursprünglich auf Paracelsus zurück.[2]

Um sein so bereits recht kompliziert gewordenes System übersichtlich zu erhalten, beschränkte Rademacher sich auf eine ziemlich kleine Auswahl von Medikamenten, von deren Wirksamkeit und sicheren Indikationsbereichen er sich in langjähriger Erfahrung überzeugt hatte. Diese wenigen Heilmittel sollte der Arzt „so genau kennen wie der Tischler seinen Hobel, wie der Bildhauer seinen Meissel"[3]. So gibt es bei Rademacher z.B. nur drei Universalmittel, nämlich Kupfer, Eisen und kubischen Salpeter (Natrum nitricum).

Surya hat wahrscheinlich recht, wenn er hinter dieser Dreizahl – obwohl Rademacher sich hierüber ausschweigt – eine Variante des paracelsischen Dreigestirns von Sulphur, Mercurius und Sal (= Salz) sieht.[4] Darunter sind ja keineswegs allein nur die Heilsubstanzen Schwefel und Quecksilber zusammen mit ihrem sehr wichtigen Mischsalz Zinnober zu verstehen, welche ja interessanterweise für Hahnemann sehr viel mehr als für Rademacher ganz im Zentrum der Arzneimittellehre[5] stehen. Paracelsus verstand darunter mit großer Wahrscheinlichkeit auch im Sinne eines allgemeinen Naturgesetzes das weibliche (Quecksilber), das männliche (Schwefel) und das neutral zusammengesetzte „Kind-Prinzip" (Zinnober = Quecksilbersulfid). So haben wir wohl ebenfalls im alten alchemistischen Sinn Kupfer (dem Planeten und der Liebesgöttin Venus zugeordnet) als weibliches, Eisen (dem Planeten und dem Kriegsgott Mars zugeordnet) als männliches und das allerdings aus einer anderen Polarität zusammengesetzte Salpetersalz Natrum nitricum als neutrales Heilelement zu betrachten.

Auch die Anzahl der Rademacherschen Organmittel bleibt jeweils auf das allernotwendigste und damit auf eine aus homöopathischer Sicht sehr kleine Zahl beschränkt. Als wichtigste Lebermittel z.B. verwendet Rademacher als Einzelsubstanzen neben dem erwähnten Chelidonium nur noch die in der Homöopathie bestens bekannte Nux vomica; dazu kommen dann noch

---

1 = Chelidonium.
2 Rouy 1951, S. 60.
3 Rademacher, S. 144.
4 Surya, S. 267.
5 Schwefel ist ja das wichtigste Antipsorikum, Mercurius das wichtigste Antisyphilitikum.

ergänzend Carduus marianus, Quassia und Crocus sativus.[1]

Dass Rademacher trotz dieser Beschränkung in der Praxis sehr differenziert vorging, zeigt das folgende praktische Beispiel: 1833 heilte er einen nach einem finanziellen Missgriff zuerst grüblerisch und dann manifest geisteskrank gewordenen Landwirt allein mit dem Lebermittel Chelidonium, obwohl der Patient keineswegs eine direkt organspezifische Symptomatik aufwies. Lediglich zwei Befunde wiesen nach der erfahrungsheilkundlichen Betrachtungsweise auf die zugrunde liegende Lebererkrankung hin:

1. Der Urin des Patienten war um eine Nuance dunkler als normal, nämlich goldgelb statt strohgelb.
2. In der Region herrschte damals seit längerer Zeit eine epidemieartige Häufung von Lebererkrankungen mit ihren konsensuellen Begleiterkrankungen.

Zur Behandlung dieser lokal längerfristig vorherrschenden Krankheitsdisposition, welche Rademacher im Gegensatz zu den kürzer dauernden eigentlichen Epidemien als „Morbus stationarius" bezeichnet, hatte sich Nux vomica bisher in vielen Fällen bewährt. Rademacher wusste, dass die Brechnuss in dieser Situation durchaus auch eine zentralnervöse Störung heilen konnte. Doch war nach seiner Erfahrung eine voll entwickelte konsensuelle Geisteskrankheit bei einem Schöll-kraut-Leberleiden viel häufiger als bei einer Nux-vomica-Erkrankung. So machte er eine Ausnahme von der ihm sonst sehr wichtigen Epidemie-Regel und wählte Chelidonium als Heilmittel. Der Patient erhielt davon täglich fünfmal sechs Tropfen der unverdünnten Tinktur, worauf sein Urin innerhalb von acht Tagen wieder die normale Färbung annahm. Gleichzeitig wurde er bereits deutlich ruhiger, und nach dreiwöchiger Einnahme war „der Bauer wieder ebenso verständig als er vorher gewesen."[2]

Mit derartigen Heilerfolgen ließ Rademacher nicht nur die Schulmedizin weit hinter sich. Auch die sogenannte „naturwissenschaftlich-kritische" Richtung der Homöopathie, welche unter dem Eindruck der erstarkenden naturwissenschaftlichen Schulmedizin immer mehr nur noch nach der pathologisch-anatomischen Diagnose und in materiellen Dosen behandelte, konnte hier nicht mehr mithalten.

Wie breit diese letztgenannte Strömung gerade in Deutschland nach dem Tode Hahnemanns geworden war, zeigt die Tatsache, dass selbst der in der klassischen Tradition aufgewachsene Onkel Weihes ihr zumindest teilweise zuneigte: Bei akuter Arthritis pflegte er offenbar rein schematisch Bryonia und Hepar sulphuris in Tiefpotenzen und im Wechsel zu verabreichen. Dieses nur noch sehr rudimentäre, aber sicher keineswegs völlig erfolglose homöopathische Verfahren kritisierte sein Neffe scharf als „verschleierte Allopathie".[3]

---

1 Schließlich kommen dann noch als Doppelmittel Kali chloricum + Chelidonium sowie Terebintha + Schwefeläther (= Durandsches Mittel) dazu.
2 Kissel 1853, S. 388.
3 Weihe 1888, S. 4.

5 Chelidonium und die Druckdolenz im rechten Oberbauch

Vor diesem Hintergrund kann es nicht verwundern, dass das sorgfältige, auch den objektiven Krankheitsbefund integrierende und trotzdem individualisierende Vorgehen Rademachers gerade auf die sich um die klassische Homöopathie bemühenden, aber auch von der modernen klinisch-naturwissenschaftlichen Diagnostik faszinierten Ärzte wie den jungen Weihe einen großen Eindruck machte. Auch über die Grenzen Deutschlands hinaus wirkten Rademachers Erfolge in ähnlicher Weise z. B. auf den im gleichen Jahr wie Weihe geborenen, mit der deutschen Sprache sehr gut vertrauten Burnett (1840–1901).

So begann Weihe bereits während seiner Ausbildungszeit in den frühen sechziger Jahren die Schriften von homöopathischen Ärzten zu studieren, welche wie z. B. Dr. E. Fischer aus Weingarten und der Stuttgarter Professor und königliche Leibarzt G. v. Rapp versuchten, die Erfahrungsheillehre mit der Homöopathie zu verbinden. Ein möglicher Ansatz hierzu war, die mit der klassischen Homöopathie nicht vereinbare erfahrungsheilkundliche Therapiekombination eines Organ- und eines Universalmittels mit der Wirkung eines homöopathischen Einzelmittels gleichzusetzen. So fand Fischer z. B., dass die Rademachersche Kombination des Gehirnmittels Nicotiana tabacum mit dem Universale Natrum nitricum im Sinne einer sogenannten „therapeutischen Gleichung" dem homöopathischen Einzelmittel Sepia entsprechen solle. Im Gegensatz zu der in der neueren Literatur[1] zu findenden Ansicht ist also Weihe nicht der Erfinder dieser Arzneimittel-Gleichungen, welche später soviel Kritik auslösen sollten.[2]

1868 startete Weihe nach definitiver Ablösung von seinem Onkel und Eröffnung einer eigenen Praxis seine ersten Versuche, die Erfahrungsheillehre konkret in seine homöopathische Arbeit zu integrieren. Ein wegweisendes Erfolgserlebnis hatte er mit dem Glück des Anfängers dann gleich schon im selben Jahr durch die Anwendung der Theorie des Genius epidemicus. Diese beinhaltet – wie bereits kurz angedeutet – die aus der medizinischen Astrologie des Paracelsus hergeleitete Lehre von der zeitweiligen lokalen Vorherrschaft eines bestimmten Heilmittels.

Weihe fand Chelidonium als derzeit mehrheitlich angezeigtes Mittel und erzielte damit bei einem nicht näher bezeichneten Patientengut viel bessere Ergebnisse als vorher mit Aconit, Bryonia und Antimonium tartaricum. Dies beflügelte ihn derart, dass er „noch lange danach an keinem Chelidonium-Strauch vorübergehen konnte, ohne ihm einen freundlichen, dankbaren Blick zuzuwerfen"[3]. Mit Feuereifer machte er sich daran, die Rademachersche Lehre und damit auch dieses Mittel noch besser für die Homöopathie fruchtbar zu machen.

Obwohl Schöllkraut bereits durch Hahnemann in die Homöopathie eingeführt wurde, war – wie dieser selbst bemerkt – die homöopathische Kenntnis dieses Arzneimittels noch völlig ungenügend. Buchmann hatte seine wichtige homöopathische Arbeit über Chelidonium allerdings drei Jahre vor Weihes Schlüsselerlebnis bereits in der „Allgemeinen homöopathischen Zeitschrift" publiziert, jedoch war – wie dies auch heute noch weitgehend der Fall ist – dieses Mittel noch weit entfernt davon, in der Homöopathie als wichtiges Polychrest eine mit seinem erfahrungsheilkundlichen Partner Nux vomica vergleichbare Stellung einzunehmen. Diese wiederum bereits auf Paracelsus zurückgehende wichtige Positionierung des Schöllkrautes schon früh in ihrer wahren Bedeutung erkannt und in die Praxis umgesetzt zu haben, ist das unbestreitbare Verdienst Rademachers.

Aber abgesehen von dieser wichtigen Erkenntnis stand es mit Rademachers erfahrungsheilkundlicher Diagnostik trotz der Beschränkung auf wenige Mittel noch immer deutlich schlechter als mit den Möglichkeiten der klassischen Homöopathie – sofern man diese zu nutzen verstand! Ein Beispiel hierfür, welches vor allem auch im Zusammenhang mit der Entwicklung der Druckpunkt-Diagnostik sehr interessant ist, schildert uns Rademacher in seiner offenen Art gleich selbst:[4]

Im Juni 1830 wurde er mit einer Fieberepidemie konfrontiert, deren Symptome – Kopfschmerzen, dunkelgelber Urin und etwas Durchfall – nach der erfahrungsheilkundlich-klinischen Be-

---

1 Schöler, S. 5.
2 Wie dies Weihe übrigens auch selbst ausdrücklich festhält, s. Weihe 1886, S. 210.
3 Weihe 1894, S. 20.
4 Rademacher, S. 145.

trachtungsweise sehr wenig charakteristisch waren. Aber immerhin wies der deutlich verfärbte Urin aus Rademachers Sicht klar auf ein Leberleiden hin.

So versuchte er anfänglich, seinen ersten Patienten mit diesem neuen Krankheitsbild mit der Brechnuss zu behandeln, welche sich auch bei der vorangehenden Epidemie als wirksam erwiesen hatte. Leider ohne Erfolg. Dieselbe negative Erfahrung machte Rademacher dann zu seinem Erstaunen und mit zunehmender Besorgnis auch mit den anderen Lebermitteln, welche er nach seinem diagnostischen Prinzip des „ex iuvantibus"[1] der Reihe nach durchprobierte. Dies stürzte ihn nun bereits in größte therapeutische Verlegenheit. Verzweifelt suchte er nach einem neuen klinischen Anhaltspunkt: „Ich untersuchte jetzt aufs neue mit meiner Hand den Bauch des Kranken, ob ich vielleicht etwas entdecken möchte, was mir früher entgangen, oder sich seitdem erzeugt. Ich fand aber nichts, als nur in der rechten Seite der Magengegend einen Fleck, der für den Druck meiner Finger empfindlicher war als der übrige Bauch."[2]

Rademacher vermutete nun, dass die Krankheit neben der Leber primär vielleicht den Magen erfasst hatte und verabreichte als bewährtes Magenmittel eine verdünnte Lösung von salzsaurem Kalk. Doch auch Calcarea muriatica erwies sich wiederum als wirkungslos. Dann kam Rademacher schließlich auf den Gedanken, zusätzlich zu dem Magenmittel gleichzeitig das Lebermittel Chelidonium zu verabreichen: Da wendete sich das Blatt, und der Kranke befand sich bald auf dem Weg zur Genesung!

Rademacher hoffte nun, dass die punktförmige Druckdolenz im rechten Epigastrium sich als epidemietypisches, objektives Krankheitszeichen erweisen würde, anhand dessen dann jedes spätere Auftreten dieser von ihm neu entdeckten kombinierten Schöllkraut-Kalziumchlorid-Erkrankung jederzeit leicht objektiv erkannt und therapiert werden könnte. Leider aber wiesen die übrigen Patienten dieser Epidemie, welche ebenfalls sehr gut auf Rademachers Leber-Magen-Kombinationsmittel ansprachen, diese Druckdolenz nicht auf. Offenbar war also die punktförmige Empfindlichkeit des rechten Epigastriums nicht krankheitstypisch.

Rademacher kann deshalb für die zukünftigen Diagnostik dieses Leidens wieder nur auf seine Probiermethode verweisen und schließt etwas resigniert: „Ich bedaure nichts mehr, als dass ich dem Leser keinen einzigen allgemeinen, ausgezeichneten Zufall angeben kann, der zu einer künftigen Wiedererkennung dienen könnte. Bei aller Aufmerksamkeit habe ich keinen entdeckt, und das Aufzählen solcher Symptome, welche, wo nicht allen, so doch gar vielen Fiebern gemeinsam sind, ist für das zukünftige Wiedererkennen ganz zwecklos."[3]

Rademachers Schüler Kissel kritisiert in seinem 1853 erschienenen „Handbuch der naturwissenschaftlichen Therapie" diese diagnostische Unschärfe seines Meisters ziemlich scharf und versucht, die klinischen Indikationsbereiche für dessen Mittel präziser zu erfassen. In dieser Schrift finden sich meisterhafte, geradezu schon mit homöopathischer Präzision erarbeitete klinische Fallbeschreibungen, vor allem von Kissels Mitarbeiter Löffler. Wir zitieren aus dessen detaillierten Beschreibungen von Fällen, welche mit Chelidonium in Monotherapie geheilt wurden:

Fallbeispiele

1. „… Die Zunge ist feucht, aber mit einem sehr dicken und dichten grauweißen Belag überzogen, an Spitzen und Rändern blassrot. Der Unterleib ist weich und unschmerzhaft bis auf den mittleren und und rechten Bereich der Regio epigastrica. Die Bauchdecken fühlen sich hier gespannt an, den tieferen hier ausgeübten Druck begleitet die Kranke (eine 68-jährige rüstige Bäuerin mit Fieber und Oberbauchbeschwerden seit einigen Tagen, Anm. d. Verf.) mit Schmerzäußerung …"[4]

2. „… Bei der Perkussion der Brust erwachte das Mädchen (14 Jahre alt, seit drei Wochen krank, nun febril und delirant, Anm. d. Verf.), d. h. es öffnete die Augen, deren Bindehaut leicht gerötet erschien, um sie alsbald wieder zu schließen. Nur auf wiederholte Fragen, ob es irgendwo Schmerzen habe, bezeichnete es allein den Kopf als Sitz eines solchen. Der Brustkorb resonierte normal, die Auskultation ergab als einzige Abweichung etwas Rhonchus mucosus an einigen Stellen beider Brust-

---

1 = Diagnosestellung auf Grund der Wirksamkeit eines bestimmten Heilmittels.
2 Rademacher, S. 145.
3 Rademacher, S. 146.
4 Kissel 1853, S. 366.

seiten. Der Bauch war voll, doch weich und selbst beim tiefen Drucke nur an auf der Grenze der Regio epigastrica media und der Regio hypochondrica dextra schmerzhaft, freilich hier so empfindlich, dass die Kranke, welche schon wieder zu schlummern schien, die Untersuchung mit lauter Schmerzäußerung begleitete. ...“[1]

Wir sehen, dass Löffler bei diesen beiden Fällen eine übereinstimmende Druckdolenz im rechten Epigastrium findet, welchen Befund dann auch noch weitere derart genau untersuchte Chelidonium-Patienten aufweisen. Der von Rademacher entdeckte diagnostische Punkt im rechten Epigastrium ist damit zwar nicht typisch für eine Schöllkraut-Kalziumchlorid-Erkrankung, lässt sich aber zumindest bei einer gewissen Anzahl von allein mit Chelidonium heilbaren Patienten deutlich nachweisen.

Hier hakte nun Weihe ein: Könnte es sein, dass die Druckdolenz gerade an dieser Stelle über dem linken Leberlappen arzneispezifisch für das Schöllkraut ist? Kann man diesen Druckpunkt möglicherweise unabhängig von der epidemischen Situation bei jedem Schöllkraut-Leiden nachweisen, ob man es nun nach Rademacher oder nach Hahnemann als solches diagnostiziert? – Und ließen sich etwa gar auch für andere Organmittel derartige Punkte bestimmen?

Die Nachprüfung bestätigte Weihes genialen Gedanken. Tatsächlich war eine kleine, punktförmige Zone am unteren Rand des Rippenknorpels im rechten Epigastrium bei seinen Chelidonium-Patienten regelmäßig druckdolent. Dies ist die Geburtsstunde der Weiheschen Punkte.

Halten wir an diesem historischen Moment einen Augenblick inne: Die Kenntnis der Weiheschen Punkte entwickelte sich also nicht direkt aus der klassischen Homöopathie, sondern in erster Linie aus der hochentwickelten klinischen Untersuchungstechnik der Rademacherschen Schule.

Allerdings ist es keineswegs so, dass Hahnemann selbst die genaue klinische Untersuchung seiner Patienten etwa vernachlässigt hätte. Sogar die von der Rademacherschen Schule so sehr betonten neuen objektiven Untersuchungsmethoden wie z. B. die Auskultation hatten in Hahnemann schon lange ihren Pionier gefunden. So berichtet z. B. ein jugendlicher Patient, der in England schon von vielen Ärzten untersucht worden war und schließlich 1837 den 82-jährigen

Hahnemann in Paris aufsuchte: „Hahnemann untersuchte mich so genau, wie ich nie zuvor von anderen Ärzten untersucht worden war. Er ... setzte mir ein Instrument auf die Brust und nachher auch auf den Rücken, und beklopfte mich in einer Weise, wie es nie vorher bei mir geschehen war.“[2]

Das war, wie wir hören, damals noch keineswegs selbstverständlich. Noch keine zwanzig Jahre zuvor hatte z. B. der berühmte Professor Schönlein an der Universität Würzburg noch die Meinung vertreten, dass sich ein Empyem des Thorax klinisch am besten durch das Einschlafen des entsprechenden Armes diagnostizieren lasse ...[3]

Auch aus Hahnemanns eigenen Fallberichten wissen wir, dass er z. B. dem objektiven Analbefund eines Patienten mindestens die gleiche Aufmerksamkeit widmen konnte wie dessen feinsten seelischen Regungen.[4] Waren die objektiven Symptome charakteristisch, spielten sie auch bei der Mittelfindung eine wichtige Rolle.[5]

In der konsequenten Anwendung modernster Untersuchungsmethoden zeigt es sich einmal mehr, dass es nicht Hahnemann, sondern seine Schüler waren, welche eine wichtige Entwicklung verschlafen hatten. – Weihe hätte also das Vorbild einer genauen klinischen Untersuchung des Patienten nicht unbedingt bei Rademacher suchen müssen. Aber Hahnemann war damals als klinischer Lehrer natürlich nicht mehr direkt greifbar. Er wirkte nur noch über seine schon damals viel zu selten – und wenn schon viel zu wenig genau – gelesenen Schriften, von welchen die wichtige sechste Auflage des Organons zudem noch bis ins nächste Jahrhundert hinein unpubliziert bleiben sollte.

Zudem waren die besten Köpfe der deutschen Homöopathen-Generation nach Hahnemann, wie z. B. Hering oder auch der junge Wesselhoeft, bereits vor Jahren aus dem beengenden politischen Klima und der medizinischen Intoleranz der deutschen Restauration in die freiheitlicheren USA ausgewichen. Diese zum Teil ganz hervorragenden homöopathischen Ärzte wirkten zu Weihes Studienzeit also leider nicht in Deutschland, son-

---

1 Kissel 1853, S. 368.
2 Haehl Bd. II, S. 377.
3 Haehl Bd. II, S. 425.
4 Siehe z. B. Seiler 1988, S. 213.
5 Dessen sollten sich vor allem auch die Vertreter neuerer, fast nur noch psychologisierender Richtungen in der Homöopathie bewusst sein.

dern z. B. am 1848 gegründeten, später international berühmten Hahnemann Medical College and Hospital in Philadelphia. Dort legten sie den Grundstein zum großartigen Aufschwung der Homöopathie in den USA, der bis etwa in die Zeit nach dem ersten Weltkrieg dauern sollte.[1]

---

1 Künzli, S. 391.

6 Headsche Zonen und Weihesche Punkte

Doch kehren wir zurück nach Europa, wo Weihe mit der Entdeckung eines für eine Schöllkraut-Lebererkrankung spezifischen Druckpunktes am rechten Rippenbogen ebenfalls pionierhaft ein neues Forschungsgebiet betreten hatte. Dieses wurde in Europa fast gleichzeitig auch für die Schulmedizin als viszerokutanes Reflexgeschehen ein wichtiges Thema. Als wissenschaftliche Erforscher und Entdecker der organspezifischen Reflexzonen an der Körperoberfläche gelten heute – obwohl derartige Zusammenhänge vereinzelt bereits früher postuliert wurden – die Engländer Head und der etwa gleichzeitig publizierende Mackenzie.[2] Nach dem ersteren Forscher wurden die bekannten Headschen Zonen dann ja auch benannt.

Doch ist die Tatsache sehr bemerkenswert, dass Heads früheste Publikation über seine Reflexzonen erst 1893 erschien, während die ersten Veröffentlichungen der Schüler Weihes über die segmental gelegenen kutanen Druckpunkte der Organmittel noch im vorangehenden Jahrzehnt herauskamen. Auch auf dem Gebiet der organspezifischen Reflexzonen ist also – wie in manchem anderen Bereich – die Homöopathie der Schulmedizin vorangegangen.

Head geht bekanntlich von der später experimentell bestätigten Modellvorstellung aus, dass von einem inneren Organ ausgehende Reizzustände über viszerokutane Reflexe auf die vom gleichen Segment des Rückenmarks innervierten Hautareale projiziert werden können. Aber auch mit dieser pathophysiologischen Erkenntnis war er entgegen der gängigen Meinung[3] nicht der erste. Weihes Schüler Leeser formulierte schon 1888 die Ansicht, dass die Weiheschen Punkte

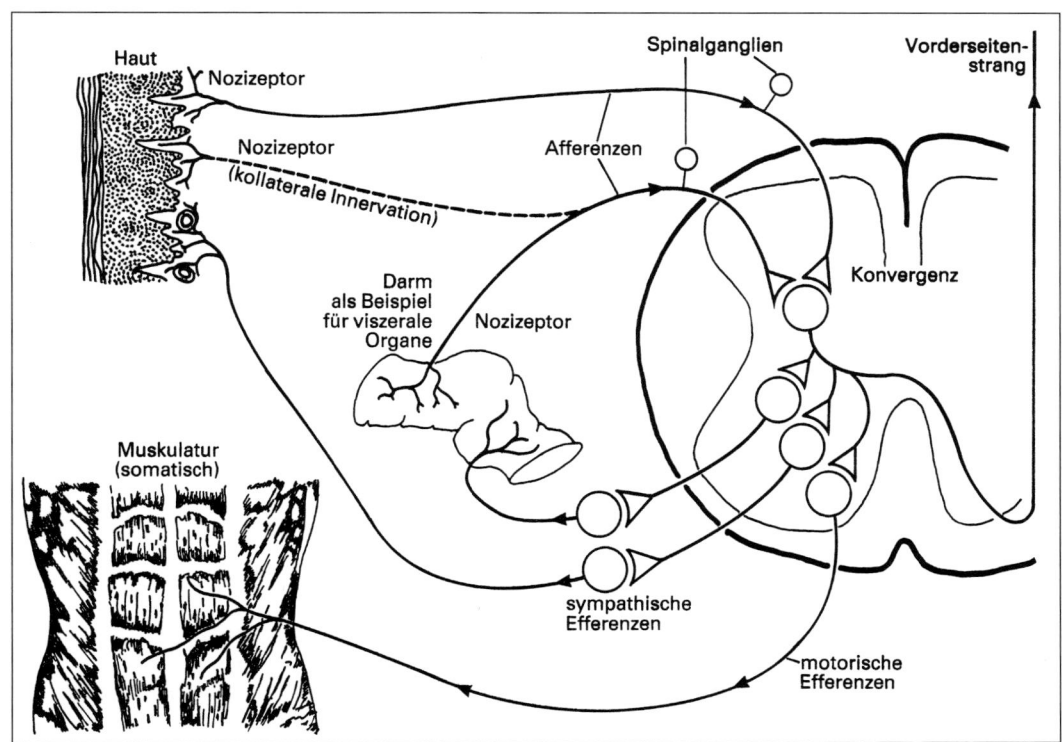

Abb. 5: Schematische Darstellung der über das Rückenmark vermittelten segmentalen Reflexbeziehungen. Beim viszerokutanen Reflex wird ein nozizeptiver Reiz vom Organ (hier z. B. dem Darm) zum Rückenmark geleitet und bewirkt von dort aus über sympathische Efferenzen u.a. eine lokale Veränderung der Hautsensibilität.[1]

---

1 Saller, S. 267.
2 Hansen, S. 124.
3 z. B. Hansen, S. 128–129.

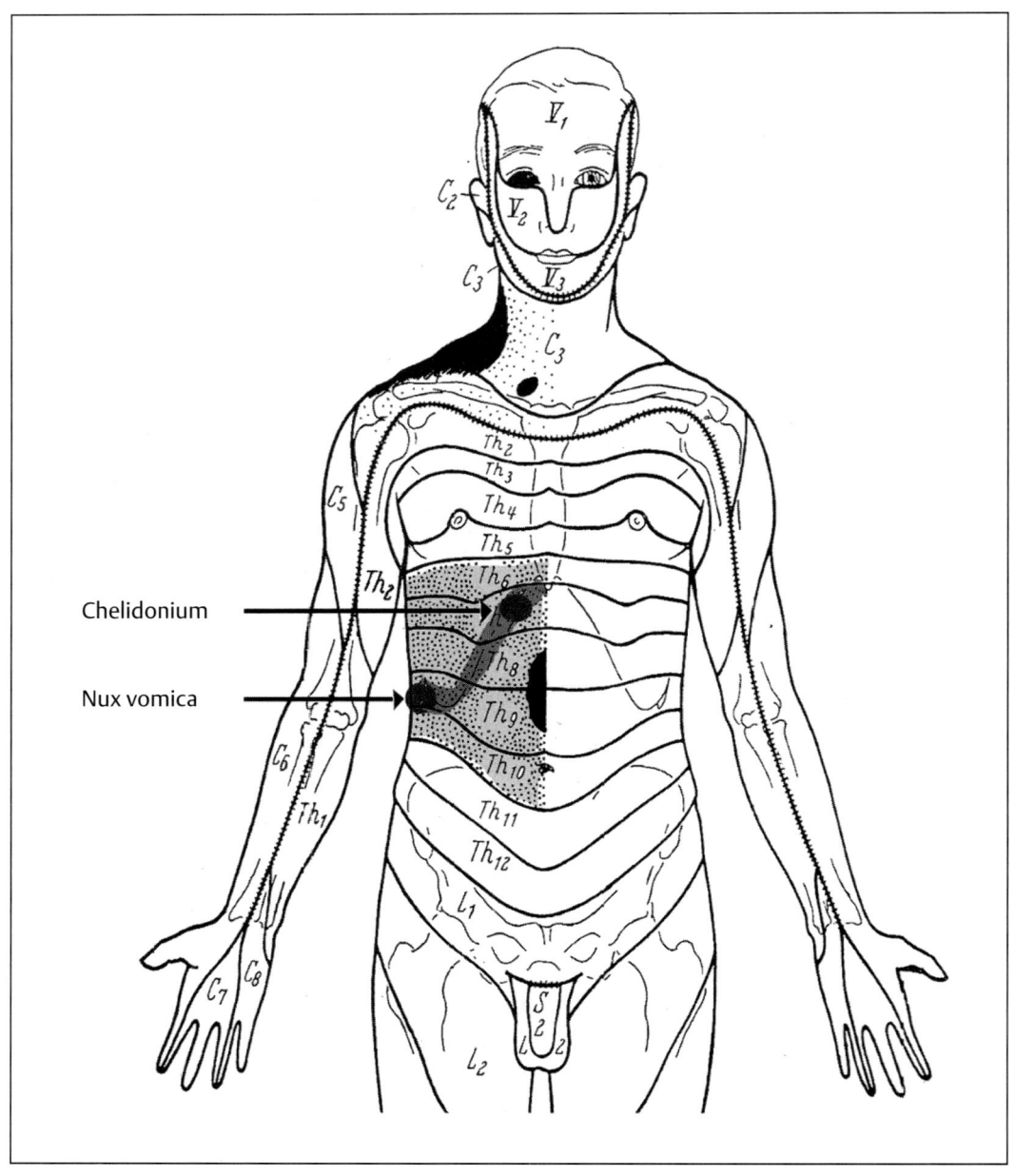

Abb. 6 a und 6 b: Die nach Head der Leber zugeordnete viszerokutane Reflexzone im Bereich der thorakalen Segmente Th 6 bis 10 des rechten Oberbauches und Rückens (hellgrau). Innerhalb dieses Bereiches liegen größtenteils auch die aus der Bindegewebemassage (BGM) bekannten, noch spezifischer eingegrenzten BGM-Leberzonen (mittelgrau). Die Weiheschen Druckpunkte der Rademacherschen Lebermittel Nux vomica und Chelidonium (dunkelgrau)[1] befinden sich als jeweils einer spezifischen Lebersymptomatik entsprechende Reflexorte innerhalb dieser Zonen. – Die außerhalb der segmentalen Bereiche gelegenen Fernprojektionen der Leber nach Head im Bereich von Schulter, Hals und rechtem Auge sind schwarz markiert.

---

1 Zur detaillierten Diskussion der in der Literatur etwas unterschiedlich definierten genauen Lage dieser beiden Punkte sei auf den praktischen Teil dieser Arbeit verwiesen.

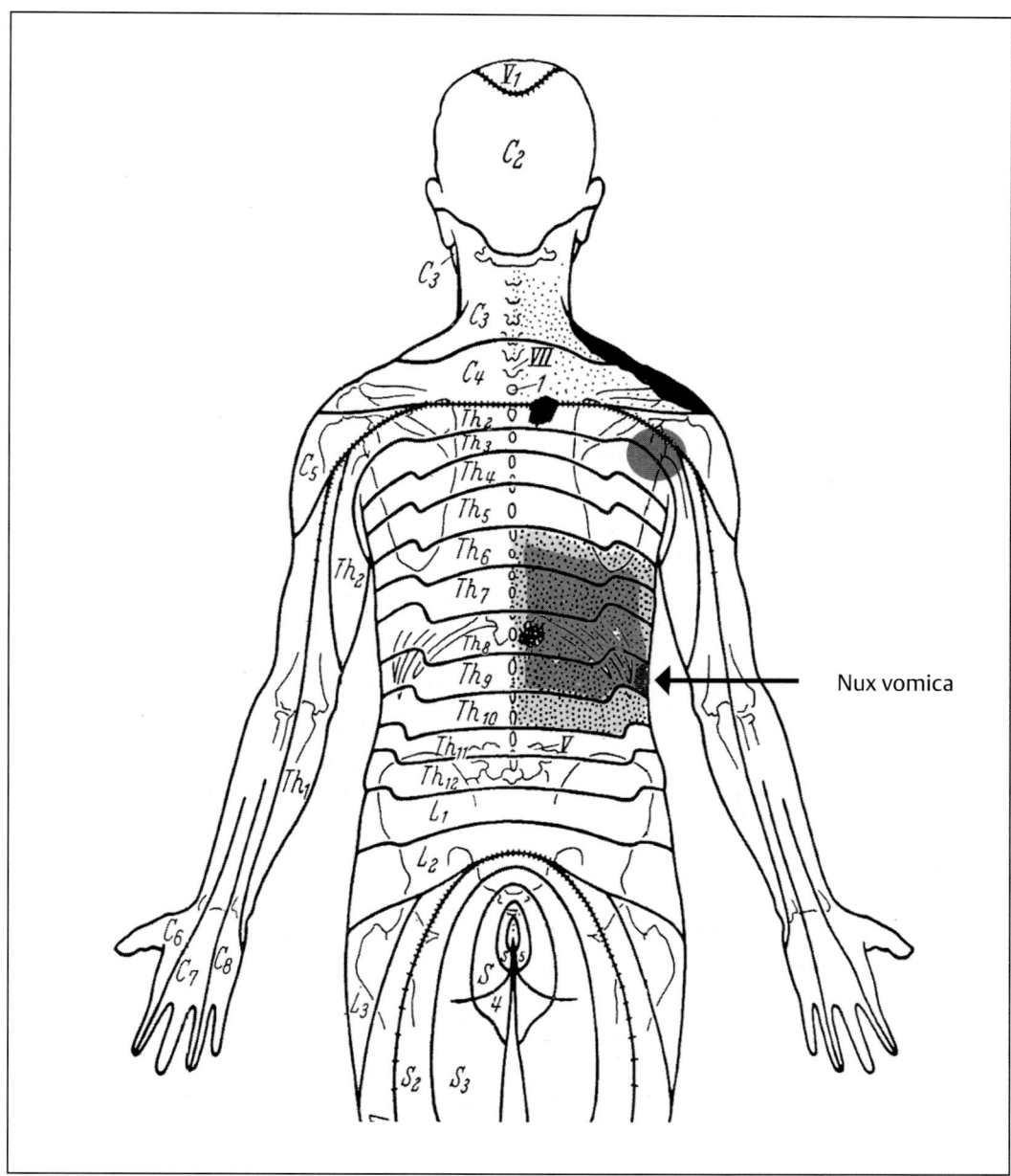

Nux vomica

Ausdruck einer über die Ganglien des Sympathikus vermittelten Alteration innerer Organe seien und entwarf damit bereits die ganze Headsche Theorie des viszerokutanen Reflexbogens.[1]

De la Fuye führt in seiner Arbeit ohne nähere Angaben auch noch zwei weitere ganzheitsmedizinische Autoren an, welche die organbezogenen Reflexzonen ebenfalls schon vor Head auf über die Sympathikus-Ganglien vermittelte Impulse zurückgeführt haben sollen.[2]

Jedoch ist es in jedem Fall bemerkenswert, dass die Entdeckung der klinisch-diagnostischen Bedeutung hyperästhetischer Stellen der Körperoberfläche sowohl von Seiten der Homöopathie als auch der Schulmedizin innerhalb weniger Jahre und damit historisch betrachtet fast gleichzeitig

---

1 Leeser 1888, S. 130. Vgl. auch seine Fallbeschreibung in Kapitel 16.
2 De la Fuye 1947, S. 21.

erfolgte, obwohl Head und Weihe zumindest in der sichtbaren Realität unabhängig voneinander arbeiteten. Dieses in der Wissenschaftsgeschichte nicht so selten anzutreffende Phänomen zeigt, dass das Thema irgendwie „in der Luft lag" – es scheint also auch so etwas wie einen naturwissenschaftlichen Genius epidemicus zu geben …

Wie Abbildung 6 zeigt, liegen sowohl der von Weihe festgestellte Chelidonium-Punkt als auch der später an der Spitze der rechten elften Rippe gefundene Weihesche Punkt für Nux vomica innerhalb der klassischen Headschen Reflexzonen der Leber.[1] Auch wenn man nur die wesentlich kleineren, aus der Bindegewebemassage (BGM) bekannten spezifischen BGM-Leberzonen[2] berücksichtigt, liegen die Punkte noch immer im Leberbereich.

Damit ist es auch ausgehend von schulmedizinischer Logik durchaus einleuchtend, dass eine weitere Differenzierung und Spezifizierung der Leberzone schließlich möglicherweise zu deren Auflösung in immer kleinere Reflexstellen oder gar einzelne Punkte führen könnte, welche dann einzelnen Erkrankungen oder wohl noch besser spezifischen Reaktionszuständen des Leber-Gallenblase-Systems entsprechen könnten. Der von Rademacher im Bereich der medialen BGM-Leberzone gefundene Druckpunkt könnte dann sehr wohl in spezifischer Weise einem durch Chelidonium heilbaren Schöllkraut-Zustand von Leber und Gallenblase entsprechen.

Bis zu einer derartigen Zuordnung kutaner Reflexpunkte zu spezifischen Krankheitsbildern aber ist die in letzter Zeit kaum mehr weiterverfolgte schulmedizinische Erforschung des viszerokutanen Reflexgeschehens noch bei weitem nicht fortgeschritten. Immerhin aber stellte bereits Head innerhalb seiner Reflexzonen gewisse Maximalpunkte fest und versuchte, z.B. für bestimmte Leber-Gallenblasen-Erkrankungen ein spezifisches Reflexzonenmuster festzustellen.[3]

Auch die heutige physikalische Medizin kennt ebenfalls nicht nur die mehr oder weniger ausgedehnten Organ-Reflexzonen, sondern durchaus auch punktförmige Reflexbereiche, die sogenannten Triggerpunkte oder „tender points". Diese werden in der Massagebehandlung aber nicht in erster Linie diagnostisch, sondern vor allem therapeutisch eingesetzt.

Ihre Beziehung zu den tieferen Schichten des Organismus ist lediglich in der Relation zu bestimmten Muskelgruppen genauer erforscht. Eine noch wenig geklärte, sicher aber recht komplexe Verbindung zu inneren Organen wird jedoch mit Sicherheit ebenfalls angenommen.[4]

Derartige organbezogene Reflexstellen der Körperoberfläche waren jedoch – wie erwähnt – schon seit längerem bekannt. Sie waren keineswegs lediglich auf die segmentalen Rückenmarkszonen beschränkt und wurden ähnlich wie die heutigen Triggerpunkte in erster Linie auf der therapeutischen Ebene eingesetzt. Denken wir z.B. an die wahrscheinlich aus der Zigeunermedizin stammende Technik der Kauterisierung eines bestimmten Punktes in der oberen Ohrmuschel zur Ischias-Behandlung, welche später zur Entdeckung des organotropen Reflexsystems der Ohr-Akupunktur bzw. Aurikulo-Medizin führte. Heute ist experimentell bewiesen, dass dieses System nicht nur therapeutisch, sondern auch diagnostisch eingesetzt werden kann.[5]

Die Wurzeln des Wissens über die Oberflächenprojektion der inneren Organe reichen somit wahrscheinlich sowohl in der westlichen als auch in der östlichen Medizin sehr weit in die Vergangenheit der empirischen Ganzheitsmedizin zurück. Die über das Rückenmark vermittelten segmentalen Verwandtschaftsbeziehungen zwischen der Körperoberfläche und den inneren Organen sind nämlich lediglich der von der materialistischen Naturwissenschaft am besten erfassbare Aspekt eines noch viel umfassenderen ganzheitsmedizinischen Prinzips:

Jede Veränderung im Inneren des Organismus wirkt auf dessen Gesamtheit und spiegelt sich somit auch auf seiner Oberfläche wider.

Dies entsprechend dem bekannten, bereits in der Tabula smaragdina des Hermes Trismegistos festgehaltenen Grundgesetz der ganzheitlich-bioenergetischen Naturwissenschaft:

Was innen ist, ist auch außen;
was außen ist, ist auch innen.[6]

---

1 Hansen, S. 242–245.
2 Saller, S. 277.
3 Hansen, S. 132 und S. 246–247.
4 Saller, S. 281 und 283.
5 Bei Verletzung einer bestimmten Körperstelle verändert sich der zugehörige Ohr-Reflexpunkt elektrophysiologisch. Siehe Bahr, S. 130.
6 Seiler 1986, S. 18

So zeigen die in Abb. 6 schwarz dargestellten Zonen im Schulter-, Nacken- und Kopfbereich, dass z. B. für das Leber-Gallenblase-System nicht nur ein segmental-horizontales, sondern auch ein vertikales Projektionssystem existiert. Dieses ist schulmedizinisch ebenfalls völlig unbestritten, aber noch viel weniger genau erforscht als die segmentalen viszerokutanen Reflexe. Man nimmt lediglich an, dass diese Erscheinungen via auf- und absteigende Bahnen im Rückenmark ebenfalls über das vegetative Nervensystem vermittelt werden.[1]

1 Hansen, S. 394–401.

7 Nux vomica und der Punkt Tschang-Menn des Leber-Meridians

Den vielfältigen Aspekten der Innen-Außen-Beziehungen des menschlichen Organismus um einiges besser gerecht als die heute geläufige Anatomie und Physiologie wird die schon mehrere Jahrtausende alte Theorie einer den ganzen Körper durchströmenden unsichtbaren „Lebensenergie". Diese ist – wie östliche und westliche Quellen seit frühester Zeit übereinstimmend berichten – nicht nur in biologischen Systemen wirksam, sondern erschafft und erhält als „Tao" oder „feinstoffliche Urmaterie"[1] auch die ganze materielle Schöpfung: Das physikalische Universum wird lediglich als Teil des universellen Lebensprozesses betrachtet. Entsprechend ist auch der materielle Körper letztlich nur der direkt erfassbare Ausdruck dieses unsichtbaren Lebensprinzips.

Naturwissenschaftlich ist die kosmische Lebensenergie, wie bereits erwähnt, am besten als eine feinstoffliche, ätherische Flüssigkeit beschreibbar. Als solche durchströmt sie den menschlichen Organismus von Kopf bis Fuß und vermittelt nicht nur die Verbindung der Körperoberfläche zu den inneren Organen, sondern auch den ganzheitlich-psychosomatischen Funktionszusammenhang aller Organsysteme untereinander. Mit den materiellen Leitungsbahnen des Organismus, wie den Blutgefäßen, den Lymphbahnen und vor allem auch den Nerven – insbesondere dem vegetativen Nervensystem –, steht das Lebensprinzip als übergeordnetes Regulationssystem in engster Beziehung. Es bildet aber vor allem an der Körperoberfläche auch ein eigenes Strömungssystem, welches den Organismus direkt mit dem umgebenden kosmischen Lebensenergie-Ozean verbindet.

Diese sehr wahrscheinlich seit Jahrtausenden bekannte Betrachtungsweise[2] liegt z. B. den Yoga-Systemen Indiens und Chinas sowie insbesondere auch der in der taoistischen Medizin verwendeten Akupunktur zugrunde. Im Westen finden wir weitgehend entsprechende Ansätze, z. B. bei dem aus der pythagoräischen Schule hervorgegangenen Arzt und Naturphilosophen Empedokles und in der Fortsetzung dann wiederum bei Paracelsus.

Gemäß der Traditionellen Chinesischen Medizin sind die auf der Körperoberfläche verlaufenden Meridiane als feinstoffliche Kreislaufsysteme zu betrachten, welche bestimmten Organsystemen oder besser „Energie-Ebenen" des Organismus zugeordnet sind. Die Meridiane sind damit eine Art Kanäle, in welchen die Lebensenergie durch den Körper strömt. Sie verbinden sowohl das Oben und Unten als auch das Innen und Außen des Organismus zu einer funktionellen Ganzheit.

Die Akupunkturpunkte sind Sammel- oder Konzentrationsstellen der feinstofflichen Lebenssubstanz an der Körperoberfläche. Sie können am besten als eine Art Wirbelbildungen im Strom der Lebensenergie verstanden werden.[3] Ihre Empfindlichkeit auf Druck ist für die taoistische Medizin ein wichtiges diagnostisches Kriterium. Durch Nadelstiche, Wärmeanwendungen, Massagen und nicht zuletzt auch meditative Techniken[4] können die Punkte aber vor allem auch zur Therapie verwendet werden.

Mit dem Meridiansystem lassen sich vor allem die oben am Beispiel der Leber (s. Abb. 6) erwähnten vertikalen Funktionsbeziehungen der inneren Organe zur Körperoberfläche gut erklären. So fließt die mit dem Leber-Gallenblasen-System verbundene männliche Yang- oder Feuer-Energie im Gallenblasen-Meridian von der Schläfenregion über Nacken und Schulterblatt zur Hüfte und von dort zur zweitäußersten Zehe (s. Abb. 7). Der Verlauf dieses Meridians entspricht damit in der Tat sehr schön den Headschen Fernprojektionen von Gallenblase und Leber im Bereich der rechten Schulterregion und des Auges (Pupillenerweiterung rechts, s. Abb. 7). Im Fußbereich wechselt der Gallenblasen-Meridian in die weibliche Yin- oder Wasser-Polarität über und steigt als Leber-Meridian von der Großzehenregion an der Innenseite des Beines wieder zur Brust empor. Kurz vor seinem Ende erreicht er den an der Spitze der elften Rippe gelegenen Punkt des „gedeckten Tors" (Tschang-Menn), welcher dem von Weihe in Unkenntnis des Meridian-

---

1 Vgl. hierzu auch die Arbeiten Reichs und Mesmers, erweiterte Neuformulierung bei Seiler 1986, 1991 und 1997.
2 Details hierzu z. B. bei Van Nghi, de la Fuye 1947, Seiler 1991 und 1997.
3 Langre, S. 48, vgl. auch Seiler 1991, S. 146–147.
4 Siehe hierzu z. B. Chia.

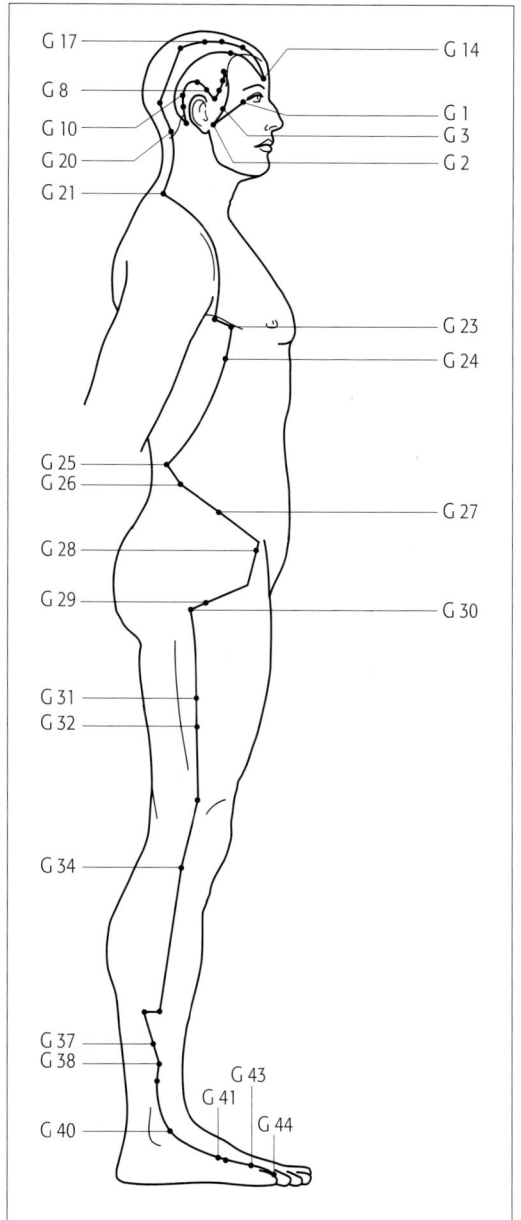

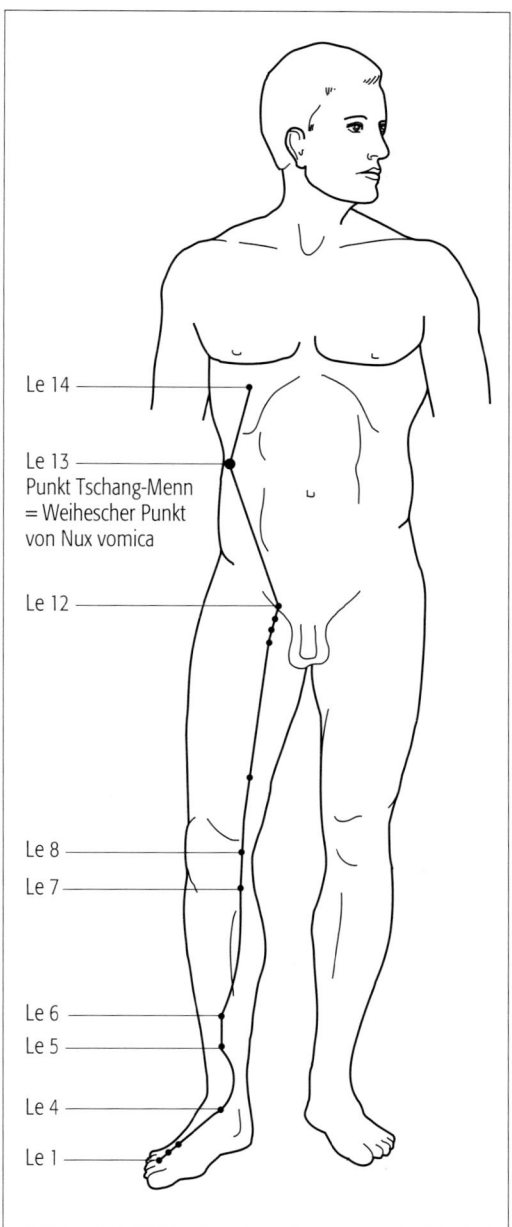

Abb. 7 a und 7 b: Die dem mittleren Yin und Yang des Fußes (= Leber- und Gallenblasen-Meridian) entsprechenden Strömungsbahnen der Lebensenergie mit ihren Akupunkturpunkten. Der an der Spitze der rechten elften Rippe gelegene Punkt Tschang-Menn des Lebermeridians entspricht dem Weiheschen Punkt von Nux vomica.

systems gefundenen Druckpunkt für Nux vomica entspricht. Für das Schöllkraut hingegen bestimmte erst der französische Arzt Roger de la Fuye auf dem Leber- und dem Gallenblasen-Meridian je einen zusätzlichen Diagnosepunkt, welche beide außerhalb der Headschen Leberzone liegen. Die Homöosiniatrie de la Fuyes ist neben den Arbeiten der direkten Weihe-Schüler H. Göhrum und J. Leeser die wichtigste Weiterentwicklung des Weiheschen Druckpunkt-Systems. Wir werden auf diese homöosiniatrischen Punkte noch ausführlich zu sprechen kommen.

Der klassische, von Weihe gefundene Druckpunkt für Chelidonium aber liegt weder im Bereich des Leber- noch des Gallenblasen-Meridians, sondern eher etwa im Gebiet des dem Magen und der Bauchspeicheldrüse zugeordneten Meridianpaares (s. unter Chelidonium). Dies ist für den klassischen Homöopathen keineswegs erstaunlich, da das Schöllkraut bei richtiger Indikationsstellung mit Sicherheit auch auf diese beiden Organe einwirken kann. So wurden z. B. sogar Heilungen von Diabetes durch dieses Medikament beschrieben.

Auf Grund der im Prinzip immer den Organismus als Ganzheit und nicht nur einzelne Organe beeinflussenden Wirkung der Medikamente hat es Hahnemann im Gegensatz zu Rademacher ja grundsätzlich vermieden, von Organmitteln zu sprechen. Dieselbe Ansicht vertritt interessanterweise auch die klassische Akupunkturlehre: Da alle Meridiane als großes Kreislaufsystem mit vielfältigsten Querverbindungen miteinander in engster Beziehung stehen, ist es irreführend, von bestimmten Organzuordnungen von Meridianen oder Akupunkturpunkten im Sinne einer mechanistischen Koppelung zu sprechen. Bei den von einem bestimmten Meridian oder einem bestimmten Akupunkturpunkt aus gesteuerten Organsystemen handelt es sich viel eher um anatomisch nicht scharf begrenzte Funktionsketten von Organen und physiologischen Systemen.

Die Chinesen haben ja bis in die jüngste Zeit nur sehr wenig anatomische und physiologische Forschung im westlichen Sinn betrieben. Deshalb spricht man in der Traditionellen Chinesischen Medizin theoretisch tatsächlich besser z. B. vom „mittleren Yang des Fußes" als vom westlich inspirierten Begriff des „Gallenblasen-Meridians". – Trotzdem werden wir die für uns anschaulicheren, gut eingebürgerten und unter den obigen Vorbehalten sicher auch teilweise zutreffenden westlichen Bezeichnungen der chinesischen Meridiansysteme mehrheitlich weiter verwenden.

Die alte Streitfrage, ob man in der Ganzheitsmedizin überhaupt von bestimmten Organbezügen sprechen darf, lässt sich ja sowohl für die Akupunkturlehre als auch für die Homöopathie wohl kaum einfach mit einem klaren „Ja" oder „Nein" beantworten. Wie so oft ist das komplementären Aspekten gerechter werdende „Ja und Nein" brauchbarer: Ein homöopathisches Mittel wie auch ein Akupunkturpunkt wirken immer auf den Organismus als Ganzheit ein. Eingedenk dieser Tatsache aber darf und soll man im Sinne von Hauptwirkungssphären ohne weiteres auch von bestimmten, niemals aber scharf begrenzten Organbezügen sprechen. Dies vor allem auch im Hinblick auf die Tatsache, dass die moderne Physiologie die sehr komplexe Vernetzung aller Organsysteme untereinander ebenfalls in zunehmendem Maße zu verstehen beginnt.

Über die auf der lebensenergetischen Theorie von Yin und Yang aufbauende traditionelle fernöstliche Medizin schließt sich der Kreis wieder zu der ebenfalls auf der weiblich-männlichen Urpolarität der Natur beruhenden ganzheitsmedizinischen Tradition des Westens, von welcher Rademacher als Paracelsist ja ausgegangen war. Auf Grund dieser Gemeinsamkeit sind die von der französischen Schule erarbeiteten und vor allem in de la Fuyes Homöosiniatrie ausgedrückten Zusammenhänge zwischen den Weiheschen Indikatoren und den Akupunkturpunkten durchaus zu erwarten. Wie Krack in diesem Zusammenhang richtig bemerkt, können auch von ganz verschiedenen Ufern herkommende Entdecker im Ozean schlussendlich immer nur die gleichen Inseln finden.[1]

---

1 Krack/Schöler, S. 13.

8 Weihes Ansatz zu einer erfahrungsheilkundlichen Homöopathie

Wie wir gesehen haben, machte Weihe 1868 mit Rademachers Genius epidemicus erste positive Erfahrungen und entdeckte gleichzeitig oder einige Zeit später – genaue Angaben liegen leider nicht vor – wahrscheinlich als ersten arzneispezifischen Punkt den Druckpunkt des damaligen Epidemiemittels Chelidonium. Aus dem spärlichen Quellenmaterial können wir ungefähr rekonstruieren, welche Schwerpunkte Weihe dann in den folgenden zwanzig Jahren seiner Forschungsarbeit verfolgte:

8.1 Beschränkung auf eine möglichst kleine Zahl von Arzneien

Ein wichtiges Anliegen Weihes war, den für die meisten seiner Zeitgenossen bereits nicht mehr überschaubaren Dschungel von homöopathischen Arzneien zu lichten und entsprechend dem Rademacherschen Vorbild nur mit ganz wenigen und möglichst umfassend bekannten Arzneien zu arbeiten. Den Grundstock hierzu sollte dann auch die erfahrungsheilkundliche Materia medica liefern. Diese beinhaltete ja zu einem guten Teil bereits schon in der Homöopathie bekannte und bewährte Arzneien wie z. B. Nux vomica, Chelidonium, Ferrum und Cuprum. Nur soweit nötig sollten dann allenfalls weitere Medikamente aus der homöopathischen Materia medica das therapeutische Intrumentarium ergänzen.

Mit diesem Wunsch nach einer Straffung der homöopathischen Arzneimittellehre stand Weihe nicht allein.[1] Vergessen wir nicht, dass zu seiner Zeit das epochemachende Kentsche Repertorium, dessen erste Auflage ja erst 1897 in den USA erschien, noch nicht zur Verfügung stand. Bönninghausens 1848 erschienenes „Therapeutisches Taschenbuch" war als einfaches Nachschlagewerk im Vergleich dazu nur ein erster kleiner Schritt in der richtigen Richtung. Die uns heute fast selbstverständliche Hilfsmethode der Repertorisation mittels spezieller Nachschlagewerke – deren ersten Ansätze sich aber wiederum bereits bei Hahnemann finden[2] – steckte also noch ganz in den Kinderschuhen.

Die Mittelfindung musste somit in erster Linie auf Grund einer möglichst guten Kenntnis der Arzneimittellehre erfolgen – also im Wesentlichen aus dem Gedächtnis! Das Nachschlagen in den Arzneimittellehren konnte realistischerweise dann nur noch der Bestätigung einer im Kopf bereits weitgehend vollzogenen Differentialdiagnose dienen. Damit waren die damaligen Homöopathen beileibe nicht zu beneiden!

Der Ruf nach einer Vereinfachung der Arzneimittellehre war deshalb sehr verbreitet und fand seinen Niederschlag nicht nur im bereits erwähnten Zulauf zu Rademacher oder zur rein organotropen Tiefpotenz- und Rezept-Homöopathie. Es entstanden damals aus der klassischen Homöopathie auch noch andere mehr oder weniger ausgeklügelte Vereinfachungen, von denen z. B. das System der Schüssler-Salze vor allem in Laienkreisen bis heute noch eine gewisse Bedeutung hat.

8.2 Verbesserung der Rademacherschen Diagnostik

Die ungenügende diagnostische Sicherheit der Rademacherschen Schule wollte Weihe durch den zusätzlichen Einsatz der homöopathischen Arzneimittelkenntnis und vor allem aber durch ein zumindest einmal alle Organmittel umfassendes System arzneispezifischer Druckpunkte verbessern.

8.3 Integration des Genius epidemicus

Die Kenntnis des gegenwärtigen Genius epidemicus im Sinne Rademachers sollte als wichtiger zusätzlicher Eckpfeiler der Diagnostik die Mittelwahl nochmals vereinfachen.

Die Verwendung des Genius epidemicus bedeutete aber weder für Weihe noch für Rademacher, dass während einer gewissen Zeit alle Patienten rein schematisch mit dem gleichen Medikament behandelt werden sollen. Dies zeigt bereits das Beispiel der Behandlung eines geisteskranken Bauern durch Rademacher (s. Kap. 4).

---

1 Leeser 1892, S. 34.
2 Seiler 1988, S. 167, und in konkreten Fällen S. 188 ff.

Entsprechend wurde die „epidemiologische Homöopathie" auch von Weihe und seinen Schülern gehandhabt: Es wurde lediglich ein bestimmtes Einzelmittel oder häufig auch eine kleine Mittelgruppe zeitlich befristet in den Vordergrund der therapeutischen Auswahl gestellt.

Zudem ist das Denken in Epidemie-Kategorien viel weniger weit von der ursprünglichen Homöopathie entfernt, als es die heute übliche Praxis der klassischen Homöopathie vermuten lässt, welche ja sehr überwiegend von dem ursprünglich gar nicht auf Hahnemann zurückgehenden Begriff des individuellen Konstitutionsmittels geprägt ist. Bei einer Epidemie im klassischen Sinne, wie etwa bei Scharlach, bestimmte nämlich auch der Altmeister der Homöopathie auf Grund der Symptome der Gesamtheit der befallenen Patienten nur eine epidemiespezifische Arznei oder allenfalls eine kleine Gruppe von Epidemie-Mitteln, welche dann als Akutmittel meist ungeachtet der chronischen Konstitution des jeweiligen Patienten allen Betroffenen verabreicht werden konnten.[1] Bei einer klassischen epidemischen Infektionskrankheit, welche Rademacher als kurzfristiges Geschehen im Gegensatz zum Morbus stationarius einen „Morbus intercurrens" nannte, ist somit das therapeutische Vorgehen der beiden Schulen bis auf die Technik der Mittelfindung weitgehend identisch.

Hinzu kommt nun aber die heute nur noch wenig bekannte Tatsache, dass Hahnemann auch seine Theorie der chronischen Krankheiten aus der Epidemielehre ableitete. Für ihn waren Psora, Syphilis und Sykosis nichts anderes als eine Art chronische Epidemien größten Ausmaßes, die als nosologische Einheiten ebenfalls mit einer relativ kleinen Gruppe von Arzneien behandelt werden können.[2] Dementsprechend hegte Hahnemann anfänglich noch die Hoffnung, nicht nur die chronische Sykosis und Syphilis, sondern auch das vielköpfige Ungeheuer der Psora mit einigen wenigen Arzneien bekämpfen zu können. Tatsächlich gab es nämlich anfänglich nur etwa sieben Antipsorika, und erst mit den Jahren sollte ihre Zahl dann auf etwa fünfzig ansteigen.[3] Wir werden sehen, dass es Weihe mit den Rademacherschen Universalmitteln ganz ähnlich erging.

Allerdings sind die Universalmittel ebenso wenig mit den Antipsorika gleichzusetzen wie die drei großen chronischen Krankheitsgruppen Hahnemanns mit den Morbi stationarii Rademachers. Ein Morbus stationarius prägt als Ausdruck eines bestimmten Genius epidemicus das Krankheits-

geschehen meistens nur regional bis landesweit und höchstens für Monate bis wenige Jahre. Auch liegt ihm nicht primär ein Erreger, sondern die Summe der gegenwärtigen kosmischen, tellurischen, atmosphärischen und sonstigen materiell nicht greifbaren „Ein-Flüsse" zugrunde.[4]

Die innere Psora aber ist nach Hahnemanns Ansicht eine zurückgedrängte Infektionskrankheit, welche als kontinentübergreifendes pandemisches und endemisches Siechtum die Menschheit schon seit Jahrtausenden geißelt.

Damit finden wir in der Hahnemannschen Homöopathie ebenfalls eine sehr zentrale Positionierung der Epidemielehre. Auch der praktische Nutzen dieser Betrachtungsweise ist für Hahnemann derselbe wie für Rademacher: Durch die Konzentration auf ein oder ein paar wenige spezifische Medikamente wird die Mittelwahl – erfolge sie nun nach dem Ähnlichkeitsprinzip oder nach erfahrungsheilkundlichen Kriterien – erheblich erleichtert.

Aus dieser Sicht wäre die Integration von Rademachers Genius epidemicus im Sinne einer zusätzlichen Ursache von epidemieartigen Häufungen bestimmter Mittelindikationen für die Homöopathie kein gar so revolutionärer Schritt mehr. Welcher Homöopath hat nicht schon einmal in seiner Praxis einen durch eine klassische Epidemie unerklärbaren, vorübergehend sehr erfolgreichen Boom eines bestimmten Mittels beobachtet?

Hahnemanns epidemiologisches Denken aber war zu Weihes Zeiten noch mehr als heute weitgehend in Vergessenheit geraten. Hahnemanns Spätwerk, vor allem die „Chronischen Krankheiten", war in Deutschland außer von Bönninghausen nämlich kaum von jemand ernsthaft zur Kenntnis genommen worden. Damit war die große Bedeutung der Epidemiologie in Hahnemanns Denken selbst den Rademacherschen Homöopathen – inklusive Weihe und seinen Schülern – sehr wahrscheinlich kaum bis nicht bekannt.

8.4 Verwendung von Doppelmitteln

Wie bereits erwähnt, beinhalteten gewisse Rademachersche Rezepte die gleichzeitige Anwen-

---

1 Siehe Hahnemanns epidemiologische Arbeiten, zusammengefasst in Seiler 1988, S. 46–51 und 92–101.
2 Seiler 1988, S. 114.
3 Seiler 1988, S. 117–118.
4 Stanelli (1881, S. 80) bezeichnet allerdings Hahnemanns Psora als einen „großen morbus stationarius".

dung von zwei Arzneien, in der Regel eines Universale und eines Organmittels. Diese mit der klassischen Homöopathie natürlich unvereinbare Verordnungsweise nahm Weihe ebenfalls in sein Forschungsprogramm auf.

Sein grundsätzlich sicher richtiges Argument hierfür war, dass zwei gleichzeitig verabreichte homöopathische Einzelmittel eine neue therapeutische Einheit bilden. Diese sollte dann ja auch bei Bedarf über die bereits erwähnten therapeutischen Gleichungen problemlos wieder in die klassische Homöopathie zurücktransformiert werden können. Wem also entsprechend dem bereits erwähnten Beispiel einer Doppelverordnung die gleichzeitige Anwendung von Nicotiana und Natrum nitricum nicht passte, konnte dafür genauso gut das Einzelmittel Sepia verwenden.

Die Verwendung der Doppelmittel hatte für Weihe wie für Rademacher den großen Vorteil, dass bei gleichbleibender kleiner Anzahl von verwendeten Arzneien die Einsatzmöglichkeiten erweitert und differenziert werden konnten. Jede Kombination besitzt ja wieder ein neues spezifisches Wirkungsspektrum, welches – und hier muss man Weihe sicher recht geben – keineswegs nur einfach der simplen Addition der Indikationsbereiche beider Einzelmittel entsprechen muss.

Der genaue Einsatzbereich einer derartigen Kombination aus zwei (oder auch mehreren) Einzelmitteln, welche eine neue therapeutische Einheit bildet, könnte aus klassischer Sicht aber nur aus einer gründlichen Arzneimittelprüfung mit dem betreffenden Komplexmittel hervorgehen, welche dann erst noch durch eine ausgiebige klinisch-therapeutische Erprobung bestätigt und ergänzt werden sollte. – Betrachten wir als Beispiel ein natürliches zusammengesetztes Mittel der klassischen Homöopathie: Das Mineralwasser Sanicula enthält als Hauptbestandteil das bekannte homöopathische Einzelmittel Natrum muriaticum. Dazu kommen jedoch noch eine ganze Reihe weiterer Natriumsalze, wie z. B. Borax und Natriumkarbonat. Weiter enthält Sanicula aber auch noch einige aus anderen Metallionen gebildete Mineralsalze, wie z. B. Kalziumkarbonat, welche ebenfalls als homöopathische Einzelmittel bekannt sind.

Die klassische Arzneimittelprüfung und die genaue klinische Erprobung dieser naturgegebenen Medikamentenmischung ließ dann auch viele Symptome ihrer Einzelkomponenten, aber auch einige eigenständige und für dieses Mineralwasser typische Symptome hervortreten. So fand sich z. B. das Symptom „Vaginalausfluss von fischartigem Geruch", welches gemäß den Arzneimittellehren außer Sanicula nur noch einige wenige, sonst recht andersartige weitere Mittel aufweisen, vor allem die wichtigen Sykosis-Mittel Medorrhinum und Thuja.[1]

Im Vergleich zu den übrigen Arzneien ergibt sich damit gemäß der klassischen Homöopathie für die natürliche Mineralien-Kombination Sanicula keineswegs eine exakte therapeutische Gleichung, welche sich mit einer anderen Arznei in allen Aspekten in vollem Umfang deckt. Wir finden lediglich – wie auch bei anderen Arzneien – eine Gruppe von mehr oder weniger ähnlichen, meist nur einen Teilaspekt der Arzneiwirkung umfassenden Vergleichsmitteln. Im Falle von Sanicula sind dies in erster Linie die zu erwartenden mineralischen Komponenten wie Natrum muriaticum und Calcarea carbonica, in ausgesprochenen Teilaspekten der Mittelwirkung aber zusammen mit recht zahlreichen anderen Arzneien jedoch auch einige Pflanzenmittel, wie z. B. Chamomilla und Ranunculus sceleratus.[2]

Weihe hoffte vor allem in seinen späteren Jahren, dass eine genaue Kenntnis seiner arzneispezifischen Druckpunkte den Einsatz der Doppelmittel wesentlich erleichtern und vereinfachen würde. Die Indikation hierfür war dann einfach durch die beiden Druckpunkte ihrer Konstituenten anstatt nur durch einen einzelnen Indikator gegeben. Im Idealfall einer Doppelmittel-Indikation müssten somit die entsprechenden beiden Druckpunkte etwa beide im gleichen Ausmaß deutlich positiv zu finden sein. Um den Anforderungen der klassischen Homöopathie Genüge zu tun, sollte dann wenn möglich immer auch ein für die betreffende Kombination geltendes Einzelmittel im Sinne einer therapeutischen Gleichung bestimmt werden. Hierbei sollte es sich allerdings nicht lediglich um ein mehr oder weniger ähnliches Vergleichsmittel wie bei den klassischen Arzneimittellehren handeln, sondern um ein zumindest in der vorliegenden epidemischen Situation weitgehend mit der Kombination deckungsgleiches und damit beliebig austauschbares Einzelmittel. Wir werden auf diese hochgesteckte Zielsetzung Weihes für seine Mittelgleichungen noch ausführlich zu sprechen kommen.

---

1 MacRepertory, es ergeben sich die Mittel Bacillus 10, Bacillinum testium, Medorrhinum, Pituitaria anterior, Sanicula und Thuja.
2 Clarke 1978, S. 1095.

8.5 Konsequentes Festhalten am Potenzierungsprinzip

Die nach Weihes Methode ermittelten Medikamente werden nun aber im Gegensatz zu Rademachers kleinen, aber doch stets materiellen Arzneidosen konsequent in klassischen homöopathischen Hochpotenzen verabreicht. Zu diesen besaß Weihe im Gegensatz zu vielen zeitgenössischen deutschen Homöopathen volles Vertrauen. Dieses war wohl in der Familientradition seines Großvaters und einer bereits umfangreichen persönlichen Erfahrung begründet, nicht zuletzt auch mit der eigenen Krankheit. Dieses konsequente Einstehen für das Potenzierungsprinzip verschaffte Weihe zusätzliche Gegnerschaft gerade bei den ihm sonst potentiell nahestehenden Homöopathen Rademacherscher Ausrichtung.

Nach dieser kleinen Übersicht über das bis auf das Potenzierungsprinzip ziemlich weitgehend „rademacherisierte" Grundkonzept von Weihes Homöopathie kehren wir wieder zurück zur weiteren historischen Entwicklung der Druckpunkt-Diagnostik.

9 Iodium und der Organbezug der Weiheschen Punkte

Nach dem Erfolg mit Chelidonium richtete Weihe bei der Bestimmung weiterer arzneispezifischer Druckpunkte seine Aufmerksamkeit sehr wahrscheinlich zuerst einmal auf die übrigen Lebermittel. Diese konnten dann erwartungsgemäß ebenfalls im Bereich des rechten Rippenbogens lokalisiert werden. So finden wir dort anschließend an den Chelidonium-Punkt in einer Reihe nach außen angeordnet die Druckpunkte der weiteren wichtigen Rademacherschen Lebermittel Carduus marianus und Quassia, bis hin zum bereits erwähnten, praktisch äußerst wichtigen Druckpunkt von Nux vomica an der Spitze der rechten elften Rippe.[1]

Entsprechend dieser Zuordnung der Lebermittelpunkte zu der entsprechenden Reflexzone finden wir dann auch die ebenfalls nur kleine Gruppe der Rademacherschen „Milzmittel" – nämlich Carbo vegetabilis, Squilla maritima und Quercus robur – alle in der Gegend des linken Oberbauches, wo sie in fast spiegelbildlicher Position zu den Lebermitteln ebenfalls am unteren Rippenbogen liegen (s. Abb. 8).

Gleichfalls durch die Rademachersche Organzuordnung zu erklären ist die aus heutiger Sicht nicht von vornherein zu erwartende Lage des Punktes für Iodium im mittleren Oberbauch (vgl. Abb. 72: Iod 1^W, S. 250). Jod galt für Rademacher nämlich noch in erster Linie als Pankreas-Mittel. Der nach unserem heutigen Wissen ganz im Vordergrund stehende Organbezug dieses Elementes zur Schilddrüse war der damaligen Physiologie noch unbekannt.[2]

Damit lag Rademacher mit seiner primären Organzuordnung sicher nicht ganz richtig, wie dies aus heutiger Sicht übrigens auch bei einigen anderen Arzneien der Fall ist. Wenn wir heute von einer organbezogenen Hauptwirkungssphäre von Jod sprechen wollen, muss diese ja ganz unzweifelhaft der Schilddrüse zugeschrieben werden. Dieser zumindest partielle Irrtum Rademachers bestätigt einmal mehr, wie weise Hahnemanns Zurückhaltung in der anatomisch-physiologischen Zuordnung der Wirkung homöopathischer Mittel war.

Allerdings speichern, wenn auch in viel geringerem Umfang, außer der Schilddrüse auch noch einige andere Organe aktiv Jod als Zeichen einer wichtigen physiologischen Rolle dieses Elementes; so z.B. in erster Linie die Brustdrüsen und ferner auch noch andere Organe, darunter auch die Magenschleimhaut.[3] Das homöopathische Arzneimittelbild von Jod bestätigt den Bezug dieses Arzneimittels nicht nur zur Schilddrüse, sondern ganz ausgeprägt auch zur weiblichen Brust[4] sowie in geringerem Maße auch zu den Organen des Oberbauches.

Dort finden wir auch das Symptom „Schmerz im Epigastrium mit Ausstrahlung in den Rücken"[5], welches als mögliche Bestätigung von Rademachers Organzuordnung auf eine eventuelle Mitbeteiligung der Bauchspeicheldrüse hinweist. Es ist ja durchaus denkbar, dass dieser periphere Aspekt

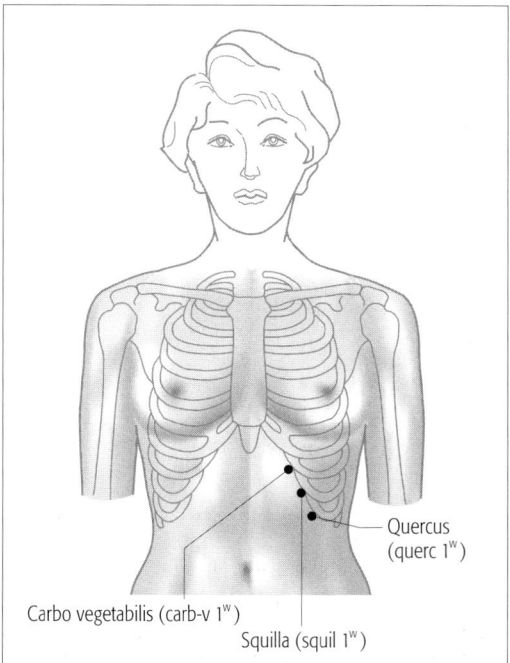

Quercus (querc 1^W)

Carbo vegetabilis (carb-v 1^W)

Squilla (squil 1^W)

Abb. 8: Die Weiheschen Punkte der Rademacherschen Milzmittel Carbo vegetabilis (Holzkohle), Squilla maritima (Meerzwiebel) und Quercus robur (Eichelwasser) liegen fast spiegelbildlich zu den Lebermitteln im Bereich des linken Rippenbogens.

---

1 Zur entsprechenden Situation bei den Nierenmitteln s. unter Coccus cacti.
2 Erst 1915 wurde das jodhaltige Thyroxin entdeckt (Leuthardt, S. 691).
3 Ganong, S. 256.
4 Vgl. hierzu z. B. die ausgeprägte Mamma-Atrophie im Arzneimittelbild von Iodium.
5 Allen, Bd. V, S. 127.

der Jodwirkung der modernen physiologischen Forschung bisher entgangen ist und vorläufig lediglich in der sehr empfindlichen homöopathischen Arzneimittelprüfung erscheint.

Weiter findet sich dann in der Arzneimittellehre von Allen unter den Oberbauch-Symptomen von Jod auch das Symptom „hochgradige Schmerzhaftigkeit des Epigastriums auf den leichtesten Druck"[1], allerdings ohne die Angabe einer punktförmigen Lokalisierung dieser Druckempfindlichkeit genau in der Mitte des Oberbauches. Immerhin aber ist diese Angabe aus einer unserer wichtigsten Arzneimittellehren schon ein guter Hinweis auf eine zumindest partielle Brauchbarkeit des von Weihe bei seinen Jod-Patienten in dieser Gegend gefundenen Druckpunktes.

Auch andere gut geprüfte homöopathische Arzneien zeigen nämlich manchmal zumindest die ungefähre Lokalisation des Weiheschen Druckpunktes bereits in ihrem Arzneimittelbild. So findet sich z. B. unter den im vorderen Brustbereich festgestellten Symptomen von Lachesis eine „Druckschmerzhaftigkeit an der Ansatzstelle des Musculus sternocleidomastoideus"[2]. Genau dort, nämlich unmittelbar beim Ansatz des medialen Schenkels dieses Muskels am inneren Ende der linken Clavicula, ist der praktisch sehr wichtige Weihesche Punkt dieses Mittels zu finden.[3] Auch die von Weihe angegebene linksseitige Lage des Punktes ist ja für das homöopathische Arzneimittelbild von Lachesis hochgradig typisch.

Es ist durchaus anzunehmen, dass Weihe bei seinen Punktebestimmungen neben der Rademacherschen Organotropie zusätzlich auch das homöopathische Arzneimittelbild benutzt hat. Jedenfalls hat sich mir dieses bei der Neubestimmung von Punkten oft als hilfreich erwiesen. Allerdings werden in den spärlichen Quellenangaben zu Weihes Forschungen als Mittel zur Punkte-Lokalisation nur die klinischen Arzneimittelbilder der Rademacherschen Schule sowie eigene Versuche genannt.

Damit kehren wir wieder zurück zur Problematik der Lokalisierung des Jod-Punktes. Wie erwähnt wäre aus heutiger organotroper Sicht der Druck-

punkt für dieses Medikament viel eher in der kutanen Reflexzone der Schilddrüse als im Ausstrahlungsbereich der Bauchspeicheldrüse zu suchen. Also z. B. in der Incisura jugularis oberhalb des Brustbeins, wo nach Weihe aber nicht ein Jod-Punkt, sondern der Druckpunkt von Bromium zu finden ist.[4] Doch ist es bemerkenswert, dass dieses Element im Periodensystem ein unmittelbarer Nachbar von Jod und somit mit diesem chemisch und damit auch physiologisch nahe verwandt ist. Auch ist mit dem Punkt des jodhaltigen Mittels Badiaga (Röstschwamm) ein weiterer Indikator eines mit Jod in enger Beziehung stehenden Mittels im Nahbereich der Schilddrüse zu finden[5].

Andererseits aber hat sich der Jod-Punkt im Oberbauch ja sowohl für Weihe als auch in der klinischen Nachprüfung zumindest in einer gewissen Anzahl von Fällen unzweifelhaft bestätigt. Dies heißt aber noch lange nicht, dass dieser Punkt wirklich in allen Jod-Fällen positiv, d. h. auf Druck empfindlich ist. Es kann ja durchaus auch sein, dass er bei gewissen Jod-Fällen falsch negativ ist, d. h. unempfindlich auf Druck trotz klinisch bestätigter Jod-Indikation.

Dass dies tatsächlich auch der Fall ist, bestätigt uns der sehr erfahrene französische Druckpunkt-Diagnostiker Fortier-Bernoville: Er zählt neben Ignatia und Kali carbonicum ausdrücklich auch Iodium als Beispiele von Mitteln auf, deren klassischer Weihescher Einzelpunkt durchaus auch falsch negativ sein kann.[6]

Aus heutiger organotroper Sicht erklärt sich dieser Tatbestand ganz einfach daraus, dass die Rademachersche Organzuordnung von Jod bestenfalls eine zweitrangige Wirkungssphäre dieses Mittels erfasst. Damit kann nach dieser Betrachtungsweise auch der darauf basierende Druckpunkt Weihes nur von zweitrangiger Bedeutung sein.

Wir haben ja gesehen, dass sich die organotrope Sichtweise als Prinzip der Punktebestimmung z. B. für die wichtigsten Leber-Mittel durchaus bewährt hat. Auch aus heutiger organotroper Sicht sind ja sowohl Chelidonium als auch Carduus marianus, aber auch Nux vomica in erster Linie als Leber-Mittel zu betrachten. Dementsprechend haben sich ihre von Weihe in der Leberzone lokalisierten Druckpunkte zumindest als Hauptindikatoren sehr gut bewährt.

Damit wäre es aus organotroper Sicht tatsächlich nicht nur denkbar, sondern sogar durchaus wahrscheinlich, dass neben dem im Oberbauch auf Grund einer nur tangentiell zutref-

---

1 Allen V, S. 127.
2 Allen V, S. 456.
3 Details s. im praktischen Teil unter Lachesis.
4 Siehe im praktischen Teil unter Bromium.
5 Siehe Abb. 113: Stram 1ᵂ, S. 343
6 Fortier-Bernoville, S. 424.

fenden Organzuordnung festgestellten Jod-Punkt noch ein zweiter, potentiell sogar noch zuverlässigerer Indikator dieses Mittels im Bereich der Schild- oder allenfalls auch der Brustdrüse existiert.

In diesem Fall müssten wir dann aber davon ausgehen, dass bei einer umfassenden Jod-Indikation nicht nur der eine, sondern beide dieser Punkte druckschmerzhaft sind. Das Vorhandensein von zwei arzneitypischen Indikatoren wäre für die Druckpunkt-Diagnostik jedoch keineswegs von Nachteil. Im Gegenteil würde die Kenntnis eines organotropen Hauptpunktes zusammen mit einem Neben- oder Bestätigungspunkt die diagnostische Sicherheit nur erhöhen.

Allerdings wären bei dieser Sachlage zumindest theoretisch dann aber auch Iodium-Fälle mit weniger umfassender Symptomlage denkbar, bei welchen nicht beide, sondern nur der eine der beiden Punkte positiv ist.

Zudem könnte es – wenn wir den Gedanken von außerhalb der eigentlichen Hauptwirkungssphäre gelegenen organotropen Reflexpunkten eines Mittels konsequent weiter verfolgen – durchaus auch noch einen dritten, vierten oder sogar auch noch mehr ergänzende Jod-Punkte geben. Einen wichtigen weiteren Jod-Punkt hätten wir nach dieser Betrachtungsweise am ehesten im Bereich der Brustdrüsen zu suchen. Diese stehen ja punkto Jod-Stoffwechsel nach der Schilddrüse an zweiter Stelle. Entsprechend deutlich erscheint denn auch – wie erwähnt – die weibliche Brust im homöopathischen Arzneimittelbild von Iodium.

Als Hinweis auf die grundsätzliche Richtigkeit dieser Überlegung finden wir denn tatsächlich im segmentalen Reflexbereich der Mammae gleich eine ganze Gruppe von Druckpunkten, welche von der Weiheschen Schule jodhaltigen Mitteln zugeordnet werden: Im oberen Bereich des Sternums liegen gleich unterhalb von Brom und übereinander angeordnet die beiden Jodsalze Calcarea iodata[1] und Mercurius iodatus flavus[2]. Dann finden wir Spongia tosta, das nach Badiaga zweite Mittel aus der Gruppe der jodhaltigen Schwämme, direkt am Oberrand der linken Brust, nämlich im dritten Interkostalraum der Mamillarlinie. Seitlich unterhalb der linken Mamma findet sich dann schließlich ebenfalls noch im Nahbereich der Brüste das wichtige Jodsalz Arsenicum iodatum.[3]

---

1 Siehe Abb. 42: brom 1[W], S. 176.
2 Siehe Abb. 101: raph 1[W], S. 320.
3 Siehe Abb. 73: kali-ar 1[W], S. 255.

10 Einzelpunkt oder Punktemuster?

Die Annahme von zusätzlichen arzneispezifi-schen Druckpunkten für das elementare Jod bleibt aber für dieses nicht allzu häufig verwendete Mittel bis zum Vorliegen weiterer Forschungs-resultate natürlich noch hypothetisch.

Jedoch kann eine entsprechende Situation für das wesentlich öfter verwendete Mittel Nux vo-mica nach langjähriger Erfahrung als weitgehend gesichert gelten: Wie bereits erwähnt gehört der klassische Weihesche Punkt von Nux vomica an der Spitze der elften Rippe rechts[1] zu den bewähr-testen und praktisch wichtigsten Mittelindika-toren. Nachdem ich diesen Punkt schon einige Jahre in kritischer Überprüfung hatte, fielen mir trotz seiner überdurchschnittlichen Verlässlich-keit einige Fälle auf, wo er trotz eindeutiger und klinisch bestätigter Nux-vomica-Indikation nur ganz schwach oder überhaupt nicht angab. – Es gibt also offensichtlich auch Nux-vomica-Fälle, bei denen der Punkt Tschang-Menn als Indikator versagt.

Damit musste zur Verbesserung des Weihe-schen Systems entweder ein neuer, wirklich all-umfassender Nux-vomica-Punkt gefunden oder dann als notwendige Ergänzung noch ein zusätz-licher Brechnuss-Indikator bestimmt werden. Als Kandidaten für beide Möglichkeiten standen aus der bisherigen Forschung einerseits als Einzel-punkte die drei von de la Fuye zusätzlich zu Tschang-Menn angeführten homöosiniatrischen Brechnuss-Punkte[2] und andererseits als Zweier-Kombinationspunkte die vier Weiheschen Dop-pelindikatoren der therapeutischen Gleichungen von Nux vomica zur Verfügung, welche in Göh-rums Verzeichnis von 1903 angegeben werden (s. Tabelle 1).

Tabelle 1:
Die vier Weiheschen Mittelgleichungen
für Nux vomica

1. Nux vomica = Mercurius + Veratrum
2. Nux vomica = Cuprum + Cannabis sativa
3. Nux vomica = Kali iodatum + Cantharis
4. Nux vomica = Phosphoricum acidum + Taraxacum

Da ich die von Weihe für seine Mittelkombina-tionen angegebenen Gleichungen auf Grund der obigen Ausführungen schon immer eher als auf

bestimmte Fälle beschränkte Ähnlichkeiten denn als wirklich umfassende Identitäten auffasste, untersuchte ich zuerst die sich auch sonst oft überraschend gut bewährenden homöosiniatri-schen Einzelpunkte de la Fuyes.[3] Erstrangig über-prüfte ich den wichtigen und mir aus meiner Akupunktur-Zeit wohlbekannten 9. Quellenpunkt des Milz-Pankreas-Meridians unterhalb des Knies, die „Hügelquelle" Yin Ling Tschuan[4].

Diesen 9. Punkt des Milz-Pankreas-Meridians bezeichnete der mehr als Akupunkteur denn als Homöopath versierte de la Fuye zu meiner Über-raschung auf der linken Seite als Indikator für Nux vomica. Physiologisch bringt er ihn entspre-chend seiner Akupunkturwirkung mit dem uro-genitalen und digestiven Wirkungsbereich der Brechnuss in Verbindung. Gemäß der Homöosi-niatrie umfasst dieser Punkt also ein sehr großes Wirkungssegment von Nux vomica. Dem Punkt Tschang-Menn, welcher ja dem klassischen Wei-heschen Indikator der Brechnuss entspricht, ist nach der Homöosiniatrie ebenfalls ein sehr breit-gefächertes Wirkungsspektrum zugeordnet: Er umfasst den gesamten Einflussbereich von Nux vomica innerhalb der vom Leber-Gallenblasen- und vom Milz-Pankreas-Meridian versorgten Ge-biete.

Damit erfassen die Punkte Tschang Menn und Yin Ling Tschuan als homöosiniatrische Haupt-punkte der Brechnuss sehr breit und sich weiträu-mig überschneidend sicher die Hauptwirkungs-bereiche dieser Arznei. Viel kleinere und zudem homöosiniatrisch bereits auch von den obigen beiden Punkten abgedeckte Wirkungssegmente von Nux vomica erfassen dann die beiden noch verbleibenden homöosiniatrischen Brechnuss-Punkte im Bereich der Füße[5]: Der auf dem Blasen-Meridian gelegene beschränkt sich nach de la Fuye auf die spastischen Blasenbeschwerden von Nux vomica, und der Schlusspunkt des Magen-Meridians am äußeren Ende der zweiten Zehe ist

---

1 Zur Problematik seiner genauen Lokalisation s. im praktischen Teil unter Nux vomica.
2 De la Fuye 1947 I, S. 476–477, s. auch unter Nux vomica.
3 Für Nux vomica gibt de la Fuye insgesamt vier Einzelpunkte an, welche nach seinen Angaben unterschiedlichen Indikationsbereichen dieses Mittels zugeordnet sind (s. nachfolgende Ausführungen).
4 Siehe Abb. 93 b, nux-v $2^{N/dF}$, S. 297.
5 Siehe im praktischen Teil unter Nux vomica.

lediglich für die Magen-Überreizbarkeit dieses Mittels zuständig.

Wir sehen also, dass in der Homöosiniatrie ganz ähnlich wie bei den obigen Überlegungen, welche wir für Iodium aus dem Weiheschen Organotropismus, der westlichen Physiologie und dem klassisch-homöopathischen Arzneimittelbild abgeleitet haben, die Punktebestimmung auf Grund von einzelnen, mehr oder weniger umfassenden Wirkungssegmenten des jeweiligen Mittels durchgeführt wird, welche nun aber dem Wirkungsspektrum einzelner Akupunkturpunkte zugeordnet werden. Entsprechend findet de la Fuye dann für ein wichtiges Mittel in der Regel ebenfalls nicht nur einen, sondern eine mehr oder weniger große Gruppe arzneitypischer Akupunkturpunkte.

Die homöosiniatrische Mittelzuordnung zu den Punkten erfolgt jedoch – wie erwähnt – nicht mehr gemäß der westlichen Organotropie, sondern auf Grund der traditionellen chinesischen Physiologie, d. h. gemäß den feinstofflich-energetischen Funktionsbereichen der einzelnen Meridiane und ihrer Akupunkturpunkte. Die homöosiniatrischen Punkte sind also keineswegs mehr allein nur – wie dies beim Brechnuss-Punkt Tschang-Menn ja noch der Fall ist – in den horizontal orientierten kutanen Projektionszonen der Rückenmarkssegmente der entsprechenden Organe zu finden, sondern auch in dem oft mehr vertikal orientierten Bezugssystem der zugeordneten Akupunkturmeridiane.

Für die Übertragung der chinesisch-medizinischen Punktephysiologie in die Sprache der westlichen Anatomie und Physiologie, welche de la Fuye – wie wir gesehen haben – entsprechend der französischen Tradition recht großzügig handhabt, gelten natürlich ebenfalls die bereits erwähnten begrifflichen Vorbehalte. So hat man z. B. erst später bemerkt, dass der früher lediglich als Milz-Meridian bezeichnete obere Yin-Kanal des Beines keineswegs allein nur dem Milzorgan der westlichen Medizin entspricht, sondern in noch viel wesentlicheren Aspekten auch der Bauchspeicheldrüse. Deshalb musste dieser Energiekanal später in Milz-Pankreas-Meridian umbenannt werden.

Entsprechend dieser organotropen Unschärfe der chinesisch-medizinischen Physiologie, welche für die ganzheitsmedizinische Betrachtungsweise ja typisch ist, führte ich die klinische Überprüfung des zweitwichtigsten homöosiniatrischen Nux-vomica-Punktes Yin Ling Tschuan rein nach den Indikationen der klassischen Homöopathie durch, ohne mich im geringsten um irgendwelche östliche oder auch westliche Organbezüge dieses Mittels zu kümmern: Bei allen wie auch immer gearteten klassisch-homöopathischen Brechnuss-Fällen wurde fortan nicht mehr nur der klassische Weihesche Punkt, sondern gleichzeitig auch der 9. Meridianpunkt des Milz-Pankreas-Gefäßes auf Druckempfindlichkeit untersucht.

Da ich zum bilateralen Vergleich der Druckempfindlichkeit den Punkt wie immer beidseits untersuchte, fand ich als erstes Resultat bald, dass er entsprechend der homöopathischen Rechtsseitigkeit dieses Mittels bei klinisch bestätigter Nux-vomica-Indikation tatsächlich auf der rechten Seite viel häufiger positiv war als links. Wie ich ebenfalls bereits angenommen hatte, erwies sich der neu geprüfte homöosiniatrische Punkt aber nicht als umfassender als der dem klassischen Weiheschen Indikator entsprechende Punkt Tschang Menn: Obwohl bei typischen Brechnuss-Fällen mit umfassender Symptomatik erwartungsgemäß oft beide Punkte zusammen positiv waren, ergab die Überprüfung von Milz-Pankreas 9 rechts manchmal auch ein falsch negatives Resultat, und dies sogar noch deutlich häufiger als beim klassischen Indikator. Als neuer, wirklich alle Nux-vomica-Indikatonen umfassender Einzelpunkt war de la Fuyes wichtigster Zusatzpunkt für die Brechnuss also keinesfalls verwendbar. – Dafür aber war erfreulicherweise bei allen Nux-vomica-Fällen, bei denen die „Hügelquelle" versagte, der klassische Weihesche Punkt zumindest leicht positiv. Und – was nun fast noch wichtiger war – dies galt umgekehrt auch für alle der gelegentlich einmal vorkommenden homöopathischen Brechnuss-Indikationen, wo der Weihesche Einzelindikator versagte: Da war Milz-Pankreas 9 rechts immer positiv!

Damit war mit Yin Ling Tschuan in korrigierter Lage rechts wahrscheinlich der notwendige Ergänzungspunkt zum Weiheschen Nux-vomica-Punkt gefunden. Da der klassische Weihesche Indikator – wie diese Untersuchungen zeigen – doch eine wesentlich breitere Symptomatik abdeckt, wird er in dieser erweiterten Druckpunkt-Diagnostik sinnvollerweise als Hauptpunkt bezeichnet. Entsprechend wird der Punkt Milz-Pankreas 9 rechts Ergänzungs- oder Bestätigungspunkt genannt.

Natürlich bedarf diese Erweiterung der klassischen Weiheschen Einzelpunkt-Technik zu einer einfachen Mehrpunkt-Diagnostik, welche wir aus noch zu erläuternden Gründen vorläufig einmal als „vereinfachte Standard-Diagnostik" bezeichnen wollen, nun noch weiterer klinischer Verifizierung. Doch habe ich seither keinen Anlass mehr gehabt, dieses System durch weitere Nux-vomica-Punkte zu erweitern.

Dies heißt nun aber nicht, dass es nicht noch weitere Bestätigungspunkte für Nux vomica geben kann. Ein Hinweis darauf ist die Tatsache, dass die beiden von mir verwendeten Indikatoren in gewissen Nux-vomica-Fällen zwar im Vergleich zu ihrer Umgebung und der Gegenseite wohl deutlich druckdolent sind, aber doch nicht ganz in dem Maße, wie wir es uns bei ganz deutlichem Ansprechen eines Weiheschen Druckpunktes gewohnt sind. In diesem Fall wird nämlich der Druck auf den Punkt vom Patienten oft nicht nur als Empfindlichkeit relativ zur Umgebung, sondern als sehr deutlicher, oft auch ausstrahlender oder einige Zeit nachklingender Schmerz empfunden. Wenn dies nicht der Fall ist, handelt es sich entweder um eine nicht so ganz hochgradige homöopathische Indikation des betreffenden Mittels oder – falls dies klinisch doch zutrifft – um einen Krankheitszustand, zu welchem der optimal passende Druckpunkt bzw. die genau passende Druckpunkt-Konstellation noch nicht gefunden wurde.

Aus diesen Gründen könnte es durchaus sein, dass z. B. bei einem isolierten, aber homöopathisch gut zu Nux vomica passenden spastischen Blasenleiden der von de la Fuye für diese Fälle angegebene Brechnuss-Punkt des Blasenmeridians am Fuß deutlicher angibt als einer der beiden Indikatoren der vereinfachten Standarddiagnostik, was allerdings noch praktisch zu überprüfen wäre. Möglicherweise würde in dieser Situation also auch nur einer der beiden Standardindikatoren von Nux vomica positiv sein, und selbst dieser nur in mäßigem Grade. Am ehesten wäre bei einem Brechnuss-Blasenleiden zumindest eine leichte Empfindlichkeit des nach de la Fuye ja für den Urogenitalbereich von Nux vomica zuständigen Punktes Yin Ling Tschuan am Unterschenkel zu erwarten.

Des Weiteren wäre es durchaus auch denkbar, dass bei einem spastischen Brechnuss-Blasenleiden eventuell nicht nur der homöosiniatrische Nux-vomica-Blasenmeridianpunkt, sondern auch ein hierzu passender Weihescher Doppelindikator eine deutlichere Druckdolenz als die beiden Punkte der vereinfachten Standarddiagnostik aufweisen würden. Am ehesten wäre dies bei einem

Blasenleiden für die Weihesche Nux-vomica-Kombination „Cantharis + Kali iodatum" zu erwarten, deren Cantharis-Komponente aus organotroper Sicht ja deutlich auf einen Bezug zu den ableitenden Harnwegen hinweist. In diesem Fall würden wir also die Punkte von Cantharis und Kali iodatum möglicherweise beide deutlich druckempfindlicher finden als den einen oder beide Standardpunkte von Nux vomica. – Inwiefern einzelne für ein bestimmtes Medikament geltende Weihesche Mittelgleichungen wie die Brechnuss-Kombination „Cantharis + Kali iodatum" tatsächlich einzelnen seiner organbezogenen Wirkungssegmente, wie etwa den ableitenden Harnwegen, zugeordnet werden können, werden wir später noch etwas ausführlicher diskutieren.

Somit ließe sich durch den Einbezug zusätzlicher Indikatoren – seien es nun die Doppelpunkte der Weiheschen Mittelgleichungen, homöosiniatrische Einzelpunkte oder auch noch neu zu bestimmende weitere Ergänzungspunkte – die vereinfachte Standarddiagnostik wohl noch fast beliebig zu einem immer differenzierteren und immer mehr Indikatoren umfassenden Vielpunkte-System weiterentwickeln. Jedoch würde eine derart komplexe Diagnostik in der praktischen Handhabung natürlich auch laufend komplizierter. Gerade dies aber sollte getreu der Rademacherschen und auch der Hahnemannschen Tradition wo immer möglich vermieden werden.

Nach dem wertvollen Prinzip des Einfachstmöglichen genügt es für die Praxis vollauf, wenn von der von mir geprüften Standard-Zweierkombination wirklich in jedem Nux-vomica-Fall zumindest einer der beiden Punkte deutlich auf Druck empfindlich ist.[1] Dieser allerdings noch weiter zu bestätigende Sachverhalt ist bei einem derart breit wirkenden und äußerst wichtigen Polychrest wie Nux vomica bereits eine sehr große Hilfe, welche zudem auch sehr einfach in die Praxis umzusetzen ist.

Auf gewisse andere Arzneien, wie z. B. Pulsatilla, bei welchen sich auch für die nach streng restriktiven Kriterien vorgehende vereinfachte Standarddiagnostik die Einführung einer etwas größeren Anzahl von Indikatoren als unumgänglich erwiesen hat, werden wir noch zu sprechen kommen.

---

1 Dieser Sachverhalt wird künftig das ausschlaggebende Kriterium für die Aufnahme eines für ein bestimmtes Mittel geltenden Mehrpunkte-Systems in die vereinfachte Standarddiagnostik sein.

11 Der Traum vom nie falsch negativen und nie falsch positiven Weiheschen Druckpunkt

Die Frage aber, ob es für Nux vomica oder ganz allgemein für jedes Mittel nicht doch auch einen einzelnen, in jedem Anwendungsfall positiven arzneispezifischen Druckpunkt gibt, bleibt beim gegenwärtigen, noch vorläufigen Stand der Forschung natürlich noch immer offen. Sie ist nahe verwandt mit der Kontroverse darüber, ob es für jedes homöopathische Mittel ein bei allen seinen klinischen Indikationen obligat vorhandenes, charakteristisches Einzelsymptom gibt. Ist also z. B. die für Phosphor so typische Gewitterangst wirklich bei jeder homöopathischen Phosphor-Indikation obligat vorhanden? Die Antwort in diesem konkreten Fall ist sicher Nein. Dies trifft wahrscheinlich auch für alle anderen charakteristischen Mittelsymptome unserer Materia medica zu: Das wirklich in jedem klinischen Anwendungsfall obligat vorhandene arzneitypische Charakteristikum ist ein Wunschtraum! Und dies gilt – um es gleich vorwegzunehmen – wahrscheinlich auch für den bei wirklich allen Indikationen eines Mittels obligat vorhandenen und nur für dieses Mittel spezifischen Weiheschen Einzelpunkt.

Obligat bei allen Indikationen einer bestimmten Arznei vorhanden sind bestenfalls nur wenig charakteristische Allgemeinsymptome: So kann man z. B. für Nux vomica sowohl entsprechend der Organotropie Rademachers als auch gemäß der Homöosiniatrie de la Fuyes sicher nicht zu Unrecht sagen, dass bei jeder Indikation dieses Mittels der sehr breit gefasste Funktionskomplex der Leber im weitesten Sinne auf irgendeine Art und Weise involviert ist. Und entsprechend der ebenfalls in Ost und West bekannten Psychosomatik dieses Organes darf man mit etwas Vorsicht auch die Aussage wagen, dass auf der psychischen Ebene bei praktisch allen Brechnuss-Indikationen das Thema der manifesten oder unterdrückten Aggressivität in irgendeiner Form eine Rolle spielt.

Diese aber kaum mehr als charakteristische Einzelsymptome zu bezeichnende, sehr allgemeine und vage Symptomatik finden wir jedoch selbstredend nicht nur bei Nux vomica, sondern mutatis mutandis auch bei einer großen Zahl anderer Arzneien mit deutlichem Leberbezug. Denken wir, um nur zwei gut geprüfte Arznei-mittel zu nennen, z. B. an Sepia oder auch an Lycopodium!

Ist damit der in jedem Anwendungsfall positive und rein arzneispezifische Weihesche Punkt wirklich nur ein Wunschtraum? – Nein, werden hier viele Anhänger der Druckpunkt-Methode sofort dazwischen rufen, es gibt doch viele Weihesche Einzelpunkte, die wir noch nie falsch negativ gefunden haben! – Dies ist sicher richtig. So gibt es z. B. auch nach meiner Erfahrung tatsächlich kaum eine wirklich gute Indikation von Sepia oder Lachesis, wo der entsprechende Weihesche Einzelpunkt nicht positiv wäre. Aber beschränkt sich diese Druckempfindlichkeit dann wirklich auch einzig und allein auf die Fälle, bei denen diese Mittel angezeigt sind? Oder mit anderen Worten: Kann ein Weihescher Einzelpunkt nicht auch falsch positiv sein, d. h. deutlich druckempfindlich im Vergleich zur Umgebung bei fehlender Mittelindikation oder zumindest in Situationen, wo eine andere Arznei viel eher angezeigt wäre? – Dies ist nach meinen Untersuchungen gerade bei den beiden zuvor erwähnten Hauptpunkten von Sepia und Lachesis keineswegs nur sehr selten der Fall.

Wie lässt sich das erklären? – Greifen wir auf die bereits oben diskutierte Analogie zur klinischen Phänomenologie zurück: Wir haben ja festgestellt, dass lediglich eine sehr breite und alles andere als spezifische Symptomatik bei wirklich allen Indikationen eines bestimmten Mittels wie z. B. Nux vomica obligat vorhanden ist. Diese trifft dann allerdings auch für eine ganze Reihe anderer Arzneien zu. Dementsprechend ist es durchaus denkbar, dass die nie falsch negativen, dafür aber nicht selten falsch positiven Weiheschen Einzelpunkte z. B. der erwähnten Polychreste Sepia und Lachesis in ähnlicher Weise einer sehr breiten und deshalb auch von anderen, verwandten Mitteln teilweise abgedeckten Symptomatik entsprechen. Dieser umfassende Symptomenkomplex lässt sich damit wohl erstrangig dem ebenfalls sehr weitreichenden Arzneimittelbild des betreffenden Polychrests zuordnen, reicht aber noch über dieses hinaus. Damit wird der Punkt auch von den Wirkungssphären anderer verwandter Arzneien berührt, deren Einflussbereiche sich ja mit demjenigen des ihm erstrangig zugehörigen, sehr weiträumig wirkenden Arzneimittels auch in der homöopathischen Klinik sowieso mehr oder weniger breit überschneiden.

Nehmen wir als Beispiel die beiden Heilmittel Nux vomica und Sepia. Beiden komplementären Mitteln kann man punkto Leber- und Aggressionsproblematik im obigen, sehr allgemeinen Sinn ohne weiteres auch eine sehr weitgefasste gemeinsame Symptomgruppe zuordnen. Entsprechend werden auch bei typischen klinisch-homöopathischen Indikationen des einen dieser beiden Mittel nicht nur der spezifische Weihe-Einzelindikator bzw. die arzneitypische Punktekonstellation positiv sein, sondern nicht so selten – allerdings glücklicherweise dann fast immer in deutlich geringerem Ausmaß – auch zumindest der Hauptindikator der komplementären Arznei. So kann z. B. bei einer klinischen Indikation von Nux vomica ohne weiteres auch der Sepia-Hauptpunkt im Bereich der rechten Schulter[1] in geringerem Grade druckempfindlich sein. Umgekehrt kann in einem klassischen Sepia-Fall öfter auch der Hauptindikator der Brechnuss positiv gefunden werden.

Interessanterweise ist diese scheinbar falsch positive Empfindlichkeit des komplementären Mittels bei einer klinischen Indikation von Nux vomica etwas häufiger als in einer Sepia-Situation. – Warum das? Wie wir oben gezeigt haben, deckt der Hauptindikator von Nux vomica ja leider nicht ganz die gesamte potentielle Symptomatik dieses Mittels ab, weshalb es ja auch für die vereinfachte Standard-Druckpunkt-Diagnostik der Brechnuss noch unbedingt eines Ergänzungspunktes bedarf. Die symptomatische „Bandbreite" des klassischen Weiheschen Punktes von Nux vomica ist somit eher etwas zu schmal als zu breit, dafür gewinnt der Indikator aber an Spezifität. Das Gegenteil aber gilt für den nach meiner Erfahrung nie falsch negativ angebenden Hauptpunkt von Sepia: Dieser ist – wie bereits erwähnt – eher etwas zu breit als zu schmal, d. h. sein Zuständigkeitsbereich reicht vermutlich sogar noch etwas über das weitgefächerte Arzneimittelbild des ihm zugeordneten Polychrestes hinaus. Deshalb wird eine klinische Nux-vomica-Situation häufiger auch den Sepia-Punkt erfassen

als umgekehrt eine Sepia-Indikation auch den Hauptindikator der Brechnuss empfindlich machen wird.

Betrachten wir als praktisches klinisches Beispiel für diesen Tatbestand einmal das druckpunktdiagnostische Vorgehen bei einem chronisch kranken Patienten, bei welchem die homöopathische Repertorisation ein klares Nux-vomica-Bild mit einigen Sepia-Elementen ergeben hat. Wir werden in diesem Fall etwa wie folgt vorgehen: Nachdem wir dem Patienten das Procedere der Druckpunkt-Untersuchung erklärt und anhand einiger bei ihm vermutlich neutraler Punkte vorexerziert haben,[2] drücken wir zuerst den Hauptpunkt der Brechnuss an der Spitze der elften Rippe. Der Patient zuckt überrascht zusammen und spürt den recht schmerzhaften Druck noch einige Zeit nachklingen. Der Punkt ist also im höchsten Grade positiv.[3] Dazu gibt als Bestätigung auch noch der Ergänzungspunkt Milz-Pankreas 9 rechts in zwar geringerem, aber doch deutlich wahrnehmbarem Ausmaß an.

Wenn wir nun aber – wie man dies immer tun soll – zur Vervollständigung des Punktebildes auch noch zusätzliche klinisch nahe liegende Druckpunkte untersuchen, finden wir den Hauptindikator von Sepia an der Spitze des Rabenschnabelfortsatzes des rechten Schulterblattes ebenfalls zumindest mittelgradig druckdolent. Der Ergänzungspunkt dieses Mittels am rechten Außenköchel aber ist negativ. Damit würde in diesem Fall der klassische Sepia-Punkt nach der einfachen Einzelpunkt-Diagnostik eindeutig falsch positiv angeben. Wenn also nun jemand die vorliegende Nux-vomica-Situation mit einer Sepia-Indikation verwechselt hätte, wäre er bei alleiniger Untersuchung dieses Punktes leicht auf eine falsche oder zumindest nicht optimale Fährte geführt worden. Dies hätte durch zwei Maßnahmen verhindert werden können:

- Erstens einmal durch die gleichzeitige Untersuchung der klinisch ja eigentlich primär indizierten, sicher aber in die engere Differentialdiagnose fallenden Brechnuss-Punkte. Von diesen war im obigen Beispiel dann ja auch zumindest der Hauptindikator deutlich

1 Dieser wichtige Punkt, welchen Göhrum um die Jahrhundertwende von seinem jüngeren Mitarbeiter Dr. A. Nebel übernommen hat (s. Abb. 108 a: sep 1[NE], S. 333), liegt ja in einer typischen Projektionszone des Leber-Gallenblasen-Systems (vgl. Abb. 7).
2 Details zur praktischen Untersuchungstechnik finden sich im zweiten Teil.
3 Details hierzu s. im ersten Kapitel des zweiten Teils.

positiver als derjenige des Tintenfisch-Exkretes. Zudem war als wichtige Bestätigung der Brechnuss-Indikation auch der Nux-vomica-Ergänzungspunkt Milz-Pankreas 9 rechts ebenfalls druckempfindlich.

- Zweitens ist gemäß der vereinfachten Standarddiagnostik für eine gut gesicherte Sepia-Indikation das positive Vorhandensein des neu festgestellten homöosiniatrischen Ergänzungspunktes Gallenblase 40 am rechten Außenknöchel[1] fast ein Muss. Dies ergibt sich aus der bereits erwähnten Tatsache, dass der Sepia-Hauptpunkt öfter als derjenige von Nux vomica auch falsch positiv angibt. In unserem Beispiel wurde der Zusatzpunkt von Sepia aber negativ gefunden.

Doch ist auf Grund der therapeutischen Verwandtschaft der beiden Arzneien das deutlich positive Vorhandensein des Sepia-Hauptpunktes im gegenwärtigen Punktemuster dieses Patienten trotz fehlender aktueller Mittelindikation keineswegs sinnlos oder gar irreführend. Im Gegenteil gibt es uns bereits jetzt einen wichtigen Fingerzeig für die Weiterbehandlung: Wir wissen ja, dass nach Nux vomica oft die komplementäre Sepia als chronisches, antipsorisches Folgemittel angezeigt ist.

Wir werden also, wenn wir Nux vomica mit dem zu erwartenden Erfolg verabreicht haben, nach Auswirken dieses Mittels den Patienten erneut untersuchen. Erfahrungsgemäß sind nun bei nicht mehr gegebener Indikation von Nux vomica die beiden Brechnuss-Indikatoren nicht mehr positiv. Jedoch wird bei dem chronisch kranken Patienten – wie nach dem Einsatz der nicht antipsorischen Medikation von Nux vomica ja durchaus zu erwarten ist – noch immer eine Restsymptomatik mit nun etwas veränderter klinischer Ausprägung bestehen.

Dieses noch verbleibende Zustandsbild werden wir jetzt auch als Druckpunkt-Diagnostiker selbstverständlich klassisch-homöopathisch genau erfassen. Danach überprüfen wir wieder die Druckpunkte, und bei entsprechendem klinischen Bild des Patienten wird Sepia jetzt noch deutlicher positiv sein als zuvor. Auch der Ergänzungspunkt von Sepia ist nun mit großer Wahrscheinlichkeit mittelgradig oder zumindest leicht positiv. Weitere differentialdiagnostisch jetzt in Frage

kommende Indikatoren, wie etwa die Tuberkulin-Punkte oder der Hauptpunkt von Natrum muriaticum, sind deutlich weniger oder nicht empfindlich. Damit haben wir das derzeit angezeigte Folgemittel mit großer Wahrscheinlichkeit bereits zur Hand.

Fassen wir nochmals zusammen: Der wahrscheinlich sehr umfassende klinische Zuständigkeitsbereich gewisser Druckpunkte erklärt, warum einige Indikatoren gerade sehr breit wirkender Polychreste wie z. B. Sepia und Lachesis auch bei einer ganzen Reihe anderer Mittel-Indikationen in geringem bis auch ziemlich ausgeprägtem Maße druckempfindlich sein können – ja sogar sein müssen. Dies ändert aber nichts an der praktischen Brauchbarkeit dieser wichtigen, offensichtlich ganz zentralen psychosomatischen Funktionsbereichen entsprechenden Punkte als kaum je falsch negative Hauptpunkte der ihnen primär zugeordneten wichtigen Polychreste. Man muss sich nur im Klaren sein, dass diese Indikatoren in einer klinisch unklaren Situation bei alleiniger Untersuchung den Behandler als „falsch positive" Punkte auch einmal in die Irre oder zumindest auf einen Umweg führen können.

Ist damit der Traum vom nie falsch negativen und nie falsch positiven Weiheschen Druckpunkt nun endgültig ausgeträumt? – Vielleicht doch nicht ganz! – Aber dieses hochgesteckte und wohl auch nie ganz erreichbare Ziel bedingt, wie am obigen Beispiel dargestellt wurde, neben der sicher noch notwendigen weiteren Forschungsarbeit eine etwas differenziertere und komplexere Anwendungsweise der Weiheschen Methode als nur gerade die Einzelpunkt-Diagnostik. Wie eine in diesem Sinn erweiterte und doch möglichst einfache Basis-Diagnostik für ein einzelnes Mittel zukünftig etwa einmal aussehen könnte, wollen wir uns zum Abschluss dieses Kapitels wiederum am Beispiel von Nux vomica noch einmal kurz vergegenwärtigen:

1. Wenn sowohl der Hauptpunkt als auch der Bestätigungspunkt von Nux vomica positiv ist, ist die Indikation für dieses Mittel zumindest als kurzfristige Zwischenmedikation mit großer Wahrscheinlichkeit gegeben (positive Ausschlußdiagnostik). Die ganz wenigen Fälle, bei denen diese Punktekombination falsch positiv gefunden werden kann, betreffen nach meiner bisherigen Erfahrung meistens Lachesis- oder allenfalls noch Lycopodium-Indika-

---

1 Siehe Abb. 108b: sep 2[N], S. 334.

tionen. In dieser Situation sind dann aber die diesen Mitteln entsprechenden Indikatoren immer deutlich empfindlicher als die beiden Brechnuss-Punkte.

2. Wenn nur einer der beiden Nux-vomica-Indikatoren deutlich positiv ist, darf dies bei guter homöopathischer Indikation wie bei den anderen Weiheschen Einzelpunkten als brauchbare Bestätigung der Mittelwahl auf-gefasst werden. Beide Punkte können aber als Einzelbefund manchmal auch falsch positiv sein.

3. Wenn weder der Haupt- noch der Bestätigungspunkt positiv ist, ist eine Brechnuss-Indikation sehr unwahrscheinlich (negative Ausschlußdiagnostik). Von dieser Regel habe ich bisher nach langjähriger Überprüfung keine Ausnahme gefunden.

12 Die experimentelle Verifizierung einer therapeutischen Gleichung

Die Druckpunkt-Diagnostik eines Arzneimittels durch mehr als nur einen Indikator wurde im Verlauf der historischen Entwicklung von Weihes Methode im Zusammenhang mit den therapeutischen Gleichungen ebenfalls schon ziemlich früh ein wichtiges und in seiner Bedeutung oft unterschätztes Thema. Bereits 1870 stellte Weihe nämlich erstmals ein epidemisches Doppelmittel fest, nämlich die Kombination des Rademacherschen Universale Ferrum mit dem pflanzlichen Lebermittel Quassia. Hierbei ging er wahrscheinlich noch in erster Linie nach Rademachers Probiermethode vor, wozu er möglicherweise auch seine homöopathische Kenntnis von Ferrum einsetzte. Das Arzneimittelbild von Quassia hingegen war damals wie heute erst wenig bekannt, jedoch konnte Weihe diagnostisch möglicherweise bereits auf dessen arzneispezifischen Druckpunkt am rechten Rippenbogen zurückgreifen.

Als Doppelverordnung verabreichte er die beiden Arzneien gleichzeitig und, wie er dies zwei Jahre zuvor bereits mit Chelidonium getan hatte, in potenzierter Form. Mit Hochpotenzen erzielte er nach seiner Erfahrung bessere Erfolge als die mit kleinen materiellen Dosen arbeitenden konventionellen Rademacherianer.

Den Druckpunkt von Ferrum hat Weihe zu diesem Zeitpunkt mit Sicherheit noch nicht gekannt. Er war damals nämlich noch gar nicht auf den Gedanken gekommen, überhaupt danach zu suchen. Auf Grund der bisher immer rein organbezogenen Punktebestimmung war er noch immer im Glauben, dass es nur für die Organmittel diagnostische Druckpunkte gäbe.

Auch ein homöopathisches Einzelmittel, welches der Kombination von Eisen und Quassia entsprechen würde, stellte Weihe damals noch nicht fest. Dies geschah dann aber offenbar auch später nicht. Jedenfalls fehlt die Kombination „Ferrum cum Quassia" auf der 1903 von Göhrum herausgegebenen Liste. Hier sind lediglich die Kombinationsmöglichkeiten des Eisens mit zwölf anderen organischen Arzneien zusammen mit den ihnen im Sinne einer therapeutischen Gleichung entsprechenden Einzelmitteln angeführt.[1]

Kurze Zeit nach dieser ersten positiven Erfahrung mit einem Kombinationsmittel musste Weihe dann aber – nicht zuletzt vielleicht ebenfalls unter dem Einfluss des bekanntlich ja dem Kriegsgott Mars zuneigenden eisernen Genius epidemicus dieser Zeit![2] – wegen des deutsch-französischen Krieges von 1870/71 seine Forschungen für elf Monate unterbrechen. Er leistete seinen Dienst als Truppenarzt bei einem Reiter-Regiment.

1872 schwenkte der Zeitgeist dann aber glücklicherweise wieder auf friedlichere Bahnen ein, und Weihe konnte sich wieder zu Hause in Herford seinen Patienten und nicht zuletzt auch seiner wachsenden Familie widmen.[3] Vorherrschendes epidemisches Mittel der Nachkriegszeit war nach seiner Erkenntnis wiederum eine Kombination, nämlich die uns bereits bekannte Verbindung von Rademachers Universalsalz Natrum nitricum mit Nicotiana tabacum. Zu diesem Morbus epidemicus gehörte unter anderem auch ein trockener, nach dem Niederlegen sich verschlimmernder Reizhusten, welcher auf das kombinierte Epidemiemittel jeweils prompt ansprach.

Kurze Zeit zuvor hatte Weihe bei sich selbst Krankheitssymptome festgestellt, welche er auf Grund seines homöopathischen Wissens dem Medikament Sepia zugeordnet und erfolgreich behandelt hatte. Im Nachhinein war Weihe aber überzeugt, dass seine eigene Erkrankung ebenfalls bereits der Einwirkung der nun vorherrschenden Konstellation des Genius epidemicus zuzuschreiben gewesen sei. Da Sepia in seinem Fall ebenso gut gewirkt hatte wie das kombinierte Epidemiemittel bei den übrigen Epidemie-Patienten, sah er hierin eine mögliche Bestätigung der von Fischer aufgestellten therapeutischen Gleichung „Natrum nitricum cum Nicotiana = Sepia".

Sogleich schritt er zur experimentellen Verifizierung: Je etwa zur Hälfte wurden die Patien-

---

1 Siehe unter Ferrum metallicum.
2 Man vergleiche hierzu z. B. die Kriegsträume, welche zum homöopathischen Arzneimittelbild des Eisens gehören (MacRepertory, Mind, dreams of war).
3 Weihe hatte drei Töchter und vier Söhne. Leider studierte keines seiner Kinder Medizin, sodass die Ärztetradition der Weiheschen Familie keine direkte weitere Fortsetzung mehr fand.

ten, welche unter dem gegenwärtigen Morbus stationarius litten, entweder mit Sepia oder mit der oben genannten Kombination behandelt. Bei beiden Gruppen stellten sich klinisch nicht unterscheidbare Heilerfolge ein. Dies bestätigte Weihe die Existenz von therapeutischen Gleichungen.

Aus heutiger kritischer Sicht kann dieses Resultat aber lediglich als Beweis dafür aufgefasst werden, dass bei dem damals epidemieartig gehäuft auftretenden Krankheitsbild sowohl die Sepia als auch die erfahrungsheilkundliche Mittelkombination gleichermaßen wirksam waren. Dies besagt aber lediglich, dass sich bei dem damals behandelten spezifischen Patientenkollektiv die Wirkungsbereiche des Einzelmittels und der Mittelkombination soweit überschnitten, dass sie offenbar weitgehend austauschbar waren.

Diese partielle Übereinstimmung der beiden Wirkungssphären ist aber aus klassisch-homöopathischer Sicht keineswegs völlig erstaunlich. Zwar fristet das bedeutende, ebenfalls bereits auf Paracelsus zurückgehende Rademachersche Universale Natrum nitricum in der heutigen Homöopathie noch immer ein weitgehend unerkanntes Mauerblümchen-Dasein; entsprechend schlecht kennen wir die Details seines Arzneimittelbildes. Immerhin aber wissen wir, dass Sepia als Meereslebewesen eine ausgeprägte Beziehung zu den Natrium-Salzen aufweist, und dies nicht nur zu dem besonders nahe verwandten Kochsalz. Auch mit anderen Natrium-Verbindungen wie z.B. Borax und Natrum carbonicum gibt es Gemeinsamkeiten[1]. Damit ist auch ein Bezug zu Natrum nitricum keineswegs unwahrscheinlich, zumal auch verwandtschaftliche Beziehungen zwischen Sepia und der in Natrum nitricum als Salzkomponente enthaltenen Salpetersäure bestehen[2].

Mit Tabacum als pflanzlichen Glied der obigen therapeutischen Gleichung hat Sepia einen sehr charakteristischen Wirkungsaspekt gemeinsam: Viele Erstkonsumenten von Zigaretten haben ja die auf den Tabakkonsum folgende ausgeprägte Übelkeit mit hochgradiger Empfindlichkeit auf Tabakrauch und auch andere Gerüche noch in nachhaltiger Erinnerung. Diese generelle Überempfindlichkeit auf Rauch und andere Gerüche,

darunter auch Tabakrauch, ist bekanntlich ein wichtiges Symptom von Sepia.[3]

Wie so oft in der Homöopathie finden wir aber auch den konträren Aspekt: Sepia kann ein ausgeprägtes Verlangen nach Tabak, ja sogar eine deutliche Besserung des Befindens nach Rauchen zeigen. Lediglich Hepar sulphuris weist unter den gut geprüften Mitteln das letztere Symptom noch in vergleichbarem Ausmaß auf[4]. Damit müssen zwischen den Wirkungssphären von Sepia und Tabacum tatsächlich zumindest partiell wichtige Berührungspunkte bestehen.

Jedoch ergibt sich für die klassische Homöopathie aus dieser Überschneidung charakteristischer Wirkungssegmente verwandter Mittel bestenfalls eine Austauschbarkeit bei gewissen Indikationen, keinesfalls aber eine Wirkungsidentität in allen Fällen! – Wir werden aber noch zeigen, dass Weihe mit großer Wahrscheinlichkeit seine therapeutischen Gleichungen ebenfalls lediglich auf die jeweils vorliegende epidemiologische Situation bezogen hat. Im Gegensatz zu späteren Interpretationen der therapeutischen Gleichungen war damit ursprünglich gar nicht eine generelle Wirkungsidentität des Weiheschen Doppelmittels und des entsprechenden homöopathischen Einzelmittels gemeint, sondern lediglich eine Austauschbarkeit in bestimmten Fällen, in erster Linie innerhalb einer bestimmten Rademacherschen Epidemie. – Auf dieses wichtige Thema werden wir auch noch an anderer Stelle zu sprechen kommen.

Sicher aber ist, dass Weihe seit dieser Erfahrung mit Sepia und Natrum nitricum cum Nicotiana von der Existenz zumindest epidemiebezogener therapeutischer Gleichungen überzeugt war und systematisch danach zu suchen begann. Diese einfache Möglichkeit, die Doppelverordnungen als angreifbarsten Punkt seiner rademacherisierten Homöopathie mit der klassischen Lehre Hahnemanns wieder kompatibel zu machen, hatte sich nun ja als konkret gangbarer Weg erwiesen.

Bis 1880 kam Weihe so auf insgesamt etwa dreißig therapeutische Gleichungen. Später stieg diese Zahl dann vor allem auch unter der Mitarbeit seiner Schülern rasch an und erreicht in der 1903 publizierten Liste von Göhrum die beachtliche Zahl von 236.

Da das wichtige Antipsorikum Sepia wie das Universale Natrum nitricum nicht zu den Rademacherschen Organmitteln gehört, suchte Weihe aus den bereits genannten Gründen damals noch

---

1 Clarke III, S. 1164.
2 Clarke III, S. 1164.
3 MacRepertory, Generalities, smoke inhalation aggravates und tobacco, ailments from.
4 MacRepertory, Generalities, tobacco ameliorates.

immer nicht nach einem Druckpunkt für das therapeutisch äußerst wertvolle Tintenfischexkret, für dessen homöopathische Entdeckung Hahnemann allein schon die Unsterblichkeit verdient hätte. Hingegen dürfte Weihe den Indikator für das Rademachersche Gehirnmittel Nicotiana tabacum zwischen Mastoid und Kiefergelenk[1] spätestens etwa zu dieser Zeit festgestellt haben. Dessen Lage im Kopfbereich entspricht ja wiederum Weihes früher Lokalisierungstechnik entsprechend den Rademacherschen Organzuordnungen.

Mit zunehmender Erfahrung aber musste Weihe feststellen, dass die auf drei beschränkte Zahl der anorganischen Universalmittel Rademachers für seine therapeutischen Bedürfnisse nicht ausreichend waren. Deshalb begann er zunehmend, wichtige Antipsorika und Polychreste der homöopathischen Materia medica wie z. B. Sulphur und Natrum sulphuricum als zusätzliche anorganische Universalia und Partner der vorwiegend pflanzlichen Organmittel in sein System einzubauen. So kam er bis 1880 in seinem neuen System bereits auf 24 Universalmittel. Zusammen mit den Organmitteln ergab dies dann bereits eine sehr hohe Zahl von Kombinationsmöglichkeiten.

In der gleichen Zeit stellte Weihe zudem bei der genaueren Druckpunkt-Untersuchung seiner Patienten fest, dass es oft mehr als nur einen deutlich empfindlichen Druckpunkt gab. Obwohl Weihe den Grad der Empfindlichkeit des Punktes schon bald mit seiner diagnostischen Aussagekraft zu verbinden lernte, gab es doch sehr häufig Fälle, bei denen nicht nur der Indikator eines Organmittels, sondern noch mindestens ein weiterer Punkt etwa im gleichen hohen Grade positiv war.

Da sich Weihes Verordnungspraxis in dieser Zeit – wie wir gesehen haben – sowieso vermehrt auf die Doppelmittel hin entwickelte, wundert es uns nicht, dass er diesen Tatbestand schließlich mit der therapeutischen Kombination eines Organmittels mit einem Universale in Verbindung brachte: Als er bei einem weiteren Patienten, bei welchem nach seiner Ansicht ein Doppelmittel

indiziert war, neben dem Druckpunkt des angezeigten Organmittels einen weiteren, etwa in gleichem Ausmaß empfindlichen Punkt feststellte, ordnete er erstmals den zweiten vorhandenen Punkt versuchsweise dem angezeigten Universalmittel zu.

Auf diese Weise gelangte er in langjähriger, sich langsam vorantastender Arbeit allmählich zu der Erkenntnis, dass sich für die Universalmittel genauso gut wie für die Organmittel arzneispezifische Druckpunkte bestimmen lassen. So konnten z. B. für die neuen Universalia Sulphur und Natrum sulphuricum schon ziemlich früh zwei wiederum spiegelbildlich gelegene Punkte im Oberbauch lokalisiert werden.[2]

Damit wurde nicht nur die Rademachersche Beschränkung der Zahl der Universalmittel, sondern in weiterer Wiederannäherung an Hahnemann auch die prinzipielle Unterscheidung zwischen Organ- und Universalmittel für die epidemiologische Homöopathie Weihes und seiner Schüler immer weniger wichtig und verlor sich schließlich fast ganz. Was davon übrig blieb, ist lediglich die Tatsache, dass die Weiheschen Kombinationen fast immer ein organisches und ein anorganisches Glied enthalten.

Spätestens hier muss aber auch erneut wieder festgehalten werden, dass Weihe in seiner Praxis keineswegs allein nur nach epidemischen Gesichtspunkten vorging oder gar nur noch Doppelmittel verwendete. Auch unter den pflanzlichen Arzneien benützte er durchaus auch andere Arzneien als die Rademacherschen Organmittel. Als Beispiel hierfür zitieren wir einen Fall aus Weihes erster Publikation von 1886:[3]

Fallbeispiel

1. „Ein frisches, kräftig entwickeltes Mädchen klagt über rheumatische Kreuz- und Rückenschmerzen, an denen sie bereits über acht bis neun Wochen gelitten. Das angezeigte Mittel ist Veratrum. Die Kranke erhält davon fünf Dosen in Hochpotenz,[4] alle Abende beim Schlafengehen eine zu nehmen. Nach zehn Tagen sehe ich sie wieder. Die Schmerzen sind volkommen verschwunden. ‚Aber‘, sagt sie, ‚ich habe sehr stark auf die Pulver niesen müssen.‘ Ich bemerke hierzu, das sei ja nur erfreulich, auch ich hätte gestern vierzehnmal geniest.[5] Sie sieht mich mit Geringschätzung an und meint, das sei eben nicht des Erwähnens wert, sie selbst habe

---

1 Siehe Abb. 98 a: puls 1[N], S. 315.
2 Siehe Abb. 114 d: sulph 4[W], S. 346.
3 Weihe 1886, S. 236 ff.
4 Wahrscheinlich in der klassischen Hahnemannschen 30. Zentesimalpotenz.
5 Weihe betrachtete das Niesen sicher richtigerweise als wichtige Ausscheidungsreaktion.

vor einigen Tagen eine volle Viertelstunde unaufhörlich niesen müssen.

Bei den ersten vier Pulvern sei in ihrem Befinden keine Veränderung zu bemerken gewesen; sofort nach der Einnahme des fünften jedoch habe sie ein Kribbeln in der Nase gefühlt und gleich darauf sei das riesige Niesen erfolgt. Unmittelbar davor habe sie die Schmerzen im Rücken noch gerade so gefühlt, wie in den ganzen letzten Wochen, fünfzehn Minuten später jedoch, nachdem sie zum letzten Mal geniest, wären dieselben spurlos verschwunden gewesen und auch bisher noch nicht wiedergekehrt."

Wir sehen hier, wie großen Wert Weihe auf das Auftreten von Ausscheidungssymptomen wie Niesen, Nasenkatarrh, Durchfälle, Schweiß, vermehrte Urinabsonderung etc. legte. Dies zeigt sich auch beim folgenden Behandlungsbeispiel. Hier wird ein schwerwiegenderes, bereits chronifiziertes Krankheitsbild dargestellt, bei dem anschließend an die Verordnung des epidemischen Doppelmittels zur Unterstützung der Ausscheidung ein Lebermittel verabreicht wird:

Fallbeispiel

2. „Eine junge Kaufmannsfrau von hier kommt zu mir mit Klagen über heftige Kopf- und Zahnschmerzen, an denen sie schon seit Monaten leidet. Sie hat seitdem sehr an Kräften verloren, da sie nur wenig Schlaf bekommt, und sieht sehr blass und blutleer aus. Sie hat sich bereits anderweitig homöopathisch behandeln lassen, doch ohne nennenswerten Erfolg. Ich finde bei ihr die Indikation für Jod mit Hyoscyamus. Die Patientin bekommt sofort in meinem Haus eine Dosis, die ihr sehr wohl tut.

Nach zwei Tagen ist sie wieder da. Die Arznei hat ganz außerordentlich gut gewirkt, die Schmerzen haben im Laufe des ersten Tages immer mehr abgenommen. Die Patientin ist dann nach dem Niederlegen bald eingeschlafen, dann aber plötzlich in der Nacht mit Schmerzen erwacht, so heftig, wie sie sie kaum vordem gehabt. Nach einer Stunde etwa tritt Beruhigung ein, die Kranke versinkt abermals in Schlaf und als sie spät am Morgen erwacht, findet sie, dass sie ganz kolossal geschwitzt hat. Sie steht auf und fühlt sich ganz ei-

gentümlich leicht und wohl, frühstückt mit einem Appetit wie schon lange nicht mehr. Die folgende Nacht tritt bei gutem Schlaf abermals reichlicher Schweiß ein.

Zur Zeit klagt die Kranke nur noch über etwas Schwere und Dumpfheit im Kopfe. Es findet sich jetzt bei ihr die Indikation für Carduus marianus; danach noch mehrfache reichliche Schweiße und rasche Besserung."[1]

Es folgt nun noch ein weiterer Kopfschmerz-Fall, welchen Weihe offensichtlich im Rahmen derselben epidemiologischen Situation erfolgreich nach dem gleichen Schema behandeln konnte:

Fallbeispiel

3. „Als ich eines Tages in mein Wartezimmer blicke, finde ich daselbst neben anderen einen Kranken, der – seinen Kopf in beiden Händen haltend – jammernd und wehklagend auf und ab wandert. Dass er sehr heftige Schmerzen im Kopf haben musste, war sofort ersichtlich.

Er litt ununterbrochen schon über acht Tage, ohne in der Zeit auch nur eine Minute geschlafen zu haben. Er hatte sich bis dahin von einem gewerbsmäßig praktizierenden homöopathischen Laien behandeln lassen, ohne einen Schatten von Erfolg. Ich fand bei ihm in ganz unbezweifelbarer Weise die Indikation für Jod mit Hyoscyamus, und der Kranke bekam von dieser Mittelkombination sofort eine Dosis in Hochpotenz, die ihn denn auch sogleich etwas zu beruhigen schien; wenigstens hörte er auf zu wandern und setzte sich auf einen Stuhl nieder. Bald darauf begann er die Arme von sich zu strecken, während gleichzeitig die Hände und Finger unter zitternden und zuckenden Bewegungen sich langsam nach einwärts krümmten.

‚Was machen Sie denn da für sonderbare Bewegungen?' sagte ich zu ihm. ‚Das tue nicht ich', erwiderte er, ‚das tut das Pulver, ich fühle ja deutlich, wie es mir durch alle Glieder zieht und ganz heiß zu Kopfe steigt'. Bald darauf wurde er wieder unruhig, sprang vom Stuhle auf und begann von neuem klagend im Zimmer auf

---

1 Weihe 1886, S. 207–208.

und ab zu gehen. Um durch ihn nicht in der Unterredung mit den anderen gestört zu werden, brachte ich ihn in ein apartes Zimmer, woselbst ich ihn darnach noch weitere zehn Minuten jammern und wandern hörte. Dann wurde er stiller, und ich vernahm bald darauf, dass er sehr kräftig schnaubte und sich räusperte.

Nach einer kleinen Weile trat ich zu ihm in das andere Zimmer, wurde daselbst aber auf das sonderbarste überrascht durch einen ganz grauenhaften, pestilenzialischen Gestank. ,Mein Gott', rief ich, ,wie riecht das hier?' ,Ja', sagte er, ,das thut der Schleim, den ich auswerfen muss, sehen Sie einmal her'. Ich konnte aber nicht eher hinschauen, bis ich das Fenster geöffnet; dann überzeugte ich mich, dass der Patient eine bräunliche schleimige Masse aus Nase und Mund herausarbeitete, die diesen ekelhaften Geruch verbreitete. Daneben schien aber auch der Atem zu stinken, wovon ich vorher, vor dem Einnehmen des Pulvers, nichts bemerkt hatte.

Kaum je bin ich lebhafter an das bekannte Wort des Professor Jaeger ,Krankheit ist Gestank' erinnert worden als in diesem Falle. Das Räuspern und Kratzen hielt wohl noch eine halbe Stunde an, dann ließ es nach, und mit ihm auch die furchtbaren Kopfschmerzen.

Als der Patient nach etwa zweistündigem Aufenthalt mein Haus verließ, sagte er: ,Oh, wie bin ich nun leicht! Ich habe ja noch Schmerzen, sogar tüchtige Schmerzen, es ist aber doch nichts mehr gegen vorhin. Ich kann doch jetzt leben, die Angst, die furchtbare Angst hat mich verlassen.' Ich entließ ihn mit der dringenden Mahnung, spätestens in zwei Tagen wieder zu kommen.

Das geschah denn auch, und der Kranke berichtete, dass es ihm unter fortgesetztem Einnehmen der von mir erhaltenen Pulver immer leichter geworden sei und er die nächste Nacht zum ersten Male nach acht Tagen wieder leidlich geschlafen habe. Gegen morgen habe sich ein kolossaler Schweiß eingestellt, und um die Mittagszeit seien die Schmerzen fast ganz gewichen. Die folgende Nacht war wieder Schweiß gekommen, wenn auch weniger

reichlich. Jetzt wurde noch über etwas Druck und Schwere im Kopf geklagt. Auch hier fand sich nun wie beim vorigen Fall die Indikation für Carduus marianus. Nach acht Tagen habe ich diesen Kranken noch einmal wieder gesehen, er war vollständig hergestellt."[1]

Neben der bemerkenswerten Tatsache, dass Weihe seine Patienten auch bei chronifizierten Störungen, sofern diese eine akute, permanent wahrnehmbare Symptomatik aufweisen, ähnlich wie Hahnemann[2] im Abstand von wenigen Tagen kontrollierte, zeigen uns die letztgenannten beiden Fälle, dass seine Doppelverordnungen tatsächlich eine mit einem gut gewählten homöopathischen Einzelmittel durchaus vergleichbare Wirkung haben konnten. Dies ist aber aus klassisch-homöopathischer Sicht keineswegs völlig unverständlich. Wenn wir nämlich Weihes kurzgefasste Beschreibung dieser beiden Kopfschmerz-Patienten homöopathisch auswerten, zeigt es sich, dass sich ihre Symptome tatsächlich mit Jod- und Bilsenkraut gemeinsam homöopathisch weitgehend abdecken lassen. Bei der weiblichen Patientin überwiegen eher die Jod-Symptome, während beim letzten Fall ziemlich deutlich die Zeichen des Bilsenkrautes im Vordergrund stehen. Dass bei dem männlichen Patienten eine deutliche Reaktionsbereitschaft auf Hyoscyamus bestand, zeigt auch seine starke Reaktion auf die Erstverordnung: Die eigenartigen Armbewegungen z. B. gehen mit ziemlicher Sicherheit auf das Konto der Hyoscyamus-Komponente des verabreichten Doppelmittels.[3]

Leider gibt uns Weihe kein Einzelmittel an, welches im Sinn einer therapeutischen Gleichung der verwendeten Kombination „Iodium cum Hyoscyamo" entspricht. Da ein solches auch auf Göhrums Liste nicht zu finden ist, haben also offenbar weder er noch seine Schüler ein zu dieser oder einer verwandten Jod-Bilsenkraut-(Mariendistel)-Situation passendes Einzelmittel bestimmen können.

Auf Grund einer klassischen Repertorisation der wenigen von Weihe mitgeteilten Symptome könnte als Einzelmittel am ehesten das Mittel Lachesis die vorliegende „epidemische" Gesamtsymptomatik dieser beiden Kopfschmerzpatien-

1 Weihe 1886, S. 208–209.
2 Vgl. hierzu Seiler 1988.
3 MacRepertory, Mind, gestures, strange, of arms.

ten abdecken.[1] Es ist sogar denkbar, dass sich unter der bei richtiger Indikation stark ausscheidungsfördernden Wirkung von Lachesis nicht nur die Gabe eines Doppelmittels, sondern auch die ausleitende Verabreichung von Carduus marianus erübrigt hätte. Damit wäre Lachesis in der gegebenen Situation eventuell die Lösung der therapeutischen Gleichung für das von Weihe angewandte Doppelmittel. Also, Lachesis = Iodium + Hyoscyamus?

Was an der oben zitierten, ersten und auch schon umfangreichsten Publikation Weihes vor allem auffällt, ist die eigenartige Tatsache, dass er bei den angeführten Fällen und auch im ganzen übrigen Text sehr viel mehr über altbekannte homöopathische Standardthemen wie z. B. Ausscheidungsreaktionen oder den Stellenwert von Hochpotenzen spricht als über die von ihm entwickelte völlig neue Diagnostik und seine rademacherisierte Behandlungsweise. Kein Wort über die Weiheschen Punkte, kaum etwas über die Epidemiologie! Ja, Weihe erwähnt nicht einmal, dass er Druckpunkte überhaupt diagnostisch einsetzt. Er spricht lediglich sehr verschlüsselt über seine „Indikationen", auf welche er sich aber offenbar – wie er es uns zumindest im letzten Fall ausdrücklich mitteilt – „ganz unbezweifelbar" verlassen kann.

Wir erhalten den Eindruck, dass Weihe keinesfalls igendwelche Details seiner Methode verraten will und sich im Grunde genommen gegen eine Veröffentlichung sträubt. Der ganze Artikel wirkt eher wie die nette Plauderei eines älteren Homöopathen über einige interessante Fälle denn als Erstpublikation über eine revolutionäre Methode. Lediglich die Verordnung von Doppelmitteln wird zwar erwähnt, aber kaum begründet.

Keineswegs zu Unrecht bemängelt deshalb die Schriftleitung der „Allgemeinen homöopathischen Zeitung" in einem redaktionellen Kommentar zu Weihes Artikel, dass „der Kern der Sache im Dunkeln geblieben sei"[2]. – Wie bereits erwähnt, beruhte Weihes publizistische Zurückhaltung aber nicht etwa auf alchemistischer Geheimniskrämerei oder gar Brotneid gegenüber seinen Kollegen, sondern auf der Erkenntnis der Gefahr, welche seiner noch unausgereiften Methode aus

der undifferenzierten Anwendung durch unkritische Ärzte und vor allem auch Laienpraktiker erwachsen konnte. Stets wehrte sich Weihe vehement dagegen, wenn seine Methode lediglich als laientaugliche Simplifizierung der Homöopathie etwa im Sinne des Schüsslerschen Systems bezeichnet wurde. Im Jahre 1886, dem Zeitpunkt von Weihes Publikation, war die Druckpunkt-Methode nach seiner Beurteilung offenbar noch immer nicht reif genug für eine umfassende Publikation für eine breitere Öffentlichkeit.

Auch wenn wir heute über die Druckpunkte dank seinen Schülern glücklicherweise doch einiges mehr wissen, als es auf Grund Weihes Artikels allein der Fall wäre, bleiben wir infolge seiner spärlichen eigenen Angaben doch bis heute über weite Strecken im Ungewissen über die von ihm persönlich in der Praxis gehandhabte genaue Untersuchungs- und Behandlungstechnik. Wir sind darüber wiederum fast nur von seinen Schülern informiert. Ob es wohl stimmt, dass Weihe – wie uns Leeser berichtet – schon 1882 trotz seiner ihm von Kollegenseite attestierten guten homöopathischen Arzneimittelkenntnisse „sich bereits seit einer Reihe von Jahren ausschließlich der Schmerzpunkte bei seiner Mittelwahl bediente"?[3]

Dass sich Weihe derart weit auf heikles Terrain hinaus begeben hat, will uns doch eher etwas unwahrscheinlich erscheinen. Aber es ist keineswegs völlig auszuschließen. Es ist ja immerhin denkbar, dass Weihe über eine derart perfektionierte – und möglicherweise nicht zuletzt auch intuitiv vertiefte – Technik zum Auffinden der jeweils angezeigten Indikatoren verfügte, dass er sich tatsächlich sehr weitgehend allein auf seine Punktediagnostik verlassen konnte. Wie weitgehend er dies wirklich tat, muss offen bleiben. Man kann Leesers obige Aussage ja durchaus auch in dem Sinne interpretieren, dass für Weihe die Druckpunkte erst nach einer auf Grund homöopathischer und erfahrungsheilkundlicher Kriterien schon ziemlich weit vorangetriebenen Differentialdiagnose schließlich die ausschlaggebende Rolle bei der Mittelwahl spielten.

Wie dem auch genau gewesen sein mag, die Punktediagnostik hat in der Weiheschen Schule sicher eine wesentlich wichtigere Rolle gespielt als die heute übliche einer bloßen Bestätigung der klassisch-homöopathischen Mittelwahl. Diese entscheidende Bedeutung der systematischen Untersuchung des Patienten auf druckdolente Punkte geht sicher ebenfalls auf die Erfahrungsheilkunde zurück: Rademacher tendierte ja stets

---

1 Auswertung mittels MacRepertory und Reference Works.
2 Weihe 1886, S. 244.
3 Leeser 1893/1, S. 49.

dazu, seine Diagnostik wenn möglich auf objektiven Befunden und weniger auf subjektiven Symptomen aufzubauen. Und druckdolente Zonen galten, wie wir gesehen haben, für ihn sicher zu Recht als objektiv verwertbare Symptome. Obwohl bis jetzt noch keine Untersuchungen zur Objektivierung der Weiheschen Punkte vorliegen, ist nämlich mit großer Wahrscheinlichkeit anzunehmen, dass sich diese dereinst ähnlich wie Akupunkturpunkte zumindest in neurophysiologisch aktiviertem Zustand z. B. thermographisch oder elektrophysiologisch objektiv nachweisen lassen werden.

So betont denn auch Leeser wiederholt, dass die Basierung auf objektiven Befunden anstelle der oft unsicheren bzw. zuwenig charakteristischen subjektiven Symptome der klassischen Homöopathie einer der wichtigsten Vorteile der epidemiologischen Heilmethode sei. Zusammen mit einer differenzierten Anwendung des epidemiologischen Denkens würden es die Weiheschen Punkte dem homöopathischen Arzt oft sogar überhaupt erst ermöglichen, bedeutende Eckpfeiler der homöopathischen Arzneimittellehre und wichtige Leitsymptome des subjektiven Krankheitsbildes ihrer Patienten richtig erkennen und bewerten zu lernen.[1] Mit anderen Worten: Der erfolgreiche Einsatz eines bestimmten Mittels bei einer neuartigen, in erster Linie auf Grund der Druckpunkt-Diagnostik festgestellten Indikation eröffnet uns jedesmal zusätzliche Anwendungsmöglichkeiten der betreffenden Arznei, wodurch deren klinisches Arzneimittelbild um wichtige neue Aspekte erweitert wird.[2] Damit leiste – so Leeser – die Druckpunktdiagnostik einen wichtigen Beitrag zur Vervollkommnung unserer Arzneimittelkenntnis, deren zentrale Bedeutung für die homöopathische Praxis die Weihesche Schule gerade dadurch eher betonen als in Frage stellen wolle. Oder noch etwas pointierter ausgedrückt: Nach Leeser dient die Arzneimittellehre eher der Kontrolle der über die Punktediagnostik erfolgten Mittelwahl als umgekehrt die Punktediagnostik der Überprüfung der auf Grund der Arzneimittellehre vollzogenen Bestimmung des passenden Medikamentes![3]

---

1 Leeser 1888, S. 122.
2 Ein Beispiel für diese zwar eher seltene, aber doch durchaus mögliche Situation ist der auf S. 114 beschriebene Cactus-Fall Göhrums. Siehe auch Leeser 1893/1, S. 50.
3 Vgl. Leeser 1893/1, S. 51.

13 Die beiden Leeser, Weihes erste Schüler

Damit kehren wir wieder zurück zur chronologischen Entwicklung der Druckpunkt-Diagnostik. Etwa um 1880 stand Weihes System mit der sich allmählich vermehrenden Anzahl von bewährten, auch für Hahnemannsche Arzneien bestimmten Druckpunkten, dem ebenfalls eine wichtige Brücke zur klassischen Homöopathie schlagenden System der therapeutischen Gleichungen und vor allem auch mit den im vorangehenden Kapitel dargestellten vielversprechenden therapeutischen Erfolgen vorerst einmal provisorisch fest. Weihe hatte guten Grund zu der Hoffnung, dass er einer wichtigen Bereicherung der klassischen Homöopathie auf der Spur war.

Wie wir aber gesehen haben, war er sich gleichzeitig sehr wohl bewusst, dass es noch zu früh war für eine Publikation seiner Entdeckungen in einer breiteren Öffenlichkeit. Doch ging der noch zu erwartende riesige Arbeitsaufwand, der zur Überprüfung, Vertiefung und Erweiterung seines Systems noch notwendig war, eindeutig über seine beschränkten Kräfte. Weihe bedurfte dringend engagierter und kompetenter Hilfe. So wandte er sich ab 1880 brieflich an verschiedene ausgewählte Kollegen, stellte seine Arbeit kurz vor und bat um aktive Unterstützung bei der weiteren Forschungsarbeit.

Das Echo auf Weihes Initiative war keineswegs umwerfend: Überwiegend zeigten die homöopathischen Kollegen nur gelindes Interesse, und keineswegs selten erfolgte aus prinzipiellen Gründen eine direkte Ablehnung – oder die Zuschrift wurde gar nicht beantwortet! Von Anfang an sehr interessiert hingegen war Dr. Jacob Leeser senior aus dem ebenfalls in Nordrhein-Westfalen gelegenen Rheydt, der nach kurzer Zeit Weihes erster Schüler und Mitarbeiter wurde. Leeser der Ältere war zwar bezeichnenderweise von Haus aus Rademacherianer und nicht Homöopath, fand aber nicht zuletzt auch durch Weihe den Zugang zur Lehre Hahnemanns und wurde so ein sehr erfolgreicher und auch von den nicht nach der epidemiologischen Methode arbeiteten Kollegen geachteter homöopathischer Arzt.[1]

Damit war der Boden bestens vorbereitet für seinen Sohn gleichen Namens, welcher ebenfalls bereits anfangs der achziger Jahre mit Weihe erstmals in brieflichen Kontakt trat. 1882 eröffnete Jacob Leeser junior (1858–1926) seine Praxis in Lübbecke in der Nähe von Herford und wurde von da an durch Weihe persönlich in seine Methode eingeführt.

Im Gegensatz zum stets sehr bescheidenen und fast zu zurückhaltenden Weihe brannte sein schnell begeisterter und sehr intelligenter neuer Schüler aber schon bald darauf, die nach seinem jugendlichen Urteil allem anderen überlegene und schon genügend ausgearbeitete Methode möglichst schnell einem größeren Kreis von Homöopathen bekannt zu machen. Dies zumal auch deshalb, da er mit dem bekannten Glück des Anfängers schon ganz zu Beginn seiner Praxis mit der Weiheschen Diagnostik einen glänzenden Heilerfolg bei einem bösartigen Hauttumor des inneren Augenwinkels erzielen konnte. Bereits 1883 stellte er diesen geheilten Patienten, einen etwa 50jährigen Förster, auf der Tagung des homöopathischen Zentralvereins in Leipzig[2] vor:

Fallbeispiel

„Der Patient war bereits 12 mal an anatomisch einwandfrei festgestelltem Epithelialkarzinom in Gießen und Göttingen operiert worden und kam zu mir mit einer ca. 1 cm tiefen Rezidivwunde im innern rechten Augenwinkel, die bis in die knöcherne Nasenwand hineinreichte.[3] Aufgrund der bei ihm gefundenen Schmerzpunkte (Phosphoricum acidum und Podophyllum)[4] gab ich ihm Thuja, und zwar alle paar Tage eine Gabe.[5]

Als nach etwa halbjähriger Behandlung noch keine Besserung an der Wunde zu erkennen war, machte ich dem Patienten den Vorschlag, mit der Behandlung aufzuhören. Zu meinem größten Erstaunen bestand der Kranke auf der Weiterbehandlung mit der Begründung, er habe das Gefühl, dass die Kur trotzdem von Erfolg sein würde, weil er sich körperlich andauernd wohler fühle. Nunmehr setzte ich die Behandlung in derselben Weise fort, und nach etwa 6 Wochen begann sich das tiefe Loch mit Granulationen zu füllen, und

---

1 Nachruf in der „Allgemeinen homöopathischen Zeitung" 1885, 12, S. 96.
2 Leeser 1892, S. 36.
3 Klinisch handelte es sich damit höchstwahrscheinlich um ein Basaliom.
4 Eine der bekannten Thuja-Kombinationen (vgl. unter Thuja).
5 In der 30. C-Potenz.

einige Wochen später war die ganze Wunde ausgefüllt und glatt vernarbt, ohne irgendwelche harten Ränder. Der Patient konnte das früher nach unten gezogene obere Augenlid wieder heben und wieder auf die Jagd gehen, was ihm vorher unmöglich gewesen war, weil er mit dem rechten Auge nicht hatte zielen können. …

Interessant war an diesem Fall besonders die von dem Kranken gemachte Feststellung, dass sich unter Einwirkung der Arznei zuerst das Allgemeinbefinden besserte, eine Beobachtung, die ich später wiederholt habe machen können und die mich stets zur Fortsetzung der Kur ermutigt hat."[1]

Aus Leesers Feder stammt dann auch die erste systematisch aufgebaute und bereits auch schon umfassendste theoretische Arbeit aus der Weiheschen Schule, nämlich eine 1888 in der „Allgemeinen homöopathischen Zeitung" publizierte, etwa zwanzigseitige Artikelserie mit dem Titel „Die epidemische Heilmethode in ihrem Verhältnisse zur Homöopathie".[2] Diese Publikation war möglicherweise unter anderem auch als Antwort auf die bereits erwähnten redaktionellen Kritiken an Weihes erster Schrift von 1886 gedacht. Jedenfalls hebt sie sich punkto Systematik und inhaltlicher Klarheit sehr vorteilhaft von Weihes Publikation ab.

Die Schrift wird eingeleitet mit einer interessanten epidemiologischen Erfahrung von Grauvogls etwa aus der Zeit um 1850.[3] Der bereits eingangs dieses Buches zitierte von Grauvogl war ja der bekannteste unter den Rademacher zuneigenden deutschen Homöopathen. Da sein spannender Erfahrungsbericht die Bedeutung des epidemischen Denkens für die Homöopathie historisch in wohl einzigartiger Weise illustriert, wollen wir ihn etwas ausführlicher und weitgehend in den Worten von Grauvogls Originalpublikation wiedergeben:

Fallbeispiel

„Vor einigen Jahren war im Umkreise meiner Praxis eine intensive Masernepidemie ausgebrochen, von welcher nicht selten sogar Erwachsene ergriffen wurden. Gleich anfangs während des heftigen Fiebers im Inkubationsstadium erschien während der Anwendung des Aconitum napellus – unter Abfall des Fiebers – schon am ersten, oder spätestens am dritten Tage das Exanthem. Es kam zuweilen

ein Nachschub, auch ein dritter, und damit war in der Regel alles abgemacht."

Der Originaltext ist hier sehr kurz gefasst. Offenbar bestimmte von Grauvogl bei dieser Epidemie auf Grund von hier nicht näher beschriebenen Symptomen Aconitum als homöopathisch passendes Mittel für das akute Epidemiegeschehen und setzte dieses mit sehr gutem Erfolg ein. Auch bei den bekannten und gefürchteten Frühkomplikationen der Erkrankung war das Mittel erfolgreich:

„In Fällen von Zurücktreten des Exanthems unter Auftreten von Gehirn- oder Lungenentzündungen, die mir selbst unter der Anwendung des Aconit nie vorgekommen sind, die ich aber aus anderer Behandlung zu übernehmen hatte (mit allen ihren tödlichen Zufällen), war durch die Anwendung des Aconit nach 2 bis 3 Stunden unter Begleitung einer starken Transpiration das Exanthem in üppigster Ausbreitung wieder auf die Hautoberfläche zurückgekehrt und die Kinder waren gerettet. Ich muss vorgreiflich hierzu bemerken, dass ich dieses Heilmittel, welches in allopathischer Dosis der physiologischen Schule von höchst schädlicher Wirkung ist, nur in homöopathischer Dosis verabreiche.

In schlecht behandelten oder, wie es bei armen Leuten häufig vorgekommen, in vernachlässigten Fällen, stellten sich aber fast regelmäßig die unangenehmsten Nachkrankheiten ein: Chronische Bronchitis, Parotidengeschwülste, eigentümliche Wucherungen der Schleimhaut der Nasenhöhlen bis zur vollständigen Verschließung, Exsudation im Grunde des Augapfels (Glotzaugenkrankheit), Entzündungen und Anschwellungen der Ellenbogen-, Hand-, Knie- und Fußgelenke – zuweilen in allen diesen Gelenken zu gleicher Zeit – sowie Hautwassersucht infolge desquamativer chronischer Nephritis etc.."

Für diese schweren chronischen Folgekrankheiten mit ihrem völlig anderen klinischen Erscheinungsbild aber fand von Grauvogl kein passendes Mittel und war bald völlig ratlos: Was tun in diesen Fällen, wo bald das eine, bald das andere Mittel homöopathisch angezeigt schien und doch keines richtig half? – Auch das Zurückgehen auf tiefere Potenzen

1 Leeser 1922, S. 268–269.
2 Leeser 1888.
3 von Grauvogl, S. 351 ff.

der scheinbar angezeigten Arzneien, wie es die moderne naturwissenschaftlich-kritische Schule empfahl, fruchtete nichts.

Da griff von Grauvogl schließlich sogar auf die Allopathie zurück – aber ebenfalls vergeblich. Schlussendlich setzte er auch noch nach dem Rademacherschen Probierprinzip und in der sicher richtigen Annahme einer Systemerkrankung alle drei erfahrungsheilkundlichen Universalia ein:

Er verabreichte „einem Theile der Kranken Eisen, dem andern Kupfer, dem dritten Natrum nitricum. Die Folge war bei allen des andern Tages ohne Ausnahme erhebliche Verschlimmerung. – Was nun? Dem beteiligten Publikum erschien diese Erfolgslosigkeit wohl nicht befremdend; denn den Herren Collegen neben mir starben viele Masernkranke, schon während des einfachen Masernprocesses, was mir wenigstens nicht begegnete, und noch mehrere in Folge des zurückgetretenen Exanthems, was mir unter meiner Behandlung gleichfalls nicht vorgekommen ist.

Die meisten starben diesen Herren aber an jenen Nachkrankheiten. Dessenungeachtet hielt ich es für Pflicht, die Hoffnung auf ein Rettungsmittel nicht aufzugeben. – Wer noch nie in solchen Lagen war, oder indolent genug sein kann, sich mit der subjectiven Überzeugung zu beruhigen, dass die Kunst und Wissenschaft eben keine Hilfe mehr kenne und gegen den Tod kein Kraut gewachsen sei, der begreift freilich nicht, wie zahllose schlaflose Nächte über solche Studien geopfert werden müssen; und wenn ich das Folgende mittheile, so liest sich das viel leichter, als es erworben wurde."

Bei seinen in dieser Not angestellten nächtlichen Studien stieß von Grauvogl schließlich auf eine Empfehlung des stark paracelsisch orientierten Rademacherianers Dr. Latz, welchen übrigens auch Weihe sehr schätzte. Latz hatte aus erfahrungsheilkundlicher Sicht gefunden, „dass zu verschiedenen Zeiten verschiedene Erkrankungsformen nicht bloß durch Kupfer, Eisen, und Salpeter, auch nicht allein durch die Organ-Heilmittel heilbar sind, sondern häufig nur durch diejenigen Heilmittel, welche einer epidemisch aufgetretenen Krankheitsform im allgemeinen entsprochen haben.

Ist das richtig", fährt von Grauvogl dann fort, „so musste das Aconit ganz allein, gleich

wie die Masernkrankheit selbst, so deren Nachkrankheiten heilen.

Allen jenen Kindern mit den verschiedenartigsten Formen jener Nachkrankheiten gab ich nun ohne Ausnahme Aconit, und tags darauf war eine selbst für die Angehörigen höchst auffallende Besserung aller jener verschiedenartigen Zufälle ihrer Kinder eingetreten. Es wird nicht nöthig sein, die einzelnen Fälle noch einmal aufzuzählen und den weiteren Verlauf anzugeben; es genügt zu ergänzen, dass unter dem Einflusse des Aconit – je nach der bereits vorhandenen Ausbreitung und Intensität jener Nachkrankheiten – alle in 8 oder längstens 14 Tagen geheilt waren.

Nur in einem einzigen Falle war zuvor schon brandiges Absterben der Schleimhaut der Nasenhöhlen, somit ein anderer spezifischer Zersetzungsprozess eingetreten, den natürlich nicht Aconit, sondern Arsenik sistierte, so dass die Schorfe nach 6 Tagen abfielen und auch dieses Kind geheilt wurde.

Nur das muss ich noch anführen, dass auf dieses einzige Heilmittel, den Aconit in minimaler Dosis, bei den Wassersüchtigen Transpiration und starke Diurese eintrat und das Albumin aus dem Harne nach wenigen Tagen verschwunden war; dass bei den Gelenkentzündungen die wüthenden Schmerzen nach wenigen Stunden nachließen und eine sehr schnelle Resorption erfolgte; in gleicher Weise sanken die Parotidengeschwülste und die Glotzaugen ein. In drei Fällen geschah Ähnliches unter Wiedererscheinen des vollständigen Masernexanthems, und die chronischen Catarrhe heilten unter reichlicher Expectoration.

Die Herren Kollegen gaben fort und fort ihre Antiphlogistica, Diuretica, Sudorifica, Expectorantia, Resorbentia und eine Menge anderer Mittel, aber es gelang ihnen nicht, zu meinen günstigen Resultaten zu kommen."

Von Grauvogl hält dann noch ausdrücklich fest, dass man auch als klassischer Homöopath infolge noch immer zu ungenauer Kenntnis der Arzneimittelbilder, wie es offensichtlich gerade auch für das subakute und chronische Aconit-Bild zutrifft, für die wertvollen Hilfestellungen der Rademacherschen Schule sehr dankbar sein müsse.

Hierzu ist allerdings festzuhalten, dass Hahnemann – wie bereits erwähnt – bei klassischen Epidemien ebenfalls ausdrücklich die Bestimmung eines Epidemiemittels fordert. Dieses muss aus der Gesamtheit aller Epidemiesymptome möglichst vieler Patienten bestimmt werden. Das Mittel muss also in erster Linie dem Gesamtkollektiv der Patienten und nicht primär den individuellen Einzelfällen entsprechen. Diese Regel gilt ausdrücklich auch für die chronifizierten Epidemiefolgen, als welche Hahnemann ja schlussendlich auch die meisten chronischen Krankheiten betrachtet[1]. So muss z. B. auch ein bei chronifizierter, innerer Psora verschiedenster Symptomatik einsetzbares Antipsorikum wie etwa das Hauptmittel Sulphur unbedingt das Potential in sich tragen, die juckenden Ausschläge der akuten, ursprünglichen Erscheinungsform des Leidens vollumfänglich erzeugen zu können.[2]

Entsprechend ist auch Hahnemanns praktisches Vorgehen bei klassischen Epidemien: Es kommen jeweils nur ein bzw. einige wenige Epidemiemittel zum Einsatz, deren Indikation nach einmal erfolgter Bestimmung dann sehr einfach zu stellen ist. Dieses Konzept gilt für die ganze Epidemie, also logischerweise auch für deren Folgezustände. So war z. B. bei der Scharlachepidemie von Königslutter im Jahre 1799 Belladonna das meistgebrauchte und in den allermeisten Fäl-

len von der Prophylaxe bis zur vollständigen Ausheilung hinreichende Hauptmittel. Lediglich für zwei genau umschriebene Akutformen, wo Belladonna nach Hahnemanns damaliger Dosierungstechnik zu heftig einwirkte, mussten anstelle der Tollkirsche Opium oder Ipecacuanha verabreicht werden[3].

Im Fall der Masern-Epidemie von Grauvogls bestand offenbar die glückliche Situation, dass Aconit unter Einbezug einiger seiner noch zu wenig bekannten chronischen Wirkungsaspekte für sich allein das ganze Spektrum der Epidemie bis hin zu den schwerst chronifizierten Folgezuständen fast vollständig abzudecken vermochte. Wäre von Grauvogl nach Hahnemanns Epidemielehre vorgegangen, hätte er auch bei den in seine Behandlung kommenden vernachlässigten Spätfällen primär an den Einsatz des Hauptmittels denken müssen, zumal Symptome wie Gelenkentzündungen, Exophthalmus und Stauungsödeme keineswegs etwa Gegenanzeigen für die Anwendung des Sturmhuts sind. Erst bei Versagen dieses Mittels bei den Spätfällen hätte man wiederum aus deren Gesamtsymptomatik das eine oder andere ergänzende Epidemiemittel wie z. B. Arsenik bestimmen müssen.

---

1 Hahnemann 1955, §§ 100–103.
2 Hahnemann, zusammengefasst in Seiler 1988, S. 113–121.
3 Seiler 1988, S. 49.

14 Realität und Problematik des Genius epidemicus

Anschließend an dieses praktische Beispiel für die Bedeutung des epidemiologischen Denkens in der Homöopathie kommt Leeser in seinem Grundlagenartikel ausführlich auf das Kernelement der epidemiologischen Homöopathie zu sprechen, nämlich den Genius epidemicus. Diesen definiert er als Summe der zeitlich und örtlich variierenden „atmosphärischen und tellurischen Einflüsse, welche auf alle lebenden Organismen gleichzeitig einwirken"[1].

Über derartige Einflüsse, wozu er in für sein Jahrhundert typischer Beschränkung auf das materiell Fassbare in erster Linie eine gewisse Zusammensetzung der Luftelektrizität zählt, würden alle Organismen im Herrschaftsbereich des Morbus stationarius in einer bestimmten Richtung krankheitsdisponiert. Nun bedarf es nur noch eines dazukommenden äußeren oder inneren Krankheitsreizes, der in die gleiche Kerbe schlägt, um eine Gesundheitsstörung im Sinne des Morbus stationarius manifest werden zu lassen. Dies kann je nach aktuellem Einwirkungsmuster des Genius epidemicus eine Erkältung oder Überhitzung, eine den seelischen Druck des Zeitgeistes verstärkende psychische Belastung, ein zum gegenwärtigen Genius epidemicus passender Erreger oder eventuell sogar auch eine Verletzung an einem vom Genius epidemicus prädisponierten Körperteil sein. Dann kann die Gesundheitsstörung an den durch den Morbus stationarius bestimmten Schwachstellen ausbrechen.

„Haben wir", fährt Leeser fort, „z. B. eine Lachesis-Epidemie ... so finden wir unter anderem, dass sich die linke Mandel in einem Zustande krankhafter Reizung sich befindet. Setzt sich nun ein Individuum mit einer derartigen durch den Genius epidemicus hervorgerufenen krankhaften Disposition der linken Mandel einer Erkältung aus, oder wird diese Mandel durch einen Knochen oder eine Gräte beim Schlingen leicht verletzt, so entsteht eine katarrhalische resp. traumatische Entzündung der linken Mandel; im letzteren Falle glauben die Patienten noch tagelang die Gräte im Halse zu verspüren, während tatsächlich kein Fremdkörper mehr an der Stelle vorhanden ist.

Kommt ein solches Individuum mit krankhafter Disposition der linken Mandel hingegen mit Diphteritiskeimen in Berührung, so entsteht statt einer gewöhnlichen Angina eine linksseitige Diphteritis. So findet man umgekehrt, dass Individuen, die bereits seit längerer Zeit Diphteritiscoccen in sich aufgenommen haben müssen (bei Leuten, die in steter Umgebung eines Diphteritiskranken sich befunden haben) erst in dem Augenblicke an Diphteritis erkranken, wo z. B. die linke Mandel von dem der Lachesis entsprechenden Genius epidemicus krankhaft afficiert wird; diesen Zeitpunkt zu bestimmen, vermag allerdings nur der mit Auffindung des Genius epidemicus hinlänglich vertraute Praktiker.

Erst die durch den Genius epidemicus geschaffene krankhafte Disposition der linken Mandel gewährt den Mikrococcen die Möglichkeit, sich hier zu entwickeln, da dann die frühere Widerstandsfähigkeit des Organs den Pilzen[2] gegenüber nicht mehr vorhanden ist. Gibt man jetzt, nachdem auf diese Weise eine linksseitige Diphteritis im Rachen entstanden, das entsprechende epidemische Mittel, in diesem Falle also Lachesis, so wird durch dieses Mittel die krankhafte durch den Genius epidemicus hervorgerufene Disposition der linken Mandel nach dem Ähnlichkeitsgesetz beseitigt, die Mandel gesundet und erhält ihre frühere Widerstandsfähigkeit zurück, wodurch sie in den Stand gesetzt wird, die Mikrococcen abzustoßen, d. h. die Diphteritis heilt."

Leeser betont zwar sehr, dass der Genius epidemicus als Summe der kosmischen und terrestrischen Einflüsse auf jeden Menschen gleichermaßen einwirkt, kommt aber auf das für den klassischen Homöopathen sehr wichtige Thema des Verhältnisses und des Zusammenwirkens von epidemischer Konstellation und individueller Krankheitsdisposton nur wenig zu sprechen. – Mit Sicherheit ist es ja so, dass ein bestimmter Morbus stationarius je nach vorbestehendem psychophysischem Grundzustand des Patienten eine sehr unterschiedliche Wirkung entfalten wird. Nehmen wir als Beispiel die von Leeser genannte Lachesis-Epidemie: Ein Patient, welcher sich z. B. infolge einer familiären psorischen Belastung verbunden mit einem individuellen Schicksalsschlag wie etwa einer Liebesenttäuschung bereits tief in einem Lachesis-Zustand

---

1 Leeser 1888, S. 74.
2 Die damalige Mikrobiologie unterschied noch nicht so scharf wie heute zwischen Mikropilzen und Bakterien.

befindet, wird unter einer noch dazukommenden kosmischen Lachesis-Epidemie sehr viel mehr zu leiden haben als ein in dieser Hinsicht unbelasteter Organismus. Ein anderer Konstitutionstyp wird sogar überhaupt nichts davon spüren oder – auch dies ist zumindest theoretisch denkbar – sich unter dem kosmischen Epidemie-Einfluss im Gegenteil sogar ausgesprochen wohl fühlen.

Bereits Paracelsus hat diese individuelle Empfindlichkeit auf kosmische Einflüsse schon klar gesehen:

„Also sollt ihr merken, dass die Gestirne nicht inclinieren, allein vergiften durch ihren Dunst das M,[1] durch welches wir dann vergifet werden und geschwächt. Uns also ist das Ens astrale das, das unseren Leib ändert zum Gutem oder Bösen durch einen solchen Weg. Welcher Mensch der ist, der also genaturet ist, aus seinem natürlichen Blut demselben Dunst widerwärtig, derselbe wird krank; der aber nicht wider das naturet ist, dem schadet es nicht.“[2]

Diese etwas schwierige Passage lässt sich am ehesten etwa wie folgt in unsere heutige Terminologie umsetzen:

„So müsst ihr wissen, dass die Gestirne nicht allein durch ihre Bahn und Stellung am Himmel wirken, sondern auch mittels ihrer bioenergetischen Abstrahlung, mit welcher sie den kosmischen Lebensäther[3] vergiften können. Dadurch können wir dann ebenfalls vergiftet und geschwächt werden. Durch solche feinstoffliche kosmischen Einflüsse auf unseren Ätherleib wird nämlich auch unser materieller Körper zum Guten wie zum Bösen beeinflusst. Wer von seiner psychophysischen Natur und Konstitution her einen bestimmten kosmischen Einfluss als feindlich empfindet, wird krank; wer dies nicht tut, bleibt gesund.“

Wohl die meisten der kosmischen Einwirkungen haben ja ihre guten und schlechten Aspekte, welche je nach Ausgangslage sehr verschieden wahrgenommen werden und entsprechend auch unterschiedlich biologisch wirksam sein können. Doch ist es gerade unter praktischen Aspekten durchaus sinnvoll, zwischen generell guten, heilsamen Einflüssen einerseits sowie in der Regel schlechten und im Sinne eines Morbus stationarius auch krankmachenden Einwirkungen andererseits zu unterscheiden.

Der Einfluss des herrschenden Genius epidemicus fällt jedoch – um es nochmals zu betonen – immer auf ein individuell sehr verschieden disponiertes Terrain und wird entsprechend Paracelsus' obiger Aussage keinesfalls bei jedem Menschen behandlungsbedürftige Symptome auslösen. Und wenn er dies tut, wird der aufmerksame homöopathische Arzt dies auf Grund der entsprechend veränderten Symptomatik seiner Patienten auch ohne Kenntnis der Theorie des Morbus stationarius unschwer feststellen können. Ebenso wird er in diesem Fall ohne weiteres auch allein auf Grund der klassischen Regeln die richtigen Gegenmaßnahmen zu treffen wissen. Vor allem aber muss bei einem chronisch kranken Patienten wegen eines sich verändernden Genius epidemicus eine sonst erfolgreich laufende, z. B. antipsorische Behandlung keineswegs in jedem Fall durch ein epidemisches Zwischenmittel unterbrochen werden.

Ein weiteres, wahrscheinlich noch größeres Problem in der praktischen Arbeit mit dem Genius epidemicus betrifft die exakte Diagnostik des aktuellen Morbus stationarius. Wenn man auf Grund der bisherigen Ausführungen vielleicht den Eindruck bekommen konnte, dass der Genius epidemicus etwa wie das Bühnenbild im Theater mit auf- und niedergehendem Vorhang schön geordnet und klar als in sich geschlossene Einheit erkennbar sein Erscheinungsbild wechselt, entspricht dies sicher einer groben Vereinfachung. In Realität ist der Genius epidemicus mit Bestimmtheit ein sehr multifaktoriell bedingtes, dynamisches und von vielen zyklischen Prozessen in sehr komplexer Weise überlagertes Phänomen. Deshalb wird man wohl nie – wie dies bei einer klassischen Epidemie möglich ist – im Sinne einer klinischen nosologischen Einheit von einem ganz bestimmten Morbus stationarius sprechen können, sondern höchstens von einer temporär mehr oder weniger dominierenden Tendenz in einem reichlich chimärenhaften Geschehen.

Betrachten wir als konkretes Beispiel den Einfluss des Mondes, welcher mit seinen jedermann bekannten und allseits anerkannten psychophysischen Einflüssen im großen kosmischen Hintergrundorchester des Genius epidemi-

---

1 Zur genaueren Bedeutung dieses paracelsischen Tarnausdruckes, welcher fast sicher etwa im Sinne des Rademacherschen Genius epidemicus den allgemeinen kosmisch-astrologischen Umwelteinfluss beinhaltet, vgl. den nachfolgenden Interpretationsversuch dieser Passage.
2 Paracelsus, zitiert nach Stanelli 1881, S. 47. Vgl. Hahnemann 1955. §31.
3 Im Sinn des universellen „psychischen Fluidums“ Mesmers bzw. des „kosmischen Orgon- oder Lebensenergieozeans“ Wilhelm Reichs. Vgl. hierzu Seiler 1986 und 1991.

cus zweifelsohne einen sehr wichtigen Part spielt. Die feinstoffliche lunare Einwirkung, welche in ihren biologischen und mentalen Aspekten mit der quantitativen Licht- und Gravitationswirkung des Mondes etwa gleich viel bzw. gleich wenig zu tun hat wie etwa die Qualität eines Celloklanges mit dessen Lautstärke, überlagert sich dem komplexen Charakter des Zeitgeistes mit einer deutlichen monatlichen Periodik.

Dieser bioenergetische Mondeinfluss kann sich bei entsprechend veranlagten Patienten z. B. in einer Schlaflosigkeit bei Vollmond äußern, während glücklicher disponierte Menschen sich zur selben Zeit in ganz besonderer Weise ausgeglichen und leistungsfähig fühlen können. Doch auch einen negativen Vollmondeinfluss werden wir, so wertvoll er uns als Symptom für die konstitutionelle Gesamtbeurteilung unserer Patienten auch ist, wohl kaum als monatlich wiederkehrende „Epidemie" alle vier Wochen mit einem der bekannten homöopathischen Vollmondmittel behandeln wollen! – Andererseits kann jedoch, wenn die Gesamtsumme der feinstofflich-energetischen Umgebungsfaktoren aus irgendwelchen Gründen bei vielen Menschen eine deutlich dominierende, krankmachende Ausprägung annimmt, gegen einen derartigen klinisch relevanten Morbus stationarius sehr wohl ein epidemiespezifisches Vorgehen angezeigt sein.

Ähnliches wie für die Mondwirkung gilt dann auch für die anderen, weniger offensichtlichen Teilkomponenten des Genius epidemicus, wie z. B. die Sonnenfleckenaktivität mit ihrem viel längeren, etwa elfjährigen Rhythmus, und auch noch für unzählige weitere, in kürzeren oder längeren Perioden oder auch singulär auftretende kosmische oder tellurische Ereignisse, wovon uns die meisten sicher noch weitgehend unbekannt sind. – Zur Gesamtsumme der feinstofflich-energetischen Außeneinwirkungen gehören aber schlussendlich nicht nur die von den Himmelskörpern ausgestrahlten, sondern auch die Summe der vom zwischenmenschlichen Umfeld ausgehenden feinstofflichen Einflüsse, welche – wiederum sowohl im Positiven als auch im Negativen – z. B. als massenpsychologische Effekte gewaltig potenziert und auch kanalisiert werden können.

Angesichts dieser hochgradigen Komplexität und Vielschichtigkeit des Genius epidemicus ist es nicht verwunderlich, dass die pionierhaften Versuche der epidemiologischen Homöopathen, ihn systematisch etwa wie eine Wetterkarte zu erfassen, zu zahlreichen Missverständnissen und

Fehlinterpretationen führten. Immer wieder ergaben sich unter den beobachtenden Ärzten erhebliche Differenzen bezüglich Art, Ausdehnung und Dauer der einzelnen kosmischen Epidemien.[1] – Erneut kann man nur Hahnemanns Vorsicht und weise Zurückhaltung bewundern, welche ihn von dem Versuch abhielt, einen derart heiklen und schwierig zu erfassenden Krankheitsfaktor wie den Genius epidemicus systematisch in sein Heilsystem zu integrieren.

Die große Problematik einer diagnostischen Erfassung des Morbus stationarius betont auch Göhrum, welcher große Anstrengungen zur systematischen Erforschung des Phänomens unternahm. Auch er führt die hierbei auftretenden Schwierigkeiten auf die multifaktorielle Ätiologie dieses Krankheitsfaktors zurück. Besonders problematisch wird nach seiner Erfahrung die Situation bei sehr schnellem und regional stark unterschiedlichem Wechsel des Genius epidemicus.[2]

1893 muss Göhrum nach zwei Jahren intensiver Forschung sogar offen zugeben, dass die unter seiner Leitung durchgeführten Versuche der epidemiologischen Homöopathen, den Morbus stationarius in gemeinsamer Arbeit systematisch und gesetzmäßig zu erfassen, zumindest vorläufig einmal als gescheitert zu betrachten sind.[3] Dies ist angesichts des oben Erwähnten wohl verständlich, schadete aber dem Ansehen der Weiheschen Methode sehr. Hatten doch Weihes Schüler mit der Gründung ihrer „epidemiologischen Gesellschaft" ja gerade die Rademachersche Lehre vom Morbus stationarius und eigentlich gar nicht die Weihesche Druckpunktdiagnostik erstrangig auf ihre Fahnen geschrieben!

Aus heutiger Sicht können wir die praktisch-therapeutische Bedeutung des Genius epidemicus etwa wie folgt beurteilen:

1. Der Genius epidemicus entspricht einem zwar schwierig zu erfassenden, aber doch mit sehr großer Wahrscheinlichkeit real existierenden und in gewissen Situationen auch klinisch relevanten feinstofflich-energetischen Umgebungsfaktor.

2. Die Kenntnis eines sich deutlich manifestierenden Morbus stationarius kann auch für den klassischen Homöopathen eine Hilfe sein. Sie

---

1 Göhrum in der „epidemiologischen Ecke" der Allgemeinen homöopathischen Zeitung 1892/125, St. 11–12.
2 Göhrum 1891, S. 70.
3 Göhrum 1893/1, S. 35.

erklärt uns die Ursache und vor allem auch den therapeutischen Sinn der manchmal scheinbar ohne Grund in längeren oder kürzeren Perioden gehäuft auftretenden Indikationen eines einzelnen Mittels oder auch einer kleinen Gruppe von Arzneien. Dieses Phänomen wird wahrscheinlich zu häufig als ungerechtfertigte passagere Zuneigung des homöopathischen Arztes zu dem einen oder anderen „Lieblingsmittel" fehlinterpretiert. Objektivieren lässt sich die Wahl des zum jeweiligen Morbus stationarius passenden Epidemiemittels durch den therapeutischen Erfolg und die Übereinstimmung mit in der gleichen Region tätigen gut qualifizierten Kollegen.

3. Unentbehrlich für die homöopathische Praxis ist die Kenntnis des Genius epidemicus nicht.

Anschließend an die Theorie des Genius epidemicus beschreibt Leeser ganz kurz die von diesem im Prinzip unabhängige, uns bereits im Detail geläufige Entdeckungsgeschichte der Weiheschen Punkte, worauf er dann auch auf die praktische Durchführung der Weiheschen Diagnostik zu sprechen kommt. Hierbei hält er sich zumindest insofern an Weihes Wunsch nach größtmöglicher publizistischer Zurückhaltung, als er keinerlei genaue Punktelokalisation bekannt gibt. Diesbezüglich weist Leeser in Übereinstimmung mit Weihe immer wieder darauf hin, dass sich jeder ernsthaft interessierte Kollege jederzeit bei Weihe selbst oder seinen Schülern persönlich in die Technik der Punkteuntersuchung einführen lassen könne. Wir werden hierauf im praktischen Teil noch ausführlich zu sprechen kommen.

15 Die Doppelindikatoren und die experimentelle Reproduzierbarkeit der Weiheschen Punkte

Sehr wichtig ist dann auch noch ein weiterer Artikel von Leeser aus dem Jahre 1893, welcher speziell dem umstrittenen Thema der Doppelmittel gewidmet ist.[1] Daraus geht ziemlich deutlich hervor, dass die therapeutischen Gleichungen auch nach Leesers Ansicht entsprechend unserer bereits oben diskutierten Beurteilung nicht als absolut und in jedem Fall gültig aufzufassen sind. Diese Klarstellung Leesers war überfällig, da der Begriff der therapeutischen Gleichungen bei den interessierten Kollegen bereits schon sehr viel Verwirrung gestiftet hatte. Dies spätestens zu dem Zeitpunkt, wo für eine bestimmte Arznei nicht mehr nur eine, sondern – wie wir dies schon am Beispiel der vier klassischen Nux-vomica-Gleichungen gesehen haben – gleich mehrere Mittelgleichungen angegeben wurden.

Nimmt man nämlich z. B. die uns bereits bekannten vier Brechnuss-Gleichungen zum mathematischen Nennwert, müssten sie eigentlich alle, da sie einem Mittel gleich sind, auch untereinander gleich sein. Die sich daraus ergebende Gleichungssysteme wie z. B. etwa „Mercurius + Veratrum = Kali iodatum + Cantharis"[2] müssen jedem einigermaßen geschulten Homöopathen noch mehr als bereits schon die Einzelmittel-Gleichungen schon auf den ersten Blick suspekt erscheinen. Wenn wir die Weiheschen Gleichungen noch weitergehend als mathematische Identitäten auffassen und durch Substitution gesetzmäßig verändern, werden die Widersprüche noch offensichtlicher:

Nach Göhrum gilt z. B.

(1) Sepia = Phosphoricum acidum + Chelidonium
und andererseits auch
(2) Chelidonium = Phosphoricum acidum + Symphytum.
Ersetzen wir Chelidonium in (1) durch (2), ergibt sich
(3) Sepia = Phosphoricum acidum + (Phosphoricum acidum + Symphytum).
Setzen wir nun Sepia in (1) und (3) einander gleich, ergibt sich
(4) Phosphoricum acidum + Chelidonium = Phosphoricum acidum + (Phosphoricum acidum + Symphytum).

Was würde dies homöopathisch bedeuten? – Wie wir gesehen haben, wurden die beiden Konstituenten eines Weiheschen Doppelmittels jeweils wie die Dosis eines Einzelmittels gemeinsam als in Milchzucker zerriebene Globuli verabreicht. Nach Gleichung (4) würde also z. B. eine gewisse Anzahl Globuli einer bestimmten Potenz der Phosphorsäure mit einer entsprechenden Anzahl von gleich dynamisierten Schöllkraut-Kügelchen gemeinsam verabreicht die gleiche Wirkung haben wie gleichviel Kügelchen derselben Säure, welche mit nochmals sovielen Globuli dieses Mittels zusammen mit einer entsprechenden Dosis von Beinwell gemeinsam eingenommen werden. Dies käme aus homöopathischer Sicht praktisch auf die Gleichung Chelidonium = Symphytum heraus, was offensichtlicher Unsinn wäre.

Dies heißt nun aber nicht, dass in ganz bestimmten Krankheitsfällen nicht etwa die Phosphorsäure zusammen mit Schöllkraut fast in gleicher Weise heilend wirken kann wie Sepia als Einzelmittel und somit in dieser Situation mit diesem Mittel praktisch austauschbar ist. Die in einer anderen Situation gültige Tintenfisch-Gleichung „Sepia = Natrum nitricum cum Nicotiana" wurde ja, wie wir gesehen haben, von Weihe ganz explizit experimentell verifiziert. Fast mit Sicherheit aber hätte sich in dieser spezifischen Situation Sepia nicht in gleicher Weise auch durch die Kombination „Phosphoricum acidum + Chelidonium" ersetzen lassen.

Indem Leeser die Gültigkeit der therapeutischen Gleichungen auf bestimmte Einsatzmöglichkeiten des betreffenden Mittels beschränkt, kann er zwanglos auch die Tatsache erklären, dass es für Sepia mindestens zwei und für Nux vomica sogar die erwähnten vier Mittelentsprechungen gibt. Rekordhalterin in dieser Hinsicht aber ist die auch in ihrer Symptomatik in sehr vielen Facetten schillernde und sehr wechselhafte Pulsatilla-Pflanze, für welche Göhrum 1903 nicht weniger als zwölf Mittelgleichungen anführt!

---

1 Leeser 1893/1.
2 Siehe Tabelle 1 auf S. 34.

Zum Zeitpunkt von Leesers Publikation aber waren erst die in Abb. 9 angeführten vier therapeutischen Gleichungen dieses Mittels bekannt. Sie dienen Leeser als Beispiel dafür, wie man sich die Zuordnung der verschiedenen zu einer Einzelarznei gehörigen Doppelmittel zu diversen Wirkungsaspekten dieses Mittels konkret vorzustellen hat. So ist nach seiner Erfahrung z. B. die Pulsatilla-Gleichung „Hepar sulphuris cum Ratanhia" vornehmlich für Brust- und Lungensymptome der Küchenschelle gültig, „Acidum phosphoricum cum Clematide" hingegen eher für Nerven- und Sexualsymptome, „Antimonium crudum cum Ignatia" für Magen-Darm-Symptome und schließlich „Acidum oxalicum cum Hyoscyamo" für Kehlkopf- und Halssymptome.[1]

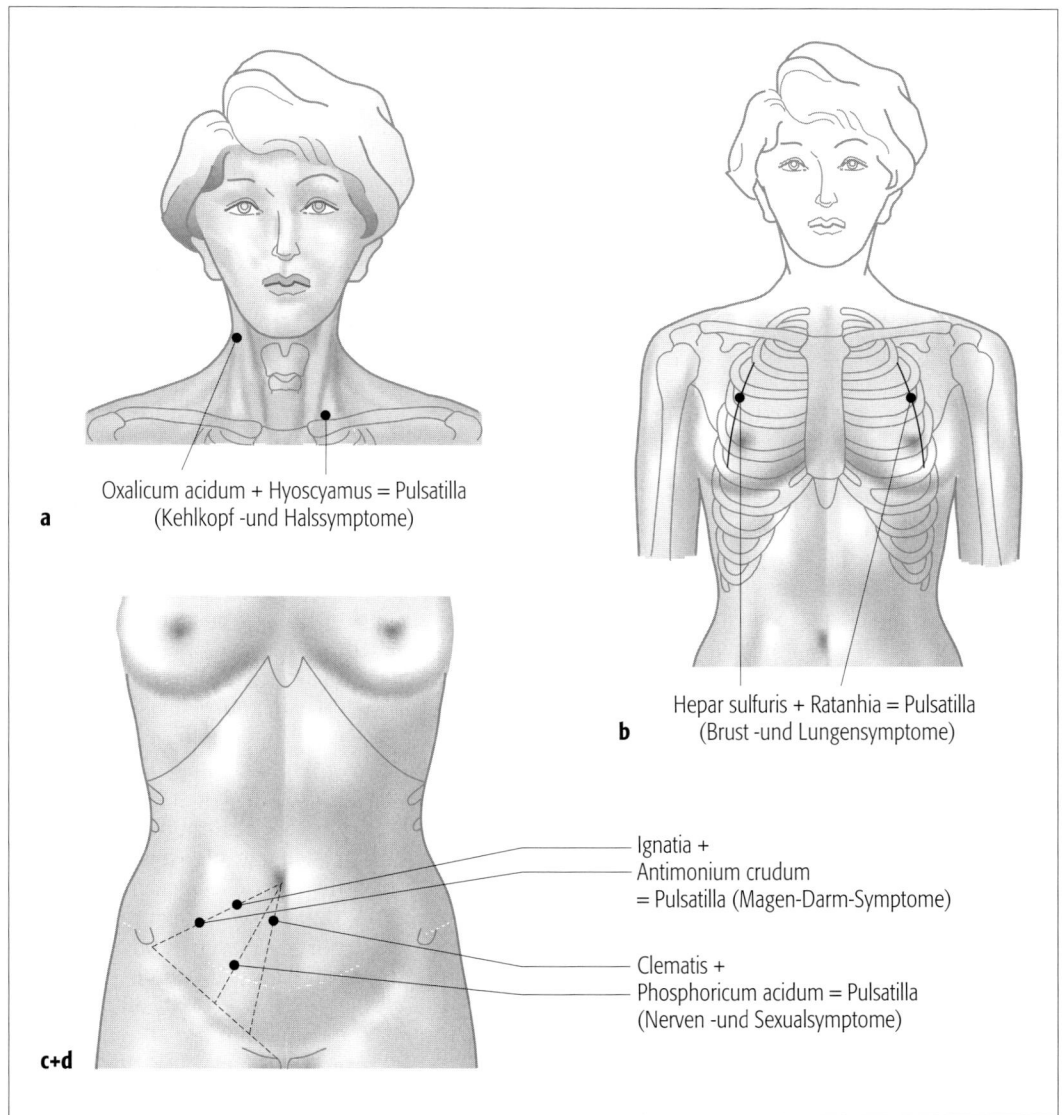

a Oxalicum acidum + Hyoscyamus = Pulsatilla
(Kehlkopf -und Halssymptome)

b Hepar sulfuris + Ratanhia = Pulsatilla
(Brust -und Lungensymptome)

c+d

Ignatia +
Antimonium crudum
= Pulsatilla (Magen-Darm-Symptome)

Clematis +
Phosphoricum acidum = Pulsatilla
(Nerven -und Sexualsymptome)

Abb. 9: Die Druckpunkte der vier um 1888 bekannten Doppelmittel-Gleichungen für Pulsatilla, welche nach Leeser jeweils nur für einen bestimmten Wirkungsaspekt dieses Mittels gültig sind. 1903 waren bereits 12 Pulsatilla-Gleichungen bekannt.

---

1 Leeser 1893/1, S. 53.

Damit wird verständlich, dass wenn z. B. bei einer Epidemie mit einer zu Pulsatilla passenden thorakalen Symptomatik dieses Mittel mit Hepar sulphuris cum Ratanhia austauschbar war, dies bei einer anderen Pulsatilla-Situation mit beispielsweise vorwiegend vegetativ-hormoneller Symptomatik keineswegs der Fall sein muss. In dieser Situation wäre die Küchenschelle dann allenfalls durch Phosphorsäure + Clematis ersetzbar.

Damit wird deutlich, dass auch für Leeser die einem bestimmten Einzelmittel zugeordneten Doppelmittel nur für einzelne Teilaspekte seines Wirkungsspektrums zuständig waren. – Ob hingegen für die Weihesche Schule auch die Umkehrung dieses Tatbestandes galt, dass nämlich einem Doppelmittel je nach seinen verschiedenen möglichen Einsatzbereichen auch verschiedene Einzelmittel[1] zugeordnet werden konnten, ist fraglich. Diese Umkehrbarkeit des Satzes von der Mehrdeutigkeit der therapeutischen Gleichung eines Einzelmittels wäre aus klassisch-homöopathischer Sicht ja eigentlich völlig logisch. Eine zusammengesetzte Arznei unterscheidet sich ja – wie wir bereits oben diskutiert haben – als neue therapeutische Einheit in ihrer praktischen Anwendung in keinster Weise von einem gewöhnlichen Einzelmittel.

Auf Göhrums Liste ist jedoch einer bestimmten Weiheschen Kombination immer ein Einzelmittel allein zugeordnet. So entspricht z. B. Hepar sulphuris cum Ratanhia einzig und allein der Heilpflanze Pulsatilla und sonst keinem anderen Einzelmittel. Aus klassisch-homöopathischer Sicht aber könnte eine Kombination wie Hepar + Ratanhia, welche ein derart breit wirkendes Mittel wie die Kalkschwefelleber enthält, nach einer gründlichen homöopathischen Arzneimittelprüfung und genügender praktischer Erprobung mit allergrößter Wahrscheinlichkeit auch in Situationen eingesetzt werden, bei denen Pulsatilla keine Wirkung entfalten kann und wo als etwaige Vergleichs- und Ersatzmittel sicher auch andere Arzneien als die Küchenschelle in Frage kämen. Damit ergäben sich auch für das zusammengesetzte Glied einer therapeutischen Gleichung im Prinzip mehrere Lösungsmöglichkeiten in Gestalt verschiedener Einzelmittel[2], welche einzelnen Wirkungsaspekten der Kombination zugeordnet werden können.

Für Leeser und Göhrum hingegen scheint jedoch – wie bereits angedeutet – diese prinzipielle Umkehrbarkeit der Mehrdeutigkeit ihrer therapeutischen Gleichungen keineswegs eine Selbstverständlichkeit gewesen zu sein. Dies zeigt bereits ein Blick auf Göhrums Liste, wo – wie bereits erwähnt – einem bestimmten Doppelmittel immer nur ein einziges Einzelmittel zugeordnet ist. Auch wäre die große Bedeutung, welche die eindeutige Zuordnung eines Doppelmittels zu einem ganz bestimmten Einzelmittel dann schließlich für die Druckpunkt-Diagnostik der späteren Weihesche Schule einmal haben sollte, kaum anders erklärbar. Eine Begründung für diese Sichtweise wird jedoch nicht gegeben. Wahrscheinlich wurde hier eine nur für die Druckpunkt-Diagnostik gültige Aussage etwas voreilig auch auf das klinisch-homöopathische Wirkungsspektrum einer Mittelkombination übertragen.

Wenn auch die Weiheschen Doppelmittel, welche nicht nur mit allerlei Unklarheiten wie der obigen behaftet sind, sondern vor allem auch einem der wichtigsten Prinzipien Hahnemanns widersprechen, von der heutigen klassischen Homöopathie mit gutem Grund nicht mehr verwendet werden, ergeben sich aus ihren therapeutischen Gleichungen doch einige auch heute noch wichtige Konsequenzen für die Druckpunkt-Diagnostik. Wie wir wissen, wird nach der Weiheschen Schule ein Doppelmittel druckpunktmäßig nicht durch einen Einzelpunkt, sondern durch die beiden etwa im gleichen Ausmaß empfindlichen Indikatoren seiner Konstituenten diagnostiziert. Existiert nun für das Doppelmittel eine therapeutische Gleichung, sollte bei entsprechender klinischer Indikation eigentlich auch der klassische Weihesche Einzelpunkt des betreffenden Mittels ebenfalls etwa im gleichen Maße wie die beiden Doppelindikatoren positiv sein.

Dies ist nun aber, wie Leeser verschiedentlich betont, keineswegs immer der Fall. Sehr oft sind auch bei der primären Indikation eines bestimmten Einzelmittels die beiden Punkte eines der ihm über seine therapeutischen Gleichungen zugeordneten Doppelmittels sehr viel deutlicher positiv als der klassische Weihesche Einzelpunkt.

Daraus ergibt sich auch für den Einzelmittel-Homöopathen die wichtige Konsequenz, dass für die Druckpunkt-Diagnostik eines bestimmtes Einzelmittels zumindest in gewissen Fällen die beiden Indikatoren eines der diesem zugeordneten Weiheschen Doppelmittels aussagekräfti-

---

1 Oder allenfalls auch andere Mittel-Kombinationen.
2 Oder wiederum natürlich auch anderer Kombinationen.

ger sind als der klassische Weihesche Einzelpunkt. Wir haben uns diesen Fall bereits am theoretischen Beispiel einer Brechnuss-Blasen-Symptomatik mit der hierzu passenden Nux-vomica-Gleichung „Kali iodatum + Cantharis" kurz angeschaut: Bei einem durch Nux vomica heilbaren Blasenleiden bestünde nach der Weiheschen Schule durchaus die Möglichkeit, dass die Indikatoren von Kali iodatum und Cantharis beide etwa in gleichem Maße deutlicher positiver gefunden werden als der Weihesche Einzelpunkt der Brechnuss.

Ganz entsprechend können nun z. B. auch bei einer Pulsatilla-Indikation mit vorwiegend thorakaler Symptomatik die beiden Druckpunkte für Hepar sulphuris und Ratanhia viel deutlicher positiv sein als der Weihesche Einzelpunkt der Kuhschelle. Dieser könnte hier sogar – wie wir gleich sehen werden – durchaus auch einmal negativ sein.

Leeser geht deshalb sogar soweit, dass er die Diagnostik durch die beiden Indikatoren eines Doppelmittels als den in der Regel besseren Weg auch für die Diagnostik eines Einzelmittels bezeichnet.[1] Wie wir anhand eines praktischen Beispiels gleich sehen werden, verordnete er in dieser Situation dann aber oft auch gleich die dem Doppelindikator entsprechende Arzneikombination anstelle des betreffenden Einzelmittels.

Auch Göhrum berichtet uns 1893, dass er bei seinen interessanten und meist auch erfolgreichen Versuchen, die Druckpunkte mittels Arzneimittelprüfungen am Gesunden zu erzeugen, „stets zwei Punkte einer der dem geprüften Mittel entsprechenden Kombination bzw. nur die Punkte sämtlicher für dieses Mittel existierender Kombinationen" gefunden habe.[2] Der Weihesche Einzelpunkt eines Mittels stellte sich bei diesen allerdings nur wenige Mittel umfassenden Untersuchungen im Vergleich zu den Kombinationspunkten oft nur noch als Schmerzpunkt zweiten Grades heraus. Entsprechend diesem überraschenden Resultat verließ sich dann auch Göhrum in seiner Diagnostik immer mehr auf die Kombinationspunkte.

Die Arzneimittelprüfungen zwecks experimenteller Erzeugung der Weiheschen Punkte, worauf die obigen Aussagen Göhrums im Wesentlichen beruhen, wurden vor allem mit Pulsatilla durchgeführt. Teilnehmer an diesen druckpunktdiagnostischen Arzneimittelprüfungen waren Göhrum selbst und zwei weitere, wahrscheinlich ebenfalls auf Grund ihrer guten Reaktionsfähigkeit auf Hochpotenzen ausgewählte weibliche Prüferinnen.

Zur Symptomerzeugung nahm die jeweilige Prüfperson während etwa einer Stunde alle fünf Minuten einen kleinen Schluck von der in Wasser aufgelösten Arznei ein. Hierbei handelte es sich durchwegs um Hochpotenzen, also z. B. um Pulsatilla in 200. C-Potenz.[3] Schon nach etwa zwanzig Minuten traten in der Regel Veränderungen der Druckpunkt-Konstellation und subjektive Symptome auf, welche beide Manifestationen dann genau festgehalten wurden.

Interessanterweise wurde – wie bereits erwähnt – bei diesen mehrfach durchgeführten Pulsatilla-Testungen der zugeordnete Weihesche Einzelpunkt auch beim klinisch eindeutigen Auftreten von Kuhschelle-Symptomen meist nur schwach und keineswegs regelmäßig positiv gefunden. Spätestens zu diesem Zeitpunkt muss also auch die Weihesche Schule auf das uns bereits bekannte Problem der falsch negativen Einzelindikatoren aufmerksam geworden sein.

Umso wichtiger war deshalb die Tatsache, dass bei diesen Experimenten dann aber regelmäßig die beiden Punkte zumindest einer der zahlreichen Pulsatilla-Kombinationen deutlich nachweisbar wurden. Am konstantesten und meist auch zuerst trat jeweils der Doppelindikator der Gleichung Pulsatilla = Hepar sulphuris + Ratanhia in Erscheinung. Die Doppelpunkte der zahlreichen sonstigen Pulsatilla-Gleichungen traten bei den einzelnen Testpersonen in unterschiedlicher Weise und zudem im Verlauf des Experimentes bei der gleichen Prüfperson oft auch paarweise miteinander abwechselnd in Erscheinung.[4]

Etwas weniger erfolgreich als diese mit bekannter Prüfsubstanz und vor allem auch mit auf das Medikament klinisch eindeutig reagierenden Testpersonen durchgeführte Versuchsreihe verliefen dann aber weitere Experimente, welche im Rahmen von Weiterbildungsveranstaltungen an homöopathischen Kollegen durchgeführt wurden. Ein erster derartiger Versuch wurde 1893 in Bonn durchgeführt.[5] Hierbei ging es zuerst einmal um die bereits sehr hohen Ansprüche an die Druckpunkt-Diagnostik stellende Fragestellung, ob ver-

---

1 Vgl. hierzu sein Thuja-Fall S. 48 ff.
2 Göhrum 1893/2, S. 196.
3 Im Weiteren wurden auch die 30. und die 1000. C-Potenz verwendet.
4 Göhrum 1892/4, S. 193–195.
5 Göhrum 1893/3.

schiedene Untersucher bei ein und demselben Patienten allein mittels Druckpunkt-Diagnostik – also ohne jegliche sonstige homöopathische Fallkenntnis! – zu einer übereinstimmenden Mitteldiagnose kommen könnten.

Hierzu wurden zehn anwesende homöopathische Kollegen von Leeser und Göhrum in getrennten Räumen auf ihre individuelle Druckpunkt-Konstellation untersucht. Alle gefundenen Einzelpunkte und Kombinationen wurden festgehalten und anschließend miteinander verglichen, mit folgendem Resultat: Bei vier von den zehn auf ihre Druckpunkt-Konstellation untersuchten Ärzten, unter welchen sich auch erklärte Gegner der Weiheschen Methode befanden, stimmten beide Untersucher vollständig überein. Bei den verbleibenden sechs Kollegen ergab die Punktediagnostik bei der einen Hälfte ein teilweise übereinstimmendes, bei den übrigen drei Kollegen aber ein völlig divergentes Resultat.

Leider wird in dem kurz gefassten vorläufigen Bericht Göhrums nicht festgehalten, wieviele Punkte und Kombinationen bei den einzelnen Versuchspersonen jeweils festgestellt wurden. Für Details verweist Göhrum jeweils auf den vom Versuchsleiter noch zu erwartenden ausführlichen Untersuchungsbericht, welcher dann aber meines Wissens nie publiziert wurde, was leider für die ganze Serie dieser Experimente bezeichnend ist. – Jedoch lässt sich aus Göhrums Bericht indirekt schließen, dass in allen Fällen mehrere Punkte festgehalten wurden, zumeist in der für die Weihesche Schule typischen Form von Doppelindikatoren. Im Minimum handelte es sich hierbei also bei sonst klinisch unbelasteten Personen um die beiden der Mittelgleichung des damaligen Morbus stationarius entsprechenden Druckpunkte, welche gemäß der Weiheschen Schule ja bei allen, also auch bei klinisch gesunden Menschen nachweisbar sein sollten. Diese entsprachen zu dieser Zeit in Bonn der Gleichung „Baryta carbonica + Tonca = Kali bichromicum“. Bei belasteten Personen, bei welchen der Indikator des Genius epidemicus ja keineswegs immer zu den deutlichsten, klinisch-diagnostisch relevanten Punkten gehörte, wurden von den beiden Prüfern offenbar bis zu drei zu einem bestimmten Einzelmittel gehörige Kombinationen angegeben.

Zu der ersten Gruppe mit hundertprozentiger Übereinstimmung gehörten die drei Kollegen, bei welchen für beide Untersucher lediglich der oben genannte Doppelindikator des Morbus stationari-

us positiv war. Diese Punkte finden sich – wie erwähnt – gemäß der Weiheschen Schule nämlich in der Regel auch bei reaktionsfähigen Gesunden. Zu diesen drei nur den Genius epidemicus anzeigenden Prüfpersonen kam dann noch ein weiterer Versuchsteilnehmer mit hundertprozentiger Übereinstimmung bei primär anderweitig belasteter Konstitution.

Wenn wir bei der teilweise übereinstimmenden Gruppe eine fünfzigprozentige Übereinstimmung der einzelnen Punkte annehmen, ergibt sich also eine übereinstimmende Diagnostik bei 55 % der von den beiden Untersuchern als positiv bezeichneten Punkte.[1] – Wenn wir dieses Resultat übersichtsmäßig einmal ganz einfach mit der rein statistischen Übereinstimmungswahrscheinlichkeit von zwei unabhängig voneinander bestimmten Weiheschen Einzelpunkten vergleichen, ist es sehr beachtlich: Nehmen wir einmal an, dass zu dieser Zeit von den auf Göhrums Liste von 1903 zu findenden 231 Einzelindikatoren etwa 200 bekannt waren. Damit würde die rein statistische Wahrscheinlichkeit einer übereinstimmenden Punkteuntersuchung nur etwa 1 : 200 oder 0,5 % der Fälle betragen! Bei zwei Punkten wäre sie natürlich noch viel kleiner. Jedoch müssen wir bedenken, dass für die beiden Untersucher nicht alle 200 Punkte mit gleicher statistischer Wahrscheinlichkeit zur Auswahl standen. So stand für die beiden Prüfer der Doppelindikator des vorherrschenden Genius epidemicus sicher bei jeder Testperson ganz im Vordergrund der Auswahl, in zweiter Linie folgten dann wohl die Punkte und Kombinationen der wichtigsten Polychreste und sicher erst in letzter Linie die Indikatoren der kleinen Mittel. Doch auch in Anbetracht dieser Einschränkungen bleibt die von Göhrum und Leeser mit diesem Test an teilweise sehr kritisch eingestellten Prüfpersonen demonstrierte Reproduzierbarkeit der Druckpunkt-Diagnostik bei völlig unbekannter Klinik des Probanden doch sehr beachtlich.

Göhrum und Leeser hatten jedoch auf Grund ihrer bisherigen experimentellen Erfahrungen im eigenen Kreis mit über 75 % Übereinstimmung ihrer Druckpunkte gerechnet[2] und waren somit mit dem erreichten Resultat gar nicht zufrieden. Diese hohe Treffererwartung lässt erkennen, dass die Weihesche Schule zumindest mittels der perfektionierten Mehrpunkt-Diagnostik ihrer Spit-

---

1 4 x 100 % + 3 x 50 % + 3 x 0 % = 550 % : 10 = 55 %
2 Göhrum 1893/3, S. 178.

zenvertreter offenbar tatsächlich den Anspruch stellen durfte, allein mittels der Druckpunkt-Diagnostik zu einer brauchbaren homöopathischen Diagnose zu kommen. Eine übereinstimmende Mittelwahl zweier unabhängiger Untersucher in über 75 % der Fälle wäre nämlich auch bei rein klassisch-homöopathisch durchgeführter Mitteldiagnostik schon ein sehr gutes Resultat! – Leeser und Göhrum führten das im Kollegenkreis deutlich unter ihren Erwartungen gebliebene Resultat auf den Einfluss von Alkohol und Nikotin bei den Versuchspersonen zurück.

Für die an das erste Experiment anschließende, noch höhere Ansprüche stellende doppelblinde Arzneimittelprüfung wurden durch die beiden Vertreter der Weiheschen Methode vorerst unter den bereits geprüften Testpersonen diejenigen ausgewählt, welche für eine derartige Untersuchung am besten geeignet waren. Die von ihnen hierbei beachteten Auswahlkriterien liegen auf der Hand: Es mussten möglichst unbelastete Versuchspersonen von guter Reaktionsfähigkeit sein, bei welchen die Vortestung außer den deutlich und problemlos wahrnehmbaren Indikatoren des vorherrschenden Genius epidemicus möglichst keine weiteren Druckpunkte zu Tage gefördert hatte.

Wie wir bereits gesehen haben, wiesen lediglich drei Versuchsteilnehmer die druckpunktmäßigen Voraussetzungen hierfür auf. Dazu gehörte ausgerechnet auch der Versuchsleiter, was für den weiteren Ablauf des Versuches auch nicht gerade die günstigste Voraussetzung war. Zudem waren von den drei in die engere Wahl fallenden Kandidaten der eine eher zu überempfindlich und der andere tendenziell zu unsensibel für die optimale Durchführung eines derart heiklen Experimentes.

Um das Experiment aber doch möglich zu machen, wurden trotzdem alle drei Kandidaten von den beiden Untersuchern akzeptiert und das Experiment gestartet. Hierzu wurden wie bei Göhrums oben beschriebenen Versuchen die mittels Druckpunkt-Diagnostik zu diagnostizierenden Arzneien in Wasser aufgelöst und in Abständen von etwa fünf Minuten schluckweise eingenommen. Außer dem Versuchsleiter wusste niemand, welche Arzneien verabreicht werden. Göhrum und Leeser führten ihre Untersuchungen wiederum getrennt durch.

Leider ist wegen des fehlenden Detailberichtes des Versuchsleiters der wichtige Umstand nicht bekannt, ob und allenfalls in welcher Form

bei der kurzen Prüfung von etwa einer halben Stunde Dauer bei den drei Prüfpersonen bereits subjektive Arzneisymptome auftraten. Da es sich aber um auf Grund einer genauen Voruntersuchung ausgewählte, anscheinend nicht bis wenig belastete Versuchspersonen handelte, wäre das baldige Auftreten subjektiver Symptome nach den bisherigen Erfahrungen Göhrums ja durchaus möglich gewesen. Als beteiligter Prüfer, welchem etwaige subjektive Mittelsymptome während des Experimentes natürlich nicht mitgeteilt werden durften, weiß Göhrum jedoch nichts hierüber zu berichten. Dafür hat er dann den weiteren Ablauf der Druckpunkt-Untersuchung recht detailliert festgehalten:

Beim zuerst untersuchten, kitzligen und überempfindlichen Versuchsleiter stellte Leeser auf Grund der Kombination Acidum oxalicum + Hyoscyamus die Diagnose auf Pulsatilla, von welchem Mittel er als Bestätigung auch noch weitere Doppelindikatoren positiv fand. Göhrum seinerseits fand bei dieser Versuchsperson als nach der Mitteleinnahme neu aufgetretene Punkte zuerst Acidum oxalicum + Ranunculus sceleratus, welche Kombination dem Einzelmittel Euphrasia entsprochen hätte. Bei der Wiederholung seines Punktechecks, welches Vorgehen in der Praxis immer sehr zu empfehlen ist, war die Empfindlichkeit des Punktes von Ranunculus sceleratus dann aber wieder verschwunden. Diese nur im ersten Moment der Untersuchung verspürte Empfindlichkeit eines Punktes ist gerade bei übersensiblen Patienten ein nicht selten vorkommendes Phänomen. Dafür fand Göhrum bei seiner Nachuntersuchung nun ebenfalls den Indikator von Hyoscyamus deutlich und vor allem auch nach Wiederholung konstant positiv. Damit kam er bei weiterhin konstant positivem Punkt von Acidum oxalicum in Übereinstimmung mit Leeser auf die Diagnose von Pulsatilla.

Bei der nachfolgend untersuchten einzigen Prüfperson mit idealer Punktekonstellation und normaler Sensiblität stellten beide Untersucher ohne Schwierigkeiten die Diagnose auf Veratrum album. Wiederum war bei beiden Untersuchern in typischer Weise nicht der Einzelpunkt für die Diagnose maßgebend, sondern einer der drei Doppelindikatoren des Weißen Germers, nämlich Natrum phosphoricum + Euphorbium.

Beim letzten, sehr torpiden und indolenten Teilnehmer konnte Leeser keinen einzigen nach der Mitteleinnahme neu aufgetretenen Punkt feststellen. Lediglich Göhrum konnte mit viel

Mühe und Druckeinsatz schließlich die gleiche Kombination wie bei der vorangehenden Prüfperson feststellen und so ebenfalls die Diagnose auf Veratrum album stellen.

Bei der bis auf den letzten Fall sehr guten Übereinstimmung der Punktediagnostik mutet das vom Versuchsleiter bekannt gegebene Schlussresultat dann sehr eigenartig an: Während die beiden Schüler Weihes bei ihm selbst ja Pulsatilla und bei den beiden anderen Kollegen Veratrum album diagnostiziert hatten, wollte er gerade umgekehrt selber Veratrum album eingenommen und seinen beiden Kollegen Pulsatilla verabreicht haben! Diese eigenartige, genau spiegelbildliche Verschiedenheit von diagnostizierter und angeblich verabreichter Arznei kann eigentlich fast nur einen Grund haben: Der überempfindlich-nervöse, überraschend in den Versuch miteinbezogene Versuchsleiter musste die beiden Arzneifläschchen verwechselt haben! Eine andere Erklärungsmöglichkeit dieses höchst eigenartigen Versuchsresultates wäre lediglich noch ein fast die Grenzen des Vorstellungsvermögens sprengender Zufall, oder dann fast noch eher irgendein parapsychologischer Effekt! So nimmt Göhrum fast sicher zu Recht eine Mittelverwechslung an und schreibt diesbezüglich sehr bestimmt: „Für Leeser und mich besteht in dieser Hinsicht gar kein Zweifel."[1] – Das spätere Ausbleiben eines definitiven Berichtes von Seiten des Versuchsleiters spricht dann zusätzlich noch für sich.

Bei einem fast dreißig Jahre später durchgeführten weiteren Doppelblindversuch wurde die Möglichkeit einer Verwechslung der Arzneien dann aber möglicherweise auf Grund der obigen Erfahrung sorgfältig vermieden. Dafür krankte das Experiment – wie wir gleich sehen werden – um so mehr an anderen Schwachpunkten, welche sich schließlich als noch viel schwerwiegender herausstellen sollten.

Der Versuch wurde 1921 anlässlich einer Fortbildungstagung des von Leeser gegründeten Rhein-Maingau-Vereines homöopathischer Ärzte durchgeführt. Es handelte sich um eine Art Wette des klugen und wortgewandten Hochpotenz-Gegners Dr. J. Schier aus Mainz gegen Leeser und Göhrum. Schier hatte sich bereit erklärt, einen recht hohen Betrag an die zur Nachkriegszeit sehr bedürftige Witwenkasse des homöopathischen Ärzteverbandes zu entrichten, falls es den beiden Weihe-Schülern gelingen würde, sechs in ihrer Gesamtheit zwar bekannte, aber einzeln und doppelblind an sechs verschiedene Prüfpersonen verabreichte Hochpotenzen nur mit Hilfe der Druckpunkt-Methode zu identifizieren.

Schier leitete den Versuch trotz offensichtlicher Voreingenommenheit gleich selbst und publizierte auch den Versuchsbericht, dem die nachfolgende Zusammenfassung entnommen ist: Vor der Herstellung der Testlösungen wurden die Etiketten der sechs von einer anerkannten Apotheke gelieferten Arzneifläschchen abgedeckt und diese gründlich durcheinandergemischt. Dann wurden die Fläschchen an den Korken nummeriert und daraus die Testlösungen Nummer eins bis sechs hergestellt, welche damit natürlich namentlich niemand mehr bekannt waren. Die jeweils einige Tropfen der 1000. C-Potenz in einem Glas Wasser enthaltenden Auflösungen wurden dann ähnlich wie bei den vorangehenden Versuchen in Abständen von etwa fünf bis zehn Minuten schluckweise eingenommen.

Als Versuchspersonen dienten sechs an der Versammlung teilnehmende Ärzte. Diese durften am Tag des am Vormittag stattfindenden Experimentes keinen Alkohol eingenommen haben. Weiter aber bestanden keinerlei diätetischen oder sonstigen Vorschriften. Insbesondere jedoch war es als wohl wesentlichster Unterschied zum vorangehenden Experiment den beiden Untersuchern diesmal nicht gestattet, die Prüfpersonen vorgängig auf ihre individuelle Empfindlichkeit und einen möglichst unbelasteten Vorzustand zu testen.

Eine halbe Stunde nach Einnahmebeginn erfolgte dann wie bei den früheren Experimenten die Untersuchung der Druckpunkte durch Leeser und Göhrum. Hier fehlt in Schiers sonst recht detailliertem Bericht auffälligerweise jegliche Angabe darüber, ob und allenfalls in welcher Form sich zu diesem Zeitpunkt bei den Prüfpersonen subjektive Symptome bemerkbar gemacht hatten. Schier hat damit als Versuchsleiter ein für die Beurteilung des Experimentes sehr wichtiges Zwischenresultat ganz einfach unter den Tisch gekehrt.

Wir können deshalb lediglich annehmen, dass bei diesem Experiment im Gegensatz zu Göhrums eigenen Versuchen keine subjektiven Symptome auftraten. Wären nämlich von den Prüfpersonen tatsächlich subjektive Symptome gemeldet worden, hätte unser Berichterstatter, der zwar sicher

---

[1] Göhrum 1893/3, S. 179.

ein schlauer Fuchs, aber wohl kaum ein direkter Betrüger war, dies fast sicher erwähnen müssen. Und selbst wenn Schier unwahrscheinlicherweise nicht nur ein wichtiges Negativresultat verschwiegen, sondern positive Versuchsbefunde tatsächlich bewusst unterdrückt hätte, wäre eine derart weitgehende Manipulation seines immerhin in der Allgemeinen homöopathischen Zeitung publizierten offiziellen Versuchsberichtes von Seiten der übrigen Versuchsteilnehmer wahrscheinlich kaum unwidersprochen geblieben.

Im Weiteren ist, wenn man die heiklen Voraussetzungen für Hochpotenz-Arzneimittelprüfungen an Gesunden in Betracht zieht, bei nicht besonders geeigneten Prüfern ein Negativresultat punkto Symptomerzeugung zu einem derart frühen Zeitpunkt und in der Atmosphäre eines Ärztekongresses, welche wahrscheinlich bereits von Morgenkaffee, Tabakrauch und wohl auch von einem kleinen Kater vom vorangehenden Abend geprägt war, keineswegs sehr verwunderlich. Dies vor allem auch angesichts der Tatsache, dass das Experiment offensichtlich auch noch von spöttischen Zwischenbemerkungen und wohl auch den entsprechenden Lachsalven begleitet wurde: „Die Kollegen Göhrum und Leeser arbeiteten im Schweiße ihres Angesichtes und quetschten mit Männerkraft an Kopf, Hals, Brust und Bauch der Objekte, nicht zu knapp, sodass einer der Teilnehmer, welcher sich kurz und treffend auszudrücken pflegt, äußerte, vor dem nächsten derartigen Experiment werde er sich vorsichtshalber in eine Unfallversicherung aufnehmen lassen …"[1]

Es ist fast unverständlich, dass die beiden Vertreter der Hochpotenzlehre und der Druckpunkt-Diagnostik den Versuch angesichts derartiger Begleitumstände nicht abgebrochen haben. Eine persönliche Stellungnahme von Leeser und Göhrum zum Versuchsablauf ist aber leider in Schiers Bericht ebenfalls nicht zu finden, auch wurde meines Wissens später kein Bericht aus der Sicht der Gegenpartei veröffentlicht.[2] So können wir wiederum nur vermuten, dass Leeser und Göhrum von der beliebigen Reproduzierbarkeit ihrer in eigenen Experimenten gewonnenen Er-

fahrung, dass unter günstigen Bedingungen bei einer Arzneimittelprüfung wie bei einem sonstigen Krankheitsgeschehen die Weiheschen Druckpunkte manchmal noch vor und eventuell sogar auch ohne deutliches Manifestwerden subjektiver Symptome nachweisbar werden, ähnlich felsenfest überzeugt waren wie von der unter allen Umständen durchschlagenden Wirkung von Hochpotenzen.

Möglicherweise bestärkte auch der relativ günstige Ausgang des vorangehenden, in einer vergleichbaren Atmosphäre durchgeführten Experimentes den Optimismus der beiden Weihe-Schüler und gab ihnen den Mut, um nicht zu sagen die Verwegenheit, Schiers Wette anzunehmen und somit auch in der Höhle des Löwen und unter schlechteren Voraussetzungen die Probe aufs Exempel zu wagen.

Hier sollte jedoch der unerschütterliche Glaube an die weitgehende Unfehlbarkeit ihrer Methode den beiden Schülern Weihes auch in reiferem Alter nochmals einen üblen Streich spielen. Damit hatte Schier, der seine Pappenheimer offenbar sehr wohl kannte, wahrscheinlich fest gerechnet. Und so kam es, wie es kommen musste: Am Schluss des Tests, als die Fläschchen wieder dechiffriert wurden, stimmte keine einzige Mitteldiagnose, und die beiden angesehenen Vertreter der Hochpotenz-Homöopathie und der Weiheschen Diagnostik standen wie zwei alte Esel da! – Schier verfehlte natürlich die Gelegenheit nicht, seinen Triumph zu einer flächendeckenden Breitseite gegen die Hochpotenz-Homöopathie zu nutzen:

„Nachdem die Versuche, die Wirksamkeit von Hochpotenzen am Gesunden zu beweisen, fehlgeschlagen sind, und auch in Zukunft fehlschlagen werden, Krankengeschichten landläufiger Art aber überhaupt keinen einer wissenschaftlichen Kritik standhaltenden Beweis bieten können, flüchtet man sich wieder in die These, der Kranke reagiere weitaus empfindlicher und feiner auf arzneiliche Heilmittel als der Gesunde gegenüber solchen Stoffen. Ich habe schon seit Jahrzehnten gegen diese Behauptung, die unter den tüchtigsten Homöopathen, auch Tiefpotenzlern, einer dem andern kritiklos nachbetet, gekämpft, niemals eine Widerle-

---

1 Schier, S. 98.
2 Jedoch berichtet J. Leesers Neffe Otto Leeser, welcher seinem Onkel und früheren Lehrer gegenüber sehr kritisch eingestellt war (s. unten), ein Jahr später als Schriftleiter der „Deutschen Zeitschrift für Homöopathie" ganz kurz, dass auch ein Jahr später (1922) Versuche zur Druckpunkt-Erzeugung mittels Hochpotenzen durchgeführt wurden, welche „kein abschließendes Ergebnis hatten" (Leeser O. 1922, S. 191). Leider fehlen hierzu nun aber jegliche detaillierteren Berichte. Immerhin aber geht aus O. Leesers Anmerkung hervor, dass Schiers Versuch ganz allgemein nicht als endgültig betrachtet wurde und auch der Weiheschen Methode gegenüber sehr kritisch eingestellte Ärzte wie Leeser jun. die experimentelle Situation von 1922 schließlich als unentschieden beurteilten.

gung meiner gegenteiligen Feststellungen erfahren, höchstens Witze fadester Art („Wildsau" und dergleichen); natürlich, denn ein Gegenbeweis … ist eben unmöglich, von dem altgewohnten Ideenkreise vermag man sich aber auch nicht freizumachen."

Sollte Schier recht behalten? – Die Feststellung, dass Kranke vor allem auf das passende potenzierte Simile sehr viel empfindlicher reagieren als Gesunde, ist aus heutiger Sicht jedenfalls nicht einfach als religiöses Glaubensbekenntnis von sturen Hochpotenz-Homöopathen zu betrachten, sondern als eine bereits von Hahnemann beschriebene[1] und seither immer wieder klinisch und experimentell bestätigte Tatsache.[2] Deshalb sind denn auch klinische Untersuchungen bis heute die erfolgreichste Domäne der Hochpotenzforschung geblieben.

Im Weiteren ist auch Schiers Meinung, dass sich aus Krankengeschichten keine sicheren wissenschaftlichen Beweise ableiten lassen würden, im Zeitalter der medizinischen Statistik als überholt zu betrachten. Die sogar in „Lancet" publizierten klinischen Doppelblindstudien mit Hochpotenzen, welche an der Universität von Glasgow durchgeführt wurden, haben vor wenigen Jahren den wohl endgültigen Beweis dafür erbracht, dass Hochpotenzen bei geeigneter Versuchsanordnung objektiv und unbestreitbar wirksam sind.[3]

Aus den zumindest teilweise erfolgreichen experimentellen Überprüfungen der Druckpunkt-Diagnostik ergab sich für Göhrum und Leeser als wohl wichtigstes Resultat, dass für eine gute Trefferquote die einfache Überprüfung von Einzelindikatoren keineswegs in jedem Fall genügt. In einer etwas überschießenden Gegenreaktion hierauf stellte die Weihesche Schule fortan mehrheitlich auf die aus Weihes therapeutischen Gleichungen abgeleitete Doppelpunktdiagnostik ab. Die Mitteldiagnose über zwei Punkte wurde so fast zur festen Regel. Etwas überspitzt formuliert hatten damit für die spätere epidemiologische Homöopathie viele Weihesche Punkte als Konstituenten von Zweier-Kombinationen praktisch die wichtigere diagnostische Bedeutung denn als Einzelindikatoren der ihnen ursprünglich von Weihe zugeordneten Arzneien!

Wenn wir die erheblichen Vorteile, welche Leeser und Göhrum der Doppelpunktdiagnostik zuschreiben, in vollem Umfang ausnützen wollen, müssen wir zur Diagnostik eines Einzelmittels nicht nur seinen klassischen Einzelpunkt, sondern zusätzlich – oder vielmehr nun fast in erster Linie – sämtliche Indikatoren der ihm zugeordneten Doppelmittel druckpunktmäßig prüfen. Dies würde im Extrembeispiel von Pulsatilla die Überprüfung von sage und schreibe 25 Punkten bedeuten![4] – Dass die spätere Homöosiniatrie de la Fuyes dieser stattlichen Sammlung von theoretisch möglichen Küchenschelle-Indikatoren dann lediglich noch einen zusätzlichen homöosiniatrischen Pulsatilla-Punkt beifügt, ist da nur noch ein kleiner Trost: Es scheint mir außer Zweifel, dass die Überprüfung derart vieler Punkte den für die Bestätigungsdiagnostik eines einzigen Mittels vertretbaren Aufwand deutlich überschreitet – von der Problematik der genauen Auswertung einer derart komplizierten Druckpunkt-Diagnostik ganz zu schweigen!

Glücklicherweise aber lässt sich dieser Aufwand durch die bereits erwähnte vereinfachte Standarddiagnostik zumindest einmal für einige wichtige Mittel ganz wesentlich verringern. Diese vereinfachte Differenzierung von Weihes System erweitert ja das ursprüngliche Einzelpunkte-System Weihes lediglich sehr sparsam und nur soweit unbedingt nötig durch die Einführung von einem oder höchstens einigen wenigen zusätzlichen Punkten. Diese werden dann – wie wir dies beim uns bereits bekannten Beispiel von Nux vomica gesehen haben – meist zusammen mit dem klassischen Weiheschen Einzelpunkt als möglichst einfache, in jedem Fall noch gut praktikable Mehrpunktdiagnostik eingesetzt.

Doch dürfen bei einer kritischen Revision des Weiheschen Systems, wie wir nun schon verschiedentlich gesehen haben, die klassischen Einzelmittel-Punkte nicht als sakrosankt betrachtet werden, sondern müssen alle reevaluiert werden. So musste ich z. B. für Pulsatilla anstelle des sich

---

1 Seiler 1988, S. 54–55.
2 So zeigten z. B. auch eigene, unpublizierte Arzneimittelprüfungen mit an Gesunden verabreichten Hochpotenzen, dass keineswegs alle Versuchsteilnehmer Symptome produzierten. Bei Kranken erzeugen die gleichen Potenzen in viel schwächerer Dosis aber deutliche, nicht selten sogar erschreckend heftige Symptome.
3 Reilly 1986 und 1994.
4 12 Doppelindikatoren und ein Einzelpunkt. Auf die von Leeser oben angeführten, sowieso nur sehr ungefähren und unvollständigen Hinweise betreffend die organbezogenen Wirkungsbereiche der Doppelmittel werden wir uns als klassische Homöopathen für eine Auswahl unter den Doppelindikatoren wohl kaum verlassen wollen.

nicht nur bei Göhrums Experimenten, sondern auch in der klinischen Praxis tatsächlich als ungenügend erweisenden klassischen Weiheschen Punktes einen neuen Hauptindikator bestimmen. Dieser macht die Anwendung einer so großen Anzahl von Doppelpunkten, wie sie Göhrum und Leeser angeben, nach meiner Erfahrung weitgehend entbehrlich.

Dennoch bildet das System der klassischen Weiheschen Einzelpunkte auch heute noch durchaus zu Recht weitgehend das Grundgerüst der Druckpunkt-Diagnostik. Die klassischen Mittelgleichungen mit ihren Doppelpunkten betrachten wir heute als eine interessante diagnostische Ergänzung und wichtige Quelle für die Bestimmung von Ergänzungspunkten, welche auch für die vereinfachte Standarddiagnostik unbedingt benötigt werden.[1] So entspricht z. B. das wichtigste druckpunktdiagnostische Ergänzungselement des erwähnten neuen Hauptpunktes für Pulsatilla, der Doppelindikator Hepar sulphuris + Ratanhia, der wichtigsten Weiheschen Kombination für dieses Mittel. Diese Punktekombination wurde ja durch Göhrums Experimente mehrfach bestätigt.

Damit weisen diese beiden Ergänzungspunkte von Pulsatilla eine andere Herkunft auf als der Bestätigungsindikator von Nux vomica, welcher – wie wir uns erinnern – nicht aus den Weiheschen Mittelgleichungen, sondern aus der Homöosiniatrie de la Fuyes hervorgegangen ist. Für Pulsatilla hingegen hatte sich der von de la Fuye zusätzlich zum Weiheschen Indikator vorgeschlagene homöosiniatrische Ergänzungspunkt in der Praxis bei weitem nicht so gut bewährt wie die Weihesche Kombination. Entscheidend ist immer die Praxis.

Wiederum im Gegensatz zur Situation bei Nux vomica zeigte es sich dann aber während einer länger dauernden Küchenschelle-Epidemie[2] vor einigen Jahren, dass für die vielgesichtige Pulsatilla-Pflanze die einfache Standarddiagnostik mittels eines Haupt- und eines ergänzenden Doppelindikators nicht ganz genügt. Es werden auch für die vereinfachte Standarddiagnostik der Kuhschelle derzeit noch mindestens zwei zusätzliche ergänzende Einzelpunkte benötigt. Als solche dienen der ehemalige Einzelpunkt nach Weihe und ein neu bestimmter homöosiniatrischer Punkt.[3]

---

1 Wir werden im Mittelverzeichnis des praktischen Teils sämtliche Weiheschen Mittelgleichungen wie auch alle homöosiniatrischen Punkte zur weiteren Überprüfung und als wichtige Unterlage für weitere Forschungen anführen.
2 Hier im Rademacherschen Sinne eines Morbus stationarius zu verstehen.
3 Erst damit dürften zumindest einmal in etwa die diagnostischen Bedürfnisse der geheimnisvollen Pflanze erfüllt sein, welche dort dem Boden entsprossen sein soll, wo Aphrodites Tränen zur Erde fielen (Clarke 1978 III, S. 908). Auf die in Realität sogar noch etwas komplexeren Verhältnisse bei Pulsatilla im Zusammenhang mit ihren Verwandten wollen wir im praktischen Teil noch ausführlich zu sprechen kommen.

16 Druckpunkte, Sykosis und Tumorgeschehen in einem Fall Leesers

Das folgende praktische Behandlungsbeispiel zeigt uns, dass der im vorangehenden, vorwiegend experimentellen Kapitel etwas in den Hintergrund getretene Leeser keineswegs allein nur der führende Theoretiker der Weiheschen Schule war, sondern – wie wir bereits gesehen haben – auch in seiner Praxis sehr beachtenswerte Erfolge zu verzeichnen hatte. Zudem bringt sein nun folgender zweiter Fallbericht auch noch einen völlig neuen Aspekt der Weiheschen Punkte ins Spiel:[1]

Fallbeispiel

„Johann Wilhelm E., Schlosser aus Mönchengladbach, 30 Jahre alt, welcher mit Ausnahme eines sich seit Jahren in jedem Herbste wiederholenden heftigen Schnupfens stets gesund gewesen ist, kam am 3. März 1886 in meine Behandlung wegen einer kleinen, runden, bohnengroßen Geschwulst oberhalb des rechten Nasenflügels, welches seit Mitte Januar 1886 zuerst als kleines Knötchen entstanden und von da an langsam, aber stetig gewachsen war. Die Geschwulst fühlte sich knorpelhart an und ließ sich unter der normalen Haut hin- und herbewegen. Ich diagnostizierte ein Enchondrom[2] und gab dem Patienten die damaligen epidemischen Mittel Veratrum, Sepia, Carbo vegetabilis und wieder Sepia der Reihe nach, ohne jede Spur von Erfolg.

Am 8. April fand ich links am Hals zwei Schmerzpunkte, auf Acidum nitricum und Belladonna hindeutend, die ungemein empfindlich gegen Berührung waren, viel empfindlicher als die früher gefundenen Stellen.

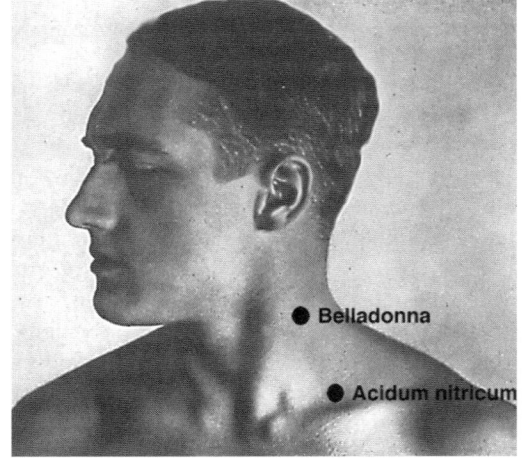

Abb. 10 a: Die beiden am Hinterrand des Musculus sternocleidomastoideus gelegenen klassischen Weiheschen Einzelpunkte von Belladonna (bell 1[W]) und Nitricum acidum (nit-ac 2[W]).[3] Bei einem jungen Handwerker, welchen Leeser von einem Tumorleiden heilte, spielten diese beiden Punkte nicht nur diagnostisch, sondern möglicherweise auch ätiologisch eine wichtige Rolle.

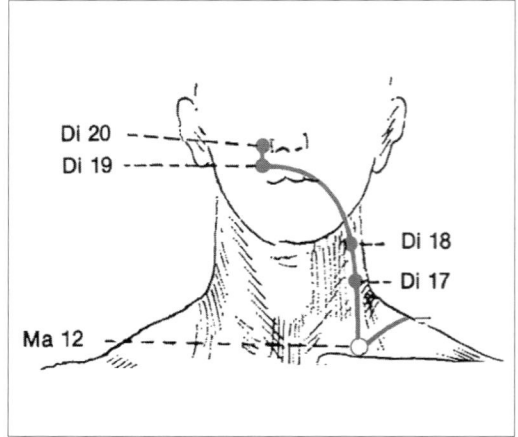

Abb. 10 b: Wie der Verlauf des Dickdarm-Meridians in dieser Region zeigt, liegt bell 1[W] etwa zwischen den beiden Punkten Dickdarm 17 und 18 links, während nit-ac 2[W] recht genau dem ebenfalls vom Dickdarm-Meridian berührten Punkt Magen 12 entspricht. Im Gesichtsbereich kreuzt der Meridian auf die Gegenseite und endet am rechten Nasenflügel, also genau dort, wo bei dem Patienten nach Reizung der genannten Trigger-Punkte der Tumor entstand!

---

1 Leeser 1888, S. 129–130.
2 Die heutige Pathologie beschränkt diesen Begriff auf Tumoren des Knorpelsystems. Somit handelte es sich wohl eher um einen andersartigen, aus dem Unterhautgewebe hervorgehenden Tumor. Auch seine Dignität bleibt unsicher: Während die Erscheinungsform eher auf einen gutartigen Prozess hinweist, ist das relativ schnelle Wachstum wiederum eher malignomverdächtig.
3 Der Punkt von Nitricum acidum liegt nach heutigem Wissen als nit-ac 1[Du] etwas weiter lateral als der hier dargestellte ursprüngliche Indikator nit-ac 2[W], welcher heute eher Kali nitricum und Calcarea phosphorica zugeordnet wird (s. unter den betreffenden Mitteln).

Da ich damals das diesen beiden entsprechende einfache Mittel (Chelidonium) noch nicht kannte, so gab ich von den beiden zusammen je 10 Streukügelchen der 30. Centesimale in Milchzuckerpulvern, jeden Abend ein Pulver zu nehmen.

Als der Patient nach 8 Tagen wiederkam, erzählte er mir, nachdem ich ihm das vorige Male am Hals untersucht, sei ihm nachträglich eingefallen, dass am Sonntag vor Weihnachten 1885, also 4–5 Wochen vor dem Entstehen der Geschwulst, ihn ein Freund scherzweise von hinten her mit der linken Hand am Halse gepackt und genau dieselben Stellen, welche ich schmerzhaft gefunden, stark mit den Fingerspitzen gedrückt habe. Er habe noch 14 Tage nachher jenen Schmerz ziemlich stark verspürt, und etwa 3 Wochen nach Aufhören des Schmerzes sei jene Geschwulst an der Nase entstanden. Er vermute, da ich jetzt jene noch äußerst empfindlichen Stellen wieder gedrückt habe, den Schmerz von meiner ersten Untersuchung habe er bis jetzt noch empfunden, einen ursächlichen Zusammenhang der Geschwulst mit der früheren Quetschung des Halses.

Ich konnte diese Vermutung ebenfalls um so weniger von der Hand weisen, als, trotz des vielfach wechselnden Genius epidemicus die betreffenden Punkte sich bis zur definitiven Heilung der Geschwulst stets auf Druck als äußerst schmerzhaft erwiesen, und zwar als die einzigen Schmerzpunkte ersten Grades, welche der Patient darbot; die früher gefundenen Schmerzpunkte, welche den vorhergegangenen Epidemien entsprochen hatten, waren nur Schmerzpunkte zweiten Grades gewesen.

Vom 15. April 1886 ab nahm nun der Patient jeden zweiten Abend ein Pulver Acidum nitricum und Belladonna in der 30. Centesimalpotenz ein, und man konnte jetzt eine allmählich fortschreitende Abnahme der Geschwulst bis zu der am 8. Januar 1887 erfolgten definitiven Heilung constatieren; bis heute ist ein Rezidiv nicht eingetreten. Dass das Heilmittel aber nicht nur auf die Geschwulst allein, sondern auf den ganzen Organismus einen wohltätigen Einfluss ausgeübt hat, konnte man aus dem Umstande entnehmen, dass der Patient sich seit Jahren nicht mehr so wohl gefühlt hatte, wie im Verlaufe der Kur, und dass der äußerst lästige, sonst wochenlang anhaltende Herbstschnupfen sich nicht wieder eingestellt hatte."

Ganz besonders bemerkenswert an diesem auch sonst lehrreichen Fall ist sicher die Rolle, welche die Weiheschen Punkte hier möglicherweise auch in der Ätiologie der Erkrankung spielten. – Ist dies völlig undenkbar? In jedem Fall scheint es keineswegs unwahrscheinlich, dass die kräftige mechanische Reizung der betreffenden Punkte wenige Wochen vor Beginn der Erkrankung mehr als lediglich eine zufällige Koinzidenz war, welche im Sinne des bekannte Kurzschlusses „post hoc, propter hoc"[1] dem Kausalitätsbedürfnis des Patienten entgegenkam. Leeser konnte ja – wie er uns dann auch in einem späteren Kommentar nochmals ausdrücklich bestätigt – ganz deutlich beobachten, wie diese anfänglich noch hochempfindlichen Schmerzpunkte mit fortschreitender Heilung an Sensibilität abnahmen und schließlich vollständig verschwanden.[2] Dies ist ein deutlicher Hinweis darauf, dass das kutane Reflexgeschehen zumindest auf irgendeine Weise mit der Krankheit in Verbindung stand.

Die Frage ist nun, ob diese innere Verbindung von Schmerzpunkt und Krankheitsgeschehen in diesem Fall nicht nur eine parallel laufende Korrelation im Sinne des Erscheinens der Weiheschen Punkte darstellt, sondern als kutanes Reflexgeschehen möglicherweise auch eine krankheitsauslösende Rolle spielte. Erinnern wir uns an die Theorie der viszerokutanen und kutiviszeralen Reflexe, welche Leeser – gerade auch auf Grund von Erfahrungen wie der obigen – ja bereits einige Jahre vor Heads Publikation hypothetisch formuliert hat.[3] Mit Hilfe dieser später auch experimentell bestätigten Theorie können wir uns bereits ein recht gutes Bild über die mögliche Pathogenese des obigen Krankheitsbildes machen, zumal wenn wir noch Hahnemanns Theorie der chronischen Krankheiten und die energetische Pathophysiologie der chinesischen Medizin dazunehmen.

Wir können nämlich davon ausgehen, dass der junge Handwerker eine gewisse vorbestehende Krankheitsdisposition aufweist, welche sich vor dem Tumorgeschehen lediglich in einer

---

1 = Nachher geschehen, deswegen geschehen. Die bekannte Verwechslung von zeitlicher Folge und ursächlichem Zusammenhang zweier Ereignisse.
2 Leeser 1888, S. 130.
3 Leeser 1888, S. 130.

herbstlichen Erkältungsneigung ausdrückte. Nach klassisch-homöopathischer Betrachtungsweise ist diese Prädisposition wahrscheinlich sykotischer Natur. Darauf weist die chronische Schnupfenanfälligkeit bei kaltem Wetter hin,[1] vor allem aber auch das spätere therapeutische Ansprechen auf Nitricum acidum, Hahnemanns neben Thuja[2] wichtigstes Antisykotikum.

Durch den kräftigen mechanischen Druck auf die Halsseite, welchen der Patient dann vor Beginn der Neubildung im Gesichtsbereich erleidet, werden über die afferenten Nervenbahnen der gereizten kutanen Triggerpunkte die entsprechenden Ganglien des mittleren und unteren Halssympathikus sowie auch die dortigen vegetativen Zentren des Rückenmarks gereizt.[3] In diesen vegetativen Steuerungszentren, welche sich parallel zur chronischen Erkältungsneigung der oberen Luftwege sowieso bereits in einem irritierten Zustand befinden, breitet sich der Reizzustand allmählich auch nach oben und unten sowie auch auf die Gegenseite des betroffenen Segmentes aus.[4]

Von dort aus wird der Erregungszustand dann über efferente vegetative Bahnen wieder nach außen auf das ganze Versorgungsgebiet dieser Zentren übertragen. Damit verstärkt sich die chronische Irritation nicht nur im Bereich der zugehörigen inneren Organe, wie z. B. Rachen, Kehlkopf und Nasenschleimhaut, sondern über die efferente vegetative Hautinnervation auch im Bereich der ganzen zugehörigen Hautoberfläche des Hals- und Kopfbereiches. Die so bewirkte reflektorische Veränderung des kutanen vegetativen Tonus kann damit auch eine um einiges größere Zone als nur gerade den direkten Reflexbereich der ursprünglich auslösenden Triggerpunkte umfassen.

Mit dem veränderten neurovegetativen Zustand von Haut und Unterhautgewebe erfährt nun aber nicht nur die Oberflächensensibilität der betroffenen Gebiete eine spürbare Modifikation, sondern es verändern sich auch die Durchblutung und alle sonstigen biologischen Funktionen der Haut, inklusive deren Immunlage. Es ist bekannt, dass der vegetative Tonus auch wichtige Immun-

parameter wie z. B. die Leukozyten-Aktivität im Interstitium wesentlich beeinflussen kann.

In dieser Situation ist es gut denkbar, dass es in einer besonders prädisponierten Zone des von der vegetativen Dysregulation betroffenen Hautareals infolge eines lokalen Zusammenbruchs des immunologischen Überwachungssystems zu einer Neubildung kommt. Die Region des als „Schnupfenpunkt" bekannten Akupunkturpunktes Dickdarm 20 im Bereich der Nasenflügel, in welchem Bereich die kutane Neubildung dann ja zum Ausbruch kommt, ist bei diesem Patienten mit seiner chronischen Schnupfenneigung sicher eine energetisch ganz besonders gestörte und damit auch für ein Tumorwachstum prädisponierte Stelle (vgl. Abb. 10 b).

Als direkter Vermittler der zellulären Neubildung an dieser Stelle fungierte vermutlich zumindest als Cofaktor das zu den Warzenviren gehörige Kondylom-Virus. Dieses zur Gruppe der humanen Papillom-Viren (HPV) gehörige infektiöse Nukleinsäure-Partikel entspricht ja sehr wahrscheinlich Hahnemanns miasmatischer Ursache der Sykosis. Wir müssen uns vorstellen, dass bei Leesers Patient das Kondylom-Virus als chronisch-epidemischer Erreger mehr oder weniger überall im Körper latent vorhanden war. Diese generalisierte Slow-Virus-Infection kann dann unter der Mitwirkung von bestimmten Cofaktoren an prädisponierten Stellen alle möglichen Zellneubildungen und potentiell sogar auch bösartige Tumoren[5] verursachen.

Es ist also gut denkbar, dass in diesem Fall die Weiheschen Punkte nicht nur diagnostisch, sondern auch pathogenetisch, nämlich als direkte Vermittler der krankheitsauslösenden vegetativen Fehlsteuerung, eine wichtige Rolle spielten. Und vom pathogenetischen Faktor zum therapeutischen Heilinstrument ist es dann, vor allem wenn wir homöopathisch denken, nur noch ein kleiner Schritt: Wenn die Weiheschen Punkte schon pathogenetisch wirksam sein können, warum sollten sie dann nicht auch therapeutisch einsetzbar sein? Hat etwa im beschriebenen Fall bereits der kräftige diagnostische Druck Leesers, welcher den alten, krankheitsverursachenden

---

1 Zusammen mit Medorrhinum als wichtigste Nosode der Sykosis ist Nitri acidum in den Rubriken „Chronic Coryza" und „Coryza from air draft" des Complete Repertory angeführt.
2 Vgl. hierzu die positive Wirkung von Thuja bei Leesers oben (S. 48) beschriebenem Fall eines Malignoms im Bereich des inneren Augenwinkels.
3 Vgl. Abb. 55.
4 Generalisationstendenz des Reflexgeschehens nach Head (Hansen, S. 137).
5 Bekanntlich stellen die durch diese Viren verursachten genitalen Kondylome vor allem bei der Frau eine Präkanzerose dar.

Schmerz ja anscheinend eine volle Woche lang reaktivierte, als unbeabsichtigte Akupressur-Behandlung auch noch mit zum Heilerfolg beigetragen? Oder war die auffällige Reaktivierung dieser alten Schmerzerscheinungen eher die Folge einer homöopathischen Erstverschlimmerung, was auf Grund der recht kräftigen verabreichten Arzneidosen ja ebenfalls sehr gut denkbar wäre? – Wahrscheinlich war doch eher das letztere der Fall.[1] Dies ändert aber nichts an der möglichen pathogenetischen Rolle der Weiheschen Punkte bei diesem Krankheitsprozess.

Bis zu einem möglichen therapeutischen Ansatz über die Weiheschen Punkte aber gehen Leesers theoretische Überlegungen nicht. Doch seine wertvollen Beobachtungen und weitblickenden pathophysiologischen Schlussfolgerungen leiten sehr schön über zur Homöosiniatrie de la Fuyes, wo nicht nur die diagnostischen, sondern auch die therapeutischen Effekte der teilweise ja mit den Weiheschen Indikatoren identischen Akupunkturpunkte ins Spiel kommen. Wir werden darauf im übernächsten Kapitel noch etwas ausführlicher zu sprechen kommen.

Weiter interessant an der geschilderten Krankengeschichte sind aber auch noch die folgenden beiden Aspekte:

1. Der Paradefall des epidemiologischen Homöopathen Leeser ist sinnigerweise gerade auch eines der besten Beispiel für die Tatsache, dass vor allem bei chronisch kranken Patienten ein individueller pathogenetischer Faktor (in unserem Fall möglicherweise eine Triggerpunkt-Quetschung) sehr oft eine wesentlich wichtigere Rolle spielt als sämtliche sich überlagernden Morbi stationarii. Der jeweils vorherrschende Genius epidemicus er-

zeugte in diesem Fall – wie Leeser uns ja ausdrücklich eingesteht – lediglich klinisch kaum bis nicht relevante Schmerzpunkte zweiten Grades.[2] Diese führten den Epidemiologen als falsch positive Punkte anfänglich dann auch prompt gleich mehrfach in die Irre.[3]

2. Die zu diesem Fall gehörige therapeutische Gleichung „Nitricum acidum cum Belladonna = Chelidonium" war Leeser zu Behandlungsbeginn, wie er uns ebenfalls ausdrücklich mitteilt, noch nicht bekannt. Sie konnte also offenbar erst später wahrscheinlich anlässlich einer Epidemie bestimmt werden. Eine aus einer anderen epidemischen Situation abgeleitete therapeutische Gleichung dürfte aber eigentlich – wie dies bereits oben gezeigt wurde – keinesfalls einfach unbesehen auf einen anderen Morbus stationarius oder auch auf einen epidemieunabhängigen individuellen Krankheitsfall übertragen werden.

Dass Leeser dies aber hier ganz offensichtlich trotzdem tut bzw. tun würde, bestätigt unsere oben abgeleitete Hypothese, dass die Mehrdeutigkeit einer therapeutischen Gleichung für die Weihesche Schule stets nur für deren Einzelglied, nicht aber für die Zweierkomponente gültig ist. So ist für Leeser die Kombination Nitricum acidum + Belladonna offenbar immer und in jedem Fall gleich Chelidonium, was – wie erwähnt – nicht unbedingt logisch ist.[4]

Umgekehrt kann ja nach der Weiheschen Schule Chelidonium als Einzelmittel durchaus nicht nur allein Nitricum acidum + Belladonna entsprechen, sondern gemäß der zweiten, uns ebenfalls bereits bekannten Schöllkraut-Gleichung auch Acidum phosphoricum + Symphytum.

---

1 Allerdings habe ich es bisher bei einigen wenigen, sehr empfindlichen Patienten auch schon erlebt, dass sie allein von der Druckpunkt-Untersuchung her noch vor Einnahme der homöopathischen Medizin eine gewisse therapeutische Wirkung zu verspüren glaubten.
2 Zur Gradeinteilung der Druckempfindlichkeit s. Teil 2 S. 117.
3 Allerdings ist es durchaus denkbar, dass die vorgängig verabreichten antipsorischen Arzneien wie Sepia und Carbo vegetabilis – auch wenn sie noch nichts Fassbares bewirkten – dennoch den Boden für die anschließende gute Wirkung des vorwiegend antisykotisch wirkenden Doppelmittels vorbereitet haben. Siehe hierzu Hahnemann 1835, Bd. I, S. 106–107.
4 Allerdings kann Chelidonium als bekanntes Warzen- und Tumormittel in passenden Fällen mit Sicherheit auch gegen HPV-Infektionen wirksam sein und hat damit wie Nitricum acidum eine antisykotische Wirkung. Es ist also nicht ganz auszuschließen, dass Schöllkraut in Leesers Fall tatsächlich ebenfalls hätte wirksam sein können. Es zeigt sich hier erneut, dass die therapeutischen Gleichungen zwar kaum je therapeutischen Identitäten, aber dafür um so öfter wichtigen Verwandtschaftsbeziehungen der Arzneien untereinander entsprechen.

17 Das Punkteverzeichnis von Hermann Göhrum

Damit kehren wir wieder zurück zur Entwicklungsgeschichte der Druckpunkt-Diagnostik. – Durch Leesers frühe Publikationen wurde ähnlich wie eine recht große Anzahl weiterer Kollegen auch der junge homöopathische Arzt Hermann Göhrum aus Stuttgart (1861–1945) auf Weihes Methode aufmerksam. Göhrum war wissenschaftlicher Assistent des bekannten Stuttgarter Professors und Homöopathen Jäger gewesen und hatte mehrere von dessen interessanten neurophysiologischen Experimente zum Nachweis der Hochpotenzwirkung geleitet. So musste ihn die Weihesche Methode gerade auch von diesem Aspekt her sehr interessieren.

Göhrum nahm im Herbst 1888 mit Weihe Kontakt auf und wurde noch im gleichen Jahr während eines längeren Aufenthaltes in Herford von diesem persönlich in die Praxis der epidemiologischen Homöopathie eingeführt. Auch Göhrum wird später wie Leeser die Gastfreundlichkeit, Bescheidenheit und stets zuvorkommende Hilfsbereitschaft seines Lehrers stets in dankbarster Erinnerung behalten.

Ebenfalls ähnlich wie Leeser tritt auch Göhrum lediglich ein Jahr nach seiner Einführung schon erstmals mit einer Publikation über die Weihesche Methode an die Öffentlichkeit, auf welche wir gleich noch zu sprechen kommen werden. Diesen von jugendlicher Begeisterung getragenen schnellen Drang zur Weiterverbreitung ihrer Lehre hatten beide Weihe-Schüler also gemeinsam. Während Leeser in seinen Schriften aber bekanntlich eher der Theoretiker der Weiheschen Schule war, wies Göhrum eine ausgesprochen praktisch-experimentelle Begabung auf. Ihm verdanken wir nicht nur die Lokalisierung vieler zusätzlicher diagnostischer Punkte und zahlreiche neue Mittelgleichungen, sondern vor allem auch – wie wir bereits gesehen haben – sehr wichtige praktische Arbeiten über den Genius epidemicus und über die experimentelle Reproduzierbarkeit der Weiheschen Punkte.

Ebenfalls auf Göhrum gehen sämtliche detaillierten und systematischen Punkteverzeichnisse zurück, welche uns heute auch in der Praxis der Druckpunkt-Diagnostik ein direktes Anknüpfen

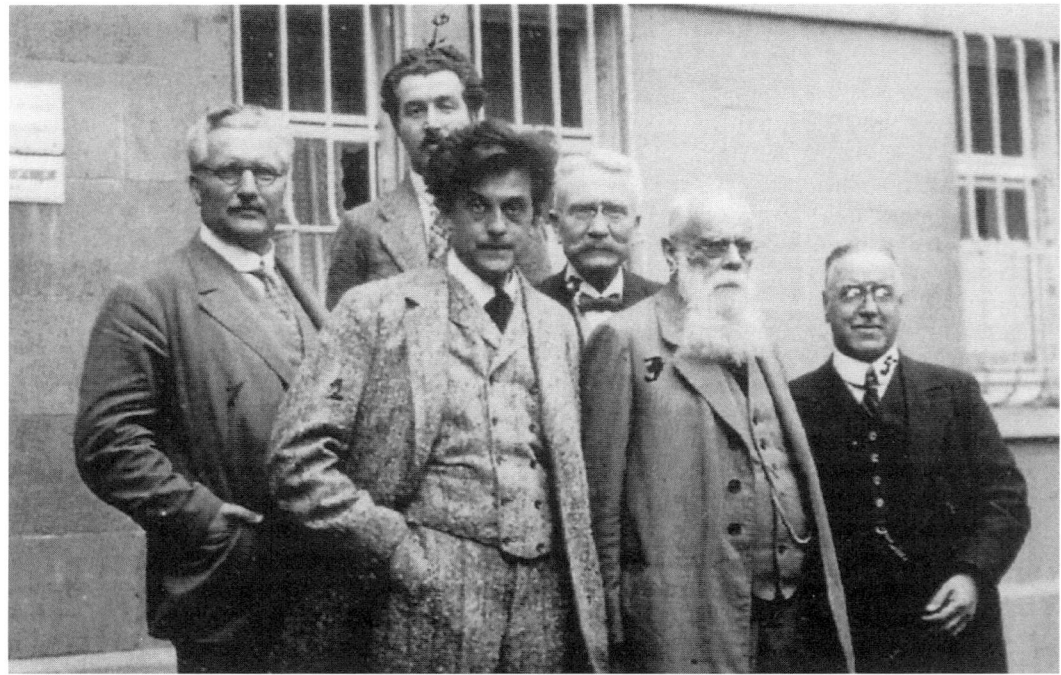

Abb. 11: Hermann Göhrum (1861–1945), Dritter von rechts, als Mitglied der Klinik-Leitung des Robert-Bosch-Krankenhauses im Kreise der Dozenten an einem homöopathischen Fortbildungskurs in Stuttgart 1926. Vor ihm, Zweiter von rechts, der homöopathische Tumor-Spezialist und Paracelsus-Kenner E. Schlegel.

an die Weihesche Schule ermöglichen. Die erste, heute nicht mehr vorhandene Auflage eines schriftlichen Verzeichnisses geht bereits auf das Jahr 1889 zurück. 1891 wurde sogar eine Gipsbüste mit eingravierten und nummerierten Indikatoren hergestellt. Diese scheint heute ebenfalls definitiv verloren zu sein, doch besitzen wir dank der freundlichen Vermittlung Dr. Kracks immerhin drei gute fotografische Wiedergaben dieses auch die damals verwendeten Hilfslinien aufzeigenden Modells (Abb. 22). Die vielfach erweiterte und korrigierte Auflage von Göhrums schriftlicher Punkteliste von 1903, welche uns im Original vorliegt, haben wir ja bereits mehrfach benützt. Sie wird auch in vollem Umfang in den praktischen Teil integriert werden.

In seiner ersten Publikation von 1889 berichtet uns Göhrum über seine Erfahrungen mit Ledum, welche Arznei er damals in Stuttgart als epidemisches Einzelmittel feststellte. Der klassische Weihesche Punkt von Ledum befindet sich am oberen Ende der mittleren Axillarlinie in der linken Achselhöhle[1]. Die druckpunktmäßige Indikation für Ledum, für welches Mittel auch später keine Zweierkombinationen festgestellt wurden, stellte Göhrum damit mit Sicherheit gemäß der ursprünglichen Weiheschen Technik auf Grund dieses Einzelpunktes. Entsprechend setzte er das Medikament auch als Einzelmittel in Hochpotenz ein.

Er kann damit verschiedene im Rahmen dieses Morbus stationarius auftretende rheumatische Störungen und Katarrhe erfolgreich behandeln. Auch eine kleine Epidemie von Halsentzündungen, welche innerhalb dieser Rademacherschen Epidemie ablaufenden Infektionskrankheit er als „Scharlachdiphtherie" bezeichnet, spricht auf den Sumpfporst gut an.

Allerdings betont Göhrum bereits damals, dass während dieses von Ledum dominierten Morbus stationarius besonders bei länger dauernden Erkrankungen sowie bei tiefer sitzenden Gesundheitsstörungen durchaus auch völlig andere Mittel angezeigt sein konnten. Zudem gab es offenbar auch eine Art intermediärer Situationen, wo neben dem Epidemiemittel Ledum zusätzlich noch eine andere anorganische Arznei im Sinne eines Doppelmittels angezeigt war, so z. B. Natrum muriaticum + Ledum. In diesen Fällen war der Indikator des betreffenden anorganischen Mittels, in unserem Beispiel also der Punkt von Natrum muriaticum, in ähnlicher Weise deutlich positiv wie derjenige von Ledum.

Diese Intermediär- oder Übergangsindikationen zeigen uns, dass in der epidemiologischen Homöopathie die Doppelmitteltechnik auch dazu dienen konnte, um innerhalb eines bestimmten Morbus stationarius zu einer differenzierteren Verschreibungspraxis als allein nur zur Verordnung des epidemischen Einzelmittels zu kommen. Nahmen dann derartige auf dem ursprünglichen epidemischen Einzelmittel basierende Doppelmittel mit bekannter Gleichung – also z. B. „Natrum muriaticum + Ledum = Antimonium tartaricum" – allmählich an Häufigkeit zu, konnte dies als Hinweis auf eine beginnende Veränderung des Genius epidemicus in Richtung auf ein anderes epidemisches Einzelmittel wie etwa entsprechend dem obigen Beispiel Antimonium tartaricum gedeutet werden.[2]

Auf diese Weise kristallisierte sich dann aus dem vorangehend epidemischen Medikament in einem kontinuierlichen Prozess via therapeutische Gleichungen allmählich ein neues epidemisches Einzelmittel heraus, welches dann seinerseits wieder über andere Doppelmittel in das nächste übergehen konnte. Damit wurde es der Weiheschen Schule mittels der sich aus den therapeutischen Gleichungen ergebenden Doppelpunktdiagnostik möglich, auf Grund des dynamischen Wandels im Punktemuster der Patienten die Entwicklung des jeweiligen Morbus stationarius als kontinuierlichen Prozess direkt mitzuverfolgen.

Eine ganz ähnliche Vorgehensweise wenden wir unabhängig von der Theorie des Genius epidemicus auch heute noch an, wenn wir mittels der Mehrpunktdiagnostik den Übergang von einer Mittelindikation zur nächsten im Punktemuster des Patienten mitverfolgen. Diese wichtige Technik wurde ja am theoretischen Beispiel eines Überganges von einer Brechnuss- zu einer Sepia-Indikation bereits ausführlich dargestellt.

Wahrscheinlich aus einer derartigen Wandlungsphase der obigen Ledum-Epidemie zu einem von der Gleichung „Natrum muriaticum + Ledum = Antimonium tartaricum" dominierten Morbus stationarius stammt ein eindrückliches pädiatrisches Behandlungsbeispiel, worüber uns Göhrum in einer späteren größeren Publikation berichtet:[3]

---

1 Siehe Abb. 50 a: calc-s 1^W, S. 186.
2 Göhrum 1891, S. 70.
3 Göhrum 1891, S. 72 ff.

Fallbeispiel

„Ein im August des Jahres an Brechruhr erkrankttes Kind von 4 Monaten, welches von Geburt an in Bezug auf die Ernährung vernachlässigt war, liegt bei meinem Besuche vormittags 11 Uhr vollständig apathisch da, ist stark abgemagert, fühlt sich kühl an, hat starke aphtöse Stomatitis, hochgerötete, trockene Lippen mit aufgesprungener, abgedorrter Haut und ist seit 12 Stunden unvermögend etwas zu schlucken. Nach Schmerzpunkten ist Natrum muriaticum mit Ledum pallustre angezeigt, ich gebe dafür die Einheit Tartarus stibiatus 200 C.[1]

Nachmittags um 2 Uhr werde ich aus der Sprechstunde gerufen, das Kind liege im Sterben; ich ging sofort hin und fand den Zustand ebenso wie vormittags, nur war der Glanz der Augen sehr matt, die Haut noch kühler und die Herztöne langsam und kaum hörbar. Die Schmerzpunkte waren dieselben geblieben und da gab ich 1 Tropfen Tartar. stibiat. 1000 C in ein Weinglas voll Wasser mit der Weisung, davon alle 10 Minuten mit dem Schnuller einige Tropfen auf die Zunge zu träufeln.

Abends erzählten mir die hocherfreuten Eltern, soeben habe das Kind wieder etwas Nahrung zu sich genommen, es sei auf jede Arzneigabe sichtlich mehr und mehr aufgelebt: Facta loquuntur.

… Das Kind ist, wie ich mich vor wenigen Tagen, am 29. November, überzeugen konnte, in vorzüglichem Ernährungs- und Gesundheitszustand.“

Bemerkenswert an diesem Fall ist abgesehen von der Dramatik, welche die Pädiatrie in dieser Zeit ohne die heute selbstverständliche rettende Kinderklinik im Hintergrund annehmen konnte,[2] sicher die Tatsache, dass Göhrum hier die Druckpunkt-Methode bei einem nur vier Monate alten Säugling anwendet. Diese heute meines Wissens kaum mehr angewandte Technik musste sich allein auf die Schmerzreaktionen der kleinen Patienten auf den wahrscheinlich ziemlich kräftigen diagnostischen Druck verlassen. Offensichtlich aber ist die Methode verlässlich, selbst in Fällen, wo das Bewusstsein bereits schon eingetrübt ist.[3]

Sehr beachtlich ist in diesem Zusammenhang dann auch das Ausmaß des Vertrauens, welches Göhrum offensichtlich in seine Punktediagnostik setzen durfte: Nachdem sich unter der 200. Potenz des gewählten Mittels weder klinisch noch an der Druckpunktkonstellation etwas für die Mittelwahl Wesentliches verändert hatte, setzte er selbst in dieser alarmierendsten Situation mutig auf eine höhere Potenz und sehr wahrscheinlich auch intensivere Dosierung derselben Arznei, von deren Indikation[4] er überzeugt war. Viele Kollegen hätten sich in einer vergleichbaren Situation eher zu einem verzweifelten und hier sehr wahrscheinlich erfolglosen Mittelwechsel hinreißen lassen.

In seinen Ausführungen zur praktischen Durchführung der Druckpunkt-Diagnostik[5] bemerkt Göhrum einleitend, dass diese sinnvollerweise anschließend an das homöopathische Krankenexamen und die allgemeine geübte objektive Untersuchung durchgeführt werde. Damit betont er mit etwas anderer Gewichtung als Leeser wieder mehr den bestätigenden Charakter der Weiheschen Diagnostik.

Bei der Untersuchung der einzelnen Indikatoren ist nach Göhrum ein „gleichmäßiger, langsamer Druck“ auszuüben. Aus Göhrums sehr genauen praktischen Angaben geht nun definitiv hervor, dass die Weihsche Schule ihre Druckpunkt-Untersuchungen sowohl im Stehen als auch im Liegen durchführte. Wir werden auf Göhrums Technik im praktischen Teil noch detailliert zu sprechen kommen.

Das Drücken einer größeren Anzahl von Punkten ist nach seiner Ansicht in der Regel nicht nötig, da man auf Grund der Kenntnis des Genius epidemicus ja meist schon wisse, welche Punkte derzeit am ehesten in Frage kommen würden. – Diese letztere Feststellung ist nun aber sicher mit eini-

---

1 = Antimonium tartaricum in der 200. Centesimalpotenz. Leider ist die anfängliche Dosierung nicht genannt, wahrscheinlich handelt es sich um eine Einzeldosis als Tropfen oder als in wenig Wasser aufgelöstes Pulver, welche Gabe nach den üblichen Gepflogenheiten der Weiheschen Schule wahrscheinlich frühestens nach einigen Stunden zu wiederholen war.

2 Vgl. hierzu auch die oben dargestellte Masern-Epidemie von Grauvogls.

3 Wir werden hierauf beim Thema Untersuchung von Kindern im praktischen Teil nochmals zu sprechen kommen.

4 Da das von Göhrum sehr knapp geschilderte klinische Bild des Säuglings nicht unbedingt primär an Antimonium tartaricum denken lässt, erfolgte die homöopathische Diagnose wahrscheinlich in erster Linie auf Grund der oben dargestellten, damals vorherrschenden Tendenz im Genius epidemicus, welche dann durch die Druckpunkt-Methode bestätigt wurde.

5 Wir werden hierauf noch ausführlich im praktischen Teil zu sprechen kommen.

ger Vorsicht zur Kenntnis zu nehmen, da – wie wir ja anhand des eben dargestellten Falles von Leeser gesehen haben – eine sich allein auf die epidemiologischen Punkte beschränkende Untersuchung, so wertvoll sie beim beschriebenen Säuglingsfall Göhrums vermutlich war, sehr wohl auch ihre Fallstricke haben kann.

Ebenfalls von praktischem Interesse ist dann ein weiterer Hinweis Göhrums auf zwei zwar nicht gerade häufige, aber keineswegs nur rein theoretisch mögliche Problemsituationen der Druckpunkt-Diagnostik:

- Was ist zu tun, wenn ein indolenter Patient überhaupt keine Druckpunkte wahrnimmt?
- Oder wie soll man im umgekehrten Fall reagieren, wenn nämlich ein überempfindlicher Kranker praktisch jeden geprüften Punkt als druckdolent empfindet?

In beiden Fällen – so Göhrum – „wirkt meist eine Gabe Sulphur in Hochpotenz klärend auf die Situation ein, d. h. beim Fehlen von Schmerzpunkten treten darnach gewöhnlich solche auf, oder beim allzu reichlichen Vorhandensein solcher werden wenige deutlicher hervortreten."[1]

In akuten Fällen untersucht Göhrum seine Patienten, wie wir auch beim obigen Beispiel (s. S. 72) gesehen haben, sehr häufig. Bei einer akuten Angina z. B. ist nach seiner Erfahrung manchmal zwei- bis dreimal täglich eine Untersuchung und allenfalls auch ein Mittelwechsel nötig. Das letztere aber ist – wie das Beispiel ebenfalls zeigt – keinesfalls immer angezeigt, es können allenfalls auch nur die Potenz und/oder die Dosierungsweise modifiziert werden. Häufig angezeigt ist nach Göhrum ein Mittelwechsel vor allem bei akuten Rückfällen von infolge vorangegangener allopathischer Behandlung chronifizierten Tonsillitiden. Unkomplizierte, nicht unterdrückend vorbehandelte Anginen hingegen sprechen meist schon schnell auf die richtig gewählte Erstmedikation an und heilen dann auch ohne Mittelwechsel vollständig aus.

Auch Weihe selbst berichtet bei schwierigeren Krankheitsbildern von häufigen Mittelwechseln. So musste er bei der Behandlung eines aku-

ten Schubes einer chronischen Coxitis bei einem 12-jährigen Knaben anfänglich während mehr als einer Woche fast jeden Tag das Mittel wechseln, bis auf die Verordnung von Stannum + Rhus toxicodendron ein enormer Schweißausbruch auftrat, welcher volle sechs Wochen unter während dieser Zeit gleichbleibender Mittelindikation anhielt. Dies brach der Krankheit die Spitze, und zwei Jahre später war der Patient unter kontinuierlicher Nachbehandlung mit sehr wahrscheinlich auch noch anderen Mitteln[2] vollständig wiederhergestellt.[3]

Bei einem anderen Knaben etwa im gleichen Alter trat hingegen schon auf die Verordnung des ersten Doppelmittels der kritische Schweißausbruch auf. Auch dieser Patient konnte dann nach etwa zweijähriger Nachbehandlung vollständig geheilt werden.

Allerdings gesteht Weihe in seiner typischen Bescheidenheit anschließend an diese Coxitis-Fallberichte gleich auch ein, dass er nicht immer so erfolgreich ist: „Natürlich liegt mir nichts ferner, als den Glauben erwecken zu wollen, dass meine Erfolge in der erwähnten Krankheit immer so günstig sind. Wo das Uebel auf allzusehr skrophulös durchseuchter Basis ruht, da lässt die Wirkung auch der richtigsten Mittel oft viel zu wünschen übrig."[4]

Dass aber auch bei einer Coxitis selbstredend nicht nur die Weiheschen Doppelverordnungen zum Ziel führen können, soll hier anhand eines mittels druckpunktgestützter Einzelmittel-Homöopathie behandelten Falles aus jüngster Zeit gezeigt werden. Jedoch ist dieses Behandlungsbeispiel einer wahrscheinlich viral bedingten postinfektösen Coxitis nicht sicher mit den beiden Fällen Weihes vergleichbar, da diesen möglicherweise ja jeweils eine tuberkulöse Erkrankung zugrunde lag.

Fallbeispiel

Ein siebenjähriger Junge aus einer benachbarten Agglomerationsgemeinde kommt wegen akuter Coxitis links in Begleitung seiner Mutter in die Praxis. Er ist für sein Alter eher kleinwüchsig, aber kräftig gebaut, neigt sogar zu leichtem Fettansatz.

Die Hüftschmerzen bestehen seit mehreren Wochen. Vorangegangen waren eine heftige Mumps-Erkrankung und anschließend unmittelbar vor Beginn der Gelenkbeschwerden ein Schnupfen. Eine auswärtige pädiatri-

---

1 Göhrum 1892/1, S. 17–18. Nebel hingegen empfiehlt, wie später noch gezeigt werden wird, in dieser Situation die Verabreichung der aktuell passenden Nosode.
2 Weihe macht hierüber jedoch keine Angaben.
3 Weihe 1886, S. 212.
4 Weihe 1886, S. 213.

sche Untersuchung ergab einen Gelenkerguss in der linken Hüfte. Die Senkungsreaktion war normal. Es wurde die Diagnose einer parainfektiösen Coxitis gestellt.

Der Knabe ist sportlich, ein ehrgeiziger und guter Fußballer. Doch gerade hierin ist er nun natürlich durch seine Hüfte sehr behindert. In der Schule, wo sein Eifer ebenfalls positiv auffällt, hat er kaum Probleme. Im Elternhaus hingegen besteht eine ausgesprochene Belastungssituation: Vor eineinhalb Jahren haben sich Vater und Mutter getrennt. Er trauert noch stark dem Vater nach und ist verunsichert. Er hat Angst, dass ihn nun auch noch die Mutter verlassen könnte. Träume von Krieg, von Feuer und von einem Monster. Weint leicht.

Oft periorale Herpesinfekte, wie die Mutter. Brüchige Fingernägel. Die Hüftschmerzen sind manchmal anfallsartig verstärkt. Sie haben einen lähmungsartigen Charakter. Bier schmeckt ihm, wenn er von den Erwachsenen ein Schlückchen ergattern kann, ganz auffällig gut.

Der neue homöosiniatrische Hauptindikator des hier ziemlich klar angezeigten Causticum, der Akupunkturpunkt Milz-Pankreas 9 links[1], ist deutlich positiv. Allerdings ist sein Pendant auf der rechten Seite, der uns bereits bekannte Ergänzungspunkt von Nux vomica, etwa im gleichen Ausmaß positiv. Zudem ist auch der Weihesche Indikator von Lachesis sehr deutlich druckdolent, vielleicht eine Spur weniger als derjenige von Causticum. Die Ergänzungspunkte von Causticum sind negativ, der Hauptindikator von Nux vomica ebenfalls.

Die Weihesche Punktekonstellation zeigt also in diesem Fall keine ganz eindeutige Situation, bestätigt jedoch das klinisch-homöopathisch recht eindeutige Causticum-Bild zur Genüge. Der Knabe erhält also Causticum in der ersten Q-Potenz, nach den Hahnemannschen Vorschriften in der Potenzierungsflasche aufgelöst.

Die Hüftbeschwerden verschwinden schon nach zwei bis drei Tagen fast völlig, wie die Mutter fünf Tage später telefonisch vermeldet. Dafür tritt Fieber auf und Husten. Das Fieber steigt seit zwei Tagen. Wenn er fiebert, singt der Knabe vor sich hin.[2]

Causticum wird deshalb sofort abgesetzt. Gerne würde ich nun bei dieser nicht so häufigen, meist für Belladonna typischen Fieber-

symptomatik das Punktemuster des kleinen Patienten aufnehmen. Doch ein Arztbesuch ist in dieser Situation nicht notwendig. In der Hausapotheke der Nachbarin ist glücklicherweise Belladonna D6 vorrätig, welches hier sehr wahrscheinlich wirksam sein wird. Falls also Fieber oder Husten beschwerlich werden, sollen zwei kleine Globuli von Belladonna D6 in einem Deziliter Wasser aufgelöst und von dieser Lösung in bis zu stündlichen Abständen nach jeweiligem kräftigem Umrühren bis zu sechs Kaffeelöffel pro Tag eingenommen werden. Im Zweifelsfall aber soll lieber zugewartet und allenfalls wieder telefonisch berichtet werden.

Nächste Konsultation in der Praxis nach einigen Wochen: Es mussten nur drei bis vier Gaben von Belladonna verabreicht werden. Das Fieber hat darauf sofort angesprochen, die Hüfte ist gut geblieben. Auch sonst geht es ihm körperlich gut und psychisch ordentlich. Die Behandlung wird vorläufig einmal abgeschlossen.

Nach einem Jahr tritt wiederum im Zusammenhang mit einer Erkältung ein leichtes Rezidiv der Hüftschmerzen ohne ausgeprägtere Entzündungszeichen auf. Dieses spricht wiederum prompt auf Causticum in der 2. Q-Potenz an. Seither ist der Knabe diesbezüglich beschwerdefrei.

Die häufigen Mittelwechsel, welche die Weihesche Schule entsprechend den obigen Beispielen in bestimmten schwierigeren Situationen – aber keineswegs immer – praktizierte, waren für die Schriftleitung der „Allgemeinen homöopathischen Zeitung" ein weiterer Grund zur Kritik an Weihes Methode.[3] Auch in diesem Punkt verfügten Weihe und seine Schüler bedauerlicherweise offenbar nicht über die notwendigen Kenntnisse der klassischen Literatur, um sich mit Hahnemann selbst zu rechtfertigen. Der Altmeister der Homöopathie stand ihnen nämlich nicht nur in der Frage der Epidemiologie, sondern auch in diesem Punkt keineswegs so ferne, wie es ihre Gegner und wahrscheinlich auch sie selber vermuteten.

So ist nach Hahnemann in „dringenden Fällen", wozu wir entsprechend den erwähnten

---

1 Siehe Abb. 54 a: caust 1[N/dF], S. 198.
2 MacRepertory: Mind, singing, fever, during: Bell, op, stram, verat.
3 Leeser 1888, S. 139.

Beispielen einen akuten Coxitis-Schub oder eine Angina tonsillaris acuta sicher zählen dürfen, schon nach Verlauf von einigen Stunden gegebenenfalls ein Mittelwechsel angezeigt.[1] – So bestimmte Hahnemann z. B. bei einer 1833 in Köthen aufgetretenen Grippe-Epidemie Camphora in der 30. Centesimalpotenz als bis alle 15 Minuten in Riechdosen zu verabreichendes epidemisches Hauptmittel. Falls die Heilung stagnierte, wurde innerhalb von Stundenfrist auf Nux vomica übergewechselt, worauf dann in seltenen Fällen gleich auch noch Causticum als drittes mögliches Epidemiemittel zum Einsatz kam.[2]

Da liegt Göhrum mit seinen zwei bis drei klinischen Untersuchungen pro Tag und allenfalls entsprechend häufigem Mittelwechsel bei einer akuten Angina also keineswegs völlig ab vom Schuss. Entsprechendes gilt auch für Weihes täglichen Mittelwechsel bei einer akuten Coxitis.

Auch bei mehr chronifizierten Fällen hätten Weihe und seine Schüler punkto Häufigkeit des ihnen auch hier vorgeworfenen öfteren Mittelwechsels den Vergleich mit Hahnemann keineswegs zu scheuen brauchen. Dies zeigt uns die Krankengeschichte, welche Hahnemann kurz vor seinem Tod seinem engsten Vertrauten von Bönninghausen als Musterbeispiel seiner entsprechend der noch nicht publizierten 6. Auflage des Organons weiter verbesserten Behandlungstechnik noch brieflich mitteilte. Es handelt sich um einen Patienten mit post- oder spätsyphilitischer chronischer Halsentzündung und Analfissur, welche Hahnemann noch kurz vor dem erwähnten Brief anfangs 1843 behandelt hatte. Während der lediglich gut zwei Monate dauernden, sehr erfolgreichen Therapie erhielt der Patient im Verlauf von sieben (!) Konsultationen vier verschiedene Arzneien (Belladonna, Mercurius, Sulphur und Nitricum acidum), wobei Mercurius als Hauptmittel in zwei verschiedenen flüssigen Q-Potenzen und einmal auch als Riechdosis verabreicht wurde.[3]

Andererseits betont auch die Weihesche Schule ebenfalls völlig in Übereinstimmung mit Hahnemann und auch mit der heutigen klassischen Homöopathie immer wieder auch die Bedeutung des Auswirkenlassens einer Arzneidosis. So schreibt Weihe beispielsweise an Göhrum:

> *„Je älter ich geworden, desto mehr habe ich Gelegenheit gehabt, darüber zu staunen, wie Colossales man mit Arzneien erreichen kann, wenn man sie richtig anzuwenden versteht und ihnen vor allem die nötige Zeit zur Wirkung verstattet."*[4]

---

1 Hahnemann 1955, § 250.
2 Seiler 1988, S. 135.
3 Seiler 1988, S. 208–215.
4 Göhrum 1892/2, S. 40.

18 Das Ende der epidemiologischen Homöopathie in Deutschland

Wie bereits angeführt, riefen die engagierten und vielversprechenden Publikationen Leesers und später auch Göhrums bald ein recht lebhaftes Interesse unter den deutschen Homöopathen an der Weiheschen Methode wach. So kam es 1891 in Frankfurt unter der Leitung von Leeser und Göhrum zur Gründung einer „Epidemiologischen Gesellschaft", welche während ihrer kurzen Glanzzeit schließlich etwa zwei Dutzend Ärzte aus Deutschland und der Schweiz in sich vereinigen sollte.

Sehr auffälligerweise, aber für uns nicht ganz überraschend, war Weihe persönlich weder bei der Gründungsversammlung noch bei den späteren Sitzungen der Gesellschaft zugegen. Dieses Fernbleiben des Begründers der Methode kann wiederum am ehesten in dem Sinne interpretiert werden, dass Weihe der sehr aktiven Öffentlichkeitsarbeit seiner Schüler auch noch im Jahre 1891 kritisch gegenüberstand.

Dieser Umstand scheint jedoch, falls er überhaupt tatsächlich zutraf, der Aufbruchstimmung an der Gründungsversammlung keinerlei Abbruch getan zu haben. Im Gegenteil wurden begeisterte Reden auf Weihes Entdeckung gehalten und ehrgeizige Pläne für verschiedene Forschungsprojekte geschmiedet. Auch in den Publikationen der Gesellschaft findet sich – auch wenn man genau zwischen den Zeilen zu lesen versucht – nirgends auch nur der kleinste Hinweis auf ein Spannungsverhältnis zwischen Weihe und der epidemiologischen Gesellschaft. Es wäre deshalb auch denkbar, dass Weihe aus rein gesundheitlichen Gründen sich bereits damals längere Reisen nicht mehr zumuten durfte.

Wie die späteren Sitzungsprotokolle der epidemiologischen Gesellschaft dann aber zeigen, kam es im Verlauf der praktischen klinischen und experimentellen Arbeit – wie wir teilweise ja schon gesehen haben – schon bald zu Unklarheiten und Verunsicherungen bezüglich heikler Themen wie Genius epidemicus, Doppelmittel und therapeutische Gleichungen, welche ja eigentlich alle mit dem Prinzip der Druckpunkt-Diagnostik nichts zu tun haben.

Diese Zweifel eskalierten dann bei einzelnen Mitgliedern sehr rasch auch zu harscher Kritik, und es kam bald zu ersten enttäuschten Austritten: „Die Weihesche Methode ist ein Mischmasch von Unklarem, Unsicherem, ja Falschem, das nur dazu angetan ist, die Hahnemannsche Therapie zu trüben und unter ihre Anhänger den Zwietrachtsapfel hineinzuwerfen. ... Eine Verschmelzung der Rademacherschen Schule und der Homöopathie ist prinzipiell nicht möglich, ... dies ist keine Rademacherei und keine Homöopathie, beide Methoden sind ‚verhunzt'."[1] So im bayrischen Originalton das Urteil eines Münchner Kollegen in seinem Austrittsschreiben an die epidemiologische Gesellschaft.

Ernster zu nehmen als derartige stark emotional gefärbte Einzelurteile war ein differenzierteres gemeinsames Statement einer Gruppe von Kollegen, welche nach zweijähriger Erfahrung eine ziemlich vernichtende Negativbilanz über die Weihesche Methode ziehen, zu welcher „wir alle gekommen sind, die wir uns damit beschäftigt haben: Die technische Seite der Methode charakterisiert diese als unpraktisch, und die Mühe, welche damit verbunden ist, wird durch das Gefundene nicht belohnt."[2]

Göhrum und Leeser wehrten sich sachlich und mit guten Argumenten gegen diese Kritik, doch ihr schnelles Vorprellen an die Öffentlichkeit rächte sich nun unausweichlich: Von der schnellen Offensive waren sie unvermittelt in eine nur mehr schwer zu haltende Defensivposition geraten! – So scheinen Leeser und Göhrum z. B. durch die sich aus jeder vertieften klinischen Arbeit zwangsläufig herauskristallisierende und später durch Göhrums Pulsatilla-Experimente bestätigte Tatsache, dass gewisse Weihesche Einzelpunkte nicht so selten auch falsch negativ sein können, doch sehr überrascht worden zu sein.

Ihre Antwort darauf, nämlich die Einführung einer Mehrpunktdiagnostik, war grundsätzlich sicher richtig. Die fast ausschließliche Verwendung der aus den therapeutischen Gleichungen hervorgegangenen Doppelindikatoren jedoch, welche dann in einer sicher etwas überschießenden Reaktion die Einzelpunktdiagnostik weitgehend ablöste, trug von Anfang an den Stempel einer theoretisch und praktisch nur recht schwer

---

1 Leeser 1894, S. 105.
2 Leeser 1894, S. 105.

nachvollziehbaren Komplizierung der Methode. Weiter waren dann der unglücklich gewählte Begriff der therapeutischen Gleichungen sowie die unselige Verbindung der Doppelindikatoren mit der Rademacherschen Doppelmittelpraxis alles andere als dazu angetan, dem aufkommenden Misstrauen und Köpfeschütteln unter den sympathisierenden homöopathischen Kollegen wirksam entgegenzutreten.

Ähnlich verhielt es sich mit der ebenfalls bereits diskutierten Problematik des Genius epidemicus, dessen Komplexität Weihes engste Schüler und Freunde anfänglich offenbar ebenfalls gewaltig unterschätzt hatten. – Was nützte es da noch, wenn Göhrum in seinen späteren Publikationen den immer wieder zu Diskussionen Anlass gebenden Ausdruck „epidemisches Mittel" durch die besser gewählten Bezeichnungen „zeitweilig vorherrschendes Heilmittel"[1] oder „lokalspezifisches Zeitmittel" zu ersetzen versuchte? Und was half es nun noch, wenn er in seinen späteren Publikationen anstelle der vor allem von Leeser anfangs so siegesgewiss verkündeten Unfehlbarkeit und Objektivität der Punktediagnostik[2] immer wieder beschwörend den vorwiegend bestätigenden Charakter der Weiheschen Druckpunkt-Methode betont? Diese grundsätzlichen Kurskorrekturen und nomenklatorischen Veränderungen hätte die Weihesche Schule viel früher und vor allem auch entsprechend der ursprünglichen Absicht ihres Begründers noch in kleinerem Kreis vornehmen müssen.

Weihe selbst hielt sich aus diesen Auseinandersetzungen möglichst heraus. In seinen wenigen Publikationen aus dieser Zeit versucht er, in versöhnlichem Ton beim Grundsätzlichen zu bleiben. Aber trotzdem muss die teilweise unsachliche Bekämpfung seiner Lehre den sensiblen Mann tief getroffen haben. Es ist gut denkbar, dass die Zerwürfnisse und Auseinandersetzungen rund um die epidemiologische Gesellschaft wesentlich zu Weihes vorzeitigem Tod an einem Herzversagen am 1. Oktober 1896 beigetragen haben.

Obwohl es nun gerade auch nach Weihes Tod in Deutschland wieder sehr still um die Druckpunkt-Diagnostik wurde, arbeiteten seine Schüler – und dies ist ihnen sehr hoch anzurechnen – mit ungebrochenem Einsatz an der praktischen Verbesserung der Methode weiter. Bis zum Jahr 1903 verzichten sie bewusst auf eine weitere Öffentlichkeitsarbeit, um unter anderem auch das heikle Problem des gerade in diesen Jahren besonders instabilen Genius epidemicus genauer zu erforschen.[3]

Das wichtigste Resultat der mehrjährigen Klausur der beiden Weihe-Nachfolger aber ist Göhrums vervollständigte und bereinigte Punkteliste von 1903, welche wir nun ja schon mehrfach erwähnt und benutzt haben. Diese neue Publikation der Weiheschen Schule stieß dann aber in Deutschland – im Gegensatz zur nun gleich noch zu schildernden positiven Aufnahme in Frankreich – offensichtlich nur mehr auf geringes Echo, zumal sie auch als Privatdruck streng restriktiv nur an interessierte Ärzte abgegeben wurde.

Trotzdem aber haben Leeser und Göhrum ungebrochen noch weiterhin über viele Jahre erfolgreich zusammengearbeitet. – Göhrum war neben seiner bereits erwähnten, in ihrer Bedeutung für die Förderung der Homöopathie kaum zu überschätzenden Tätigkeit als Hausarzt von Robert Bosch eine Zeitlang Mitherausgeber der „Allgemeinen homöopathischen Zeitung". Später wirkte er auch als Dozent und Mitglied der Klinikleitung am homöopathischen Robert-Bosch-Krankenhaus in Stuttgart. Seine letzte Veröffentlichung stammt aus dem Jahre 1941, er war also noch bis ins hohe Alter aktiv und geistig rüstig. In seinen vorwiegend standespolitischen Publikationen aus dieser Zeit, worin er die Weihesche Methode nicht mehr explizit erwähnt, vertritt er grundsätzlich die tolerante Meinung, dass verschiedene therapeutische Glaubensrichtungen nebeneinander Platz haben sollten. Ars medicinae multiplex, die ärztliche Kunst muss vielfältig sein, lautet sein Schlusswort.[4]

Leeser praktizierte später als einer der meistgesuchtesten homöopathischen Ärzte Deutschlands[5] in Bonn und wurde Präsident des von ihm 1920 ins Leben gerufenen, bereits oben erwähnten Rhein-Maingau-Vereins homöopathischer Ärzte. Auch sonst pflegte er viele Kontakte, so z. B. etwa ab der Jahrhundertwende zu dem westschweizerischen homöopathischen Arzt Dr. Antoine Nebel sen. (1870–1954), von dem im nächsten Kapitel noch ausführlich die Rede sein wird. Die Zusammenarbeit mit dem hochbegabten jungen Nebel, dem wichtigsten Hoffnungs-

---

1 Göhrum 1892/3, S. 84.
2 Leeser 1893/1, S. 51.
3 Göhrum 1903, Vorbemerkung.
4 Göhrum 1936, S. 843.
5 Sein Ruf ging auch über die Grenzen Deutschlands hinaus, so stand z. B. auch die damalige rumänische Königin in seiner Behandlung (Göhrum 1926).

träger der Druckpunkt-Diagnostik anfangs dieses Jahrhunderts, war für Leeser sicher ein sehr tröstlicher Lichtblick in diesen sonst eher düsteren Zeiten.

1918 nahm Leeser, welcher den eigenen, ebenfalls sehr befähigten Sohn als Militärarzt im Krieg verloren hatte, seinen Neffen Otto Leeser (1888–1964), welcher später als Verfasser umfangreicher Arzneimittellehren um einiges bekannter als sein Onkel werden sollte, als Kriegsheimkehrer in seine Praxis auf und ließ ihm eine gründliche homöopathische Ausbildung angedeihen. 1922 trennte sich dann aber der Neffe „in bestem Einvernehmen" von seinem Onkel, da er sich offenbar mit dessen Doppelmittelpraxis nicht mehr identifizieren konnte.[1] Nach diesem Bruch hat der später stark der sogenannten naturwissenschaftlich-kritischen Schule zuneigende jüngste Leeser dann auch die Weihesche Druckpunkt-Diagnostik offensichtlich nicht mehr weiterverfolgt.

Trotz dieser Enttäuschungen und Rückschläge bleibt der alternde Leeser auch in den folgenden Jahren, wo die klassische Hahnemannsche Homöopathie allmählich weltweit ihrem historischen Tiefpunkt zusteuert, als Vertreter der Hochpotenz-Homöopathie und der Druckpunkt-Diagnostik weiterhin völlig ungebrochen seinen wissenschaftlichen Überzeugungen treu. Allerdings fällt auf, dass er in seiner letzten Publikation, einer auch heute noch lesenswerten, 1925 vor dem homöopathischen Zentralverein gehaltenen Grundsatzrede „Über Heilkunst", wichtige Rademachersche Grundprinzipien wie die Epidemiologie und die Doppelmittel nicht mehr erwähnt.

Um so glühender ist dafür sein Bekenntnis zu Hahnemann: Die klassische Hochpotenz-Homöopathie bezeichnet er als „unzerstörbares Monument, dessen Größe und Erhabenheit alles bisher in der Medizin Dagewesene übertrifft".[2] Mit fast an den Altmeister der Homöopathie gemahnender Schärfe distanziert er sich von den nach seiner Ansicht einem ganzheitlich-biologischen Denken abträglichen Ansätzen der Schulmedizin und warnt vor falschen Kompromissen von Seiten der Homöopathie.[3] Das war damals sehr mutig. Und aus der historischen Distanz von nun immerhin bereits einigen Jahrzehnten muss man Leeser auch hier grundsätzlich recht geben: Was – außer einem essentiellen Substanzverlust – haben der Homöopathie die Tiefpotenz-Verordnungen und die auf die materielle Pathophysiologie zurechtgestutzten Arzneimittellehren der naturwissenschaftlich-kritischen Schule bis etwa 1960 gebracht? – Nichts, nicht einmal den kleinsten Hauch einer Anerkennung durch die Schulmedizin! – Der Weg zur erstrebenswerten Gemeinsamkeit von Homöopathie und Schulmedizin, zu einer wirklich ganzheitsmedizinischen Ars medicinae multiplex im Sinne Göhrums, muss deshalb sicher in einer anderen Richtung gesucht werden.

Die Weihesche Druckpunkt-Diagnostik betrachtet Leeser in seinem medizinischen Testament aber weiterhin ausdrücklich als eine sehr wesentliche Erweiterung der klassischen Homöopathie: Die Empfindlichkeit der Weiheschen Indikatoren ist für ihn der direkteste, objektivste Ausdruck der im Sinne Hahnemanns durch Krankheit oder eine homöopathische Arzneipotenz dynamisch verstimmten Lebenskraft. Die wichtigste Funktion der Weiheschen Punkte ist nun aber auch für Leeser die Bestätigung der klassisch-homöopathisch erfolgten Mittelwahl, verbunden mit einer sehr genauen, schon feinste Veränderungen frühzeitig erfassenden Kontrolle des Heilverlaufes:

> „Das Sicherste und Idealste ist eben die Möglichkeit der Kontrolle des gewählten Simillimum durch die Schmerzpunkte, ein für den Arzt nicht zu unterschätzender Vorteil, weil er dann zu jeder Zeit auch feststellen kann, ob die von ihm gewählte Arznei auch weiterhin das Simillimum geblieben, oder ob ein anderes, an den wenig veränderten subjektiven Symptomen kaum erkennbares Simillimum an seine Stelle getreten ist."[4]

---

1 Stübler, S. 33.
2 Leeser 1925, S. 18.
3 Leeser 1925, S. 23.
4 Leeser 1925, S. 20.

19 Dr. Nebel reist nach Frankreich

Mit dem mehrheitlichen Verschwinden der Druckpunkt-Diagnostik in Deutschland, welches mit dem Niedergang der epidemiologischen Gesellschaft weitgehend einherging, gewinnen ab Beginn dieses Jahrhunderts homöopathische Ärzte aus dem französischen Sprachraum für die Verbreitung und Weiterentwicklung der Weiheschen Methode zunehmend an Bedeutung. Hierbei spielte als Vermittler der Grundlagenkenntnisse von Deutschland nach Frankreich der bereits erwähnte Westschweizer Homöopath Dr. Antoine Nebel senior eine ganz entscheidende Rolle.

Nebel besaß als einer der bedeutendsten europäischen Homöopathen seiner Zeit sehr gute Verbindungen zu Deutschland. So publizierte er z. B. einige sehr interessante und wohl auch heute noch einzigartige Artikel über Krebsbehandlung in der „Zeitschrift des Berliner Vereines homöopathischer Ärzte".[1] Sehr eng müssen auch – obwohl

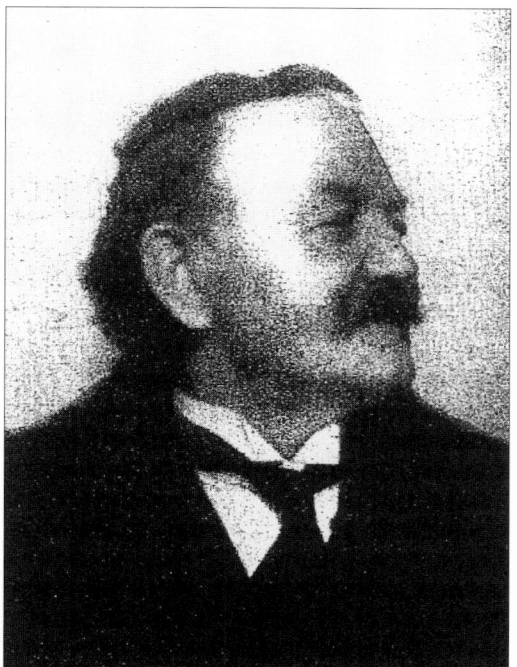

Abb. 12: Der Westschweizer Homöopath Dr. Antoine Nebel sen. (1870–1954), welcher die Weihesche Diagnostik um die Jahrhundertwende in Frankreich einführte.

uns bislang genauere Quellen leider fehlen[2] – seine bereits erwähnten Beziehungen zum Kreis um Weihe gewesen sein. Jedenfalls widmete Leeser sein medizinisches Testament, den oben zitierten Grundsatzartikel „Über Heilkunst", ausdrücklich und „in Dankbarkeit" seinem „lieben Freunde Dr. Anton Nebel". Und Göhrum hat, wie wir bereits erfahren haben, Nebels z. B. für Sepia neu bestimmten Druckpunkte als meines Wissens einzige Zusätze zur Weiheschen Originalliste, welche nicht von Leeser oder ihm selbst stammten, in sein Verzeichnis übernommen.

Auf welch durchschlagende Art und Weise Nebel die Weihesche Methode in Frankreich bekannt machte, berichtet uns 1932 der homöopathische Arzt Dr. P. Chiron anekdotisch in einem Referat vor jüngeren Kollegen:

Fallbeispiel

„Wir schreiben das Jahr 1904. Ich war damals Assistenzarzt bei dem über achtzigjährigen Dr. Pierre Jousset. … Dieser leitete als unermüdlicher Forscher damals noch immer die homöopathische Klinik St. Jacques in Paris und galt zu recht als der führende Kopf der französischen Homöopathie. Viele französische und ausländische Ärzte kamen an unsere Klinik, um von ihm zu lernen.

Eines morgens – wir hatten soeben die Krankenvisite begonnen – stieß ein kleingewachsener Mann zu uns. Er war noch jung, trat sehr bescheiden auf, hatte aber sehr scharf beobachtende, lebhafte Augen. Mit freundlichem Lächeln stellte er sich vor: Dr. Nebel aus Montreux in der Schweiz, homöopathischer Arzt. Er würde gerne bei der Visite mit dabei sein. – Selbstverständlich wurde ihm dies bewilligt, und wir setzten gemeinsam unsere Runde fort.

Einer unserer Patienten war in besorgniserregendem Zustand: Anurie, Anasarka-Ödem, Atemnot und delirante Zustände bestätigten nur allzudeutlich unsere Diagnose eines progredienten Herz- und Nierenversagens mit urämischen Krisen. Dr. Jousset fasste am Krankenbett die Leidensgeschichte des Patienten

---

1 Wir werden einen seiner interessantesten Fälle im folgenden noch detailliert darstellen.
2 Wir finden lediglich die drei damals wichtigsten Vertreter der Druckpunkt-Diagnostik auch als gemeinsame Teilnehmer an einem homöopathischen Kongress in Luzern 1904.

kurz zusammen und wandte sich dann an den jungen Schweizer Kollegen: ‚Was halten Sie von diesem Fall? Welches Mittel erachten Sie für angezeigt?'

Dr. Nebel ließ sich nicht lange bitten und examinierte den Patienten kurz. Zu unserem Erstaunen setzte er dann die Spitze seines Zeigefingers auf einen Punkt der rechten Thoraxseite und drückte kräftig. Der Patient stieß einen Schrei aus. ‚Causticum', sagte Dr. Nebel. – ‚Wie bitte?' – ‚Causticum ist das Mittel', erklärte Nebel und legte seine homöopathische Diagnostik des Falles dar. ‚Außerdem ist der Punkt von Causticum ganz deutlich positiv.'

Der Punkt von Causticum! – Ich begann alle meine spärlichen Arzneimittelkenntnisse in meinem Gedächtnis durchzuarbeiten, aber vergebens: Von einem derartigen Punkt, der erst noch von so zentraler Bedeutung sein sollte, hatte ich noch nie etwas gelesen oder gehört. …"

Glücklicherweise erklärte Dr. Nebel dann den interessierten französischen Kollegen die Weihesche Methode etwas genauer und überreichte Dr. Jousset auch einige Exemplare der gerade erst herausgekommenen Punkteliste von Göhrum.

Das lebhafte Interesse des jungen Chiron an der neuen diagnostischen Methode steigerte sich zur hellen Begeisterung, als er auf der nächsten Visite das Resultat der von Nebel angeregten Verordnung erfuhr:

„Der Zustand unseres Patienten hatte sich in sehr bemerkenswerter Weise verbessert – die Atemnot war verschwunden, dazu reichlicher Urinabgang und die ganze Nacht ruhiger Schlaf. Ein sehr überzeugender Heileffekt!"

Mindestens so lehrreich wie dieses schöne Behandlungsbeispiel sind dann aber Chirons weitere Erfahrungen mit der Weiheschen Methode:

„ … Ich ließ deshalb die ganze mühselige Materia medica weitgehend beiseite und machte mich mit Feuereifer ans Studium der Weiheschen Punkte. Bei jeder Patientenuntersuchung drückte ich fortan die ganze Thorax- und Abdominalregion ab und verschrieb beim geringsten Verdacht auf eine Druckempfindlichkeit das Medikament des entsprechenden Punktes. – Aber ach, welch grausame Enttäuschung! So viele Punkte ich auch drückte, das Resultat entsprach meinen Erwartungen nur sehr selten. Deshalb schlug meine anfängliche Begeisterung sehr schnell ins Gegenteil um: Dieser Weihe, welch ein Schwindler! …

Erst Jahre später, nachdem ich mich gebührend um die Materia medica bemüht und einiges an wissenschaftlicher und klinischer Erfahrung gesammelt hatte, kehrte ich wieder zur Weiheschen Methode zurück und lernte ihren unbestreitbaren Wert wieder zu schätzen. Im Gegensatz zu früher erwartete ich von ihr nun aber nicht mehr, dass sie mir mein ungenügendes homöopathisches Wissen ersetzen sollte, sondern lediglich eine komplementäre Hilfestellung bei der Mittelwahl. …

In dieser Funktion ist uns die Weihesche Methode in vielen Fällen eine wertvolle Hilfe. Sie verdient, meine jungen Kollegen, Eure volle Aufmerksamkeit!"[1]

Nach seiner ersten positiven Erfahrung mit Nebels keineswegs nur auf die Anwendung der Weiheschen Punkte beschränkten großen Fähigkeiten wurde Chiron sein Schüler. Später, als er als Sanitätsoffizier im ersten Weltkrieg zusammen mit einem weiteren späteren Nebel-Schüler, Dr. Rouy, die Materia medica studierte, machte er diesen ebenfalls mit dem Punkteverzeichnis von Göhrum bekannt. Dank Rouy, welchen Nebel später als einen „spirituellen Sohn"[2] betrachtete, sind wir über einige interessante Details der Nebelschen Druckpunkt-Diagnostik recht gut orientiert:

1. Wenn bei einem Patienten der nach klassisch-homöopathischen Gesichtspunkten zu erwartende Druckpunkt nicht positiv ist, ist dies nach Nebel ein Indiz dafür, dass zuerst die zu dem Fall gehörige Nosode – sofern vorhanden – verabreicht werden soll. Nach deren Einwirkung wird der Druckpunkt der anfänglich gewählten Arznei bei fortbestehender Indikation positiv werden. Entsprechend wird das nach konstitutionellen Kriterien gewählte Mittel nun wirksam sein.

   Aus gegenwärtiger Sicht ist hierzu zu sagen, dass wir dank de la Fuyes Arbeiten, welche erst nach Rouys Artikel publiziert wurden, und auch auf Grund neuerer Forschungen heute für die wichtigsten Nosoden brauchbare Indikatoren zur Verfügung haben. Der Einsatz dieser wichtigen Arzneigruppe kann deshalb heute noch differenzierter gehandhabt werden.

2. Die Verordnung von Doppelmitteln nach der Art Rademachers hat die Nebelsche Schule ebenso wie die Anwendung des Genius epidemicus nur sehr begrenzt aus Deutschland

---

1 Chiron.
2 Rouy 1951, S. 10.

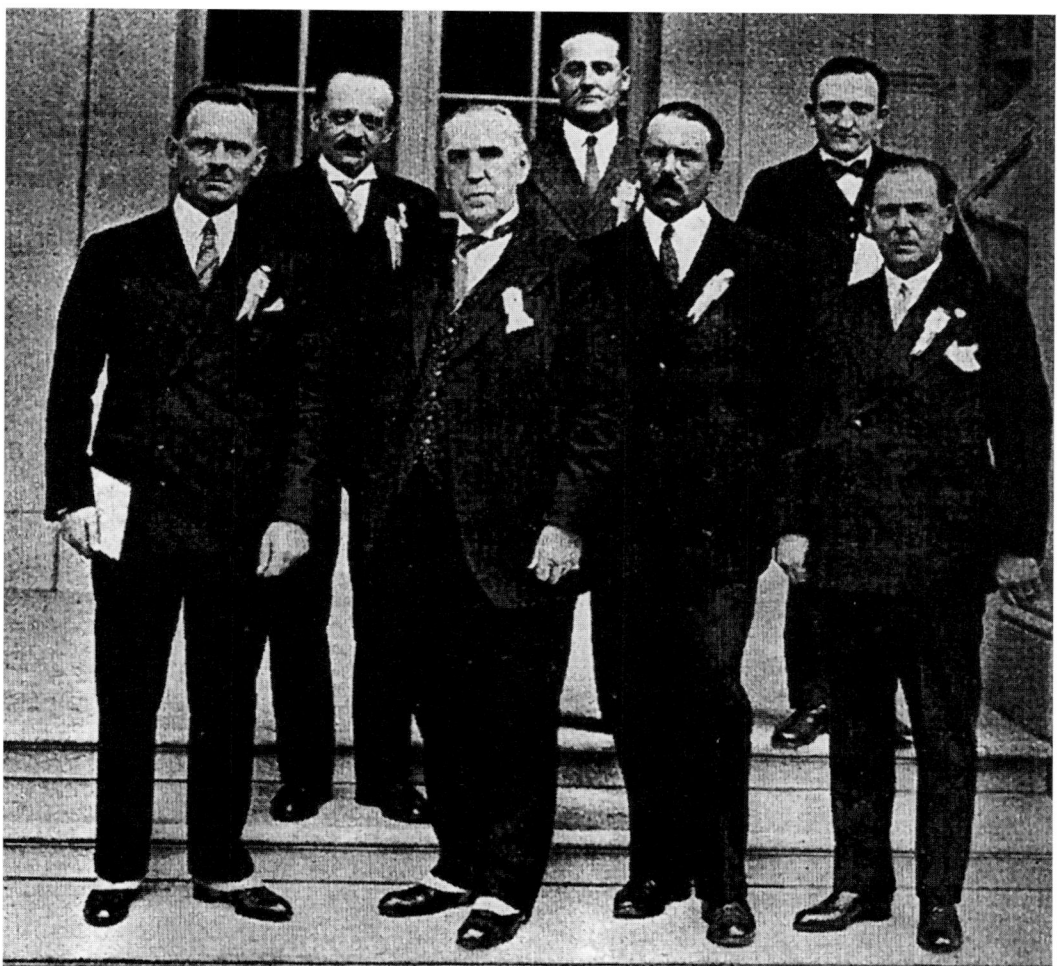

Abb. 13: Die wichtigsten Vertreter der französischen Druckpunkt-Diagnostik (Rouy, ganz links; Fortier-Bernoville, zweiter von rechts; Chiron, ganz rechts.) als Mitglieder des Organisationskomitees des internationalen homöopathischen Liga-Kongresses in Paris von 1932.

übernommen. Die Doppelmittel mit ihren therapeutischen Gleichungen gelangen lediglich in seltenen Fällen auf der diagnostischen Ebene als Doppelindikatoren der ihnen entsprechenden Einzelmittel zur Anwendung. So werden z. B. anstelle des sich offenbar für die Nebelsche Schule nicht bewährenden, von Göhrum angegebenen Einzelpunktes für Aconit ausschließlich die beiden Druckpunkte der dem Sturmhut entsprechenden Weiheschen Mittelkombination „Silicea cum Belladonna" verwendet. – Damit vertritt die Nebelsche Schule im Prinzip die klassische Weihesche Einzelpunktdiagnostik als Bestätigung der homöopathischen Mittelwahl, wie wir dies ja schon am Anfang dieses Kapitels im angeführ-

ten Beispiel eines Causticum-Falles von Nebel gesehen haben.[1]

Jedoch war auch der Nebelschen Schule im Prinzip bekannt, dass bei Einzelmitteln mit bekannten therapeutischen Gleichungen allenfalls die beiden Punkte der betreffenden Kombinationen viel deutlicher positiv sein können als der klassische Weihesche Indikator. Diesen ebenfalls von Nebel übermittelten Tatbestand konnte Rouy in seiner Praxis mehrfach verifizieren.

---

1 Für Causticum wären auch zwei Doppelindikatoren zur Verfügung gestanden, welche Nebel aber nicht benutzt hat.

3. Entsprechend unserer heutigen Anschauung betrachtet gemäß Rouy auch die Nebelsche Schule die therapeutischen Gleichungen nicht als Identitäten, sondern lediglich als Ausdruck von Mittelverwandtschaften. Etwas ungewohnt erscheint anfänglich Rouys Parallelsetzung einer Weiheschen Mittelkombination mit den Nebelschen „Ausleitungsmitteln" oder „Kanalisatoren" des zugehörigen Einzelmittels. Nebels Meisterschaft bestand ja unter anderem darin, dass er zur Bewältigung der gerade bei schwerkranken Patienten sehr oft nach Verabreichung eines gut passenden homöopathischen Heilmittels auftretenden Ausscheidungskrisen, bei denen das sonst angezeigte Abwarten und Auswirkenlassen lebensbedrohlich, organisch schädigend oder zumindest für den Patienten auf Grund verstärkter Symptomatik subjektiv kaum tragbar ist, kurzfristig oder eventuell sogar schon im Voraus das jeweils richtige Entlastungs- oder Ausleitungsmittel zu verabreichen wusste. Diese Kanalisatoren wurden von der Nebelschen Schule auch als die „Satelliten" des konstitutionell derzeit passenden Heilmittels bezeichnet.

In diesem Sinne versucht Rouy, in den Weiheschen Kombinationsmitteln die Satelliten der zugehörigen konstitutionellen Einzelmittel zu sehen. Nebel ging sogar soweit, auf Grund dieser Betrachtungsweise neue Verwandtschaftsgleichungen aufzustellen, so z. B. die Beziehung „Aurum = Chelidonium + Berberis". Diese Nebelsche Gleichung beinhaltet nun aber keine therapeutische oder druckpunktdiagnostische Identität der beiden Arzneien mit Gold, sondern lediglich die Feststellung, dass Chelidonium und Berberis die hauptsächlichen Kanalisatoren des wichtigen antipsorischen Polychrestes Aurum sind. Die nahe therapeutische Verwandtschaft von Chelidonium und Berberis, welche heute auch biochemisch erwiesen ist[1], und die sehr wichtige generelle Bedeutung dieser beiden Arzneien u. a. auch als Ausleitungsmittel hatte Nebel also bereits erkannt.

Die Kenntnis der engen Beziehung vor allem des Schöllkrautes zu Gold geht aber einmal mehr bereits auf Paracelsus zurück. Hohenheim empfahl die gemeinsame Verabreichung dieser beiden Arzneien als paracelsisches Doppelmittel vor allem auch zur Depressionsbehandlung. Dies war Nebel, wel-cher – vielleicht sogar auf Anregung der Weiheschen Schule – seinen Paracelsus sehr wohl studiert hatte, ebenfalls bekannt.[2] Wir stoßen hier wieder auf wichtige Spuren des Geheimwissens der alten Alchemisten, welche Chelidonium wohl nicht nur der gelben Farbe seines Saftes wegen direkt mit dem Gold in Verbindung brachten.[3]

Wie Nebel und seine Schüler diese Identifizierung der beiden Konstituenten des Doppelgliedes einer therapeutischen Gleichung mit den Ausleitungsmitteln bzw. Kanalisatoren des zugehörigen Mittels in ihrer frühen Einzelmittel-Praxis genutzt haben, schildert uns Rouy anhand des Behandlungsbeispieles eines Patienten mit linksseitigem Katarrhakt:

Klassisch-homöopathisch war in diesem Fall anfänglich Lycopodium angezeigt. Dementsprechend war der klassische Weihesche Punkt des Bärlapps parasternal im zweiten Interkostalraum rechts deutlich positiv. Nach der Verabreichung dieses Mittels verschlechtert sich dann aber das Sehvermögen rapide und es tritt ein Schnupfen vom Kali-iodatum-Typ auf. Als Bestätigung dieser Veränderung im Zustandsbild des Patienten wird jetzt der Einzelindikator von Kali iodatum am Unterrand der 10. Rippe in der hinteren Axillarlinie deutlich empfindlicher gefunden als derjenige von Lycopodium.

Interessanterweise ergibt sich nun aber auch aus einer der drei Weiheschen Mittelgleichungen des Bärlapps die Beziehung „Lycopodium = Kali iodatum + Nux vomica". Die Weihesche Mittelgleichung gibt uns hier also einen Fingerzeig auf das angezeigte Ausleitungsmittel. Nux vomica wäre als zweite Komponente der Bärlapp-Gleichung nach dieser Sichtweise natürlich ebenfalls zur Auswahl gestanden, ist aber bei dem Patienten derzeit weder klinisch-homöopathisch noch druckpunktmäßig erstrangig angezeigt. Kali iodatum betrachtet Nebel als einen der wichtigsten „Satelliten" von Lycopodium.

---

1 Berberis beinhaltet das wichtige Alkaloid Berberin, das auch in Chelidonium (und in Hydrastis, s. auch unter diesem Mittel) enthalten ist.
2 Rouy 1951, S. 60.
3 Daniel/Schmaltz, S. 23–24. Wesentlicher als die reale, äußere Goldherstellung war nach der Überzeugung der bedeutendsten Alchemisten die innere „Vergoldung" des Körpers durch innere Reinigung und geistiges Wachstum, wozu geeignete Arzneien eine wesentliche Rolle spielten.

Sicher unabhängig von dieser aus der Weiheschen Schule hervorgegangenen Erkenntnis gibt uns auch Hering in seiner Arzneimittellehre das in Kali iodatum ja enthaltene elementare Jod als einziges Ergänzungsmittel von Lycopodium an. Auf Clarkes etwas ausführlicheren Liste der komplementären Arzneien des Bärlapps ist dann Kali iodatum, allerdings nun möglicherweise nicht mehr unabhängig von Nebel, sogar ausdrücklich verzeichnet.

Somit muss in unserem Fall nun keineswegs – wie Rouy in seinem Fallbeispiel sehr betont – die durch Lycopodium eingeleitete, sehr heftige und keineswegs ungefährliche, aber potentiell durchaus auch heilkräftige Entwicklung etwa mittels eines Standard-Antidots des Bärlapps wie Kampfer wieder blockiert werden. Nein, der eingeleitete kritische Prozess muss nun lediglich mittels Kali iodatum als Kanalisationsmittel umgehend in die richtigen Bahnen gelenkt werden!

Erwartungsgemäß ergibt sich dann bei Rouys Patient unter Kali iodatum nicht nur ein Rückgang des Katarrhs, sondern in erster Linie auch eine erste Besserungsphase des Sehvermögens ohne weitere bedrohliche Mittelreaktionen. Im Verlaufe dieser Medikation und während ihres Auswirkens verschiebt sich dann das klinisch-homöopathische Bild des Patienten allmählich immer mehr in Richtung auf Phosphor. Diese Arznei ist also wahrscheinlich das nächste Mittel in der antipsorischen Behandlungsreihe, welche ja auch nach Hahnemann in einem chronifizierten Fall meist notwendig ist.[1] Diese Entwicklung läßt sich in typischer Weise ebenfalls wieder anhand der Punktekonstellation verfolgen: Der Einzelindikator von Lycopodium verschwindet sukzessive und der klassische Phosphorpunkt wird parallel dazu immer deutlicher positiv.

Der Punkt von Kali iodatum bleibt jedoch nun auch bei homöopathisch voll entwickelter und auch druckpunktmäßig klarer Indikation von Phosphor noch immer in geringerem Grade nachweisbar. Dies ist nach Rouy in dem Sinne zu interpretieren, dass Kali iodatum bei diesem Patienten auch nach der Gabe von Phosphor weiterhin als jederzeit mögliches Zwischenmittel sehr im Auge zu behalten ist.

Wenn hingegen der Indikatorpunkt einer bestimmten Arznei nach ihrem Auswirken nicht mehr nachweisbar ist, soll auf deren erneuten Einsatz in jedem Fall verzichtet werden, selbst wenn einige Symptome des Mittels noch vorhanden sind bzw. wieder auftreten. In diesem Fall muss man nach Rouy zuerst ganz vorrangig an den Einsatz eines der etwas veränderten aktuellen Klinik besser entsprechenden Komplementärmittels denken, dessen Punkt dann auch positiv gefunden werden wird.[2]

Die von Nebel vervollkommnete Hahnemannsche Technik der ineinandergreifenden Verabreichung einer ganzen Reihe von komplementären Arzneien, bei der die Weihesche Methode entsprechend den obigen Beispielen ihre volle Stärke zeigen kann, soll nun anhand eines der seltenen von ihm selbst beschriebenen Krankheitsfälle noch etwas genauer dargestellt werden. In seinem kurzen Resümee dieser Krankengeschichte eines terminalen Karzinompatienten etwa aus dem Jahr 1914 legt Nebel seine Diagnostik und damit auch die Anwendung der Weiheschen Druckpunkte leider nicht detailliert dar. An anderer Stelle weist er jedoch ganz ausdrücklich darauf hin, dass gerade in der Krebsbehandlung die Druckpunkt-Methode nach Weihe eine wichtige Hilfe ist.[3]

So dürfen wir mit einiger Wahrscheinlichkeit annehmen, dass z. B. gerade zur Bestätigung der Indikation eines „kleinen" Zwischenmittels wie Raphanus sativus, welches in diesem Fall wahrscheinlich lebensrettend wirkte, die Weiheschen Druckpunkte ebenfalls zur Anwendung gekommen sind. – Hören wir nun aber Nebel selbst:

Fallbeispiel

Ein vorher kräftiger, stämmiger Landwirt wurde wegen eines Darmkrebses laparotomiert. Der Chirurg, Prof. V., fand einen Krebs des Colon ascendens, die Tumormasse erstreckte sich gegen die Wirbelsäule hin und bis gegen die Leber hinauf.

Der Mann ist stark abgemagert, erdige, gelbe Gesichtsfarbe, leichte ikterische Verfärbung der Conjunctiva, die Zunge sieht aus wie ein gekochter Schinken, trocken; die Betastung ergibt eine fast bis zum Nabel reichende, in der Blinddarmgegend beginnende und bis zur Leber sich erstreckende Anschwellung. Die Laparotomiewunde, mit dem darunter liegenden Tumor verwachsen, ist keloid entartet.

1 Siehe Hahnemanns chronische Krankheitsfälle, zusammengestellt in Seiler 1988.
2 Rouy 1932, S. 420.
3 Nebel 1915, S. 234.

Der Kranke bekommt während acht Tagen Chelidonium mit leichter Besserung des Allgemeinbefindens. Nun treten alarmierende Erscheinungen der intestinalen Occlusion auf.[1] Der in aller Eile, um Mitternacht, herbeigerufene Arzt prognostiziert einen letalen Ausgang in höchstens einigen Stunden.

Ich fand am anderen Morgen den Mann in großen Schmerzen, der ganze Bauch war tympanitisch aufgetrieben. Raphanus sativa 6 lässt Gase in großer Menge abgehen und nach und nach verschwindet der Schmerz und die Tympanie. Unter Weitergabe von Chelidonium und Applikationen von heißen Heublumen-Umschlägen bessert sich der Zustand und der Kranke beginnt wieder zu essen.

Nach etwa drei Wochen kommen heftige ischiadische Schmerzen. Anschwellung beider unteren Extremitäten und des Scrotums. Die nervöse Unruhe des Kranken indiziert Arsenicum, und unter Gebrauch dieses Mittels und Verabreichung von Digitalis in stärkeren Dosen nehmen die Schmerzen und das Anasarka ab, gegen die zurückbleibende sklemartige Schwellung des rechten Beines wirkt Vipera 30 vorzüglich.

Noch verschiedene Male fand sich eine leichte Andeutung von Occlusion ein, welche aber Raphanus schnell beseitigte. Symptome von Lycopodium stellen sich ein. Einige seltene Dosen dieses Mittels wirken sehr befriedigend. Eine starke Empfindlichkeit des linken Leberlappens[2] und der bräunlich-gelbe Teint des Kranken rufen zur Wahl von Carduus marianus. Der Kranke beginnt an Gewicht zuzunehmen, der Appetit ist befriedigend, die Darm- und Nierenfunktion ebenso, und nun wird mit Verabreichung von C. S. und später C. T. S. begonnen.[3]

Nach etwa acht Monaten war die große Geschwulst in der Colongegend kaum mehr fühlbar, wohl aber noch ein harter, höckriger, fast faustgroßer Knoten in der Lebergegend zu finden. Der Kranke hatte wieder frisches Aussehen, konnte im Zimmer herumspazieren und hatte sein normales Gewicht erlangt. Da er etwa 50 Kilometer von ihm entfernt wohnte, glaubte er sich weit genug hergestellt, um sich von einem Arzt in der Nähe behandeln zu lassen. Unglücklicherweise trat aber etwa zwei Monate nach Aussetzen der homöopathischen Behandlung eine Verschlimmerung ein, welcher der Kranke erlag.

Wenn es mir also auch nicht vergönnt ist, diesen Fall als geheilt zu buchen, so war der Erfolg der Behandlung während der Dauer derselben doch ein so schöner, dass ich ihn gleichwohl hier gerade als Lehrstück vorbringe.[4]

Dem erfahrenen homöopathische Arzt dürfte klar sein, dass auch Nebel bei schwersten, malignombedingten Krankheiten nicht immer so erfolgreich sein konnte wie im obigen Fall.[5] Auch Leeser berichtet in seiner bereits erwähnten letzten Publikation, dass ihm vor allem bei rasch voranschreitenden Karzinomfällen auch nach jahrzehntelanger Erfahrung und unter Einsatz der Druckpunkt-Diagnostik oft nur ein vorübergehender Erfolg vergönnt ist.[6]

Aber es ist schon sehr beachtenswert, dass unter Zuhilfenahme der Druckpunkt-Diagnostik so deutliche Heilerfolge mit eindeutiger Tumorverkleinerung bei sonst völlig aussichtslosen Krebsfällen überhaupt möglich sind. Dass die druckpunktgestützte klassische Homöopathie zumindest in einzelnen Fällen ganz unzweifelhaft auch auf Malignome einwirken kann, soll nun auch noch an einem weiteren, auch histologisch gesicherten Fallbeispiel aus jüngster Zeit etwas ausführlicher illustriert werden. Allerdings handelte es sich hierbei um eine deutlich harmlosere Form einer malignen Erkrankung:

---

1 Es ist sehr wohl möglich, dass es sich bei dem drohenden Ileus bereits um eine durch Chelidonium bewirkte lebensgefährliche Heilkrise handelte. Erstverschlimmerungen durch Chelidonium sind nach meiner Erfahrung häufiger und meist auch schwerwiegender als durch seinen erfahrungsheilkundlichen Partner Nux vomica bewirkte Heilkrisen. Gefährliche Erstverschlimmerungen durch Chelidonium waren schon bei den vorhomöopathischen Anwendern dieser Arznei bekannt und gefürchtet.
2 Dort liegt auch der Weihesche Indikator, s. Abb. 53: card-m 1$^{K/W}$, S. 196.
3 Von Nebel selbst hergestellte Karzinom-Nosoden.
4 Nebel 1915, S. 383–384.
5 Mündliche Mitteilung von Dr. E. Bauer, Arosa.
6 Leeser 1925, S. 21. – Dass Leeser aber zumindest bei nicht hochaggressiven Malignomen durchaus auch Heilungen erreichen konnte, haben wir bereits gesehen (s. S. 48).

Fallbeispiel

Eine 84-jährige, noch rüstige und geistig lebhafte Patientin kommt nach einem Behandlungsunterbruch von fünf Jahren, während welcher Zeit sie von ihrem allopathischen Hausarzt betreut wurde, im Januar 1997 wieder als dringender Fall in Begleitung ihrer Tochter in meine Praxis.

1992 hatte ich die leicht übergewichtige Frau L. wegen schwerer Schwindelattacken mit Sturztendez stationär an die Bircher-Benner-Klinik aufnehmen müssen. Die dortige neurologische Abklärung ergab ein pathologisches EEG sowie den Verdacht auf einen Hydrocephalus internus malresorptivus. Zusätzlich wurde vom Neurologen eine cerebrale Arteriosklerose angenommen. Internistisch stellten wir eine mit einem milden Antihypertensivum gut eingestellte Hypertonie, eine Hypercholesterinämie, eine Hyperurikämie sowie eine leichte Erhöhung des Serum-Kreatinins fest.

An Arthrose- und Venenbeschwerden hatte die Patientin schon seit Jahren gelitten. Ihr schlimmstes seelisches Erlebnis war der frühe Tod ihres Gatten, seither ist sie subdepressiv und fühlt sich trotz guten Kontaktes mit Kindern und Enkelkindern oft einsam.

Unter Kalium phosphoricum, Rohkost-Diät und physiotherapeutischen Maßnahmen verschwanden die Schwindelattacken erfreulicherweise schon nach der ersten Hospitalisationswoche fast völlig. Eine verbleibende leichte Residualsymptomatik sprach auf Lachesis gut an. Die Laborkontrolle ergab eine Normalisierung sämtlicher obgenannter pathologischer Werte. – Angesichts dieses erfreulichen Verlaufes wurde auf die geplante neurologische Weiterabklärung verzichtet und auch die homöopathische Behandlung mit der Spitalentlassung abgebrochen.

Schwindelattacken sind seither ebenso wie sonstige neurologische Auffälligkeiten nicht mehr aufgetreten. – Was die Patientin jetzt wieder zu mir führt, sind andere Probleme: Es besteht, angeblich nach einer Erkältung, ein hartnäckiger Husten mit Rasseln in den Bronchien, welcher der hausärztlichen Therapie trotzt. Zudem Schmerzen in Knie- und Leistengegend, welche die Patientin auf ihre Arthrose zurückführt. Psychisch geht es einigermaßen, das Gewicht ist stabil, ebenso der Blutdruck. – Noch immer mag Frau L. Fisch nicht leiden und hat Angst vor Pferden und Schlangen. Sie macht sich viel Sorgen um ihre Familie und weint sehr leicht. Verträgt dunkle Tage schlecht, ist dann depressiver, vor allem wenn sie zudem noch allein ist. Kopfschmerzen bei Wetterwechsel, schlechter Schlaf.

Leider verzichte ich anlässlich der ersten eiligen Dringlichkeitskonsultation auf eine genauere körperliche Untersuchung, perkutiere und auskultiere lediglich die Lungen. Der Befund wäre mit einer chronischen Bronchitis mit starker Schleimbildung in den Hauptbronchien vereinbar. – Die Hauptindikatoren von Phosphor und Calcarea phosphorica sind beide etwa in gleichem Ausmaß deutlich positiv. Auf Grund des klinischen Bildes erhält die Patientin Calcarea phosphorica in der ersten Q-Potenz in der üblichen Dosierungsweise. Frau L. soll nach zwei bis drei Tagen nötigenfalls telefonisch berichten und in zwei bis drei Wochen einen Termin für die genauere Untersuchung und Weiterbehandlung vereinbaren.

Da sie ziemlich weit entfernt wohnt und etwas umständlich ist, verzögert sich die Folgekonsultation, und ich sehe die Patientin erst am 11. März 1997 wieder. Sie ist zufrieden, der Husten hat rasch auf die Behandlung angesprochen, vor allem ist das Rasseln in den Bronchien weg. Nur noch leichter, aber hartnäckiger Reizhusten. Die Beschwerden in Leiste und Knie haben sich hingegen nur wenig gebessert, sie haben sich in der Zwischenzeit eher von rechts nach links verschoben.

Bei der Untersuchung lassen sich über der rechten Lunge noch spärliche Anzeichen für vermehrte Schleimbildung feststellen. In der linken Leistengegend findet sich hingegen ein knapp mandarinengroßer, etwa sechs auf sechs Zentimeter messender, derber Tumor – höchstwahrscheinlich ein Lymphknotenpaket! Auch in der rechten Leiste finden sich mehrere kleinere, knapp mandelgroße Lymphome, die übrigen Lymphknotenstationen sind frei.

Hat eventuell Calcarea phosphorica diese Neubildung ausgelöst? – Dies ist sehr unwahrscheinlich, da zumindest die subjektiven Symptome in der Leiste ja bereits vor dem Einsatz dieses Mittels bestanden und sich tendenziell unter der Behandlung sogar eher verbessert haben.

Zur Vorsicht gemahnen lediglich die Tatsachen, dass die Patientin vor fünf Jahren bereits ein Phosphorsalz mit nachfolgend sehr tiefgreifender Wirkung erhalten hat und sich nun unter Calcarea phosphorica wohl eine generelle Besserungstendenz, aber auch bereits eine für Phosphor typische Symptomverschiebung von rechts nach links zeigt. Deshalb ist für die Weiterbehandlung zumindest im jetzigen Zeitpunkt eher an ein komplementäres, ausleitendes Zwischenmittel zu denken, wie es sich ja auch nach Nebel ganz generell zu Beginn einer Malignombehandlung dringendst empfiehlt.[1] – Das komplementäre pflanzliche Akutmittel für Phosphor – und nach meiner Erfahrung auch für Calcarea phosphorica – wäre in erster Linie Pulsatilla[2], welche Arznei zudem zu dieser Patientin konstitutionell gut bis sehr gut passen würde. Vor allem aber lassen auch die jetzt vorherrschenden und den Fall dominierenden Lokalsymptome sehr an Pulsatilla denken:

- Schmerzhafte Schwellung in der Leistengegend: Clem, Puls.
- Harte Schwellung in der Leiste: Clem, Dulc, Puls.[3]

Der neue Hauptindikator für Pulsatilla ist deutlich positiver als die Punkte von Phosphor und Calcarea phosphorica. Diese kurze druckpunktmäßige Bestätigung der Mitteldiagnose genügt bei dieser Klinik vollauf. Die Patientin erhält nun also Pulsatilla in der 1. Q-Potenz. Von der Auflösung in der Potenzierungsflasche wird sie jeden Abend einen halben Kaffeelöffel einnehmen. Falls das Mittel eine gute Wirkung zeigt, ist damit für drei Wochen fortzufahren.

Gleichzeitig werden dringlich eine ambulante nähere Abklärung und ein onkologisches Konsilium eingeleitet. Beide Maßnahmen laufen aber infolge der umständlichen Transportverhältnisse, und auch weil die bereits gebesserte Patientin nur noch wenig Leidensdruck verspürt, etwas verzögert an.

Der Onkologe untersucht die Patientin am 18. April 1997. Er bestätigt die Verdachtsdiagnose eines wahrscheinlich malignen Lymphoms, wobei er die Größe des Haupttumors links inguinal offenbar bereits etwas reduziert findet, nämlich nur noch 6 x 3 cm. Er empfiehlt weitere Abklärungen, in erster Linie eine Computertomographie und dann allenfalls eine histologische Abklärung.

Im Thorax-Röntgenbild vom 24. April zeigt sich ein 6 x 4 cm großer ovaler Herd im rechten Unterlappen, dazu besteht noch der Verdacht auf einen zusätzlichen, unmittelbar benachbarten kleineren Herd. Weiter bestehen noch mehrere alte, sehr wahrscheinlich posttuberkulöse narbige Residuen. – Falls es sich bei dem großen Herd um eine pulmonale Manifestation eines malignen Lymphoms handelt, wäre die Patientin also bereits in einem fortgeschrittenen Stadium III bis IV mit teilweise extranodulären Tumormanifestationen beidseits des Zwerchfells. Auch das hohe Alter der Patientin wäre bei einem malignen Lymphom im Gegensatz zur Situation bei sonstigen Karzinomen ein weiterer prognostisch ungünstiger Faktor. Differentialdiagnostisch kommen aber derzeit weiterhin auch ein andersartiges metastasierendes Malignom oder ganz eventuell auch noch eine reaktivierte Tuberkulose in Frage.

In meiner Praxis sehe ich die Patientin wiederum erst etwas später als geplant, nämlich am Tag der Röntgenkontrolle vom 24. April. Abgesehen von der Verunsicherung durch die Verdachtsdiagnose geht es ihr aber gut. Seit etwa drei Wochen hat sie mit Pulsatilla ausgesetzt, ohne sich danach schlechter zu fühlen. Weniger Schmerzen in Leiste und Knie. Husten eher rückläufig.

Das Lymphom links inguinal hat sich sehr erfreulicherweise um sage und schreibe etwa zwei Drittel zurückgebildet! – Rechts ist jedoch eher eine diskrete Größenzunahme festzustellen, die Lymphome dort sind nun gut mandelgroß.

Was nun? – Der Symptomwechsel nun wieder von einer Seite auf die andere lässt an eine durch Pulsatilla forcierte Entwicklung denken. Vor allem auch ist der sich jetzt abzeichnende Wechsel von links nach rechts in ähnlicher Weise typisch für die Küchenschelle, wie es der vorangegangene in umgekehrter Richtung für Phosphor war.[4] Also wieder zurück zur Phosphorgruppe? – Wir erinnern uns aber an den Karzinom-Fall Nebels, wo nach Besserung des Allgemeinzustandes und Normalisierung der Stoffwech-

1 Nebel 1914, S. 383. Als konkretes Beispiel s. auch Nebels oben dargestellten Fall.
2 Mündliche Mitteilung von Dr. Bauer.
3 MacRepertory.
4 MacRepertory.

sel- und Ausscheidungssituation schließlich mit großer Priorität die Nosodenpräparate eingesetzt wurden. Nebels Tumor-Nosodenmittel sind meines Wissens nicht mehr erhältlich. Ich habe jedoch mit anderen, wahrscheinlich vergleichbaren Tumor-Nosodenpräparaten die Erfahrung gemacht, dass diese therapeutisch kaum mehr bringen als gut eingesetzte klassisch-homöopathische Nosoden. Hierbei muss man bei der großen Gruppe der psorischen Erkrankungen vor allem an die Tuberkulin-Nosoden denken (Bacillinum, Tuberculinum bovinum, BCG), dazu eventuell auch noch an Psorinum und Diphtherinum; und bei der Medorrhinum-Gruppe natürlich auch an die Vaccinosis-Nosoden (Vaccinium, Variolinum, Malandrinum).

Also sollte man nun allenfalls auch bei unserer Patientin, deren Allgemeinzustand nun ja wieder sehr gut ist, eine Nosode in Betracht ziehen. Aber welche? – Wenn ein Patient Pulsatilla und Phosphor benötigt, ist fast immer ein tuberkulinischer Hintergrund der Erkrankung anzunehmen. Dies bestätigt uns im Fall von Frau L. ja auch die Thoraxaufnahme (s. oben) in aller nur wünschbaren Deutlichkeit. Pulsatilla gilt in der französischen Schule auch als der wohl wichtigste „Draineur" bzw. Kanalisator des Tuberkulinismus.[1] Was sagen in dieser Situation die Druckpunkte? – Der neu bestimmte Hauptpunkt von Tuberculinum bovinum ist zusammen mit seinem Bestätigungspunkt hochgradig positiv. Der Pulsatilla-Hauptpunkt ist noch immer deutlich, aber in geringerem Ausmaß nachweisbar.

Die Patientin erhält also eine vorsichtige Dosis des ersteren Mittels. Statt der stärker wirksamen Auflösung in Flüssigkeit wird lediglich für 14 Tage ein Glob. von Tuberculinum bovinum 2/50 M[2] abends trocken auf die Zunge verabreicht. Frau L. wird besonders streng ermahnt, sich bei etwaigem Schlechterbefinden sofort zu melden, auch sollte als subjektiv spürbarer, genau zu beachtender Soforteffekt der neuen Medikation sich der noch immer labile Schlaf innerhalb weniger Tage deutlich verbessern.

Sechs Tage später wird das CT des Abdomens durchgeführt. Es zeigen sich keine neuen Befunde, insbesondere sind Milz und Leber nicht (bzw. nicht mehr?) vergrößert. Das CT erfasst auch den Lungenherd rechts basal, welcher auch noch mittels einer konventionellen Thoraxaufnahme nach kontrolliert wird. Der Herd hat sich abgerundet und misst nur noch 3 cm im Durchmesser! Von einem eventuellen zweiten Herd ist nichts mehr zu sehen.

Innerhalb knapp einer Woche erfolgte also auch in der Lunge – wenn wir eine radiologische Fehlbeurteilung als sehr unwahrscheinlich ausschließen wollen – eine drastische Reduktion der Neubildung. Es ist allerdings keineswegs sicher, dass diese Tumor-Rückbildung ein reiner Effekt der Tuberkulinbehandlung ist, da der vorangehende Verlauf radiologisch nicht dokumentiert ist. Es könnte sich bei dem rapiden Heilverlauf theoretisch auch noch um eine Nachwirkung der vorangehenden beiden Medikamente handeln, zumal sich die subjektiven Lungensymptome und vor allem auch der objektive inguinale Befund ja bereits unter deren Einwirkung sehr rasch gebessert hatten.

Wie mir Frau L. dann aber am 6. Mai 1997 telefonisch mitteilt, verschlechtert sich jedoch gegen Ende der Tuberkulin-Einnahme der Husten möglicherweise infolge der rapiden Tumor-Einschmelzung wieder ganz massiv. Es komme viel Schleim (aber kein Blut). Sie habe sich eine Flasche Hustensirup aus der Apotheke besorgen müssen. – Das Mittel wird sofort abgesetzt und eine Dringlichkeitskonsultation auf den nächsten Tag fixiert.

Der Befund links inguinal hat sich nun praktisch normalisiert, das dortige Lymphom ist nur noch knapp haselnussgroß. Rechts scheint der Befund auch tendenziell rückläufig. Der physikalische Lungenbefund hat sich nicht verschlechtert. Da die Patientin aber sehr unter Husten und Auswurf leidet, besteht homöopathisch doch ein Handlungsbedarf, wobei aber selbstverständlich nur ein ausleitendes Kanalisationsmittel in Frage kommt. Hierbei ist nach Tuberkulin in erster Linie wieder an Pulsatilla zu denken.

Der Hauptpunkt von Pulsatilla und derjenige von Phosphor sind nun beide etwa im gleichen Ausmaß deutlich positiver als zuvor. Der Doppelindikator von Tuberculinum bovinum Kent hat sich abgeschwächt. Also folgt

---

1 Vgl. auch die gute Effizienz der Küchenschelle bei der eingangs dieses Buches geschilderten Tuberkulosebehandlung v. Bönninghausens.

2 = 2. Q-Potenz.

rungsstufe, in gleicher Dosierung wie die vorangehende Potenz. Bei starkem Husten kann als Reserve einmal täglich zusätzlich ein halber Teelöffel eingenommen werden.

Der Husten spricht schnell auf die Behandlung an. – Die Patientin wird nun zur diagnostischen Lymphknotenentnahme hospitalisiert. Die Chirurgen wundern sich, dass das vom Onkologen erwähnte große Lymphom links nicht mehr vorhanden ist und entnehmen am 28. Mai den größten noch verbleibenden Lymphknoten rechts.

Die Histologie ergibt ein malignes follikuläres zentroblastisches Non-Hodgkin-Lymphom. Wie mir mein onkologischer Konsiliarius mitteilt, handelt es sich um einen verhältnismäßig niedrigmalignen Tumor, welcher schulmedizinisch wohl relativ gut kontrollierbar, aber kaum bis nicht heilbar ist. Angesichts des Alters der Patientin und bisherigen sehr positiven Heilverlaufes empfiehlt er schulmedizinisch ein exspektatives Vorgehen.

Am 13. Juni wird noch eine Thorax-Röntgenkontrolle vorgenommen. Der dortige Herd ist weiterhin rückläufig, aber viel langsamer als unter Tuberkulin. Er misst nun noch 2,5 cm im Durchmesser. Der Husten ist völlig verschwunden. Die inguinalen Lymphknoten präsentieren sich praktisch unauffällig.

Danach bleibt der Zustand der Patientin unter in größeren Abständen weiter durchgeführter homöopathischer Behandlung stabil, es werden keine röntgenologischen Kontrollen mehr vorgenommen. Die Patientin lebt ein Jahr rezidivfrei bei altersentsprechend sehr guter Lebensqualität und sozial noch immer weitgehend selbständig.

Leider entwickelt sich im nächsten Herbst aber anschließend an eine ohne mein Wissen durchgeführte Grippeimpfung[1] ein Rezidiv, welches leider nur noch ungenügend auf die homöopathische Behandlung anspricht. Eine tief dosierte Chemotherapie kann zwar den Tumorprozess noch einmal stoppen, doch verschlechtert sich hierauf der Allgemeinzustand der Patientin rasch und sie verstirbt nach glücklicherweise nur sehr kurzer Leidenszeit im 87. Altersjahr.

Damit kehren wir zurück zu Rouys wichtigen Hinweisen zur Druckpunkt-Technik der Nebelschen Schule. – Die praktische Durchführung der Druckpunkt-Diagnostik vergleicht Nebels Gewährsmann mit dem Pianospiel: Man müsse auf den Weiheschen Punkten gewissermaßen Klavier spielen können, d. h. die Indikatoren werden mit dem Zeigefinger zuerst sanft angedrückt, worauf ein kräftiger, plötzlicher Druck ausgeübt und dann sofort wieder losgelassen wird. Bei positivem Befund verspürt der Patient auf den Druck einen deutlichen Schmerz, welcher oft noch längere Zeit, manchmal sogar Stunden lang andauern kann. Im letzteren Fall kann man ziemlich sicher sein, den Indikator des derzeit passenden Simile gefunden zu haben.

Weiter führt Rouy auch noch eine Liste der Druckpunkte an, die im Wesentlichen eine stark abgekürzte, teilweise aber deutlich ungenauere und manchmal in der Punktelokalisation sogar etwas abweichende Variante der Liste von Göhrum ist. Es macht den Eindruck, dass Rouy entweder selbst nur schlecht Deutsch konnte oder sich auf eine ungenaue, vielleicht bereits auf französisch übersetzte unvollständige Abschrift der Göhrumschen Liste verlassen musste.

Allerdings wäre es auch möglich, dass die meist nur geringfügigen, aber für die Praxis doch wesentlichen Abweichungen bewussten kleinen Korrekturen der Punktelokalisation durch die Nebelsche Schule entprechen. Wir werden auf die einzelnen Abweichungen im praktischen Teil noch zu sprechen kommen.

---

1 Selbstverständlich ist damit ein ursächlicher Zusammenhang des Tumor-Rezidives bzw. des jetzt plötzlich nur noch ungenügenden Ansprechens auf die homöopathische Behandlung mit der Grippeimpfung nicht bewiesen, wahrscheinlich waren auch die Lebenskräfte der hochbetagten Patientin ganz einfach erschöpft.

20 Die Kentsche Schule und die Weiheschen Punkte

Zum Schluss seines Grundlagenartikels über die Weiheschen Punkte betont Rouy, dass sich eine zeitgemäße und effiziente Homöopathie gleichermaßen von der zu theoretisch-trockenen und zu eingleisigen Einzelmittel-Konstitutionsbehandlung Kents einerseits und von der zu oberflächlichen Komplex-Homöopathie andererseits abgrenzen müsse. Nur so sei es möglich, die der Homöopathie zu Grunde liegende Hahnemannsche Materia medica wieder zu beleben und sie täglich neu zu bereichern.

Damit grenzt sich der Schüler Nebels ziemlich deutlich von der etwa anfangs der zwanziger Jahre durch den Genfer Homöopathen Dr. P. Schmidt (1896–1987) aus den USA nach Europa gebrachten klassischen Homöopathie nach Kent ab. Doch gelang es Rouy leider nicht, der Einzelmittel-Homöopathie Nebelscher Ausrichtung, wie er sie zum Zeitpunkt seiner Publikation von 1932 prinzipiell noch vertritt, zu einem stabilen Fundament im Sinne einer gefestigten Schule zu verhelfen.

Dies in erster Linie wohl deshalb, weil Nebel selbst schon früh – wohl um seine Behandlungsweise einfacher und besser verständlich zu gestalten – gerade in der Malignomtherapie mit standardisierten, zusammengesetzten Kanalisationsmitteln zu experimentieren begann.[1] Damit wich er von seiner ursprünglichen Stärke, nämlich der geschickt gewählten Folge von Einzelmitteln, welche ja – wie erwähnt – durchaus dem letzten Stand von Hahnemanns Arbeitsweise entspricht, schrittweise ab und öffnete vor allem seinen weniger begabten Schülern Tür und Tor zu einer mehrheitlich nur noch schematischen Komplex- und Rezept-Homöopathie, welche die Möglichkeiten der Homöopathie natürlich nur noch sehr partiell auszuschöpfen vermag. Diese unreflektierte Polypragmasie dominiert als „französische Krankheit" die Homöopathie unseres westlichen Nachbarlandes leider im Wesentlichen bis auf den heutigen Tag.

Auch Rouy selbst konnte ihrem Sog nicht widerstehen. In seinem sonst sehr lesenswerten Alterswerk von 1951 präsentiert er sich trotz aller verbalen Bekenntnisse zu Hahnemann grundsätzlich als Vertreter von differenzierten Mehrfach-Verordnungen, welcher die klassische Einzelmittel-Homöopathie nur noch relativ selten anwendet. Für die Indikationsstellung dieser Mehrfachverordnungen kann die Weihesche Me-

thode nach seiner Meinung ebenfalls sehr gut verwendet werden. Diese Anwendungsweise, wo entsprechend der jeweiligen Druckpunkt-Konstellation nun auch mehr als nur zwei Arzneien gleichzeitig verabreicht werden, kann als direkte Weiterentwicklung der diagnostischen und therapeutischen Doppelmittelpraxis der Rademacherschen Schule betrachtet werden. Der klassische Homöopath wird die wertvollen Informationen der Mehrpunktdiagnostik jedoch in der beschriebenen Art und Weise einzig zur Diagnostik des passenden Einzelmittels benützen, wobei ihm in Grenzsituationen die unten noch ausführlicher zu besprechende Mischsalztechnik eine sehr wertvolle Möglichkeit in die Hand gibt, die Eigenschaften mehrerer Arzneien in Übereinstimmung mit der Punktekonstellation des Patienten zu kombinieren.

Rouys Artikel erschien wie auch schon das oben zitierte Einführungsreferat Chirons in der Zeitschrift „Homéopathie moderne", welche 1932 dem Thema der Druckpunkt-Diagnostik eine große Sondernummer widmete. Ihr Herausgeber, der bekannte französische Homöopath Dr. Fortier-Bernoville, hatte sich ebenfalls über viele Jahre hinweg mit der Weiheschen Methode auseinandergesetzt und war zum Schluss gekommen, dass die Methode bei differenzierter Anwendung sehr brauchbar sei.

In seinem Beitrag in der genannten Sondernummer betont der Nebel ebenfalls nahestehende Fortier-Bernoville eingangs – wahrscheinlich ebenfalls mit einer Spitze gegen einen zu einseitigen Kentismus – die Gefahr, welche der Homöopathie durch die von gewissen ausländischen Schulen praktizierte Vernachlässigung der Klinik und der physikalischen Untersuchung drohe. Der moderne Homöopath müsse vor allem auch ein guter Kliniker sein. Der Patient dürfe keineswegs nur – obwohl dies natürlich auch von zentraler Bedeutung sei – gesprächsweise im Sitzen untersucht werden, sondern auch die körperliche, eventuell apparativ unterstützte körperliche Untersuchung auf der Untersuchungsliege gehöre unbedingt ebenfalls dazu.

Anschließend an diese umfassende klinisch-homöopathische Untersuchung sei dann der rich-

---

1 Nebel 1914, S. 383.

tige Moment für die abschließende und oft entscheidende Diagnostik nach Weihe gekommen. Allerdings betont er im gleichen Atemzug auch die zumindest vorläufig noch gegebene Beschränktheit der Druckpunkt-Methode und weist ausdrücklich auf die Möglichkeit sowohl falsch positiver als auch falsch negativer Druckpunkte hin.

Dann folgt ganz im Sinne von Weihe und Rademacher eine Diskussion der Punktelokalisationen und Mittelverwandtschaften nach organotropen Gesichtspunkten, ergänzt durch eine sehr nützliche Auflistung einiger klinisch bewährter Punkte mit individueller Bewertung ihrer Brauchbarkeit. Kritisch beurteilt Fortier-Bernoville in Übereinstimmung mit meiner Erfahrung die Aussagekraft der vor allem im unteren Bauchbereich sehr nahe nebeneinander gelegenen Weiheschen Punkte, deren Lage zudem in den oft schwammigen Bauch-Weichteilen ohne ossäre Referenzpunkte sowieso eher schwierig zu definieren ist.[1] Wir werden darauf im praktischen Teil noch zu sprechen kommen.

Bezüglich der therapeutischen Gleichungen Weihes verweist Fortier-Bernoville in Anlehnung an Rouy lediglich auf die Tatsache, dass ein Mittel nicht nur durch seinen Einzelpunkt, sondern auch durch zwei oder gar mehrere diagnostische Punkte angezeigt werden kann. Viel mehr Worte ist ihm dieses Thema aber nicht wert: „Im übrigen wird die Arbeit des berühmten deutschen Forschers an diesem Punkt derart kompliziert und schwer nachvollziehbar, dass man diese Erkentnisse kaum je wird in die Praxis umsetzen können. Der germanische Geist", fährt er dann mit einem zumindest 1932 sicher berechtigten Seitenhieb gegen Deutschland fort, „liebt ja die bis in alle Fernen vorangetriebene analytische Forschung und scheut hierbei keine Mühe. Unser Esprit latin hingegen schätzt in seinem Verlangen nach Logik und Klarheit mehr das praktische Resultat."

In diesem Sinne beschränkt sich denn auch der in Genf ansässige französische Homöopath Dr. Henri Duprat, der Herausgeber der wichtigsten, auch die Weiheschen Punkte ins Arzneimittelbild integrierenden Materia medica und erste Lehrer Dr. P. Schmidts, in seinem Werk meist auf die Angabe der klassischen Weiheschen Einzelindikatoren. Allerdings waren ihm auch die Doppelindikatoren der Weiheschen Schule zumindest grundsätzlich bekannt. Jedoch erwähnt er ausdrücklich, dass das Original der Punkteliste Göhrums für ihn derzeit nirgends mehr aufzutreiben sei.[2]

Zur praktischen Anwendung der Weiheschen Punkte gibt uns Duprat, der Nebel zwar nahe stand, aber im Gegensatz zu Rouy trotz Berücksichtigung der Drainage-Technik stets ein betonter „uniciste", ein Einzelmittel-Homöopath verblieb[3], zumindest in seiner Materia medica und seinem lesenswerten praktischen Handbuch[4] keine näheren Hinweise. Seine Anwendungspraxis dürfte sich jedoch im Wesentlichen mit der von Rouy dargestellten Technik der frühen Nebelschen Schule decken. Leider gelang es auch Duprat nicht, seine druckpunktgestützte klassische Einzelmittel-Homöopathie auf breiterer Linie durchzusetzen, zumal sich sein wichtigster Schüler P. Schmidt schon früh ganz der Kentschen Schule zuwandte.

Die Punktelokalisationen in Duprats 1947 publizierten dreibändigen Werk, zu welchem Nebel noch das Vorwort schrieb, sind um einiges genauer als diejenigen von Rouy, zeigen aber ebenfalls gelegentliche und nicht selten mit letzterem übereinstimmende Abweichungen vom deutschen Original. Es wäre also tatsächlich gut denkbar, dass die 1904 von Nebel an Jousset überreichten Exemplare von Göhrums Punkteliste nur in einer nicht gerade sehr guten französischen Übersetzung verbreitet wurden, während die Originale schon bald verloren gingen. Aber es ist – wie bereits erwähnt – durchaus auch möglich, dass die kleinen Abweichungen der Punktelokalisationen in der Materia medica Duprats bewussten Abänderungen von korrekt übersetzten Auszügen aus Göhrums Originalliste entsprechen.[5]

Vor allem vertritt mein homöopathischer Lehrer Dr. E. Bauer, der Begründer und ärztliche Leiter der Kurklinik Prasura in Arosa/Schweiz, als wichtigster zeitgenössischer Vertreter der Weiheschen Diagnostik die Meinung, dass Duprats Liste in manchen Punkten der Originalliste Göhrums vorzuziehen sei. Wir werden deshalb das von Bauer übersetzte Punkteverzeichnis Duprats ebenso wie Göhrums Liste in vollem Umfang in den praktischen Teil dieser Arbeit einbeziehen.

In seinen sehr lesenswerten, in der angelsächsischen Kurzform von „Papers" verfassten Schriften über die Druckpunkt-Diagnostik erklärt uns

---

1 Fortier-Bernoville, S. 431.
2 Duprat 1932, S. 87.
3 Duprat 1932, S. 203.
4 Duprat 1932.
5 Wir werden diese Fragen im praktischen Teil noch ausführlicher diskutieren.

Bauer, warum sein Lehrer Schmidt nicht gerade ein Freund der Weiheschen Diagnostik war:
„Er glaubte nämlich vernommen zu haben, dass
während der Grippe-Epidemie 1918/19 sämtliche
Weiheschen Punkte ihren Ort gewechselt hätten
und dass deshalb die Angaben Weihes und seiner
Freunde nicht mehr stimmen würden.“[1] Dabei
hatte sich natürlich – wie wohl ein Vertreter der
Weiheschen Schule Schmidt eigentlich hatte
mitteilen wollen[2] – in der Nachkriegszeit lediglich der Charakter des Genius epidemicus und
die diesen kennzeichnenden Druckpunkte verändert[3], und keineswegs etwa die Weiheschen
Punkte als solche. Schon Weihe hatte ja, wie wir
gesehen haben, zu Kriegsende 1870/71 ebenfalls
einen markanten Wechsel des Genius epidemicus festgestellt. Hier lag also bei Schmidt bereits
schon im Grundsätzlichen ein schwerwiegendes
Missverständnis vor, dessen Ursache einmal mehr
in der Verquickung von Rademacherscher Epidemiologie und Druckpunkt-Diagnostik zu suchen
ist.

In erster Linie aber war es, wie uns Bauer weiter berichtet, „tiefstes Anliegen Pierre Schmidts,
die reine Hahnemannsche Homöopathie zu lehren. Es ist nun nicht zu bestreiten, dass die Benutzung der Weiheschen Punkte für den Anfänger
die Gefahr in sich birgt, weniger gründlich bei der
Arzneimittelwahl vorzugehen. Auch kannte Pierre Schmidt einen sehr berühmten älteren homöopathischen Kollegen, der mittels Pendel, Weiheschen Punkten und einigen äußerlich sichtbaren
Zeichen rasch die Arzneimitteldiagnose stellte.
Der Erfolg blieb jeweils aus, sagte mir mein Lehrer. Jedenfalls bei den offensichtlich sehr schweren Fällen, zu welchen Pierre Schmidt als junger Arzt seinen Kollegen anfänglich beigezogen
hatte.“

Mit dem „sehr berühmten älteren Kollegen“
ist natürlich – wir ahnen es schon – Nebel gemeint.[4] Es tut sich hier also offen und unüberseh-
bar eine recht tiefe Kluft auf zwischen der Nebelschen Schule als damalige Hauptrepräsentan-
tin der Weiheschen Diagnostik und der klassisch-
Kentistischen Homöopathie Pierre Schmidts. Die-

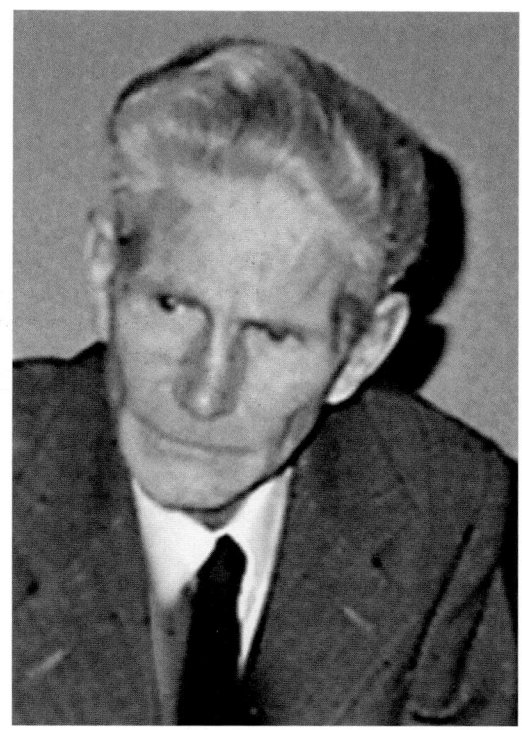

Abb. 14: Dr. med. E. Bauer, der bedeutendste zeitgenössi-
sche Vertreter der Weiheschen Druckpunkt-Diagnostik

se Kluft haben uns die oben zitierten kritischen
Bemerkungen der Nebel-Schüler ja bereits erah-
nen lassen.

Es ist nun tatsächlich so, dass Nebel neben der
Weiheschen Diagnostik, deren Schwachpunkte er
offensichtlich ebenfalls kannte, sich manchmal
gerade bei Krebspatienten als „äußerlich sichtbaren Zeichen“, wie sie von Bauer erwähnt werden,
zusätzlich eines fein nuancierten Systems von
Lippensymptomen bediente. Dieses bietet aber
nach seinen eigenen Aussagen „für die Beschreibung Schwierigkeiten.“[5] So ist z. B. für eine Pe-
troleum-Situation bei einem Mamma-Karzinom
nach Nebel eine „bräunliche Verfärbung der
Lippen mit leichtem cyanotischem Anflug“[6] charakteristisch. – Im Weiteren ist es, obwohl Nebel
selbst meines Wissens nichts hierüber publiziert

---

1 Bauer 1988, S. 110.
2 Möglicherweise handelte es sich hierbei sogar um Nebel selbst, der auch eine kleine Monographie über die 1918/19er-
   Grippe-Epidemie verfasst hat.
3 Auf der Grundlage dieses Morbus stationarius konnte nach Rademacherscher Betrachtungsweise die schwere und
   einzigartige Grippe-Epidemie von 1918/19 überhaupt erst entstehen.
4 Wie dies Bauer ausdrücklich bestätigt.
5 Nebel 1915, S. 234.
6 Nebel 1915, S. 232.

hat, eine gesicherte Tatsache, dass er sich zumindest in späteren Jahren auch des Pendels als eines weiteren diagnostischen Hilfsmittels bediente.[1]

Wir sehen also, dass Nebel in seiner späteren Entwicklung nicht nur manchmal Komplexmittel zu verwenden beginnt, sondern auch auf der diagnostischen Ebene – neben der für die klassische Homöopathie noch weitgehend nachvollziehbaren Weiheschen Diagnostik – zusätzlich manchmal auch intuitiv-subjektive Kriterien der Mittelwahl einsetzt, welche wie im Extremfall des Pendels schließlich nur noch ihm alleine zugänglich sind. Er entfernt sich damit von der ganz vom klaren Licht der Aufklärung durchstrahlten „rationalen Heilkunst"[2] Hahnemanns und droht uns wieder ins mystischen Dunkel der alchemistisch-okkulten Medizin zu entgleiten, aus welchem Rademacher ja seinerzeit die Grundlagen des Weiheschen Systems zu Tage gefördert hatte. Damit schließt sich der Kreis zur bereits anfangs dieses Buches diskutierten Paracelsus-Problematik, und wir begreifen, dass im Interesse einer lern- und reproduzierbaren homöopathischen Wissenschaft das scharfe Gegensteuer Schmidts historisch notwendig war.

Unzweifelhaft aber bleibt, dass Nebel im Gegensatz zum Eindruck, den Schmidts Beurteilung hinterlässt, gerade bei ausgesprochenen Problempatienten sehr beachtliche Erfolge haben konnte. Vor allem in der Malignomtherapie zählt er zusammen mit dem genialen Burnett und dessen Freund J. H. Clarke vielleicht sogar zu den erfolgreichsten Homöopathen aller Zeiten.[3] Sicher zu Recht gilt nämlich die Malignombehandlung durch Stimulierung patienteneigener Heilkräfte als härtester Prüfstein und hohe Schule nicht nur der Homöopathie, sondern jedes ganzheitsmedizinischen Therapieansatzes: Wer Krebs auf diese Weise heilen kann, kann fast alles andere ebenfalls heilen!

Deshalb ist Schmidt das offene und ehrliche Eingeständnis, dass die Kentsche Hochpotenz-Konstitutionsbehandlung für die Therapie von manifesten Karzinomfällen ungeeignet ist,[4] sicher alles andere als leicht gefallen.[5] Er muss sich hier überwiegend auf die selbstverständlich ebenfalls sehr wichtige Prophylaxe beschränken. Bestenfalls kann das Fortschreiten eines Malignoms verhindert werden: So konnte Schmidt z. B. bei einem großen, nicht operablen Mamma-Karzinom mittels mehrerer Zyklen des Konstitutionsmittels Arsenicum album in der Kentschen Hochpotenzreihe eine mehr als zehn Jahre andauernde Stabilisierung ohne weitere Tumor-Progredienz erreichen.[6] Das ist schon sehr beachtenswert. Bauers langjährige Erfahrungen als getreuer Schüler Schmidts bestätigen diese Möglichkeiten, aber auch die genannten klaren Grenzen der Kentschen Behandlungsweise weitgehend.

Die obigen Fallbeispiele zeigen hingegen unzweifelhaft, dass bei Malignomen auch auf klassisch-homöopathischem Weg durchaus noch mehr erreichbar ist: Mittels einer ebenfalls rational begründeten und nur mit Einzelarzneien arbeitenden Homöopathie in der Art Burnetts, Clarkes und des frühen Nebel, welche – wie nun schon mehrfach betont – recht weitgehend auch dem letzten Stand von Hahnemanns Arbeitstechnik entspricht, können zumindest in einzelnen Fällen eindeutige Tumor-Regressionen oder sogar Heilungen erzielt werden. – Warum sollten wir auf dieses wertvolle zusätzliche Potential verzichten?[7]

Trotz der Vorbehalte seines Lehrers unterzog Bauer das System der Weiheschen Druckpunkte, auf welches er von Nebels ebenfalls als homöopathischer Arzt tätigen gleichnamigen Sohn aufmerksam gemacht worden war, einer genauen Prüfung. Er stellte fest, dass die Methode gerade

---

1 Nach Aussage von Dr. Bauer ließ sich Nebel von dem bekannten Schweizerischen „Kräuterpfarrer" Küenzli in der Pendeldiagnostik unterweisen.
2 Die erste Auflage des Organons von 1810 war noch rein aufklärerisch-revolutionär als „Organon der rationellen Heilkunde" betitelt. Später wandelte Hahnemann den Titel wohl eingedenk der auch einer rationalen Medizin stets innewohnenden künstlerisch-intuitiven Komponente in „Organon der Heilkunst" um.
3 Burnett war mindestens so sehr wie Nebel von Rademacher und Paracelsus beeinflusst. Seine Arbeitsweise und diejenige des frühen Nebel sind sich sehr ähnlich, auch er verabreicht stets eine Folge komplementärer Einzelmittel mit prioritärem Einsatz der Nosoden. Die Weihesche Druckpunkt-Diagnostik kannte Burnett noch nicht.
4 Mündliche Mitteilung von Dr. E. Bauer.
5 Er führt dies nach Bauer auf das nach Kentistischer Betrachtungsweise zuwenig charakteristische Symptomenbild des typischen Krebspatienten zurück, was Burnett und Nebel aus ihrer Sicht natürlich verneinen würden.
6 Mündliche Mitteilung von Dr. E. Bauer.
7 In seinem Buch über Malignom-Therapie berichtet Spinedi über sehr interessante und viel versprechende Erfahrungen mit der Kombination von Hahnemannscher Q-Potenztechnik und Kentscher Behandlungsweise (Spinedi).

auch für die Anwendung in der klassischen Homöopathie Kentscher Ausrichtung bestens geeignet ist.

Betrachten wir anhand eines konkreten Fallbeispiels Bauers die wichtige Funktion der Druckpunkt-Diagnostik vor allem auch für die Verlaufskontrolle, wie sie Leeser und Rouy bereits betont haben:

Fallbeispiel

Ein 17-jähriges Mädchen, dessen Mutter an Schizophrenie und dessen Vater an Multipler Sklerose leiden, ist sehr anmaßend, hochmütig, verträgt Widerspruch nicht, hat großes Verlangen nach Süßigkeiten und verabscheut überhitzte Räume. Leicht gelbliches, blasses Gesicht. Die Pupillen sind um 12 Uhr merkwürdig verformt, der Weihesche Punkt von Lycopodium sehr stark druckempfindlich. Er verschwindet auf eine Gabe von Lycopodium XM.

In der Folgezeit wird das Mädchen von nettem, angenehmem Wesen, worüber wohl niemand glücklicher ist als es selber. Aber Rückfälle ihres alten Verhaltens treten immer wieder auf, und das wird wohl noch längere Zeit so bleiben, wobei die schlechten Perioden allmählich kürzer, seltener und schwächer werden.

Wann ist der günstigste Zeitpunkt für die Wiederholung der Einzelgabe? – Wir halten uns an das Wiederauftreten des Weiheschen Punktes und geben die zweite Gabe Lyc. XM nach einem halben Jahr und ein weiteres halbes Jahr später Lyc. LM. Die Verformung der Pupillen um 12 Uhr hat sich verringert. Wir können mit einer langsamen Vernichtung der wohl vorhandenen unheilvollen Erbanlagen rechnen, ist doch Lyc. eines unserer tiefst wirkenden Mittel.[1]

Das Verschwinden des Weiheschen Druckpunktes erfolgt, wie Bauer auch an anderer Stelle berichtet, innerhalb von Minuten nach Verabreichung der entsprechenden Kentschen Hochpotenz. „Wenn nicht, haben wir nicht das Simillimum gegeben, und wir haben offensichtlich nicht den Weiheschen Punkt des Simillimums geprüft."[2]

Praktisch von größter Bedeutung ist dann auch Bauers Hinweis zur Druckpunkt-Diagnostik der aus homöopathisch bekannten Einzelelementen aufgebauten Arzneisalze. Ein solches Salz wie z. B. Kali arsenicosum kann als naturgegebenes „Doppelmittel" betrachtet werden, welches unter anderem auch in Fällen angewandt werden kann, wo sich uns homöopathisch ein aus seinen beiden Einzelkomponenten gemischtes Bild präsentiert. Wenn also – wie uns Bauer als praktisches Beispiel mitteilt[3] – ein Patient Symptome von Kali carbonicum und Arsenicum album in etwa gleicher Gewichtung aufweist, kann sehr wohl die Verabreichung von Kali arsenicosum indiziert sein. Diese ursprünglich auf Kent zurückgehende, von uns an der Bircher-Klinik als „Mischsalz-Technik" bezeichnete wichtige Hilfsmethode zur Mittelfindung kann druckpunktdiagnostisch auf zwei Arten verifiziert werden:

1. Durch den entsprechenden Weiheschen Einzelpunkt, wie er für Kali arsenicosum z. B. in der mittleren Axillarlinie im 7. Interkostalraum links zu finden ist.[4]
2. Es können aber auch in der Art eines klassischen Doppelmittels die Indikatoren der geläufigsten beiden Polychreste verwendet werden, welche den beiden Elementen des Arzneisalzes entsprechen. Da Duprat den Einzelpunkt von Kali arsenicosum in seinem Verzeichnis nicht anführt, zieht Bauer für die Diagnostik dieses Kalisalzes den Doppelindikator Kali carbonicum + Arsenicum album vor.

Obwohl die beiden Komponenten des Doppelgliedes dieser Gleichung, Kali carbonicum (K_2CO_3) und Arsenicum album (As_2O_3) chemisch nicht ganz genau dem Einzelglied Kali arsenicosum (K/H_2AsO_4) entsprechen, hat sich dieser Doppelindikator durchaus bewährt. Tatsächlich sind ja auch Kaliumkarbonat und der weiße Arsenik die geläufigen Ausgangssubstanzen zur chemischen Herstellung von Kaliumarsenat.

In entsprechender Weise können nun auch die Indikatoren anderer Arzneisalze beliebig zusammengesetzt werden. Dies ist vor allem in der keineswegs seltenen Situation sehr wichtig, wo für ein wenig gebrauchtes Arzneisalz oder auch ein sonstiges zusammengesetztes Einzelmittel wie z. B. Sanicula kein bewährter Einzelpunkt zur Verfügung steht. Aber auch als zusätzliche Bestätigungsdiagnostik bei bekanntem Einzelpunkt ist die Methode wertvoll. Wir werden darauf im praktischen Teil noch ausführlich zu sprechen kommen.

---

1 Bauer 1986, S. 240.
2 Bauer 1988, S. 119.
3 Bauer 1986, S. 118.
4 Siehe Abb. 73: kali-ar 1^W, S. 255.

Aus diesen Überlegungen zur kombinierten Druckpunkt-Diagnostik von Arzneisalzen entspringt auch der folgende wichtige praktische Hinweis Bauers:

„Finden wir bei tiefer Psychodepression die Punkte von Natrium muriaticum und Aurum gleich stark druckempfindlich, so denken wir an Aurum muriaticum natronatum. Dies kommt vor allem bei Frauen vor, die, wie Natrium muriaticum, ihre Traurigkeit der Umgebung nur ungern mitteilen und die Verschlechterung durch Getröstet-werden empfinden."[1]

Zum Abschluss dieses Kapitels wollen wir gleich noch einen weiteren interessanten Hinweis Bauers anführen:

„Finden wir den Weiheschen Punkt des nach den Symptomen scheinbar angezeigten Mittels nicht druckempfindlich, so vergessen wir bei älteren Leuten nicht, den Punkt für Baryta carbonica zu prüfen. Häufig ist dieser sehr schmerzhaft. Unsere Befragung ergibt dann, dass die Merkfähigkeit in letzter Zeit stark nachgelassen hat. Unter Baryta carbonica kommt dieser geistige Niedergang zum Stillstand und die Merkfähigkeit bessert sich."[2]

---

1 Bauer 1988, S. 118.
2 Bauer 1988, S. 118.

21 Von der Steinzeit-Akupunktur zur Homöosiniatrie de la Fuyes

Als Neffe des bekannten französischen Schriftstellers Jules Verne war Dr. Roger de la Fuye (1890–1961) ein Mann der schöpferischen Phantasie und des Mutes zu eigenen Visionen. Ausgedehnte Bildungs- und Forschungsreisen führten ihn bereits als jungen Mann um die halbe Welt, so z. B. 1913 nach Nordamerika und 1914 nach Japan.

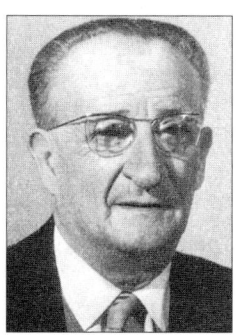 Bei den nordkanadischen Stoney-Indianern, welche am nördlichen Fuß der Rocky Mountains noch weitgehend unter steinzeitlichen Bedingungen lebten, stieß er auf eine interessante ethnomedizinische Spur: Die Medizinmänner dieses noch deutlich mongoloid wirkenden, mit den Eskimos nahe verwandten Indianerstammes behandelten ihre Kranken mit Einstichen von Steinnadeln und verdünnten Heilpflanzenextrakten. De la Fuye vermutete schon bald, bei diesem archaischen Indianerstamm auf ein Relikt der steinzeitlichen Form der chinesischen Akupunktur gestoßen zu sein, welche er bereits damals vom Hörensagen her kannte. Hatte die amerikanische Urbevölkerung, welche ursprünglich ja in Ostasien ansässig war, diese Behandlungstechnik während der Steinzeit auf ihrem Zug über die Behringstraße eventuell bereits mitgebracht?

Historische Quellen aus China bestätigen zumindest einmal seine These eines sehr hohen Alters der Akupunktur: Der legendäre Gelbe Kaiser Huang-Ti (um 2640 v. Chr.), empfahl seinen Ärzten ausdrücklich den Gebrauch von Metallnadeln anstelle der traditionell zur Akupunktur verwendeten Steinnadeln. Daraus folgt, dass in China spätestens am Ende der Steinzeit bereits eine mittels Steinnadeln praktizierte Akupunktur existiert haben muss. Es ist gut denkbar, dass diese Tradition noch um einiges weiter, zumindest bis in die mittlere Steinzeit zurückreicht.

Dass die Kenntnis einer bioenergetischen Medizin als Grundlage der Akupunktur in Ostasien tatsächlich mindestens bis in die Jungsteinzeit zurückreicht, legen auch archäologische Funde nahe. Eine sich in Spiralen manifestierende kosmische Lebensenergie und die wichtigsten Energiezentren bzw. Akupunkturpunkte des menschlichen Körpers scheinen in der jungsteinzeitlichen Yang-shao-Kultur in China, und vor allem auch der etwa gleichaltrigen japanischen Jomon-Kultur sehr wohl bekannt gewesen zu sein. Entsprechende archäologische Befunde konnten übrigens interessanterweise auch in Südosteuropa festgestellt werden.[1]

Obwohl de la Fuye diese Funde wahrscheinlich noch nicht bekannt waren, gelangte er mittels seiner Grundlagenstudien zur fernöstlichen Medizin und Naturphilosophie zu den praktisch gleichen Erkenntnissen. Dies vor allem auf Grund der Erkentnisse des Japaners Sakurazawa, eines profunden Kenners des fernöstlichen naturwissenschaftlichen Denkens. Dieser vertritt ausdrücklich die Meinung, dass die Spiral- bzw. Wirbelbewegung der Lebensenergie, wie sie nach der traditionellen Medizin für die Chakras oder Akupunkturpunkte charakteristisch ist, als fundamentales Grundprinzip der Schöpfung zu betrachten ist.[2] Sakurazawa war dann auch einer der ersten, der das weibliche Schöpfungsprinzip des „Tao" oder japanisch „Taikyoku", die kosmische Lebensenergie der östlichen Naturwissenschaft, mit dem westlichen Ätherbegriff in Verbindung brachte.[3]

Damit eröffnet er uns einen neuen und vielversprechenden Zugang zu einem uralten, ursprünglich der Menschheit in Ost und West gemeinsamen Wissen um die lebensenergetischen Grundlagen der Schöpfung. Dieses können wir heute etwa wie folgt formulieren: Eine primär belebte, feinstoffliche Ätherflüssigkeit ist nicht nur Ursprung und Quelle der alle Lebewesen durchströmenden Akupunktur- und Yoga-Energie,[4] sondern die Muttersubstanz der gesamten, also auch nicht-organischen Schöpfung. Aus den Spiral- und Wirbelprozessen der kosmischen Urmaterie entsteht zuerst die weiblich-männliche Urpolarität von Yin und Yang, aus welcher sich dann sämtliche Elementarpartikel, alle

---

1 Seiler 1991, S. 148–158.
2 Sakurazawa, S. 44.
3 Sakurazawa, S. 25.
4 Und damit selbstverständlich auch der Hahnemannschen Lebenskraft.

Atome und schlussendlich die ganze materielle Schöpfung aufbauen.

Als einfachste Manifestation von Yin und Yang auf der Partikelebene haben wir uns aus heutiger Sicht am ehesten das Elektron-Positron-Paar als Basismanifestation der aller Strukturbildung letztlich zu Grunde liegenden elektromagnetischen Polarität vorzustellen.[1] Dieses Teilchenpaar ist nach dieser Modellvorstellung wie die gesamte übrige Materie aus polaren, ringförmigen Wirbelstrukturen des lebensenergetischen Äthers aufgebaut.[2]

Damit erklären sich nicht nur die von Hahnemann postulierten bioenergetischen Eigenschaften der Materie[3], sondern auch die Möglichkeit von verschiedenen, mehr oder weniger dicht strukturierten Existenzformen von Atomen und Molekülen. Weniger dicht eingewirbelte, „ätherischere" Formen der Materie sind ein gutes Modell für die homöopathischen Hochpotenzen[4]. Auch kann man sich gut vorstellen, dass derartige aufgelockerte, ätherische Wellen- und Wirbelstrukturen von Arzneisubstanzen möglicherweise direkt auf die spiralförmigen Strömungsmuster des Ätherkörpers des Menschen einwirken können.

Fasziniert von den durch Sakurazawa vermittelten ersten Ansätzen zu einem Ost und West verbindenden naturwissenschaftlichen Denken, welches schließlich ja auch die Grundlage für seine ost-westliche, Akupunktur und Homöopathie verbindende Homöosiniatrie werden sollte, begann de la Fuye dann schon bald, neben den historisch-naturphilosophischen Grundlagen immer mehr auch die praktische Anwendung der Akupunktur zu studieren. Hierbei kam ihm sehr zugute, dass Frankreich das erste Land Europas war, welches dieser Form der fernöstlichen Medizin nicht nur als einer exotischen Kuriosität seine Tore öffnete. Die Grundlage zu dieser ernsthaften Auseinandersetzung mit der Akupunktur schuf

der ehemalige Konsul Frankreichs in China, Georges Soulié de Morant, indem er etwa zur Zeit von de la Fuyes Studienjahren einige wichtige der sprachlich nur schwer zugänglichen Grundlagentexte der Traditionellen Chinesischen Medizin ins Französische übersetzte.

Der wichtigste Mitarbeiter Soulié de Morants war Dr. Ferreyrolles, ein homöopathischer Arzt. Wohl dank ihm blieb ein interessanter Hinweis auf gewisse homöopathische Ansätze der altchinesischen Medizin in Soulié de Morants Texten nicht unentdeckt: Einer der frühesten Ärzte Chinas, der berühmte Roa-Tro, kannte etwa um 175 n. Chr. offensichtlich schon das Ähnlichkeitsprinzip und verordnete als Heilmittel bereits Nosodenpräparate.[5] Diese homöopathischen Arzneien verabreichte Roa-Tro ähnlich wie Hahnemann in stark verdünnter Dosis.[6]

Die Tatsache, dass Roa-Tro als Akupunkteur im Gegensatz zur gängigen Nadel-Polypragmasie meist nur einen, höchstens zwei Punkte verwendete, weist ihn noch zusätzlich als großen Klassiker der chinesischen Ganzheitsmedizin aus. Durch Roa-Tros kombinierte Behandlungstechnik wurde de la Fuye bereits anlässlich seiner medizinhistorischen Studien auf die Kombination von Akupunktur und Homöopathie aufmerksam. Deshalb begann er dem Studium der Homöopathie schon früh ebenfalls große Aufmerksamkeit zu widmen.

1929 wies Ferreyrolles zudem darauf hin, dass die damals in Frankreich recht gut bekannten Weiheschen Druckpunkte zu einem guten Teil eine auffällige lagemäßige Übereinstimmung mit den Akupunkturpunkten zeigen, und stellte damit eine weitere interessante Verbindung zwischen der Traditionellen Chinesischen Medizin und der Homöopathie her. Mehr als der mit weitergehenden Parallelen zwischen Akupunktur und Homöopathie eher zurückhaltende Ferreyrolles betonte dann 1932 Soulié de Morant persönlich, dass diese Übereinstimmung keinesweg nur eine rein topographische sei, sondern zumindest teilweise auch für die therapeutischen Funktionen der Akupunkturpunkte und der ihnen nach Weihe zugeordneten homöopathischen Arzneien gelte.[7]

Einer der deutlichsten Hinweise auf eine derartige Verbindung ergibt sich nach Soulié de Morant aus dem Wirkungsspektrum des Punktes Tschong-Fu, des ersten Akupunkturpunktes des Lungenmeridians. Dieser deckt nach diesem Autor therapeutisch unter anderem die folgende Symptomatik ab:

---

1 Seiler 1986, S. 93–100.
2 z. B. Seiler 1986, S. 225.
3 Seiler 1988, S. 58.
4 Seiler 1988, S. 185–186.
5 De la Fuye 1947 I, S. 110.
6 Soulié de Morant, S. 28. Nach Ferreyrolles verwendeten die Chinesen möglicherweise schon früher das homöopathische Prinzip in der Form stark verdünnter, sonst giftiger Arzneien (Ferreyrolles, S. 414). Vgl. hierzu auch die von de la Fuye oben erwähnte Verwendung verdünnter Pflanzensäfte durch die Stoney-Indianer.
7 Bonnet-Lemaire 1936, S. 113.

- alle durch Kälte verursachten Lungenleiden
- Husten mit stinkendem Auswurf
- schleimiger Nasenausfluss
- Aufstoßen, Übelkeit, Blähungen
- stinkender, unverdauter Stuhlgang
- schmerzhafte Hautempfindlichkeit
- Anschwellen des Gesichts
- allgemeine Verschlimmerung im Winter und durch Kälte.

Diese Symptome stimmen gut mit einigen wichtigen Aspekten des homöopathischen Arzneimittelbildes von Hepar sulphuris überein, dessen Weihescher Indikator auf der rechten vorderen Axillarlinie dann nach der de la Fuyeschen Schule tatsächlich auch genau mit dem ersten Punkt des Lungenmeridians übereinstimmt.[1] Daraus folgt, dass die Akupunkturbehandlung eines Weiheschen Indikators zumindest in einzelnen Fällen eine der Verabreichung des zugeordneten homöopathischen Arzneimittels ähnliche Wirkung haben kann.

Der Pariser Homöopath L.-F. Bonnet-Lemaire ging diesen Zusammenhängen weiter nach und untersuchte 148 Weihesche Punkte einerseits auf deren topographische Übereinstimmung mit Akupunkturpunkten und andererseits auf Parallelen zwischen dem Arzneimittelbild der ihnen zugeordneten Arzneien und ihrer etwaigen Akupunkturwirkung. Als Gradmesser für die therapeutische Übereinstimmung verwendete er ungefähr die beschriebenen, aus klassisch-homöopathischer Sicht sehr vereinfachenden Kriterien Soulié de Morants.

Er kam so bei 97 Punkten, also bei ziemlich genau zwei Dritteln der untersuchten Weiheschen Indikatoren, auf eine völlige oder annähernde topographische Übereinstimmung mit Akupunkturpunkten. Wiederum bei zwei Dritteln der topographisch übereinstimmenden Punkte (65) ging die Übereinstimmung der Lage auch mit deutlichen klinischen Parallelen einher. Bei den verbleibenden 32 Punkten bestand lediglich eine topographische Übereinstimmung ohne klinische Ähnlichkeit. Damit war bei den 97 topographisch übereinstimmenden Punkten eine Konvergenz von Arzneimittelbild und Akupunktur-Wirkungs-

spektrum immerhin gerade etwa doppelt so häufig wie eine Divergenz.[2]

De la Fuye kam bei seiner unabhängig von Bonnet-Lemaire erfolgenden Überprüfung von 188 ihm bekannten Weiheschen Einzelpunkten (Göhrums 231 Einzelindikatoren umfassendes Originalverzeichnis war auch ihm nicht zugänglich) genau wie sein ihm bekannter homöopathischer Kollege bei etwa zwei Dritteln der Punkte (123) auf eine topographische Übereinstimmung mit bestimmten Akupunkturpunkten. – Erwartungsgemäß weniger deutlich als bei den relativ einfach objektivierbaren topographischen Übereinstimmungen fiel der Konsens der beiden Forscher dann aber bei den funktionellen Parallelen aus. Hier erwies sich der Akupunkteur de la Fuye als um einiges großzügiger als der Homöopath Bonnet-Lemaire: Zu einem funktionell divergenten Resultat gelangte er bei lediglich 22 Punkten, also etwa einem Fünftel der Fälle von lagemäßiger Übereinstimmung, während sich bei den verbleibenden 101 Punkten nach seiner Ansicht eine auch funktionelle Übereinstimmung ergab.

Jedoch stimmen die Resultate der beiden Forscher immerhin tendenziell recht gut überein und lassen den Schluss zu, dass zumindest nach Soulié de Morants einfachen Kriterien bei einer deutlichen Mehrheit der topographisch mit Akupunkturpunkten übereinstimmenden Weiheschen Indikatoren auch teilweise Parallelen zwischen ihrer Akupunkturwirkung und dem Arzneimittelbild des zugeordneten homöopathischen Mittels gefunden werden können.

Als überzeugter Akupunkteur verfolgte jedoch de la Fuye mit seinen etwa anfangs der dreißiger Jahre einsetzenden Forschungen ein wesentlich weit gestecktes und ehrgeizigeres Ziel als der Homöopath Bonnet-Lemaire: Die Akupunkturlehre sollte Ausgangspunkt einer grundlegenden Neubetrachtung des Systems der homöopathischen Druckpunkte werden! – De la Fuyes Ausgangsmaterial ist somit nicht primär der Weihesche Punkt, sondern das chinesisch-medizinische Meridiansystem mit seinen Akupunkturpunkten. Nicht unähnlich den vielfältigen Aspekten einer gut geprüften homöopathischen Arznei kommt ja nach der klassischen Akupunk-

---

1 Nach de la Fuye befindet sich der Punkt Lunge 1 in Übereinstimmung mit dem Weiheschen Punkt im 3. Interkostalraum in der vorderen Axillarlinie. Moderne chinesische Akupunkturtafeln lokalisieren den Akupunkturpunkt hingegen in die Gegend des ersten Interkostalraumes (z. B. König/Wancura, S. 141). Wir werden im praktischen Teil nochmals auf dieses Problem zu sprechen kommen (s. unter Hepar sulphuris).
2 Bonnet-Lemaire, S. 150–153.

turlehre jedem Meridianpunkt ebenfalls ein potentiell sehr vielgesichtiges, aber doch auch einige spezifische und organotrope Aspekte umfassendes Spektrum von klinischen Symptomen zu. Zu diesem punktespezifischen Symptomenkomplex sollte sich nach de la Fuye prinzipiell in jedem Fall ein homöopathisches Simile bestimmen lassen, welches dem betreffenden Punkt im homöosiniatrischen Sinn diagnostisch und auch therapeutisch zugeordnet werden kann.

Für die klassisch-homöopathische Druckpunkt-Diagnostik kann de la Fuyes erweiterte Betrachtungsweise somit auf den folgenden einfachen Nenner gebracht werden:

> Jeder Akupunkturpunkt außerhalb des klassischen homöopathischen Druckpunktesystems ist potentiell ein neuer Weihescher Punkt[1], für dessen Mittelzuordnung die chinesisch-medizinische Meridian-Physiologie die entscheidenden Hinweise liefert.

Primär bestimmend für die Zuordnung eines Akupunkturpunktes zu einem homöopathischen Mittel ist für de la Fuye also nicht mehr die Weihesche Schule, sondern die Jahrtausende alte energetische Physiologie und Pathophysiologie der Traditionellen Chinesischen Medizin. Weihe, Leeser und Göhrum hatten nach seiner Ansicht lediglich die ersten Schritte in die richtige Richtung unternehmen können, da sie sich in Unkenntnis des Akupunktursystems im Labyrinth der Körperpunkte nur blind tastend oder bestenfalls auf Grund grob organotroper Kriterien orientieren konnten.

Erst die Verbindung der homöopathischen Materia medica mit der Akupunktur-Physiologie gibt uns nach de la Fuye den richtigen Schlüssel zur Zuordnung einzelner Arzneien zu bestimmten bioenergetischen Steuerungspunkten der Körperoberfläche in die Hand. Damit öffnet sich für uns das Tor zu einer zukunftsweisenden Synthese der beiden weltweit höchstentwickelten Systeme der bioenergetischen Ganzheitsmedizin!

Aus dieser weitsichtigen, aber sicher auch etwas stolzen Adlerperspektive wagt sich de la Fuye dann als erster seit den Pionierzeiten an die Herkules-Aufgabe heran, das gesamte Weihesche System einer kritischen Gesamtrevision und teilweisen Neuformulierung zu unterziehen. Bisher hatte die französische Schule ja das klassische Weihesche System, abgesehen von kleineren, eventuell nicht einmal beabsichtigten Veränderungen der Punktelokalisation, drei Jahrzehnte lang weitgehend unberührt gelassen. Lediglich der junge Nebel hatte zwei, eventuell sogar drei oder vier wichtige Indikatoren hinzugefügt, von welchen zwei bereits von Göhrum in seine revidierte Liste von 1903 aufgenommen wurden. Der wichtigste davon ist der über dem Rabenschnabelfortsatz des rechten Schulterblattes gelegene Hauptindikator von Sepia, welcher uns als einer der wichtigsten heute bekannten diagnostischen Punkte bereits begegnet ist.[2]

Die wichtigsten Schwerpunkte und Anliegen von de la Fuyes neuem Forschungs- und Reformprogramm lassen sich auf Grund des obigen etwa in den folgenden Punkten zusammenfassen:

1. Die keineswegs von vornherein selbstverständliche Möglichkeit einer Koppelung des rein diagnostischen Punktesystems Weihes mit demjenigen der nach üblichem Verständnis vorwiegend therapeutisch ausgerichteten Akupunkturlehre muss begründet werden.

Hierzu betont de la Fuye zu Recht, dass auch für die chinesische Medizin die Druckdolenz oder spontane Empfindlichkeit von Akupunkturpunkten zusammen mit der Pulsdiagnostik ein sehr wichtiges diagnostisches Kriterium für die energetische Konstitutionsbeurteilung ist. Diese chinesisch-medizinische Punktediagnostik hat als Teil der bioenergetischen Gesamtbeurteilung des Patienten nicht nur Einfluss auf die Akupunkturbehandlung, sondern ist auch für die ebenfalls nach ganzheitlichen Kriterien erfolgende medikamentöse Behandlung und andere Therapiemaßnahmen von grundlegender Bedeutung. Für die Akupunkturbehandlung ist die veränderte Empfindlichkeit eines Akupunkturpunktes nach de la Fuye eine klinische Grundvoraussetzung für dessen Indikation. Diesen sehr wichtigen Umstand lässt er dann gleich auch in seine praxisbezogene Definition der Akupunktur einfließen: „Die Akupunktur ist die Nutzbarmachung schmerzhafter Hautpunkte für einen therapeutischen Zweck."[3]

---

1 Bonnet-Lemaire 1936, S. 148.
2 Zu Nebels neuem Sepia-Punkt s. auch Bonnet-Lemaire S. 130. Die anderen beiden Punkte sind der von de la Fuye erwähnte Graphites-Punkt Nebels und wahrscheinlich auch der zweite Colocynthis-Indikator auf Göhrums Liste. Wir werden auf diese Indikatoren im praktischen Teil noch zu sprechen kommen.
3 De la Fuye 1951, S. 402.

2. Die bisherige Zuordnung bestimmter Arzneien zu bestimmten Weiheschen Punkten muss aus chinesisch-medizinischer Sicht neu überdacht werden.

Wenn das Arzneimittelbild eines nach Weihe einem bestimmten Akupunkturpunkt topographisch zugeordneten homöopathischen Mittels mit der Punktephysiologie des betreffenden Indikators nicht zumindest in wichtigen Teilaspekten übereinstimmt, ist das homöopathische Mittel nach de la Fuye als wahrscheinlich falsch zugeordnet zu betrachten. Es wird deshalb aus seiner neuen Punkteliste gestrichen und wenn möglich einem besser passenden Punkt zugeordnet. Derartige Veränderungen in der Punktezuordnung müssen dann selbstredend auch noch klinisch-experimentell genau überprüft werden.

So gilt z. B. das Akupunktur-Wirkungsspektrum des ersten Punktes des Lungenmeridians, dessen Verwandtschaft mit dem Arzneimittelbild von Hepar sulphuris uns ja bereits geläufig ist, wie meistens in der chinesischen Medizin für die Punkte beider Körperseiten, also sowohl für den rechts- als auch den linksseitigen Meridianpunkt. Der nach Soulié de Morant mit diesem Punkt topographisch genau übereinstimmende klassische Weihesche Einzelpunkt der Kalkschwefelleber auf der vorderen Axillarlinie im dritten Interkostalraum aber ist nur rechtsseitig lokalisiert. Dem Punkt Lunge 1 links ist nach Weihe das Mittel Ratanhia zugeordnet, dessen allerdings nur in Umrissen bekanntes Arzneimittelbild mit dem Wirkungsspektrum des ersten Lungenmeridianpunktes deutlich weniger gut übereinstimmt. Deshalb streicht de la Fuye diese Mittelzuordnung aus seinem Verzeichnis, zumal er sie nach seinen Angaben auch klinisch nie bestätigen konnte. Einen homöosiniatrischen Ersatzindikator für die nur selten verwendete Ratanhia-Wurzel konnte de la Fuye dann aber offenbar nicht finden. Jedenfalls ist das Mittel später in seinem Verzeichnis definitiv nicht mehr zu finden. Dafür wird nach klinischer Überprüfung der Punkt Lunge 1 links neu zu einem gleichberechtigten zusätzlichen homöosiniatrischen Indikator für Hepar sulphuris.

Diese beidseitige Zuordnung von Lunge 1 zur Kalkschwefelleber in der Art eines spiegelbildlichen Doppelindikators steht nun aber in Widerspruch zu Göhrums Verzeichnis, wo die Mittelgleichung Hepar sulphuris + Ratanhia – wie wir bereits gesehen haben – ja Pulsatilla zugeordnet ist. Diese Zuordnung war aber de la Fuye wie die meisten Punktegleichungen der Weiheschen Schule mit größter Wahrscheinlichkeit nicht bekannt. Da sich diese Pulsatilla-Kombination aber experimentell reproduzieren ließ und sich in der Praxis sehr bewährt hat, ist de la Fuyes beidseitige Zuordnung von Lunge 1 zu Hepar sulphuris jedoch bestenfalls als zweitrangig zu betrachten. Wir werden im praktischen Teil dieser Arbeit auf diesen Punkt nochmals ausführlich zu sprechen kommen. In jedem Fall zeigt uns dieses Beispiel, dass die Berechtigung von de la Fuyes teilweise sehr wertvollen Korrekturen immer kritisch überprüft werden muss.

3. Auch die Wirkungsspektren der nicht mit den Weiheschen Indikatoren zusammenfallenden Akupunkturpunkte müssen auf etwaige Übereinstimmung mit dem einen oder anderen homöopathischen Mittel überprüft werden. Daraus ergeben sich neue homöosiniatrische Punkte.

Wenn sich deutliche Parallelen zwischen einem bisher von Weihe noch nicht besetzten Akupunkturpunkt und einem homöopathischen Arzneimittel finden lässt, wird diese neue Zuordnungsmöglichkeit klinisch überprüft und der betreffende Punkt gegebenenfalls als neuer homöosiniatrischer Indikator in de la Fuyes Punkteverzeichnis aufgenommen. Als Beispiel einer derartigen neuen homöosiniatrischen Einzelmittel-Zuordnung haben wir ja bereits den auf dem Unterschenkel gelegenen Punkt Milz-Pankreas 9 als Indikator für Nux vomica kennengelernt. Die neuen homöosiniatrischen Punkte finden sich vor allem im Bereich der für die Akupunktur sehr wichtigen Meridianverläufe an den Extremitäten, welche von der Weiheschen Schule noch nicht und von Nebel erst in ihrem Anfangsbereich an Schulter und Hüfte druckpunktdiagnostisch ausgenutzt wurden.

Jedoch kann, wie bereits erwähnt, ein Akupunkturpunkt je nach dem übrigen energetischen Gesamtzustand des Organismus recht verschiedene therapeutische Funktionen haben. Diese konnte de la Fuye keineswegs in allen Fällen mit den unterschiedlichen Wirkungsaspekten nur eines einzigen homöopathischen Arzneimittels in Verbindung bringen. So werden z. B. dem wichtigen Akupunkturpunkt Herz 7 beidseits in seinen verschiedenen chinesisch-medizinischen Funktionsaspekten[1] nicht weniger als vier homöopa-

---

1 De la Fuye 1947 I, S. 115.

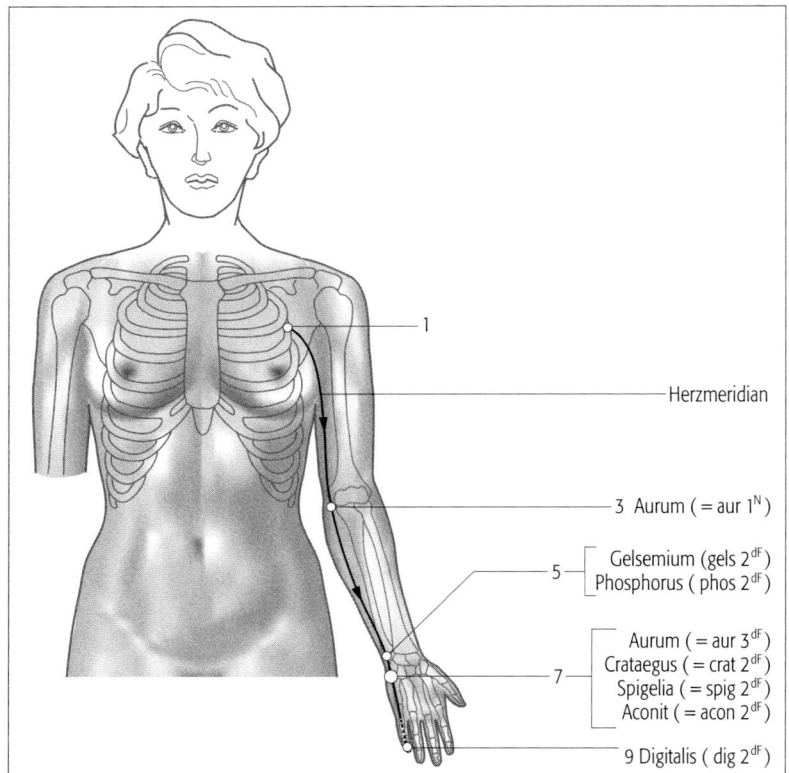

1

Herzmeridian

3 Aurum (= aur 1^N)

5 Gelsemium (gels 2^{dF})
Phosphorus (phos 2^{dF})

Aurum (= aur 3^{dF})
7 Crataegus (= crat 2^{dF})
Spigelia (= spig 2^{dF})
Aconit (= acon 2^{dF})

9 Digitalis (dig 2^{dF})

Abb. 15: Der wichtige Akupunkturpunkt Herz $7^{dF\ 1}$ kann nach de la Fuye in seinen verschiedenen Wirkungsaspekten gleich vier deutlich herzwirksamen homöopathischen Mitteln zugeordnet werden, nämlich Aconitum, Aurum, Crataegus und Spigelia.

thische Mittel zugeordnet, nämlich Aconitum, Aurum, Crataegus und Spigelia (s. Abb. 15).

Diese relative Vielfalt der Zuordnungen zu einem einzigen Punkt spricht nun allerdings in Übereinstimmung mit Ferreyrolles' Meinung ziemlich deutlich gegen eine vollständige Parallele zwischen der Akupunkturwirkung eines Punktes und dem Wirkungsspektrum der ihm zugeordneten homöopathischen Arznei. Bei einer wirklich tiefgreifenden Analogie wäre ja zu erwarten, dass die verschiedenen Wirkungsaspekte eines homöopathischen Mittels den diversen Einzelfunktionen des zugeordneten Akupunkturpunktes sehr viel weitgehender entsprechen würden.

Entsprechend dieser Unschärfe der Mittelzuordnung lassen sich auch die einzelnen Funktionsaspekte vor allem breit wirkender homöopathischer Polychreste nach de la Fuye viel eher den Wirkungsbereichen mehrerer verschiedener Aku-

punkturpunkte zuordnen als mit dem Wirkungsspektrum eines einzigen Punktes unter einen Hut bringen. So stehen z. B. für Lycopodium sowohl für die Diagnose als auch zur unterstützenden Akupunkturtherapie neben dem von de la Fuye bestätigten klassischen Weiheschen Punkt im zweiten Interkostalraum rechts noch drei weitere homöosiniatrische Punkte zur Verfügung (s. Abb. 16). Wie bereits anfangs dieser Arbeit erwähnt, umfassen die einzelnen homöosiniatrischen Punkte eines Polychrestes entsprechend ihrer spezifischen chinesisch-medizinischen Funktion meist jeweils lediglich ein mehr oder weniger breites Wirkungssegment der ihnen zugeordneten Arznei.[2]

Doch gilt diese Schwierigkeit, wie wir am Beispiel von Iodium gezeigt haben, ja zumindest teilweise auch für die klassischen Weiheschen Punkte. Auch hier finden wir im Verlauf der Entwicklung ja zunehmend anstelle einfacher Einzelindikatoren das komplexe System von einem oder oft auch von mehreren für ein Mittel geltenden Doppelindikatoren, welche ja von Leeser ebenfalls verschiedenen einzelnen Indikationsbereichen des zugeordneten Mittels zugeschrieben werden. Damit erreicht die Homöosi-

_____

1 Zur Diskussion der Lage des Punktes s. unter Aconitum.
2 Ein weiteres Beispiel hierfür sind die bereits erwähnten homöosiniatrischen „Blasen-" und „Magen-Punkte" von Nux vomica.

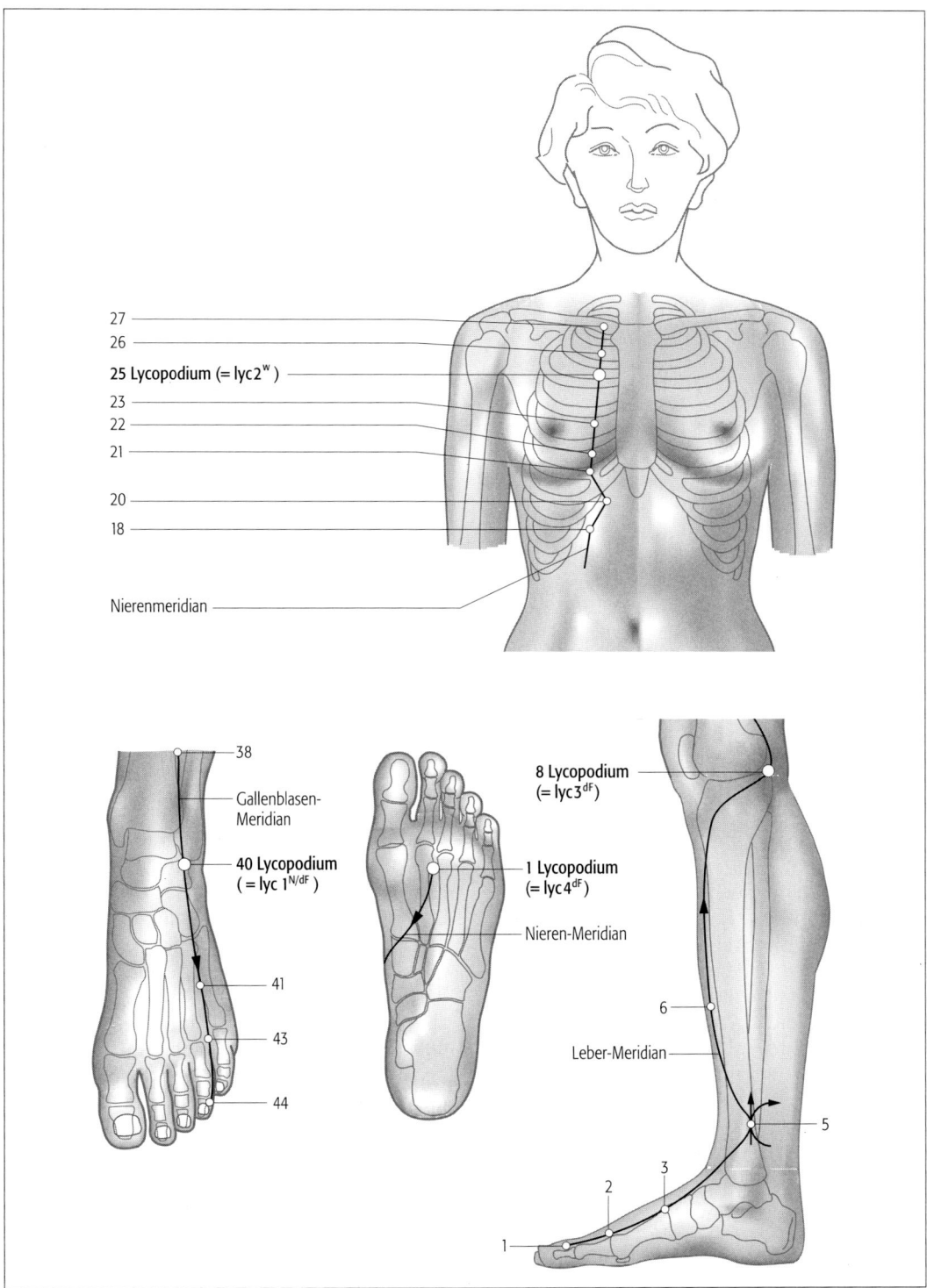

27
26
25 Lycopodium (= lyc2^w)
23
22
21
20
18

Nierenmeridian

38

Gallenblasen-
Meridian

40 Lycopodium
(= lyc 1$^{N/dF}$)

41

43

44

8 Lycopodium
(= lyc3^{dF})

1 Lycopodium
(= lyc4^{dF})

Nieren-Meridian

6

Leber-Meridian

5

3

2

1

Abb. 16: Die vier homöosiniatrischen Punkte von Lycopodium. Zwei davon liegen auf dem Nieren-Meridian, nämlich der homöosiniatrisch bestätigte klassische Weihesche Punkt (Niere 25) und der Anfangspunkt des Meridians an der Fußsohle (Niere 1). Zusätzlich liegen noch je ein Punkt auf dem Gallenblasen-(Gallenblase 40) und dem Leber-Meridian (Leber 8).

niatrie annähernd die Differenziertheit, aber auch die Unübersichtlichkeit und schwierige Praktikabilität der späteren Weiheschen Schule, deren Nachteile wir im folgenden mit der Beschränkung auf möglichst wenige bewährte Punkte wieder auf ein Minimum zu reduzieren versuchen.

Spitzenreiter in der Anzahl zugeordneter Punkte ist für de la Fuye nun aber nicht die bekanntlich ja mit nicht weniger als zwölf Weiheschen Gleichungen versehene Pulsatilla,[1] sondern der ebenfalls sehr vielgesichtige und wechselhafte Phosphor. Diesem fügt de la Fuye zusätzlich zum von ihm bestätigten und mit Konzeptionsgefäß 16 identifizierten klassischen Einzelpunkt noch weitere acht, meist doppelseitig gelegene Akupunkturpunkte bei![2]

4. Auch die klassischen Weiheschen Indikatoren, welche topographisch mit keinem klassischen Akupunkturpunkt übereinstimmen, müssen auf eine mögliche Integration in das therapeutische Akupunktursystem der Homöosiniatrie überprüft werden. Es gilt also im Prinzip auch die Umkehr von Punkt 3: Jeder klassische Weihesche Punkt außerhalb des traditionellen chinesischen Punktesystems ist ein potentieller neuer Akupunkturpunkt!

Es spricht sehr für de la Fuyes trotz primär chinesisch-medizinischer Sichtweise sehr differenziertes Vorgehen, dass er die außerhalb des Akupunktursystems gelegenen Weiheschen Punkte keineswegs einfach streicht, sondern ebenfalls einer sorgfältigen Überprüfung unterzieht. Als Kriterium für die homöosiniatrische Brauchbarkeit eines Weiheschen Außermeridianpunktes oder Meridian-Zusatzpunktes für die Akupunkturbehandlung verwendet de la Fuye in erster Linie die auf der Hand liegende funktionelle Verwandtschaft mit benachbarten regulären Akupunkturpunkten, welche er sich über energetische Anastomosen vermittelt vorstellt.

So liegt z. B. der uns bereits bekannte klassische Indikator für Iodium als Zusatzpunkt[3] zwischen dem 11. und 12. Punkt des Konzeptionsgefäßes. Diese beiden Meridianpunkte entsprechen beide den Verdauungsfunktionen dieses Meridi-

ans. Da Jod in seinem Arzneimittelbild unter anderem auch eindeutige Beziehungen zum Verdauungssystem aufweist, lässt de la Fuye diesen Punkt nicht nur weiterhin als Indikator für Iodium gelten, sondern integriert ihn auch in sein Akupunktursystem. Die für die Akupunkturanwendung maßgebende Symptomatologie des neuen homöosiniatrischen Punktes entspricht den Verdauungssymptomen von Jod, von welchen de la Fuye die folgenden in seiner Punktebeschreibung anführt: Abmagerung bei Heißhunger und starkem Durst, Auftreibung des Abdomens, Durchfall oder Verstopfung.[4]

5. Die homöosiniatrische Beziehung zwischen Akupunkturpunkt und zugeordnetem homöopathischem Mittel gilt ganz allgemein sowohl für die Homöopathie als auch für die Akupunktur nicht allein auf der diagnostischen, sondern zur wechselseitigen Unterstützung der beiden Therapiemethoden auch auf der therapeutischen Ebene.

Damit verfügt einerseits der Homöopath nicht nur über die Möglichkeit, zur Bestätigung seiner Mitteldiagnose die homöosiniatrisch bereinigte Liste der klassischen Weiheschen Punkte und die neuen chinesisch-medizinischen Arznei-Indikatoren einzusetzen, sondern er kann zur Wirkungsverstärkung der gewählten Arznei auch einen oder mehrere der diagnostisch verwendeten Punkte akupunktieren. Auf der anderen Seite kann der Akupunkteur nicht nur zusätzlich neben den klasssischen Akupunkturpunkten auch die neuen Weiheschen Zusatzpunkte zur Nadelung oder Akupressur verwenden, sondern er kann zur Unterstützung dieser Behandlung zusätzlich auch die den verwendeten Punkten zugeordneten homöopathischen Medikamente einsetzen.

Da bei der üblichen Akupunkturbehandlung aber meist mehrere Punkte gestochen werden, welche nur in den wenigsten Fällen gerade auch die Mehrfach-Indikatoren desselben homöopathischen Mittels sind, liegt es auf der Hand, dass der homöosiniatrische Akupunkteur, welcher nicht nach Roa-Tros klassischer Einzelpunkt-Methode vorgeht, auch sehr versucht sein wird, gleich auch mehrere homöopathische Mittel miteinander einzusetzen.

Damit leidet auch die Homöosiniatrie quasi von Geburt an an der „französischen Krankheit" der homöopathischen Polypragmasie: Anstatt durch de la Fuyes teilweise sehr wertvolle neue Druckpunkte die klassische Einzelmittel-Homöo-

---

1 Die detaillierte Liste findet sich unter Pulsatilla.
2 Details hierzu s. im praktischen Teil unter Phosphorus. In Göhrums System sind Phosphor ebenfalls bereits schon acht Mittelgleichungen zugeordnet.
3 Konzeptionsgefäß 11a (s. unter Iodium).
4 De la Fuye 1947 I, S. 456.

pathie zu fördern, droht sie einem weiteren Aus-
ufern des undifferenzierten homöopathischen
Pluralismus weiter Vorschub zu leisten!

Dass de la Fuyes Methode aber keineswegs
zwangsläufig in einen therapeutischen Polyprag-
matismus einmünden muss, zeigt uns ihr Begründer anhand eines Fallbeispiels aus seiner Praxis
dann aber gleich selbst. Hierbei tritt uns der in
sehr großzügiger Weise systemübergreifend und
verallgemeinernd denkende ganzheitsmedizinische Theoretiker fast etwas überraschend als sehr
exakter und vor allem auch seiner Methode gegenüber durchaus kritisch eingestellter Praktiker
entgegen:

Fallbeispiel

„Der 49-jährige Herr F. wird mir am 10.4.47
wegen Schwindels und Stirnkopfschmerzen
zugewiesen, an welchen Beschwerden er
schon seit zwanzig Jahren leidet. Alle bisherigen Behandlungsversuche waren erfolglos.

Die migräneartigen Kopfschmerzen beginnen jeweils morgens um drei Uhr und
nehmen dann im Verlauf des Tages ständig zu.
Sie zwingen den Kranken zum Niederlegen
und sind von Übelkeit begleitet.

Große Kälteempfindlichkeit, enorme Mü-
digkeit. Blutdruck 135/90.

Bei der klinischen Untersuchung stelle ich
einen stinkenden Ausfluss aus dem linken Ohr
fest, welcher sonderbarerweise den Patienten
überhaupt nicht stört; seine bisherigen Ärzte
hätten ihm gesagt: ‚Je mehr es läuft, desto besser!‘ Auf diesem Ohr besteht eine fast vollständige Schwerhörigkeit.“

De la Fuye hält dann den Grad der Schwerhörigkeit objektiv genau fest. Anschließend
reinigt er das Ohr sorgfältig und untersucht
es mittels Otoskop noch genauer. Er stellt die
Verdachtsdiagnose eines Cholesteatoms und
informiert den Patienten, dass eventuell ein
chirurgischer Eingriff nicht zu umgehen sei.

„Nichtsdestoweniger aber“, berichtet er
uns dann weiter, „ist das Silizium-Bild dieses
Patienten derart charakteristisch, dass ich um-

gehend den klassischen Weiheschen Punkt
von Silicea einen Querfinger über dem Nabel
mit einer Silbernadel punktiere. Ich füge eine
Goldnadel im neuen Silicea-Punkt Tsri-Rae
(Konzeptionsgefäß 6) drei Querfinger unter
dem Nabel hinzu.[1]

Dann spüle ich das Ohr mit einer Lösung,
welche meine selbst hergestellte humane Py-
rogenium-Nosode und Silicium C3 enthält.

Der Patient erhält eine tägliche Dosis von
Silicea C30, wozu einmal pro Woche das gleiche Medikament in der 200. C-Potenz verabreicht wird.

Bereits nach 48 Stunden beginnt die Eiterung zurückzugehen, parallel dazu verschwindet auch der Gestank. Die Kopfschmerzen haben schon vorher sofort aufgehört. Nach 20 Tagen ist die Eiterung fast völlig zum Stillstand
gekommen, und der Patient hört wieder normal, wie die erneut vorgenommene objektive
Hörprüfung zeigt.“

Allerdings setzt de la Fuye bei anderer Gelegenheit keineswegs selten, aber immerhin stets
in differenzierter Weise, auch homöopathische
Mehrfach-Verordnungen ein.

Ab 1934 beginnt de la Fuye bei verschiedenen
Homöopathie-Kongressen in Frankreich und der
Schweiz auf sein neues System aufmerksam zu
machen. 1939 werden seine Forschungen durch
die Einberufung zum Kriegsdienst unterbrochen.
1941 kann er dann aber seine arbeitsintensiven
Forschungen wieder aufnehmen, glücklicherweise unterstützt von den homöopathischen Ärzten
Dr. Voisin aus Annecy und vor allem auch von Dr.
Dano aus Paris. Die großen Verdienste Danos vermerkt de la Fuye in seinem Buch ausdrücklich an
verschiedenen Stellen.

Die französischen Forscher leisteten in diesen
Jahren vor allem in der theoretischen und kli-
nisch-experimentellen Zuordnung homöopathischer Arzneien zu vielen, bisher von der Weiheschen Schule nicht verwendeten Akupunkturpunkten, eine ganz hervorragende Arbeit. Ihre
Verdienste können durchaus an die Leistungen
Weihes und seiner Mitarbeiter anschließen. 1947
kommt dann schließlich de la Fuyes Hauptwerk
heraus, sein zweibändiger „Traité d'Acupuncture“
mit dem Untertitel „La Synthèse de l'Acupuncture
et de l'Homéopathie“.[2]

Der später in der Schweiz wohnhafte deutsche
Homöopath Heribert Schmidt (1914–1995) stu-

---

1 De la Fuye erwähnt hier nicht ausdrücklich, dass er die
Punkte vorher auf ihre Druckempfindlichkeit prüft. An
anderer Stelle betont er aber, dass er die homöosiniatrischen Punkte genau wie die Weiheschen auch zur Diagnostik verwendet. Auch ist für ihn – wie oben erwähnt –
nur die Nadelung druckempfindlicher Punkte therapeutisch angezeigt. – Zur Punkte-topographie s. unter Silicea.
2 De la Fuye 1947.

dierte 1950 bei de la Fuye in Paris die Homöosiniatrie und gab zusammen mit diesem unter dem Titel „Die moderne Akupunktur" eine kurzgefasste Neubearbeitung und Übersetzung des „Traité d'Acupuncture" heraus.[1] Dennoch vermochte die Homöosiniatrie im deutschen Sprachraum kaum Fuß zu fassen, obwohl auch Krack in seiner Neubearbeitung von Schölers Schrift über die Weiheschen Punkte die Homöosiniatrie auf breiter Ebene zu integrieren versuchte.[2] Zudem war Schmidt selber später praktisch nur noch als klassischer Akupunkteur tätig und erwähnt in seinem Alterswerk „Konstitutionelle Akupunktur"[3] die Homöosiniatrie nicht mehr.

Wir ersehen aus dem oben angeführten Titel von de la Fuyes „Traité d'Acupuncture", dass sich sein Autor trotz engster Zusammenarbeit mit primär homöopathisch orientierten Ärzten noch immer in erster Linie als Akupunkteur verstand. Doch nicht nur in seinem Buch, auch im praktischen Leben war es für de la Fuye als Vertreter eines sehr breit systemübergreifenden Denkens nicht ganz einfach, seine Position klar zu definieren und ein ihm angemessenes berufliches Umfeld zu finden. So musste er seine Tätigkeit an dem uns bereits bekannten homöopathischen Spital St. Jacques in Paris wieder aufgeben, weil seine Homöosiniatrie von der Klinikleitung als „zu weit entfernt von der Homöopathie" taxiert wurde.[4]

Auch von Seiten der Akupunktur bekundeten, wie bereits erwähnt, gründliche Kenner der Materie ernsthafte Vorbehalte vor allem gegenüber dem therapeutischen Aspekt der Homöosiniatrie. Auch nach der Meinung von Ferreyrolles, des eigentlichen Entdeckers der topographischen Übereinstimmung von Weiheschen und chinesischmedizinischen Punkten, besteht zwischen der therapeutischen Wirkung der Akupunkturpunkte und dem Wirkungsbereich der diesen nach Weihe oder de la Fuye zugeordneten homöopathischen Arzneien zwar durchaus manchmal eine mehr oder minder deutliche partielle Übereinstimmung, welche aber meist nur oberflächlicher Natur sei. In keinem Fall könne man von einer tiefgreifenden therapeutischen Wirkungsidentität von

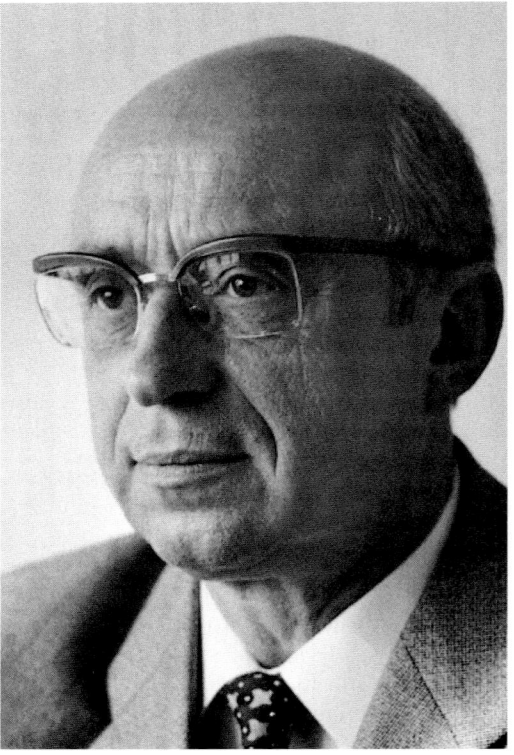

Abb. 17: Der deutsche Akupunkturarzt und Homöopath Heribert Schmidt (1914–1995) übersetzte 1952 de la Fuyes homöosiniatrisches Hauptwerk.

Akupunkturpunkt und homöopathischem Mittel sprechen. Dazu seien die beiden Methoden grundsätzlich zu verschieden.[5] Der therapeutische Einsatz der Homöosiniatrie beruhe auf einer klinisch zu wenig gesicherten Basis und sei kaum dazu geeignet, die Homöopathie oder auch die Akupunktur sinnvoll zu ergänzen.[6]

Leider bot de la Fuye, obwohl er ja ein durchaus seriöser Praktiker und gründlicher Forscher war, in seinen Schriften den Kritikern oft unnötige Angriffsflächen. Wie viele Pioniere neigte er dazu, seine Methode zu überschätzen und riskierte damit, dass auch wertvolle Grundelemente seiner Methode wie das sprichwörtliche Kind mit dem Bade ausgeschüttet wurden. So war z. B. de la Fuyes Bemerkung, dass selbst ein homöopathisch sonst nicht vorgebildeter Akupunkteur allein mittels der homöosiniatrischen Entsprechungsmittel der von ihm verwendeten Punkte bereits ein brauchbares homöopathisches Rezept ausstellen könne, natürlich Öl ins Feuer der Kritiker vor allem aus dem homöopathischen Lager. Auch sein

1 Schmidt 1952.
2 Krack/Schöler 1990.
3 Schmidt 1988.
4 De la Fuye 1947 I, S. 58.
5 De la Fuye 1947 I, S. 57.
6 Demarque, S. 125.

Schüler und engster Mitarbeiter Dano musste sich von derartigen Ausschließlichkeitsansprüchen der de la Fuyeschen Lehre distanzieren.[1] Wichtig aber ist, dass sich diese teilweise sehr heftige Kritik an der Homöosiniatrie ausnahmslos auf deren therapeutische Ansprüche vor allem auf dem Gebiet der Homöopathie beschränkt, wo sie zumindest partiell auch sehr wohl berechtigt ist: Auf Grund der homöosiniatrischen Beziehung einiger für die Akupunkturbehandlung gewählter druckempfindlicher Punkte einfach eine Handvoll verschiedener homöopathischer Mittel zu verschreiben, ist aus klassisch-homöopathischer Sicht sicher grober Dilettantismus.

Die Akupunktur und die Homöopathie bewegen sich auf zu verschiedenen Ebenen, um als praktisch gleichwertige Methoden einfach spiegelbildlich-komplementär und beliebig austauschbar zu sein. Auch die traditionelle Medizin Chinas setzte ja die Akupunktur als Monotherapie nur bei leichteren, rein energetischen Störungen ein. Bei schwereren chronischen Erkrankungen wurden immer auch konstitutionell ausgewählte Medikamente, Diätetik und psychosomatische Übungen eingesetzt.

Auch nach meiner Erfahrung hat die Akupunktur bei aller ihrer positiven Wirkung z. B. bei akuten Schmerzzuständen niemals die gleiche chronisch-tiefgreifende Wirkung wie eine klassisch-homöopathische Behandlung. Dennoch kann die Akupunktur z. B. beim akuten Kopfschmerz durchaus eine sehr brauchbare Ergänzung der homöopathischen Behandlung sein. Doch muss man sich auch hier sehr fragen, ob bei der Akupunktur-Anwendung durch den Homöopathen eine Punktewahl einfach auf Grund der homöosiniatrischen Entsprechungspunkte des verwendeten Simile sinnvoll ist. Gerade auch im Hinblick auf die doch nur partielle therapeutische Übereinstimmung zwischen Akupunkturpunkt und zugeordnetem homöopathischen Mittel, wie sie aus den obigen Ausführungen hervorgeht, sind für eine gute Auswahl der Akupunkturpunkte die

diagnostischen Kriterien der Traditionellen Chinesischen Medizin wohl kaum verzichtbar.

Dennoch kann sich sicher auch einmal eine zumindest teilweise Übereinstimmung zwischen diesen beiden Auswahlkriterien ergeben. Dies z. B. gerade auch in einer besonderen Situation wie im oben angeführten Fall Leesers, wo kutane Reflexpunkte wahrscheinlich eine auslösende Rolle bei der Pathogenese spielten und eine ergänzende Lokalbehandlung der betreffenden Punkte ganz sicher indiziert war, wenn auch aus homöopathischer Sicht keineswegs unbedingt notwendig war. Allerdings würde man heute in einem derartigen Fall eher der Neuraltherapie nach Huneke als der Akupunktur den Vorzug geben.

Auf der diagnostischen Ebene hingegen wurde die Homöosiniatrie als wertvolle Erweiterung des klassischen Druckpunkte-Systems von den zeitgenössischen Homöopathen der Nebelschen Schule kaum ernsthaft bestritten. Die einzige diesbezüglich gegen de la Fuye geäußerte Kritik, dass nämlich die homöosiniatrischen Punkte allein schon deshalb nicht verwendet werden sollten, weil Weihe im Gegensatz zur Homöosiniatrie keinerlei diagnostische Punkte im Bereich der Extremitäten beschrieben hat[2], entspringt sicher einer viel zu kurzsichtigen Optik. Wie de la Fuye hierzu richtig festhält, ist das System der Weiheschen Schule von 1903 ja sicher keinesfalls als definitiv und unfehlbar zu betrachten, sondern bedarf permanenter Korrektur und Erweiterung. Tatsächlich nämlich haben sich in der Praxis die auf Grund ossärer Referenzpunkte viel besser definierbaren homöosiniatrischen Indikatoren im Bereich der Extremitäten oft sogar als wesentlich brauchbarer erwiesen als die vor allem im Bereich der Bauchdecken oft nur recht unscharf lokalisierten und schwierig abgrenzbaren klassischen Weiheschen Punkte. Deshalb sollen denn auch, wie bereits erwähnt, die sehr wichtigen diagnostischen Aussagen der Homöosiniatrie in vollem Umfang in den nun folgenden praktischen Teil dieser Arbeit integriert werden.

---

1 Demarque, S. 125.
2 De la Fuye 1947 I, S. 58.

Teil 2

Praktische Grundlagen

1 Allgemeine Untersuchungstechnik

Wie bereits im allgemeinen Teil dargestellt wurde, entspricht jeder Befindlichkeit des menschlichen Organismus eine bestimmte Verteilung von empfindlichen Druckpunkten. Dementsprechend wirft auch das psychosomatische Erscheinungsbild einer bestimmten homöopathischen Mittelindikation schon sehr früh ein spezifisches Muster druckempfindlicher Punkte auf die Körperoberfläche, welches zur Diagnostik verwendet werden kann.

Obwohl die Weihesche Schule auf Grund dieser Gesetzmäßigkeit zumindest zeitweise den Anspruch erhob, allein mittels der Druckpunkt-Diagnostik zu einem brauchbaren therapeutischen Resultat zu kommen, ist dieses Verfahren nach heutigem Stand des Wissens aber keinesfalls

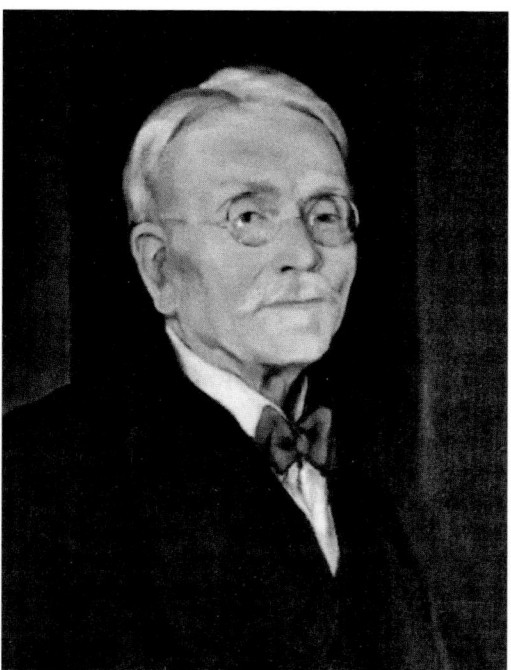

Abb. 18: Hermann Göhrum (1861–1945), der Herausgeber des maßgeblichen Druckpunkte-Verzeichnisses und der wichtigsten praktischen Schriften der Weiheschen Schule.

ein Ersatz für die klassisch-homöopathische Basisdiagnostik. Von einem simplen Vorgehen nach dem Motto „Lass mich Deine Punkte drücken, und ich sage Dir, wer Du bist!" kann also nicht die Rede sein.[1] Vor jeder Druckpunkt-Untersuchung steht eine genaue Diagnostik nach den Hahnemannschen Regeln!

Die Weiheschen Punkte dienen also in erster Linie der Bestätigung einer soweit immer möglich bereits nach der klassischen Methode vollzogenen Mittelwahl. Die Druckpunkt-Methode kann jedoch auch die engere Wahl innerhalb einer bereits möglichst weit vorangetriebenen Differentialdiagnostik oder unter nahe verwandten Mitteln erleichtern. Besonders hilfreich ist sie in symptomarmen Fällen.

Praktisch kommt die Druckpunkt-Diagnostik somit am besten gegen Ende der klinisch-homöopathischen Untersuchung zum Einsatz. Im Normalfall wird hierbei wie üblich zuerst im Sitzen und in angekleidetem Zustand des Patienten die Anamnese erhoben und die klinisch-homöopathische Befragung durchgeführt. Gleichzeitig kann der Arzt auch schon mit der handschriftlichen Repertorisation beginnen. Die heute kaum mehr verzichtbare computergestützte Repertorisation führe ich bevorzugt nicht in Gegenwart des Patienten durch, um den direkten und spontanen Gesprächskontakt so wenig wie möglich zu stören.

Die unmittelbar anschließend oder eventuell auch anlässlich einer zweiten Sitzung durchgeführte Weihesche Druckpunkt-Untersuchung sollte für den homöopathischen Arzt immer auch Anlass sein, prinzipiell in jedem Fall auch die klinisch-physikalische und eventuell auch apparative schulmedizinische Untersuchung vorzunehmen. Am besten lässt man hierzu den Patienten sich bis auf die Unterwäsche entkleiden und auf der Untersuchungsliege Platz nehmen. Die gut beleuchtete Liege sollte so im Raum platziert sein, dass alle Körperregionen optimal und bequem zugänglich sind. Es empfiehlt sich somit

---

1 Hierzu sei lediglich ganz am Rande vermerkt, dass in Swedenborgs Universum die Engel des Jenseits den feinstofflichen Körper der Abgeschiedenen, an Gesicht und Fingern beginnend, zwecks geistig-energetischer Qualifizierung einer gründlichen Untersuchung unterziehen. Nach ihrem Wissen seien nämlich „nicht nur das Körperliche, sondern auch die Einzelheiten des Denkens und Wollens … dem ganzen Leib eingeschrieben" (Swedenborg, S. 337). Eine ähnlich umfassende psychosomatische Bedeutung einzelner Körperregionen und kutaner Punkte finden wir auch schon in der altägyptischen Heilkunde und in der Akupunktur-Physiologie der Traditionellen Chinesischen Medizin.

eine leicht erhöhte, über einen Schemel auch für ältere und kleinere Leute bequem besteigbare Untersuchungsliege, welche nur mit dem Kopfende an die Wand anstößt und sonst von allen Seiten her frei zugänglich ist.

Auch Göhrum betont schon in seinem noch um einiges prüderen Jahrhundert, dass die Weihesche Untersuchung wenn möglich in entkleidetem Zustand durchgeführt werden sollte. Die Kleider sollten „zumindest von vorne geöffnet sein, und die Damen im speziellen sollten das Corsett abgelegt und die Verschlüsse ihrer vielen Unterkleider gelockert" haben.[1] Jedoch kann – wie Göhrum ebenfalls ausdrücklich erwähnt – die Untersuchung ohne weiteres auch über nicht allzu dicker Bekleidung durchgeführt werden. Dieses Procedere kann auch heute noch vor allem bei febrilen Zuständen mit Verkühlungsgefahr, in psychischen Sondersituationen und unter starkem Zeitdruck durchaus angezeigt sein. Der letztere Umstand sollte natürlich wie bei jeder homöopathischen Untersuchung wenn immer möglich vermieden werden. Ist man aber trotzdem einmal in Zeitnot, kann gerade in dieser Situation die Druckpunkt-Untersuchung besonders hilfreich für die Bestimmung eines zumindest brauchbaren Sofortmittels sein.

Beim normalen, möglichst ungestressten Untersuchungsgang jedoch kann der Patient beim Entkleiden und anschließend auf der Untersuchungsliege in Ruhe seine Gedanken etwas ordnen, während der Arzt – wenn möglich diskret in einem Nebenraum – die Repertorisation mit Hilfe des Computers weiter vertieft. Anschließend können dann allenfalls die angezeigten physikalisch-diagnostischen Untersuchungsschritte durchgeführt werden. Hierbei wird man wie bei der anschließenden Druckpunkt-Untersuchung ein wachsames Auge auf eventuell wertvolle körperliche Zusatzsymptome bezüglich Haut, Nägel, Körperbehaarung, Durchblutungsverhältnisse, Schwitzen sowie auch Psychomotorik und Körperbau haben.

Damit sind wir schließlich soweit für den eigentlichen Punkte-Check. Hören wir wiederum

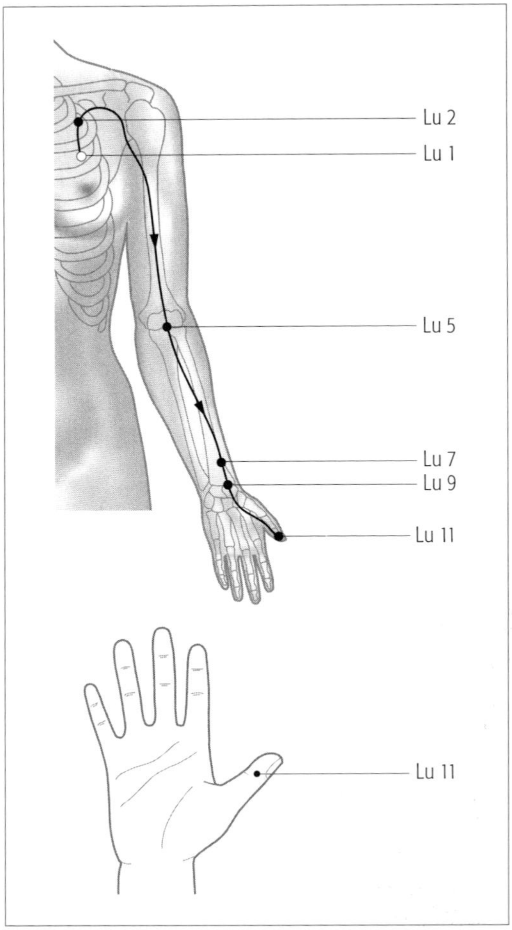

Abb. 19: Darstellung des von de la Fuye als homöosiniatrischer Punkt für Belladonna verwendeten Tsing-Punktes Lunge 11 an der radialen Seite der Daumennagelwurzel,[2] dessen Durchmesser nur etwa zwei Millimeter beträgt. Dieser nur mit einer Drucksonde sicher tastbare Punkt tritt in seiner praktischen Bedeutung gegenüber dem bewährten klassischen Belladonna-Indikator in der Halsregion,[3] welcher problemlos mittels einfachen Fingerdrucks untersucht werden kann, weitgehend in den Hintergrund.

zuerst, was Göhrum anlässlich eines Vortrags vor der epidemiologischen Gesellschaft grundsätzlich hierzu zu sagen hat: „... Sie wissen, dass die Schmerzpunkte durch Druck auf die betreffenden anatomisch festgelegten Stellen untersucht werden. Da ist es vor allem notwendig, einiges zu wissen über die Art und Weise des Drückens, die Stärke des Druckes und die Richtung, in welcher der Druck relativ zur Körperoberfläche oder zum tastbaren Knochengerüst ausgeübt werden soll. Die Beobachtung der Regeln, die hierfür gegeben werden, sind von größter Wichtigkeit für die

---

1 Göhrum 1893/4, S. 184.
2 De la Fuye lokalisiert den Punkt nach Soulié de Morant auf der gegenüberliegenden Zeigfingerseite des Daumens. Die hier dargestellte Lage ist im Sinne der modernen Akupunkturtopographie korrigiert. Zur weiteren Diskussion dieser Frage s. die Anmerkungen zu Belladonna im nachfolgenden Mittelverzeichnis.
3 Zur genauen Lage des Punktes s. unter Belladonna.

Richtigkeit der nach der Weiheschen Methode getroffenen Arzneimittelwahl."[1]

Bevor wir unseren Gewährsmann nun aber auf die Details der Druckpunkt-Technik zu sprechen kommen lassen, muss noch etwas über die anatomische Ausdehnung der Druckpunkte gesagt werden. Reflexareale auf der Körperoberfläche können nämlich je nach ihrer Art und Topographie recht verschieden groß sein. Das Spektrum reicht von den nur etwa knapp einen Millimeter im Querschnitt messenden Ohr-Reflexpunkten bis zu den sich über ganze Körperregionen hinweg erstreckenden Headschen Zonen.[2] In zweiter Linie scheint die Größe einer Reflexzone auch noch von ihrem Reizzustand abhängig zu sein.

Die erwähnten Ohrmuschel-Punkte als kleinste bisher bekannte Reflexzonen sind so klein, dass sie nicht mehr mit der Fingerkuppe getastet werden können. Ihre Untersuchung auf Druckempfindlichkeit oder elektrische Leitfähigkeit muss deshalb mit einer speziellen kleinen Kugelsonde erfolgen. Die aurikulomedizinischen Reflexpunkte haben aber bislang noch keinen Eingang in die homöopathische Druckpunkt-Diagnostik gefunden.[3]

Nur wenig größer als die aurikulomedizinischen Punkte sind die Endpunkte der klassischen Akupunktur-Meridiane an den Finger- und Zehenenden, welche de la Fuye gelegentlich als homöosiniatrische Punkte verwendet. Jedoch haben auch diese Tsing- oder Ting-Punkte bisher zumindest für die Druckpunkt-Diagnostik keine praktische Bedeutung erlangt, auch de la Fuye setzte sie wahrscheinlich lediglich im Rahmen der therapeutischen Homöosiniatrie[4] ein. Auf Grund dieser Situation erübrigt sich für die Weihesche Diagnostik die Verwendung einer Druckpunktsonde, wie auch ganz allgemein jeglicher technischer Geräte.

Die klassischen Weiheschen Indikatoren sowie der Großteil der mit ihnen teilweise ja zusammenfallenden homöosiniatrischen Akupunkturpunkte umfassen zumindest in ihrer diagnostischen Funktion flächenmäßig ein um einiges größeres Areal als die Tsing-Punkte: Ein Weihescher Punkt hat in der Regel gerade etwa die Form und Ausdehnung einer Fingerkuppe, wobei die je nach anatomischer Lage etwas unterschiedlichen Größen der einzelnen Indikatoren ebenfalls recht genau in den Bereich zwischen Kleinfinger- und Daumenkuppe zu liegen kommen. Hierbei gelten

– wie immer in der Ganzheitsmedizin – als Referenzgröße natürlich stets die Körpermaße des Patienten.

Bei oberflächlicher Betastung können vor allem die mit den Akupunkturpunkten zusammenfallenden Weiheschen Punkte manchmal bereits schon auf der Hautoberfläche als kleine, mehr oder weniger „gefüllte" Grübchen gespürt werden, wie dies auch in der Traditionellen Chinesischen Medizin für die Akupunkturpunkte beschrieben wird. Je nach Reizzustand kann der Punkt für den feinfühligen Untersucher also bereits eine unterschiedliche Tastqualität aufweisen.[5] Andere Punkte scheinen nicht so klar begrenzt zu sein und gehen fließend in größere, kontinuierlich zusammenhängende Reflexzonen über.

Die Druckpunkt-Untersuchung erfolgt somit am einfachsten – und sicher auch weitaus am besten – mit den Fingerspitzen: „Der Druck auf Schmerzpunkte hat stets mit einer Fingerkuppe, am besten mit derjenigen des Zeige- oder Mittelfingers, an gewissen Stellen oder bei besonders torpiden Patienten auch mit dem Daumen zu geschehen. ... Der Druck darf nie rasch, gewissermaßen unvorbereitet ausgeführt werden, sondern hat langsam, allmählich in die Tiefe dringend zu geschehen. Da die Empfindlichkeit der einzelnen Individuen eine sehr verschiedene ist, ist es klar, dass bei den einen ein ganz oberflächlicher Druck genügt, um mehr oder weniger lebhafte Schmerzempfindungen hervorzurufen, während bei einem anderen hierzu ein Druck nötig ist, der in die Tiefe dringt, soweit es überhaupt möglich ist. ... Der Druck muss bei torpiden Patienten, besonders den Fettleibigen, meist ein ziemlich starker sein, ebenso bei den Kitzeligen, während bei sehr sensiblen Individuen ein leichtes Betasten genügen kann. ...

Stets aber ist zu beachten, dass bei einem und demselben Individuum jeder Druck stets mit derselben Schnelligkeit und in derselben Tiefe ausgeführt wird. ... Auch muss die Stärke des Druckes bei ein und demselben Patienten auf alle Schmerzpunkte dieselbe sein, mag man dabei auf Nervenganglien, auf Knochen oder nur auf

---

1 Göhrum 1893/4, S. 182.
2 Vgl. Abb. 6, S. 20.
3 Doch sollen auch in dieser Richtung Bestrebungen in Gang sein (mündliche Mitteilung von Ungern-Sternberg).
4 Siehe Abb. 19.
5 Vgl. hierzu auch die nachfolgenden Angaben über die Untersuchungspraxis.

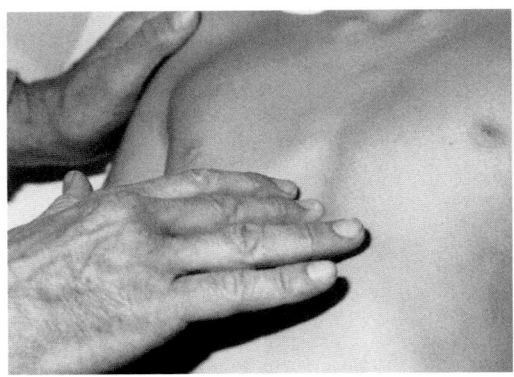

Abb. 20: Prüfung der generellen Druckpunkt-Empfindlich-
keit des Patienten anhand einiger voraussichtlich neutraler
Punkte auf dem Sternum. Der rechte Mittelfinger des
Untersuchers liegt auf dem klassischen Phosphor-Punkt.

Weichteile drücken, mag der Druck über gesunden oder erkrankten Partien ausgeübt werden.
Man darf durchaus nicht der Ansicht sein, dass
die Schmerzhaftigkeit eines Schmerzpunktes, der
z. B. auf intensiv entzündeter Grundlage sich befindet, eo ipso größer sein müsse als auf nicht
ergriffener Grundlage.

Ebenso ist vorsichtiges Betasten von schon
vorher sehr schmerzhaften Gegenden sehr anzu-
raten, um dem Patienten unnötige Schmerzen zu
ersparen; aber, wie schon gesagt, es dürfen dann
ganz schmerzlose Gegenden desselben Körpers
auch nicht stärker gedrückt werden, denn sonst
wird das Resultat ein falsches, und der erhoffte
Erfolg bleibt aus."[1]

Es ist bemerkenswert, dass die hier von Göhrum beschriebene Technik des langsamen, allmählich in die Tiefe dringenden Druckes sich von
der im theoretischen Teil bereits erwähnten
„Piano-Technik" Rouys wesentlich unterscheidet,
welche nach langsamem Andrücken des Punktes mit einer plötzlichen, klavieranschlagartigen
Druckverstärkung arbeitet, worauf der drücken-
de Finger abrupt wieder losgelassen wird.[2] Nach
meiner Erfahrung hat sich Göhrums einfache Methode bewährt, was aber keineswegs heißt, dass
sich mit der Piano-Technik, welche wahrscheinlich auch von Nebel angewandt wurde,[3] keine Erfolge erzielen lassen.

---

1 Göhrum 1893/4.
2 Siehe Rouy 1932, S. 120.
3 Vgl. seinen Demonstrationsfall mit Aufschrei
  des Patienten, S. 80.
4 Siehe Abb. 20.

Im Weiteren kann Göhrums Hinweis auf
die Bedeutung der individuellen Anpassung der
Druckstärke nur unterstrichen werden. Zu diesem
Zweck überprüfe ich bei Erstuntersuchungen oft
einige vermutlich neutrale Testpunkte im Voraus.
Diese Testung der allgemeinen Druckempfindlichkeit des Patienten sollte an gut zugänglichen,
topographisch eindeutig definierten und anatomisch gut vergleichbar gelegenen Punkten erfolgen. Diese Voraussetzungen erfüllen z. B. die Indikatoren auf der Medianlinie des Sternums sehr
gut. Jedoch sollte natürlich nicht gerade einer der
dort gelegenen Punkte erstrangig als Indikator des
angezeigten Mittels in Frage kommen. Wenn wir
also z. B. an eine Phosphor-Indikation denken,
sollte der betreffende Hauptindikator an der Basis
des Processus xiphoides sterni möglichst nicht
schon zur Vortestung verwendet werden. Wenn
hingegen die Punkte dieser Region zumindest
prima vista außerhalb der Differentialdiagnose
liegen, kann man sehr gut z. B. ausgehend von
Phosphor einige übereinander gelegene Sternal-
punkte als voraussichtlich neutrale Indikatoren
für die generelle Empfindlichkeitsprüfung und
den ebenfalls wichtigen Gewöhnungsprozess der
Patienten an die meist noch unbekannte Untersuchungstechnik verwenden.[4]

Hierzu informieren wir den Patienten zuerst
einmal darüber, dass nun als Hilfsmethode zur
homöopathischen Mittelbestimmung einige Körperpunkte auf Druckempfindlichkeit untersucht
werden. Bei entsprechend vorinformierten Patienten kann ohne weiteres auch von einer Empfindlichkeitsprüfung von Akupunktur- oder Aku-
pressurpunkten zwecks homöopathischer Diagnostik gesprochen werden. Damit kommt man
in den meisten Fällen mit einer kurzen und einfachen Erklärung des Verfahrens aus.

Anschließend kann die Voruntersuchung beginnen, indem z. B. beim liegenden Patienten drei
übereinander gelegene Punkte auf dem Sternum
gedrückt werden. Am einfachsten wird hierzu
der Mittelfinger verwendet, wobei zur genaueren
Führung und etwaigen Druckverstärkung der
Zeigefinger der Untersuchungshand dorsal leicht
seitlich auf den gestreckten Mittelfinger gelegt
werden kann. Am besten wird die gewählte Punk-
te-Teststrecke gleich zwei- bis dreimal hintereinan-
der mit langsam sich steigernder Druckstärke
durchlaufen. Hierbei liegt die Druckrichtung wie
bei allen Punkten, wo nichts anderes vermerkt ist,
etwa senkrecht zur Hautoberfläche. Der ausgeüb-
te schwache bis mittelstarke Druck sollte etwa so

dosiert sein, dass beim Eindrücken der Subkutis der darunter liegende knöcherne Widerstand des Brustbeins schwach bis deutlich spürbar wird.

Gleichzeitig wird der Patient über seine Reaktion befragt, etwa mit den Worten: „Spüren Sie einen Schmerz oder einen Unterschied, wenn ich hier, oder hier, oder hier drücke? – Oder sind diese Punkte alle schmerzfrei und etwa gleich empfindlich? – Und nochmals: Hier, hier, oder hier?" Im Normalfall wird der Patient antworten: „Ich spüre lediglich leicht Ihren Druck, und dies bei allen Punkten etwa gleich." Bei einer Reaktion in diesem Sinne kann dann direkt zur Untersuchung der differentialdiagnostisch relevanten Punkte übergegangen werden.

Reagiert der Patient hingegen überempfindlich, also z. B. mit Zusammenzucken und Schmerzempfindung an allen Druckpunkten, muss die Druckstärke reduziert werden. Die hochgradigsten Überempfindlichkeiten kommen bei Nervenleiden vor, vor allem bei multipler Sklerose. Hier kann häufig nur mit ganz leichtem Druck gearbeitet werden und die Untersuchung gestaltet sich entsprechend schwierig. Doch kann man mit etwas Übung und Fingerspitzengefühl auch in dieser Situation die wahlanzeigenden Indikatoren ohne allzu große Schwierigkeiten finden.

Nimmt jedoch der normal empfindliche Patient entgegen unserer Erwartung schon einen einzelnen der Vortest-Punkte wiederholt als deutlich empfindlicher als die benachbarten wahr, ist dieser Punkt bereits als positiv zu bewerten und für die spätere Gesamtauswertung des Punktechecks festzuhalten. – Bevor wir jedoch im Detail auf die eigentliche Weihesche Druckpunkt-Untersuchung zu sprechen kommen, sollen noch einige weitere allgemeine Angaben Göhrums zur Untersuchungstechnik zitiert werden:

„Über die Stellung des Patienten bei der Untersuchung lässt sich sagen, dass er entweder stehen oder liegen soll, was besonders bei Untersuchungen am Bauch zu beachten ist. In ersterem Falle muss er an der dem Druck entgegengesetzten Stelle gestützt werden, um vorzeitiges Ausweichen vor dem Drucke zu verhindern. Gedrückt wird am besten meist mit der Hand, die der zu untersuchenden Seite entgegengesetzt ist. Für die Untersuchung am Bauche möchte ich noch empfehlen, den Daumen der untersuchenden Hand auf den Nabel zu setzen, indem man so die kreisförmig um ihn gruppierten Punkte am schnellsten und sichersten abtasten kann.[1] ...

Dass die untersuchenden Finger nicht von den in der Gesellschaft so sehr beliebten Chinesennägeln gekrönt sein dürfen, ist selbstverständlich und notwen-

dig, zudem da der Druck auf einen Schmerzpunkt sehr häufig als ein mehr oder weniger scharfes Stechen in die Tiefe empfunden wird. Aus diesem Grunde machen viele Patienten einem den Vorhalt, die Schmerzhaftigkeit der betreffenden Stelle rühre nur von dem Eingraben des Fingernagels her. Diesem Vorhalt ist natürlich leicht zu begegnen, wenn man die kurzgehaltenen reinlichen Fingernägel vorweist und an nicht bedeckten Körpergegenden das Fehlen eines Nageleindrucks an dem Schmerzpunkte vorweisen kann."[2]

Wir führen hier gleich noch einen weiteren kritischen Einwand an, den Göhrum offenbar nicht so selten zu hören bekam: „Ja, wenn man so drückt, dann tut zuletzt jeder Punkt weh."[3] – Diesem Misstrauen der Patienten begegnet man im Zeitalter der Akupressur und der ganzen Vielfalt sonstiger ganzheitsmedizinischer Körpertherapien sowie bei guter Vorbereitung des Patienten kaum mehr. Mir jedenfalls ist es noch nie vorgekommen, dass ich im obigen Sinne bei einem Patienten Überzeugungsarbeit leisten musste. Im Gegenteil, es wird heute wieder sehr geschätzt, dass sich auch der klassische Homöopath für den Körper interessiert! – Aber vielleicht kann es doch einmal sinnvoll sein, Leesers kleinen Trick für ungläubige Patienten anzuwenden: „Man legt unter den eigenen drückenden Finger die Fingerkuppe des Patienten und drückt dann mit gleicher Stärke auf schmerzhafte und unempfindliche Punkte, sodass der Patient durch sein eigenes Gefühl über die Unrichtigkeit seiner Zweifel belehrt wird."[4]

Damit kommen wir zu Göhrums Angaben zur eigentlichen Druckpunkt-Untersuchung:

„Man tastet in erster Linie die Punkte der Mittel respektive ihrer Kombinationen ab, die zunächst indiziert erscheinen, und man wird in den meisten Fällen rasch zum Ziel kommen. Es ist also meist völlig unnötig, eine größere Anzahl von Punkten oder gar alle zu betasten. ... Beim Erwachsenen dürfte damit die Untersuchung im allgemeinen rasch erledigt sein.

Sehr viel schwieriger ist sie bei Kindern bis zu 6 Jahren, wo sie meist einen großen Aufwand an Geduld und Ruhe erheischt. Säuglinge legen einem gewöhnlich weniger Schwierigkeiten in den Weg als Kinder von 1½ – 6 Jahren, die häufig entweder unbändig schreien oder sich in hartnäckiges, stoisches

---

1 Göhrum 1893/4, S. 184. Vgl. auch die Abb. 121, wo die radial angeordneten Weiheschen Hilfslinien in der Bauchregion deutlich zur Darstellung kommen.
2 Göhrum 1894/4, S. 182.
3 Göhrum 1893/4, S. 185.
4 Göhrum 1893/4, S. 185.

*Schweigen hüllen. Doch der geübte Kenner der Weihe-
schen Methode findet sich auch hier durch, besonders
wenn er zuerst voraussichtlich nicht schmerzhafte
Punkte untersucht, um so das Vertrauen seiner kleinen
Pfleglinge nicht von vornherein zu verscherzen; bei
Wickelkindern gebrauche ich als selten vergebliches
Beruhigungsmittel leichtes Klopfen mit der flachen
Hand auf Brust und Bauch. Oft ist in solchen Fällen das
einzige Kriterium, ob und welche Punkte die schmerzhaftesten sind, das lautere Geschrei und lebhaftere
Abwehrbewegungen oder bei den Stoikern unter den
kleinen Patienten unwillkürliche Muskelzuckungen an
der gedrückten Stelle.*

*Die Intensität dieser lokalen Muskelzuckungen
bildet für mich zugleich die Kontrolle der Aussagen
meiner erwachsenen Patienten, die häufig notwendig
wird, indem viele Patienten, so wenig sie uns eine
halbwegs gute Beschreibung ihres Zustandes geben
können, ebenso wenig unterscheiden können, ob der
eine Punkt schmerzhafter ist als der andere.*

*Außerdem passiert es oft, dass bei nervösen Pa-
tienten überhaupt oder bei Blähungskoliken am Bauch
die Schmerzpunkte anscheinend in großer Zahl auftreten; untersucht man nun behufs differentieller
Diagnose kurz vorher schmerzhafte Punkte zum zweiten Male, so findet man solche oft plötzlich absolut
unempfindlich finden. In solchen Fällen führt 3- bis
4-maliges Durchtasten aller in Frage gekommenen
Schmerzpunkte zum sicheren Ziele, indem nach und
nach 2 oder 4 Punkte sich als die schmerzhaftesten
entpuppen und es andauernd bleiben.*

*Eine andere Schwierigkeit, die einem oft viel zu
schaffen machen kann, ist die, dass die Klagen die
tiefste Ursache nicht ahnen lassen respektive sorgfältig verschweigen; letzteres ist häufig bei mit sexuellen
Krankheiten behaftet Gewesenen der Fall; für ersteres
möchte ich kurz ein Beispiel aus meiner Praxis anführen: Ein Landtagsabgeordneter kam zu mir mit der
Klage über Ohrensausen und in Folge davon über mäßige Schwerhörigkeit, das Ohrensausen steigerte sich
besonders beim Singen, was er sehr gern ausübt. Der
objektive Befund ergab nur mäßige Einziehung der
Trommelfelle, die Politzersche Luftdouche war ohne
Erfolg, die bekannten Schmerzpunkte der für einen
Ohrkatarrh damals in Frage kommenden[1] Mittel waren absolut unempfindlich.*

*Als einzigen Schmerzpunkt fand ich endlich den
für Cactus grandiflorus, welches Mittel auch die Erscheinungen von Seiten der Ohren besserte, während
es den dem Ohrensausen zu Grunde liegenden Klap-
penfehler an der Valvula mitralis natürlich unberührt
ließ (den Herzfehler konstatierte ich erst in Folge der
Schmerzhaftigkeit des Cactus-grandiflorus-Punktes,
da vorher die Fragen nach Herzklopfen und dergleichen nichts darauf Bezügliches zu Tage gefördert hatten).*

*In solchen Fällen darf man sich die Mühe nicht
verdrießen lassen, evtl. alle Punkte und solche Stellen,
wo weitere Schmerzpunkte zu vermuten sind, nach
und nach abzutasten. In seltenen Fällen findet man,
wie schon in füheren Vorträgen erwähnt, gar keinen
schmerzhaften Punkt."[2]*

Damit schließen im Wesentlichen Göhrums allgemeine Ausführungen zur Praxis der Druckpunkt-Untersuchung. Da es sich beim vorangehenden Text um einen etwas längeren Passus mit
verschiedenen wichtigen Aussagen handelt, wollen wir die Anmerkungen und Ergänzungen hierzu etwas strukturieren:

Wie viele und welche Punkte soll man untersuchen?

Göhrums Hinweis, dass in den meisten Fällen die
Untersuchung der in die engste Wahl fallenden
Mittelindikatoren genügt, kann wiederum nur
bestätigt werden. Die primäre Funktion der
Weiheschen Druckpunkt-Untersuchung ist ja –
wie schon verschiedentlich erwähnt – nicht diejenige einer Basisdiagnostik, sondern die Kontrolle einer bereits erfolgten Mittelwahl.

Allerdings beschreibt Göhrum dann gleich
anschließend den zuvor zitierten, sehr interessanten Tinnitus-Fall, wo er bei fehlender Druck-
punkt-Bestätigung seiner primären Mittelwahl
erst nach einem sehr breit angelegten Punkte-
check und eher überraschend auf den über dem
Herzen gelegenen Indikator von Cactus grandiflorus stieß[3]. Von diesem Mittel war bisher ebenso-
wenig wie von irgendeinem anderen bekannt,
dass es auf durch Singen verstärkte Ohrgeräusche
einzuwirken vermöchte. Das Mittel gehört lediglich zusammen mit einigen Dutzend anderen
ganz allgemein zu der Gruppe von Arzneien, welche ein singendes Geräusch im Ohr in ihrem Arzneimittelbild haben.[4] Hering führt das Mittel in
seinem Repertorium unter der Ohr-Rubrik „Illusions, singing" sogar mit nur vierzehn weiteren
Arzneien an.[5] Dass dieser bekannte Bezug von
Cactus zu singenden Tonfrequenzen aber auch in
dem Sinne gilt, dass ein durch Singen verstärktes

---

1 Gemeint sind hier sicher die epidemischen Mittel
  im Sinne Rademachers, s. S. 62 ff.
2 Göhrum 1893/4, S. 184. Zum Vorgehen bei fehlenden
  positiven Druckpunkten s. S. 73.
3 Diese Punktewahl zeigt, dass Göhrum auch zum
  Zeitpunkt dieser Publikation (1893) keineswegs nur
  noch allein die Weiheschen Kombinationspunkte
  verwendete, welche ihm nämlich auch für Cactus
  damals schon als eine Mittelgleichung zur Verfügung
  gestanden wären (s. unter diesem Mittel), sondern
  den Weiheschen Einzelindikatoren noch immer eine
  entscheidende Rolle zubilligte.
4 MacRepertory: Ear, noises, singing.
5 Knerr: Ear, Illusions singing.

Ohrgeräusch mit diesem Mittel positiv beeinflusst werden kann, war – wie erwähnt – vor Göhrums überraschendem Druckpunkt-Befund völlig unbekannt. Zudem ließ ihn die sich auch in der Lage des Weiheschen Punktes ausdrückende Organotropie dieses Mittels dann ja auch noch einen Herzfehler bei seinem gesangesfreudigen Patienten entdecken.

Ein breit angelegter, von einer immer weitere Kreise ziehenden Differentialdiagnose ausgehender Punktecheck kann also durchaus einmal zu einer überraschenden therapeutischen Trouvaille und zu interessanten neuen Mittelerkenntnissen führen.[1] Die Regel soll und kann dieses Vorgehen jedoch nicht sein. – Aber auch bei prinzipieller Beschränkung der Druckpunkt-Diagnostik auf die Indikatoren der engsten klassisch-homöopathischen Mittelwahl stellt sich heute nicht nur für den Anfänger zusätzlich die Frage, welche der für manches Mittel schon nach gegenwärtigem Stand des Wissens recht zahlreich zur Verfügung stehenden Druckpunkte nun tatsächlich überprüft werden sollen: Nur der Weihesche Einzelpunkt? Oder gleich auch alle Weiheschen Kombinationen? Oder besser zuerst die homöosiniatrischen Punkte?

Auf diese Frage soll neben den Ausführungen im theoretischen Teil vor allem das nun folgende Detailverzeichnis der einzelnen Indikatoren eine Antwort zu geben versuchen. Für den Anfänger empfiehlt es sich in jedem Fall, sich vorerst einmal in erster Linie an diejenigen Indikatoren zu halten, welche auf dieser Liste als bewährte Punkte besonders hervorgehoben sind. Als bewährte Punkte werden diejenigen Mittelindikatoren eingestuft, welche nach dem leider noch immer nur sehr spärlich vorhandenen Sekundär-Schrifttum und sonstiger, vor allem persönlicher Erfahrung in der Praxis als verlässlich beurteilt wurden. Wir teilen die Druckpunkte nach ihrem Bewährtheitsgrad in vier Kategorien ein. Diese werden auf der Mittelliste wie folgt bezeichnet:[2]

1. Ohne besonderes Kennzeichen werden diejenigen Punkte angeführt, welche meines Wissens bisher noch nicht näher überprüft wurden oder sich in der bisherigen praktischen Anwendung nicht als besonders aussagekräftig erwiesen haben.[3] In diese Kategorie wurden als Anregung für weitere Forschungen auch ein paar eigene, erst provisorische Neubestimmungen eingereiht.

2. Mit einem Stern* versehen sind Punkte, welche sich in der Praxis bereits verschiedentlich bewährt haben.
3. Zwei Sterne** kennzeichnen oft als zuverlässig gefundene Indikatoren.
4. Mit drei Sternen*** werden ganz besonders zuverlässige und bewährte Punkte bezeichnet.

Mit der anfänglichen Beschränkung auf bewährte Punkte (also auf die mit Sternen versehenen Punkte der Kategorien 2 bis 4) läuft der noch Ungeübte am wenigsten Gefahr, gleich zu Beginn seiner Weiheschen Untersuchungspraxis die Orientierung zu verlieren, welche man sich bei dieser Methode nur Schritt für Schritt durch fortgesetzte und geduldige Übung erarbeiten kann.

Ist der bewährteste Punkt eines Mittels zusätzlich zu seiner Auszeichnung durch einen bis drei Sterne auch noch als Hauptindikator bezeichnet, ist der bewährte Punkt zusätzlich in das System der vereinfachten Standarddiagnostik integriert. Für eine noch bessere Bestätigung der Mittelwahl sollten in diesem Fall – wie bereits dargestellt[4] – sowohl dieser Hauptpunkt als auch zumindest einer der stets ebenfalls angeführten Bestätigungs- oder Ergänzungspunkte positiv sein. Gibt nur der Hauptpunkt allein an, ist die positive Aussage etwas unsicherer, aber wie bei der üblichen Einzelpunktdiagnostik mit einem bewährten Punkt durchaus noch immer als guter Hinweis auf die Richtigkeit der Mittelwahl verwertbar.

Gibt hingegen weder der Haupt- noch einer der Ergänzungsindikatoren eines in die vereinfachte Standarddiagnostik integrierten Mittels an, haben wir meist eine ziemlich klare Negativaussage vor uns.[5] In dieser Situation sollte die Mittelindikation zumindest noch einmal gründlich überdacht werden. Das System der vereinfachten Standarddiagnostik ermöglicht somit zusätzlich zu einer besonders gut gesicherten Bestätigungsdiagnostik oft auch eine ziemlich

1 Vgl. hierzu auch Leesers Feststellungen, S. 47.
2 Konkrete Beispiele folgen auf S. 117.
3 Zusätzliche Angaben hierüber finden sich jeweils in den Hinweisen und Bemerkungen zu dem entsprechenden Punkt.
4 Siehe S. 39–40.
5 Wie sicher diese negative Ausschlussdiagnostik im einzelnen Fall ist, wird jeweils in den betreffenden Mittelabschnitten diskutiert.

zuverlässige Negativaussage bezüglich Mittelwahl.

Im Idealfall sollte damit die vereinfachte Standarddiagnostik – wie wir im 1. Teil des Buches am Beispiel von Nux vomica gesehehen haben[1] – nicht nur eine negative Ausschlussdiagnostik ermöglichen, sondern auch eine einigermaßen sichere positive Aussage über eine Mittelindikation machen können: Wenn der Haupt- und sämtliche Ergänzungsindikatoren deutlich positiv sind, ist das betreffende Mittel ziemlich sicher zumindest als kurzfristige Zwischenindikation angezeigt, andere Mittel können weitgehend ausgeschlossen werden. Diese positive Ausschlussdiagnostik kann jedoch erst für ganz wenige Mittel wie z. B. Nux vomica als gesichert gelten, und auch dort mit den genannten seltenen Ausnahmen (Lycopodium oder Lachesis-Indikationen).[2] Wir werden auf diese Frage in den einzelnen Mittelabschnitten jeweils noch zu sprechen kommen.

Im Weiteren konnten bis jetzt noch keineswegs alle Mittel mit mehreren bewährten Punkten in das System der vereinfachten Standarddiagnostik eingegliedert werden. Diese weder als Haupt- noch als Bestätigungsindikatoren bezeichneten Stern*-Punkte sind damit diagnostisch als etwa gleichwertig zu betrachten, wenn sie der gleichen Bewährtheitskategorie angehören. Bei einer guten Mittelindikation sollten sie somit möglichst hochgradig[3] und in möglichst großer Zahl positiv sein. Jedoch kann ihre kombinierte Aussage sowohl zur negativen und positiven Ausschlussdiagnostik nicht mit gleicher Sicherheit verwertet werden, wie dies bei den in die vereinfachte Standarddiagnostik einbezogenen Kombinationspunkten der Fall ist.

Wo für ein bestimmtes Mittel bewährte Punkte fehlen bzw. noch ihrer Entdeckung harren, sind für die Druckpunkt-Diagnostik die klassischen Einzelindikatoren nach Weihe bzw. Duprat nach wie vor die beste Wahl, die letzteren vor allem auch auf Grund der jahrzehntelangen Erfahrung Bauers.

Der bereits etwas erfahrenere Punktediagnostiker kann aber in zweiter Linie auch auf die zahl-

reichen, bisher zumeist noch ungenügend nachgeprüften Weiheschen Kombinationen zurückgreifen. Diese werden in unserem Verzeichnis ebenfalls vollständig aufgelistet. Ein Weihescher Doppelindikator gilt dann als positiv, wenn beide seiner Komponenten in etwa gleichem, möglichst hohem Grade positiv sind. Von zumindest ähnlicher Bedeutung wie die Weiheschen Kombinationen sind aber auch diejenigen homöosiniatrischen Punkte de la Fuyes, welche bisher noch nicht als bewährte Punkte klassiert wurden.

In dritter Linie kommen dann auch noch die unbestätigten Punkteangaben weiterer Autoren dazu. Auch bei diesen bislang eher im Hintergrund stehenden Indikatoren ist sicher noch mancher verborgene Schatz zu heben!

Wann ist ein Druckpunkt als positiv zu beurteilen?

Ein als positiv zu bewertender Punkt muss keineswegs immer stark schmerzhaft sein. Es genügt, wenn er gegenüber seiner Umgebung eine deutlich vermehrte Empfindlichkeit aufweist. Dieser Umstand ist vor allem bei Anwendung der mit möglichst wenigen Kombinationspunkten arbeitenden vereinfachten Standarddiagnostik von Bedeutung. Wie im theoretischen Teil ausführlicher dargestellt wurde, können wir nämlich keineswegs davon ausgehen, dass der Einzelindikator einer bestimmten Arznei bei jeder ihrer meist ja sehr vielfältigen möglichen Indikationen in gleicher Weise stark positiv angibt. Aus diesem Grunde bestimmte die Weihesche Schule ja auch für denselben Polychrest je nach Indikationsbereich oft mehrere verschiedene Punkte, fast ausschließlich in Gestalt von Doppelindikatoren.[4] Auch de la Fuye ordnete den oft recht zahlreichen homöosiniatrischen Indikatoren einer bestimmten Arznei stets nur einen bestimmten, mehr oder weniger breiten Aspekt ihres Wirkungsspektrums zu.[5]

Wenn wir in der vereinfachten Standarddiagostik auf die hieraus resultierende und oft verwirrende Vielfalt von Indikatoren verzichten und versuchen, uns für ein einzelnes Mittel auf ein absolutes Minimum von Druckpunkten zu beschränken, müssen wir aber auf Grund des oben Genannten in Kauf nehmen, dass vor allem bei marginalen Mittelindikationen selbst der weiträumige Zuständigkeitsbereich eines bewährten „Breitspektrum-Indikators" nur tangentiell betroffen ist. Dementsprechend wird der betreffen-

1 Siehe S. 38.
2 Siehe im Mittelabschnitt von Nux vomica.
3 Die verschiedenen Empfindlichkeitsgrade eines
   Weiheschen Punktes werden unten dargestellt.
4 Vgl. S. 66 ff.
5 Spitzenreiter ist hier Phosphor mit seinen nicht
   weniger als neun homöosiniatrischen Punkten (s. unter
   diesem Mittel). Vgl. zu diesem Thema auch S. 97 ff.

de Punkt trotz durchaus noch brauchbarer Indikation des Mittels allenfalls nur leicht positiv
angeben.

In einer derartigen Situation kann sogar ohne
weiteres einmal ein sehr umfassender, sich in
seinem Zuständigkeitsbereich mit dem Indikationsbereich des angezeigten Mittels überschnei-
dender Einzelindikator eines anderen Mittels etwas deutlicher angeben als einer der Standard-
Kombinationspunkte der angezeigten Arznei. Hier
ergibt dann erst das Gesamt-Punktemuster dieses
Mittels unter Einbezug seiner Haupt- und Ergänzungspunkte oder anderer bestätigender Indikatoren eine klare Aussage. – Doch ist es nach meiner Erfahrung im Interesse einer möglichst einfach strukturierten Punktediagnostik durchaus
gerechtfertigt, diesen Nachteil zu Gunsten einer
sich auf möglichst wenige Punkte beschränken-
den Diagnosetechnik auf sich zu nehmen.

Spätestens jetzt aber drängt sich die nun
schon länger anstehende Frage in den Vordergrund, nach welchen Kriterien denn überhaupt
der Empfindlichkeitsgrad eines Indikators genau
beurteilt werden soll. – Ähnlich wie der Bewährtheitsgrad eines Indikators wird die Punktempfindlichkeit am sinnvollsten in vier Stufen eingeteilt:

1. Geringe Empfindlichkeit (+)
Der Punkt wird nicht als schmerzhaft, aber als
eindeutig empfindlicher oder sonst qualitativ
deutlich anders als seine Umgebung wahrgenommen.

Man muss dem Patienten gegenüber aber
stets betonen, dass nur deutliche und wiederholt wahrnehmbare Unterschiede der Druck-
sensibilität verwertbar sind. Nuancen und
Finessen an der Grenze des Wahrnehmungs-
vermögens sollen im Zweifelsfall immer als
negative Punkteaussage verbucht werden, zumal sie meist nicht sicher reproduzierbar sind.

2. Mittlere Empfindlichkeit +
Der Punkt wird deutlich und gut reproduzierbar als leicht bis mittelgradig schmerzhaft
wahrgenommen.

3. Ausgeprägte Empfindlichkeit ++
Der Punkt ist unangenehm schmerzhaft, beim
Drücken verspürt man eine Abwehrspannung
oder ein Muskelzucken, manchmal ist auch
eine vermehrte Resistenz bereits in der Subkutis tastbar. Eventuell leichte Ausstrahlung
und kurzes Nachklingen des Druckschmerzes.

4. Höchstgradige Empfindlichkeit +++
Sehr starke Schmerzempfindlichkeit, eventuell
Abwehrreaktionen des Patienten. Die Druckdolenz klingt häufig längere Zeit nach, oft auch
deutliche Ausstrahlung in andere Körperregionen.

Eine fehlende Punktempfindlichkeit wird, wenn
sie sinnvollerweise im Rahmen einer Ausschlussdiagnostik oder einer Verlaufskontrolle ausdrücklich festgehalten wird, am besten mit – bezeichnet. Will man auch grenzwertig positive Befunde
festhalten, kann dies mit dem Zeichen ((+)) geschehen.

Als namentliche Bezeichnung eines Punktes wird
in der Regel der in üblicher Weise abgekürzte
Name des zugehörigen Mittels verwendet. Da oft
mehrere Indikatoren für ein Mittel vorhanden
sind, wird dem Punkt zusätzlich eine Nummer
zugeordnet, also z. B. **sep 1**, **sep 2** etc. Diese Nummerierung entspricht in ihrer Reihenfolge in der
Regel dem Bewährtheitsgrad des betreffenden
Punktes. Bei mehreren etwa gleich zuverlässigen
Indikatoren werden erstrangig die Punkte der
wichtigsten Originalautoren angeführt, also meistens diejenigen der Weiheschen oder der de la
Fuyeschen Schule.

Zusätzlich wird jedem Punktenamen auch
noch der abgekürzte Name des erstbeschreiben-
den Autors[1] hochgestellt beigefügt, ähnlich wie
dies auch in den modernen Repertorien für die
Mittelangaben in den einzelnen Rubriken gehandhabt wird. So bezeichnet z. B. **lach 1**[W***] den
sehr bewährten klassischen Weiheschen Einzelindikator von Lachesis, **calc-f 1**[dF**] den bewährten
homöosiniatrischen Punkt von Calcarea fluorata
nach de la Fuye und **am-c 3**[V] eine bisher noch nicht
überprüfte zusätzliche Punktangabe des französischen Autors Voisin für Ammonium carbonicum, welche im dritten Rang angeführt wird.

Vor allem in der Homöosiniatrie aber kommt
es vor, dass nicht nur einem Mittel mehrere Punkte, sondern auch einem bestimmten Indikator
mehrere Arzneien zugeordnet sind. Damit kann
ein bestimmter topographischer Punkt verschiedene mittelbezogene Bezeichnungen tragen. Diese topographische Identität verschiedener Mittelindikatoren wird z. B. in den Abbildungen je-

---

1 Ein vollständiges Verzeichnis der verwendeten
Autorenabkürzungen folgt auf Seite 129.

weils durch ein Gleichheitszeichen ausgedrückt: **puls 1^N = tab 1^W** bedeutet, dass der neubestimmte Indikator von Pulsatilla vulgaris und der klassische Weihesche Punkt von Tabacum topographisch identisch sind. Derartige Mehrfachbelegungen bestimmter Punkte werden selbstverständlich im jeweiligen Mittelabschnitt vollständig angeführt, da sie für die Auswertung der Druckpunkt-Diagnostik sehr wichtig sein können.

Für die umgangssprachliche Bezeichnung des Punktes wird jeweils die geläufigste Mittelzuordnung verwendet, also ist mit dem „Sepia-Punkt" immer der Indikator **sep 1**^{Ne***} gemeint, also der von Nebel entdeckte Hauptindikator von Sepia. Höchstens bei mehrfach belegten Punkten ohne erstrangig zugeordnetes Mittel, wie dies vor allem bei homöosiniatrischen Indikatoren gelegentlich der Fall ist, ist für die allgemeine Bezeichnung die Benennung als Meridianpunkt oder ein sonstiger Name sinnvoller. Wir werden hierauf im konkreten Fall noch zu sprechen kommen.

Das Resultat der Druckpunkt-Untersuchung fassen wir in der Krankengeschichte am besten in einem kleinen Protokoll unter W (= Untersuchung nach Weihe) zusammen. Als konkretes Beispiel sei das Protokoll eines typischen Punktemusters bei einer Sepia-Indikation angeführt:
W: sep 1 ++, sep 2 (+), nux-v 1 –, nux-v 2 +, lach 1 +.

Für die Auswertung des Punkteprotokolls ist, wie aus den bisherigen Ausführungen und dem theoretischen Teil dieser Arbeit hervorgeht, erstrangig die Frage entscheidend, welche Punkte empfindlich und welche dies nicht sind. Dies gilt vor allem auch bei Anwendung der vereinfachten Standarddiagnostik. Aus diesen Ja/Nein-Antworten ergibt sich das gegenwärtige Punktemuster des Patienten, welches in erster Linie über die Aussage der Druckpunkt-Diagnostik entscheidet.

In zweiter Linie ist dann aber auch der Grad der Empfindlichkeit der geprüften Punkte maßgebend, vor allem als Verstärkung oder Abschwächung der primären Ja/Nein-Aussage des Punktemusters. Wenn also z. B. im obigen Beispiel der Befund für die Sepia-Punkte das Resultat **sep 1 +++ und sep 2 +** bei sonst unverändertem Punktestatus ergeben hätte, würde das Ergebnis noch deutlicher für Sepia sprechen.

Ergibt das Punktemuster allein jedoch keine klare Aussage, kann der Empfindlichkeitsgrad der

Weiheschen Punkte aber auch zum entscheidenden Faktor werden. Sind also z. B. die Einzelindikatoren zweier homöopathisch etwa im gleichen Grade angezeigter Mittel, für welche keine zusätzlichen Kombinations- und Ergänzungspunkte bekannt sind, beide eindeutig positiv, wird hier nun allein der Grad der Empfindlichkeit über die Aussage der Weiheschen Diagnostik entscheiden. Je deutlicher sich also ein sicher reproduzierbarer[1] Unterschied des Empfindlichkeitsgrades manifestiert, desto klarer ist die Aussage.

Ein letztes Wort dieses Abschnittes soll dem immer notwendigen Vergleich der geprüften Indikatoren mit geeigneten Referenzpunkten gelten. Hierüber wurde ja schon anlässlich der Vortestung des Patienten einiges gesagt. Prinzipiell empfiehlt sich auch bei der Untersuchung der differentialdiagnostisch relevanten Punkte das gleiche Pocedere, entsprechend dem folgenden Grundsatz:

> **Die Empfindlichkeit eines Indikators wird immer unter Bezug auf mindestens zwei anatomisch möglichst gut vergleichbare Referenzpunkte überprüft. Diese Vergleichsprüfung sollte mindestens einmal wiederholt werden.**

Bei Punkten auf der Medianlinie des Körpers werden wie bei der Vortestung am Sternum am besten der distale und der proximale Nachbarpunkt als Vergleichspunkte gewählt. Bei außerhalb der Medianebene des Körpers gelegenen Punkten hat man den großen Vorteil, im spiegelbildlich auf der Gegenseite gelegenen Punkt einen anatomisch genau entsprechenden Referenzpunkt zur Verfügung zu haben. Zur vergleichenden Prüfung werden im letzteren Fall die beiden spiegelbildlichen Punkte unter Verwendung der rechten und linken Hand gleichzeitig getastet und dann wiederholt im Wechsel gedrückt. Damit geht der Vergleich meist sehr gut und zügig vonstatten.

Man muss hierbei allerdings darauf achten, das Wahrnehmungsvermögen des Patienten vor allem bei der Erstuntersuchung nicht durch zu schnellen Wechsel des Druckortes zu überfordern. Gerade torpide, adipöse Patienten bekunden oft eine auffällige Mühe mit ihrem Körpergefühl. Im Weiteren muss man bei der spiegelsymmetrischen Vergleichsuntersuchung daran denken, dass die Weiheschen Punkte, wie dies vor allem de la Fuye, aber auch andere Forscher fest-

---

1 Angaben zur Reproduzierbarkeit der Punktediagnostik folgen gleich anschließend.

gestellt haben, oft beidseits symmetrisch positiv angeben. Nicht selten gelten sie deshalb auch im Sinne eines spiegelsymmetrischen Doppelindikators links- und rechtsseitig für dasselbe Mittel, so z. B. die klassischen Indikatoren von Graphites und Bovista. Deshalb kann vor allem bei geringgradiger Druckpunktempfindlichkeit eine fehlende Seitendifferenz fälschlicherweise ein negatives Resultat vortäuschen.

Damit sollte zusätzlich zum spiegelbildlichen Punkt immer auch noch ein benachbarter und anatomisch verwandter Punkt auf der gleichen Seite untersucht werden. Wir wählen hierzu z. B. entsprechend dem Vorgehen bei Punkten in der Medianlinie je einen anatomisch entsprechenden Punkt proximal und distal des zu beurteilenden Indikators. Besonders einfach ist dies im Bereich des segmental klar gegliederten Brustkorbes, wo der Referenzpunkt einfach in identischer Position je einen Interkostalraum ober- und unterhalb des betreffenden Mittelindikators gedrückt werden kann. Ähnlich sinnvoll ist aber auch die Wahl von seitlich benachbarten Punkten, wie dies z. B. bei den seitlich nebeneinander gelegenen Indikatoren in der Supraklavikulargrube gebräuchlich ist.

Zur Untersuchung von Kindern

Da ich es vorziehe, die Weihesche Untersuchung erst bei zumindest einigermaßen verlässlicher verbaler Kommunikationsmöglichkeit durchzuführen, habe ich keine Erfahrung mit der vor allem von Göhrum offensichtlich erfolgreich praktizierten Druckpunkt-Diagnostik von Säuglingen und Kleinkindern[1]. Doch kann bei gut motivierten Kindern die verbal kommunizierte Druckpunkt-Untersuchung meist bereits etwa ab dem vierten bis fünften Altersjahr recht gut durchgeführt werden.

Die von Göhrum erwähnte Existenz von „Stoikern" unter den jüngsten unserer Schützlinge

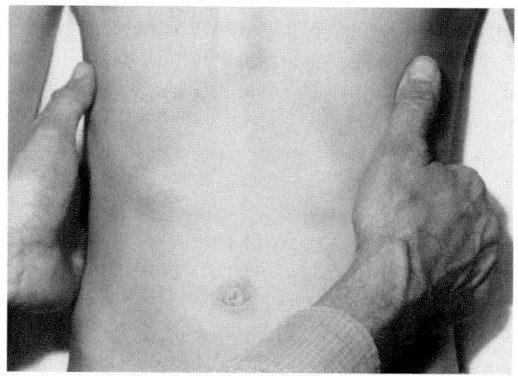

Abb. 21: Die Untersuchung des Hautpindikators von Nux vomica am liegenden Patienten. Die flach an die untere Thoraxseite angelegten drei mittleren Finger ertasten beidseits die freien Rippenenden. Der Brechnuss-Indikator an der Spitze der elften Rippe rechts (nux-v 1^W) wird auf der gleichen Seite mit dem anatomisch entsprechenden Punkt an der Spitze der zwölften Rippe (cinnb 1^N) und kontralateral mit dem spiegelbildlichen Punkt an der Spitze der elften Rippe links (chin 1^W = ign 1^N) verglichen.

kann ich nur bestätigen: Manchmal fehlt auch bei einem nicht verängstigten, genügend intelligenten und dem Arzt durchaus wohlgesinnten Kind tatsächlich jegliche brauchbare Punkteaussage, obwohl die Lokalreaktionen auf den Punktedruck wie Muskelspannung und Zucken eine recht deutliche Sprache sprechen. Die Ursache für dieses Verhalten dürfte allerdings aber eher in einer noch ungenügenden Entwicklung der zentralen Verarbeitung von Körperwahrnehmungen als in einer bereits der stoischen Philosophie verpflichteten Lebenshaltung zu suchen sein.

Sehr viel seltener kann, wie bereits erwähnt, diese Unfähigkeit zur bewussten Punktewahrnehmung auch bei Erwachsenen vorhanden sein. Man kann sich in diesen Fällen aber in der Tat recht gut auch auf die nonverbalen Punktereaktionen verlassen.

---

1 Siehe Fallbeispiel S. 72.

2 Die Topographie der Weiheschen Punkte

Der praktische Teil dieses Buches soll im Wesentlichen eine aktualisierte Neuauflage von Göhrums nun vor bald 100 Jahren publizierten, den ganzen damaligen Wissensstand erfassenden und vor allem auch in der topographischen Punktebeschreibung bemerkenswert gut ausgearbeiteten Punkteliste sein. Wir werden uns deshalb auch im topographischen Bereich in erster Linie an diesen Autor halten. Beginnen wir deshalb wieder mit den allgemeinen Vorbemerkungen Göhrums zur Lokalisierung der Weiheschen Punkte:

„Das wichtigste Hilfsmittel zur Orientierung in der Methode ist die genaue Kenntnis der Anatomie des Körpers, besonders des Skelettes. Das Skelett allein, als der konstanteste Faktor unseres Körpers, ermöglicht eine absolut sichere Festlegung der einzelnen Schmerzpunkte, und so ist auch jetzt das Knochensystem in ausgedehntester Weise hierzu herangezogen worden – abgesehen von einigen Ausnahmen, die wir sofort besprechen wollen.

Bei diesen Ausnahmen müssen wir scheinbare und wirkliche unterscheiden: Erstere finden sich am Hals, wo bis jetzt der Kehlkopf und einige Muskeln, besonders die Musculi sternocleidomastoidei nach der topographischen Beschreibung die Anhaltspunkte abgeben, aber in Wirklichkeit drückt man bei den meisten hier befindlichen Schmerzpunkten auf die Tubercula anteriora und posteriora der Processus transversi; dass man sich hier nicht auf das Knochengerüst bezieht, geschieht aus Gründen der Bequemlichkeit.

Eine weitere scheinbare Ausnahme bilden die zahlreichen Punkte am Bauch, worüber ich weiter unten ausführlich zu sprechen habe; daher will ich mich hier mit dieser Andeutung begnügen. Die wirklichen Ausnahmen sind die Schmerzpunkte auf dem Rande der Warzenhöfe, des Nabels und der Coccuscacti-Punkt. Aber auch diese Schmerzpunkte sind nach anderweitigen anatomischen Anhaltspunkten so sicher zu bestimmen, dass deren Feststellung keinerlei Schwierigkeit unterliegt.

*Die Hilfslinien an Thorax und Rücken sind Ihnen zum Teil schon bekannt aus der physikalischen Diagnostik, wie die Medianlinie, die hintere und vordere Axillarlinie, die Mamillar- oder Papillar- sowie die Parasternallinie und die Skapularlinie; von Weihe und mir neu eingeführt sind die mittlere Axillarlinie, die Linien in der Mitte zwischen letzterer und der hinteren und vorderen Axillarlinie, in der Mitte zwischen vor-*derer Axillarlinie und der Mamillarlinie, in der Mitte zwischen Skapula (bei lose herabhängendem Arm) und der Medianlinie des Rückens. Zu beachten sind die Schmerzpunkte am Rippenrand, die wir zugleich als die Endpunkte der Hilfslinien am Thorax ansehen können. Diese Schmerzpunkte liegen am Ende der Rippen resp. an den Ecken, die von der Verlötung zweier Rippenknorpel gebildet werden.*

Ferner muss ich darauf aufmerksam machen, dass wir alle diese Linien nicht als absolut gerade oder als Luftlinien behandeln dürfen. Wir müssen die Wölbung oder Einbuchtung der Körperoberfläche berücksichtigen, und besonders am Thorax muss man die Linien den Krümmungen der Rippen anpassen oder wie die als Parasternallinie bezeichnete Linie eigentlich als Verbindungslinie der Vereinigungen der knöchernen Rippenspangen mit den Rippenknorpeln suchen. Da solche Krümmungen von Knochen und Zusammenfügungen von Knochen und Knorpeln besonders ausgesprochen bei den Verkrüppelten sich finden, so erleichtert die Beachtung dieser Vorschriften die Auffindung der Schmerzpunkte an den anscheinend schwierigsten Objekten."[1]

Die wichtigsten Hilfslinien Göhrums zur Punktebestimmung sind in Abb. 22 in ihrem ungefähren Verlauf festgehalten. Allerdings muss gerade auch in diesem Zusammenhang festgehalten werden, dass die Punkte-Topographie des Gipsmodells nicht ganz in allen Fällen mit Göhrums schriftlichen Angaben übereinstimmt. Die Gipsbüste wurde nämlich bereits 1891 hergestellt, und Göhrum erwähnt in seinen späteren Schriften ausdrücklich, dass 1893 und insbesondere 1903[2] einige Verbesserungen und Ergänzungen der früheren Punkteverzeichnisse vorgenommen wurden.[3] Wir werden uns deshalb in erster Linie an die schriftlichen Angaben Göhrums halten. Insbesondere wurde 1903 auch ein neues Hilfsliniensystem für den Abdominalbereich eingeführt (vgl. auch Abb. 121). Wir werden auf diese Besonderheiten jeweils im speziellen Teil zu sprechen kommen. Lediglich zu den einzelnen Hilfslinien sollen noch einige Anmerkungen folgen:

Besonders erwähnt werden muss die Weihesche Parasternallinie, welche nach Göhrum nicht direkt neben dem Sternum verläuft, sondern durch die medialen Knochen-Knorpelgrenzen der 2. bis 6. Rippe gebildet wird. Für die Praxis hat es sich aber als richtig erwiesen, die Weihesche Parasternallinie entsprechend Göhrums Modell (s. Abb. 22) etwa in der Mitte zwischen vorderer Medianlinie und Mamillarlinie zu lokalisieren,

---

1 Göhrum, 1893/4, S. 181.
2 = Druckjahr der mir vorliegenden Ausgabe der Göhrumschen Liste.
3 Göhrum 1893/4, S. 180, und Göhrum 1903, Einleitung, 1. Seite.

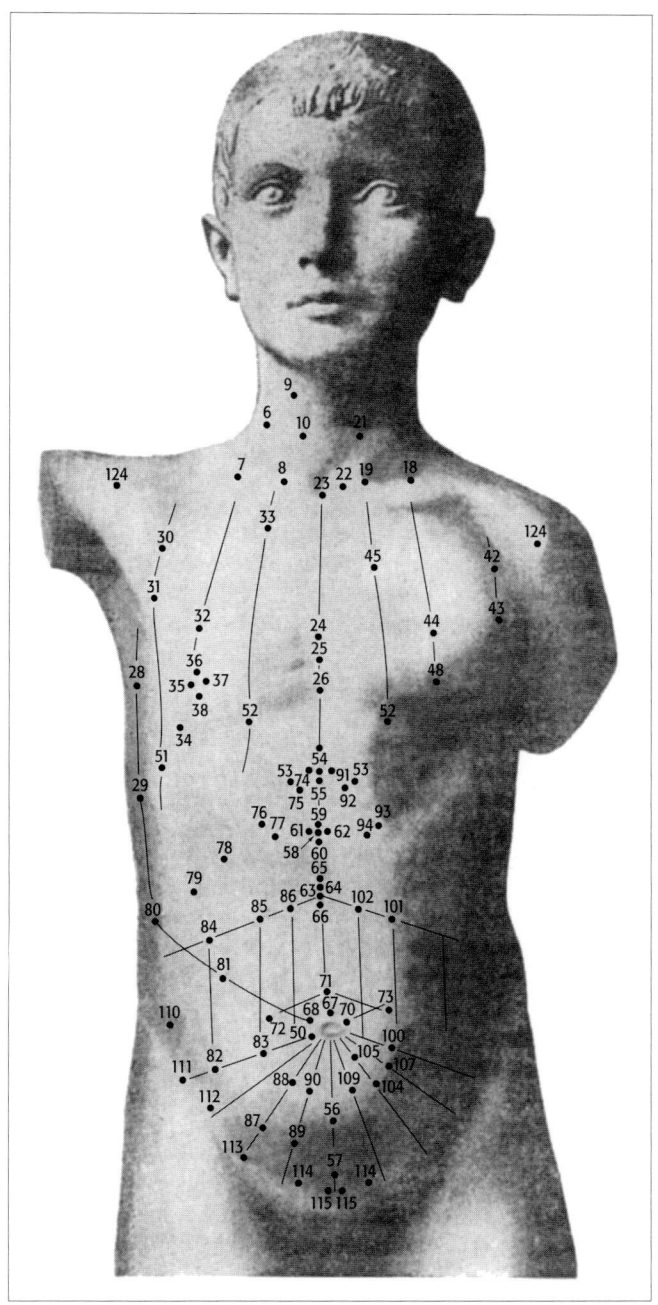

Abb. 22 a: Vorderansicht

Abb. 22 a–c: Die Original-Gipsbüste der Weiheschen Schule mit Hilfslinien und den 1891 bekannten wichtigsten Druck-punkten. Die den Punkten beigefügten Ziffern beziehen sich auf das nachfolgende alphabetische und numerische Verzeichnis der zugeordneten Mittel. Es wird lediglich die Göhrumsche Punktezuordnung ohne Autorenbezeichnung angeführt. Einige Hilfslinien und auch einige Punkte wurden später durch Göhrum abgeändert. Punkte des Gipsmodells, welche mit dem schriftlichen Verzeichnis von 1903 nicht oder nur fraglich übereinstimmen, werden im betreffenden Mittelabschnitt diskutiert.

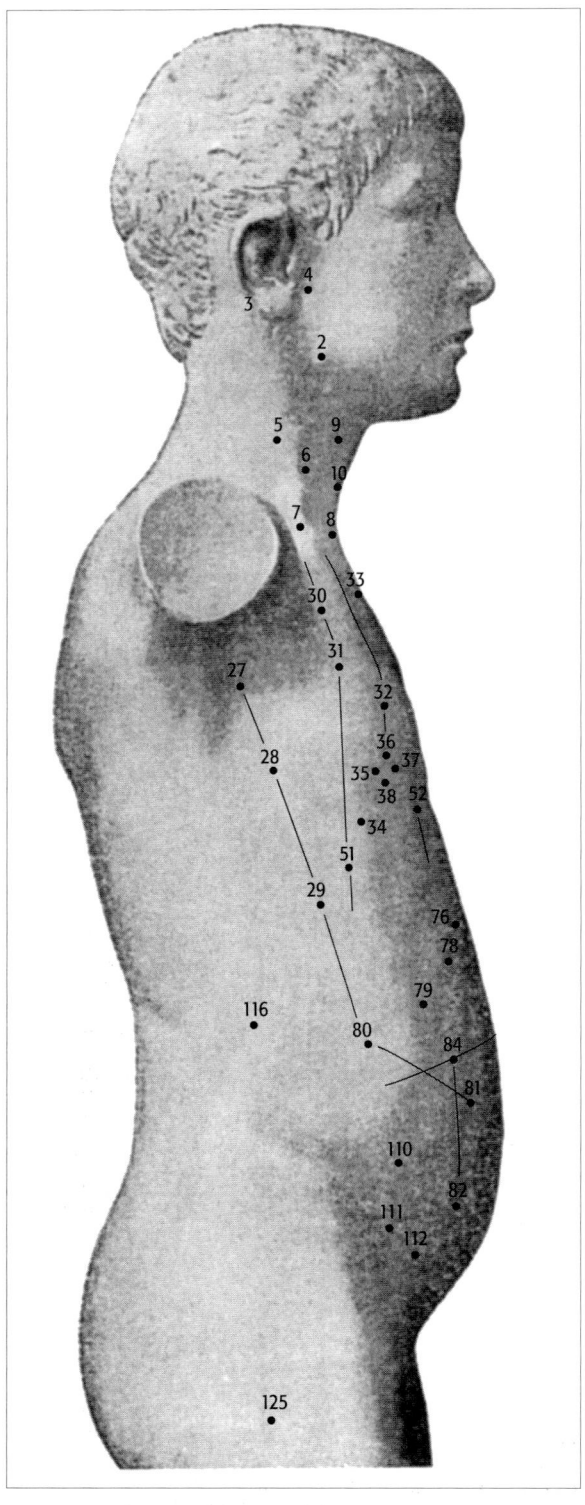

Abb. 22 b: Seitenansicht

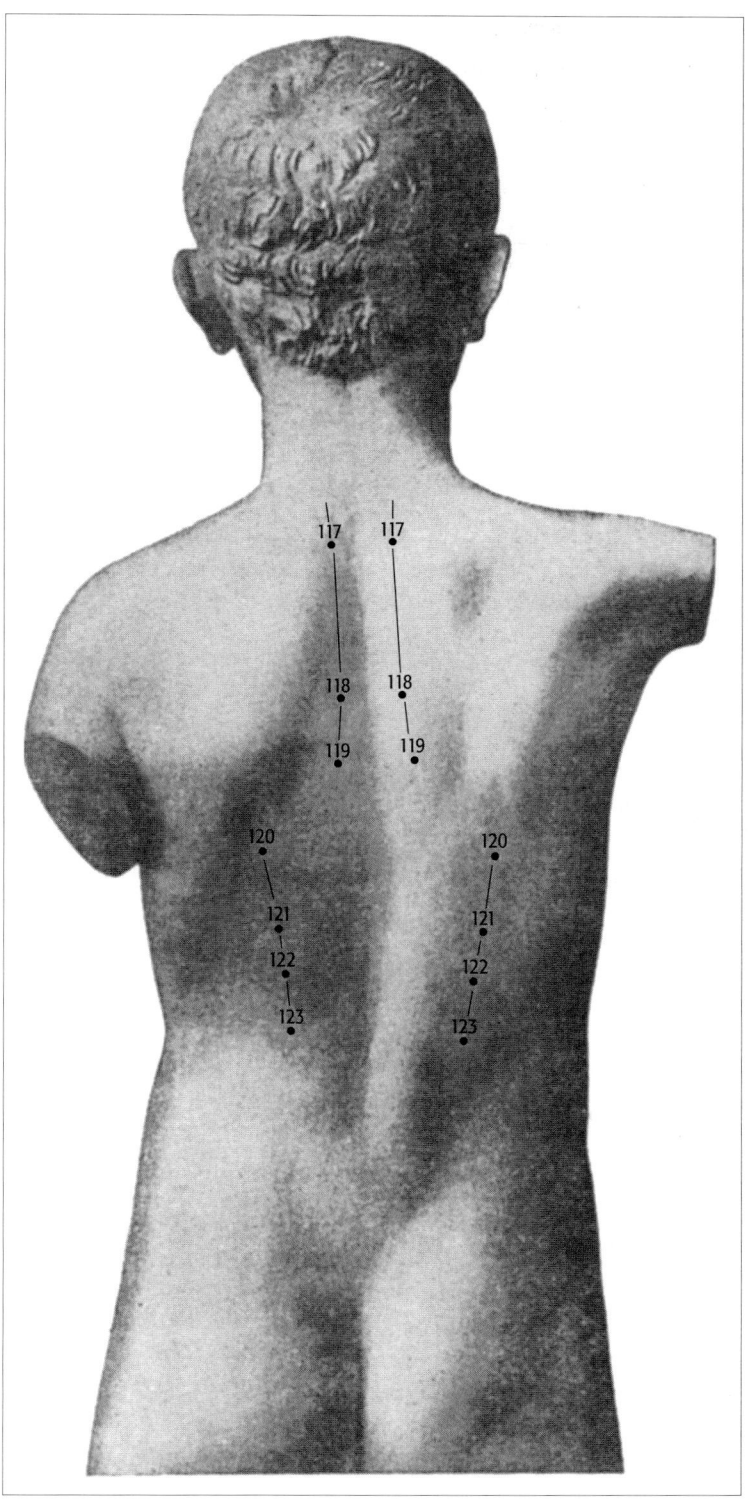

Abb. 22 c: Rückenansicht

Alphabetisches Punkteverzeichnis

---

1 Hinter Ohrläppchen (s. Punkteverzeichnis)
2 In Göhrums Verz. wohl irrtüml. unter anderer Nummer.
3 In Göhrums Verzeichnis ohne Nummer.
4 125 bds., 105 nur links.
5 Es gilt der unterhalb Ziffer 54 eingetragene Punkt.
6 Es gilt der Punkt oberhalb der Ziffer.
7 124 bds., 73 nur links (rechts Berberis).
8 In Göhrums Verzeichnis ohne Nummer.

Numerisches Punkteverzeichnis

Ziffer	zugeordnetes Mittel	Abb. 22	Ziffer	zugeordnetes Mittel	Abb. 22
2	Calendula (Symphytum)	b	68	Mercurius dulcis (Plumbum)	a
3	Sabina (Tabacum)[1]	b	70	Plumbum (Mercurius dulcis)	a
4	Coffea (Taraxacum)	b	71	Silicea	a
5	Stramonium (Belladonna)	b	72	Berberis (Sepia)	a
6	Baryta carbonica (Tongo)	a, b	73	Sepia (Berberis)	a
7	Calcarea carbonica (Nitri acidum)	a, b	74	Cistus (Spigelia)	a
8	Zincum (Hyoscyamus)	a, b	75	Gambogia (Arsenicum album)	a
9	Asarum (Lactuca)	a, b	76	Chelidonium (Carbo vegetabilis)	a, b
10	Petroleum (Conium)	a, b	77	Natrum sulphuricum (Sulphur)	a
18	Nitri acidum (Calacarea carbonica)	a	78	Carduus marianus (Squilla)	a, b
19	Hyoscyamus (Zincum)	a	79	Quassia (Quercus)	a, b
22	Lachesis (Muriaticum acidum)	a	80	Nux vomica (China)	a, b
23	Bromium	a	81	Bryonia (Staphysagria)	a, b
24	Raphanus	a	82	Antimonium crudum	
25	Argentum metallicum	a		(Cannabis sativa)	a, b
26	Phosphorus	a	83	Ignatia (Ranunculus bulbosus)	a
27	Cina (Ledum)	b	84	Ruta	a, b
28	Natrum muriaticum (Iris)	a, b	85	Aurum (Natrum phosphoricum)	a
29	Sambucus (Kalium arsenicosum)	a, b	86	Baptisia (Dulcamara)	a
30	Hepar (Ratanhia)	a, b	87	Phosphoricum acidum	
31	Kreosotum (Sabadilla)	a, b		(Cuprum metallicum)	a
32	Drosera (Spongia)	a, b	88	Platina (Kalium bichromicum)	a
33	Borax (Cimicifuga)	a, b	89	Rhododendron (Pulsatilla)	a
34	Causticum (Cumarinum)	a, b	90	Clematis (Crocus)	a
35	Cobaltum metallicum (Cactus)	a, b	91	Spigelia (Cistus)	a
36	Niccolum (Kalmia latifolia)	a, b	92	Arsenicum album (Gambogia)	a
37	Manganum (Lobelia)	a, b	93	Carbo vegetabilis	a
38	Strontium (Gratiola officinalis)	a, b	94	Sulphur (Natrum sulphuricum)	a
42	Ratanhia (Hepar)	a	100	Ranunculus bulbosus (Ignatia)	a
43	Sabadilla (Kreosotum)	a	101	Natrum phosphoricum (Aurum)	a
44	Spongia (Drosera rotundifolia)	a	102	Dulcamara (Baptisia)	a
44	Spongia (Drosera)	a	104	Kalium bichromicum (Platina)	a
45	Veratrum viride (Lycopodium)	a	105	Colocynthis	a
48	Kalmia (Niccolum)	a	107	Aconitum	a
50[4]	Valeriana	a	109	Crocus (Clematis)	a
51	Kalium carbonicum (bds.)	a, b	110	Alumina (bds.)	a, b
52	Graphites (bds.)	a, b	111	Stannum (bds.)	a, b
53	Secale (bds.)	a	112	Aceton (bds.)	a, b
54	Mercurius vivus[3]	a	113	Balsamum peruvianum (bds.)	a
55	Veratrum album	a	114	Juniperus communis (bds.)	a
56	Digitalis	a	115	Ferrum metallicum (bds.)	a
57	Rhus toxicodendron	a	116	Kalium iodatum (bds.)	b
58	Natrum carbonicum	a	117	Phellandrinum (bds.)	c
59	Ipeca	a	118	Antimonium tartaricum (bds.)	c
60	Hydrocyanicum acidum	a	119	Gelsemium (bds.)	c
61	Chamomilla (Cocculus)	a	120	Terebinthina (bds.)	c
62	Cocculus (Chamomilla)	a	121	Solidago (bds.)	c
63	Iodium	a	122	Cantharis (bds.)	c
64	Thuja	a	123	Coccus Cacti (bds.)	
65	Rheum	a	124	Sepia (bds.)[2]	a
66	Mezereum	a	125	Colocynthis	a, b
67	Podophyllum	a			

Hinweis für Seite 124/125:

Es wird lediglich die Göhrumsche Punktezuordnung ohne Autorenbezeichnung angeführt.
Die Mittelbezeichnung in Klammern betrifft jeweils den spiegelbildlichen Indikator auf der Gegenseite.
Beidseits geltende Indikatoren werden mit der Bezeichnung „bds." versehen.

---

1 Hinter Ohrläppchen (s. Punkteverzeichnis).
2 In Göhrums Verzeichnis ohne Nummer.
3 Der Punkt oberhalb Ziffer 54 ist überzählig. und ohne
   Belegung.
4 In Göhrums Verzeichnis ohne Nummer.

d. h. im Mittel etwa eine Daumenbreite[1] seitlich des lateralen Sternalrandes.

Ausgangspunkt der vorderen und hinteren Axillarlinie sind entsprechend der gängigen Anatomie die vordere bzw. hintere Begrenzung der Achselhöhle durch die Endwülste des Musculus pectoralis major bzw. latissimus dorsi. Die mittlere Axillarlinie läuft von der Mitte der Achselhöhle zwischen den beiden vorgenannten Linien nach unten. Als oberster Punkt der mittleren Axillarlinie wird nach Göhrum mit Recht der im 2. Interkostalraum gelegene Indikator angegeben, der meist gerade noch knapp tastbar ist.[2] Ferner gilt es zu beachten, dass entsprechend Göhrums obigem Zitat die freien Enden der 11. und 12. Rippen ausdrücklich ebenfalls zum unteren Rippenbogen gerechnet werden.[3]

Zur Orientierung am Skelett ist im Weiteren zu beachten, dass in Folge engen Kontaktes und Überlagerung der ersten Rippe mit der Klavikula der unter dem so entstandenen Komplex von Schlüsselbein und erster Rippe tastbare Weichteilraum bereits der erste Interkostalraum ist. Ausgehend davon lassen sich die übrigen Zwischenrippenräume dann meist leicht abzählen.[4]

Etwas schwieriger als theoretisch eigentlich zu erwarten gestaltet sich oft die Orientierung an der Wirbelsäule, da die einzelnen Dornfortsatzspitzen als Ausgangspunkte für die Weihesche Diagnostik nicht immer so einfach abzuzählen sind.[5] Dies schränkt die praktische Brauchbarkeit der dort befindlichen Punkte nicht unerheblich ein. Einen wertvollen Fixpunkt für die Orientierung auf der Wirbelsäule bildet die Vertebra prominens, die meist gut sicht- und tastbare Spitze des Dornfortsatzes des 7. Halswirbels. Ein weiterer Orientierungspunkt ist die Dornfortsatzspitze des 4. Lendenwirbels, welche ziemlich zuverlässig in der Mitte der Verbindungslinie der Oberränder des Darmbeinkammes zu tasten ist.

Eng verbunden mit der anatomischen Lage eines Punktes ist die Richtung, in welcher der Untersuchungsdruck ausgeführt werden soll. Auch hier sind die Angaben Göhrums jeweils sehr genau. Im Folgenden führen wir seine allgemeinen Richtlinien hierzu an, die Details folgen dann wiederum im Mittelverzeichnis:

„Als allgemeine Regel für die Richtung der Druckführung gilt, dass sie stets senkrecht auf die betreffende Stelle des Knochengerüstes oder, wo auf Weichteile gedrückt wird, senkrecht auf die bezeichnete Stelle der Körperoberfläche zu treffen hat, und dass die einmal eingeschlagene Richtung auch beim Vordringen in die Tiefe beizubehalten ist. Diese Vorschrift erleidet keine wirkliche Ausnahme, sondern nur eine scheinbare am Hals für die Schmerzpunkte neben dem Kehlkopf, indem hier der Druck nicht senkrecht zur Körperoberfläche (hier ist ja das Skelett aus Gründen der Bequemlichkeit außer Acht gelassen), sondern in sagittaler Richtung[6] auszuführen ist.

Es gilt die Vorschrift der Druckführung senkrecht zu den Knochen also für die Schmerzpunkte am Kopf und Thorax (die Schmerzpunkte liegen genau genommen auf dem unteren Rand der oberen Rippe des betreffenden Interkostalraumes), auf dem Rücken und an den Extremitäten; die Vorschrift der Druckführung senkrecht zur Körperoberfläche für die Schmerzpunkte an Hals und Bauch, wobei noch zu bemerken ist, dass die Schmerzpunkte am Rippenrand zu denen am Thorax gezählt werden müssen, während die Schmerzpunkte an den Beckenknochen, trotz der Nähe der Knochen, als nur auf Weichteilen liegend zu behandeln sind."[7]

Etwas vereinfacht kann man also sagen, dass der diagnostische Druck in der Regel senkrecht zur Körperoberfläche zu erfolgen hat, wobei jeweils auch der Oberflächenverlauf des darunter liegenden Skeletts zu berücksichtigen ist. Vor allem bei den Punkten in den Zwischenrippenräumen verwendet Göhrum deshalb oft den Ausdruck „Druck senkrecht zur Tangente durch den Punkt" anstelle der üblichen Angabe senkrecht zur Körperoberfläche. Dies wahrscheinlich deshalb, weil die Haut in einem Interkostalraum vor allem bei der Betastung eine leichte Vertiefung bildet und der Druck gegen den Unterrand der vorangehenden Rippe „senkrecht zur Tangente durch den Punkt" dann tatsächlich halbschräg nach oben und nicht senkrecht zur Gesamtoberfläche des Brustkorbes erfolgt (s. Abb. 23). – Detailliertere Angaben zur jeweils einzuhaltenden Druckrichtung folgen nötigenfalls im nachfolgenden Mittelverzeichnis. Wenn nichts angegeben ist, gilt die Grundregel „senkrecht zur Körperoberfläche".

---

1 Zur genauen Definition dieses patientenbezogenen Körpermaßes s. unten.

2 Details hierzu s. in den Mittelabschnitten der dort gelegenen klassischen Punkte von Cina und Ledum.

3 Dies ist vor allem für die Ortung des Nux-vomica-Hauptpunktes von Bedeutung; wir werden im entsprechenden Mittelabschnitt hierauf noch ausführlich zu sprechen kommen.

4 Man kann natürlich auch von unten, d. h. von den meist leicht tastbaren unteren freien Rippen her abzählen.

5 Ein Vornüberbeugen der Wirbelsäule kann die Zählbarkeit der Dornfortsatzspitzen verbessern.

6 = Parallel zur medianen Symmetrieebene bzw. von vorne nach hinten.

7 Göhrum 1893/4, S. 183.

Für die Distanzangaben seiner Punktebeschreibungen verwendet Göhrum meist Bruchteile seiner körperbezogenen Hilfslinien, womit der relativierte Bezug zu den individuellen Körpermaßen des Patienten natürlich von selbst gegeben ist. Als zusätzliche Maße wollen wir das vor allem in der Homöosiniatrie gerne verwendete Maß der Daumenbreite[1] sowie die Fingerbreite einführen. Als Daumenbreite gilt die breiteste Stelle des Daumens etwa auf der Höhe des Interphalangealgelenkes, und als Fingerbreite wollen wir die Breite des Zeigefingers auf Höhe des Mittelgelenkes definieren (s. Abb. 24a). Die Beziehung dieser selbstredend stets auf den Patienten zu beziehenden Relativmaße untereinander ist ebenfalls in Abb. 24a dargestellt.

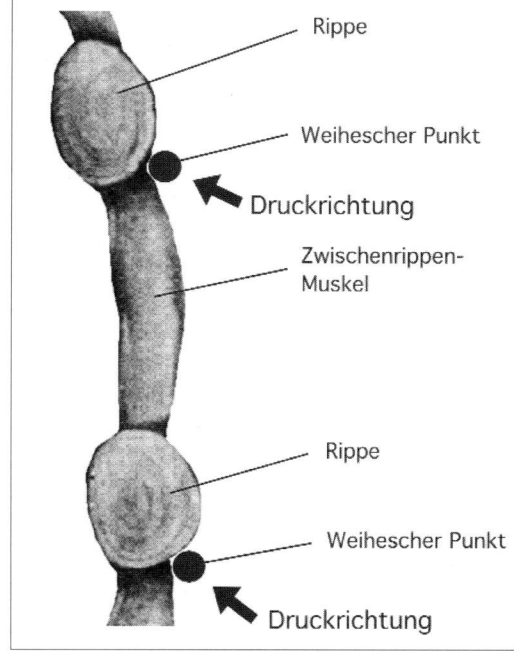

Abb. 23: Druckrichtung bei in einem Interkostalraum gelegenen Punkt. Der Druck geht halbschräg gegen den Unterrand der vorangehenden oberen Rippe.

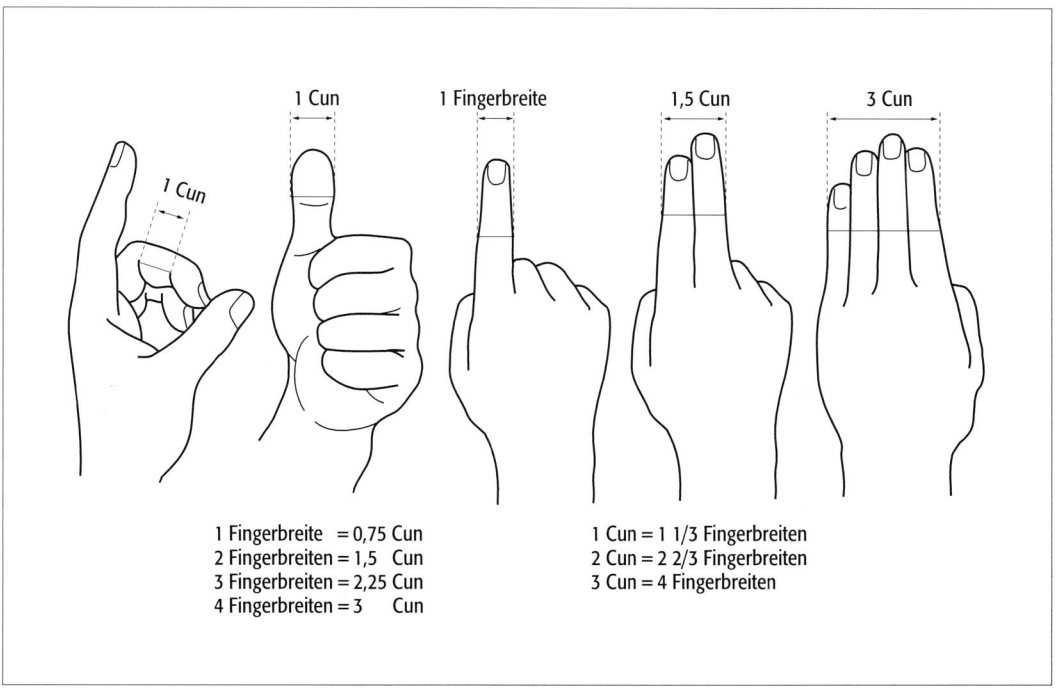

Abb. 24a: Die Beziehungen des chinesischen Daumenmaßes Cun zum Querfingermaß.

_____

1 Entspricht dem „Cun" oder der „Distanz" in der chinesischen Medizin (s. Abb. 24a und b).

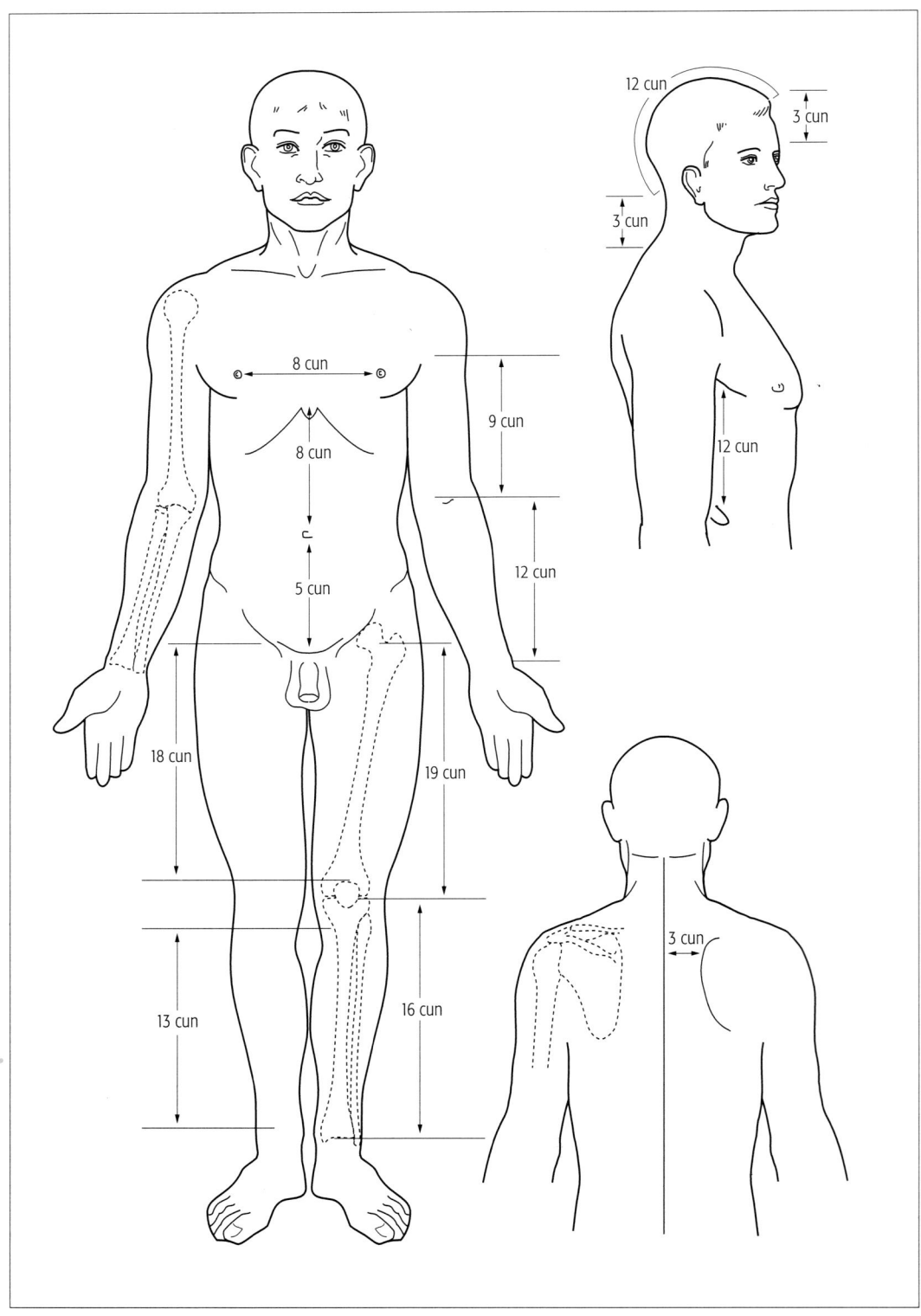

Abb. 24 b: Einige wichtige topographische Abstände in Cun.

3 Nach Mitteln geordnetes Punkteverzeichnis

Im nun folgenden Verzeichnis wird jede Arznei, von welcher nach den für diese Arbeit zur Verfügung stehenden Quellen diagnostische Druckpunkte bekannt sind, mit sämtlichen ihrer bekannten Indikatoren aufgelistet.[1] Um dem Leser eine individuelle Bewertung der einzelnen Druckpunkte zu ermöglichen, wird – wie bereits erwähnt – ähnlich wie bei den Mittelangaben in den neueren Repertorien zu jeder Punkteangabe auch der Autor angeführt.

Aus der vollständigen Angabe der Indikatoren resultieren aber gerade für wichtige Arzneien recht umfangreiche Punktelisten, zumal auch die Kombinationspunkte vollumfänglich berücksichtigt werden. Doch sollte die ebenfalls bereits beschriebene Einteilung der Punkte nach ihrem Bewährtheitsgrad zusammen mit der klaren Gliederung des erläuternden Textes in Hauptteil, Anmerkungen und Fußnoten dem Leser in jedem Fall eine praxistaugliche Übersicht ermöglichen.

Es werden die folgenden Autoren-Abkürzungen verwendet:

W:
Weihesche Schule. Der weitaus wichtigste Autor ist Göhrum als Herausgeber des Punkteverzeichnisses von 1903, welches uns als Fotokopie der Originalausgabe vorliegt.[2] Unsichere bzw. noch wenig bestätigte Punkteangaben bezeichnet Göhrum mit (?), sehr unsichere mit (??). Ebenfalls auf die Initiative dieses Autors geht das Gipsmodell von 1891 mit eingravierten Punkten zurück, von welchem uns drei fotografische Wiedergaben vorliegen (Abb. 22a–c). – Schöler führt in seiner kleinen Schrift über die Weiheschen Punkte, der bisher einzigen neueren Monographie zu diesem Thema im deutschsprachigen Raum, eine weitere

Version der Göhrumschen Liste an, leider lediglich als stellenweise vermutlich fehlerhafte Abschrift und ohne genaue Quellenangabe.[3] Am ehesten ist anzunehmen, dass es sich hierbei um eine spätere, eventuell auch von einem anderen Autor überarbeitete Ausgabe der Göhrumschen Originalpublikation handelt, da sie einige dort nicht vorhandene Änderungen sowie auch einige wenige zusätzliche Mittel enthält. Diese Schölersche Version wird deshalb im Folgenden getrennt als **WS** (= Weihesche Schule nach Schöler) bezeichnet. Erstrangig aber folgen wir dem Göhrumschen Originalverzeichnis.

dF:
Angaben aus dem Lehrbuch und dem Atlas der Homöosiniatrie von de la Fuye.[4] De la Fuye ordnet seine homöosiniatrischen Punkte meist entsprechend ihrer Akupunktur-Funktion bestimmten organbezogenen Indikationsbereichen des zugehörigen homöopathischen Mittels zu.[5] Diese homöosiniatrische Organotropie, welche ja bereits aus der jeweiligen Meridianbezeichnung ungefähr hervorgeht und für den klassischen Homöopathen nur von zweitrangigem Interesse ist, ist in der folgenden Zusammenstellung nicht wiedergegeben. Der näher interessierte Leser wird hierzu auf die Originalquellen verwiesen, welche von Schmidt[6] und neuerdings auch von Ebert[7] übersetzt und teilweise auch neu bearbeitet wurden.

Ne:
Von Nebel eingeführte Indikatoren, welche z.T. bereits in Göhrums Liste von 1903 integriert wurden.

Du:
Druckpunktangaben aus der dreibändigen Materia medica von Duprat, welche jeweils anschließend an das Arzneimittelbild angeführt werden.[8] In erster Linie wird die deutsche Übersetzung durch Bauer mit dessen Anmerkungen verwendet.[9]

FB:
Illustrierter Grundlagenartikel zur Weiheschen Druckpunkt-Diagnostik von Fortier-Bernoville, welcher bewährte Autor der Nebelschen Schule nahe steht.

---

1 Einzige Ausnahme sind die Punkte nach Bourdiol, worauf wir noch zu sprechen kommen werden (s. S. 131).
2 Göhrum 1903.
3 Krack/Schöler, S. 21 ff. Die vermutlich fehlerhaften Angaben werden in den betreffenden Mittelabschnitten diskutiert. Vgl. auch unter Krack.
4 De la Fuye 1947, Bd. I und II, im Folgenden als dF I und dF II abgekürzt.
5 Details hierzu s. Teil 2, S. 95 ff.
6 Schmidt 1952, s. auch unten.
7 Ebert.
8 Duprat 1948.
9 Bauer 1988.

R:

Illustrierter Grundlagenartikel des Nebel-Schülers Rouy zur Weiheschen Druckpunkt-Diagnostik.[1]

BL:

Grundlagenartikel von Bonnet-Lemaire zu de la Fuyes Homöosiniatrie.

K:

Kracks Neubearbeitung von Schölers Schrift über die Weiheschen Druckpunkte.[2] Unter K werden lediglich die zahlreichen von Krack neu ergänzten und teilweise auch neu überarbeiteten homöosiniatrischen Angaben angeführt, welche zu einem großen Teil auf de la Fuye basieren.

V:

Punkteangaben aus der zweibändigen Materia medica von de la Fuyes homöopathischem Mitarbeiter Voisin. Es handelt sich um eine sehr kritische, relativ wenige Punkte umfassende Auswahl.

Da:

Angaben aus Daniauds kleiner Schrift über die Weiheschen Punkte.[3] Diese Zusammenfassung gibt den Wissensstand der französischen Schule weitgehend vollständig und im Wesentlichen fehlerfrei wieder, sodass sich daraus keine Neuinformationen ergeben und kaum ein Kritikbedarf besteht. Wir übernehmen deshalb aus dieser Arbeit lediglich eine Liste von 37 Indikatoren, welche sich für Daniaud besonders bewährt haben.

Sch:

Angaben aus Schmidts gekürzter deutschen Übersetzung und teilweisen Neubearbeitung von de la Fuyes Hauptwerk.[4]

Dem:

In Demarques kurzgefasster „Sémiologie homéopathique"[5] findet sich ein vor allem historisch

sehr gut fundiertes Kapitel über die klassischen Weiheschen Punkte, von denen der kritische Autor lediglich eine sehr strenge Auswahl von etwa dreißig Indikatoren als bewährte Punkte anführt. Diese werden vollständig aufgeführt.

Deg:

Angaben aus dem kürzlich erschienenen Buch von Degroote über die Körpersymptome in der Homöopathie. Das Buch enthält neben einer ziemlich genauen Wiedergabe der wichtigsten Weiheschen und de la Fuyeschen Punkte einige interessante zusätzliche Druckpunkte.[6] Nicht berücksichtigt wurde Degrootes interessante Zusammenstellung über flächenhafte Reflexareale und muskuläre Indikatoren, da unsere Arbeit erstrangig auf die Druckpunkt-Diagnostik im engeren Sinn beschränkt bleiben soll. – Weniger von Interesse sind deshalb auch Degrootes vorwiegend auf subjektiv stark beeinflussbaren Kriterien beruhenden, z.T. sogar aus der Kinesiologie abgeleiteten weiteren Untersuchungsmethoden, welche meines Erachtens in ihrer Aussagekraft wohl eher im Bereich der Pendeldiagnostik anzusiedeln sind.[7] Dementsprechend haben – und dies ist auch Degrootes ausdrückliche eigene Meinung – seine z.T. neu entdeckten „TL-Punkte" nur begrenzt mit der klassischen Druckpunkt-Diagnostik nach Weihe zu tun.[8] Sie werden deshalb in dieser Arbeit nur dann angeführt, wenn sie – wie dies oft der Fall ist – mit Weihes oder de la Fuyes Druckpunkten übereinstimmen, oder wenn aus sonstigen Gründen ihre Überprüfung auch als Weihesche Indikatoren im klassischen Sinn angezeigt erscheint.

Ch:

Die in der Arbeit Chélys, eines stark der französischen Mittel-Polypragmasie[9] zuneigenden Autors, angeführten Druckpunkte entsprechen bis auf wenige Ausnahmen den Angaben Rouys und Daniauds. Sie sind weitgehend korrekt. Wir geben deshalb von diesem Autor nur die von Rouy und Daniaud abweichenden Punkteangaben wieder.

US:

Sehr kurzgefasste, meist homöosiniatrische Druckpunktangaben aus Ungern-Sternbergs Übersetzung und Neubearbeitung von Allens Leitsymptomen. Die Angaben dieses Autors sind zumeist von de la Fuye und Krack übernommen.

---

1 Rouy 1932.
2 Krack/Schöler, vgl. auch unter Weihe (S. 129).
3 Daniaud 1957.
4 Schmidt 1952.
5 = Homöopathische Symptomen-, Signaturen- oder Zeichenlehre (Demarque).
6 Der Autor nennt als zusätzliche Quellen Bourdiol (s. unten) und befreundete Kollegen, Degroote, S. 23.
7 Vgl. hierzu auch die in Teil 1 angestellten Überlegungen zu Paracelsus und Nebel S. 9 ff. und 92 ff.
8 Degroote, mündliche Mitteilung.
9 Siehe S. 89.

Bou:

Angaben aus Bourdiols Buch „Homéopathie et Réflexologie". Dieser Autor, der sich neben Akupunktur und Homöopathie wohl etwas gar breit gefächert auch noch mit Iridologie, Aurikulotherapie, Manualmedizin und neuartigen, offenbar teilweise von ihm selbst entwickelten Reflexsystemen beschäftigt, führt für nicht weniger als 150 homöopathische Medikamente zu einem großen Teil neue homöosiniatrische Punkte an – ohne de la Fuyes Arbeit überhaupt nur zu erwähnen! Auch Weihes klassische Punkte übernimmt er – ebenfalls meist ohne Autorenangabe – nur in wenigen Fällen. So wird z. B. der sehr bewährte Indikator nux-v 1^{W***} ohne Angabe einer Begründung durch einen anderen Punkt ersetzt. Zudem fehlt bei vielen Punkten eine genaue topographische Beschreibung, sodass manchmal nicht ganz klar ist, auf welches Akupunktursystem sich der Autor bezieht.[1] Wohl aus diesem Grund hat Degroote Bourdiols neues Punktesystem nur zu einem sehr kleinen Teil in seine neu erschienene Publikation integriert. – So scheint zumindest vorläufig ein gewisser Vorbehalt gegenüber Bourdiols Punkten angezeigt. Wir führen deshalb aus seiner umfangreichen Publikation nur diejenigen Indikatoren an, welche durch Degroote bestätigt werden, und verweisen im übrigen auf die sicher ebenfalls überprüfenswerte Originalarbeit.

N:

Neu bestimmte Punkte. Es handelt sich hierbei um von mir neu bestimmte bzw. anders zugeordnete Indikatoren. Wo es sich – wie meistens – nur um eine Präzisierung oder eine kleine Abänderung einer klassischen Punktelokalisation handelt, wird der betreffende Autor ebenfalls angeführt. So steht z. B. **N/dF** für eine neue Variante eines de la Fuyeschen Punktes.[2] **NK** bezeichnet eine neue Punktekombination.

WK:

Als therapeutische Gleichungen formulierte Kombinationspunkte der Weiheschen Schule.[3] Die Ortsangaben für die einzelnen Punkte der klassischen Weiheschen Kombinationen beziehen sich selbstredend immer auf Göhrums Mittelliste, weshalb die Autorenangabe hier einfachheitshalber jeweils nicht festgehalten ist. So lautet z. B. die Gleichung für den Sturmhut einfach **acon = bell + sil** bzw. **Aconitum = Belladonna + Silicea**, und nicht **acon^{WK} = bell 1^W + sil 2^W**. Wo mehrere Kombinationen für ein Mittel angeführt

sind, werden diese nummeriert. So bedeutet z. B. **puls^{WK7}** die siebte von Göhrum angeführte Mittelgleichung für Pulsatilla (**puls^{WK7} = ph-ac + clem**).

In den Anmerkungen zu einem Mittelabschnitt werden zusätzlich zu den jeweils bereits angeführten Weiheschen Kombinationen für die betreffende Arznei auch noch diejenigen Mittelgleichungen für andere Arzneien angegeben, an welchen der betreffende Mittelindikator als Einzelglied beteiligt ist. Daraus können sich nämlich manchmal wertvolle Hinweise auf weitere mögliche druckpunktdiagnostische Aussagen des betreffenden Einzelindikators ergeben. So wird z. B. unter dem Mittelabschnitt „Aconitum" nicht nur die oben genannte, dem Eisenhut als Einzelmittel entsprechende wichtige Zweier-Kombination **Aconitum = Belladonna + Silicea** angeführt, sondern es werden auch alle sieben Mittelgleichungen anderer Mittel angeführt, welche den sonst wenig verwendeten Weiheschen Akonit-Einzelpunkt in ihrem Doppelglied enthalten, also z. B. **Aconitum + Sulphur = Berberis vulgaris** und **Aconitum + Natrum sulphuricum = Aurum metallicum**.[4]

Eine Sonderstellung unter den Kombinationen nehmen diejenigen ein, welche zwei spiegelbildlich gelegene Indikatoren beinhalten, wie z. B. die wichtige Küchenschelle-Kombination „**Pulsatilla = Hepar sulphuris + Ratanhia**".[5] Diese spiegelbildlichen Kombinationen unterscheiden sich von einem beidseits geltenden Einzelindikator wie z. B. bov 1^W und graph 1^W lediglich dadurch, dass die betreffenden Indikatoren bereits mit zwei anderen Einzelmitteln belegt sind und für eine positive diagnostische Aussage der Kombination grundsätzlich in jedem Falle beide Glieder positiv sein sollten.[6] Es ist deshalb sinnvoll, diese sich nur graduell von einem beidseits geltenden Einzelpunkt unterscheidenden Indikatoren im nachfol-

---

1 Am besten wird man für die nicht klar definierten Punkte auf Niboyets „Traité d'Acupuncture" von 1970 Bezug nehmen, wo Bourdiol den topographischen Teil gestaltet hat. Aber Achtung: Bei der neuen Auflage von 1979 hat Niboyet den topographischen Teil von einem anderen Mitarbeiter überarbeiten lassen!

2 Diese Bezeichnungsweise wird mutatis mutandis gelegentlich auch für andere Autoren verwendet.

3 Nach Göhrum 1903.

4 Zu den übrigen diesen Punkt enthaltenden Zweierkombinationen s. unter Aconitum.

5 = puls 2^{WK4**} = hep 1^W + rat 1^W, s. unter Pulsatilla.

6 Für ausführlichere Angaben zu den Weiheschen Kombinationen s. Teil 1, Kapitel 12. Zur Beurteilung der beidseits geltenden Weiheschen Einzelindikatoren s. die Angaben unter Graphites und Bovista.

genden Mittelverzeichnis durch **Fettdruck** und Positionierung an erster Stelle besonders hervorzuheben.

Wie bereits erwähnt, wird im nachfolgenden Punkteverzeichnis der abgekürzte Autorenname jeweils hochgestellt der Punktebezeichnung beigefügt. Wenn die Punktebeschreibung durch mehrere Autoren praktisch übereinstimmt, wird dies als Bestätigung der Punktebestimmung des Originalautors durch weitere Quellen in den Anmerkungen mittels Gleichheitszeichen festgehalten. Wenn also z. B. in den Anmerkungen zum Mittelabschnitt „Lachesis" der Ausdruck **Du = dF = lach 1**[W] zu finden ist, bedeutet dies, dass Duprat und de la Fuye den klassischen Weiheschen Punkt in gleicher Weise beschreiben.

Entspricht eine Punkteangabe nicht völlig, sondern bloß ungefähr bzw. lediglich nach der irrtümlichen Meinung des Schreibers derjenigen eines anderen Autors, wird dies in der Regel trotzdem festgehalten. Diese Angaben brauchen ja keineswegs immer nur irrtümlich zu sein, sondern können auch eine anderweitige praktische Erfahrung des betreffenden Autors widerspiegeln, welche durchaus überprüfenswert sein kann. Diese Varianten einer bereits angeführten Punktebeschreibung eines Originalautors werden aber meist nicht unter einer eigenen neuen Nummer auf der Punkteliste des betreffenden Mittels angeführt, sondern erscheinen lediglich in den Anmerkungen unter dem Zeichen ≈. Wenn also z. B. Voisin eine eigene Variante der Ortsbeschreibung für den klassischen Weiheschen Phosphor-Punkt angibt, erscheint diese Ortsangabe in den Anmerkungen unter der Bezeichnung **V ≈ phos 1**[W] und wird dort genauer beschrieben und diskutiert.

Fungiert ein bewährter Indikator auch als Hauptpunkt der vereinfachten Standarddiagnostik,[1] wird dies – wie bereits erwähnt – unmittelbar hinter der Punktebezeichnung in Klammern angegeben, entsprechend werden auch die anschließend angegebenen Ergänzungspunkte gekennzeichnet. So entspricht z. B. die Bezeichnung „**agar 1**[Deg/dF*] (Hauptpunkt)" dem bewährten, nach

Degroote interpretierten de la Fuyeschen Hauptindikator von Agaricus. Die Bestätigungspunkte werden jeweils in der Reihenfolge ihrer Bedeutung angeführt. So bedeutet die für den zweiten Agaricus-Punkt geltende Bezeichung „**agar 2**[N*] (Ergänzungspunkt)", dass dieser neu bestimmte Fliegenpilz-Indikator der wichtigste Ergänzungspunkt von Agaricus ist. Der klassische Weihesche Einzelindikator folgt bei diesem Mittel erst als zweitwichtigster Bestätigungspunkt unter der Bezeichnung „**agar 3**[W*] (Ergänzungspunkt)".

Eines der größeren Probleme dieser Arbeit war eine topographisch klare Integration der Homöosiniatrie, da bereits die klassischen Akupunkturquellen nicht gerade durch Einheitlichkeit glänzen und demzufolge auch bei den neueren Autoren Widersprüche und Unklarheiten alles andere als selten sind. Bereits Soulié de Morant hat die Ungenauigkeit der chinesisch-medizinischen Originalquellen beklagt und als erster versucht, einen topographisch verbindlichen Punkteatlas[2] zu schaffen, welchem jedoch modernere Versuche in dieser Richtung keineswegs in allen Punkten entsprechen.

Doch trotz dieser Probleme lässt der große praktische Wert von de la Fuyes Punkten die vollständige Darstellung aller homöosiniatrischen Angaben als gerechtfertigt erscheinen. Dem Anfänger wird aber gerade auch hier empfohlen, sich zu Beginn an das einfache und übersichtliche Grundgerüst der bewährten Punkte zu halten.

Für die topographischen Angaben zu den Akupunkturpunkten halten wir uns in erster Linie an den großen französischen Klassiker Soulié de Morant (= SM), auf welchem de la Fuye in erster Linie basiert. Als heute häufiger benutzte Quelle wird zudem noch die Arbeit von König/Wancura (= KW)[3] verwendet, welche die moderne Akupunktur Chinas wiedergibt, zusammen mit Van Nghis (= VN)[4] wichtigem Grundlagenwerk, welches traditionelles Denken und moderne Akupunktur-Medizin zu vereinigen versucht.

Bei einer homöosiniatrischen Punkteangabe wird die Meridian- und Nummernbezeichnung des betreffenden Akupunkturpunktes in Verbindung mit dem YIN-YANG-Zeichen ☯ unmittelbar anschließend an die homöopathische Punktebezeichnung angeführt. So lautet z. B. die Druckpunktangabe für Zincum sulphuricum, für welches Mittel die Weihesche Schule keinen Indikator angibt und de la Fuye nur ein einzigen homöosiniatrischen Punkt anführt:

---

1 Siehe S. 35 ff.
2 Soulié de Morant, im Folgenden abgekürzt als SM.
3 König/Wancura, im Folgenden abgekürzt als KW.
4 Van Nghi Bd. II, im folgenden abgekürzt als VN.

zinc-s 1^{dF}
◑ Dünndarm 3 beidseits.

Anschließend folgt die topographische Punktebe-schreibung nach de la Fuye. Wenn es – wie dies leider nicht selten der Fall ist – auf Grund der Angaben des jeweiligen Autors nicht von vornherein klar ist, welcher unter einer bestimmten Meridiannummer genannte Punkt topographisch genau gemeint ist, wird zusätzlich zur betreffen-den Akupunkturpunktbezeichnung in gleicher Weise wie bei den Autorenangaben der Druck-punkte auch noch die Quelle angegeben, auf wel-che die Punktebezeichnung sich bezieht. So ist z. B. der dem Theridion-Indikator ther 1^{dF} ent-sprechende Akupunkturpunkt Lenkergefäß 19^{VN} nicht identisch mit Lenkergefäß 19^{KW}, sondern liegt 1,5 Cun tiefer.[1] Genaue topographische Quel-lenangaben zu den einzelnen Akupunkturpunk-ten finden sich jeweils in den Fußnoten.

---

1 Für Details hierzu s. unter dem Mittelabschnitt von Theridion.

Alphabetisches Druckpunkte-verzeichnis

Abrotanum

abrot 1^W

Auf dem äußerem Nabelring, unten seitlich links (s. Abb. 121). (?)

abrot 2^{dF}

☽ Blase 21 beidseits. Auf der inneren Paravertebrallinie, zwischen den Querfortsätzen des 12. Brust- und des 1. Lendenwirbels (s. Abb. 122).

Der Nabelring, auf welchem abrot 1^W liegt, ist eine runde Lücke in der Linea alba, deren Rand durch einige ringförmige Faserzüge verstärkt wird. Wahrscheinlich ist mit dem nicht ganz klaren Ausdruck Göhrums „äußerer Nabelring" der äußere Rand dieses Ringes gemeint. Auch aus dem Gipsmodell der Weiheschen Schule[1] geht diese Deutung des Punkteortes ziemlich klar hervor. Göhrum versieht den Punkt des mit dem Wurmmittel Cina verwandten Artemisia-Gewächses mit einem Fragezeichen, welches aber bei den beiden nach ihm zitierenden französischsprachigen Autoren[2] fehlt, vor allem auch bei dem sonst sehr kritischen Voisin.

Anmerkungen

Du = V = Deg = abrot 1^W

K ≈ abrot 1^W
☽ Niere 16 links. 1,5 Cun seitlich des Nabels.
    Diese homöosiniatrische Zuordnung weicht topographisch von Göhrum deutlich ab.[3] Zudem soll der Punkt nach diesem Autor auch noch dem klassischen Punkt von Natrum phosphoricum entsprechen, was ebenfalls nicht mit Göhrums Angaben übereinstimmt.[4]

US ≈ abrot 1^W
Äußerer Nabelring links oben.
    Auch diese von Göhrum abweichende Angabe beruht wahrscheinlich wie diejenige Kracks auf einem Irrtum, da Ungern-Sternberg normalerweise keine neu bestimmten Punktelokalisationen anführt, sondern fast immer entweder auf die Weihesche oder die de la Fuyesche Schule Bezug nimmt.

Sch = K = Deg = US = abrot 2^{dF}
Mit der innereren Paravertebrallinie, auf welcher de la Fuyes neu bestimmter homöosiniatrischer Punkt ☽ Blase 21 liegt, ist nach diesem Autor der mediale Verlauf des Blasenmeridians gemeint, welcher in seinem Atlas übereinstimmend mit den heutigen Akupunkturtafeln im Dorsalbereich etwa im Abstand der Querfortsatzenden parallel zur dorsalen Medianlinie lokalisiert ist

(s. Abb. 122). Nach de la Fuye ist dieser beidseitige Indikator zusammen mit Aethusa doppelt besetzt. Gemäß Göhrum fällt de la Fuyes homöosiniatrischer Punkt zusätzlich noch recht genau mit dem klassischen Indikator des Mittels Oleum gynocardiae[5] zusammen, welche kaum noch verwendete Arznei de la Fuye aus seinem Verzeichnis gestrichen hat. – Nach Voisin ist der homöosiniatrische Punkt Blase 21 vermutlich irrtümlich Ammonium carbonicum zugeordnet.[6] – Für Details zur Topographie von Blase 21 s. unter Oleum gynocardiae.

Der spiegelbildliche Partner des Weiheschen Einzelpunktes auf der Gegenseite ist Valeriana.

Aceton

acet 1^W

Zwischen Nabel und der Mitte zwischen Stannum und Balsamum peruvianum, in der Mitte des lateralen Drittels, beidseits (s. Abb. 121).[7]

Anmerkungen

K ≈ acet 1^W
☽ Magen 30 beidseits. Auf dem Schambein, zwei Daumenbreiten lateral der Symphyse.
    Dieser homöosiniatrische Entsprechungspunkt liegt derart weit vom klassischen Indikator entfernt, dass man sich fragen muss, ob es sich nicht eher um eine Neubestimmung als um einen Irrtum handelt. Wahrscheinlicher aber ist doch das letztere, eine genauere Überprüfung hat bei dem selten verwendeten Mittel aber noch nicht stattgefunden. – De la Fuye lokalisiert seinen Punkt Magen 30 deutlich weiter medial[8] als Krack, dessen obige Ortsangabe wie meist der modernen chinesischen Literatur entspricht.[9] Der französische Autor ordnet den Punkt aber auch nicht Aceton zu, sondern Aurum und Helonias im Sinne einer beidseitigen Doppelbelegung.[10]

---

1 Siehe Abb. 22. Abrot 1^W ist hier noch nicht eingetragen, der Indikator würde aber spiegelbildlich gegenüber dem bereits damals bestimmten klassischen Punkt von Valeriana liegen.
2 Siehe unten stehende Anmerkungen.
3 Zur ebenfalls nur sehr marginal mit Krack übereinstimmenden offiziellen Akupunktur-Topographie des Punktes Niere 16 s. unter Aurum.
4 Siehe unter diesem Mittel.
5 Siehe unter diesem Mittel.
6 Siehe unter diesem Mittel.
7 Auf Göhrums Büste liegt der Punkt etwas lateral der genannten Hilfslinie und fast auf der Strecke Stannum-Balsamum peruvianum (Abb. 22).
8 dF II, A/IX/2. Weitere Angaben zu dem Punkt s. unter Aurum und Helonias.
9 KW, S. 155.
10 Siehe unter diesen Mitteln.

Für Aceton gibt de la Fuye keinen Indikator an. – Diese beiden unterschiedlichen Punktelokalisierungen für Magen 30 lassen sich somit topographisch und in ihrer Funktion als homöopathische Indikatoren gegebenenfalls problemlos auseinanderhalten: Die Angabe Kracks gilt allenfalls für Aceton, diejenige de la Fuyes für Aurum und Helonias.

Der Weihesche Einzelpunkt ist Bestandteil der folgenden Mittelgleichungen:

Aceton + Cyclamen europaeum = Rhus toxicodendron (?)
Aceton + Rhus toxicodendron = Petroleum

Aconitum napellus

acon^{WK}*
Silicea + Belladonna

acon 1^W
Auf der Linie, welche den Nabel mit der Mitte zwischen Stannum und Balsamum peruvianum verbindet. Am Übergang vom inneren zum mittleren Drittel dieser Linie, links (s. Abb. 121, S. 368).

acon 2^{dF}
❸ Herz 7 beidseits. Auf der Handfläche im proximalen Hypothenar, auf dem vorderen und äußeren Rand des Os pisiforme.

acon 3^{dF}
❸ Kreislauf-Sexualität 9 beidseits. Zwei Millimeter proximal und radial des daumenseitigen Nagelwinkels des Mittelfingers.

acon 4^{Ch}
In der Mitte der Ellenbeuge, beidseits (nur Lageskizze).

acon 5^{Bou}
Unter der Dornfortsatzspitze des 2. Brustwirbels.

Die Druckpunkt-Diagnostik dieses wichtigen Mittels ist noch nicht befriedigend, was sich auch in einer recht großen Zahl anderweitiger, zumeist noch nicht genügend überprüfter Lokalisierungsversuche ausdrückt. Am besten brauchbar ist noch der Kombinationspunkt nach Weihe, den Duprat in Gegensatz zum offensichtlich wenig bewährten Weiheschen Einzelpunkt übernimmt. In Übereinstimmung mit Duprat ist auch in Schölers Version von Göhrums Liste der klassische Einzelpunkt acon 1^W gestrichen und der entsprechende Indikator dem neu dazugekommenen Mittel Agrostema zugeordnet[1].

Nach meiner Erfahrung ist der Punkt bell 1^W als pflanzliche Komponente der Punktekombination acon^{WK} tatsächlich bei praktisch allen Aconit-

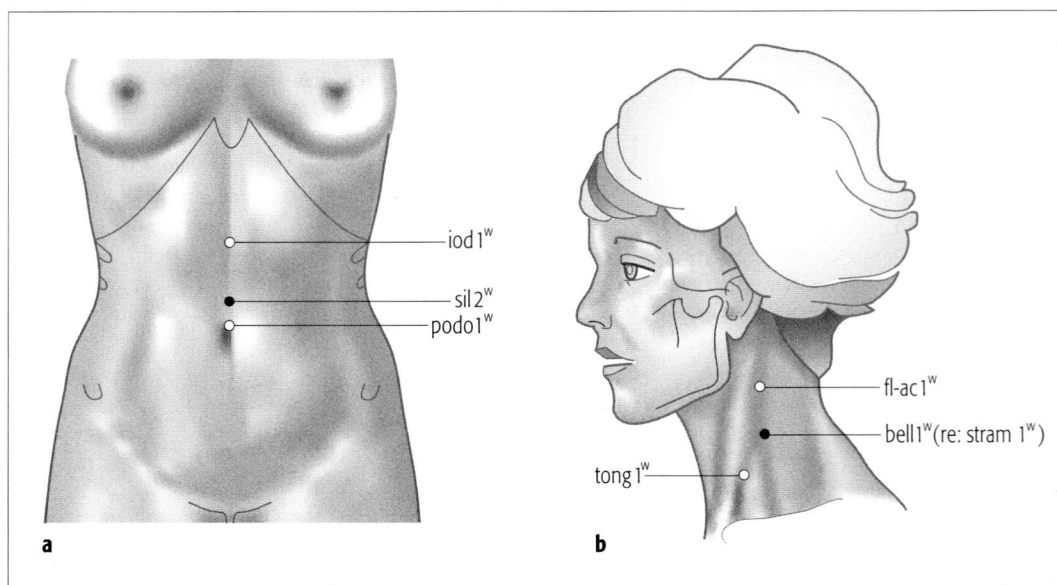

a   b

Abb. 25: Weihesche Kombination Aconitum = Silicea + Belladonna

---

1 Siehe unter diesem Mittel.

Indikationen ebenfalls positiv, nicht selten auch beidseits (also inklusive stram 1^W). Den klassischen Indikator von Silicea über dem Nabel, welcher der anorganischen Komponente der Weiheschen Gleichung entspricht, habe ich hingegen viel weniger häufig positiv gefunden. Ich benütze an seiner Stelle deshalb als möglichen neuen Ergänzungspunkt eher nat-sil 1^N am Oberrand des linken Innenknöchels, wobei in typischen Fällen der Indikator nicht nur links, sondern beidseits positiv ist. Aber auch diese neue Aconit-Zweierkombination, wo sil 1^W als Partner von bell 1^W durch nat-sil 1^N ersetzt ist, ist leider ebenfalls noch reichlich unsicher und bedarf noch der klinischen Erprobung. Doch sind sicher auch de la Fuyes, Chélys und eventuell auch Bourdiols Zusatzpunkte überprüfenswert.

Anmerkungen ———————————————

Du = Deg = acon^{WK}

Sch = Deg = US ≈ acon 2^{dF}
☯ Herz 7 beidseits. An der Radialseite des Erbsenbeins, in der Tiefe, wo der oberflächliche Ast der Radialarterie[1] gefühlt wird.
    Schmidt korrigiert die Ortsangabe seines Lehrers und lokalisiert den Punkt ähnlich wie die modernen Akupunkturtafeln, wonach Herz 7 leicht proximal des Os pisiforme in der Handgelenkfalte lokalisiert wird.[2] Wie immer gilt für die Druckpunkt-Diagnostik aber in erster Linie die Angabe de la Fuyes, welche in seinem Atlas in etwa bestätigt wird.[3] Herz 7 ist nach de la Fuye zusätzlich noch mit Aurum, Crataegus und Spigelia belegt.

Sch = Deg = US = acon 3^{dF}
☯ Kreislauf-Sexualität 9 ist zusammen mit Ginseng doppelt belegt. Die von de la Fuye angegebene Topograpie dieses den distalen Endpunkt des Kreislauf-Sexualitätsmeridians an der Spitze des Mittelfingers darstellenden Tsing-Punktes stimmt nur mit Soulié de Morant genau überein.[4] Nach König/Wancura liegt Kreislauf-Sexualität 9 direkt auf der Fingerspitze[5] und auch nach Van Nghi etwas distaler als nach de la Fuye direkt radial vom Nagelwinkel.[6]

Wahrscheinlich ist der nur in einer Skizze[7] beschriebene Indikator acon 4^{Ch} mit dem unmittelbar radial der Bizepssehne gelegenen Punkt agar $1^{Deg/dF}$ (Lunge 5^{VN}) identisch. Er könnte aber auch mit dem de la Fuyeschen Indikator für das ebenfalls oft bei akuten Fiebern angezeigte Mittel Ferrum phosphoricum (Lunge 5^{dF} = Kreislauf-Sexualität 5^{VN}), welcher ulnar der Bizepssehne liegt,

identisch sein.[8] Zur genaueren Überprüfung des Indikators wird man in typischen Fällen beide Lokalisationsvarianten testen müssen. Lunge 5^{dF} ist nach de la Fuye ebenfalls zusammen mit Agaricus doppelt belegt.[9]

Deg = acon 5^{Bou}
Dieser von Bourdiol als „Kua-Tsu-Punkt des Larynx" eingeführte Punkt entspricht weitgehend dem Neuen Punkt Nr. 55 von König/Wancura[10] und zudem zumindest ungefähr auch dem auf der Oberseite der Spitze des 3. Brustwirbel-Dornfortsatzes gelegenen Weiheschen Indikator von Paris quadrifolia.[11]

Der Weihesche Einzelpunkt von Aconitum napellus ist Bestandteil der folgenden Mittelgleichungen:

Aconitum napellus + Cuprum metallicum
    = Platinum metallicum
Aconitum napellus + Ferrum metallicum
    = Argentum metallicum
Aconitum napellus + Natrum carbonicum = Camphora
Aconitum napellus + Natrum sulphuricum
    = Aurum metallicum
Aconitum napellus + Nitricum acidum = Valeriana
Aconitum napellus + Silicea = Bismuthum subnitricum
Aconitum napellus + Sulphur = Berberis vulgaris

Sein spiegelbildlicher Partner auf der Gegenseite ist Croton tiglium.

Actaea racemosa
s. Cimicifuga racemosa

———————————————

1 Schmidts Arterienangabe ist ungenau, da die Ulnararterie sich erst weiter distal mit dem Ramus palmaris superficialis der Radialarterie zum Arcus palmaris superficialis verbindet.
2 KW, S. 166; VN, S. 64. Diese Angaben sind aber ebenfalls nicht ganz einheitlich. Siehe auch die Anmerkungen zu Spigelia.
3 Der Punkt liegt hier direkt distal des Hamulus ossis hamati, nach Soulié de Morant hingegen etwas weiter radial-proximal auf der distalen Radialseite des Os pisiforme (SM, S. 89).
4 SM, S. 89.
5 KW, S. 194.
6 VN, S. 118.
7 Chély, S. 212.
8 Siehe unter Ferrum phosphoricum.
9 Hierzu und zur genaueren Diskussion der Lage des Punktes Lunge 5 s. unter diesem Mittel.
10 KW, S. 114.
11 Siehe unter diesem Mittel.

Adonis vernalis

adon 1[W]

Auf der Mamillarlinie, im 6. Interkostalraum, links (s. Abb. 75: kali-c 1[W], S. 258). Druck gegen den Unterrand der oberen Rippe und senkrecht zur Tangente durch den Punkt.

Duprat hat das selten verwendete Hahnenfuß-Gewächs aus seinem Verzeichnis gestrichen, obwohl er den Punkt sicher kannte und den spiegelbildlichen Indikator Sticta pulmonaria rechtsseitig anführt. Im Gegensatz hierzu streicht de la Fuye Sticta ersatzlos und lässt den Punkt neu sogar beidseits für Adonis gelten, da sich ihm die Zuordnung zu dem Herzmittel[1] aus der russischen Volksmedizin offensichtlich besser und zudem auch beidseits bewährt hat.

Anmerkungen _____

R = adon 1[W]

dF = Sch ≈ K ≈ adon 1[W]
☯ Magen 19 beidseits. Auf der Mamillarlinie, im 6. Interkostalraum.

Kracks homöosiniatrische Angabe ist topographisch identisch mit derjenigen de la Fuyes, gilt jedoch entsprechend Göhrum nur linksseitig und wird noch etwas präzisiert: „Im Winkel zwischen der 6. und 7. Rippe, eine halbe Daumenbreite lateral dieses Winkels."[2] Da der 6. Interkostalraum in der Mamillarlinie tatsächlich bereits fast auf den unteren Rippenbogen und damit nur wenig lateral vom Vereinigungspunkt des 6. und 7. Rippenknorpels zu liegen kommt, stimmt Kracks ergänzende topographische Angabe mit Göhrums Ortsangabe für Adonis gut überein. Der Interkostalraum wird hier anatomisch sehr eng und ist stellenweise bindegewebig überbrückt.[3] – Nach sämtlichen unseren sonstigen Akupunkturquellen liegt jedoch der von de la Fuye und Krack genannte Akupunkturpunkt Magen 19 deutlich medial der Mamillarlinie, womit diese homöosiniatrische Zu-

ordnung eher fragwürdig wird.[4] De la Fuyes Atlas[5] und Kracks detaillierte Punktebeschreibung bestätigen jedoch die Meinung dieser Autoren, dass der Punkt Magen 19 – vielleicht auch nur der guten Übereinstimmung mit Göhrum zuliebe! – auf der Mamillarlinie zu finden sein soll. Krack ordnet seinem Punkt Magen 19, allerdings mit einem Fragezeichen, zusätzlich noch beidseits Bovista zu.[6]

V ≈ adon 1[W]
Voisin lokalisiert den klassischen Indikator homöosiniatrisch zwischen den Akupunkturpunkten ☯ Niere 18 und 19 links (ohne nähere topographische Angaben). Er fügt bei, dass der Punkt noch der Bestätigung bedürfe.

Bei dieser Ortsangabe handelt es sich wahrscheinlich um eine Verwechslung von Nieren- und Magenmeridian, da auf den Akupunkturtafeln sowohl de la Fuyes als auch Soulié de Morants der Nierenmeridian in Übereinstimmung mit der modernen Sichtweise eindeutig medial der Mamillarlinie verläuft.[7] Zudem würden die von Voisin genannten Nierenpunkte im Abdominalbereich liegen. Vielleicht handelt es sich aber auch um eine Neubestimmung anderer Provenienz, welche der Autor irrtümlich der Weiheschen Schule zuweist.

Der spiegelbildliche Punkt von adon 1[W] im 6. Interkostalraum rechts entspricht nach Göhrum dem Mittel Sticta pulmonaria, wobei diese Zuordnung für die Weihesche Schule sehr unsicher ist.[8]

Aesculus hippocastanum

aesc 1[W]

In der Mitte des medialen Drittels der Verbindungslinie vom Nabel zum unteren Rand des Rippenbogens am Übergang vom 8. zum 9. Rippenknorpel, rechts (s. Abb. 121, S. 368). (?)

aesc 2[dF]

☯ Milz-Pankreas 5 beidseits. Direkt vor und unter dem Innenknöchel (s. Abb. 46: calc-f[N/dF], S. 180). Zur Druckrichtung s. unten.

Göhrum versieht den klassischen Punkt im Gegensatz zu den ihm folgenden französischsprachigen Autoren mit einem Fragezeichen.

Der Punkt ☯ Milz 5 beidseits, welcher sich mir in einem Aesculus-Fall bewährt hat, ist nach de la Fuye zusammen mit Calcarea fluorica, Fluoricum acidum und Silicea gleich vierfach belegt. Die größte Bedeutung hat er nach meiner Erfahrung als Indikator von Calcarea fluorica, vor allem linksseitig. Die Topographie des Punktes

1 Adon 1[W] wurde ja von der Weiheschen Schule sehr wahrscheinlich ganz im Sinne de la Fuyes auf Grund seiner organotropen Beziehung zum Herzen bestimmt, in desssen kutanem Reflexbereich der Punkt ja liegt.
2 Krack/Schöler, S. 41.
3 Rauber/Kopsch, S. 130. Vgl. auch die Anmerkungen zum unmittelbar lateral anschließenden Punkt von Kali carbonicum.
4 SM, S. 97; KW, S. 152/153; VN, S. 33.
5 dF II, A/XI/2 und dF II, D/1.
6 Zur Problematik dieser Zuordnung s. die Anmerkungen zu diesem Mittel.
7 Zur Topographie von Niere 18 s. unter Baptisia.
8 Siehe unter Sticta.

stimmt nach sämtlichen unseren Akupunkturquellen gut mit de la Fuye überein.[1] Am genauesten ist wohl die Lokalisierung nach König/Wancura, wonach der Punkt in einer Vertiefung zu finden ist, welche auf halber Strecke zwischen der medialen Knöchelspitze und der am proximalen Ende des medialen Mittelfußes gut tastbaren Tuberositas ossis navicularis gelegen ist. Für die Weihesche Diagnostik von Calcarea fluorica und auch von Aesculus wird am besten von dieser Vertiefung aus nach unten distal gegen die Tuberositas ossis navicularis gedrückt, während für die Prüfung des sehr nahe gelegenen neuen Silicea-Indikators der Druck in Gegenrichtung gegen den vorderen unteren Knöchelrand ausgeübt wird. Dadurch kommen die Druckstellen für die beiden Punkte etwa einen Querfinger voneinander entfernt zu liegen, womit sich für den de la Fuyeschen Punkt eine calc-f 1[N/dF] entsprechende neue Lagevariante ergibt.

Anmerkungen ————————————————

Du = R = FB = aesc 1[W]

dF ≈ aesc 1[W]
In der Mitte der Strecke vom Nabel zur Mitte der Verbindungslinie vom Processus xiphoides zum freien Ende der 11. Rippe, rechts.

Die Ortsangabe de la Fuyes für den Weiheschen Punkt weicht deutlich von Göhrum ab. Sehr wahrscheinlich beruht sie auf einem Irrtum: Während die von ihm angegebene Verbindungslinie nach der Skizze Fortier-Bernovilles noch recht gut in den Bereich des Überganges vom 8. zum 9. Rippenknorpel zu liegen kommt, sollte es anschließend bestimmt nicht „in der Mitte der Linie", sondern „in der Mitte des medialen Drittels der Linie" heißen.

Sch ≈ dF ≈ aesc 1[W]
Zwischen dem unteren Viertel und oberen Dreiviertel der Verbindungslinie des Nabels mit dem 8. Rippenknorpel, rechts.

Schmidt als Übersetzer de la Fuyes hat dessen oben genannten Irrtum offensichtlich erkannt. Allerdings stimmt auch sein Verbesserungsversuch nicht genau mit Göhrum überein.

dF = Sch ≈ aesc 2[N/dF]
❷ Milz-Pankreas 5 beidseits. Je zwei Querfinger vor und unter dem Innenknöchel.

——————————————
1 KW, S. 160; VN, S. 54; SM, S. 141.

Zur Diskussion des Punktes s. oben und unter den dort genannten Mitteln, mit welchen er nach de la Fuye insgesamt gleich vierfach belegt ist.

US ≈ aesc 2[N/dF]
❷ Milz-Pankreas 8 (ohne Orts- und Seitenangabe).

Die homöosiniatrische Angabe Ungern-Sternbergs beruht wahrscheinlich auf einem Abschreibe- oder Druckfehler (8. statt 5. Meridianpunkt). Der im oberen Unterschenkelbereich gelegene Punkt Milz-Pankreas 8 wurde von de la Fuye nicht als homöosiniatrischer Punkt verwendet.

Der spiegelbildliche Partner des Weiheschen Einzelpunktes auf der Gegenseite ist Eupatorium perfoliatum.

Aethusa

aeth 1[dF]
❷ Blase 21 beidseits. Auf der inneren Paravertebrallinie, zwischen den Querfortsätzen des 12. Brust- und des 1. Lendenwirbels (s. Abb. 122).

Das bereits von Hahnemann verwendete interessante Mittel Aethusa ist eines der recht wenigen Medikamente, für welches de la Fuye völlig neu einen Indikator einführt.
Ich habe bei einer guten klinischen Indikation des Mittels, wo aeth 1[dF] negativ war, die folgende Punktekombination gefunden: calc 1[W] + mur-ac 1[W] + phos 1[W]. Die erstgenannten beiden Indikatoren wurden nach Einsatz des Mittels negativ.

Anmerkungen ————————————————

Sch = Deg = US = aeth 1[dF]
Der Doppelindikator ❷ Blase 21 beidseits ist nach de la Fuye zusammen mit Abrotanum doppelt belegt. Für weitere Angaben zu diesem Punkt und seine zusätzliche Belegung mit ol-gynocardia 1[W] s. unter Oleum gynocardiae.

Agaricus muscarius

agar 1[Deg/dF] * * (Hauptpunkt)
Lunge 5[VN] beidseits. Auf der Beugeseite des Ellbogens, in der Vertiefung unmittelbar radial der Bizepssehne.

agar 2[N] * (Ergänzungspunkt)
❷ Gallenblase 2 links. Auf dem lateralen Köpfchen des Condylus mandibulae links. Zur Lokali-

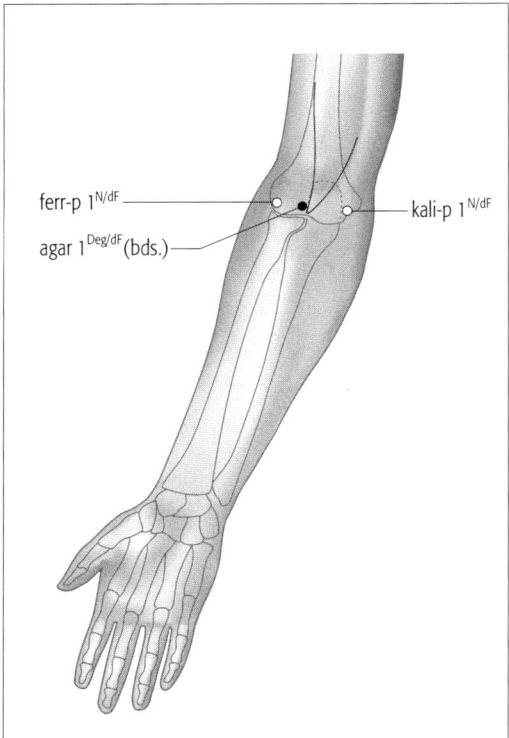

Abb. 26 a: agar 1$^{\text{Deg/dF}}$

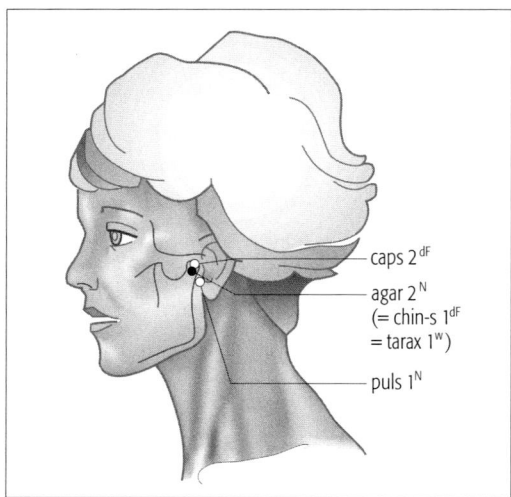

Abb. 26 b: agar 2^{N}

sierung den Mund öffnen und dann wieder schlie-ßen lassen, wobei das sich bewegende Gelenk-köpfchen deutlich fühlbar wird. Druck von unten und hinten gegen das Gelenkköpfchen.[1]

agar 3^{W}* (Ergänzungspunkt)
Auf der Vertikalen durch die Mitte zwischen Wir-belsäule und innerem Schulterblattwinkel (bei herabhängendem Arm), im 4. Interkostalraum, beidseits. (?) Druck gegen den unteren Rand der oberen Rippe und senkrecht zur Tangente des Punktes.

agar^{WK}
1. Kreosotum + Sabadilla
2. Silicea + Ammonium carbonicum

Degroote ist der einzige homöosiniatrische Autor, welcher die Lage des von der de la Fuyeschen Schule neu bestimmten Hauptindikators entspre-chend den modernen Akupunkturtafeln angibt.[2]

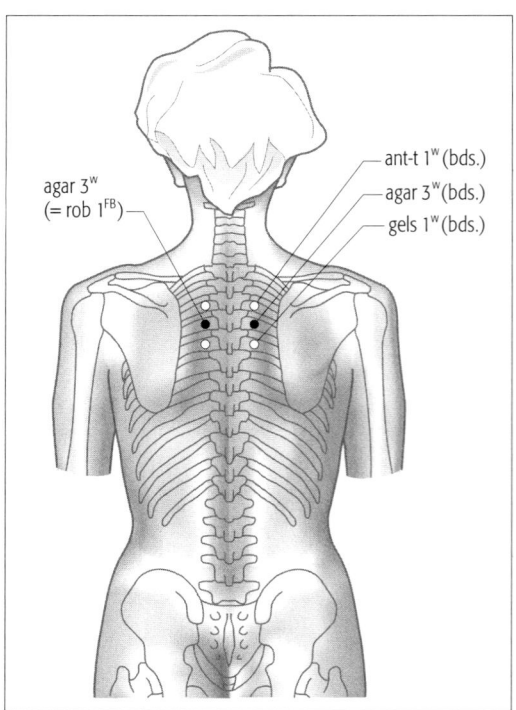

Abb. 26 c: agar 3^{W}

---

1 Zur unterschiedlichen Druckrichtung beim topographisch praktisch identischen Punkt tarax 1^{W} s. unten.
2 Degroote, S. 731 (Meridianskizze). Da Degroote an anderen Orten die de la Fuyeschen Ortsangaben auf seinen Meridian-skizzen fast sicher lediglich versehentlich im Sinne Van Nghis modifiziert (im Folgenden sind hierfür zahlreiche Beispiele anzutreffen), ist es fraglich, ob die hier nach meiner Erfahrung sehr berechtigte und auch mit de la Fuyes Lehrer Soulié de Morant übereinstimmende Korrektur des Punkteortes durch Degroote wirklich bewusst erfolgte.

Diese Präzisierung des Punkteortes entspricht auch den Angaben Soulié de Morants[1] und hat sich in der Praxis bewährt. Der Hauptindikator des „Königs der Pilze", der wahrscheinlich mit der wichtigen altindischen Droge Soma identisch ist,[2] kann aber ganz selten auch einmal falsch negativ sein.[3] Dann aber habe ich stets den Ergänzungsindikator ☾ Gallenblase 2 am Kiefergelenk positiv gefunden, welcher für sich allein allerdings ebenfalls recht oft falsch positiv sein kann.[4]

Die eher fragliche Brauchbarkeit des recht oft falsch negativen klassischen Indikators agar 3^W zeigt sich nicht nur im Fragezeichen Göhrums und dem unten zitierten ausdrücklichen Vorbehalt Voisins, sondern auch in den ebenfalls in den Anmerkungen angeführten recht divergenten topographischen Angaben der französischen Autoren zu diesem Punkt. Zudem wurde im Kreis um Rouy, Fortier-Bernoville und Bonnet-Lemaire die linksseitige Lokalisation durch Robinia neu besetzt.[5] Wahrscheinlich handelt es sich hierbei um eine spätere Neuzuordnung durch die Nebelsche Schule.

Die in die vereinfachte Standarddiagnostik integrierten Agaricus-Punkte leisten sehr gute Dienste zur negativen Ausschlussdiagnostik, eine sicher positive Aussage hingegen kann nach dem gegenwärtigen Stand der Abklärungen aus dem Vorliegen aller drei Indikatoren nicht abgeleitet werden.

Die spiegelbildliche Weihesche Kombination agar^{WK1} hat sich mir in einem Fall bewährt. Im Weiteren habe ich bei guter Indikation von Agaricus schon zweimal auch den klassischen Weiheschen Punkt von Arsenicum album positiv gefunden, welcher dann nach Einwirkung des Mittels auch negativ wurde. Man beachte hierzu die topographische Nähe von Arsenicum album zu weiteren wichtigen Pilzmitteln wie Bovista und Secale.[6] Der spiegelbildliche Doppelindikator enspricht ptel 1^{dF}.[7]

Anmerkungen

dF ≈ agar 1$^{Deg/dF}$
☾ Lunge 5^{dF} beidseits. In der Mitte der Ellenbeuge, in der Vertiefung auf der Innenseite der Bizepssehne, über der Arteria brachialis.[8]

De la Fuyes Lagepräzisierung bezüglich Bizepssehne entspricht nach sämtlichen unseren Akupunkturquellen dem Punkt Kreislauf-Sexualität 5 und nicht Lunge 5; sie erfolgte möglicherweise irrtümlich. Da de la Fuyes Atlas und auch die unten stehende Übersetzung Schmidts keine Klärung bringen, ist für seine Homöosiniatrie jedoch

im Prinzip trotzdem von dieser seiner schriftlichen Ortsangabe auszugehen. Wir aber gehen für den Hauptpunkt des Fliegenpilzes von der in der Praxis bewährten und mit den modernen Akupunkturtafeln übereinstimmenden Lagedefinition Degrootes aus (= agar 1$^{Deg/dF}$).[9] – Lunge 5^{dF} beidseits wird von de la Fuye auch als Indikator für Ferrum phosphoricum angeführt.[10]

Sch = US ≈ agar 1$^{Deg/dF}$
☾ Lunge 5 beidseits. In der Mitte der Ellenbeuge.
Übersetzer Schmidt streicht de la Fuyes von der offiziellen Topographie abweichende Präzisierung ersatzlos, womit die Situation aber bei nur noch sehr ungefährer Ortsangabe unklar bleibt.

☾ Gallenblase 2 = agar 2^N
entspricht nach de la Fuye beidseits Chininum sulphuricum. Möglicherweise kommt der Punkt auf Grund der Angaben Degrootes auch als Druckpunkt für Crocus in Frage.[11] – Topographisch entspricht agar 2^N weitgehend dem klassischen Punkt von Taraxacum, welcher sich aber durch die Druckrichtung senkrecht zur Hautoberfläche auf die Außenseite des Mandibulaköpfchens abgrenzen lässt. Rechts entspricht tarax 1^W nach Göhrum dem Mittel Coffea und scheint nach meiner Erfahrung auch Beziehungen zu Nux vomica zu haben.[12]

Du ≈ agar 3^W
Auf der Mittellinie zwischen der Dornfortsatzlinie und der Senkrechten, welche bei hängenden Armen durch den unteren Winkel des Schulterblattes geht, im vierten Zwischenrippenraum beidseits.

Duprats Angabe der durch den unteren Schulterblattwinkel laufenden Hilfslinie stimmt mit Göhrum nicht genau überein.

---

1 VN, S. 18; KW, S. 142; SM, S. 135.
2 Wasson.
3 Er kann aber auch falsch positiv gefunden werden, weshalb für die Agaricus-Diagnostik Ergänzungsindikatoren unbedingt nötig sind.
4 Zu seiner Mehrfachbelegung s. unten.
5 Siehe unter diesem Mittel und vgl. die unten stehenden, nur rechtsseitigen Ortsangaben für agar 3^W der betreffenden Autoren.
6 Details s. unten den entsprechenden Mittelabschnitten.
7 Siehe unter diesem Mittel.
8 Diese Präzisierung der Punktelage gibt de la Fuye auch an anderer Stelle an, s. unter Ferrum phosphoricum.
9 Diese entspricht am besten VN, S. 18 und SM, S. 135, aber auch der etwas ungenaueren Darstellung von KW, S. 142.
10 Zur Diskussion dieser Zuordnung s. unter diesem Mittel.
11 Siehe unter diesen Mitteln. Für topographische Details s. unter Chininum sulphuricum.
12 Siehe unter den entsprechenden Mittelabschnitten.

FB ≈ agar 3^{W}
Auf der Senkrechten, welche durch die Mitte zwischen der Dornfortsatzlinie der thorakalen Wirbelkörper und dem inneren Schulterblattwinkel geht (nach der Bilddarstellung etwa zwischen den lateralen Enden der Querfortsätze), im 4. Interkostalraum, rechts. Brauchbarer Punkt.

Diese Angabe stimmt ziemlich weitgehend mit Göhrum überein und bestätigt den Punkt. Zum linksseitigen Robinia-Punkt s. oben.

R ≈ agar 3^{W}
Auf der Senkrechten, welche tangential zum Innenrand des Schulterblattes verläuft, im 4. Interkostalraum, rechts.

Nicht mit Göhrum übereinstimmende Ortsangabe. Zum linksseitigen Robinia-Punkt s. oben.

V ≈ agar 3^{W}
Drei Querfinger seitlich vom Dornfortsatz des 4. thorakalen Wirbelkörpers, beidseits. Wert des Punktes fraglich.

Recht ordentliche Übereinstimmung mit Göhrum, vgl. auch die nachfolgende Anmerkung.

dF = Sch ≈ K ≈ US ≈ agar 3^{W}
☯ Blase 14 beidseits. Zwischen den Querfortsätzen des 4. und 5. thorakalen Wirbelkörpers.

Blase 14^{VN} liegt in guter Übereinstimmung mit de la Fuye (s. Abb. 122) 1,5 Cun seitlich des Dornfortsatzes des 4. Brustwirbels, nach König/Wancura in Übereinstimmung mit Soulié de Morant im gleichen Seitenabstand etwas unterhalb dieses Dornfortsatzes.[1] Ziemlich gute Übereinstimmung mit Göhrum. – Bei Ungern-Sternberg ging sicher versehentlich die Nummernbezeichnung des Blasenmeridians vergessen.

BL ≈ agar 3^{W}
☯ Blase 14 rechts. Auf der inneren Paravertebrallinie, d. h. 2 Querfinger seitlich der dorsalen Medianlinie, im 4. Interkostalraum.

Vgl. die obige Anmerkung zu de la Fuye. Zum linksseitigen Robinia-Punkt s. die oben stehenden allgemeinen Angaben zu Agaricus.

Deg ≈ agar 3^{W}
☯ Blase 14 beidseits. Auf der Senkrechten, welche durch die Mitte zwischen der Dornfortsatzlinie der Wirbelkörper und dem unteren Schulterblattwinkel geht, im 4. Interkostalraum.

Degrootes Ortsangabe basiert auf der ungenauen Hilfslinie Duprats (s. S. 141).

Der Weihesche Einzelpunkt ist Bestandteil der folgenden Mittelgleichung:

Agaricus muscarius + Antimonium tartaricum
= Cuprum metallicum (?)

Agrostema githago

agro 1^{WS}

Auf der Grenze zwischen innerem und mittlerem Drittel der Strecke zwischen dem Nabel und der Mitte zwischen Stannum und Balsamum peruvianum, links (s. Abb. 121, wo der mit agro 1^{WS} identische Punkt acon 1^{W} dargestellt ist).

Anmerkungen

Der Punkt der Kornrade, eines wenig geprüften giftigen Ackerunkrautes, ist nach Schölers Liste der Göhrumschen Punkte identisch mit dem ursprünglichen klassischen Indikator von Aconitum. Für den Sturmhut steht nach ersatzloser Streichung seines Einzelpunktes aus der Schölerschen Version von Göhrums Liste nur noch der Doppelindikator zur Verfügung, welchen Duprat ja auch in sein Verzeichnis übernommen hat.[2] Agrostema hat Duprat hingegen nicht in seine Materia medica aufgenommen.

Der spiegelbildliche Partner von agro 1^{WS} auf der Gegenseite ist Croton tiglium.

Allium cepa (= Cepa)

all-c 1^{W}

Auf der mittleren Axillarlinie im 6. Interkostalraum, rechts (s. Abb. 75: kali-c 1^{W}, S. 258). Druck gegen den Unterrand der oberen Rippe und senkrecht zur Tangente durch den Punkt.

Nach Fortier-Bernoville ein brauchbarer Punkt.

Anmerkungen

R = FB = BL = dF = all-c 1^{W}

Sch ≈ all-c 1^{W}
Auf der vorderen Axillarlinie, im 6. Interkostalraum, rechts.

Da de la Fuyes Übersetzer auch bei anderen, völlig unbestrittenen Punkten die falsche Axillarlinie angibt, und der Indikator auf de la Fuyes Atlas ebenfalls genau

1 KW, S. 175; VN, S. 83; SM, S. 177.
2 Siehe unter Aconitum.

entsprechend Göhrum wiedergegeben ist, handelt es sich bei Schmidts Angabe fast mit Sicherheit um einen Irrtum.

Deg ≈ all-c 1^W

☾ Milz-Pankreas 21 rechts. Auf der mittleren Axillarlinie im 6. Interkostalraum.

Degrootes Punkte-Topographie gilt sehr genau für Milz-Pankreas 21$^{SM/KW}$, welchen Punkt seine Meridianskizze auch angibt. Zur Diskussion der unterschiedlich definierten Lage des Punktes und seiner homöosiniatrischen Zuordnungen s. unter Kali bromatum, Kali carbonicum und Kreosotum.

Der spiegelbildliche Partner des klassischen Einzelpunktes auf der Gegenseite ist Arsenicum iodatum.

Aloe

aloe 1^W

Zwischen Nabel und Juniperus communis, in der Mitte des medialen Drittels links (s. Abb. 121). (?)

aloe 2^{dF}

☾ Milz-Pankreas 3 beidseits. Auf der Innenseite des Fußes, leicht hinter und unterhalb des Metatarsophalangeal-Gelenkes der Großzehe.

aloe 3^{dF}

☾ Blase 25 beidseits. Zwischen den Querfortsätzen des 4. und 5. Lendenwirbels (s. Abb. 122).

Anmerkungen _____

Du = Deg = R = aloe 1^W

Wir bestimmen den Punkt zwischen dem zweitinnersten und dem innersten Viertel der Linie, welche von Stannum zu Ferrum führt (= Juniperus-communis-Punkt). Von diesem Punkt ziehen wir eine Linie zum Nabel. Aloe befindet sich in der Mitte des medialen Drittels dieser Linie, links.

FB ≈ aloe 1^W

Nur Lageskizze: Am Übergang vom medialen zum mittleren Drittel der Verbindungslinie von Juniperus communis zum Nabel, links.

Diese Ortsangabe kommt etwas weiter lateral und tiefer als diejenige Göhrums zu liegen (Übergang vom inneren zum mittleren Drittel der Hilfslinie (= croc 1^W), anstatt Mitte ihres medialen Drittels).

V ≈ aloe 1^W

Entspricht ungefähr dem Akupunkturpunkt ☾ Niere 14 links. Dieser befindet sich eineinhalb Querfinger seitlich der Linea alba und drei Querfinger unter dem Nabel.

Diese homöosiniatrische Entsprechung des Weiheschen Punktes aloe 1^W liegt in der Nähe der obigen Ortsangabe von Fortier-Bernoville. De la Fuye lokalisiert den Punkt Niere 14 auf seinem Atlas allerdings etwas weiter lateral als Voisin und ordnet ihm den Weiheschen Punkt von Kali bichromicum zu.[1] – Da aber nun immerhin zwei Autoren den Aloe-Punkt in die Region des Überganges vom inneren zum mittleren Drittel der Hilfslinie verlegen, ist diese neue, von Göhrums Angabe ja nur geringfügig abweichende Ortung des klassischen Aloe-Punktes vielleicht doch einmal eine nähere Überprüfung wert.[2] Der dort liegende Punkt croc 1^W wäre in diesem Fall als doppelt belegt zu betrachten.

BL ≈ aloe 1^W

Unterhalb und medial von kali-bi 2^W (Distanzangabe unklar).[3]

Diese Punktebeschreibung ist unklar. Sie sollte wohl eher „oberhalb und medial von Kali bichromicum" lauten, wäre aber auch dann nur approximativ richtig. Vgl. aber auch die obige Anmerkung.

dF ≈ aloe 1^W

In der Mitte des inneren Drittels der Linie, welche den Nabel mit der Leiste verbindet, auf der Mitte der crête pectinéale (= Schambeinkamm), links.

De la Fuyes schriftliche Angabe scheint etwas unklar und widersprüchlich. In seinem Atlas gibt er die Lage des Punktes jedoch völlig entsprechend der Weiheschen Schule an.[4] Da der Punkt Juniperus communis nach Göhrums Topographie recht genau in die Region oberhalb der Mitte des Pecten ossis pubis (= Schambeinkamm) zu liegen kommt,[5] können wir de la Fuyes ursprünglich wohl beabsichtigte Ortsangabe ziemlich sicher rekonstruieren: „In der Mitte des medialen Drittels der Linie, welche den Nabel mit der Leiste in der Mitte des Schambeinkammes verbindet, links." Damit kommen wir entsprechend de la Fuyes Atlasangabe schon sehr nahe an Göhrums Topographie.

Sch = K ≈ aloe 1^W

Zwischen dem inneren und mittleren Drittel der Verbindungslinie des Nabels mit der Mitte des Schambeinkammes, links.

Übersetzer Schmidt korrigiert die schriftliche Punktebeschreibung de la Fuyes im Sinne von Fortier-Bernoville, womit aber ein neuer kleiner Fehler entsteht (s. oben).

---

1 Siehe unter diesem Mittel.
2 Zu der ähnlichen Situation bei dem spiegelbildlichen klassischen Collinsonia-Punkt s. unter diesem Mittel.
3 Bonnet-Lemaire, S. 125.
4 dF, II/D/7.
5 Siehe unter diesem Mittel.

Sch = K = Deg = US ≈ aloe 2^{dF}
➋ Milz-Pankreas 3 ist nach de la Fuye zusammen mit China doppelt besetzt.[1] Zur Akupunktur-Topographie des Punktes s. unter letzterem Mittel.

Sch = Deg = K = US = aloe 3^{dF}
Die Topographie von ➋ Blase 25 stimmt nach sämtlichen unseren Akupunkturquellen weitgehend mit de la Fuye überein.[2] Der Punkt ist allein mit Aloe belegt.

Der spiegelbildliche Partner des klassischen Einzelpunktes auf der Gegenseite ist Collinsonia.

Alumina

alum 1^{dF} * *
➋ Dickdarm 11 beidseits. Am äußeren Ende der Ellenbeugenfalte, welche am besten bei gebeugtem Arm sichtbar ist, in einer kleinen Vertiefung. Druck bei gestrecktem Arm, senkrecht zur Oberfläche, gegen den Epicondylus lateralis humeri.

alum 2^W
Auf der Verbindungslinie von Nabel und Calcarea phosphorica, in der Mitte des äußeren Drittels, beidseits (s. Abb. 121).

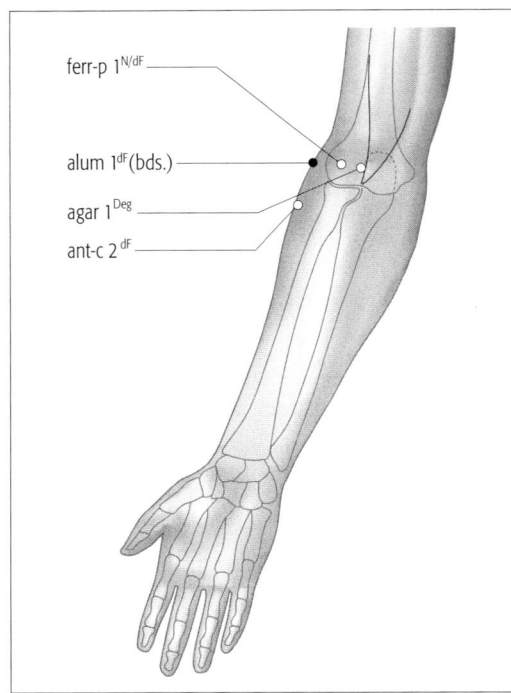

ferr-p 1$^{N/dF}$

alum 1^{dF}(bds.)

agar 1^{Deg}

ant-c 2^{dF}

Abb. 27: alum 1^{dF}

alum 3^{dF}
➋ Dünndarm 4 beidseits. Am ulnaren Rand der Hand, ein Querfinger distal der Handgelenkfalte, in der Vertiefung zwischen der Basis des 5. Metacarpale und dem Os hamatum.

alum 4^{dF}
➋ Dickdarm 20 beidseits. Hinter dem Nasenflügel, am oberen Ende der Nasolabialfalte.

alum^{WK}
Natrum sulphuricum + Colocynthis (?)

Es lohnt sich, daran zu denken, dass die Pflanzenasche von Lycopodium zu einem großen Anteil aus Aluminium besteht. Die daraus resultierende Verwandtschaft der beiden Mittel drückt sich auch in der Druckpunkt-Diagnostik aus. So wird bei der Indikation von Alumina und seinen Salzen nicht selten auch der neue Hauptindikator von Lycopodium am linken Außenknöchel positiv gefunden. Wir werden hierauf in den betreffenden Mittelabschnitten jeweils noch zu sprechen kommen.

Anmerkungen ———————————————

Sch = K = Deg = US = alum 1^{dF}
Die Topographie von ➋ Dickdarm 11 stimmt nach allen unseren Akupunkturquellen weitgehend überein.[3] Der Punkt ist nach de la Fuye – ebenfalls beidseits – zusammen mit Causticum doppelt belegt. Nach meiner Erfahrung aber hat sich ➋ Dickdarm 10 links für Causticum besser bewährt (s. unter diesem Mittel).

Du = R = FB = Deg = alum 2^W

dF ≈ alum 2^W
In der Mitte des äußeren Drittels der Linie, welche vom Nabel zum seitlich höchsten Punkt der Crista iliaca führt, beidseits.
    De la Fuyes Hilfslinie stimmt mit der Göhrumschen nur ungefähr überein.

Sch ≈ alum 2^W
Zwischen dem inneren und mittleren Drittel der Verbindungslinie des Nabels mit dem lateralen Kulminationspunkt des oberen Darmbeinrandes, beidseits.
    Schmidt verschiebt die Lage des Punktes auf der de la Fuyeschen Hilfslinie nach innen und kommt so deutlich zu weit medial zu liegen.

———————————————

1 Siehe unter diesem Mittel und auch unter Carcinosinum.
2 SM, S. 17; KW, S. 177; VN, S. 89.
3 VN, S. 28; KW, S. 146; SM, S. 113.

V = US ≈ K ≈ alum 2^W

Entspricht ungefähr dem Akupunkturpunkt ☽ Milz-Pankreas 15. Zwei Querfinger seitlich von der Linea alba und eineinhalb Querfinger unterhalb des Nabels.

Voisin und Ungern-Sternberg identifizieren den Weiheschen Alumina-Punkt ungefähr mit dem Akupunkturpunkt Milz-Pankreas 15 beidseits. Dieser Punkt fällt nach de la Fuye topographisch mit dem Punkt Leber 13 an der Spitze der 11. Rippe zusammen, welcher rechtsseitig ja als Nux-vomica-Hauptindikator eine sehr wichtige Rolle spielt.[1] Diese Lokalisierung kann natürlich keinesfalls der Angabe Göhrums entsprechen. Nach den modernen Akupunkturtafeln liegt Milz-Pankreas 15 hingegen tatsächlich getrennt von Leber 13 deutlich lateral von Milz-Pankreas 15^V horizontal seitlich des Nabels[2], kommt aber trotzdem noch deutlich medial der von Göhrum für alum 2^W angebenen Position zu liegen. Diese Ortsangabe entspricht auch derjenigen Kracks. Einzig nach Soulié de Morant und nach Van Nghis mit seiner schriftlichen Ortsangabe nicht übereinstimmendem Atlaseintrag liegt von Milz-Pankreas 15 noch weiter lateral unterhalb der 11. Rippenspitze[3] und könnte so, allerdings wirklich nur sehr ungefähr, mit alum 2^W etwa übereinstimmen.[4] Die beste Lösung für eine homöosiniatrische Integration des klassischen Alumina-Punktes ist aber sicher die von de la Fuye getroffene, nämlich den Indikator als Weiheschen Außermeridianpunkt zu deklarieren.

Sch = K = Deg = US = alum 3^{dF}

☽ Dünndarm 4 ist nach de la Fuye zusammen mit Cuprum doppelt belegt.[5] Die Topographie des Punktes stimmt nach sämtlichen unseren Quellen gut mit de la Fuye überein.[6]

Sch = K = Deg = US = alum 4^{dF}

☽ Dickdarm 20 wird nach sämtlichen unseren Akupunkturquellen in Übereinstimmung mit de la Fuyes Ortsbeschreibung unmittelbar seitlich des Nasenflügels lokalisiert.[7] Lediglich in der einen Atlasdarstellung de la Fuyes ist der Punkt eindeutig unterhalb der Nasenflügel eingetragen,[8] während bei der Gesamtdarstellung des Meridians der Punkt wieder an der üblichen Stelle zu finden ist.[9] Damit dürfen wir aber auch für Dickdarm 20^{dF} primär von dieser Lokalisierung ausgehen. Zur zusätzlichen Belegung des Punktes mit Ammonium carbonicum nach Ungern-Sternberg s. unter diesem Mittel.

Der Weihesche Einzelpunkt ist Bestandteil der folgenden Mittelgleichungen:

Alumina + China = Arsenicum album (?)
Alumina + Colchicum autumnale = Silicea (?)

Alumina phosphorica

Nach der Mischsalztechnik Bauers[10] diagnostizieren wir dieses wertvolle Mittel, welches auch einmal bei einer Grenzindikation zwischen Lycopodium[11] und Phosphor zum Einsatz kommen kann, am besten auf Grund seiner beiden Komponenten. Hierbei wird als allgemeiner Indikator von Aluminium-Salzen am besten der Alumina-Punkt ☽ Dickdarm 11 (= alum 1^{dF}) vor allem rechtssei-tig verwendet. Die Phosphorkomponente stellt sich druckpunktdiagnostisch wie bei vielen Phosphorsalzen am ehesten am Punkt ☽ Herz 3 rechts (= kali-p 1$^{N/dF}$) dar,[12] manchmal kann auch der Indikator von Phosphoricum acidum an der Xiphoidspitze positiv sein.[13]

Alumina silicata s. Kaolinum

Aluminium sulphuricum

Vgl. die Angaben zu Alumina phosphorica. Die Aluminium-Komponente dieses potentiell auch das Übergangsfeld zwischen Sulphur und Lycopodium abdeckenden Salzes scheint sich im Gegensatz zu anderen Aluminiumsalzen eher im Punkt ☽ Dickdarm 11 (= alum 1^{dF}) links zu äußern. Für die Schwefelkomponente habe ich in zwei Fällen den Punkt sulph 2^N (= Leber 3 rechts) positiv gefunden.

Ambra

ambr 1^W

Auf der Linie, welche die Verbindungsstellen zwischen dem Knorpel- und Knochenteil der Rippen

---

1 Siehe unter diesem Mittel.
2 VN, S. 59: 3,5 Daumenbreiten lateral des Nabels, lateral des Musculus rectus abdominis. KW, S. 162/163: Vier Daumenbreiten horizontal seitlich des Nabels.
3 Also wieder angenähert an Milz-Pankreas 15^{dF}, welcher Punkt nach de la Fuye ja mit Leber 13 und damit rechtsseitig mit dem klassischen Nux-vomica-Punkt zusammenfällt (s. oben und unter letzterem Mittel).
4 SM, S 143; VN, S. 52.
5 Zum partiellen Bezug des Punktes auch zu Zincum sulphuricum s. unter diesem Mittel.
6 SM, S. 16; VN, S. 70; KW, S. 169.
7 KW, S. 148; SM, S. 115; VN, S. 31.
8 dF II, A/X/4.
9 dF II, A/X/3.
10 Siehe S. 93.
11 Zur wichtigen Verwandtschaft von Lycopodium und Aluminium s. unter Alumina.
12 Siehe unter Kali phosphoricum.
13 Siehe unter Phosphoricum acidum.

bilden, im 3. Interkostalraum rechts (s. Abb. 82 b: lyc 2^W, S. 273). Druck gegen den Unterrand der oberen Rippe und senkrecht zur Tangente durch den Punkt.

ambr^{WK}
Nitricum acidum + Opium

Fortier-Bernoville, der ambr 1^W gleich lokalisiert wie Göhrum, erwähnt ausdrücklich, dass an dieser Stelle eher das normalerweise im 2. Interkostalraum rechts gelegene Mittel Lycopodium anzeigt, und lässt auf seiner Bilddarstellung den Punkt unbesetzt.[1] Noch weitergehend als Fortier-Bernoville gibt Bonnet-Lemaire an, dass sich im 3. Interkostalraum der Parasternallinie überhaupt kein Weihescher Punkt befinde, womit Rouy ebenfalls übereinstimmt. Auch de la Fuye lässt in seinem Atlas den am ehesten dem Weiheschen Indikator entsprechenden Punkt Niere 24 parasternal im 3. Interkostalraum ohne Mittelzuordnung.

Der Punkt hat sich also für den Großteil der französischsprachigen Schule für Ambra offensichtlich nicht bewährt, genau so wenig wie sein linksseitiger Partner, der klassische Indikator von Angustura vera. Für diese Autoren scheint der Punkt eher in den Einflussbereich des mächtigen und dominanten Mittels Lycopodium zu fallen, welcher sich in diesem Fall über eine größere Zone im sternumnahen 2. und 3. Interkostalraum erstrecken würde.[2]

Anmerkungen ————————————

Du = FB = ambr 1^W

V = Deg ≈ ambr 1^W
Entspricht ungefähr ❷ Niere 24 rechts. Zwei Querfinger seitlich der Mittellinie des Sternums im 3. Interkostalraum, rechts. Wenig verlässlich.

Von den französischen Autoren erwähnt also außer Fortier-Bernoville lediglich noch Voisin den homöosiniatrischen Indikator, und auch er nur mit großer Zurückhaltung. Allerdings liegt seine Ortsangabe etwas näher am Sternalrand als diejenige Göhrums. Zur Topographie von Niere 24 s. die nachfolgende Anmerkung.

K = US ≈ ambr 1^W
❷ Niere 24 rechts. Am Unterrand der 3. Rippe und 2 Cun seitlich der Mittellinie.

Mit seiner weiter lateral liegenden Ortung des Punktes Niere 24, welche mit den modernen Akupunkturtafeln[3] weitgehend übereinstimmt, kommt Krack Göhrum

sicher näher als Voisin. Der Punkt liegt auch nach Soulié de Morant in guter Übereinstimmung mit Göhrum am Unterrand der 3. Rippe im Abstand von etwa 2 Cun von der Medianlinie.[4]

Der spiegelbildliche Partner des klassischen Einzelpunktes auf der Gegenseite ist Angustura vera.

Ammonium carbonicum

am-c 1^W
Am Übergang vom mittleren zum lateralen Drittel der Linie, welche den Nabel mit der Mitte zwischen Stannum und Balsamum peruvianum verbindet, links (s. Abb. 121, S. 368).

am-c 2^{dF}
❷ Lunge 9 beidseits. Auf der volaren Handgelenkfalte, in der Radialis-Rinne.

am-c 3^V
Entspricht ungefähr dem Akupunkturpunkt ❷ Blase 21. Zwei Querfinger lateral des Dornfortsatzes des 12. thorakalen Wirbelkörpers beidseits. Wenig verlässlich.

am-c 4US
❷ Dickdarm 20 (ohne Orts- und Seitenangabe).

Der Weihesche Einzelindikator dieses interessanten Antipsorikums und der homöosiniatrische Punkt ❷ Lunge 9 rechts haben sich mir in je einem Fall bewährt.

Anmerkungen ————————————

Du = Deg = am-c 1^W

K ≈ am-c 1^W
❷ Niere 13 links. Am Unterleib, 2 Cun oberhalb des Schambeines und 1 Cun seitlich der Mittellinie.

Der Punkt Niere 13 links ist nach Kracks Ansicht mit am-c 1^W und dem Weiheschen Indikator von Pulsatilla doppelt belegt. Diese Gleichsetzung der beiden Indikatoren steht im Widerspruch zu Göhrum, da diese Punkte eindeutig getrennt liegen (s. Abb. 121) und sich Niere 13 nach Kracks Lokalisierung nur mit dem Weiheschen Indikator von Pulsatilla einigermaßen deckt. Für Details hierzu und zur Topographie von Niere 13 s. unter Pulsatilla.

———————————
1 Siehe auch unter Lycopodium.
2 Details s. unter Lycopodium.
3 KW, S. 192; VN, S. 116.
4 SM, S. 151.

Sch = US = Deg = am-c 2^{dF}
De la Fuyes Punkt ☯ Lunge 9 liegt nach Soulié de Morant etwas anders, nämlich leicht distal der Handgelenkfalte[1], die Lokalisierung nach den modernen Autoren stimmt hingegen gut mit der Punktebeschreibung und Atlasangabe de la Fuyes überein.[2] Der Indikator ist nach diesem Autor zusammen mit Carbo vegetabilis und Sanguinaria dreifach besetzt.[3]

Der Punkt am-c 3^V, der in etwa mit ☽ Blase 21 zusammenfallen soll,[4] findet sich auffälligerweise nicht bei Voisins Lehrer de la Fuye; Blase 21 ist dort durch Abrotanum und Aethusa besetzt.[5] Diese beiden letzteren homöosiniatrischen Punktezuordnungen hat Voisin dann tatsächlich auch nicht von de la Fuye übernommen. Wenn es sich nicht um eine Verwechslung handelt, könnte dieser Punkt also die einzige uns bekannte Neubestimmung eines Indikators durch Voisin darstellen. Hierzu würde dann allerdings wenig passen, dass er den Punkt selbst als unzuverlässig bezeichnet. Es dürfte sich bei der Angabe Voisins also doch am ehesten um einen Irrtum oder allenfalls noch um eine Neubestimmung eines anderen, Voisin bekannten Autors handeln. Zur Diskussion der Belegung des Punktes durch den klassischen Indikator von Oleum gynocardiae s. unter diesem Mittel.

Dass auch Ungern-Sternberg im Alleingang einen zweiten homöosiniatrischen Punkt (am-c 4US = Dickdarm 20) angibt, ist ebenfalls ungewöhnlich und könnte gleichfalls einem Versehen entsprechen. Wenn wir uns aber daran erinnern, dass Leeser einen an diesem Punkt befindlichen Tumor mit der Kombination Nitricum acidum + Belladonna geheilt hat,[6] wäre ein Bezug des ja ebenfall zur Stickstoff-Gruppe gehörigen Mittels Ammonium carbonicum zu diesem Punkt wohl denkbar und eine druckpunktdiagnostische Überprüfung des wichtigen Akupunkturpunktes auch in dieser Hinsicht interessant. – Der Punkt ☽ Dickdarm 20 wird von de la Fuye Alumina zugeordnet.[7]

Der klassische Einzelpunkt ist Bestandteil der folgenden Weiheschen Mittelgleichungen:

Ammonium carbonicum + Cuprum metallicum
    = Conium maculatum
Ammonium carbonicum + Natrum sulphuricum
    = Phosphorus
Ammonium carbonicum + Silicea
    = Agaricus muscarius

Sein spiegelbildlicher Partner auf der Gegenseite ist Cyclamen europaeum.

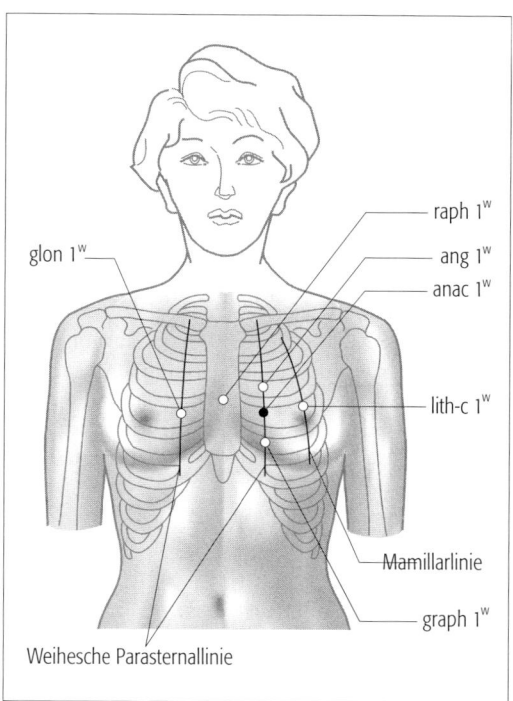

glon 1^w
raph 1^w
ang 1^w
anac 1^w
lith-c 1^w
Mamillarlinie
graph 1^w
Weihesche Parasternallinie

Abb. 28: anac 1^W.

Anacardium orientale

anac 1^{W*}
Parasternal im 4. Interkostalraum (am Übergang vom knorpeligen zum ossären Rippenteil), links. Druck gegen den unteren Rand der oberen Rippe und senkrecht zur Tangente durch den Punkt.

anac^{WK}
Baryta carbonica + Lachesis

Bis auf die unsichere Angabe de la Fuyes (s. unten) ist eine bemerkenswerte Konstanz der Punktebeschreibungen durch verschiedene Autoren festzustellen. Dies spricht für die Bewährtheit des Punktes.

---

1 SM, S. 135.
2 KW, S. 144; VN, S. 20.
3 Siehe unter diesen Mitteln.
4 Voisins Ortsangabe entspricht weitgehend de la Fuye und Van Nghi, s. unter Oleum gynocardiae.
5 Siehe unter diesen Mitteln, vgl. auch Abb. 122.
6 Siehe S. 66 ff.
7 Hierzu und zur Topographie des Punktes s. unter diesem Mittel.

Anmerkungen ————————————————

Du = R = Dem = Da = anac 1^W

dF = Sch ≈ anac 1^W
Der Punkt scheint linksseitig in der Mitte zwischen der vorderen Paraxillarlinie und der Mammillarlinie im 4. Interkostalraum zu liegen.

Nach de la Fuye liegt der normalerweise anac 1^W zugeordnete Akupunkturpunkt Niere 23 ein Querfinger seitlich des Sternums im 4. Interkostalraum und wird in seinem schriftlichen Verzeichnis beidseits (also nicht nur rechts wie nach Weihe) dem Mittel Glonoinum zugeordnet. Deshalb versucht de la Fuye wohl, Anacardium deutlich weiter lateral (seine vordere Paraxillarlinie entspricht der vorderen Axillarlinie Weihes) im 4. Interkostalraum zu lokalisieren. Wenn wir jedoch de la Fuyes Atlas konsultieren, findet sich Anacardium an der betreffenden Außermeridianstelle lateral der Mamillarlinie nicht eigezeichnet, sondern entsprechend den Angaben der meisten übrigen homöosiniatrischen Autoren auf dem 23. Punkt des Nierenmeridians links.[1] Damit wird Göhrums Angabe zumindest teilweise auch durch de la Fuye bestätigt und es bleibt etwas unklar, welchen Punkt de la Fuye eigentlich Anacardium zuordnen wollte. Da de la Fuyes Übersetzer Schmidt den Punkt von Anacardium ausdrücklich – allerdings leider ohne Ortsangabe – als neu bestimmten Außermeridianpunkt und nicht als klassischen Weiheschen Punkt bezeichnet,[2] scheint eine Neubestimmung des Punktes durch de la Fuye doch wahrscheinlicher, zumal sich der Punkt an dieser Stelle auch klinisch schon gut bewährt hat. Sein Atlaseintrag wäre in diesem Fall als irrtümlich zu betrachten.

BL = US ≈ V ≈ anac 1^W
☽ Niere 23 links. Auf der Parasternallinie (2 Querfinger seitlich der Medianlinie) im 4. Interkostalraum.

Die seitliche Lage des Punktes kommt deutlich näher an den Sternalrand zu liegen als nach Göhrum. Möglicherweise führte diese ungenaue Lokalisierung dazu, dass Voisin den Punkt als wenig verlässlich bezeichnete. Niere 23 nach Krack entspricht anac 1^W besser (s. unten).

K = Deg ≈ anac 1^W
☽ Niere 23 links. 2 Cun seitlich der Mittellinie des Thorax, am Unterrand der 4. Rippe (zwischen Brustwarze und Mittellinie).

Krack lokalisiert den Punkt Niere 23 einen knappen Querfinger weiter lateral als seine oben zitierten homöosiniatrischen Kollegen, nämlich etwa auf halber Strecke zwischen der Medianlinie des Sternums und der Mamillarlinie, was Göhrums Hilfslinie gut entspricht.[3] Diese Punktelage stimmt auch gut mit sämtlichen unseren Akupunkturquellen überein.[4]

Der spiegelbildliche Partner des Weiheschen Einzelpunktes auf der Gegenseite ist Glonoinum.

Angustura vera

ang 1^W
Auf der Linie, welche die Verbindungsstellen zwischen Knorpel- und Knochenteil der Rippen bilden, im 3. Interkostalraum, links (s. Abb. 28: anac 1^W, S. 147). Druck gegen den unteren Rand der oberen Rippe und senkrecht zur Tangente durch den Punkt.

Anmerkungen ————————————————

Du = ang 1^W

FB = ang 1^W
Lokalisierung genau entsprechend Göhrum parasternal im 3. Interkostalraum links. Der Autor erwähnt aber ausdrücklich, dass dieser Punkt eher gelegentlich einmal das normalerweise im 2. Interkostalraum rechts gelegene Mittel Lycopodium anzeigt, und lässt auf seiner Bilddarstellung den Punkt unbesetzt.[5] Noch weitergehend als Fortier-Bernoville erwähnt Bonnet-Lemaire ausdrücklich, dass sich im 3. Interkostalraum der Parasternallinie überhaupt kein Weihescher Punkt befinde. Auch Rouy lässt den klassischen Indikator des südamerikanischen Ruta-Gewächses unbesetzt.

K ≈ ang 1^W
☽ Niere 24 links. Am Unterrand der 3. Rippe und 2 Cun seitlich der Mittellinie.[6]

Der spiegelbildliche Partner des klassischen Einzelpunktes auf der Gegenseite ist Ambra.

Antimonium arsenicosum (= Stibium arsenicosum)

ant-ar 1^W
Auf der Mittellinie zwischen vorderer und mittlerer Axillarlinie, im 4. Interkostalraum, links (s. Abb. 45: calc-ar 1^W, S. 180). Druck gegen den unteren Rand der oberen Rippe und senkrecht zur Tangente durch den Punkt.

————————————————

1 dF II, D/3.
2 Schmidt, S. 100.
3 Siehe Abb. 22, wo der Punkt allerdings noch fehlt.
4 VN, S. 115; KW, S. 192; SM, S. 151.
5 Siehe unter Lycopodium.
6 Zum gut mit ang 1^W übereinstimmenden Punkt Niere 24^K s. Anmerkungen zu Ambra.

ant-ar 2^{ws}
Auf der Mittellinie zwischen vorderer und mittlerer Axillarlinie, im 5. Interkostalraum, links. Druck wie oben.

Nach der von Schöler wiedergegebenen Ausgabe von Göhrums Liste liegt der Punkt einen Interkostalraum tiefer, wo nach der Originalliste dieses Autors kein Mittelindikator zu finden ist. Es könnte sich hierbei allerdings auch um einen Irrtum handeln, zumal bei Lokalisierung des Punktes gemäß Schölers Liste eine auffällige, anderweitig nicht belegte Lücke auf der genannten Hilfslinie entsteht, nämlich zwischen dem im 3. Zwischenrippenraum gelegenen Punkt calc-ars 1^{w} und ant-ar 2^{ws} im 5. Interkostalraum.[1]

Anmerkungen ————————————————

Der spiegelbildliche Partner des klassischen Einzelpunktes im 4. Interkostalraum ist nach Göhrums Originalliste auf der Gegenseite nicht belegt, für ant-ar 2^{ws} wird rechts nach der Schölerschen Ausgabe Sinapis alba angegeben.

Anthracinum (Nosode des Milzbrandes)

Bei einem Patienten mit rezidivierenden Infekten bei ätiologisch unklarer Immunschwäche, der nach einem Insektenstich an der Hand eine sich als hochroter Strang den ganzen Arm entlang hinweg manifestierende Lymphangitis mit axillärer Lymphknotenschwellung aufwies, zeigte die folgende, leider nicht sehr spezifische und punkto Empfindlichkeitsgrad ausgeglichene Druckpunktkonstellation: lach 1^{w} + sep 1^{Ne} + arg-m 1^{w} + bell 1^{w}. Das Mittel wirkte heilend.

Antimonium crudum

ant-c 1^{w}
Am Übergang vom äußeren zum mittleren Drittel der Linie, welche Stannum (unter der Spitze der Spina iliaca anterior superior) mit dem Nabel verbindet, rechts (s. Abb. 112: stann 1^{w}, S. 341, vgl. auch Abb. 121).[2]

ant-c 2^{dF}
☯Dickdarm 10 beidseits. Auf der Außenseite des Oberarmes, drei Querfinger[3] distal des äußeren Endes der Ellenbogenfalte (s. Abb. 54 c: caust 3$^{N/dF}$, S. 198).

ant-c^{WK}
Aurum metallicum + Baptisia tinctoria

Der wichtige homöosiniatrische Punkt ☯Dickdarm 10 (Sann Li des Armes = ant-c 2^{dF}) ist nach de la Fuye zusammen mit Arsenicum album doppelt belegt. Nach meiner Erfahrung hat sich der allerdings recht oft druckdolente Akupunkturpunkt eher besser als der abdominal gelegene und an sehr vielen Mittelgleichungen (s. unten) teilhabende klassische Indikator ant-c 1^{w} bewährt. In erster Linie ist Dickdarm 10 links aber als sehr wichtiger Ergänzungsindikator für Causticum zu betrachten.[4]

Anmerkungen ————————————————

Du = R = FB = Dem = ant-c 1^{w}

dF = Sch = Deg ≈ ant-c 1^{w}
Zwischen den Punkten ☯Leber 12 und 13, drei Querfinger unter und außerhalb des MacBurneyschen Punktes, am Übergang vom mittleren zum äußeren Drittel der Linie, welche von der Spina iliaca anterior superior zum Nabel führt, beidseits (= Leber 12 bis[5]).

Zur Diskussion der Lage des von de la Fuye, aber nicht von Degroote zur Ortung des klassischen Indikators genannten MacBurneyschen Punktes siehe die Anmerkungen zu Ignatia. Nach heutiger Sichtweise würde der Weihesche Punkt von Antimonium crudum fast eher MacBurney entsprechen als der klassische Ignatia-Punkt. Im übrigen stimmt de la Fuyes Ortsangabe mit Göhrum weitgehend überein. Der Punkt gilt nach de la Fuye beidseitig, das spiegelbildliche Mittel Cannabis sativa wird ersatzlos gestrichen. Zu den Punkten Leber 12 und 13 s. unter Iris bzw. Nux vomica.

K = US ≈ ant-c 1^{w}
☯Leber 12 (ohne Orts- und Seitenangabe).
Dieser Punkt entspricht nicht dem Göhrumschen Indikator,[6] weshalb de la Fuye sicher zu Recht den oben genannten neuen Punkt „Leber 12 bis" einführt, den Ungern-Sternberg wohl versehentlich ohne die Zusatzbezeichnung übernommen hat.

————————————————

1 Siehe hierzu auch unter Sinapis.
2 Auf Göhrums Büste (Abb. 22) ist der Punkt etwas weiter lateral eingetragen.
3 Besser scheint mir die Distanzangabe von 2 Cun, s. unter Arsenicum album und Causticum.
4 Siehe unter diesem Mittel.
5 = Leber 12 a bei Schmidt.
6 Zu seiner Topographie s. unter Iris, vgl. auch die obige Anmerkung.

$V \approx$ ant-c 1^W

◐ Milz-Pankreas 14 rechts. Am Übergang vom äußeren zum nächstfolgenden Viertel der Horizontallinie, welche durch den Punkt 2 Querfinger unterhalb des Nabels läuft. Die laterale Begrenzung von Voisins Hilfslinie ist unklar. Aber auch unabhängig davon liegt Milz-Pankreas 14 nach sämtlichen unseren Akupunkturquellen[1] leicht bis deutlich oberhalb von ant-c 1^W und kann deshalb in Übereinstimmung mit dem ja einen neuen Akupunktur-Zusatzpunkt einbringenden de la Fuye (s. oben) nicht als homöosiniatrische Entsprechung für den klassischen Antimonium-crudum-Indikator verwendet werden. Milz-Pankreas 14 ist auch anderweitig nicht belegt.

K = US $\approx$ ant-c 1^W

◐ Milz-Pankreas 13 rechts. 3,5 Cun seitlich der Mittellinie am Unterbauch, 0,7 Cun oberhalb der Leistenbeuge. Der Punkt Milz-Pankreas 13 liegt sowohl nach Soulié de Morant als auch nach den modernen Akupunkturtafeln deutlich unterhalb des klassischen Indikators[2] und kann deshalb nicht als dessen homöosiniatrische Entsprechung verwendet werden (vgl. auch die obige, zu hoch liegende homöosiniatrische Zuordnung).

Sch = K = Deg = US = ant-c 2^{dF}

Zur genauen Lage von ◐ Dickdarm 10 s. unter Causticum und Arsenicum album. Mit dem ersteren Mittel ist der Punkt linksseitig, mit dem letzteren beidseits zusätzlich belegt.

Der klassische Einzelpunkt ist Bestandteil der folgenden Weiheschen Mittelgleichungen:

Antimonium crudum + Cannabis sativa = Capsicum
Antimonium crudum + Belladonna = Kreosotum
Antimonium crudum + Colchicum autumnale
    = Graphites (?)
Antimonium crudum + Cyclamen europaeum = Bryonia
Antimonium crudum + Ignatia = Pulsatilla
Antimonium crudum + Mercurius vivus = Silicea
Antimonium crudum + Ranunculus bulbosus
    = Rhus toxicodendron

Antimonium crudum + Squilla = Kali iodatum
Antimonium crudum + Tabacum = Sinapis alba

Sein spiegelbildlicher Partner auf der Gegenseite ist Cannabis sativa.

Antimonium tartaricum

ant-t 1^W
Auf der Vertikalen, welche durch die Mitte zwischen Wirbelsäule und innerem Schulterblattwinkel (bei herabhängendem Arm) verläuft, im 3. Interkostalraum, beidseits (s. Abb. 22[3]). (?) Druck gegen den unteren Rand der oberen Rippe und senkrecht zur Tangente des Punktes.

ant-t 2^{dF}
◐ Dickdarm 6 beidseits. Am Außenrand des Vorderarmes, am Übergang vom mittleren zum distalen Drittel der Linie, welche vom Radiusköpfchen zum Processus styloides radii führt.

ant-t 3^{dF}
◐ Niere 26 beidseits. Im 1. Interkostalraum, 1 Querfinger seitlich vom Sternum (s. Abb. 40: bor 1^W, S. 174).[4]

ant-t 4^{dF}
◐ Niere 27 beidseits. Am medialen unteren Rand der Klavikula, neben dem Sterno-Klavikulargelenk.[5]

ant-t^{WK}
1. Badiaga + Ranunculus sceleratus
2. Spongia + Drosera
3. Natrum muriaticum + Ledum palustre

Göhrum bezeichnet das wertvolle Mittel in seinem Verzeichnis als Tartarus stibiatus. Überprüfenswert scheinen mir vor allem die beiden am oberen Sternalrand gelegenen benachbarten Indikatoren ant-t 3^{dF} und ant-t 4^{dF} und die spiegelbildlichen Weiheschen Kombinationen.

---

1 SM, S. 143; VN, S. 52/58; KW, S. 162/163.
2 SM, S. 143; VN, S. 52/58; KW, S. 162/163.
3 Der Punkt ist auf Göhrums Büste deutlich zu tief eingezeichnet, er sollte ja eigentlich nur 2 Interkostalräume unter dem entsprechend Göhrums schriftlicher Beschreibung eingetragenen Punkt phel 1^W liegen. Möglicherweise aber lag der Indikator ursprünglich tatsächlich an dieser Stelle.
4 Der Punkt liegt medial im 1. Interkostalraum (für Details zu seinen Lagevarianten s. unten). Um ihn druckpunktmäßig von seinem oberen Nachbarpunkt Niere 27 zu unterscheiden, wird am besten direkt in die Tiefe des Zwischenrippenraumes und leicht nach oben gegen den Unterrand der hier gerade noch knapp tastbaren 1. Rippe gedrückt.
5 = Letzter Meridianpunkt (für Details zu seinen Lagevarianten s. unten). Der Punkt liegt direkt am Unterrand der Klavikula am Oberrand der dort gerade noch knapp tastbaren 1. Rippe. Um ihn von dem knapp darunter liegenden Punkt Niere 26 (s. oben) zu unterscheiden, muss analog zu Göhrum an den Unterrand der Klavikula und senkrecht zur Tangente durch den Punkt gedrückt werden.

Anmerkungen ────────────────────

FB = ant-t 1^W

Auf der Senkrechten, welche durch die Mitte zwischen der Dornfortsatzlinie der thorakalen Wirbelkörper und dem inneren Schulterblattwinkel geht (nach Bilddarstellung etwa zwischen den lateralen Enden der Querfortsätze), im 3. Interkostalraum, beidseits.

Die Angaben zur Distanz des klassischen Punktes von der dorsalen Mittellinie variieren wie meist (s. unten). Vgl. hierzu die Anmerkungen zu Millefolium. Wir halten uns für den klassischen Indikator natürlich an Göhrums Angabe.

Du = Da = ant-t 1^W

Auf der Mittellinie zwischen der Dornfortsatzlinie und der Senkrechten, die bei hängendem Arm durch den inneren Winkel des Schulterblattes geht, im 3. Zwischenrippenraum, beidseits.

Entspricht bis auf die fehlende Angabe der Druckrichtung genau Göhrums Angaben.

dF = Sch = US ≈ ant-t 1^W

☽ Blase 13 beidseits. Auf der inneren Paravertebrallinie, zwischen den Querfortsätzen des 3. und 4. thorakalen Wirbelkörpers.

Der Punkt Blase 13 wird nach sämtlichen unseren Akupunkturquellen weitgehend übereinstimmend lokalisiert.[1] Die von den verschiedenen Autoren angegebenen Seitenabstände des Punktes sind variabel (s. unten), der auf den modernen Akupunkturtafeln zu findende Wert von 1,5 Cun entspricht genau der Göhrumschen Hilfslinie.[2]

Deg ≈ dF ≈ ant-t 1^W

☽ Blase 13 beidseits. Auf der Vertikalen, welche durch die Mitte zwischen Wirbelsäule und innerem Schulterblattwinkel (bei herabhängendem Arm) verläuft, im 3. Interkostalraum.

Siehe die obige Anmerkung zu de la Fuye.

K ≈ dF ≈ ant-t 1^W

☽ Blase 13 beidseits. Am Rücken zwischen den Querfortsätzen des 3. und 4. thorakalen Wirbelkörpers, etwa 2 Cun seitlich der Mittellinie.

Siehe die obige Anmerkung zu de la Fuye.

BL ≈ dF ≈ ant-t 1^W

☽ Blase 13 beidseits. Auf der inneren Paravertebrallinie, d. h. 2 Querfinger seitlich der dorsalen Medianlinie, im 3. thorakalen Interkostalraum.

Siehe die obige Anmerkung zu de la Fuye. Bonnet-Lemaires Ortsangabe entspricht weitgehend Göhrum (2 Querfinger = 1,5 Cun[3]).

V ≈ dF ≈ ant-t 1^W

☽ Blase 13 beidseits. Zwei Querfinger seitlich des Dornfortsatzes des 3. Brustwirbels.

Siehe die Anmerkungen zu de la Fuye und Bonnet-Lemaire.

Sch = K = Deg = US = ant-t 2^{dF}

Der Punkt ☽ Dickdarm 6 liegt nach sämtlichen unseren Akupunkturquellen in recht guter Übereinstimmung mit de la Fuyes Angaben etwa 3 Distanzen proximal der Tabatière am lateralen Radiusrand.[4] – Ungern-Sternberg ordnet dem nach de la Fuye nur mit Antimonium tataricum belegten Punkt wahrscheinlich irrtümlich zusätzlich Arsenicum album zu (Verwechslung mit dem de la Fuyeschen Arsen-Indikator Dickdarm 10?)[5].

Sch = Deg = US = ant-t 3^{dF}

Zur Topographie von ☽ Niere 26^{dF} s. unten stehende Anmerkung.

K ≈ ant-t 3^{dF}

☽ Niere 26 beidseits. Am Thorax vorne im 1. Interkostalraum, 2 Cun seitlich der Medianlinie.

Diese Ortsangabe kommt etwas weiter lateral zu liegen als diejenige de la Fuyes. Krack ordnet denn auch Niere 26 im Gegensatz zu de la Fuye in erster Linie den Indikatoren bor 1^W (rechts) und cimic 1^W (links)[6] zu, die de la Fuyesche Zuordnung von Antimonium tartaricum zu diesem Akupunkturpunkt wird lediglich als Zusatzangabe erwähnt. Wie unter Borax detailliert besprochen wird, ist aber Antimonium tartaricum wohl nur die weiter medial gelegene Ortsangabe de la Fuyes zuzuordnen, während Kracks etwas weiter lateral gelegener Punkt Niere 26 in guter Übereinstimmung mit Göhrum Borax bzw. Cimicifuga entspricht. Kracks Ortsangabe für Niere 26 stimmt auch besser als diejenige de la Fuyes mit sämtlichen unseren Akupunkturquellen überein, wonach Niere 26 – wie übrigens auch Niere 27 – etwa zwei Cun seitlich der Medianlinie lokalisiert wird.[7]

Sch = K = Deg = US ≈ ant-t 4^{dF}

Ungern-Sternberg macht teilweise irrtümliche Angaben betreffend die Autorschaft von Göhrum und de la Fuye, die hier wie auch andernorts nicht weiter diskutiert werden müssen. Auch erwähnt er als scheinbar zusätzlichen homöosiniatrischen Punkt Niere 7, während Nie-

────────────────────

1 KW, S. 175; VN, S. 82; SM, S. 175.
2 Vgl. Abb. 24 b, S. 128.
3 Siehe Abb. 24 a, S. 127.
4 SM, S. 113; VN, S. 25–26; KW, S. 146.
5 Siehe unter Arsenicum album.
6 Siehe unter diesen Mitteln.
7 SM, S. 151; VN, S. 116; KW, S. 192.

re 27 weggelassen wird. Es handelt sich hierbei höchstwahrscheinlich um einen Druckfehler oder Irrtum (Niere 7 statt Niere 27). – Zur Topographie von Niere 27 s. die obigen Angaben für Niere 26, welche entsprechend auch für diesen Punkt gelten.

Der klassische Einzelpunkt ist Bestandteil der folgenden Weiheschen Mittelgleichungen:

Antimonium tartaricum + Agaricus muscarius
    = Cuprum metallicum (?)
Antimonium tartaricum + Gelsemium = Phosphorus (?)

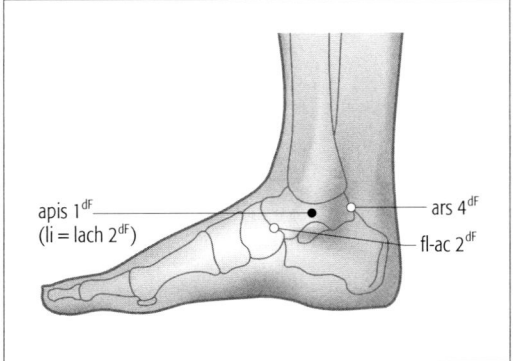

Abb. 29 a: apis 1^{dF}.

Apis

apis 1^{dF}* (Hauptpunkt)
❷ Niere 6 rechts. Auf der Innenseite des Fußes, eine Fingerbreite (besser eine Distanz, s. unten) unterhalb der medialen Knöchelspitze, in einer Vertiefung.

apis 2^{W}* (Ergänzungspunkt)
Dicht vor dem vorderen Rand der Helix, am unteren Rand des Processus zygomaticus, rechts. (?) Druck gegen den unteren Rand des Jochbogens.

apis 3^{dF}
❷ Blase 17 rechts. Zwischen den Enden der Querfortsätze des 7. und 8. thorakalen Brustwirbels (s. Abb. 122, S. 370).[1]

apis 4^{dF}
❷ Blase 64 beidseits. Am Außenrand des Fußes, proximal und leicht unterhalb der Tuberositas des Metatarsale 5.

apis^{WK}
Ferrum metallicum + Nux vomica
Kali carbonicum + Belladonna
Petroleum + Asarum europaeum (?)
Phosphoricum acidum + Cyclamen europaeum

Nach meiner Erfahrung kann der neue de la Fuyesche Hauptindikator apis 1^{dF} häufig auch beidseits positiv sein, obwohl er links nach de la Fuye Lachesis zugeordnet ist. Nicht selten allerdings ist dieser Punkt aber auch falsch positiv. Zusammen mit dem klassischen Ergänzungspunkt ergibt sich jedoch trotzdem eine recht gute diagnostische Aussage,[2] wobei es sich wohl lohnt, die oberhalb des Jochbogens gelegene Lokalisierungsvariante für apis 2^{W} nach Rouy und Bonnet-Lemaire (s. unten) ebenfalls zu prüfen.

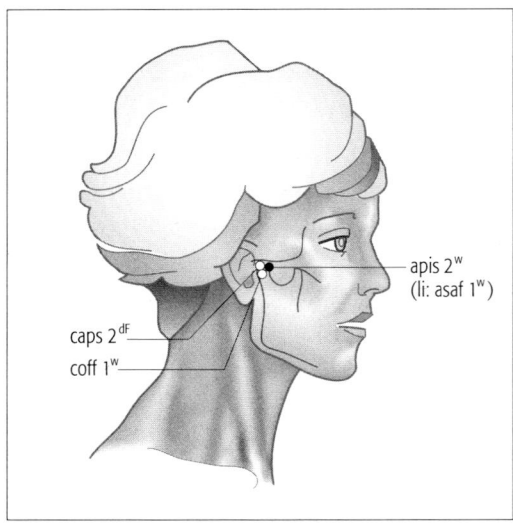

Abb. 29 b: apis 2^{W}.

Anmerkungen

Sch = K = Deg = US = apis 1^{dF}
Der Punkt ❷ Niere 6 wird nach Van Nghi unter dem Namen Zhao Hai fast gleich lokalisiert wie nach de la Fuye.[3] Lediglich ist de la Fuyes Distanzangabe von der medialen Knöchelspitze nach unten mit einer Fingerbreite etwas knapp bemessen; König/Wancuras Angabe von 1 Cun ist

---

1 Diese Ortsangabe ist gegenüber dem missverständlichen Originaltext de la Fuyes korrigiert, Details s. in der Anmerkung hierzu.
2 Diese ermöglicht zumindest einmal eine ziemlich sichere negative Ausschlussdiagnostik; zur Bestätigung einer sicher positiven Aussage der Kombination von Haupt- und Ergänzungspunkt liegen noch zu wenig Erfahrungen vor.
3 VN, S. 110.

genauer und stimmt auch mit de la Fuyes Atlas besser überein. Nach König/Wancura trägt der Punkt Zhao Hai allerdings auf Grund einer anderen Meridianpunktzählung die Nummer 3.[1] Nach Soulié de Morant wiederum trägt der Punkt entsprechenden Namens zwar in Übereinstimmung de la Fuye die Nummer 6, liegt aber weiter oben. De la Fuye meint jedoch unzweifelhaft den Punkt unterhalb der Knöchelspitze, der nach seinem Akupunkturlehrer aber unter einem anderen Namen wieder die Nummer 3 trägt.[2] Linksseitig ist der Punkt nach de la Fuye mit Lachesis belegt.

Du = R = apis 2[W]

Am Schnittpunkt des unteren Randes des Jochbogens mit der Senkrechten vor dem Tragus, rechts.

R = BL ≈ apis 2[W]

Am Schnittpunkt der Jochbogen-Apophysenlinie und der Senkrechten vor dem Tragus, rechts (?). Entspricht nach Bonnet-Lemaire dem Punkt ☽ Gallenblase 3[KW] rechts.

Die Angabe von Rouy und Bonnet-Lemaire ist schlecht verständlich. Es könnte vielleicht sein, dass die „Jochbogen-Apophysenlinie" die „Linie am unteren Rand des Jochbogens" bedeuten sollte, womit die Aussage der beiden Autoren mit derjenigen Duprats völlig in Übereinstimmung gebracht werden könnte. Bonnet-Lemaire stuft den Punkt aber im Gegensatz zu seinem homöopathischen Kollegen Rouy – und auch konträr zu de la Fuye – homöosiniatrisch ein und identifiziert ihn mit dem nach König Wancura[3] am Oberrand des Jochbogens vor dem Ohr gelegenen Punkt Gallenblase 3. Damit ist doch eher anzunehmen, dass die beiden genannten Autoren eine neue Lokalisierung meinen. Tatsächlich habe ich bei Apis-Indikationen Gallenblase 3[KW] als Kandidaten für einen neuen Bienengift-Indikator auch schon deutlicher positiv gefunden als den klassischen Weiheschen Indikator. Nach de la Fuye und unseren sonstigen Akupunkturquellen wird Gallenblase 3 allerdings etwas anders lokalisiert.[4]

K = US ≈ apis 2[W]

☽ Dünndarm 18 rechts. In einer Vertiefung „hinter dem Jochbein, etwas unterhalb des Jochbeins".

Einen anderen, ebenfalls nicht mit Göhrum übereinstimmenden und etwas unklar beschriebenen Weg zur homöosiniatrischen Zuordnung des klassischen Apis-Punktes beschreiten Krack und Ungern-Sternberg: Der Punkt Dünndarm 18 liegt zwar an der Unterkante des Jochbogens, jedoch nach sämtlichen unseren Akupunkturquellen an seinem vorderen Ende senkrecht unter dem lateralen Augenwinkel.[5] Es könnte sich hierbei eventuell auch nicht um einen Irrtum, sondern um eine

Neubestimmung handeln. Der Punkt ist anderweitig nicht belegt.

Deg ≈ apis 2[W]

☽ Drei-Erwärmer 21 (ohne Seiten- und schriftliche Ortsangabe).

Mit Sicherheit ist mit diesem Punkt der entsprechend den modernen Akupunkturtafeln lokalisierte Punkt El-Menn bzw. Er-Men (Pforte des Ohres = caps 2[dF], s. unten) gemeint, welcher oberhalb von Gallenblase 2 vor der Incisura supratragica am Oberrand des kleinen Grübchens liegt, welches sich bei der Öffnung des Mundes bildet.[6] Es ist allerdings zweifelhaft, ob dieser Punkt besser als apis 2[W] mit Göhrums Ortsangabe übereinstimmt. Da Göhrum nichts von Mundöffnen zur Punktelokalisierung schreibt, scheint mir sein Indikator eher etwas weiter vorne am Unterrand des Jochbogens dicht vor dem Caput mandibulae mit seinem vorspringenden Gelenkköpfchen (Processus condylaris) zu liegen (s. Abb. 29: apis 2[W 7], S. 152). Entscheidend aber ist wie immer die praktische Brauchbarkeit des Punktes, welche für beide eng benachbarte Varianten noch zu überprüfen ist. Direkt auf dem Processus condylaris liegen dann die Indikatoren coff 1[W] (rechts) und tarax 1[W] (links).[8]

Der Punkt El-Menn = Drei-Erwärmer 23[SM/KW] wird nach de la Fuye, welcher apis 1[W] aus seinem Verzeichnis streicht, beidseits Capsicum zugeordnet.[9] Auf de la Fuyes Atlas scheint der Punkt allerdings am Oberrand des Jochbogens zu liegen.[10]

---

1 KW, S. 189.
2 SM, S. 149.
3 KW, S. 203/204.
4 Nach dem Atlas von Soulié de Morant liegt der Punkt weiter vorne etwa in der Mitte des Jochbogens, nach der Darstellung von de la Fuye (dF II, A/VII/1) und Van Nghi (VN, S. 134/136) an derselben Stelle und sogar noch etwa einen Querfinger ob dem Oberrand des Jochbogens. In der letzteren Position entspricht der Punkt kali-m 3[dF] (s. unter Kali muriaticum).
5 KW, S. 172; VN, S. 74; SM, S. 123.
6 VN, S. 132, entspricht weitgehend KW, S. 202 und SM, S. 159. Die beiden letztgenannten Quellen belegen den Punkt allerdings auf Grund einer anderen Meridian-Nummerierung mit Nummer 23, welcher Nomenklatur auch de la Fuye folgt. Für eine detaillierte Darstellung des sehr komplexen Sachverhaltes s. die Anmerkungen zu Capsicum; zu Gallenblase 2 s. unter Chininum sulphuricum.
7 Der Punkt entspricht dem dort unmittelbar über coff 1[W] eingezeichneten Indikator caps 2[dF].
8 Siehe unter den betreffenden Mittelabschnitten.
9 Siehe unter Capsicum.
10 dF II, A/VI/3. Diese Lokalisierung steht isoliert da und beruht wahrscheinlich lediglich auf einer Ungenauigkeit. Siehe auch unter Capsicum.

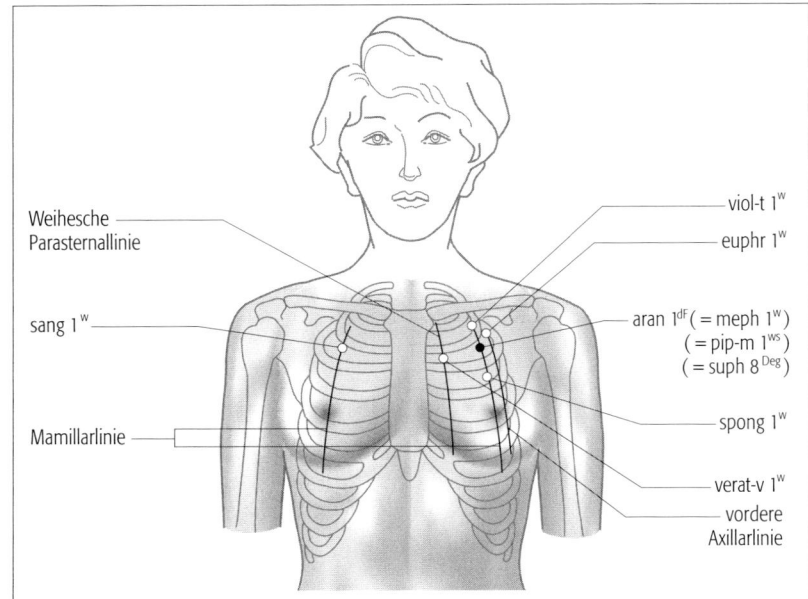

Weihesche
Parasternallinie

viol-t 1^w
euphr 1^w

sang 1^w

aran 1^{dF} (= meph 1^w)
(= pip-m 1^{ws})
(= suph 8^{Deg})

spong 1^w

Mamillarlinie

verat-v 1^w
vordere
Axillarlinie

Abb. 30: aran 1^{dF}.

Sch = K = Deg = US ≈ apis 3^{dF}
De la Fuyes schriftliche Originalangabe zu apis 3^{dF} („zwei Querfinger lateral beider Querfortsätze des 7. thorakalen Wirbelkörpers rechts") ist widersprüchlich und sehr wahrscheinlich irrtümlich. Nach seiner Atlasdarstellung und gemäß Übersetzer Schmidt ist der Punkt nämlich eindeutig nur rechtsseitig und zwischen den Enden der Querfortsätze des 7. und 8. thorakalen Brustwirbels zu finden, womit die Situation geklärt ist. Auch nach sämtlichen unseren sonstigen Akupunkturquellen ist die Lage von Blase 17 weitgehend unumstritten.[1] – Auf der Gegenseite findet sich nach de la Fuye der Indikator von Naja tripudians, welches Mittel als tierisches Gift ja eine gewisse Verwandtschaft mit Apis aufweist (dementsprechend hat apis 1^{dF} ja Lachesis auf der linken Gegenseite, s. oben).

Sch = K = Deg = US = apis 4^{dF}
Mit dem Tuberculum des Metatarsale V, wo nach sämtlichen unseren Quellen Blase 64 in obiger Weise lokalisiert ist,[2] ist die proximal auf diesem Knochen gelegene, deutlich vorstehende Tuberositas ossis metatarsalis V gemeint. Der Punkt ist nach de la Fuye zusammen mit Causticum beidseits doppelt belegt.

---

1 KW, S. 176; VN, S. 84; SM, S. 177.
2 SM, S. 179; VN, S. 103; KW, S. 185. Auf der Bilddarstellung von König/Wancura ist der Punkt vermutlich auf Grund eines Versehens distal der Tuberositas ossis metatarsalis V eingetragen.

Der spiegelbildliche Partner des klassischen Einzelpunktes auf der Gegenseite ist Asa foetida.

Aralia racemosa

aral 1^{ws}
Zwischen vorderer und mittlerer Axillarlinie, im 3. Interkostalraum, rechts (s. Abb. 45: calc-ar 1^w, S. 180). Druck gegen den Unterrand der oberen Rippe und senkrecht zur Tangente durch den Punkt.

Anmerkungen

Du = aral 1^{ws}

Dieses phytotherapeutische Lungenmittel aus Nordamerika fehlt auf Göhrums Originalliste, der Punkt bleibt dort ohne Belegung. Sein spiegelbildlicher Partner auf der Gegenseite ist nach beiden Varianten des Göhrumschen Verzeichnisses Calcarea arsenicosa zugeordnet.

Aranea diadema

aran 1^{dF} *
☯ Magen 15 beidseits. Auf der Mamillarlinie, im 2. Interkostalraum. Druck wie bei den klassischen Punkten der Interkostalräume senkrecht zur Tangente durch den Punkt und gegen die Unterkante der oberen Rippe.

aran[WK]
Silicea + Opium

Göhrum erwähnt in seinem Inhaltsverzeichnis neben der oben genannten klassischen Kombination auch das Vorhandensein eines klassischen Weiheschen Einzelpunktes für die Kreuzspinne, welcher dann aber auf der Punkteliste nirgends angegeben ist. Ob dieser Punkt irgendwie verloren ging, später (unvollständig) gestrichen wurde oder gar nie existierte, wissen wir nicht. De la Fuye jedenfalls hält ausdrücklich fest, dass er seinen homöosiniatrischen Indikator erst im Jahre 1935 neu bestimmt habe.[1] Um den auf Göhrums Liste von 1903 fehlenden klassischen Einzelindikator kann es sich hierbei also fast sicher nicht gehandelt haben. Zudem sind nach Göhrum beide Punkte auf der Mamillarlinie im 2. Interkostalraum bereits belegt, links durch Mephitis putorius und rechts durch Sanguinaria. Für die Weihesche Schule ist damit als Indikator für Aranea nur die obige Kombination aran[WK] sicher belegt.

Nach Degroote entspricht aran 1[dF] linksseitig zudem Sulphur (= sulph 8[Deg], s. dort).

Nach meiner Erfahrung ist aran 1[dF] vor allem links recht gut brauchbar, rechts hingegen dominiert die bewährte klassische Belegung mit Sanguinaria.

Anmerkungen

Sch = BL = K = aran 1[dF]
Krack erwähnt als weitere Belegung von ☯ Magen 15 auf der linken Seite zusätzlich zu Mephites noch Piper methysticum, welche Angabe der ihm vorliegenden Schölerschen Variante von Göhrums Liste entspricht.[2] – Die Ortsangaben für Magen 15 nach de la Fuye stimmen mit sämtlichen unseren Akupunkturquellen gut überein.[3]

Argentum metallicum

arg-m 1[W**]
Auf der Medianlinie des Sternums, zwischen den Ansätzen des 5. Rippenpaares.

arg-m[WK]
1. Baryta carbonica + Sabadilla
2. Ferrum metallicum + Aconitum napellus

Duprat belegt den klassischen Weiheschen Punkt doppelt auch mit Argentum nitricum. Auch nach meiner Erfahrung gilt der Punkt für beide Mittel

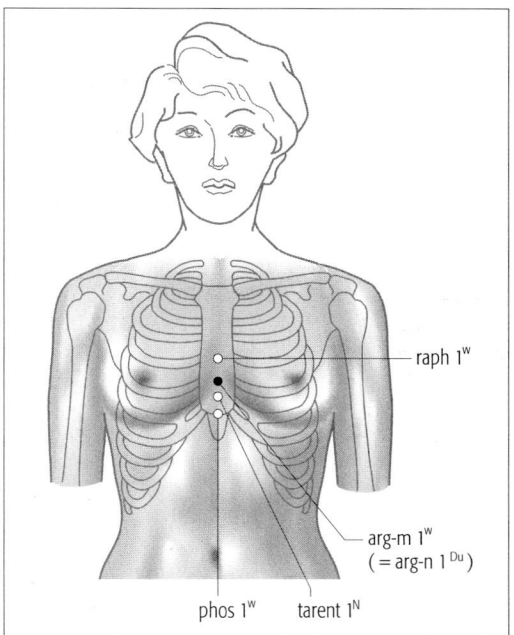

Abb. 31: arg-m 1[W].

und möglicherweise sogar ganz generell für Silber und seine Salze.[4]

Anmerkungen

Du = arg-m 1[W]

FB = R ≈ arg-m 1[W]
Auf der Medianlinie des Sternums auf Höhe des 5. Interkostalraums.

Auch auf der Bilddarstellung Fortier-Bernovilles findet sich entsprechend der schriftlichen Angabe Rouys, welcher dieselbe Punktekarte benützt, eindeutig der mit Göhrum nicht übereinstimmende 5. Interkostalraum als Höhenangabe.

K = arg-m 1[W]
☯ Konzeptionsgefäß 17. Am Thorax vorne in der Mittellinie in der Höhe des Ansatzes der 5. Rippe am Brustbein. In der normalen Höhe der beiden Brustwarzen, dort findet sich mitten auf dem Sternum eine kleine Vertiefung, in der der Punkt liegt.

---

1 dF I, S. 375.
2 Siehe unter diesem Mittel.
3 SM, S. 97; VN, S. 39; KW, S. 152.
4 Nach Degroote besteht eine ähnliche Situation auch für den unten angeführten Punkt arg-n 5[dF], welcher ebenfalls für Argentum nitricum und Argentum metallicum gelten soll (Degroote, S. 83).

Kracks punkto Rippenhöhe topographisch genau mit Göhrum übereinstimmende Punktangabe ist homöosiniatrisch nicht ganz korrekt. Nach sämtlichen unseren Akupunkturquellen kommt Konzeptionsgefäß 17 nämlich im 4. Interkostalraum und damit etwas höher als der klassische Indikator zu liegen.[1] Demzufolge wäre de la Fuyes etwas tiefer liegende Neubestimmung eines homöosiniatrischen Zusatzpunktes als Konzeptionsgefäß 16 a bzw. 16 bis eigentlich besser – wenn man diesen Punkt entsprechend Krack auf Höhe des 5. Rippenansatzes lokalisieren würde. Zur diesbezüglichen Problematik von de la Fuyes Ortsangabe s. unten.

dF = Sch = Deg ≈ arg-m 1^W
◗ Konzeptionsgefäß 16 bis.[2] Auf der Medianlinie des Sternums auf Höhe des 5. Interkostalraums.
    Der neue homöosiniatrische Indikator Konzeptionsgefäß 16 bis liegt oberhalb von Konzeptionsgefäß 16, mit welch letzterem Punkt de la Fuye korrekterweise den Weiheschen Phosphorpunkt gleichsetzt.[3] Sein erstgenannter Zusatzpunkt kommt aber sowohl nach der Ortsbeschreibung als auch nach der Atlasdarstellung deutlich zu tief zu liegen. Dies gilt auch für Degroote, welcher den Punkt nur einen Querfinger über dem Xiphoidansatz lokalisiert.

US ≈ dF ≈ K ≈ arg-m 1^W
◗ Konzeptionsgefäß 17 und ◗ Konzeptionsgefäß 16 a. Ungern-Sternberg führt beide oben diskutierten homöosiniatrischen Entsprechungspunkte wie üblich ohne Präzisierung ihrer Lage an.

Der klassische Einzelpunkt ist Bestandteil der folgenden Weiheschen Mittelgleichungen:

Argentum metallicum + Phosphorus = Euphrasia
Argentum metallicum + Raphanus sativus = Lachesis

Argentum nitricum

arg-n 1^{Du}*
Identisch mit Argentum metallicum nach Weihe. Auf der Medianlinie des Brustbeins, auf Höhe des Ansatzes des 5. Rippenpaares. Druck senkrecht zur Oberfläche.

arg-n 2^W
Auf dem Dornfortsatz des 2. Lendenwirbels. (?) Druck von oben auf die obere Kante des Processus spinosus.

arg-n 3^{dF} + arg-n 4^{dF}
Homöosiniatrischer Doppelindikator: ◗ Dickdarm 2 und 3 beidseits.

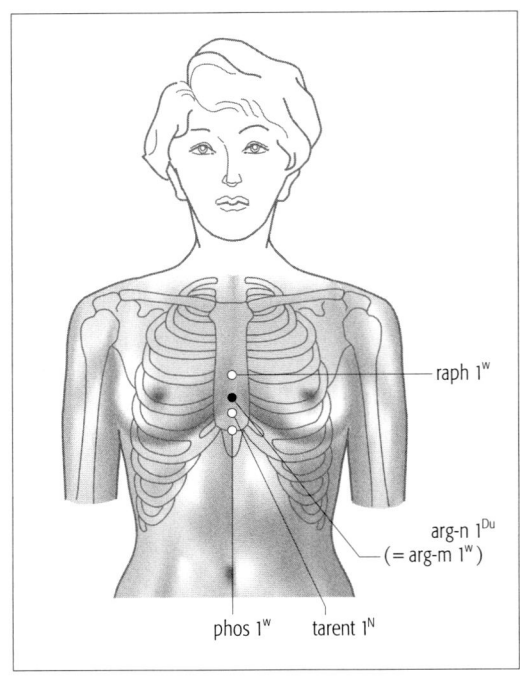

Abb. 32: arg-n 1^{Du}.

Der Punkt Dickarm 2 liegt radial (d. h. auf der Daumenseite) und unmittelbar distal des metacarpophalangealen Gelenkes des Zeigefingers, am dorsalen Ende der dortigen Beugefalte, beidseits. Der Punkt Dickdarm 3 liegt auf der gleichen Fingerseite unmittelbar proximal desselben Gelenkes, direkt proximal vom Gelenkköpfchen des Metacarpale 2, beidseits.

arg-n 5^{dF}
◗ Blase 22 beidseits. Auf der inneren Paravertebrallinie, zwischen den Querfortsätzen des 1. und 2. lumbalen Wirbelkörpers (s. Abb. 122).

Die Unsicherheit von Göhrums Angabe (?) zu arg-n 2^W bestätigt, dass der bewährte Argentum-Punkt auf dem Sternum arg-m 1^W entsprechend Duprats Erfahrung auch für Argentum nitricum und eventuell sogar für die ganze Gruppe der Silbersalze in erster Linie in Betracht zu ziehen ist. Auch Voisin erwähnt ausdrücklich, dass der lumbare Argentum-nitricum-Punkt nur für die atakti-

---

1 SM, S. 189; KW, S. 226; VN, S. 182 (dort aber falsche Bildangabe im 5. Interkostalraum).
2 Nach Schmidt 1952 Konzeptionsgefäß 16 a.
3 Siehe unter diesem Mittel.

schen und paraplegischen Symptome dieses Mittels zutreffe.[1] Vergleiche hierzu auch de la Fuyes sicher überprüfenswerten Versuch, in unmittelbarer Nähe des klassischen Weiheschen Punktes arg-n 2^W einen zusätzlichen homöosiniatrischen Indikator (arg-n 5^{dF} = Blase 22) zu lokalisieren.

Anmerkungen

R = FB = Da = arg-n 2^W

V = arg-n 2^W
Am Oberrand des Dornfortsatzes des 2. Lendenwirbels.

dF = Sch = Deg ≈ arg-n 2^W
➋ Lenkergefäß 5. Auf der Spitze des Dornfortsatzes des 2. lumbalen Wirbelkörpers.
Zur Topographie von Lenkergefäß 5 s. unten.

BL ≈ dF ≈ arg-n 2^W
➋ Lenkergefäß 5. Auf der Oberkante des Dornfortsatzes des 12. Brustwirbels.
Bonnet-Lemaires Angabe, dass der dem Weiheschen Indikator entsprechende Akupunkturpunkt Lenkergefäß 5 auf dem 12. Brustwirbel liege, steht völlig isoliert da. Der Atlas von de la Fuye bestätigt unzweideutig die für seine Schule geltende Lokalisierung auf dem 2. Lendenwirbelkörper. Allerdings lokalisieren die modernen Autoren den Punkt unter dem Dornfortsatz des 1. Lendenwirbels,[2] was jedoch der Göhrumschen Topograpie weitgehend entspricht, vor allem wenn man die Druckrichtung von oben auf den Oberrand des Dornfortsatzes des 2. Lendenwirbels berücksichtigt. Bonnet-Lemaires Angabe beruht damit wohl auf einem Irrtum.

K ≈ arg-n 2^W
➋ Lenkergefäß 4. Zwischen den Dornfortsätzen des 2. und 3. Lendenwirbels.
Krack lokalisiert den Punkt Lenkergefäß 5 in Übereinstimmung mit den modernen Autoren zwischen den Dornfortsätzen des 1. und 2. Lendenwirbels und ordnet ihn dem Mittel Sulphur iodatum zu.[3] Seine neue homöosiniatrische Zuordnung für den klassischen Indikator von Argentum nitricum kommt eindeutig tiefer als Göhrums Indikator zu liegen. Vgl. auch die oben stehende Anmerkung.

US ≈ arg-n 2^W
➋ Lenkergefäß 15 (ohne Ortsangabe).
Diese völlig isoliert dastehende Nennung des im Nacken liegenden, sonst Cuprum arsenicosum zugeordneten Punktes[4] entspricht wohl einem Irrtum. Am ehesten wurde Lenkergefäß 15 mit Lenkergefäß 5 (s. obige Anmerkungen) verwechselt.

Sch = K = Deg = US = arg-n 3^{dF} + arg-n 4^{dF}
Die Punkte Dickdarm 2 und 3 werden nach sämtlichen unseren Akupunkturquellen übereinstimmend mit de la Fuye lokalisiert[5] und sind anderweitig nicht belegt.

Sch = K = Deg = US = arg-n 5^{dF}
Man beachte die Nähe des Punktes zu arg-n 2^W. – Blase 22 liegt nach König/Wancura im Abstand von 1,5 Cun seitlich der Dornfortsatzlinie unter dem Processus spinosus des 1. Lendenwirbelkörpers, nach Van Nghi direkt lateral davon.[6] Der Atlaseintrag von König/Wancura ist bezüglich Wirbelsäulenprojektion fehlerhaft. Die Ortsangaben stimmen sonst mit de la Fuye recht gut überein, nach Soulié de Morant ist die Übereinstimmung vollständig.[7] Nach Degroote gilt der Punkt ausdrücklich auch für Argentum metallicum. Blase 22 ist anderweitig nicht belegt.

Argentum phosphoricum

Bei zwei guten Indikationen dieses interessanten Mittels wurde erwartungsgemäß der klassische Punkt von Argentum metallicum auf dem Brustbein positiv gefunden. In einem Fall war zudem auch der allgemeine Phosphorsalz-Indikator Herz 3 rechts[8] positiv.

Argentum sulphuricum

Bei einer guten Indikation dieses Mittels wurde außer dem unmittelbar unter dem klassischen Argentum-Punkt gelegenen neuen Indikator von Tarentula hispanica kein einziger Punkt positiv gefunden. Die Angabe der Weiheschen Schule, dass bei genereller Unempfindlichkeit der Druckpunkte Schwefel indiziert sei,[9] scheint damit auch auf dieses therapeutisch wertvolle Schwefelsalz anwendbar zu sein, was wahrscheinlich aber auch für andere Schwefelverbindungen gilt. In einem anderen Fall konnte nach der klassischen Mischsalz-Technik neben arg-m 1^W der Punkt Leber 3 links[10] als Indikator der Sulphur-Komponente positiv gefunden werden.

1 Voisin, S. 110.
2 KW, S. 217; VN, S. 163. Siehe auch unter Sulphur iodatum.
3 Zur Diskussion dieser Zuordnung s. unter diesem Mittel.
4 Siehe unter diesem Mittel.
5 KW, S. 145; VN, S. 24; SM, S. 113.
6 KW, S. 176/177; VN, S. 77/87.
7 SM, S. 177.
8 = kali-p 1$^{N/dF}$, s. dort.
9 Siehe S. 73.
10 Siehe unter Sulphur.

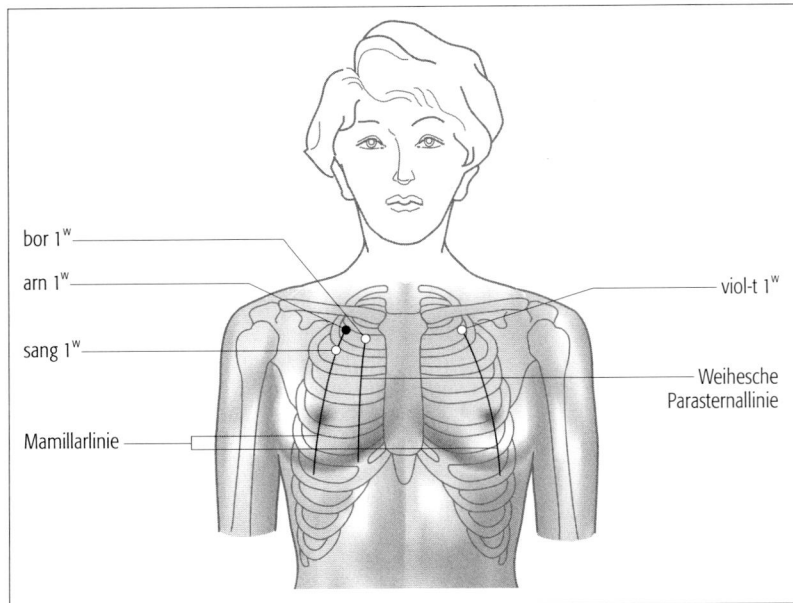

Abb. 33: arn 1^W.

Arnica

arn 1^W*

Auf der Mamillarlinie, im 1. Interkostalraum, rechts. (??) Druck gegen den Unterrand der oberen Rippe bzw. der Klavikula.

arn 2^dF

◗Dickdarm 15 beidseits. Auf dem äußersten Punkt der Schulter, unter dem Akromion. Auf de la Fuyes Atlas ist der Punkt direkt lateral unterhalb des Akromions eingezeichnet.

arn^WK

1. Muriaticum acidum + Lachesis
2. Baryta carbonica + Asarum europaeum (?)
3. Kali carbonicum + Causticum
4. Natrum muriaticum + Drosera (?)
5. Natrum sulphuricum + Calendula

Anmerkungen

Du = R = FB = Da = arn 1^W

dF = Sch = BL = Deg ≈ arn 1^W
◗ Magen 14 beidseits. Auf der Mamillarlinie, im 1. Interkostalraum.

De la Fuye streicht den linksseitigen klassischen Indikator Viola tricolor ersatzlos. – Magen 14 stimmt nach sämtlichen Akupunkturquellen gut mit Göhrums Indikator überein.[1] Der Punkt ist anderweitig nicht belegt.

V ≈ K ≈ US ≈ arn 1^W
Entspricht ungefähr ◗ Magen 14 rechts. Auf der Mamillarlinie, am Oberrand der 2. Rippe.

Es ist zu beachten, dass Voisin für den klassische Indikator eine andere Druckrichtung empfiehlt als Göhrum, nämlich gegen den Oberrand der unteren statt gegen den Unterrand der oberen Rippe. Es handelt sich also um eine topographisch eindeutig andersartige Lokalisationsvariante, deren zusätzliche Überprüfung sich um so mehr empfiehlt, als der sonst sehr kritische Voisin sie ohne Vorbehalt angibt und Göhrum seinen Indikator mit einem doppelten Fragezeichen versieht.

Sch = Deg = K = US ≈ arn 2^dF
Die Ortsangaben für Dickdarm 15 sind nach unseren Quellen nicht ganz einheitlich: Nach Van Nghi und König/Wancura liegt der Punkt eher seitlich vorne unterhalb der Akromion-Spitze, während ihn de la Fuye und Soulié de Morant rein lateral unter diesen Knochenvorsprung zu legen scheinen.[2] Letzteres entspricht auch de la Fuyes obiger Angabe der äußeren Schulterspitze, wo sich mir der Punkt in einem Fall auch gut bewährt hat. – Nach Bonnet-Lemaire entspricht Dickdarm 15 nicht Arnica, sondern sep 1^Ne.[3] Der Punkt wird aber nach keiner unserer Akupunkturquellen auf dem Korakoid lokalisiert.

---

1 SM, S. 97; VN, S. 39; KW, S. 152.
2 KW, S. 147; VN, S. 29; SM, S. 113; dF II, A/X/3.
3 Siehe unter diesem Mittel.

Die spiegelbildliche Mittelgleichung arn[WK1] = Muriaticum acidum + Lachesis gilt nach meiner Erfahrung in erster Linie für Crotalus horridus.[1]

Der spiegelbildliche Partner des klassischen Einzelpunktes auf der Gegenseite ist Viola tricolor.

Arsenicum album

ars1[W****]
Am unteren Rand des Rippenbogens, am Übergang vom 7. zum 8. Rippenknorpel, links. Druck gegen den unteren Rand des Rippenbogens und senkrecht zur Tangente durch den Punkt.

ars 2[dF]
❷Magen 42 beidseits. Auf der Mitte des Fußrückens, distal[2] von dem vorn über der Mitte des Sprunggelenkes gelegenen Punkt Magen 41, am Punkt, wo der Gelenkspalt zwischen den beiden Cuneiformia beim Scaphoid endet.

ars 3[dF]
❷Dickdarm 10 beidseits. Auf der lateralen Seite des Vorderarmes, drei Querfinger distal des äußeren Endes der Ellbogenfalte.

ars 4[dF]
❷Niere 3 beidseits. Je einen halben Querfinger unterhalb und hinter dem Malleolus internus (s. Abb. 29a: apis 1[dF], S. 152).

ars 5[dF]
❷Milz-Pankreas 2 beidseits. Auf der Innenseite des Fußes, über dem Gelenkspalt der Articulatio metatarso-phalangealis der Großzehe.

ars 6[dF]
❷ Drei-Erwärmer 16 = Gallenblase 21 = Dünndarm 15 beidseits. Gemeinsamer Punkt mit dem Gallenblasen- und Dünndarm-Meridian. Seitlich am Hals, auf dem Musculus scalenus posterior, in gleichem Abstand vom hinteren Anteil des Musculus sternocleidomastoideus und dem Oberrand des Musculus trapezius (s. Abb. 68b: graph 2[Ne], S. 238).

ars[WK]
1. Alumina + China (?)
2. Ferrum metallicum + Digitalis
3. Plumbum + Hydrocyanicum acidum (?)
4. Kali sulphuricum + Phytolacca (?)
5. Mercurius vivus + Ignatia (?)
6. Natrum muriaticum + Lactuca virosa

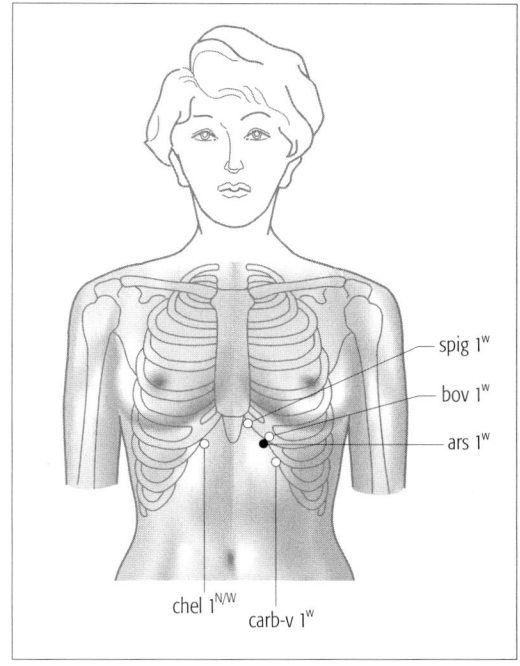

Abb. 34: ars 1[W].

Ein sehr bewährter Punkt eines unserer wichtigsten Mittel, der allerdings auch bei einer ganzen Reihe anderer Indikationen positiv sein kann. De la Fuye verwendet den Punkt, der als ❷ Niere 20 nach seiner und Soulié de Morants Topographie sehr gut dem Indikator Göhrums entspricht, sogar beidseits als Indikator für Arsenik. Entsprechend wird das nach der Weiheschen Schule der Gegenseite zugeordnete Mittel Gambogia (Gummi gutti) ersatzlos von seiner Liste gestrichen; offenbar hat es sich ihm in dieser Zuordnung nicht bewährt.

Auch nach meiner Ansicht kann der spiegelbildliche Indikator eines derart wichtigen Mittels wie Arsenik unmöglich erstrangig oder gar allein einem „kleinen Mittel" wie Gambogia zugeordnet sein. Die auch auf Grund anderer Hinweise erfolgte neue Zuordnung des rechtsseitigen Partnerpunktes in erster Linie zu Chelidonium scheint mir deshalb richtiger und hat sich auch praktisch bewährt.[3] Jedoch bleibt für den neuen Chelido-

---

1 Siehe unter diesem Mittel.
2 Nach König/Wancura im Abstand von 1,5 Daumenbreiten. Für weitere Details zur Lage des Punktes s. unter Nitricum acidum.
3 Siehe unter Chelidonium.

nium-Punkt de la Fuyes Zuordnung insofern gültig, als bei beidseits gleicher Druckdolenz der beiden Partnerpunkte eher an eine Indikation von Arsenicum album oder eines anderen Arsensalzes zu denken ist als an das Schöllkraut.[1] Überwiegt jedoch der Chelidonium-Punkt, ist dies eine gute Bestätigung der Indikation dieses Mittels.

Auch die Druckrichtung muss bei dem Punktepaar Arsenicum album und Chelidonium gut beachtet werden, da sich die beiden Indikatoren einzig durch die Druckrichtung gegen den Unterrand des Rippenbogens von wichtigen Pilzmittel-Indikatoren wie Bovista u. a.[2] unterscheidet. Ist der Rippenbogen weniger von unten-distal als von vorne-oben druckdolent, spricht dies eher für die Indikation eines Pilzmittels (vor allem Bovista) als für Arsenik[3] oder Chelidonium.

Anmerkungen ————————————

Du = R = FB = Dem = Da ≈ ars 1^W
Im Winkel zwischen dem 7. und 8. Rippenknorpel, links.

dF = Sch ≈ Deg ≈ ars 1^W
❷ Niere 20 beidseits. Am distalen Endpunkt des proximalen Viertels der Linie, welche vom Endpunkt der 11. Rippe zum Processus xiphoides führt. Auf der Darstellung im Atlas endet diese Linie an der Spitze des Schwertfortsatzes. Der Punkt Niere 20^{dF} liegt auf dieser Darstellung nicht ganz genau am Rippenbogen, sondern etwas unterhalb, aber weitgehend genau auf der Höhe des Weiheschen Indikators.[4] Gemäß Soulié de Morant liegt der Punkt genau am Rippenbogen, allerdings deutlich distal-lateral der von Göhrum angegebenen Stelle.[5] – Bei Degroote besteht erneut der Widerspruch, dass zuerst die oben stehende, ars 1^W (bzw. rechtsseitig

gamb 1^W) recht ordentlich ensprechende schriftliche Ortsbeschreibung für Niere 20^{dF} wiedergegeben wird, der Punkt dann aber auf der Meridianskizze im Anhang gemäß der deutlich tiefer und weiter medial liegenden Lokalisierung nach Van Nghi und König/Wancura eingetragen ist: Niere 20$^{VN/KW}$ liegt nämlich nur eine halbe Distanz seitlich der Medianlinie und volle zwei Distanzen unter der Xiphoidspitze, also mindestens zwei Distanzen entfernt von ars 1^W.[6] Damit lässt sich Niere 20$^{VN/KW}$ homöosiniatrisch viel eher Chamomilla (rechts) bzw. Cocculus (links) zuordnen (vgl. Abb. 34 und Abb. 121; s. auch unter diesen beiden Mitteln).

BL ≈ ars 1^W
❷ Niere 20 links. 1,5 Querfinger seitlich der Medianlinie des Abdomens, auf Höhe des unteren Endes des 3. Achtels der Linie, welche vom Xiphoid zum Nabel führt.

Wenn man davon ausgeht, dass Bonnet-Lemaires Hilfslinie vom Ansatzpunkt des Xiphoids ausgeht, stimmt seine Höhenangabe genau mit Niere 20$^{VN/KW}$ überein.[7] Sein Seitenabstand von der Medianlinie entspricht hingegen eher Niere 20^{dF} bzw. ars 1^W. Doch kommt seine Ortsangabe in jedem Fall deutlich zu tief zu liegen.

V ≈ ars 1^W
Entspricht in etwa dem Punkt ❷ Niere 20 links. Etwas nach innen vom linken Rippenbogen, auf Höhe der Vereinigung des 7. und 8. Rippenknorpels. Zuverlässig bei konstitutionellen Arsen-Indikationen.

Niere 20 nach Voisin fällt recht genau mit ars 1^W zusammen und entspricht damit etwa Niere 20^{dF}.

K = US ≈ ars 1^W
❷ Niere 20 links. Im linken Oberbauch, dort, wo der Rippenbogen 1 Cun von der Mittellinie entfernt ist, am Rippenbogen. Oder: Auf dem inneren Viertel der Verbindungslinie vom Processus xiphoides zum freien Ende der 11. Rippe.

Beide Varianten von Kracks Ortsbeschreibung entsprechen weitgehend Niere 20^{dF} und damit auch recht gut ars 1^W, wobei de la Fuye mit der Beschreibung „am Übergang vom inneren zum nachfolgenden mittleren Viertel" der gewählten Hilfslinie allerdings genauer ist. – Niere 20 ist nach Krack mit Cocculus (links) bzw. Chamomilla (rechts) doppelt belegt, wobei der Autor allerdings unerwähnt lässt, dass diese Zuordnung nur für Niere 20$^{VN/KW}$ sinnvoll ist.[8]

Sch = K = Deg = US ≈ ars 2^{dF}
Der Punkt ❷ Magen 42 ist zusammen mit Nitricum acidum doppelt belegt. Zur Lage des Punktes s. die Anmerkungen zu diesem Mittel.

---

1 Gerade letzthin habe ich diese Kombination aber auch bei einer guten Indikation von Syphilinum angetroffen. Allerdings war in diesem Fall dann auch syph 1$^{N/dF}$ (s. unter Syphilinum) deutlich positiv.
2 Siehe unter Bovista.
3 Vgl. hierzu allerdings auch den im Mittelabschnitt von Agaricus beschriebenen positiven Befund von ars 1^W bei einer Fliegenpilz-Indikation.
4 Würde die die Fuyesche Hilfslinie nicht zur Spitze, sondern zum Ansatzpunkt des Processus xiphoideus gezogen (was vielleicht trotz andersartiger Atlasdarstellung ursprünglich auch de la Fuyes Meinung war), würde Niere 20^{dF} praktisch hundertprozentig mit ars 1^W zusammenfallen.
5 SM, S. 151.
6 KW, S. 191; VN, S. 106.
7 Die Strecke Xiphoidansatz—Nabel wird in der modernen Akupunktur in 8 Distanzen aufgeteilt (s. auch Abb. 24 und unter Natrum carbonicum).
8 Siehe unter diesen beiden Mitteln.

Sch = K = Deg = US ≈ ars 3^{dF}

Der Punkt ◗ Dickdarm 10 ist nach de la Fuye zusammen mit Antimonium crudum doppelt belegt. Nach meiner Erfahrung ist dieser Punkt aber linksseitig in erster Linie ein wichtiger Ergänzungsindikator für Causticum.[1] Die Distanz des Punktes vom radialen Ende der Ellbogenfalte wird von de la Fuye etwas größer (3 Querfinger) als nach den modernen Akupunkturtafeln (2 Cun)[2] angegeben. Der Unterschied ist jedoch minimal (etwa $\frac{1}{4}$ Cun bzw. $\frac{1}{3}$ Querfinger), sodass die beiden Varianten wohl kaum unterschieden werden müssen. Zudem ist der Punkt bei gestrecktem Arm als ziemlich gut tastbare kleine Vertiefung relativ leicht objektivierbar. Auf Grund dieser Erfahrung scheint mir die moderne Distanzangabe von (knapp) 2 Cun richtiger.

Sch = K = US = ars 4^{dF}

Niere 3 ist wie auch ars 6^{dF} nach de la Fuye gemeinsam mit dem im Periodensystem benachbarten und entsprechend auch klinisch in mancherlei Hinsicht verwandten Phosphor mit Arsenik belegt. Nach Van Nghi liegt dieser Punkt allerdings etwas höher als nach de la Fuye, nämlich horizontal hinter der Spitze des Innenknöchels[3]. Nach König/Wancura hingegen liegt er direkt unter dem Innenknöchel.[4] Wie immer gilt für die Druckpunkt-Diagnostik für Phosphor und Arsen natürlich die mit Soulié de Morant[5] übereinstimmende Angabe de la Fuyes, welche allerdings noch der Überprüfung bedarf. Zu den verschiedenen Bezeichnungen des Nierenmeridians in diesem Abschnitt s. unter Apis.

Sch = K = Deg = US = ars 5^{dF}

Die Lage von ◗ Milz-Pankreas 2 wird von Soulié de Morant genau entsprechend de la Fuye am medialen Fußrand genau über dem Gelenkspalt des Großzehen-Grundgelenkes angegeben („Hallux-Punkt").[6] Nach den modernen Akupunkturtafeln liegt er in der Vertiefung unmittelbar distal dieses Gelenks.[7] Der Punkt ist anderweitig nicht belegt, vgl. aber die Anmerkungen zu Carcinosinum.

Sch = K = Deg = US = ars 6^{dF}

Der Punkt ◗ Drei-Erwärmer 16 ist zusammen mit Phosphor und dem Graphites-Punkt von Nebel dreifach belegt. Zur Topographie von Drei-Erwärmer 16 und zu seiner Mehrfachbelegung s. Anmerkungen zu Graphites.

K = US

◗ Außermeridianpunkt auf der Mitte der Unterseite der Zunge am Zungenbändchen. Der von Krack genannte Außermeridianpunkt am Zungenbändchen hatte für die homöosiniatrischen Autoren sicher – wenn überhaupt – eher eine therapeutische als eine diagnostische Bedeu-

tung. Es handelt sich nach König-Wancura um einen doppelseitigen Punkt beidseits vom Ansatz des Frenulums auf den Venen des Zungengrundes.[8]

Bei der zusätzlichen, isoliert dastehenden Angabe von ◗ Dickdarm 6 durch Ungern-Sternberg handelt es sich wohl eher um einen Irrtum als um eine Neubestimmung (Verwechslung mit Dickdarm 10?). Krack und de la Fuye ordnen diesen Punkt jedenfalls allein Antimonium tartaricum zu.[9]

Der spiegelbildliche Partner des klassische Einzelpunktes auf der Gegenseite ist nach Göhrum Gummi gutti (Gambogia), neu der Punkt chel 1$^{N/W}$.

Arsenicum bromatum

Als typisches Beispiel von Dr. Bauers kombinierter Druckpunkt-Diagnostik (Mischsalztechnik) hat sich mir für dieses Mittel in einem Fall die Kombination von Brom und Arsen sehr gut bewährt. Dazu war noch der neue Hauptindikator von Chelidonium etwa in gleichem Ausmaß wie Arsenicum album positiv.[10]

Arsenicum iodatum

ars-i 1^{W}

Auf der mittleren Axillarlinie, im 6. Interkostalraum, links (s. Abb. 73: kali-ar 1^{W}, S. 255). Druck gegen den Unterrand der oberen Rippe und senkrecht zur Tangente durch den Punkt.

ars-i 2^{dF}

◗ Magen 36 beidseits. Vorne außen am Unterschenkel, auf der Höhe etwas unterhalb der Tuberositas tibiae, über dem tibialen Ansatzpunkt des Musculus tibialis anterior.

Nach Fortier-Bernoville ist ars-i 1^{W} ein brauchbarer Punkt. Der homöosiniatrische Punkt Magen 36 ist zusammen mit Pulsatilla doppelt besetzt. Im Gegensatz zur weniger bewährten Zuordnung zu Pulsatilla hat sich mir der wichtige

---

1 Details s. dort.
2 KW, S. 146; VN, S. 27.
3 VN, S. 109.
4 KW, S. 188.
5 SM, S. 149.
6 SM, S. 141.
7 VN, S. 52/53; KW, S. 159.
8 KW, S. 105.
9 Siehe dort unter diesem Mittel.
10 Siehe unter den betreffenden Mitteln.

Akupunkturpunkt Sann Li des Beines – wie übrigens auch ars-i 1^W – in einigen Arsenjodat-Fällen recht gut bewährt.

Anmerkungen

R = FB = BL = dF = ars-i 1^W

Sch ≈ ars-i 1^W
Auf der vorderen Axillarlinie, im 6. Interkostalraum, links.

Da de la Fuyes Übersetzer auch bei anderen, völlig unbestrittenen Punkten die falsche Axillarlinie angibt, und der Indikator auf de la Fuyes Atlas ebenfalls genau entsprechend Göhrum wiedergegeben ist, handelt es sich bei Schmidts Angabe fast mit Sicherheit um einen Irrtum.

Deg ≈ ars-i 1^W
🌓 Milz-Pankreas 21 links. Auf der mittleren Axillarlinie, im 6. Interkostalraum.

Diese ars-i 1^W genau entsprechende homöosinatrische Zuordnung gilt nur für Milz-Pankreas 21$^{SM/KW}$, welchen Punkt Degrootes Meridianskizze auch angibt. Zur weiteren Diskussion des kontroversen Punktes s. unter Kali carbonicum.

K = Deg = ars-i 2^{dF}
Zur Lage von 🌓 Magen 36 s. unter Pulsatilla.

Sch ≈ ars-i 2^{dF}
🌓 Magen 36 beidseits. An der lateralen Tibiafläche, auf dem Ansatz des vorderen Schienbeinmuskels.

Siehe obige Anmerkung.

Der klassische Einzelpunkt ist Bestandteil der folgenden Weiheschen Mittelgleichung:

Arsenicum iodatum + Oleander = Cactus grandiflorus

Sein spiegelbildlicher Partner auf der Gegenseite ist Allium cepa.

Arsenicum sulphuratum rubrum und Arsenicum sulphuratum flavum

Die beiden sehr wichtigen Schwefelsalze des Arsens[1] weisen meist den Hauptindikator von Arsenik positiv auf. Die Sulphur-Komponente des Salzes zeigt sich in einem der Schwefelindikatoren. Oft ist, wie nicht selten bei Arsen-Indikationen,[2] auch der neue Hauptindikator von Pulsatilla positiv.

Bei Asenicum sulphuratum flavum habe ich in einem Fall auch die Spitze des Innenknöchels rechts empfindlich gefunden, welcher Druckpunktbefund nach Einwirkung des Mittels auch negativ wurde.

Asa foetida

asaf 1^W
Dicht vor dem vorderen Rand der Helix, am unteren Rand des Processus zygomaticus, links (s. Abb. 29 b: apis 2^W, S. 152). Druck gegen den unteren Rand des Jochbogens.

Anmerkungen

Du = asaf 1^W
Am Schnittpunkt der Senkrechten vor dem Tragus mit dem unteren Rand des Jochbogens, links.

Duprat gibt eine mit Göhrums Punktbeschreibung weitgehend deckungsgleiche Formulierung.

R = BL ≈ asaf 1^W
Am Schnittpunkt der Jochbogen-Apophysenlinie und der Senkrechten vor dem Tragus, links. Entspricht nach Bonnet-Lemaire dem Punkt 🌓 Gallenblase 3 links.

Diese gemeinsame Angabe Rouys und Bonnet-Lemaires ist topographisch unklar. Es könnte sein, dass die „Jochbogen-Apophysenlinie" die „Linie am unteren Rand des Jochbogens" bedeuten sollte, womit die Aussage de la Fuyes mit derjenigen Duprats in Übereinstimmung gebracht werden könnte. Bonnet-Lemaire stuft den Punkt aber im Gegensatz zu seinem homöopathischen Kollegen Rouy, aber auch konträr zu de la Fuye, homöosiniatrisch ein und identifiziert ihn mit dem am Oberrand des Jochbogens vor dem Ohr gelegenen Punkt Gallenblase 3^{KW}. Damit ist doch eher anzunehmen, dass die beiden Autoren eine neue Lokalisierung meinen (weitere Details zu dem Punkt s. unter Apis).

K ≈ asaf 1^W
🌓 Dünndarm 18 links. In einer Vertiefung „hinter dem Jochbein, etwas unterhalb des Jochbeins".

Einen anderen, ebenfalls nicht mit Göhrum übereinstimmenden Weg zur homöosiniatrischen Zuordnung

---

1 Insbesondere der rote Realgar (Arsenicum sulphuratum rubrum) scheint eine mit Zinnober durchaus vergleichbare therapeutische Bedeutung zu haben.
2 Dieser Umstand drückt nach Leeser auch eine klinische Verwandtschaft zweier Arzneien aus. Nach Bauer sind dem wichtigen Kanalisator Pulsatilla in der Regel Phosphor und Silicea als „chronische" bzw. antipsorische Mittel zugeordnet; man muss aber wahrscheinlich in dritter Linie auch Arsen dazuzählen.

des klassischen Weiheschen Punktes beschreibt Krack in etwas unklarer Weise. Der Punkt Dünndarm 18 liegt zwar an der Unterkante des Jochbogens, jedoch nach sämtlichen unseren Akupunkturquellen an seinem vorderen Ende senkrecht unter dem lateralen Augenwinkel.[1] Es könnte sich hierbei eventuell auch nicht um einen Irrtum, sondern um eine Neubestimmung handeln. Der Punkt ist anderweitig nicht belegt.

Der spiegelbildliche Partner des klassischen Einzelpunktes auf der Gegenseite ist Apis.

Asarum europaeum

asar 1[W]
Dicht neben dem Kehlkopf, in der Höhe der Incisura thyreoidea superior, rechts (s. Abb. 94: petr 1[W], S. 303). Druck sagittal gegen das Tuberculum anterius des Querfortsatzes eines Halswirbels.

Anmerkungen ────────────

Du = asar 1[W]
Auf Höhe des oberen Randes des Schildknorpels, rechts. Man drücke gegen das Tuberculum anterius des Querfortsatzes des Halswirbels.

K = US ≈ asar 1[W]
☽ Dickdarm 18 rechts. Auf dem Vorderrand des Musculus sternocleidomastoideus, in der Höhe des Adamsapfels.

Dickdarm 18 liegt nach unseren sämtlichen Akupunkturquellen in nur sehr ungefährer Übereinstimmung mit Kracks Angabe, welche ja auch Göhrum nur sehr ungefähr entspricht, seitlich am Hals mitten auf dem Musculus sternocleidomastoideus, etwas oberhalb des Vereinigungspunktes seiner beiden Capita.[2] De la Fuye ordnet dem Punkt Dickdarm 18 kein Mittel zu.

Der klassische Einzelpunkt der Haselwurz ist Bestandteil der folgenden Weiheschen Mittelgleichungen:

Asarum europaeum + Lactuca virosa = Belladonna (?)
Asarum europaeum + Baryta carbonica = Arnica (?)
Asarum europaeum + Petroleum = Apis (?)

Sein spiegelbildlicher Partner auf der Gegenseite ist Lactuca.

Asclepias tuberosa

asc-t 1[WS] (s. Abb. 51: carbn-s)
Auf dem 5. Halswirbel. Druck von oben nach unten auf den Dornfortsatz.

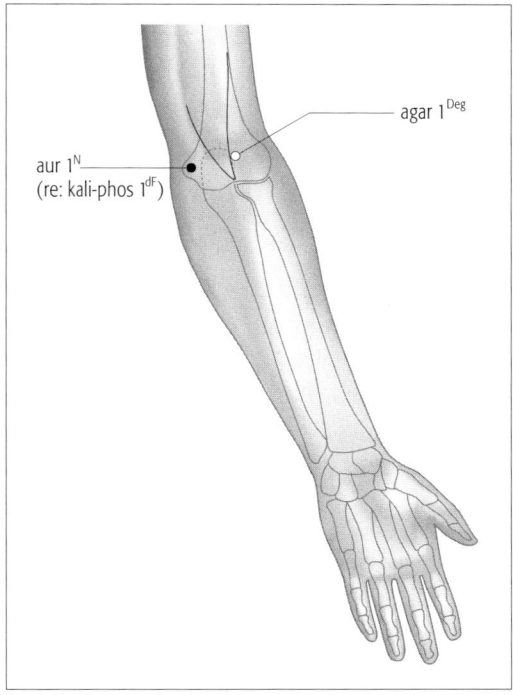

Abb. 35: aur 1[N].

Der Indikator der Pleuritis-Wurzel ist in Göhrums Originalverzeichnis noch ohne Belegung.

Anmerkungen ────────────

Du = asc-t 1[WS]

Aurum metallicum

aur 1[N * * *]
☽ Herz 3 links. Zwischen dem ulnaren Ende der Ellbogenquerfalte und dem Epicondylus medialis humeri. Druck bei gestrecktem Arm senkrecht zur Oberfläche in Richung auf das ulnare Ende der Trochlea humeri.

aur 2[W]
Zwischen Nabel und der Verbindung zwischen dem 9. und 10. Rippenknorpel am rechten unteren Rippenbogen, in der Mitte dieser Strecke (s. Abb. 121).

────────────
1 KW, S. 172; VN, S. 74; SM, S. 123.
2 KW, S. 148; VN, S. 31; SM, S. 115. Zur Rolle des linksseitig nahe bei bell 1[W] gelegenen Punktes als wahrscheinlicher pathogenetischer Trigger-Punkt bei Leesers Nasentumor-Patient vgl. Abb. 10.

aur 3^{dF}
❷ Herz 7 beidseits. Auf der Volarseite des Hypothenars, auf dem vorderen und äußeren Rand des Os pisiforme.

aur 4^{dF}
❷ Magen 30 beidseits. Ein Querfinger oberhalb und lateral der „épine pubienne" (diesen Ausdruck verwendet de la Fuye wohl für das circa 1 Querfinger neben der Symphysenmitte befindliche, unmittelbar an das Ligamentum pubicum superius anschließende Tuberculum pubicum, s. Abb. 66: ferr 1^W, S. 232).

aur^{WK}
Natrum sulphuricum + Aconitum napellus

Nach de la Fuye liegt der Punkt ❷ Herz 3 entsprechend Van Nghi[1] an der medialen Grenze der Ellbogenfalte, wird jedoch auf dem Atlas über dem Epicondylus medialis humeri eingezeichnet.[2] Die dazwischen liegende Lokalisierung nach Soulié de Morant und König/Wancura[3] hingegen stimmt genau mit der oben angeführten neuen Lokalisierung des wichtigen Gold-Indikators überein.

Der Punkt ist auch als Kombinationspartner für die Goldsalze (z. B. Aurum muriaticum natronatum) sehr wichtig. Nach de la Fuye entspricht er beidseits Kali phosphoricum, was nach meiner Erfahrung aber ganz überwiegend nur rechtsseitig zutrifft. Der Punkt gibt manchmal auch bei einer gewissen Anzahl weiterer wichtiger antipsorischer und antiluetischer Arzneien an sowie linksseitig auch bei dem ebenfalls stark herzwirksamen Mittel Lachesis; er ist also nicht so ganz selten auch falsch positiv. Falsch negativ hingegen habe ich ihn noch nie gefunden.

Anmerkungen
Du ≈ aur 2^W
In der deutschen Übersetzung von Duprats Punkteliste findet sich für den Weiheschen Punkt die Angabe „Mitte des inneren Drittels der Linie, die den Nabel mit Carduus verbindet". Dies ist potentiell missverständlich, da hiermit auch das mediale Drittel gemeint sein könnte. Der französische Originaltext meint jedoch eindeutig die „Mitte des mittleren Drittels", was Göhrums Angaben entspricht.[4]

dF = Sch ≈ aur 2^W
❷ Niere 16 beidseits. In der Mitte der Linie, welche vom Nabel zum Vereinigungspunkt des 9. und 10. Rippenknorpels führt.

Niere 16 ist nach de la Fuye neu auch links Aurum zugeordnet, wo nach Weihe Natrum phosphoricum zu finden ist. Diese Erweiterung wurde von Krack und Ungern-Sternberg nicht übernommen. – Die Topographie von Niere 16 nach de la Fuye stimmt jedoch mit keiner unserer Akupunkturquellen überein: Nach den modernen Akupunkturtafeln liegt der Punkt in nur 0,5 Cun Abstand unmittelbar seitlich des Nabels,[5] nach Soulié de Morant liegt der Punkt wohl deutlich weiter lateral, aber mindestens eine Distanz unterhalb der Göhrumschen Hilfslinie.[6]

K = US ≈ aur 2^W
❷ Niere 16 rechts. 1,5 Cun seitlich des Nabels.
Nach Krack ist der Punkt rechts zusammen mit Valeriana doppelt besetzt.[7] Obwohl Niere 16^K topographisch in die Nähe von Niere 16^{SM} zu liegen kommt,[8] kommt der Punkt als homöosiniatrischer Entsprechungsindikator für aur 2^W nicht in Frage.

Deg ≈ aur 2^W
Bei völlig mit Göhrum übereinstimmender Ortsangabe gibt Degroote Blase 16 (auf dem Rücken liegend![9]) anstelle von de la Fuyes Niere 16 als homöosiniatrischen Entsprechungspunkt an. Es handelt sich fast sicher um eine Verwechslung der beiden komplementären Meridiane, wobei – wie oben dargestellt – nur Niere 16^{dF} mit Göhrum gut übereinstimmen würde. Der auf Degrootes Meridianskizze angegebene Punkt Niere 16$^{VN/KW}$ kommt als homöosiniatrischer Entsprechungspunkt für aur 2^W nicht in Frage (s. vorangehende Anmerkungen).

Deg = US = aur 3^{dF}
Zur Lage von ❷ Herz 7 s. die nachfolgende Anmerkung.

Sch ≈ aur 3^{dF}
❷ Herz 7 beidseits. An der Radialseite des Erbsenbeins, in der Tiefe, wo der oberflächliche Ast der Radialarterie[10] gefühlt wird.

---

1 VN, S. 61/62.
2 dF II, A/I/1.
3 SM, S. 69; KW, S. 166/167.
4 Vgl. hierzu auch die Lage des Punktes auf Göhrums Büste (s. Abb. 22a), welche unter Natrum phosphoricum besprochen wird.
5 VN, S. 113; KW, S. 190.
6 SM, S. 151.
7 Siehe hierzu unter diesem Mittel.
8 Details s. oben.
9 Für Details zu dem Punkt s. unter Phytolacca.
10 Schmidts Arterienangabe ist ungenau, da die Ulnararterie sich erst weiter distal mit dem Ramus palmaris superficialis der Radialarterie zum Arcus palmaris superficialis verbindet.

Zur Diskussion der gemäß Schmidt von de la Fuye leicht differierenden Lage dieses Punktes s. unter Spigelia. Der Punkt ist zusammen mit Aconitum, Crataegus und Spigelia vierfach belegt.

Deg = US = aur 4^{dF}
Wiederum besteht bei Degroote das Problem, dass sein offensichtlich nach de la Fuye zitierter Punkt Magen 30 ohne Lagepräzisierung angegeben ist, und seine nachfolgende Meridiansikizze dann Magen $30^{VN/KW}$ anstelle des damit nicht identischen Punktes Magen 30^{dF} wiedergibt. Für Details hierzu s. die unten stehende Anmerkung zu Krack.

Sch ≈ aur 4^{dF}
☽ Magen 30 beidseits. Auf dem Schambein, ein Querfinger neben der Symphyse.
Siehe nachfolgende Anmerkung.

K ≈ aur 4^{dF}
☽ Magen 30 beidseits. Auf dem Schambein, zwei Daumenbreiten lateral der Symphyse.
Zu Kracks weiter lateral als nach de la Fuye gelegenen Topographie von Magen 30 s. auch unter acet 1^W. – De la Fuyes homöosiniatrischer Entsprechungspunkt Magen 30^{dF} ist nach diesem Autor zusammen mit Helonias doppelt belegt. De la Fuyes obige Angaben zur Lage des Punktes sind nicht ganz klar. Nach seinem Atlas liegt der Punkt etwa in Übereinstimmung mit Schmidt (s. oben) und mit unserer Interpretation der épine pubienne gut einen Querfinger lateral der Symphyse, aber direkt am Oberrand des Schambeinkamms.[1] Nach sämtlichen unseren Akupunkturquellen wird der Punkt ebenfalls direkt am Oberrand des Schambeinkammes lokalisiert, aber entsprechend Krack deutlich weiter lateral als nach de la Fuye (2 Cun = 2 ⅔ Querfinger von der Symphysenmitte).[2] Bei der Überprüfung des Punktes wird man sich aber primär an de la Fuyes Originalangabe halten, zumal er unter „Helonias" genau die gleiche Punktbeschreibung gibt. Magen $30^{VN/KW}$ würde in diesem Fall bestenfalls für acet 1^W gelten,[3] Magen 30^{dF} für Aurum und Helonias.

Der klassische Einzelpunkt ist Bestandteil der folgenden Weiheschen Mittelgleichungen:

Aurum metallicum + Baptisia tinctoria
= Antimonium crudum
Aurum metallicum + Bryonia = Carbo vegetabilis
Aurum metallicum + Dulcamara = Phosphorus
Aurum metallicum + Ignatia = Lycopodium
Aurum metallicum + Staphysagria = Pulsatilla (?)

Sein spiegelbildlicher Partner auf der Gegenseite ist Natrum phosphoricum (nat-p 2^W).

Aurum sulphuratum

Dieses Salz, welches einen interessanten Übergangsbereich zwischen zwei wichtigen Polychresten abdeckt, weist in seinem Punktemuster erwartungsgemäß regelmäßig den neuen erstrangigen Indikator von Gold auf (aur 1^N = ☽ Herz 3 links).[4] Als Indikator der Sulphur-Komponente des Salzes war der Punkt Leber 3 in einem Fall links anstatt rechts druckdolent.[5] Bei einer anderen gut ansprechenden Indikation des Mittels war zusätzlich zu aur 1^N auch der Hauptindikator von Syphilinum (syph $1^{N/dF}$ = Blase 54 links) positiv und wurde nach Verabreichung des Mittels gelöscht.[6]

Bacillinum

bac 1^{N**} (Hauptpunkt)
☽ Gallenblase 41 rechts. Auf dem Fußrücken im Winkel zwischen Metatarsale IV und V, d. h. in der Vertiefung am proximalen Ende des interossären Zwischenraumes.

bac 2^{N**} (Ergänzungspunkt)
Auf dem Fußrücken im Winkel zwischen Metatarsale III und IV, d. h. in der Vertiefung am proximalen Ende des interossären Zwischenraumes.

bac 3^N
Auf dem Handrücken im Winkel zwischen Metacarpale III und IV, d. h. in der Vertiefung am proximalen Ende des interossären Zwischenraumes, rechts (s. Abb. 97: psor $1^{N/dF}$, S. 314). (Links ist oft der ☽ Drei-Erwärmer 3 entsprechende Punkt zwischen Metacarpale IV und V positiv.)

Hauptpunkt und erster Ergänzungspunkt sind als fast etwa gleichwertig im Sinne eines Weiheschen Doppelindikators zu betrachten. Der Punkt bac 3^N ist dann nur noch von drittrangiger Bedeutung. Man beachte aber die Nähe dieses Indikators zum de la Fuyeschen Punkt von Psorinum, welches Mittel nach Burnett ja das chronische Verlaufsmittel von Bacillinum ist.

---

1 dF II, A/XI/2.
2 SM, S. 97; VN, S. 43; KW, S. 155.
3 Siehe unter diesem Mittel.
4 Siehe unter Aurum.
5 Zu diesem Punkt s. unter Sulphur und Chelidonium; sulph 2^N liegt rechts, chel 2^N links.
6 Siehe unter Syphilinum. Man vergleiche hierzu die antiluetische Wirkung von Gold und seinen Salzen (MacRepertory, Generalities, Rubrik „Syphilis").

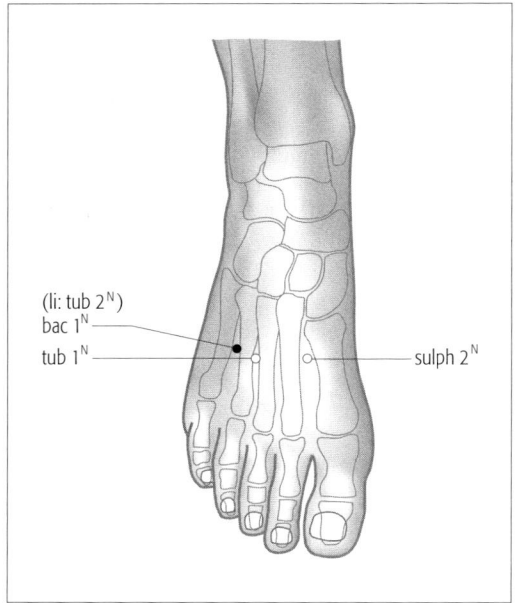

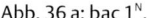

Abb. 36 a: bac 1^N.

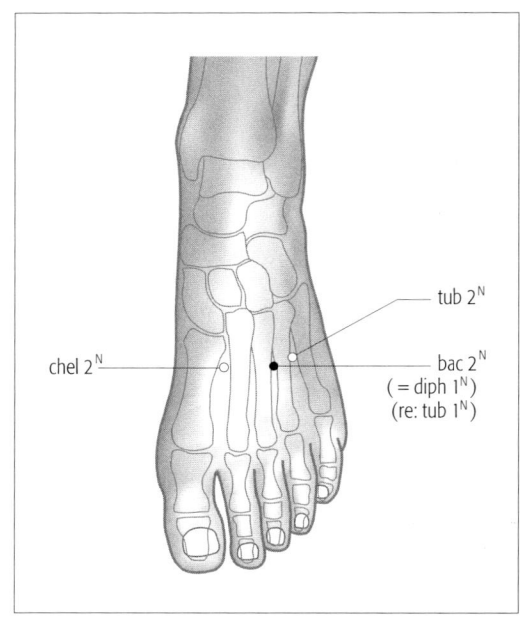

Abb. 36 b: bac 2^N.

Die beiden in die vereinfachte Standarddiagnostik integrierten Punkte ermöglichen eine zuverlässige negative Ausschlussdiagnostik. Eine positive Ausschlussdiagnostik ist in dem Sinne möglich, dass bei deutlichem Vorhandensein von Haupt- und Ergänzungspunkt im Verlauf der Behandlung Bacillinum mit großer Wahrscheinlichkeit benötigt werden wird. Gerade zu Beginn der Behandlung wird man in der Regel aber zuerst ein Antipsorikum oder gar ein Drainage- oder Kanalisationsmittel im Sinne Nebels zu platzieren versuchen, welches sich seinerseits durch ein gleich oder im Idealfall noch deutlicher positives Punktemuster bestätigen lassen sollte.

Der Punkt bac 2^N ist auch ein Glied des ebenfalls neu bestimmten Doppelindikators von Diphtherinum (diph 1^{NK} = tub 1^N + bac 2^N).[1] Auch ein isoliertes Auftreten von bac 2^N (also ohne die für Bacillinum charakteristische Kombination des Punktes mit bac 1^N) spricht für eine Diphtherinum-Indikation.

Anmerkungen _____

Zur allgemeinen Diskussion der Tuberkulin-Punkte s. unter Tuberculinum bovinum, dessen Indikatoren spiegelbildlich zu Bacillinum liegen.

Zu den Akupunkturpunkten Gallenblase 41 und Drei-Erwärmer 3 s. ebenfalls unter Tuberculinum bovinum.

Badiaga

bad 1^W

Auf der Rückseite des Musculus sternocleidomastoideus, in der Mitte zwischen dessen hinterem Ansatz an der Klavikula und Stramonium, rechts (s. Abb. 113: stram 1^W, S. 343).

Anmerkungen _____

Du = bad 1^W

K ≈ bad 1^W

☽ Dünndarm 16 rechts. Vorne am Hals, am Vorderrand des Musculus sternocleidomastoideus, über der Arteria carotis.

Dünndarm 16 kann dem auf dem Hinterrand des Leitmuskels gelegenen Punkt bad 1^W schon nach Kracks eigenen Ortsangaben nicht entsprechen. Nach den modernen Akupunkturtafeln liegt der Akupunkturpunkt wohl in Übereinstimmung mit Göhrums Indikator auf dem Hinterrand des Musculus sternocleidomastoideus, aber deutlich höher etwa auf dem Niveau des Adamsapfels,[2] oder etwas höher,[3] und würde damit viel eher dem Indikator von Stramonium entsprechen. Nach Soulié de Morant liegt der Punkt ähnlich, aber auf der Au-

---

1 Siehe unter Diphtherinum.
2 VN, S. 73.
3 KW, S. 172.

ßenseite und nicht auf dem Hinterrand des genannten Muskels.[1] Nach de la Fuye ist Dünndarm 16 nicht belegt.

Der klassische Einzelpunkt des zur Gruppe der stets jodhaltigen Schwämme gehörigen Mittels ist Bestandteil der folgenden Weiheschen Mittelgleichungen:

Badiaga + Ranunculus sceleratus
    = Antimonium tartaricum
Badiaga + Baryta carbonica = Hepar sulphuris

Sein spiegelbildlicher Partner auf der Gegenseite ist Ranunculus sceleratus.

Balsamum peruvianum

bals-p 1[W]
In der Mitte zwischen Stannum und Ferrum, beidseits (s. Abb. 121).

Anmerkungen _____

dF ≈ Sch ≈ bals-p 1[W]
In der Mitte der Verbindungslinie von der Spina iliaca anterior superior zur „épine pubienne" (entspricht wahrscheinlich dem Tuberculum pubicum unmittelbar lateral der Symphyse), beidseits.
    Die Angaben von de la Fuye und Schmidt (s. unten) entsprechen weitgehend denjenigen Göhrums, lediglich beschreibt Schmidt das obere Ende der Hilfslinie genauer und de la Fuye das untere.[2]

Sch ≈ bals-p 1[W]
In der Mitte der Verbindungslinie des unteren Randes der Spina iliaca anterior superior mit der Symphyse, beidseits.
    Siehe obige Anmerkung.

Der klassische Einzelpunkt ist Bestandteil der folgenden Weiheschen Mittelgleichungen:

Balsamum peruvianum + Ferrum metallicum
    = Coccus cacti
Balsamum peruvianum + Phosphoricum acidum
    = Nitricum acidum

Bang
(= Nosode von Morbus Bang)

Bei einem Patienten mit positiver Anamnese und ebenfalls positivem Ansprechen auf das Mittel habe ich die folgende, leider aber keineswegs spezifische Punktekonstellation gefunden: Phosphor + Sepia + Lachesis. Diese Konstellation ist auch bei einer ein eher fortge-

schrittenes Krankheitsbild betreffenden Tuberculin-Indikation bzw. bei einer chronischen psorischen Belastung keineswegs selten.

Baptisia tinctoria

bapt 1[W]
Zwischen Nabel und dem Übergang vom 8. zum 9. Rippenknorpel, in der Mitte des mittleren Drittels, rechts (s. Abb. 121).

bapt[WK]
1. Baryta carbonica + Conium maculatum (?)
2. Cuprum metallicum + Carduus marianus

Anmerkungen _____

Du = R = FB = bapt 1[W]

dF = Sch ≈ bapt 1[W]
Auf dem Rektusmuskel des Abdomens, in der Mitte der Linie, welche den Nabel mit dem Knorpel der 8. Rippe verbindet, rechts.
    Nur unpräzise, aber ungefähr mit Göhrum übereinstimmende Ortsangabe.

Du ≈ Deg ≈ bapt 1[W]
Mitte des inneren Drittels der Linie, die den Nabel mit dem Übergang vom 8. zum 9. Rippenknorpel verbindet, rechts.
    Die Übersetzung aus Duprat ist hier missverständlich, nach dem französischen Originaltext ist entsprechend Göhrums Angabe aber eindeutig die Mitte des mittleren Drittels und damit die Mitte der Hilfslinie gemeint. Degroote verwendet ebenfalls die Angabe „in der Mitte des inneren Drittels".

V ≈ bapt 1[W]
1,5 Querfinger seitlich der Linea alba und 4 Querfinger oberhalb der Horizontalen durch den Nabel, rechts.

    Mit seiner etwas höher als Bonnet-Lemaires unten stehende homöosiniatrische Zuordnung liegenden Ortsangabe trifft Voisin den Göhrumschen Punkt recht gut (vgl. auch die unten stehende Anmerkung).

BL ≈ bapt 1[W]
◗ Niere 18 rechts. 1,5 Querfinger seitlich der Medianlinie des Oberbauches, 3 Querfinger über dem Nabel.
    De la Fuye und andere Autoren ordnen den Punkt Niere 18 rechts dem Mittel Natrum sulphuricum zu,[3]

_____
1 SM, S. 123.
2 Für Details zu den beiden Endpunkten der Hilfslinie s. unter Stannun und Ferrum.
3 Siehe unter Natrum sulphuricum.

wobei sie allerdings den Punkt ähnlich wie Soulié de Morant[1] – aber diesem ebenfalls nicht genau entsprechend – deutlich weiter lateral lokalisieren als Bonnet-Lemaire. Dies erklärt, warum de la Fuye den klassischen Bapitisia-Indikator als Außermeridianpunkt anführt (s. oben). Nach den modernen Akupunkturtafeln liegt Niere 18 in Übereinstimmung mit Voisins obiger Höhenangabe 3 Distanzen über dem Nabel (3 Cun = 4 Querfinger, s. Abb. 24), kommt aber mit nur einem halben Cun seitlichem Abstand von der Mittellinie deutlich zu weit medial zu liegen.[2] Mit seiner etwas tieferen Höhenangabe liegt Bonnet-Lemaire im Vergleich hierzu etwas zu tief, mit seiner Voisin genau entsprechenden Seitenlage hingegen deutlich besser (vgl. Abb. 121).

Der klassische Einzelpunkt ist Bestandteil der folgenden Weiheschen Mittelgleichungen:

Baptisia tinctoria + Aurum metallicum
    = Antimonium crudum
Baptisia tinctoria + Natrum sulphuricum = Iodium (?)
Baptisia tinctoria + Plumbum = Pulsatilla (?)

Sein spiegelbildlicher Partner auf der Gegenseite ist Dulcamara.

Baryta carbonica

bar-c 1[W]*
Im oberen Winkel zwischen den beiden Schenkeln des Musculus sternocleidomastoideus, rechts. Druck senkrecht zur Oberfläche gegen das Tuberculum posterius des Querfortsatzes eines Halswirbels.

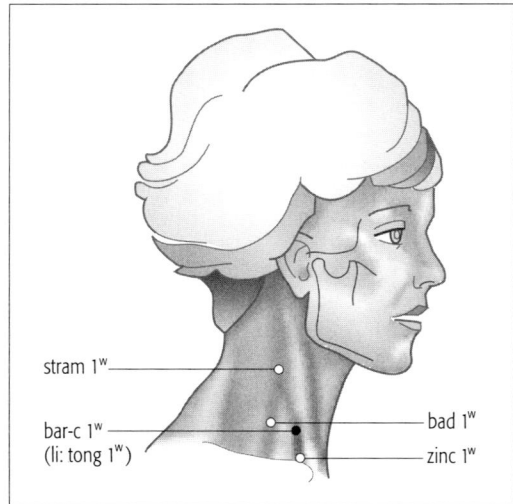

stram 1[W]

bar-c 1[W]
(li: tong 1[W])

bad 1[W]

zinc 1[W]

Abb. 37: bar-c 1[W].

bar-c[WK]
Ferrum metallicum + Thuja

Der klassische Indikator hat sich nach Bauer vor allem auch für die bekannte Indikation des Mittels bei senilen Gefäßdegenerationen bewährt.[3] Er ist jedoch als Einzelindikator nach meiner Erfahrung oft falsch positiv und damit sehr vieldeutig, wie auch sein reichliches Vorkommen in nicht weniger als 15 (!) Weiheschen Mittelgleichungen für z. T. sehr wichtige Mittel zeigt (s. unten).

Das von Göhrum als Referenzpunkt für die Druckrichtung beim Aufsuchen des Punktes genannte Tuberculum posterius eines Querfortsatzes entspricht im Bereich der mittleren Halswirbelsäule (etwa vom 3. bis zum 6. Wirbelkörper) dem hinteren, am weitesten nach lateral ausladenden Anteil des durch den Sulcus nervi spinalis geteilten Processus transversus. Da die einzelnen Querfortsätze an der von dicken Muskelbündeln bedeckten seitlichen Halspartie sowieso kaum einzeln getastet, geschweige denn gezählt werden können, ist es völlig richtig, dass Göhrum hier auf eine zweifelhafte genaue Höhenangabe durch einen Wirbelkörper verzichtet. Durch die Lücke zwischen den beiden Schenkeln des Sternokleidomastoideus ist die zervikale Querfortsatzreihe jedoch etwa auf Höhe des 5. Halswirbels recht gut tastbar und legt die Druckrichtung eindeutig fest.

Anmerkungen

Dem = Deg = bar-c 1[W]

Du ≈ bar-c 1[W]
Im oberen Winkel zwischen den beiden Schenkeln des Musculus sternocleidomastoideus. Man drücke gegen den Querfortsatz des Halswirbels, rechts. Höhe der Incisura thyreoidea superior.
    Die ergänzende Höhenangabe Duprats liegt etwas höher als die Angabe Göhrums.

dF = Sch = R ≈ bar-c 1[W]
In der Mitte des oberen Drittels des Musculus sternocleidomastoideus, ein Querfinger hinter dem unteren Maxillarwinkel, rechts.
    Auch die Höhenangabe de la Fuyes liegt – sogar noch deutlicher – oberhalb derjenigen von Göhrum. Dies wird auch durch die Abbildung im Atlas de la Fuyes bestätigt, wo der Punkt hinter dem Kieferwinkel auf der Außen-

---

1 SM, S. 151.
2 VN, S. 114; KW, S. 190.
3 Siehe S. 94.

seite unseres Leitmuskels etwa am Übergang zu dessen oberem Drittel liegt.[1] Diese Höhe entspricht ungefähr dem Querforsatz des dritten, eventuell sogar zweiten Halswirbels. Wahrscheinlich handelt es sich bei de la Fuyes Ortsangabe aber trotz dieser relativ großen Entfernung von Göhrums Punkt eher um einen Irrtum als um eine bewusste Neubestimmung, da de la Fuye seinen Punkt ausdrücklich als den klassischen Weiheschen Indikator bezeichnet. Nach Schmidt gilt der Punkt beidseits für Baryta carbonica.

Der klassische Einzelpunkt ist Bestandteil der folgenden Weiheschen Mittelgleichungen:

Baryta carbonica + Tongo = Kali bichromicum
Baryta carbonica + Asarum europaeum = Arnica (?)
Baryta carbonica + Badiaga = Hepar sulphuris
Baryta carbonica + Belladonna = Mercurius vivus
Baryta carbonica + Cina = Carbo vegetabilis
Baryta carbonica + Conium maculatum
    = Baptisia tinctoria (?)
Baryta carbonica + Iris versicolor = Rhus toxicodendron
Baryta carbonica + Lachesis = Anacardium orientale
Baryta carbonica + Lactuca virosa
    = Phosphoricum acidum
Baryta carbonica + Ledum palustre = Silicea
Baryta carbonica + Petroleum = Magnesia carbonica
Baryta carbonica + Ranunculus sceleratus = Phosphorus
Baryta carbonica + Sabadilla = Argentum metallicum (?)
Baryta carbonica + Tabacum = Ipecacuanha
Baryta carbonica + Taraxacum = Lachesis

Sein spiegelbildlicher Partner auf der Gegenseite ist Tongo.

Baryta iodata

bar-i[ws]
Auf der Grenze des mittleren unteren Drittels der Linie zwischen Nabel und Symphyse.

Anmerkungen _____

Wie Krack richtig anmerkt, ist diese Ortsbezeichnung aus der ihm vorliegenden Schölerschen Version von Göhrums Verzeichnis wie auch andere fehlerhaft und missverständlich. Krack meint, dass es im Text richtig „auf der Grenze des mittleren und unteren Drittels" heißen sollte. Dann aber kommt man dem an der gleichen Stelle liegenden klassischen Hydrastis-Punkt (vgl. Abb. 121) in die Quere. Bis auf Weiteres wird man aber doch am besten von Kracks Annahme einer Doppelbelegung von hydr 1[w] auf Schölers Liste ausgehen. In jedem Fall ist die verstümmelte, sonst nirgends bestätigte Punkteangabe mit großer Vorsicht aufzunehmen.

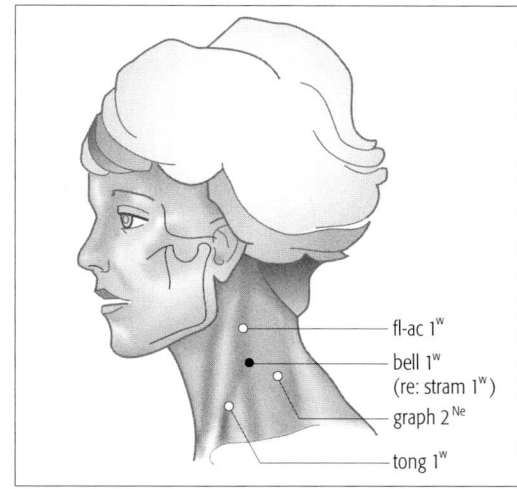

Abb. 38: bell 1[w].

Belladonna

bell 1[w]****
Auf der Rückseite des Musculus sternocleidomastoideus, in der Mitte der Verbindungslinie zwischen dessen Ansatz am Processus mastoideus und dem hinteren Ansatz an der Klavikula, links. Druck gegen die Rückseite des Muskels und leicht nach medial.

bell 2[dF]
☯Lunge 11 beidseits. 2 mm seitlich und proximal des Nagelwinkels des Daumens, auf der Zeigefingerseite (vgl. Abb. 19).

bell[WK]
1. Asarum europaeum + Lactuca virosa (?)
2. Calcarea carbonica + Stramonium
3. Mercurius dulcis + Phosphoricum acidum

Ein sehr bewährter Punkt für Hahnemanns hochgeschätztes, ja sogar einmal als göttlich bezeichnetes Mittel, der aber leider nicht so selten auch falsch positiv sein kann. Bell 1[w] ist wahrscheinlich nicht nur als spezifischer Belladonna-Punkt, sondern auch als Gruppenindikator für fast die ganze Solanazeen-Gruppe aufzufassen.[2]

1 dF II, D/8. Vgl. auch die mit der schriftlichen Ortsbeschreibung gut übereinstimmenden Lage des Punktes auf der Göhrumschen Büste (Abb. 22).
2 Vgl. auch die Anmerkungen zu Hyoscyamus, Dulcamara und Stramonium. Ein weiterer interessanter Kandidat für einen Gruppenindikator der Solanazeen ist der anderweitig noch nicht belegte Punkt auf der Coccyx-Spitze .

Du = FB = Deg = bell 1^W

dF = Sch = R ≈ bell 1^W
Hinter der Mitte des Musculus sternocleidomastoideus, links.

FB ≈ bell 1^W
Auf mittlerer Höhe des Musculus sternocleidomastoideus, auf halber Strecke zwischen dem klavikulären Ansatz und der Insertion am Mastoid, links.

BL ≈ bell 1^W
◗ Magen 9 links. Hinter der Mitte des Sternokleidomastoideus.
   Der von Bonnet-Lemaire genannte Punkt Magen 9 befindet sich sowohl nach Soulié de Morant als auch nach den modernen Akupunkturtafeln seitlich des Oberrandes des Adamsapfels und hat mit Göhrums Punkt nichts gemein.[1]

K = US ≈ bell 1^W
◗ Dreifacher Erwärmer 16 links. Im Nacken am Okziput hinter der Ohrmuschel, am hinteren Ansatz des Musculus sternocleidomastoideus.
   Ähnliches wie für Magen 9 gilt auch für den von Krack angeführten, nach seiner eigenen Ortsangabe viel zu hoch liegenden Punkt Drei-Erwärmer 16. Nach de la Fuye hingegen fällt dieser Punkt mit Gallenblase 21 und Dünndarm 15 zusammen und liegt viel tiefer, zwischen dem Hinterrand des Musculus sternocleidomastoideus und dem Trapeziusmuskel auf dem Musculus scalenus posterior.[2] Nach diesem Autor entspricht dieser Punkt aber ebenfalls nicht Belladonna,[3] sondern Graphites, Phosphor und Arsenicum album. Auch nach den wieder eine andere Lage angebenden modernen Akupunkturtafeln ist Kracks Angabe fehlerhaft, zudem würde der Punkt nach diesen Quellen wiederum nicht Belladonna, sondern viel eher Fluoricum bzw. Oxalicum acidum entsprechen.[4]

Sch = Deg = bell 2^{dF}
Wie König/Wancura ausdrücklich bemerken, liegt Lunge 11 nach den modernen Akupunkturtafeln auf der Radialseite des Daumens und nicht – wie nach de la Fuye und Soulié de Morant – auf dessen Zeigefingerseite.[5] Da der Punkt, wie bereits einleitend vermerkt,[6] wohl kaum je diagnostisch verwendet werden wird, spielt dies in unserem Zusammenhang keine wesentliche Rolle. Unsere Bilddarstellung des Punktes entspricht deshalb auch der heute üblichen Topographie nach Van Nghi und König/Wancura (s. Abb. 19).

Der Weihesche Einzelpunkt ist Bestandteil der folgenden Mittelgleichungen:

Belladonna + Stramonium = Opium (?)
Belladonna + Antimonium crudum = Kreosotum
Belladonna + Baryta carbonica = Mercurius vivus
Belladonna + Calcarea carbonica = Iodium (?)
Belladonna + Kali carbonicum = Apis
Belladonna + Nitricum acidum = Chelidonium
Belladonna + Phosphoricum acidum = Quassia
Belladonna + Silicea = Aconitum

Sein spiegelbildlicher Partner auf der Gegenseite ist Stramonium.

Benzoicum acidum

benz-ac 1^W
Auf der vorderen Axillarlinie, im 2. Interkostalraum, rechts. Druck gegen den Unterrand der oberen Rippe und senkrecht zur Tangente durch den Punkt (s. Abb. 50b: calc-s 2^N, S. 186).

Der unmittelbar über dem wichtigen Hauptindikator von Hepar sulphuris gelegene Punkt hat in meiner Praxis größere Bedeutung als wichtigster neuer Ergänzungspunkt von Calcarea sulphurica.[7]

R = FB = Sch = benz-ac 1^W

dF = Sch = BL = Deg = US ≈ benz-ac 1^W
◗ Lunge 2 rechts. Auf der vorderen Axillarlinie, im 2. Interkostalraum.
   De la Fuyes Ortsangabe deckt sich gut mit Göhrum. Zur topographischen Problematik von Lunge 2 s. unter Hepar.

K ≈ dF ≈ benz-ac 1^W
◗ Lunge 2 rechts. Auf der vorderen Axillarlinie, im 2. Interkostalraum, etwa 6 Zoll lateral der Sternalmitte.
   Krack verwendet zur Seitenangabe des Punktes ausnahmsweise die absolute Längeneinheit Zoll, welche mit etwa 2,5 cm recht genau dem Cun eines erwachsenen

---

1 Zu seiner Topographie und hömöosiniatrischen Diskussion s. unter Conium.
2 Siehe obige Abbildung und unter Graphites, dort auch topographische Details.
3 Er liegt ja hinter dem Hinterrand des Sternokleidomastoideus und etwas tiefer als bell 1^W.
4 Für Details zur Topographie dieses Punktes s. unter Graphites.
5 KW, S. 144; VN, S. 21; SM, S. 135.
6 Siehe S. 111.
7 Siehe unter diesen Mitteln.

Mannes entspricht. Mit dieser Distanzangabe kommt er beim Erwachsenen zu einer guten Übereinstimmung mit Göhrum. Zur Problematik von Lunge 2 s. unter Hepar.

V ≈ benz-ac 1^W
Entspricht in etwa dem Punkt ☯ Milz-Pankreas 20. Auf der vorderen Axillarlinie, im 2. Interkostalraum, rechts. Der von Voisin angegebene Punkt Milz-Pankreas 20 liegt nach Soulié de Morant im 3. Interkostalraum, eher etwas medial der vorderen Axillarlinie.[1] Nach den modernen Akupunkturtafeln wird er allerdings wie nach Voisin im 2. Interkostalraum und 6 Cun seitlich der Medianlinie angegeben,[2] also ziemlich genau dort, wo sich nach Krack (s. oben) Lunge 2 befindet.[3] Nach dieser Lokalisierung käme Voisin somit ebenfalls zu einer guten Übereinstimmung mit Göhrum. – Nach de la Fuye hat Milz-Pankreas 20 keine homöosiniatrische Zuordnung. Nach Krack wird der Punkt wie nach Soulié de Morant im 3. Interkostalraum lokalisiert und homöosiniatrisch den Mitteln Natrum arsenicosum bzw. Convallaria majalis zugeordnet.[4]

Der Weihesche Einzelpunkt ist Bestandteil der folgenden Mittelgleichung:

Benzoicum acidum + Euphrasia = Ferrum metallicum

Sein spiegelbildlicher Partner auf der Gegenseite ist Euphrasia.

Berberis vulgaris

berb 1$^{N/dF}$ * *
◑ Gallenblase 25 links. An der Spitze der 12. Rippe. Druck senkrecht zur Hautoberfläche und leicht in Richtung der Rippenachse auf die Knochenspitze.

berb 2^W
Zwischen Nabel und Calcarea phosphorica, in der Mitte des mittleren Drittels, rechts (s. Abb. 121).

berb 3^{dF}
◑ Blase 19 beidseits. Auf der inneren Paravertebrallinie, zwischen den Querfortsätzen des 10. und 11. Brustwirbels (s. Abb. 122, S. 370).

berb 4^{dF}
◑ Gallenblase 38 beidseits. Außen auf der Vorderseite des Unterschenkels, 5 Querfinger oberhalb des äußeren Knöchels auf der Linie, welche den Außenknöchel mit der Außenseite der Tuberositas tibiae verbindet.

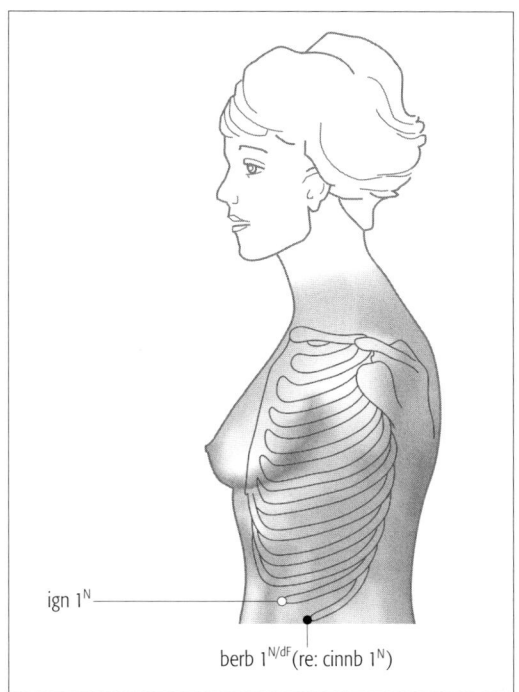

ign 1^N

berb 1$^{N/dF}$ (re: cinnb 1^N)

Abb. 39: berb 1$^{N/dF}$.

berb^{WK}
Sulphur + Aconitum

Der neue Indikator dieses wichtigen, mit Chelidonium verwandten Mittels[5] ist lediglich die auf die linke Seite beschränkte Variante des unten angeführten klassisch-homöosiniatrischen Punktes. Der Punkt hat sich linksseitig vielfach bewährt, rechts hingegen dient er in erster Linie als wichtiger Hauptindikator von Cinnabaris.[6]

Bei einer sehr guten Indikation des Mittels habe ich entsprechend der von Nebel herausgestellten engen Beziehung von Berberis und Chelidonium zu Aurum auch den neuen Hauptindikator von Gold (aur 1^N = Herz 3 links) fast in gleichem Ausmaß wie den Berberis-Hauptindikator positiv gefunden. Nach Einwirkung von Berberis wurde der Punkt sogar gelöscht, womit sich die enge Beziehung der beiden Mittel zueinander bestätigt.

1 SM, S. 143.
2 KW, S. 163; VN, S. 60.
3 Zur Lokalisierung der Lungenpunkte nach den modernen Akupunkturtafeln s. unter Hepar.
4 Siehe unter diesen Mitteln.
5 Siehe S. 82 und unter Hydrastis.
6 Siehe unter diesem Mittel.

Anmerkungen ————————————————

dF = Sch = K = Deg = US ≈ berb 1$^{N/dF}$
🌓 Gallenblase 25 beidseits. An der Spitze der 12. Rippe.

Die Ortsangaben für diesen Punkt stimmen nach sämtlichen unseren Akupunkturquellen weitgehend mit de la Fuye überein.[1] Der Punkt ist anderweitig nicht belegt. Der spiegelbildliche Partner von berb 1$^{N/dF}$ auf der Gegenseite ist cinnb 1^{N}.

R = FB = Dem = berb 2^{W}

Du ≈ berb 2^{W}
Mitte des inneren Drittels der Linie, die den Nabel mit Calcarea phosphorica verbindet, rechts.

Die Übersetzung von Duprats Angabe ist potentiell missverständlich, nach dem Originaltext ist eindeutig und in Übereinstimmung mit Göhrum die Mitte des mittleren Drittels und damit die Mitte der Hilfslinie gemeint.

dF = Sch = US ≈ berb 2^{W}
🌓 Magen 25 rechts. In der Mitte der Linie, welche den Nabel mit dem obersten Punkt der Crista iliaca verbindet.

De la Fuye hat für diesen Punkt wie meist die Ortsangabe Soulié de Morants übernommen, wobei die angegebene Hilfslinie derjenigen Göhrums nur ungefähr entspricht.[2] Zu dem anders lokalisierten Punkt Magen 25$^{VN/KW}$ s. unten.

Deg ≈ K ≈ berb 2^{W}
🌓 Magen 25 rechts. In der Mitte zwischen Nabel und Calcarea phosphorica.

Degrootes Punkteangabe entspricht genauer als diejenige de la Fuyes Göhrums Angaben. Seine Meridianskizze aber stellt Magen 25$^{VN/KW}$ dar, welcher Punkt mit nur 2 Distanzen Seitenabstand vom Nabel deutlich medial von berb 2^{W} liegt (s. auch die unten stehende Anmerkung).[3] Die letztere Ortsangabe entspricht auch derjenigen Kracks.

BL ≈ berb 2^{W}
🌓 Magen 25 rechts. 3 Querfinger seitlich der Medianlinie auf Nabelhöhe.

Der Punkt Magen 25 nach der Angabe Bonnet-Lemaires weist einen etwas größeren Seitenabstand auf (vgl. die obige Anmerkung zu Degroote) und kommt so zumindest in die Nähe des klassischen Punktes zu liegen.

V ≈ berb 2^{W}
Entspricht etwa dem Punkt 🌓 Magen 25 rechts. 4 Querfinger rechts von der Linea alba und 4 Querfinger un-

terhalb der Horizontalen durch den Nabel. Ziemlich zuverlässig.

Voisins viel tiefere Lokalisierung von Magen 25 entspricht trotz nochmals verbesserten Seitenabstandes von 3 Distanzen keiner unserer Akupunkturquellen und auch nicht den Angaben Göhrums. Da sich diese Topographie aber offenbar – wenn ihre Höhenangabe nicht irrtümlich ist! – für den kritischen Autor bewährt hat, wäre der nach Voisin lokalisierte Punkt im Sinne eines neu bestimmten Zusatzindikators eventuell doch einmal eine Überprüfung wert.

Sch = K = Deg = US ≈ berb 3^{dF}
🌓 Blase 19^{VN} liegt in recht guter Übereinstimmung mit de la Fuye 1,5 Cun seitlich des Dornfortsatzes des 10. Brustwirbels im 10. Interkostalraum.[4] Da sich die Dornfortsätze in diesem Bereich der Wirbelsäule relativ weit nach unten erstrecken, liegt der 10. Interkostalraum anatomisch ganz genau betrachtet sogar noch etwas oberhalb der 10. Dornfortsatzspitze, wie dies auf de la Fuyes Atlas auch eingezeichnet ist.[5] Blase 19^{KW}, welcher Punkt ebenfalls 1,5 Cun seitlich der Medianlinie, aber unter dem 10. Dornfortsatz lokalisiert wird, kommt da bereits eine Etage zu tief zu liegen. Dementsprechend wird der Punkt gemäß König/Wancuras mit Soulié de Morant übereinstimmender Atlasdarstellung im 11. Interkostalraum eingezeichnet.[6] Für die Druckpunkt-Diagnostik gilt natürlich Blase 19^{dF}. – Der Punkt wäre nach Krack/Schöler zusammen mit Thlaspi bursa pastoris als beidseits doppelt belegt zu betrachten.[7]

Sch = K = Deg = US ≈ berb 4^{dF}
Nach Schmidt wird der Punkt 🌓 Gallenblase 38 genau wie nach de la Fuye 5 Querfinger oberhalb des äußeren Knöchels am Vorderrand des Wadenbeins[8] lokalisiert. Auch nach Van Nghi und Soulié de Morant liegt der Punkt 4 Cun bzw. etwas weniger als 6 Querfinger über der Spitze des Außenknöchels frontal am Wadenbein.[9] Etwas anders lokalisiert ist Gallenblase 38^{KW}, welcher Punkt in 5 Cun Abstand vom Außenknöchel am Hinterrand des Wadenbeins zu finden ist.[10]

———————————————

1 SM, S. 167; VN, S. 143; KW, S. 207.
2 Siehe die Anmerkungen zu Bonnet-Lemaire unter Calcarea phosphorica.
3 KW, S. 155; VN, S. 41.
4 VN, S. 77/85.
5 Rauber/Kopsch S. 131, dF II, A/III/2 = Abb. 122, S. 370.
6 KW, S. 176–177; SM, S. 177.
7 Siehe unter diesem Mittel.
8 Vgl. hierzu auch de la Fuye II/A/VII/2.
9 VN, S. 149; SM, S. 169.
10 KW, S. 210.

Der Weihesche Einzelpunkt ist Bestandteil der folgenden Mittelgleichung:

Berberis vulgaris + Sepia = Pareira brava (?)

Sein spiegelbildlicher Partner auf der Gegenseite ist der abdominale klassische Indikator von Sepia.

Bismuthum subnitricum

bism 1^W
Zwischen Nabel und Squilla, In der Mitte des äußeren Drittels (s. Abb. 121, S. 368).

bism^{WK}
Silicea + Aconitum

Anmerkungen _____

Du = bism 1^W

US ≈ bism 1^W
Zwischen Magen 21 links und dem Nabel, in der Mitte des äußeren oberen Drittels.
   Der Punkt ☽ Magen 21 ist nach Krack mit dem klassischen Weiheschen Indikator von Squilla identisch,[1] wobei squill 1^W einen Interkostalraum weiter lateral-distal gelegen ist als der nach sämtlichen unseren Akupunkturquellen etwa im Bereich des Überganges vom 8. zum 9. Rippenknorpel lokalisierte Punkt Magen 21. Lediglich Magen 21^{dF} liegt entsprechend squill 1^W im Winkel zwischen dem 9. und 10. Rippenknorpel, wobei de la Fuye den Punkt auch linksseitig nicht der Meerzwiebel, sondern beidseitig dem nach Göhrum nur rechtsseitig an dieser Stelle gelegenen Mariendistel-Punkt zuordnet.[2]

Der klassische Einzelpunkt ist Bestandteil der folgenden Mittelgleichung:

Bismuthum subnitricum + Helleborus niger
   = Digitalis (?)

Sein spiegelbildlicher Partner auf der Gegenseite ist Carbolicum acidum.

Boletus laricis

Ein möglicher Indikator dieses interessanten Pilzmittels ist der Punkt des verwandten Mittels Bovista. Bov 1^W liegt beidseits auf der Anschwellung der Verbindung zwischen dem 7. und 8. Rippenknorpel, der Druck erfolgt aber nicht wie bei dem unmittelbar darunter liegenden Arsen- (bzw. Gummi-gutti-)Punkt schräg von unten gegen den Rippenbogen, sondern gerade von vorne auf die Anschwellung der Knorpelverbindung am unteren Rand des Rippenbogens.[3] Es scheint, dass dieser Punkt bei Bovist-Indikationen eher links und für Boletus laricis[4] eher rechtsseitig angibt.

Borax

bor 1^{W*}
Auf der Parasternallinie oder richtiger auf der Linie, welche die Verbindungsstellen zwischen Knorpel- und Knochenteil der Rippen bilden, im 1. Interkostalraum, rechts. Druck gegen den Unterrand der 1. Rippe bzw. der dort direkt über ihr liegenden Klavikula und senkrecht zur Tangente durch den Punkt.

Ein brauchbarer Punkt eines wichtigen antipsorischen Mittels aus der Gruppe der Natriumsalze.

Anmerkungen _____

Du = R = bor 1^W

FB = bor 1^W
Nur Bilddarstellung, welche Göhrum genau entspricht.

V ≈ bor 1^W
2 Querfinger lateral der Medianlinie des Sternums, auf dem Oberrand der 2. Rippe. Der Wert des Punktes ist fraglich.
   Es ist zu beachten, dass Voisin auf Grund umgekehrter Druckrichtung (gegen den Oberrand der unteren anstatt gegen den Unterrand der oberen Rippe) trotz gleichen Interkostalraumes eine vom klassischen Indikator stark abweichende Punktbeschreibung gibt. Zudem liegt sein Punkt auch etwas weiter medial als derjenige Göhrums. Vielleicht hat sich ihm deshalb der in der klassischen Lage sicher brauchbare Punkt nicht besonders bewährt. Den spiegelbildlichen Partnerpunkt Cimicifuga ordnet Voisin entsprechend Bonnet-Lemaire homöosiniatrisch Niere 26 zu. Vermutlich ging diese durchaus übliche Zuordnung (s. unten) dann bei Borax vergessen.

BL = US ≈ bor 1^W
☽ Niere 26 rechts. Auf der Parasternallinie (2 Querfinger lateral der Medianlinie), im 1. Zwischenrippenraum.
Zur Diskussion dieser homöosiniatrischen Zuordnung s. unten.

_____

1 Für Details hierzu und zur Topographie des Punktes
   s. unter Scilla.
2 Siehe unter Carduus marianus.
3 Vgl. die Angaben unter Bovista.
4 Dies gilt eventuell auch für andere Pilznosoden.

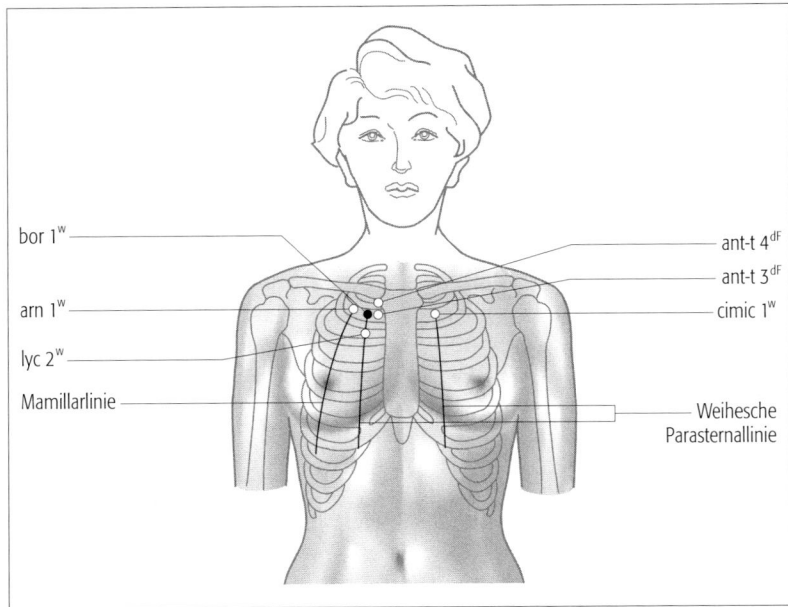

bor 1^W

arn 1^W

lyc 2^W

Mamillarlinie

ant-t 4^{dF}

ant-t 3^{dF}

cimic 1^W

Weihesche
Parasternallinie

Abb. 40: bor 1^W.

K ≈ bor 1^W

🌙 Niere 26 rechts. Im 1. Zwischenrippenraum, 2 Cun seitlich der Mittellinie.

Krack liegt mit seiner mit unseren Akupunkturquellen übereinstimmenden Distanzangabe von der Mittellinie eher näher bei Göhrum als der den Punkt wie Voisin näher parasternal lokalisierende Bonnet-Lemaire (s. oben). Nach de la Fuye, der Niere 26 mit einem Querfinger Abstand vom Sternum ebenfalls etwas weiter medial als Krack und Göhrum lokalisiert, ist der Punkt zusammen mit dem unmittelbar oberhalb gelegenen letzten Meridianpunkt beidseits mit Antimonium tartaricum doppelt belegt.[1] – Damit lassen sich die beiden Angaben für Niere 26 für die Druckpunkt-Diagnostik in dem Sinne trennen, dass der etwa einen Querfinger oder noch etwas näher seitlich des Brustbeins befindliche Punkt Niere 26^{dF} Antimonium tartaricum und der etwas weiter lateral gelegene Punkt Niere 26^{SM/KW/VN} Borax entspricht.[2]

---

1 Siehe unter diesem Mittel, dort auch Quellenangaben zu Niere 26.
2 Für topographische Details zu dem Punkt s. unter Antimonium tartaricum.
3 Siehe unter diesen Mitteln.
4 Auf Göhrums Gipsbüste von 1891 ist der Punkt bov 1^W noch Secale cornutum zugeordnet (s. Abb. 22), dessen Indikator später einen Interkostalraum weiter lateral-distal auf Höhe von chel 3^W angegeben wird. Offensichtlich herrschte bereits innerhalb der Weiheschen Schule eine gewisse Inkonstanz betreffend diese Region, wo später bezüglich der Indikatoren von Chelidonium und Carduus eine wichtige topographische Verschiebung vorgenommen werden musste (s. unter diesen Mitteln).

Der Weihesche Einzelpunkt ist Bestandteil der folgenden Mittelgleichungen:

Borax + Cimicifuga racemosa = Cuprum metallicum
Borax + Spongia = Bryonia

Sein spiegelbildlicher Partner auf der Gegenseite ist Cimicifuga.

Bovista

bov 1^{W**}

Auf der Anschwellung der Verbindung zwischen dem 7. und 8. Rippenknorpel, beidseits. Druck nicht wie bei Arsenicum album schräg von unten gegen den Rippenbogen, sondern gerade von vorne auf die Anschwellung der Knorpelverbindung.

Der bewährte Punkt dieses wichtigen Mittels aus der unter anderem sicher auch auf Grund des Vormarsches chronischer System-Mykosen wichtigen Gruppe der Pilzmittel steht topographisch in enger Beziehung zu Göhrums Gummi-gutti-Punkt, dem neuen Indikator von Chelidonium, und zu ars 1^W.[3] Es scheint sich hier am oberen Rippenbogenrand um eine eigentliche Pilzzone zu handeln, da der lateral anschließende Indikator ebenfalls beidseits einem Pilzmittel (Secale cornutum) zugeordnet ist.[4] Nach meiner Erfahrung ist bov 1^W auch für die Indikationen des therapeutisch interessanten Pilzmittels Boletus laricis

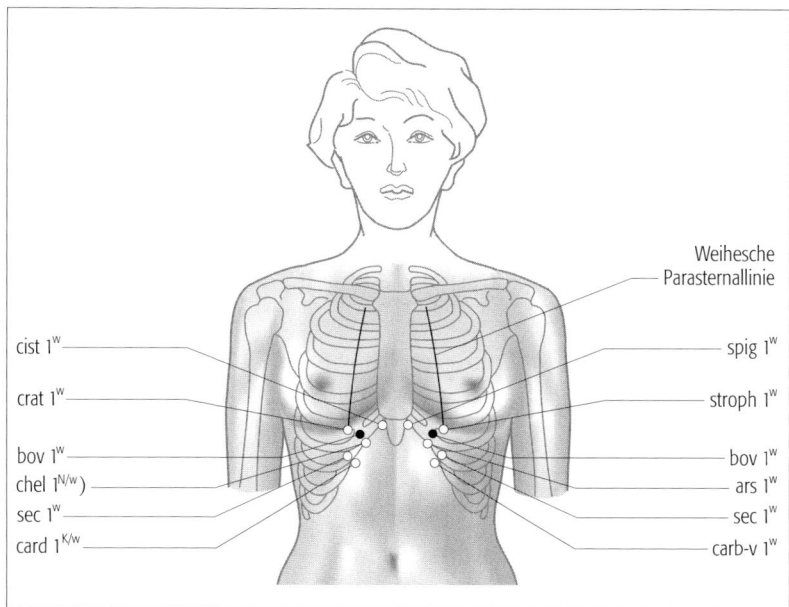

cist 1^W

crat 1^W

bov 1^W
chel 1^{N/w})
sec 1^W
card 1^{K/w}

Weihesche
Parasternallinie

spig 1^W

stroph 1^W

bov 1^W
ars 1^W
sec 1^W
carb-v 1^W

Abb. 41: bov 1^W.

in Betracht zu ziehen. Für Bovista spricht der Indikator vor allem, wenn er beidseits oder linksbetont positiv ist, bei rechtsseitiger Dominanz spricht er eher für Boletus laricis.[1]

Der Indikator ist selten falsch positiv, eher gelegentlich einmal falsch negativ. Im letzteren Fall habe ich einmal den Doppelindikator Badiaga + Ranunculus sceleratus, welcher nach Göhrum eigentlich Antimonium tartaricum zugeordnet wäre, zusammen mit Lachesis positiv gefunden.

Anmerkungen

Du = bov 1^W
Am Vereinigungspunkt des 7. und 8. Rippenknorpels, beidseits.

K = US ≈ bov 1^W
☾ Magen 19 beidseits. Auf der Mamillarlinie Im 6. Interkostalraum, im Winkel zwischen der 6. und 7. Rippe, eine halbe Daumenbreite lateral dieses Winkels. (?)

Für Krack ist diese offensichtlich nicht von ihm stammende Zuordnung sehr problematisch, da er sie nicht nur mit dem obigen Fragezeichen, sondern auch noch in einer Anmerkung ausdrücklich in Frage stellt. Die Topographie seines Punktes stimmt ja auch ganz offensichtlich nicht genau mit der Göhrums überein, obwohl das mediale Ende des 6. Interkostalraumes durchaus in der Nähe von bov 1^W liegt.[2] Viel besser kann der nach Krack lokalisierte Punkt dem auf der Mamillarlinie

liegenden klassischen Indikator von Adonis bzw. Sticta pulmonaria zugeordnet werden, was Krack dann ohne Fragezeichen auch tut.[3]

Bromium

brom 1^W*
Auf dem oberen Ende des Sternums median in der Incisura semilunaris.[4] Druck von oben nach unten.

Fast die ganze französische Schule (Rouy, de la Fuye, Bonnet-Lemaire und Voisin) lokalisiert den klassischen Punkt zuoberst auf der Vorderseite des Sternums,[5] was wohl auf einen irrtümlichen Analogieschluss zu den übrigen Sternalpunkten zurückzuführen ist. Allerdings scheint sich der Punkt nach der ausdrücklichen Angabe Voisins auch an dieser Stelle bewährt zu haben. Nach meiner Erfahrung entsprechen aber die Angaben Duprats und Fortier-Bernovilles, welche den Punkt noch deutlicher als Göhrum sogar auf den Hinterrand der Incisura jugularis legen, am genauesten dem primären Indikator dieses Mittels.

1 Siehe auch unter diesem Mittel.
2 Vgl. die obige Abbildung.
3 Siehe unter diesen Mitteln, für Details zu Magen 19 unter Adonis.
4 Göhrums Bezeichnung „Incisura semilunaris" ist identisch mit Incisura jugularis.
5 Siehe die unten stehenden Anmerkungen.

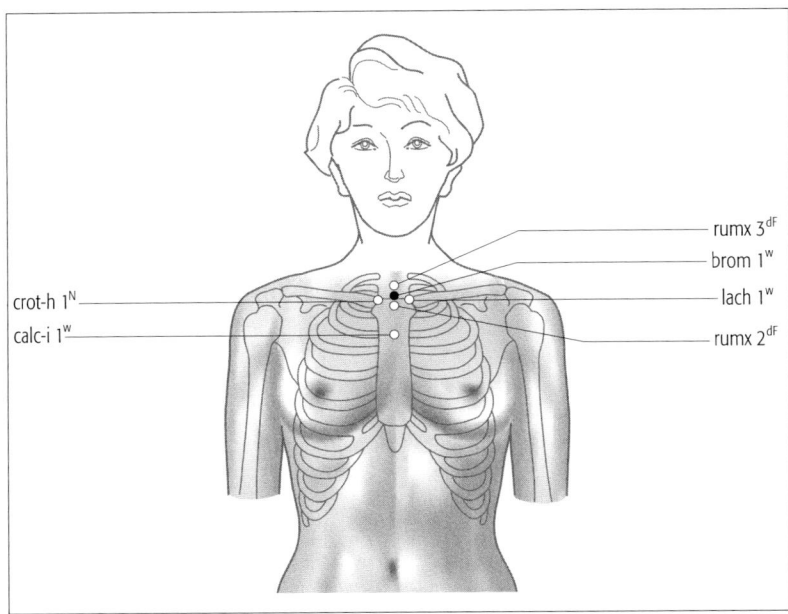

crot-h 1^N

calc-i 1^W

rumx 3^{dF}

brom 1^W

lach 1^W

rumx 2^{dF}

Abb. 42: brom 1^W.

Allerdings ist der Punkt an dieser Stelle oft auch falsch positiv und entspricht nach meiner Erfahrung nicht selten auch Iodium und seinen Salzen.[1]

Anmerkungen

Du ≈ brom 1^W
Hinter dem oberen, halbmondförmigen Rand des Manubrium sterni. Man drücke von oben nach unten.

FB ≈ brom 1^W
Hinter dem Sternum auf Höhe des Ansatzes des 1. Rippenpaares. Druck auf den Hinterrand der Incisura jugularis sterni von oben nach unten. Nützlicher Punkt.

R = Da ≈ brom 1^W
Sternal auf Höhe des 1. Interkostalraumes.

dF = Sch = BL = V = US ≈ brom 1^W
☾ Konzeptionsgefäß 20. Median auf der Vorderseite des Sternums, auf Höhe des 1. Interkostalraumes.

De la Fuyes homöosiniatrische Zuordnung entspricht nur sehr ungefähr dem klassischen Indikator. Laut Voisin soll der Punkt allerdings recht zuverlässig bei den Atemwegsindikationen von Brom sein. – Nach den modernen Akupunkturtafeln liegt der Punkt sogar noch etwas tiefer als nach de la Fuye auf Höhe des Ansatzes des 2. Rippenpaares,[2] wo er genau calc-i 1^W entspricht.[3] De la Fuyes Lokalisierung entspricht jedoch genau derjenigen Soulié de Morants.[4]

K ≈ brom 1^W
☾ Konzeptionsgefäß 22. Median direkt in der Incisura jugularis.
Kracks homöosiniatrische Zuordnung zu Konzeptionsgefäß 22, welcher Punkt nach sämtlichen Quellen in der Incisura jugularis liegt (wobei er meist etwas oberhalb des Knochenrandes eingetragen ist),[5] kommt Göhrum am nächsten. Es ist zu beachten, dass de la Fuye Konzeptionsgefäß 21 am vorderen oberen Rand des Sternums mit Rumex belegt.[6] Der Punkt Konzeptionsgefäß 22 entspricht rumx 3^{dF}.

Deg ≈ brom 1^W
☾ Konzeptionsgefäß 21. Hinter dem halbmondförmigen Oberrand des Manubrium sterni. Druck von oben nach unten.
Diese Ortsbeschreibung entspricht gut derjenigen Göhrums, der genannte Akupunkturpunkt liegt aber nach sämtlichen unseren Akupunkturquellen noch auf der Vorderseite des Manubriums, nach Van Nghi und

---

1 Vgl. die Nähe des Jodsalz-Indikators calc-i 1^W (s. obige Abbildung); vgl. auch die Überlegungen auf S. 31 ff.
2 KW, S. 227; VN, S. 174.
3 Zu dieser Zuordnung s. unter Calcarea iodata.
4 SM, S. 189.
5 KW, S. 227; VN, S. 185; SM, S. 189.
6 = rumx 2^{dF}, s. unter diesem Mittel; vgl. auch die unten stehende Anmerkung zur homöosiniatrischen Zuordnung nach Degroote.

6666666

König/Wancura auf Höhe des Ansatzes des 1. Rippenpaares, nach Soulié de Morant und dem ihm folgenden
de la Fuye etwas höher gegen den Oberrand des Sternums hin (zwischen 1. Rippenpaar und Klavikula).[1] De
la Fuye belegt den Punkt ebenfalls mit Rumex crispus
(rumx 2^{dF}).

Der Weihesche Einzelpunkt ist Bestandteil der folgenden
Mittelgleichungen:

Bromium + Rhus radicans = Gelsemium
Bromium + Spongia = Sulphur (?)

Bryonia

bry 1$^{N/dF}$*
❷ Leber 2 links. Auf dem Fußrücken interdigital
zwischen der großen und der 2. Zehe, gegen die
Basis der Großzehe, links. Nach König/Wancura
liegt der Punkt in der interdigitalen „Schwimmhaut".[2] Am besten wird der Punkt interdigital von
oben nach unten sowie leicht nach proximal und
großzehenwärts gedrückt.

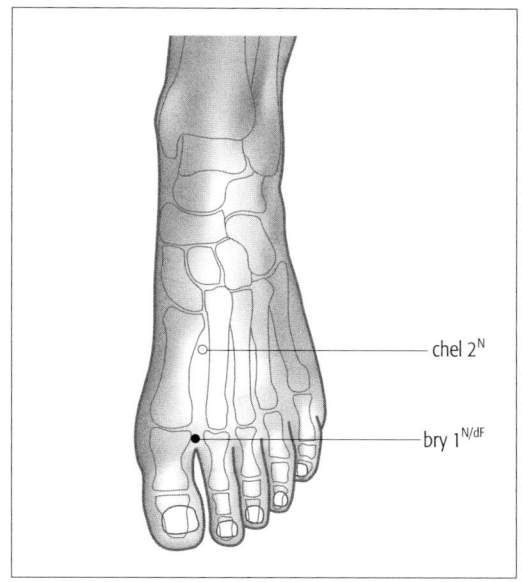

Abb. 43: bry 1$^{N/dF}$.

bry 2^{W}
Zwischen Nabel und Nux vomica, in der Mitte des
mittleren Drittels (d.h in der Mitte der Hilfslinie),
rechts (s. Abb. 121, S. 368).

bry^{WK}
1. Antimonium crudum + Cyclamen europeaum
2. Borax + Spongia
3. Kali bromatum + Cantharis
4. Natrum muriaticum + Cina (?)
5. Phosphoricum acidum + Ranunculus bulbosus

Der neu bestimmte Indikator ist lediglich die
deutlich linksbetonte Variante des unten
beschriebenen de la Fuyeschen Punktes.

Anmerkungen

dF = Sch = K = Deg = US = bry 1$^{N/dF}$
❷ Leber 2 beidseits. Auf dem Fußrücken interdigital
zwischen der großen und der 2. Zehe, an der lateralen
Seite des Großzehengrundgelenks.
　Ungern-Sternberg gibt als zusätzliche Zuordnung
zu Leber 2 noch Lycopodium an.[3]

R = FB = bry 2^{W}

Du ≈ bry 2^{W}
Mitte des inneren Drittels der Linie, die den Nabel mit
dem Punkt Nux vomica verbindet.

Der in der Übersetzung von Duprats Punktbeschreibung
von bry 2^{W} doppeldeutige Ausdruck „inneres Drittel"
bezieht sich gemäß Original in Übereinstimmung mit
Göhrum eindeutig auf das mittlere Drittel der Hilfslinie.

dF = Sch = Deg = K = US ≈ bry 2^{W}
❷ Magen 23 rechts. In der Mitte zwischen Nabel und
freiem Ende der 11. Rippe.
　De la Fuye definiert seinen Punkt Magen 23^{dF} ungeachtet aller sonstigen Akupunkturquellen genau entsprechend Göhrum. Magen 23$^{VN/KW}$ hingegen liegt zwei
Cun oberhalb des Nabels und in gleichem Seitenabstand
von der vorderen Medianlinie;[4] dieser Punkt kommt somit deutlich höher und etwas weiter medial als bry 2^{W}
zu liegen (vgl. Abb. 121, S. 368). Magen 23^{SM} wiederum
liegt deutlich weiter seitlich bereits am Rand des Rippenbogens,[5] also zu weit lateral. Degroote verwendet
wie oft für seine Punktebeschreibung Magen 23^{dF}, während seine Meridianskizze Magen 23$^{VN/KW}$ wiedergibt. So
erklärt es sich, dass nach diesem Autor dann derselbe
Akupunkturpunkt auch ungefähr dem nicht unmittelbar
benachbarten Indikator von Baptisia (rechts) bzw. Dulcamara (links) zugeordnet sein soll. Da Magen 23$^{VN/KW}$

1　SM, S. 189; VN, S. 184; KW, S. 227. Siehe auch obige
　Anmerkungen.
2　KW, S. 213. Diese Lokalisierung entspricht auch den
　übrigen Akupunkturquellen (VN, S. 152; SM, S. 105).
3　Siehe die Anmerkungen zu Lycopodium.
4　VN, S. 41; KW, S. 153.
5　SM, S. 97.

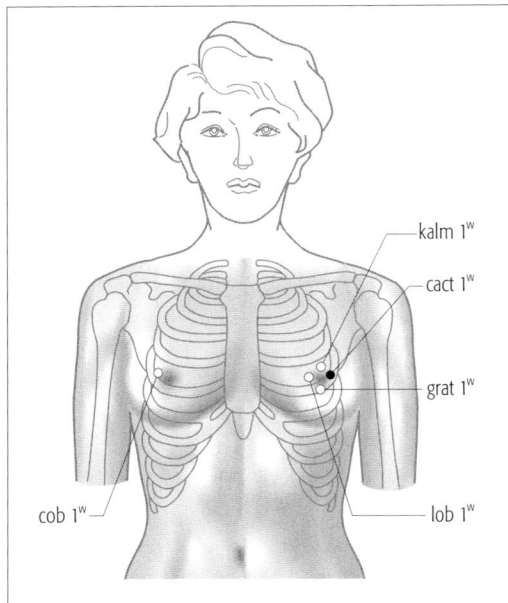

kalm 1[W]

cact 1[W]

grat 1[W]

cob 1[W]

lob 1[W]

Abb. 44: cact 1[W].

rechtsseitig gerade etwa gleich weit von bry 2[W] und bapt 1[W] entfernt liegt, ist der Fehler in beiden Fällen gerade etwa gleich groß.[1]

BL ≈ bry 2[W]
🌙 Magen 23 rechts. 3,5 Querfinger seitlich der Mittellinie des Abdomens, 2 Querfinger über dem Nabel. Diese Topographie von Magen 23 kommt zwar in die Nähe von bry 2[W] zu liegen, stimmt aber mit keiner unserer Akupunkturquellen überein, vgl. hierzu die obige Anmerkung.

Der Weihesche Einzelpunkt ist Bestandteil der folgenden Mittelgleichung:

Bryonia + Aurum metallicum = Carbo vegetabilis

Sein spiegelbildlicher Partner auf der Gegenseite ist Staphysagria.

Bufo

bufo 1[W]
Auf dem 11. Brustwirbel, Druck von oben auf die obere Kante des Dornfortsatzes. (??)

Anmerkungen —————

FB ≈ bufo 1[W]
Nur graphische Darstellung: Auf der Spitze des Dornfortsatzes des 10. Brustwirbels.

Bei Fortier-Bernovilles nicht mit Göhrum übereinstimmender Lageskizze handelt es sich fast mit Sicherheit um einen Irrtum, da auch der nach unten angrenzende Punkt Corallium rubrum eine Wirbeletage zu hoch eingetragen ist.[2]

dF = Sch ≈ bufo 1[W]
🌙 Lenkergefäß 6 bis.[3] Auf der Spitze des Dornfortsatzes des 11. thorakalen Wirbelkörpers.
Wie aus der nachfolgenden Anmerkung ersichtlich, stimmt von allen homöosiniatrischen Zuordnungsversuchen lediglich de la Fuyes modifizierter Akupunkturpunkt weitgehend mit Göhrum überein.

K = Deg ≈ bufo 1[W]
🌙 Lenkergefäß 6. Zwischen den Dornfortsätzen des 11. und 12. Brustwirbels. (??)
Krack lokalisiert den Punkt Lenkergefäß 6 zwischen den Dornfortsätzen des 11. und 12. Brustwirbels, auch nach Degroote liegt er in Übereinstimmung mit sämtlichen unseren Akupunkturquellen[4] „unterhalb des Dornfortsatzes des 11. Brustwirbels". Damit liegt der Indikator aber eindeutig zu tief für den ja auf der Oberkante des 11. Brustwirbel-Dornfortsatzes gelegenen Punkt bufo 1[W] und entspricht viel eher dem eine Etage tiefer liegenden klassischen Weiheschen Punkt von Corallium rubrum.[5]

Cactus grandiflorus

cact 1[W]*
Auf dem Rande des Warzenhofes, waagrecht nach außen von der Mamille, links.

cact 2[dF]
🌙 Kreislauf-Sexualität 7 beidseits. Auf der Volarseite des Handgelenkes, in der Mitte der Gelenkfalte, mitten auf dem Os lunatum.

cact[WK]
Arsenicum iodatum + Oleander

Wie Göhrums Fallbericht[6] und die nachfolgende positive Einschätzung durch Voisin zeigen, handelt es sich um einen recht zuverlässigen Indikator.

---

1 Siehe Abb. 121, S. 368, und vgl. auch unter Baptisia.
2 Siehe unter diesem Mittel.
3 = 6 a bei Schmidt.
4 KW, S. 217; VN, S. 163; SM, S. 195.
5 Siehe unter diesem Mittel.
6 Siehe S. 114.

Du = R = FB = Da = cact 1^W

dF = Sch = K = US ≈ cact 1^W

☽ Kreislauf-Sexualität 1 beidseits. Auf der Vorderseite des Thorax, ein Querfinger außerhalb des Warzenhofes der Brust, auf der 5. Rippe.

De la Fuye lokalisiert Kreislauf-Sexualität 1 als homöosiniatrische Entsprechung des klassischen Weiheschen Punktes doppelseitig, der spiegelbildliche Punkt Cobaltum wird ersatzlos gestrichen. – Nach Soulié de Morant liegt der Punkt abweichend von de la Fuye ziemlich weit lateral vom Warzenhof fast auf halber Distanz von diesem zur Axilla;[1] nach den modernen Akupunkturtafeln liegt er jedoch mit einer Distanz Abstand von der Mamille näher beim klassischen Indikator.[2]

V ≈ cact 1^W

Auf dem äußeren Rande des linken Warzenhofes. Entspricht etwa dem Punkt Kreislauf-Sexualität 1 links. Ziemlich verlässlich bei den Herz-Affektionen des Mittels.

Zur homöosiniatrischen Zuordnung von cact 1^W zu Kreislauf-Sexualität 1 s. oben.

K = US ≈ cact 1^W

☽ Lunge 1 links. Auf der vorderen Axillarlinie, im 3. Interkostalraum, etwa 6 Cun lateral der Sternalmitte. (?)

Krack gibt – allerdings mit Fragezeichen – Lunge 1 links als zusätzliche mögliche homöosiniatrische Entsprechung des klassischen Weiheschen Indikators an, welchen Punkt er zusammen mit Ratanhia doppelt belegt.[3] Der Punkt liegt aber nach Kracks eigener Topographie deutlich oberhalb und etwas lateral vom klassischen Indikator. Da er Lunge 1 zusammen mit dem besser cact 1^W entsprechenden Punkt Kreislauf-Sexualität 1 angibt (s. oben), handelt es sich hierbei eventuell aber nicht um einen Irrtum, sondern um eine bewusst gewählte Punktevariante.

Sch = US = cact 2^{dF}

Kreislauf-Sexualität 7 ist nach de la Fuye zusammen mit Spigelia, Murex, Origanum, Naja, Staphysagria und Ginseng gleich siebenfach belegt. Die Lokalisierung des Punktes in der Mitte der volaren Handgelenkfalte ist nach sämtlichen Quellen unumstritten.[4]

---

1 SM, S. 129.
2 KW, S. 193; VN, S. 117.
3 Näheres hierzu s. unter Hepar und Ratanhia.
4 KW, S. 195; VN, S. 121; SM, S. 129.
5 Siehe Anmerkungen zu Iodium und Thuja und vgl. auch Abb. 24, wo der Abstand Xiphoidansatz—Nabel 8 Cun beträgt (Xiphoidlänge ≈ 1 Cun).
6 SM, S. 189; KW, S. 225; VN, S. 179.

Der Weihesche Einzelpunkt ist Bestandteil der folgenden Mittelgleichungen:

Cactus grandiflorus + Cobaltum metallicum
    = Silicea (?)
Cactus grandiflorus + Manganum aceticum
    = Euphrasia (?)

Sein spiegelbildlicher Partner auf der Gegenseite ist Cobaltum metallicum.

Cadmium sulphuratum

cadm-s 1^W

Auf der vorderen Axillarlinie, im 7. Interkostalraum, rechts (s. Abb. 75: kali-c 1^W, S. 258). Druck gegen den Unterrand der oberen Rippe und senkrecht zur Tangente durch den Punkt.

Du = V = cadm-s 1^W

Der spiegelbildliche Partner des Weiheschen Einzelpunktes auf der Gegenseite ist Sarsaparilla.

Caladium seguinum

calad 1^W

Dicht unterhalb der Mitte zwischen Iodium und Nabel (s. Abb. 109 b: sil 2^W, S. 336). (??)

K = US ≈ calad 1^W

☽ Konzeptionsgefäß 10. Auf der Mittellinie des Abdomens, 2 Cun oberhalb des Nabels. (??)

Da der klassische Jod-Punkt in der Mitte der nach der Akupunkturlehre 7 Distanzen messenden Strecke zwischen Xiphoidspitze und Nabel liegt,[5] müsste der Indikator der zu den therapeutisch interessanten Arongewächsen gehörenden südamerikanischen Heilpflanze etwas weniger als 1,75 Cun über dem Nabel liegen. Kracks homöosiniatrischer Entsprechungspunkt, dessen Lage nach sämtlichen unseren Akupunkturquellen übereinstimmend beschrieben wird,[6] liegt also etwas zu hoch; er kommt aber dem klassischen Indikator von allen Akupunkturpunkten am nächsten. De la Fuye streicht das Mittel und lässt den Punkt Konzeptionsgefäß 10 ohne Belegung.

Calcarea arsenicosa

calc-ar 1^{W**}

Zwischen vorderer und mittlerer Axillarlinie, im 3. Interkostalraum, links. Druck gegen den Unter-

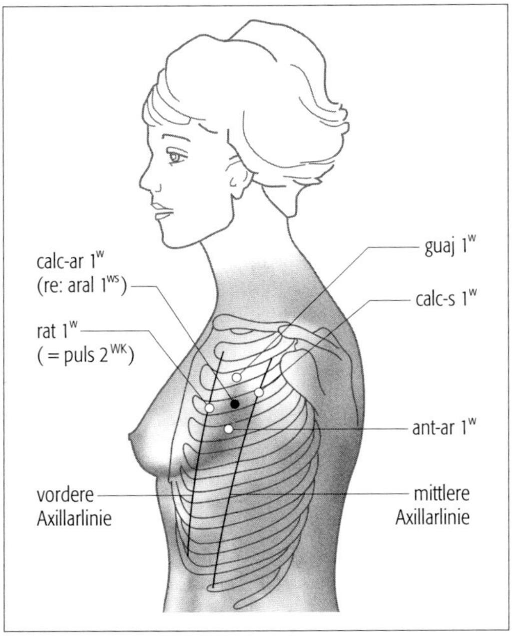
calc-ar 1W
(re: aral 1WS)
rat 1W
(= puls 2WK)
guaj 1W
calc-s 1W
ant-ar 1W
vordere Axillarlinie
mittlere Axillarlinie

Abb. 45: calc-ar 1W.

rand der oberen Rippe und senkrecht zur Tangente durch den Punkt.

Ein bewährter Punkt für ein wichtiges Mittel. Wie die meisten Punkte in der sensiblen Gegend der Axilla ist er allerdings nicht selten falsch positiv. Man kann für die Bestätigung der Indikation nach der Mischsalztechnik auch noch die Indikatoren von Arsenicum album und Calcarea carbonica heranziehen. Vor allem den ersteren Punkt habe ich bei Indikationen des Mittels recht häufig gefunden, in einem Fall auch linksseitig den de la Fuyeschen Arsenik-Punkt Dickdarm 10.[1]

Anmerkungen

US ≈ calc-ar 1W

☯ Herz 1 (ohne Orts- und Seitenangabe).

Als große Ausnahme führt Ungern-Sternberg einen homöosiniatrischen Entsprechungspunkt für den klassischen Indikator an, welcher weder von de la Fuye noch von Krack genannt wird. Auch sonst wird der Punkt Herz 1 von den übrigen homöosiniatrischen Autoren nicht verwendet. Nach Soulié de Morants Atlas liegt Herz 1 tatsächlich etwa im Bereich des klassischen Weiheschen Indikators,[2] nach den modernen Akupunkturtafeln ist er allerdings in der Mitte der Achselhöhle über der Arteria axillaris zu finden, also in der Fortsetzung des an der Innenseite des Oberarmes entlang dem Musculus biceps im Sulcus bicipitalis medialis verlaufenden Gefäß-Nervenstranges in die Axilla.[3]

Der spiegelbildliche Partner des Weiheschen Einzelpunktes auf der Gegenseite ist nach Göhrums Originalliste nicht belegt, nach Schölers Version ist dort Aralia racemosa zu finden.

Calcarea carbonica s. Calcarea ostrearum

Calcarea fluorica

calc-f 1N/dF *

☯ Milz-Pankreas 5 links. Direkt vor und unterhalb des Innenknöchels. Druck nach distal-plantar gegen die Tuberositas ossis navicularis.

calc-f 2Du/WS

Auf der Mittellinie zwischen der mittleren und hinteren Axillarlinie, im 3. Zwischenrippenraum, links (s. Abb. 50 a: calc-s 1W, S. 186). Druck gegen den Unterrand der oberen Rippe und senkrecht zur Tangente durch den Punkt.

Nach meiner Erfahrung ist de la Fuyes Indikator für dieses laut Nebel wichtige Konstitutions- und Strukturmittel vor allem linksseitig aussagekräftig, woraus sich eine neue Lagevariante des Punktes ergibt. Die Topographie des Akupunkturpunktes stimmt nach sämtlichen unseren Akupunkturquellen gut mit de la Fuye überein.[4] Am genauesten ist wohl die Lokalisierung nach König/

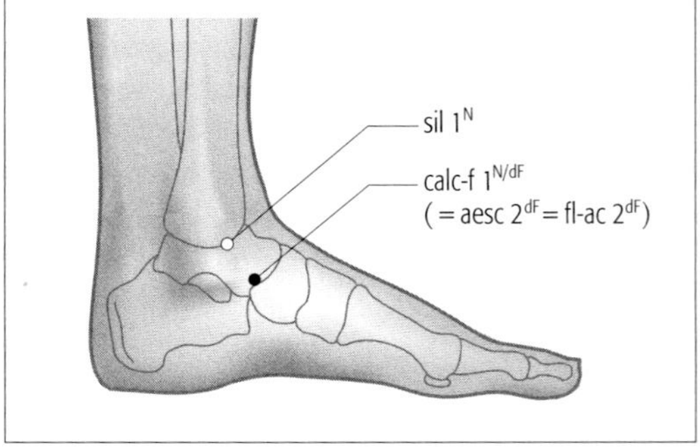
sil 1N
calc-f 1N/dF
(= aesc 2dF = fl-ac 2dF)

Abb. 46: calc-f N/dF.

1 Siehe unter diesen Mitteln.
2 SM, S. 89.
3 Abbildung bei KW, S. 165.
4 KW, S. 160; VN, S. 54; SM, S. 141.

Wancura, wonach der Punkt in einer Vertiefung zu finden ist, welche auf halber Strecke zwischen der Knöchelspitze und der am proximalen Ende des medialen Mittelfußes gut tastbaren Tuberositas ossis navicularis gelegen ist.

Für die Weihesche Diagnostik wird nach meiner Erfahrung am besten wie oben beschrieben von dieser Vertiefung aus nach unten-vorne gedrückt, während für die Prüfung des sehr nahe gelegenen neuen Silicea-Indikators der Druck in Gegenrichtung gegen den vorderen unteren Knöchelrand ausgeübt wird. Dadurch kommen die Druckstellen für die beiden Punktevarianten etwa einen Querfinger voneinander entfernt zu liegen.

Der auf Göhrums Originalliste noch fehlende Indikator calc-f 2$^{Du/WS}$ liegt nach Schölers unten zitierter Ausgabe von Göhrums Liste um einen Interkostalraum höher als nach Duprat und Degroote. Da der 2. Interkostalraum bei den meisten Patienten selbst auf der mittleren Axillarlinie, welche in der Axilla am weitesten nach oben reicht, nur noch gerade tastbar ist, scheint Duprats Lokalisierung rein von der praktischen Realisierbarkeit her die einzig denkbare Lösung zu sein. Der Indikator kommt im 3. Interkostalraum auch in eine schöne topographische Beziehung zu den nach ventral unmittelbar anschließenden bewährten Kalziumsalz-Indikatoren Calcarea sulphurica und Calcarea arsenicosa.[1] Dies ist ein Grund mehr, diesen Indikator einer näheren Überprüfung zu unterziehen.

Anmerkungen _____

dF = Sch = Deg ≈ calc-f 1$^{N/dF}$
🌓 Milz-Pankreas 5 beidseits. Zwei Querfinger vor und unterhalb des Innenknöchels.

Zur Topographie des Punktes s. unter Fluoricum acidum. Der Punkt ist nach de la Fuye zusätzlich noch mit Silicea, Aesculus und Fluoricum acidum belegt.[2] Krack lässt den Punkt auffälligerweise völlig ohne Belegung.

Deg = calc-f 2$^{Du/WS}$
Der spiegelbildliche Punkt von calc-f 2$^{Du/WS}$ rechts bleibt nach Duprat wie auch nach Schölers Variante von Göhrums Liste ohne Belegung.

_____
1 Siehe auch die diesbezüglichen Abbildungen.
2 Siehe unter diesen Mitteln.
3 Siehe S. 33.
4 SM, S. 189; VN, S. 184; KW, S. 227.

Calcarea iodata

calc-i 1^W
Auf der Mittellinie des Brustbeins, auf Höhe des 2. Rippenpaares (s. Abb. 42: brom 1^W, S. 176). (?)

Die Angaben eines großen Teiles der französischen Schule stimmen – wie unten im Detail dargestellt – auch gemäß ihrer graphischen Darstellung nach Rouy, Fortier-Bernoville und de la Fuye mit Göhrums Topographie nicht genau überein und kommen fast eine Fingerbreite tiefer auf Höhe des nachfolgenden Interkostalraumes zu liegen. Krack hingegen steigt einen Interkostalraum höher ein und kommt damit auf eine entsprechende Abweichung nach oben. Obwohl man sich wie üblich primär an Göhrums Topographie orientieren wird, ist es keineswegs ausgeschlossen, dass auch die leicht abweichenden obigen Ortsangaben brauchbar sind. Auf Grund der im theoretischen Teil angestellten Überlegungen[3] ist es nämlich durchaus denkbar, dass die ganze obere Sternalzone von der Incisura semilunaris (Brom-Punkt) bis zum 3. Rippenpaar (Mercurius iodatus ruber) ganz generell als Jod-Brom-Zone zu betrachten ist.

Anmerkungen _____

Du = calc-i 1^W

R = FB ≈ calc-i 1^W
Auf der Medianlinie des Sternums, auf Höhe des 2. Interkostalraumes.
Siehe oben.

dF = Sch = BL ≈ calc-i 1^W
🌓 Konzeptionsgefäß 19. Median auf der Vorderseite des Sternums, auf der Höhe des 2. Interkostalraums.

In der Lage von Konzeptionsgefäß 19 stimmen sämtliche unsere Akupunkturquellen mit de la Fuye überein,[4] jedoch liegt der Punkt wie oben erwähnt etwas zu tief für den Weiheschen Indikator.

Deg ≈ calc-i 1^W
🌓 Konzeptionsgefäß 19. Auf der Vorderseite des Brustbeins, auf Höhe des 2. Rippenpaares.

Diese topographische Angabe stimmt wohl genau mit Göhrum überein, jedoch ist – wie oben erwähnt – diese Lage von Konzeptionsgefäß 19 sonst nirgends belegt. Selbst auf Degrootes eigener, im Anhang wiedergegebenen Meridianskizze wird der Punkt ausdrücklich im 2. Interkostalraum lokalisiert.

K ≈ calc-i 1[W]

🌓 Konzeptionsgefäß 20. Am Thorax vorne in der Mittellinie in Höhe des 1. Interkostalraums auf dem Sternum. (?)

Konzeptionsgefäß 20 wird nur von Soulié de Morant genau entsprechend Kracks für calc-i 1[W] zu hoch liegender Topographie lokalisiert,[1] nach den modernen Akupunkturtafeln liegt der Punkt auf Höhe des 2. Rippenpaares und würde damit unter dieser Ortsangabe eigentlich sehr gut dem Göhrumschen Indikator entsprechen.[2] Nach de la Fuye ist der Konzeptionsgefäß 20[SM] entsprechende Punkt Bromium zugeordnet (s. unter diesem Mittel).

Calcarea ostrearum (= Calcarea carbonica)

(= Austernkalk, entsprechend Herings besserer Benennung von Calcarea carbonica, welches Mittel in der Hahnemannschen Originalpräparation nicht nur Calcium carbonicum, sondern auch Spuren anderer Substanzen, wie z. B. Calcium phosphoricum enthält)

calc 1[Du***]
Hinter der Mitte der rechten Klavikula, in der dortigen Vertiefung. Druck von oben nach unten und von außen nach innen gegen die 1. Rippe.

calc 2[W]
Auf der Rückseite des Musculus sternocleidomastoideus, dicht oberhalb der Klavikula, rechts. Druck etwas nach innen und unten gegen die 1. Rippe.

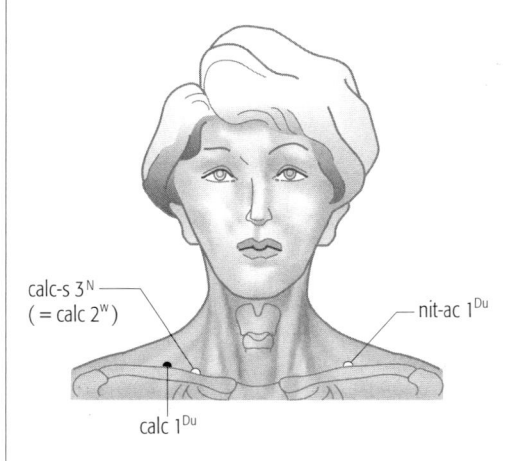

calc-s 3[N]
(= calc 2[W])

nit-ac 1[Du]

calc 1[Du]

Abb. 47: calc 1[Du].

calc 3[dF]
🌓 Kreislauf-Sexualität 6 beidseits. 3 Querfinger von der volaren Handgelenkfalte in der Mitte der Beugeseite des Vorderarmes (dieser Abstand entspricht einem Fünftel der Distanz Handgelenk–Ellbogen).

calc[WK]
Iodium + Thuja

Gemäß Göhrums schriftlicher Ortsbeschreibung liegt der Punkt direkt anschließend an den hinteren lateralen Ansatz des Musculus sternocleidomastoideus am hinteren Oberrand des Schlüsselbeins, von hier wird „nach innen und unten" gegen die 1. Rippe gedrückt. Diese Ortsangabe stimmt zumindest für den Ausgangspunkt des Druckes nicht mit den meisten übrigen Autoren überein, da der laterale Ansatz des genannten Leitmuskels nicht bis zur Hälfte, sondern normalerweise nur etwa bis an die Grenze des medialen Drittels des Schlüsselbeines reicht.[3] Nach Bauers und Fortier-Bernovilles Erfahrung, welche ich nur bestätigen kann, hat sich der Punkt aber an der von Duprat genannten Stelle hinter der Mitte des Schlüsselbeins sehr bewährt, sodass diese Lokalisierung heute wohl zu recht als die primäre gilt.[4]

Allerdings muss Duprats topographische Beschreibung etwas korrigiert werden, da die 1. Rippe die Klavikula bereits an der Grenze des medialen Drittels kreuzt und man somit nur von Göhrums Ausgangspunkt her gegen diese 1. Rippe drücken kann. Von der Mitte der Supraklavikulargrube aus ist dies kaum möglich.[5] Von hier geht der Druck nach unten, also in jedem Fall viel eher in Richtung auf die 2. Rippe, was jedoch ohne praktische Bedeutung ist, da man die Rippen von der Supraklavikulargrube aus sowieso nicht einzeln tasten, geschweige denn zählen kann.

Weiter stellt sich die Frage, was genau mit Göhrums, Duprats und Fortier-Bernovilles zwei-

---

1 SM, S. 189.
2 KW, S. 227; VN, S. 174.
3 Vgl. hierzu z. B. die Abbildung in Rauber/Kopsch, S. 535, oder auch diverse Darstellungen in de la Fuyes Atlas (dF II).
4 Auf Göhrums Büste (Abb. 22, S. 121) ist der Punkt interessanterweise ebenfalls bereits etwas lateral eingezeichnet, als dies dem lateralen Rand des Ansatzes des Sternokleidomastoideus entspricht. Möglicherweise wurde der Punkt also bereits damals näher bei calc 1[Du] lokalisiert als nach Göhrums schriftlicher Ortsbeschreibung.
5 Siehe Rauber/Kopsch, S. 20.

ter Druckrichtungskomponente „von außen nach innen" gemeint ist: Von oben-vorne nach unten-hinten, von oben-lateral nach unten-medial oder intermediär zwischen diesen beiden Richtungen gegen die Zentralachse des Körpers, welche an dieser Stelle etwa durch die Mitte der Wirbelkörper geht? Von Göhrums Ausgangspunkt erreicht ein Druck in gerader Richtung (sagittal) nach unten-hinten gegen die 1. Rippe am direktesten den an dieser Stelle deutlich ansteigenden seitlichen Rippenbogen. Von Duprats Punkt wäre ein Druck in Richtung auf die erste Rippe nach medial- und nach hinten-unten in Richtung der Zentralachse auszuüben. Praktisch erhält man nach meiner Erfahrung gute Resultate, wenn ausgehend von Duprats Punkt an der tiefsten Stelle der Supraklavikulargrube direkt hinter der Mitte des Schlüsselbeins nach unten und etwa im rechten Winkel zur Klavikula leicht nach hinten gedrückt wird.

Der Punkt ist nicht allzu oft falsch positiv, falsch negativ habe ich ihn noch nie erlebt. Nach Fortier-Bernoville drückt sich in der spiegelbildlichen Lage des Punktes zum Indikator von Nitricum acidum auch eine komplementäre Funktionsbeziehung dieser beiden Mittel aus.[1]

An der Stelle von Göhrums ursprünglichem Indikator liegt der neue Bestätigungspunkt für Calcarea sulphurica.[2]

Anmerkungen

R = Dem = calc 1^{Du}

FB = calc 1^{Du}
Genau hinter der Mitte des Oberrandes der Klavikula, rechts. Druck etwas schräg von oben nach unten und von außen nach innen gegen die 1. Rippe. Sehr wichtiger Punkt.

dF ≈ calc 1^{Du}
Hinter der Mitte der Klavikula, rechts.
Vgl. hierzu auch die unten stehende Anmerkung zu Degroote.

Sch ≈ dF ≈ calc 1^{Du}
Auf der Mitte des Schlüsselbeins rechts.
Unpräzisere Ortsangabe als nach de la Fuye (s. oben).

Deg ≈ calc 1^{Du}
🌓 Magen 12 rechts. In der Mitte der Klavikula, hinter ihrem Oberrand. Man spürt eine kleine Vertiefung auf der Höhe des Indikators.

Dieser Akupunkturpunkt wird nach de la Fuye[3] und nach Van Nghis Atlasdarstellung[4] weiter medial lokalisiert als nach den calc 1^{Du} weitgehend entsprechen

Angaben Degrootes, welche auch mit König/Wancura[5], Van Nghis Ortsbeschreibung und schließlich auch mit Degrootes eigener Meridianskizze gut übereinstimmen. De la Fuye verzichtet konsequenterweise auf eine homöosiniatrische Einordnung von calc 1^{Du} und ordnet Magen 12^{dF} Zincum bzw. Hyoscyamus zu.[6] Eher noch besser aber würde Magen 12^{dF} dem alten Calcarea-Punkt calc 2^{W} bzw. linksseitig nit-ac 2^{W} entsprechen (vgl. hierzu auch Abb. 10, wo eine Kompression des letzteren Punktes wahrscheinlich eine wesentliche pathogenetische Rolle spielte).

K = US ≈ calc 2^{W}
🌓 Dickdarm 17 rechts. Auf der Mitte des Musculus sternocleidomastoideus vorne, senkrecht oberhalb Magen 12 auf dem Oberrand der Klavikula, 4 Cun lateral der Incisura clavicularis.

Dickdarm 17 liegt nach sämtlichen unseren Akupunkturquellen deutlich oberhalb des Schlüsselbeines seitlich auf dem Musculus sternocleidomastoideus[7] und kann damit auch Göhrums ursprünglichem Ausgangspunkt calc 2^{W} nur in der Seitenlage etwa entsprechen.[8] Der von Krack angegebene Seitenabstand entspricht dann aber wieder viel eher calc 1^{Du} und keinesfalls Dickdarm 17. – Calc 2^{W} entspricht calc-s 3^{N} und nat-n $1^{N/W}$ rechts. Sein spiegelbildlicher Partner ist nit-ac 2^{W} = calc-p 1^{N} = kali-n 1^{N} = nat-n $1^{N/W}$ links ≈ sulph 3^{N}.[9]

Sch = Deg = US ≈ calc 3^{dF}
Der von de la Fuye neu bestimmte homöosiniatrische Calcarea-Punkt 🌓 Kreislauf-Sexualität 6 ist nach diesem Autor zusammen mit Zincum doppelt belegt.[10]

Der Weihesche Einzelpunkt ist Bestandteil der folgenden Mittelgleichungen:

Calcarea carbonica + Belladonna = Iodium (?)
Calcarea carbonica + Chelidonium = Taraxacum
Calcarea carbonica + Cina = Nux moschata
Calcarea carbonica + Lactuca virosa = Drosera
Calcarea carbonica + Stramonium = Belladonna

Sein spiegelbildlicher Partner auf der Gegenseite ist Nitricum acidum (nit-ac 2^{W}).

1 Fortier-Bernoville, S. 126.
2 Siehe unter diesem Mittel.
3 dF II, A/XI/2.
4 VN, S. 33.
5 KW, S. 152/153.
6 Details hierzu und zur Topographie von Magen 12 s. unter Hyoscyamus.
7 SM, S. 115; KW, S. 148; VN, S. 30.
8 Siehe auch unter diesem Mittel.
9 Für Details zu diesen Punkten s. unter den entsprechenden Mittelabschnitten.
10 Details zu diesem Punkt s. unter Zincum.

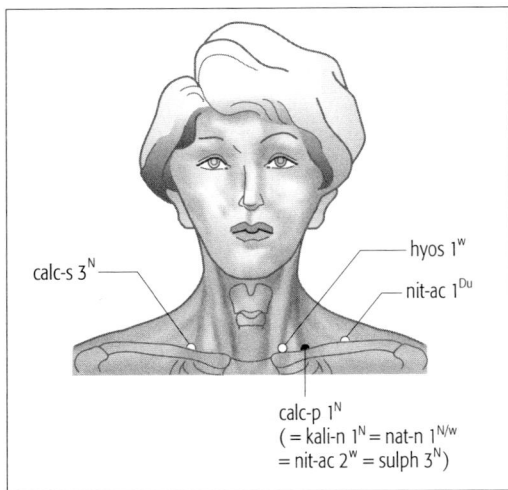

calc-s 3^N

hyos 1^W

nit-ac 1^{Du}

calc-p 1^N
(= kali-n 1^N = nat-n 1$^{N/w}$
= nit-ac 2^W = sulph 3^N)

Abb. 48: calc-p 1^N.

Calcarea phosphorica

calc-p 1^{N**}

Lateral des Ansatzes des Caput claviculare des Musculus sternocleidomastoideus direkt hinter dem Schlüsselbein, links. Druck nach unten gegen die 1. Rippe.[1]

calc-p 2^V

Je 2 Querfinger medial und unterhalb der Spina iliaca anterior superior, beidseits.

calc-p 3^W

In der Mitte zwischen der Spina iliaca anterior superior und dem unteren Endpunkt der mittleren Axillarlinie (= nux-v 1^W rechts und chin 1^W links), beidseits (s. Abb. 112: stann 1^W, S. 341, vgl. auch Abb. 121, S. 368). Druck senkrecht zur Oberfläche.

Der neue, bis auf die etwas problematische Doppelbelegung mit Kali nitricum bzw. Natrum nit-

---

1 Zur Druckrichtung vgl. auch die Angaben zu Calcarea ostrearum.
2 Für Details zu dieser Mehrfachbelegung s. unter den entsprechenden Mittelabschnitten, insbesondere unter Kali nitricum. Die ebenfalls an dieser Stelle zu tastenden Punkte sulph 3^N und hyos 2^{Du} unterscheiden sich von den genannten Indikatoren durch ihre Druckrichtung (s. unter Sulphur und Hyoscyamus). Zur weiteren Diskussion dieser Frage s. auch unter Kali nitricum.
3 VN, S. 134/143.
4 SM, S. 167/169.
5 Siehe unter diesem Mittel.
6 KW, S. 207.

ricum bewährte Punkt für dieses wichtige Mittel ist identisch mit Göhrums altem Indikator für Nitricum acidum.[2] Es gibt allerdings auch sehr selten einmal Fälle, wo der neue Indikator falsch negativ angibt, einen wirklich konstanten Ergänzungspunkt habe ich noch nicht gefunden. Der sonst für die anderen Phosphorsalze sehr wichtige Zusatzpunkt kali-p 1$^{N/dF}$ hat sich für dieses Mittel eher weniger bewährt.

Voisins unten stehende kritische Bewertung des klassischen beidseitigen Doppelindikators im Abdominalbereich kann ich nur bestätigen. Die von diesem Autor angegebene Alternative zum klassischen Indikator wäre gerade auch im Hinblick auf die zuvor angeführte Problematik sicher eine nähere Überprüfung wert.

Anmerkungen _____

Du = FB = Dem = calc-p 3^W
In der Mitte der schiefen Linie, die Nux vomica bzw. China mit Stannum verbindet, beidseits.

R ≈ calc-p 3^W
Auf der mittleren Axillarlinie zwischen Stannum und Nux vomica bzw. China, beidseits.

Die unverständliche Formulierung Rouys beruht mit Sicherheit auf einer verstümmelten Mischung der obigen Angaben Göhrums und Duprats. Die richtige Formulierung würde sicher einer Kombination der identischen Angaben dieser beiden Autoren entsprechen: In der Mitte der Strecke zwischen dem unteren Endpunkt der mittleren Axillarlinie (= nux-v 1^W und chin 1^W) und stann 1^W.

BL ≈ calc-p 3^W
Gallenblase 26 beidseits. Auf dem Schnittpunkt der Verlängerung der mittleren Axillarlinie und der Horizontalen durch den Nabel (zwischen Crista iliaca und 12. Rippe).

Diese Lokalisierung von Gallenblase 26 deckt sich weitgehend mit der Topographie des Punktes nach Van Nghi[3]: Auf Nabelhöhe, 1,5 Distanzen unter der 11. Rippenspitze (11. Rippenspitze = Leber 13 = nux-v 1^W). Auch nach de la Fuye und Soulié de Morant liegt Gallenblase 26 in der Verlängerung der mittleren Axillarlinie, nämlich auf dem höchsten Punkt der Crista iliaca,[4] was Gallenblase 26^{VN} bis auf eine minimal tiefere Lage weitgehend entspricht. Der Punkt ist nach de la Fuye Terebinthinum zugeordnet.[5] Gallenblase 26^{KW} liegt etwas weiter vorn auf Nabelhöhe in der Verlängerung der vorderen Axillarlinie,[6] womit dieser Punkt dem Weiheschen Indikator calc-p 3^W am nächsten kommt.

Deg ≈ calc-p 3^W

◗ Gallenblase 26 beidseits. In der Mitte der Strecke, welche die Spina iliaca anterior superior und den 10. Interkostalraum in der mittleren Axillarlinie verbindet.

Diese Lokalisierung des 26. Gallenmeridianpunktes entspricht zwar ungefähr Göhrums Indikator (wobei der klassische Nux-vomica-Punkt viel öfters auf die Spitze der 11. Rippe als an den Unterrand der 10. Rippe zu liegen kommt[1]), welcher sich in der chinesischen Medizin aber lediglich mit Gallenblase 26^{KW} einigermaßen deckt (s. oben). Degrootes wie üblich Van Nghi entsprechende Meridianskizze stellt aber den etwas weiter hinten liegenden Punkt Gallenblase 26^{VN} dar, welcher nach de la Fuye lediglich Terebinthinum zugeordnet ist.[2]

US ≈ calc-p 3^W (≈ calc-p 2^V?)

◗ Gallenblase 28 (ohne Orts- und Seitenangabe).

Der von Ungern-Sternberg genannte Punkt Gallenblase 28, welcher nach sämtlichen unseren Quellen direkt unterhalb der Spina iliaca anterior superior gelegen ist, entspricht nach Bonnet-Lemaire dem dort gelegenen Punkt stann 1^W sowie nach Krack und de la Fuye Solidago.[3] Möglicherweise handelt es sich bei Ungern-Sternbergs Angabe – wenn nicht eine Zahlenverwechslung vorliegt – um eine Variante der in der Nähe gelegenen alternativen Lokalisierung Voisins (= calc-p 2^V).

Voisin betont ausdrücklich, dass sein neuer beidseitiger Indikator calc-p 2^V konstanter und zuverlässiger sei als der von Weihe angegebener.

Der Weihesche Einzelpunkt ist Bestandteil der folgenden Mittelgleichungen:

Calcarea phosphorica + China = Natrum muriaticum
Calcarea phosphorica + Nux vomica
    = Magnesia phosphorica
Calcarea phosphorica + Ruta graveolens
    = Hepar sulphuris

Calcarea silicata

calc-sil 1^{N*}

An der Innenseite des linken Oberschenkels, am medialen Rand des Musculus quadriceps femoris, in einer Vertiefung etwa 3 Querfinger oberhalb der Mitte des Condylus medialis femoris. Druck gegen die Innenseite des Femur.

Homöosiniatrisch entspricht calc-sil 1^N weitgehend dem Akupunkturpunkt ◗ Milz-Pankreas 10, wie er von Soulié de Morant, König/Wancura und Van Nghi übereinstimmend dargestellt wird.[4] Dieser Akupunkturpunkt ist nach de la Fuye nicht belegt.

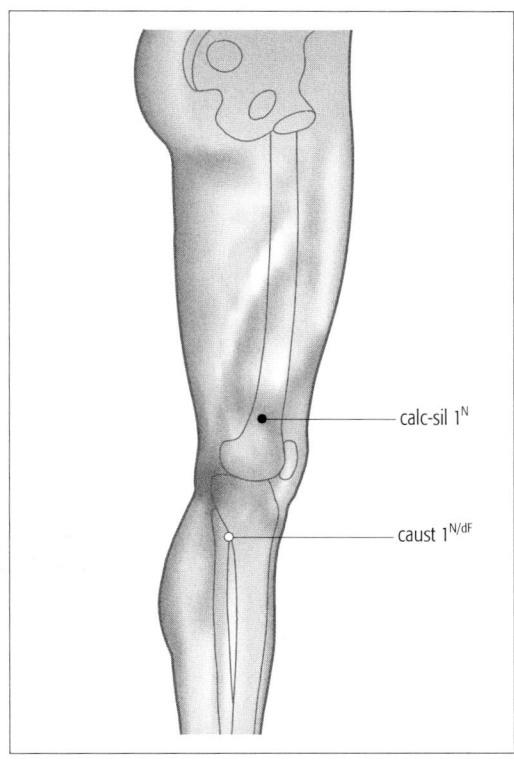

calc-sil 1^N

caust 1$^{N/dF}$

Abb. 49: calc-sil 1^N.

Häufig ist parallel zu diesem Punkt auch der neue Hauptpunkt von Silicea positiv.[5] In einem Fall war dieser Punkt allerdings nicht vorne-unten am Knöchelrand positiv, sondern ganz auf der Unterseite direkt unter dem Knöchel am Ort von kam 1^N, dem Indikator von Kaolinum bzw. Alumina silicata.[6]

Calcarea sulphurica

calc-s 1^{W**} (Hauptpunkt)

Auf der mittleren Axillarlinie, im 3. Interkostalraum, links. Druck gegen den Unterrand der oberen Rippe und senkrecht zur Tangente durch den Punkt.

---

1   Siehe unter Nux vomica.
2   Siehe oben und unter diesem Mittel.
3   Details hierzu und zur Topographie des Akupunkturpunktes s. unter Stannum.
4   KW, S. 161; VN, S. 57; SM, S. 141.
5   Siehe unter diesem Mittel.
6   Der Druck geht bei diesem Punkt nach oben gegen den Knöchelrand, womit sich dieser Punkt vom unmittelbar darunter liegenden Indikator lach 2^{dF} unterscheidet (s. auch unter Kaolinum und Lachesis).

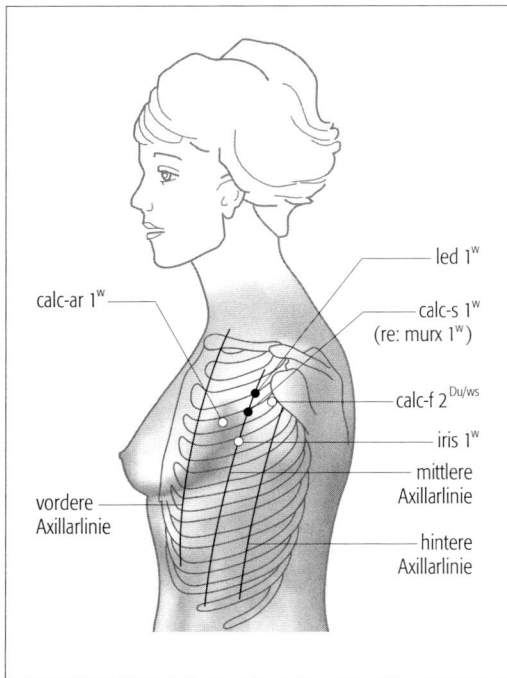

Abb. 50 a: calc-s 1^W.

calc-s 2^{N*} (Ergänzungspunkt)
Auf der vorderen Axillarlinie, im 2. Interkostalraum, rechts. Druck wie oben.

calc-s 3^{N*} (Ergänzungspunkt)
Dicht hinter der Klavikula, unmittelbar lateral des klavikulären Ansatzes des Musculus sternocleidomastoideus, rechts. Druck nach unten gegen die 1. Rippe.

Calc-s 2^N liegt unmittelbar oberhalb von hep 1^W. Calcarea sulphurica ist ja auch das chemisch fast identische, klinisch lediglich etwas weniger fröstelige, aber ähnlich breit und tief einwirkende Pendant der unter Hitzeeinwirkung hergestellten Kalkschwefelleber (Hepar sulphuris) Hahnemanns. Die Weihesche Methode ermöglicht auch hier, zwischen zwei engstens verwandten, sich klinisch bis fast zur Untrennbarkeit überschneidenden homöopathischen Mittelindikationen zu unterscheiden.[1]

Die drei in die vereinfachte Standarddiagnostik integrierten Indikatoren ermöglichen eine weitgehend sichere negative Ausschlussdiagnostik, die positive ist noch nicht überprüft.

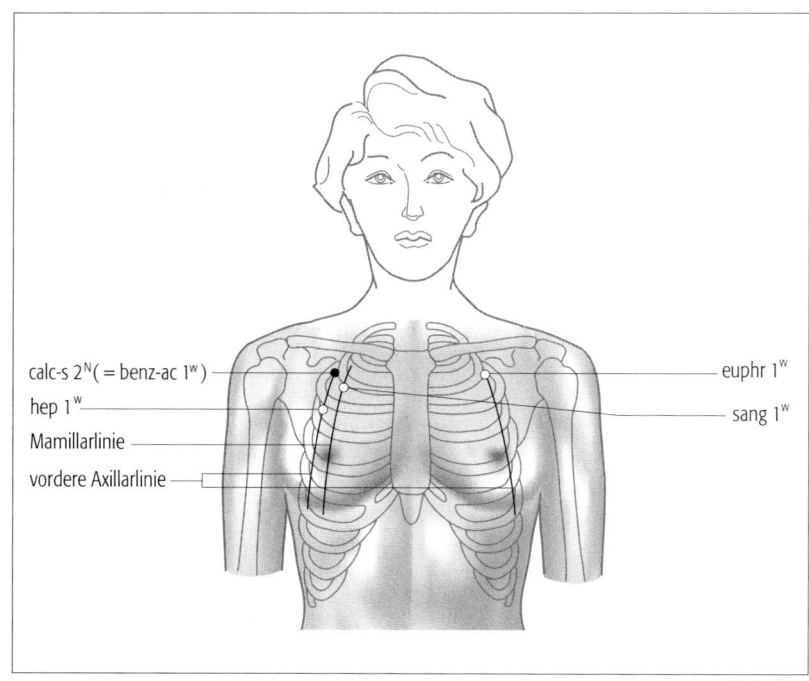

Abb. 50 b: calc-s 2^N.

---

1 Vgl. hierzu auch die Anmerkungen zu Rhus toxicodendron und Pulsatilla.

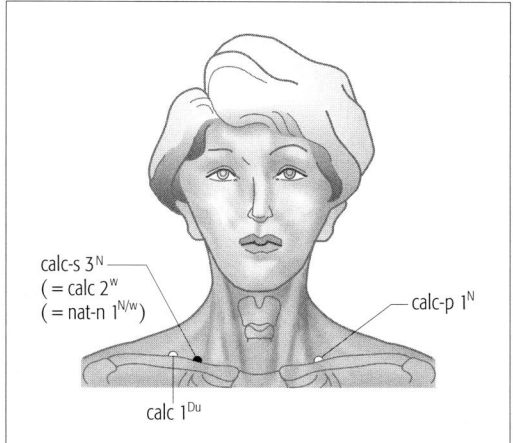

calc-s 3^N
(= calc 2^W
(= nat-n 1$^{N/w}$)

calc-p 1^N

calc 1^{Du}

Abb. 50 c: calc-s 3^N.

Anmerkungen

Du = R = BL = dF = Deg = calc-s 1^W

Sch ≈ calc-s 1^W
Auf der vorderen Axillarlinie, im 3. Interkostalraum, links.

Da de la Fuyes Übersetzer auch bei anderen, völlig unbestrittenen Punkten die falsche Axillarlinie angibt, und der Indikator auf de la Fuyes Atlas ebenfalls genau entsprechend Göhrum wiedergegeben ist, handelt es sich bei Schmidts Angabe fast mit Sicherheit um einen Irrtum.

Der Punkt calc-s 2^N entspricht benz-ac 1^W, linksseitig Euphrasia.[1]

calc-s 3^N entspricht calc 2^W und nat-n 1$^{N/W}$ rechts. Sein linksseitiger Partnerpunkt ist calc-p 1^N = nat-n 1$^{N/W}$ links = nit-ac 2^W = kali-nit 1^N ≈ sulph 3^N.[2]

Der spiegelbildliche Partner des Weiheschen Einzelpunktes calc-s 1^W auf der Gegenseite ist der Indikator der sich ebenfalls mit einer Kalkschale schützenden Purpurschnecke Murex.

Calendula

calen 1^W
Dicht vor dem Angulus maxillae,[3] rechts (s. Abb. 98 a: puls 1^N, S. 315, wo der spiegelbildliche Indikator von Symphytum dargestellt ist, vgl. auch Abb. 22, S. 121). Druck gegen den unteren Rand der inneren Fläche des Unterkiefers.

Anmerkungen

Du = calen 1^W
Dicht vor dem Winkel des Unterkiefers. Man drücke gegen den unteren Rand des Kiefers, tangential zu seiner inneren Fläche, senkrecht zur Hautoberfläche.

In Duprats Originaltext fehlt die sonst fast immer vorhandene Seitenangabe, welche Bauer in seiner Übersetzung unter Hinweis auf Göhrum in dessen Sinne ergänzt. Da Duprat den spiegelbildlichen Indikator von Symphytum nicht anführt, könnte er den Indikator aber eventuell auch neu beidseits Calendula zugeordnet haben.

K ≈ calen 1^W
➋ Dünndarm 17 rechts. Am Hals seitlich oben, unterhalb des Ohrs, hinter dem hinteren (aufsteigenden) Unterkieferast.

Kracks homöosiniatrischer Entsprechungspunkt liegt nach sämtlichen unseren Akupunkturquellen hinter dem Kieferwinkel am Vorderrand des Musculus sternocleidomastoideus;[4] er hat also zum klassischen Indikator nur eine entfernte topographische Beziehung. Dünndarm 17 ist sonst ohne homöosiniatrische Belegung.

US ≈ K ≈ calen 1^W
➋ Dickdarm 17 (ohne Seiten- und Ortsangabe).

Ungern-Sternbergs Angabe des noch weiter als Kracks oben genannter Punkt Dünndarm 17 von Göhrums Indikator entfernten Punkt Dickdarm 17[5] beruht sehr wahrscheinlich auf einer Verwechslung von Dünn- und Dickdarmmeridian, zumal dieser Autor als homöosiniatrische Entsprechung des spiegelbildlichen klassischen Indikators von Symphytum wieder entsprechend Krack Dünndarm 17 angibt.

Der Weihesche Einzelpunkt ist Bestandteil der folgenden Mittelgleichung:

Calendula + Natrum sulphuricum = Arnica

Sein spiegelbildlicher Partner auf der Gegenseite ist Symphytum.

1 Zur Homöosiniatrie des Punktes und für weitere Details s. unter diesen Mitteln.
2 Für Details hierzu s. unter Calcarea phosphorica und auch unter den anderen genannten Mitteln.
3 Statt „maxillae" sollte es hier sicher „mandibulae" heißen. Vgl. auch die unten angeführte, völlig klare Ortsangabe Duprats.
4 SM, S. 123; VN, S. 74; KW, S. 172.
5 Für Details zu diesem Akupunkturpunkt s. unter Calcarea ostrearum.

Camphora

camph[WK]

Natrum carbonicum + Aconitum napellus

Kampher gehört zu den wenigen Mitteln, die auch auf Göhrums Originalliste nur als Kombination angeführt sind.

Candida albicans
(= Monilia albicans)

In einem klinisch gut ansprechenden Fall waren die klassischen Punkte von Arsenik und Carbo vegetabilis beide in gleichem Ausmaß positiv und wurden nach Einwirkung des Mittels auch gelöscht. Man beachte die Nähe dieses potentiellen Pilznosoden-Doppelindikators zu den unmittelbar oberhalb gelegenen Indikatoren von Bovista und Secale links.

Cannabis indica

cann-i[WS/K]

Zwischen Alumina und Calcarea phosphorica, rechts.

Anmerkungen ───────────────

Wie Krack richtig festgestellt hat, ist die ursprüngliche Ortsbezeichnung des nur auf Schölers Version von Göhrums Liste angeführten Punktes („zwischen Nabel Punkt zwischen calc.-phos. und Alumina, rechts") völlig unverständlich und entstellt wiedergegeben. Kracks wahrscheinlich richtige Rekonstruktion des Textes[1] ist oben wiedergegeben. Diese ergab sich wohl aus der folgenden Analyse der topographischen Situation: Alumina ist in der Mitte des äußeren Drittels der Verbindungslinie vom Nabel zu Calcarea phosphorica zu finden. Calcarea phosphorica liegt in der Mitte zwischen der Spina iliaca anterior superior und dem unteren Ende der mittleren Axillarlinie, welch letzterer Punkt nux-v 1[W] entspricht. Damit würde der Indikator ganz knapp medial (1/12 der letztgenannten Hilfslinie, vgl. Abb. 121, S. 368) von Calcarea phosphorica in den seitlichen Bauchweichteilen lie-

gen, was einer sehr unsicheren Lokalisierung entspricht. Der spiegelbildliche Punkt links ist ohne Belegung.

Cannabis sativa

cann-s 1[W]

Am Übergang vom äußeren zum mittleren Drittel der Linie, welche Stannum (unter der Spitze der Spina iliaca anterior superior) mit dem Nabel verbindet, links (s. Abb. 112: stann 1[W], S. 341, vgl. auch Abb. 121, S. 368).

De la Fuye streicht cann-s 1[W] aus seinem Verzeichnis und ordnet den Indikator, den er mit seinem neuen homöosiniatrischen Punkt „Leber 12 bis" gleichsetzt, beidseits dem nach Göhrum nur spiegelbildlich rechts gelegenen Antimonium crudum zu.[2]

Anmerkungen ───────────────

R = FB = Du = cann-s 1[W]

K ≈ cann-s 1[W]

🌓 Milz-Pankreas 13 links. 3,5 Cun seitlich der Mittellinie am Unterbauch, 0,7 Cun oberhalb der Leistenbeuge.

Der Punkt Milz-Pankreas 13 liegt sowohl nach Soulié de Morant als auch nach den modernen Akupunkturtafeln unterhalb des klassischen Indikators. Für Details hierzu s. unter Antimonium crudum.

US ≈ cann-s 1[W]

🌓 Milz-Pankreas 17 links (ohne Orts- und Seitenangabe).

Die Angabe des im Thorax-Bereich gelegenen Punktes beruht wahrscheinlich auf einem Irrtum (Verwechslung von Milz-Pankreas 13[3] und Milz-Pankreas 17[4]).

Der Weihesche Einzelpunkt ist Bestandteil der folgenden Mittelgleichungen:

Cannabis sativa + Antimonium crudum = Capsicum
Cannabis sativa + Cuprum metallicum = Nux vomica
Cannabis sativa + Phosphoricum acidum
    = Ruta graveolens

Sein spiegelbildlicher Partner auf der Gegenseite ist Antimonium crudum.

Cantharis

canth 1[W]

Auf der Strecke zwischen unterem Schulterblattwinkel (bei herabhängendem Arm) und Coccus cacti, am unteren Rand der 12. Rippe, beidseits

───────────────

1 Krack/Schöler, S. 31. Wörtlich hätte der Text wohl folgendermaßen gelautet: „Auf der Strecke zwischen Nabel und dem in der Mitte zwischen Stannum und Nux vomica liegenden Punkt von Calcarea phosphorica, zwischen Calcarea phosphorica und Alumina, rechts."
2 Siehe unter diesem Mittel.
3 Siehe oben unter Krack.
4 Zu Milz-Pankreas 17 s. unter Kali carbonicum.

(s. Abb. 22, S. 121, vgl. auch Abb. 122, S. 370).[1] Druck gegen den Unterrand der 12. Rippe und senkrecht zur Tangente durch den Punkt.

canth 2[dF]
☽ Niere 11 beidseits. Am Oberrand des Os pubis[2], fast in Kontakt mit dem Knochen, 2 Querfinger lateral der Symphyse.

canth 3[dF]
☽ Blase 27 beidseits. Auf der Rückseite des Kreuzbeins, 2 Querfinger lateral vom 1. Sakralloch, auf der Spina iliaca posterior superior (s. Abb. 122, S. 370).

canth 4[dF]
☽ Blase 65 beidseits. Auf der Außenseite des Fußes, unmittelbar proximal des Metatarsophalangeal-Gelenkes der 5. Zehe, an der Unterseite des 5. Metatarsale.

canth 5[dF]
☽ Konzeptionsgefäß 7. Eine Fingerbreite unterhalb des Nabels.

canth[WK]
Cuprum metallicum + Senega

Anmerkungen ───────────────

Du = FB = Dem ≈ canth 1[W]
Auf dem Schnittpunkt der Senkrechten, die bei hängenden Armen durch den unteren Winkel des Schulterblattes geht, mit dem unteren Rand der 12. Rippe, beidseits.

Wie Abb. 22 zeigt, läuft die Göhrumsche Hilfslinie nicht senkrecht nach unten, sondern leicht schräg nach medial. Daraus ergibt sich für Duprats Ortsangabe eine kleine Abweichung von canth 1[W]. Vgl. auch die unten stehende Anmerkung zu de la Fuye.

R ≈ canth 1[W]
Auf der Linie unter dem Schulterblatt, unter der 12. Rippe. Vgl. die obige Anmerkung zu Duprat.

Da ≈ canth 1[W]
Auf der Verbindungslinie von der Schulterblattspitze zum Iliosakralgelenk, unter der 12. Rippe, beidseits.

Diese Ortsangabe stimmt mit derjenigen Göhrums fast genau überein. Siehe die unten stehende Anmerkung zu de la Fuye.

dF = Sch = US ≈ canth 1[W]
☽ Blase 45 beidseits (vgl. Abb. 122). Auf der Linie, welche vom unteren Schulterblattwinkel (in Normalposi-

tion) zur Spina iliaca posterior superior führt, auf Höhe der 12. Rippe.

De la Fuye gibt den Verlauf der Göhrumschen Hilfslinie sehr präzise an (vgl. Abb. 22, S. 121 und s. auch unter Coccus cacti). Gemäß dem Atlas de la Fuyes (Abb. 122) liegt der Punkt in Übereinstimmung mit Göhrum am Unterrand der 12. Rippe. Auch nach Soulié de Morant[3] und König/Wancura[4] entspricht Blase 45 gut dem klassischen Indikator. Nach Van Nghis Meridiannummerierung wird der gleich lokalisierte und mit gleichem Eigennamen versehene Punkt als Blase 50 bezeichnet.[5]

K ≈ dF ≈ canth 1[W]
☽ Blase 45 beidseits. 3,5 Cun seitlich der Mittellinie, in Höhe des 1. Lendenwirbels.

Auch diese Ortsangabe trifft den klassischen Punkt recht ordentlich. Zu Blase 45 s. oben.

V ≈ dF ≈ canth 1[W]
Entspricht etwa ☽ Blase 45 beidseits. 5 Querfinger seitlich der Wirbelsäulenmitte, auf Höhe des Dornfortsatzes des 12. Brustwirbels. Gibt nur bei den urologischen Indikationen des Mittels an.

Voisins Ortsangabe für den homöosiniatrischen Entsprechungspunkt kommt etwas zu hoch zu liegen. Zu Blase 45 s. oben.

BL ≈ canth 1[W]
☽ Blase 46 beidseits. Auf der Senkrechten 4 Querfinger seitlich der Wirbelsäule (diese verläuft im oberen Thorakalbereich dem Innenrand des Schulterblattes entlang), auf Höhe des 12. Brustwirbels.

Bonnet-Lemaires Zuordnung des klassischen Indikators zu Blase 46 ist nach keiner unserer Quellen zutreffend,[6] seine etwa Voisin entsprechende Ortsbeschreibung kommt etwas zu hoch zu liegen. Blase 46 ist anderweitig nicht belegt.

Deg ≈ canth 1[W]
☽ Blase 50 beidseits. Auf dem Schnittpunkt der Senkrechten, die bei hängenden Armen durch den unteren Winkel des Schulterblattes geht, mit dem unteren Rand der 12. Rippe.

Degroote verwendet wie oft die topographische Beschreibung nach Duprat und die Akupunkturnomen-

---

1 Zum genauen Verlauf der Göhrumschen Hilfslinie s. die unten stehende Anmerkung zu de la Fuye und die Angaben unter Coccus cacti.
2 Nach Soulié de Morant etwa einen knappen Querfinger oberhalb des Schambeinkamms (SM, S. 151).
3 SM, S. 177.
4 KW, S. 181.
5 VN, S. 98.
6 VN, S. 97; KW, S. 181; SM, S. 177.

klatur nach Van Nghi, hier mit relativ glücklichem Ausgang (für Details s. die Anmerkungen zu Duprat und zu de la Fuye).

Sch = Deg = US ≈ canth 2^{dF}
Der Punkt ◗ Niere 11 wird von Bonnet-Lemaire, Krack und Ungern-Sternberg als Entsprechung des Weiheschen Indikators von Ferrum metallicum angegeben, wobei der Punkt aber weiter medial lokalisiert wird als nach de la Fuye. Auf Grund ihres Abstandes können die beiden Zuordnungen zu Niere 11 somit gut voneinander unterschieden werden.[1] Hingegen fällt canth 2^{dF} weitgehend mit dem nicht ganz klar definierten Indikator aur 4^{dF} zusammen (s. dort).

Sch = K = Deg = US ≈ canth 3^{dF}
◗ Blase 27^{dF} stimmt topographisch weitgehend mit den modernen Akupunkturtafeln überein.[2] Nach Soulié de Morant liegt Blase 27 aber etwas medial der Spina iliaca posterior superior.[3] Der Punkt ist anderweitig nicht belegt.

Sch = K = Deg = US ≈ canth 4^{dF}
◗ Blase 65 ist nach de la Fuye gemeinsam mit Nux vomica doppelt belegt. Die Lokalisierung des Punktes stimmt mit Soulié de Morant und den modernen Akupunkturtafeln gut überein.[4]

Sch = Deg = US = canth 5^{dF}
◗ Konzeptionsgefäß 7 entspricht an der genannten Stelle ziemlich genau ham 1^{W} (vgl. Abb. 121, S. 368). Dieses Mittel hat de la Fuye aber vielleicht auch aus diesem Grund aus seinem Verzeichnis gestrichen. – Konzeptionsgefäß 7 liegt nach den modernen Autoren und nach Degroote minimal weiter kaudal als nach de la Fuye und Soulié de Morant, nämlich ein Cun statt nur eine Fingerbreite unter dem Nabel.[5] Bonnet-Lemaire hingegen ortet Konzeptionsgefäß 7 deutlich tiefer und ordnet ihm Podophyllum zu.[6]

Der Weihesche Einzelpunkt ist Bestandteil der folgenden Mittelgleichungen:

Cantharis + Kali bromatum = Bryonia
Cantharis + Kali iodatum = Nux vomica

Capsicum

caps 1^{W}
Auf der Strecke zwischen unterem Schulterblattwinkel (bei herabhängendem Arm) und Coccus cacti, im 10. Interkostalraum, beidseits.[7] Druck gegen den Unterrand der oberen Rippe und senkrecht zur Tangente durch den Punkt.

caps 2^{dF}
◗ Drei-Erwärmer 23 beidseits. In der Vertiefung zwischen Tragus und Ohrmuschelansatz (s. Abb. 26 b: agar 2^{N}, S. 140).[8]

caps^{WK}
Antimonium crudum + Cannabis sativa

Anmerkungen ———————————————

Du ≈ caps 1^{W}
Auf dem Schnittpunkt der Senkrechten, die bei hängendem Arm durch den unteren Winkel des Schulterblattes geht, mit dem 10. Zwischenrippenraum, beidseits.

Wie Abb. 22 zeigt, verläuft die von Göhrum angegebene Hilfslinie etwas weiter medial als diejenige Duprats, woraus sich eine kleine Abweichung ergibt.

FB ≈ caps 1^{W}
Auf Fortier-Bernovilles Lageskizze ist der klassische Punkt zwar auf der von Göhrum angegebenen Hilfslinie eingezeichnet, aber im Gegensatz zur richtigen Textbeschreibung im 9. Interkostalraum, also an der Stelle des einen Interkostalraum höher liegenden klassischen Indikators von Oleum terebinthinae.[9] Möglicherweise war dieser kleine Verrutscher dann Anlass zu den gleichlautenden Ortsbeschreibungen durch Schmidt/ de la Fuye und Bonnet-Lemaire. Rouy rutscht dann gleich noch einen Interkostalraum höher.

R ≈ caps 1^{W}
Auf der Linie unter dem Schulterblatt (gemeint ist offensichtlich die Weihesche Hilfslinie), im 8. Interkostalraum.

Siehe oben.

———————————————

1 Siehe Anmerkungen zu Ferrum.
2 KW, S. 178; VN, S. 89.
3 SM, S. 177.
4 KW, S. 165; VN, S. 104; SM, S. 175. Zum wohl irrtümlichen Eintrag in de la Fuyes Atlas (dF II, A/III/3) s. unter Nux vomica.
5 KW, S. 227; VN, S. 178; SM, S. 189.
6 Für Details zu dieser Zuordnung s. unter diesem Mittel.
7 Der relativ spät eingeführte Indikator ist auf Göhrums Gipsmodell (Abb. 22) noch nicht eingetragen. Er wäre auf der Gipsbüste im Interkostalraum zwischen den eingetragenen Indikatoren von Solidago und Oleum terebinthinae zu suchen. Zu der Göhrumschen Hilfslinie s. auch unter Coccus cacti.
8 Anstelle der unverständlich formulierten Originalangabe de la Fuyes wurde hier Schmidts korrigierte Punktebeschreibung gewählt. Zur allgemeinen Problematik und genauen Ortsbeschreibung des Punktes s. unten.
9 Dessen Indikator wurde in entsprechender Weise in den 8. Interkostalraum verschoben (s. unter Terebinthinum).

dF = Sch = US = K ≈ caps 1^W

☯ Blase 41 ter (= 41 b) beidseits. Auf der Linie, die von der Spitze des Schulterblattes (normale Haltung) zur Spina iliaca posterior superior verläuft, im 9. Interkostalraum.[1]

Deg ≈ caps 1^W

☯ Blase 47 beidseits. Auf dem Schnittpunkt der Senkrechten, die bei hängendem Arm durch den unteren Winkel des Schulterblattes geht, mit dem 10. Zwischenrippenraum.

Degroote hat seine anfängliche homöosiniatrische Zuordnung des klassischen Indikators zu Blase 48, welche zumindest nach Van Nghi tatsächlich recht gut mit dem klassischen Weiheschen Punkt übereinstimmt, zugunsten von Blase 47 korrigiert. Sowohl Blase 47 als auch 48 sind aber nach König/Wancura und Soulié de Morant auf Grund einer anderen Nummerierung des Blasenmeridians im Lumbar- bzw. Sakralbereich zu finden, wobei Blase 47^{KW} coc-c 1^W zugeordnet wird.[2] Blase 47 nach Van Nghi liegt im 9. Interkostalraum, also eine Etage höher als der mit Göhrum etwa übereinstimmende Punkt Blase 48^{VN}. Möglicherweise aber handelt es sich bei dieser korrigierten Punktangabe Degrootes aber trotzdem nicht um eine rein versehentliche „Verschlimmbesserung", sondern um eine Anpassung an die oben dargestellte Lokalisationsvariante des klassischen Indikators nach Fortier-Bernoville, de la Fuye und Bonnet-Lemaire, wonach der Punkt ja in den 9. Interkostalraum fällt. Dann allerdings müsste Degrootes schriftliche Ortsbeschreibung ebenfalls eine Etage nach oben verschoben werden.

BL ≈ caps 1^W

☯ Blase 44 beidseits. Auf der Senkrechten 4 Querfinger seitlich der Wirbelsäule (diese verläuft im oberen Thorakalbereich dem Innenrand des Schulterblattes entlang), im 9. Interkostalraum.

Für Bonnet-Lemaires Lokalisierung von Blase 44 gibt es keine Belege in der mir vorliegenden Akupunktur-Literatur (für Details zu dem Punkt s. unten). Seine Fortier-Bernoville entsprechende Ortsangabe liegt aber in jedem Fall einen Interkostalraum über caps 1^W (s. obige Ausführungen).

K ≈ caps 1^W

☯ Blase 44 beidseits. 3,5 Cun seitlich der dorsalen Mittellinie, auf Höhe des 12. Brustwirbels.

Die Ortsbezeichnung Kracks, welche etwa in den 11. Interkostalaum zu liegen kommt, stimmt topographisch gut mit Blase 44 nach Soulié de Morant[3] und König/Wancura[4] überein, liegt jedoch deutlich unterhalb des klassischen Indikators. – Vermutlich hat Krack

also Bonnet-Lemaires falsche homöosiniatrische Zuordnung zu Fortier-Bernovilles Lokalisationsvariante des klassischen Capsicum-Punktes übernommen und hat deren Topographie im obigen Sinne formal völlig korrekt verbessert. Dadurch kam er dann aber noch weiter weg von caps 1^W zu liegen!

Sch = US = caps 2^{dF}

Der Indikator wird von de la Fuye mit dem Punkt El-Menn gleichgesetzt, welcher nach seiner Meridiannummerierung dem Punkt ☯ Drei-Erwärmer 23 entspricht. Dieser Nummernbezeichnung von El-Menn folgen König/Wancura[5] und Soulié de Morant.[6] Nach Van Nghi hingegen wird die Meridiannummer 23 dem außen an der Augenbraue liegenden Punkt Si Zhu Kong zugeordnet,[7] welcher natürlich mit dem klassischen Indikator nichts zu tun hat. El-Menn trägt bei Van Nghi die Nummer 21. So erklärt es sich, dass Degroote und Krack die unten angeführte Punktbezeichnung Drei-Erwärmer 21^{VN} wählen. – Gemäß de la Fuyes Atlasdarstellung scheint der Punkt El-Menn oberhalb des Jochbogens zu liegen.[8] Diese isoliert dastehende Lokalisierung beruht aber wahrscheinlich lediglich auf einer Ungenauigkeit. Wir können uns deshalb sicher an Schmidts bereits oben angeführte, allerdings auch nicht besonders genaue Ortsangabe halten, welche erst bei König/Wancura in befriedigender Weise präzisiert wird (s. Fußnote 5). Drei-Erwärmer 23 ist anderweitig nicht belegt.[9] Man beachte aber seine sehr enge topographische Beziehung zu den unmittelbar unter ihm auf dem Kiefergelenks-

---

1 De la Fuye schreibt „im 2. Interkostalraum", was sicher völlig irrtümlich ist, da dieser Zwischenrippenraum auf der verwendeten Hilfslinie gar nicht vorhanden sein kann. So ist denn auch in de la Fuyes Atlas der Punkt in Übereinstimmung mit Fortier-Bernoville und Übersetzer Schmidt (aber nicht mit Göhrum, s. oben) im 9. Interkostalraum eingetragen (s. Abb. 122). Dafür beschreibt de la Fuye als einziger die Göhrumsche Hilfslinie völlig korrekt.

2 KW, S. 181; VN, S. 97; SM, S. 177. Zu den Wirrnissen um den Punkt Blase 47 s. unter Coccus cacti.

3 SM, S. 177.

4 KW, S. 181.

5 KW, S. 202. Nach König/Wancura liegt der Punkt am Oberrand des Tragus auf Höhe der Incisura tragica superior. Man soll den Punkt bei geöffnetem Mund bestimmen, er liegt dann am Oberrand des sich hierbei bildenden Grübchens hinter und oberhalb des Kiefergelenkes unter dem Jochbogen. Zu Drei-Erwärmer 23 s. auch unter Apis.

6 SM. S. 159.

7 VN, S. 132; Degroote S. 743.

8 dF II, A/VI/3.

9 Vgl. aber die unten stehende Anmerkung zu dem topographisch identischen Punkt Drei-Erwärmer 21^{VN}, welcher nach Degroote rechtsseitig Apis 1^W zuzuordnen ist.

köpfchen gelegenen Punkten tarax 1^W (links) und coff 1^W (rechts) bzw. agar 2^N (links) und chin-s 1^{dF} (beidseits).[1]

K = Deg = US ≈ caps 2^{dF}
☯ Drei-Erwärmer 21 (ohne schriftliche Ortsangabe).

Gemeint ist nach Kracks Namensbezeichnung ausdrücklich der oben beschriebene, mit caps 2^{dF} bzw. Drei-Erwärmer 23$^{SM/KW}$ bzw. Drei-Erwärmer 21^{VN} identische Punkt El-Menn. Dies gilt auch für Degroote, welcher auf seiner Meridianskizze klar Van Nghis Punkt einträgt. Nach letzterem Autor ist der Punkt zusätzlich als homöosiniatrische Entsprechung von apis 1^W rechtsseitig doppelt belegt.[2] – Ungern-Sternberg übernimmt dann gleich beide Bezeichnungen von El-Menn und führt folglich Drei-Erwärmer 21 und 23 als homöosiniatrische Capsicum-Punkte an!

Der Weihesche Einzelpunkt ist Bestandteil der folgenden Mittelgleichung:

Capsicum + Natrum phosphoricum = Pulsatilla (?)

Carbo animalis

carb-an 1^N
Unmittelbar medial vom Tuber maxillae (Backenknochen)[3] bzw. leicht lateral unter dem Foramen infraorbitale in einer Vertiefung, links. Druck auf die Vorderwand der Maxilla, senkrecht zur Knochenoberfläche.

carb-an 2^W
In der Mitte zwischen Teucrium marum[4] und Kali bromatum[5], beidseits.

Der schwer zu lokalisierende und entsprechend unsichere klassische Indikator kommt nach meiner Beurteilung am ehesten etwas lateral des in der vorderen Axillarlinie im 8. Interkostalraum

befindlichen klassischen Kali-sulphuricum-Punktes[6] zu liegen.

Erwartungsgemäß wird bei Indikationen von Carbo animalis oft auch der klassische Indikator von Carbo vegetabilis positiv gefunden.

Anmerkungen _____

Der neu bestimmte Punkt carb-an 1^N liegt ganz in der Nähe der ☯ Magenmeridianpunkte 2 und 3 nach Van Nghi[7] bzw. ☯ Magen 5 und 6 nach Soulié de Morant und König/Wancura, welche nach de la Fuye nicht belegt sind.[8]

US ≈ carb-an 2^W
Im 5. Interkostalraum zwischen Mamillarlinie und vorderer Axillarlinie.

Ungern-Sternbergs ziemlich weit vom klassischen Indikator entfernte, der Mitte zwischen dem klassischen Causticum- und Kali-phosphoricum-Punkt entsprechende Lokalisierung[9] beruht fast mit Sicherheit auf einem Irrtum, weil auf Grund der auch an dieser Stelle etwas irreführenden Schölerschen Wiedergabe der klassischen Punkteliste wohl anstatt der Göhrumschen Ortsangabe der Mittelpunkt zwischen den klassischen indikatoren von Causticum und Kali phosphoricum übernommen wurde.[10]

Der Weihesche Einzelpunkt ist Bestandteil der folgenden Mittelgleichung:

Carbo animalis + Kali bromatum = Iodium

Carbolicum acidum

carb-ac 1^W
In der Mitte des äußeren Drittels der Linie, welche vom Nabel zum Winkel zwischen dem 9. und 10. Rippenknorpel[11] führt, rechts (s. Abb. 99: quas 1$^{N/W}$, S. 318 und Abb. 121, S. 368). (?)

carb-ac^{WK}
Nitricum acidum + Symphytum

Anmerkungen _____

Du = carb-ac 1^W

US ≈ carb-ac 1^W
Mitte zwischen Niere 16 und Magen 21 rechts.

Ungern-Sternbergs homöosiniatrische Ortsangabe entspricht am ehesten noch gemäß der Topographie de la Fuyes dem Indikator carb-ac 1^W, da dieser Autor Magen 21[12] anders als sämtliche unsere Akupunkturquellen in den Winkel zwischen dem 9. und 10 Rippenknorpel

---

1 Siehe unter diesem Mittel sowie die Abb. 26 b: agar 2^N, S. 140, und 58: chin-s 1^{dF}, S. 207.
2 Siehe unter diesem Mittel.
3 Rauber/Kopsch, S. 486.
4 Auf der Anschwellung der Knorpelverbindung zwischen der 9. und 10 Rippe.
5 Auf der mittleren Axillarlinie, im 8. Interkostalraum.
6 Siehe unter diesem Mittel.
7 VN, S. 34–35.
8 SM, S. 95.
9 Siehe unter diesen Mitteln.
10 Siehe die Darstellung bei Krack/Schöler, S. 23.
11 Entspricht rechts dem klassischen Punkt von Carduus marianus bzw. quas 1$^{N/W}$.
12 Für weitere Angaben zu diesem nach Krack rechtsseitig mit Carduus marianus belegten Punkt s. unter diesem Mittel.

verlegt.[1] Doch befindet sich der Punkt auch so zu weit in Richtung des ziemlich nahe beim Nabel gelegenen Punktes Niere 16.[2]

Der spiegelbildliche Partner des Weiheschen Einzelpunktes auf der Gegenseite ist Bismuthum subnitricum.

Carboneum sulphuratum

carbn-s 1[W]*
Auf der Spitze des Dornfortsatzes des 7. Halswirbels, Druck von oben auf die obere Kante des Processus spinosus. (?)

Ein bewährter Punkt eines bisher sicher noch zu wenig beachteten Mittels, welches das interessante Übergangsfeld zwischen Schwefel und Kohle gut abdeckt. Der Punkt ist als Vertebra prominens, als hervorspringendster Punkt am unteren Ende der Halswirbelsäule, meist gut zu finden.

Der Indikator kann gelegentlich einmal falsch negativ sein. Nach der Bauerschen Kombinationstechnik habe ich in dieser Situation bei den allermeisten Indikationen zumindest den klassischen Carbo-vegetabilis-Punkt positiv gefunden, in einem Fall in typischer Weise zusammen mit dem Sulphur-Ergänzungspunkt sulph 2[N] (= Leber 3 rechts), in einem anderen zusammen mit dem lateral vom klassischen Lachesis-Indikator gelegenen Punkt sulph 3[N]. Sehr überprüfenswert für diese Kohle-Schwefel-Kombination scheint mir auch der sich nur durch eine etwas tiefere Druckrichtung von carb-v 1[W] unterscheidende Rouysche Sulphur-Punkt sulph 5[R] zu sein.[3]

Anmerkungen _____

Du = FB = carbn-s 1[W]

V = carbn-s 1[W]
Auf der Oberkante der Dornfortsatzspitze des 7. Halswirbels. Bei Tabes und Paralysis diagnostisch verwendbar.

dF = Sch ≈ carbn-s 1[W]
☾ Lenkergefäß 13 bis (= 13 a). Auf der Dornfortsatzspitze des 7. Halswirbels.
Siehe die nachfolgende Anmerkung.

K ≈ carbn-s 1[W]
☾ Lenkergefäß 14. Zwischen den Dornfortsätzen des 7. Halswirbels und des 1. Brustwirbels.
Kracks Lokalisierung des Lenkergefäß-Punktes zwischen den genannten Dornfortsätzen entspricht derjeni-

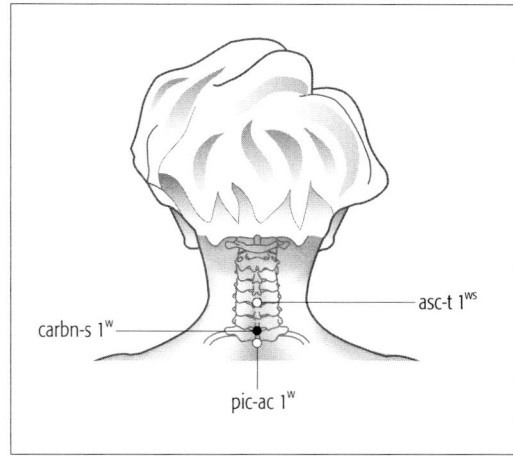

Abb. 51: carbn-s 1[W].

gen Van Nghis,[4] welche Göhrums Ortsangabe keineswegs genau entspricht. Lenkergefäß 14[VN] würde eher dem eine Wirbeletage tiefer liegenden Punkt pic-ac 1[W] entsprechen.[5] Nach König/Wancura und Soulié de Morant liegt Lenkergefäß 14 hingegen deutlich weiter oben.[6] Diese Klippen hat de la Fuye durch die Schaffung eines eigenen Zusatzpunktes Lenkergefäß 13 a auf der 7. zervikalen Dornfortsatzspitze sicher in bestmöglicher Weise umschifft.

BL ≈ carbn-s 1[W]
☾ Lenkergefäß 12. Auf der Oberkante der Dornfortsatzspitze des 7. Halswirbels.
Bonnet-Lemaire gibt wohl die richtige Ortsbeschreibung von carbn-s 1[W], jedoch liegt der von ihm als homöosiniatrische Entsprechung genannte Punkt Lenkergefäß 12 eindeutig tiefer: Nach König/Wancura und Soulié de Morant liegt er unterhalb der 1. thorakalen Dornfortsatzspitze,[7] nach Van Nghi sogar noch weiter kaudal unterhalb des 3. Brustwirbeldornes.[8]

_____

1 SM, S. 97; VN, S. 33; KW, S. 153; dF II, A/XI/2.
2 SM, S. 151; KW, S. 191; VN, S. 113. Dieser Punkt entspricht nach de la Fuye und Krack dem klassischen Gold-Punkt (s. unter Aurum).
3 Siehe unter Sulphur.
4 VN, S. 220.
5 Siehe unter diesem Mittel, vgl. auch obige Abbildung.
6 SM, S. 197; KW, S. 220. Für Details zu diesen ihrerseits wieder etwas voneinander abweichenden Ortsangaben für Lenkergefäß 14 und den damit verbundenen anderweitigen Zuordnungen s. unter Menyanthes und Rhus radicans.
7 SM, S. 195; KW, S. 219, dort entspricht er dem klassischen Indikator von Coca (s. unter diesem Mittel).
8 VN, S. 165; dort entspricht er dem klassischen Indikator von Cytisus laburnum (s. unter diesem Mittel).

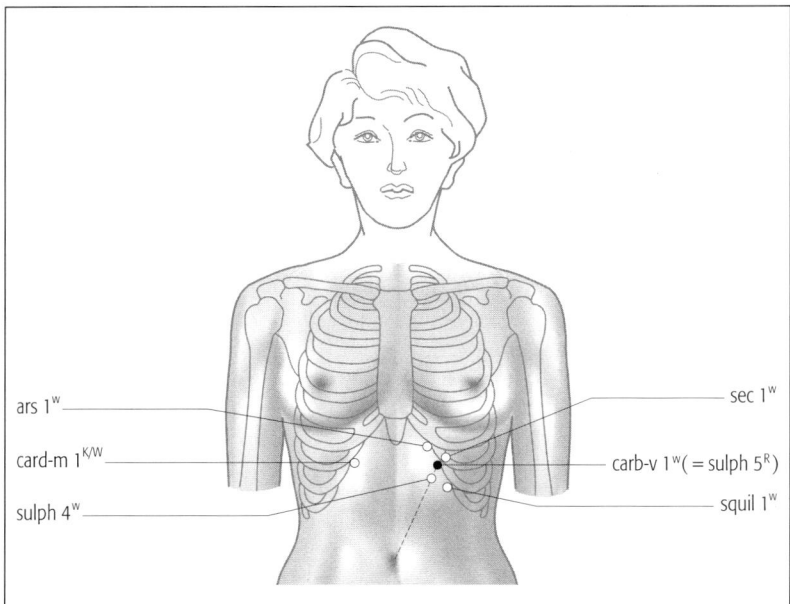

ars 1^W

card-m 1$^{K/W}$

sulph 4^W

sec 1^W

carb-v 1^W (= sulph 5^R)

squil 1^W

Abb. 52: carb-v 1^W.

Carbo vegetabilis

carb-v 1^{W**}
Am unteren Rand des Rippenbogens, am Übergang vom 8. zum 9. Rippenknorpel, links. Druck gegen den unteren Rand des Rippenbogens und senkrecht zur Tangente durch den Punkt.

carb-v 2^{dF}
☽Lunge 9 beidseits. Auf der Volarseite des Handgelenkes, in der Handgelenksfalte, in der Radialisrinne.

carb-v^{WK}
1. Aurum metallicum + Bryonia
2. Baryta carbonica + Cina
3. Kali iodatum + Valeriana (?)

Nach Fortier-Bernoville ein bewährter Punkt, was ich nur bestätigen kann. Allerdings kann er manchmal auch falsch negativ sein. In einem dieser Fälle habe ich den klassischen Indikator des Karbonates von Barium (Baryta carbonica) zusammen mit seinem spiegelbildlichen Partnerpunkt Tongo als Doppelindikator in gleicher Weise positiv gefunden.[1]

Mit etwas anderer Druckrichtung kann der Punkt nach Rouy offenbar auch Sulphur (sulph 5^R) entsprechen, obwohl der klassische Sulphur-Punkt lediglich unmittelbar benachbart liegt (s. obige Abbildung).[2]

Anmerkungen

R = FB = Dem = carb-v 1^W

Du = Deg = Da = carb-v 1^W
Am vorderen Winkel zwischen der 8. und 9. Rippe, links.

dF ≈ Sch ≈ carb-v 1^W
Auf der Mitte der Linie, welche die Xiphoid-Spitze mit dem freien Ende der 11. Rippe verbindet, links.

Nach de la Fuyes Atlas stimmt seine alternative Lagebestimmung recht ordentlich mit Göhrums Topographie überein,[3] praktisch kommt sie aber deutlich zu weit lateral zu liegen.

V ≈ carb-v 1^W
Am Rippenbogen, auf dem Vorderrand des 8. Rippenknorpels links. Scheint homöosiniatrisch dem Punkt ☽Magen 19 oder 20 zu entsprechen.[4] Ist nur bei den Verdauungsindikationen des Mittels positiv.

Die homöosiniatrische Zuordnung des klassischen Indikators nach Voisin ist wie auch seine Variante der

---

1 Diese Kombination entspricht nach Weihe in erster Linie Kali bichromicum. Baryta carbonica hingegen ist auch Bestandteil der Kombination carb-v^{WK2} (s. oben).
2 Siehe unter Sulphur, vgl. auch die potentiell sehr interessante Zuordnung des Punktes zu Carboneum sulphuratum (s. unter diesem Mittel).
3 dF II, D/8.
4 Zu Magen 19 s. unter Adonis vernalis, Magen 20 ist homöosiniatrisch nicht belegt.

Göhrumschen Ortsbeschreibung reichlich vage und steht isoliert da. Sie stimmt zudem weder nach Soulié de Morant noch nach den modernen Akupunkturtafeln mit dem Weiheschen Indikator überein.

Sch = US = Deg = carb-v 2^{dF}
Der Punkt ☯ Lunge 9 ist nach de la Fuye zusammen mit Ammonium carbonicum und Sanguinaria dreifach belegt.[1]

Der Weihesche Einzelpunkt ist Bestandteil der folgenden Mittelgleichung:

Carbo vegetabilis + Nitricum acidum
= Succinicum acidum

Sein spiegelbildlicher Partner auf der Gegenseite ist der klassische Indikator von Chelidonium, der aber nach meiner Erfahrung aber viel eher Carduus marianus[2] entspricht.

Carcinosinum

carc 1^{Deg}
Auf der konvexen Linie in der Mitte zwischen dem rechten Ohr und der kaudalen Verlängerung der Sagittalnaht unter die Linea nuchae suprema.[3]

carc 2^{Deg}
Auf der Parasternallinie, auf der dritten Rippe links.

Die Druckpunkt-Diagnostik dieser auf Burnett zurückgehenden und wie die meisten Nosoden in der therapeutischen Anwendung nicht unheiklen Malignom-Nosode ist noch ziemlich im Fluss. Überprüfenswert auch als klassische Druckpunkte scheinen mir die Angaben Degrootes, der viel mit Carcinosinum gearbeitet hat.[4] Dieser Autor weist zusätzlich zu den obigen Punkteangaben darauf hin, dass sich unter dem Einfluss dieser Nosode die Seitenlage der Weiheschen Punkte oft

umkehre. So soll z. B. das konstitutionell angezeigte Mittel Lycopodium im linken 2. Interkostalraum statt im rechten erscheinen.[5]

Anmerkungen _____

Der hintere Ausgangspunkt der Hilfslinie für die Bestimmung von carc 1^{Deg} ist als gut tastbarer Vorsprung der Protuberantia occipitalis externa in der Medianlinie des unteren Hinterkopfes leicht zu finden. Die Linie beginnt in der darunter liegenden Vertiefung. Die Linea nuchae superior ist die Verlängerung der erwähnten Protuberanz gegen das Ohr hin. Der Punkt scheint rechtsseitig in der Mitte der entlang dieser Knochenleiste in einer Vertiefung verlaufenden Verbindungslinie am unteren Rand des tastbaren Schädelknochens zu liegen.

Die Topographie von carc 2^{Deg} ist leider nicht ganz klar. Auf Grund der zuvor genannten Seitenumkehr des Lycopodium-Punktes könnte es sein, dass der Punkt wie der spiegelbildliche Lycopodium-Punkt im zweiten Interkostalraum liegt, aber am Oberrand der dritten statt am Unterrand der zweiten Rippe. Vermutlich liegt der Punkt aber direkt auf der dritten Rippe.

Manchmal findet man nach Degroote auch eine Kombination der Weiheschen Punkte von Calcarea phosphorica und Calcarea ostrearum.[6]

Bei zwei Fällen habe ich die gleiche Konfiguration gefunden wie manchmal bei der Vakzinosis, was bei dem bekannten onkogenen Potential der Sykosis nicht verwunderlich ist. Es handelt sich also um die Punkte ☯ Blase 54 beidseits,[7] deutlich bis schwach linksbetont. Dazu war in beiden Fällen auch der klassische Lachesis-Punkt positiv, was bei der Vakzinosis aber ebenfalls sehr oft der Fall ist.

In anderen Fällen fanden sich alle drei lateral gelegenen Nosodenpunkte des rechten Fußes positiv, d. h. die beiden rechtsseitigen Indikatoren von Bacillinum und Tuberculinum bovinum[8] zusammen mit dem

---

1 Für Details zu seiner Topographie s. unter Ammonium carbonicum.
2 Siehe unter diesem Mittel.
3 Zur Präzisierung dieser Ortsangabe s. die unten stehenden Anmerkungen.
4 Degroote, S. 13. Allerdings ist darauf hinzuweisen, dass Degroote seine TL-Punkte, zu welchen auch seine hier angeführten Carcinosin-Punkte gehören, ausdrücklich nicht als Weihesche Punkte im klassischen Sinne verstanden haben will. Trotzdem scheint mir mangels gesicherter sonstiger Druckpunkte bei diesem wichtigen Mittel die Überprüfung der Degrooteschen Punkte auch als klassische Druckpunkt-Indikatoren sinnvoll.
5 Vgl. hierzu die Angaben der französischen Schule zum beidseitigen Auftreten des Indikators dieses wichtigen Tumor-Mittels (für Details und kritische Anmerkungen hierzu s. unter Lycopodium).
6 Beide Punkte natürlich in der Lokalisierung nach Weihe bzw. Duprat (calc-p 3^W und calc 1^{Du}), welcher Degroote ja meist folgt (s. unter diesen Mitteln)
7 D. h. med 1$^{N/dF}$ und vac 1^N. Siehe auch unter Vaccinium, zur genauen Lage des Punktes unter Medorrhinum.
8 Siehe unter diesen Mitteln.

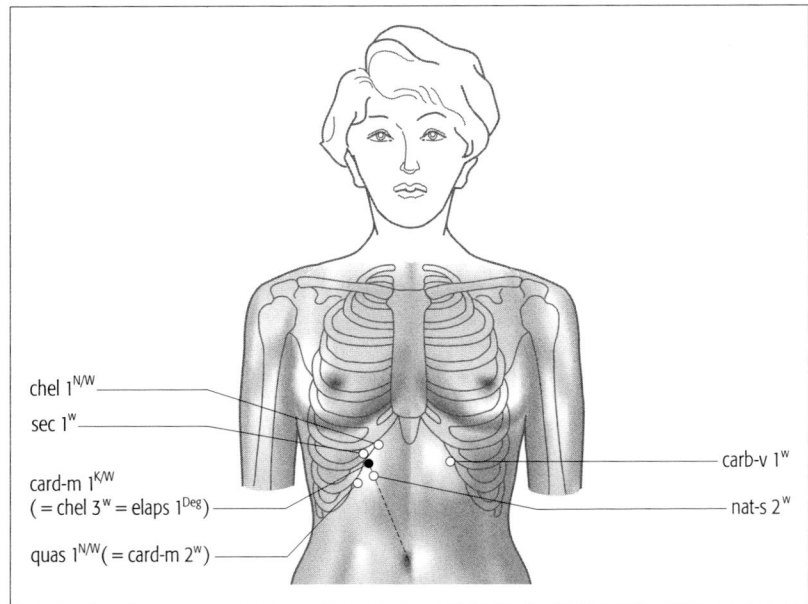

chel 1^{N/W}
sec 1^{w}
card-m 1^{K/W}
(= chel 3^{w} = elaps 1^{Deg})
quas 1^{N/W}(= card-m 2^{w})

carb-v 1^{w}
nat-s 2^{w}

Abb. 53: card-m 1^{K/W}.

an den letzteren Indikator unmittelbar medial im nächsten Intermetatarsalraum anschließenden Punkt.[1] Dazu waren in einem Fall die beiden Punkte Milz-Pankreas 2 und 3 am rechten Fuß positiv. Die letzteren beiden Punkte werden nach de la Fuye Arsenicum album (Milz-Pankreas 2)[2] bzw. China und Aloe (Milz-Pankreas 3) zugeordnet.[3]

Carduus marianus

card-m 1^{K/W}*
☯ Magen 21 rechts. Am Übergang vom 8. zum 9. Rippenknorpel. Druck gegen den unteren Rand des Rippenbogens und senkrecht zur Tangente durch den Punkt.[4]

card-m 2^{w}
Am unteren Rand des Rippenbogens, am Übergang vom 9. zum 10. Rippenknorpel, rechts (s. Abb. 53: card-m 1^{K/N}, S. 196). Druck gegen den unteren Rand des Rippenbogens und senkrecht zur Tangente durch den Punkt.

card-m^{WK}
1. Natrum carbonicum + Ipecacuanha
2. Phosphoricum acidum + Tabacum

Bei dem von Krack angegebenen Indikator für eines der bedeutendsten unter Rademachers Lebermitteln handelt es sich lediglich um eine La-

gevariante des klassischen Indikators card-m 2^{w}, welcher unmittelbar benachbart einen Interkostalraum weiter distal-lateral liegt (s. obige Abbildung). Card-m 1^{K/N} würde somit eigentlich dem klassischen Weiheschen Punkt von Chelidonium entsprechen.[5] – Zu beachten ist, dass sich an derselben Stelle, noch etwas tiefer unter dem Rippenbogen, der interessante Schlangengift-Indikator elaps 1^{Deg} befindet.[6]

Anmerkungen

Der nach Krack der Mariendistel entsprechende Akupunkturpunkt ☯ Magen 21 wird nach Soulié de Morant etwas lateral der Vereinigung der 8. und 9. Knorpelrippe am unteren Rippenbogen lokalisiert.[7] Zudem liegt der

1 Diese allerdings nicht hochspezifische Dreierkombination scheint mir bislang für die Carcinosinum-Diagnostik am brauchbarsten. Zur Lokalisierung der Punkte s. unter Bacillinum und Tuberculinum.
2 Siehe unter diesem Mittel, vgl. hierzu auch den Malignombezug von Arsen.
3 Zur Lokalisierung dieser Punkte s. unter den betreffenden Mittelabschnitten.
4 Druckangabe entsprechend den auch für diesen Punkt bewährten Weiheschen Vorschriften für card-m 2^{w} (s. unten).
5 Zu den topographischen Verschiebungen in dieser Region, welche schon innerhalb der Weiheschen Schule vorkommen, s. unter Bovista, Chelidonium und Secale.
6 Siehe unter diesem Mittel.
7 SM, S. 97.

Punkt vorne am unteren Rippenbogen zwischen den Enden der 8. und 9. Rippe statt entsprechend der Weiheschen Schule am unteren Rand der den Rippenbogen abschließenden Knorpelleiste. Nach den modernen Akupunkturtafeln liegt der Indikator dann allerdings deutlich anders, nämlich leicht medial und deutlich unterhalb des oben genannten Rippenwinkels im Bereich des Oberbauches,[1] sodass Magen 21^K = card-m 1$^{K/N}$ etwas oberhalb der Mitte zwischen den beiden divergierenden Ortsangaben zu liegen kommt. Damit entspricht Magen 21^K wie auch Magen 21^{dF} nur sehr ungefähr unseren Akupunkturquellen.[2] – Der spiegelbildliche Partnerpunkt von card-m 1$^{K/W}$ ist carb-v 1^W.

dF = Sch = US ≈ card-m 2^W
◗ Magen 21 beidseits. Auf dem Thorax, am Übergang vom 9. zum 10. Rippenknorpel.

De la Fuye verlegt seinen Punkt Magen 21 fast einen Interkostalraum weiter nach distal-lateral als Soulié de Morant (s. oben), sodass er auf seinem Atlas wie auch nach seiner schriftlichen Beschreibung in guter Übereinstimmung mit Göhrums Topographie, aber abweichend auch von den modernen Akupunktur-Autoren[3] am Übergang vom 9. zum 10. Rippenknorpel zu liegen kommt. – Magen 21 ist nach de la Fuye auch linksseitig, wo nach Göhrum der Indikator von Rademachers Milzmittel Squilla zu finden ist, Carduus marianus zugeordnet.

V ≈ dF ≈ card-m 2^W
Entspricht ungefähr ◗ Magen 21 rechts. Am Rippenbogen, am vorderen Ende der 10. rechten Rippe.

Voisins Ortsangabe entspricht etwa derjenigen de la Fuyes (s. oben).

Du = R = FB = Dem = Da = card-m 2^W
Am vorderen Winkel zwischen der 9. und 10. Rippe, rechts.

Da die ganze Reihe der Rademacherschen Lebermittel Chelidonium, Carduus marianus und Quassia neu um einen Interkostalraum nach oben medial verschoben ist, entspricht card-m 2^W dem neuen Quassia-Indikator quas 1$^{N/W}$.[4]

---

1 KW, S. 153; VN, S. 33.
2 Zu Magen 21^{dF} s. unten.
3 Vgl. hierzu die obigen Anmerkungen zu Magen 21^K.
4 Vgl. hierzu auch die obigen Ausführungen. Für Details zum Quassia-Indikator s. unter diesem Mittel.
5 Vgl. Abb. 24 b. Zu Konzeptionsgefäß 5 s. KW, S. 224; VN, S. 177. Soulié de Morants Atlas entspricht etwa diesen Ortsangaben (SM, S. 189).
6 Siehe unter Phosphorus.
7 $^3/_4$ mal $^4/_3$ Querfinger = 1 Querfinger.
8 Konzeptionsgefäß 5^{dF} mit Phophorus und Konzeptionsgefäß 5$^{VN/KW}$ mit Caulophyllum.

Der klassische Weihesche Einzelpunkt card-m 2^W ist Bestandteil der folgenden Mittelgleichung:

Carduus marianus + Cuprum metallicum
  = Baptisia tinctoria.

Sein spiegelbildlicher Partner auf der Gegenseite ist Squilla.

Caulophyllum

caul 1^{WS}
Am Übergang vom oberen zum mittleren Drittel der Verbindungslinie Nabel – Symphyse.

Das wenig geprüfte, vorwiegend gynäkologisch eingesetzte Mittel aus der indianischen Medizin fehlt auf Göhrums Originalliste, wo der Punkt noch ohne Belegung ist (vgl. Abb. 121, S. 368).

Anmerkungen

Du = caul 1^{WS}

K = US ≈ caul 1^{WS}
◗ Konzeptionsgefäß 5. In der Mittellinie, 2 Cun unterhalb des Nabels.

Krack teilt in Übereinstimmung mit den modernen Akupunkturtafeln[5] die Strecke Nabel–Symphysenoberrand in 5 Cun auf. Es besteht also eine kleine Differenz ($^1/_{15}$ der genannten Hilfslinie = $^1/_3$ Cun) zwischen Konzeptionsgefäß 5$^{VN/KW}$ und dem etwas höher gelegenen Punkt caul 1^{WS}. – Gemäß de la Fuye entspricht Konzeptionsgefäß 5 einem der zahlreichen homöosiniatrischen Zusatzpunkte von Phosphor (phos 9^{dF}),[6] wobei dieser Autor den genannten Akupunkturpunkt etwas höher lokalisiert: Er unterteilt die Strecke in 4 Teile und lokalisiert Konzeptionsgefäß 5^{dF} am Übergang vom oberen zu den restlichen drei Vierteln der genannten Hilfslinie. Wie eine kleine Rechnung unschwer zeigt, liegt Konzeptionsgefäß 5^{dF} = phos 9^{dF} knapp eine halbe Distanz ($^1/_{12}$ unserer Hilfslinie = $^5/_{12}$ Cun) höher als caul 1^{WS}. – Gesamthaft aber liegt Konzeptionsgefäß 5^{dF} doch $^3/_{20}$ unserer Hilfslinie = $^3/_4$ Cun höher als Konzeptionsgefäß 5$^{VN/KW}$, was einem Unterschied von immerhin einem Querfinger entspricht.[7] Damit ist Konzeptionsgefäß 5^{dF} von Konzeptionsgefäß 5$^{VN/KW}$ doch soweit unterscheidbar, dass man nicht von einer Doppelbelegung, sondern von zwei unterschiedlich belegten[8] Lokalisationsvarianten desselben Akupunkturpunktes sprechen kann.

Causticum

caust 1$^{N/dF}$ ** (Hauptpunkt)
◗ Milz-Pankreas 9 links. Im Winkel unterhalb des medialen Tibiaplateaus, wo die Konsole in den

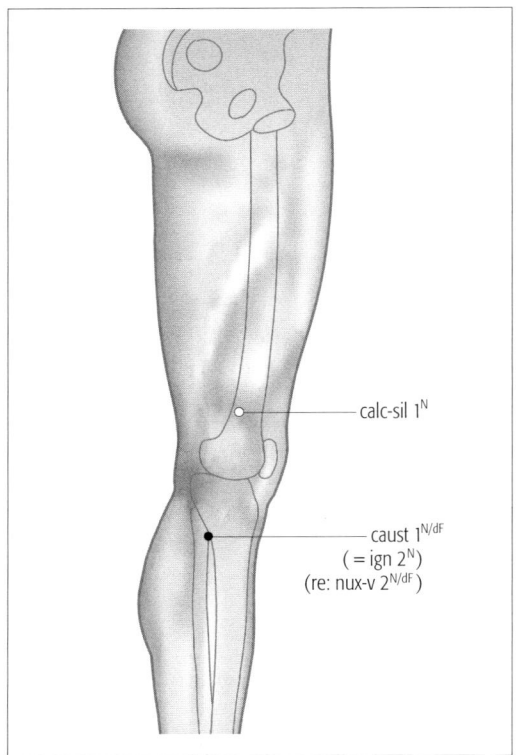

Abb. 54 a: caust 1$^{N/dF}$.

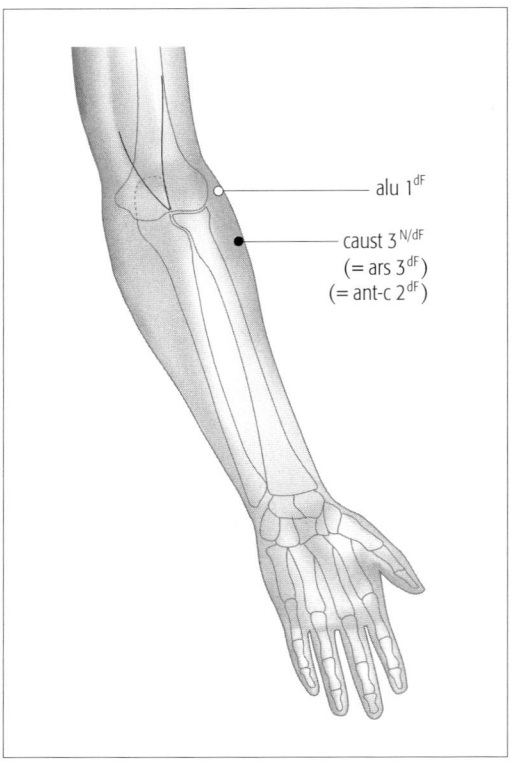

Abb. 54 c: caust 3$^{N/dF}$.

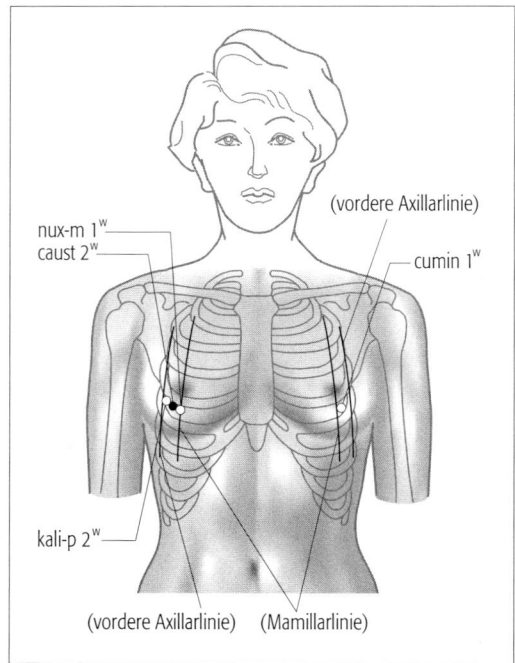

Abb. 54 b: caust 2^{w}.

Schaft übergeht. Druck gegen die mediale hintere Seite des Knochens.

caust 2^{w}** (Ergänzungspunkt)
Zwischen der Mamillarlinie und der vorderen Axillarlinie, am Übergang des inneren zum mittleren Drittel dieser Entfernung, am unteren Rande der 5. Rippe, rechts. Druck gegen den Unterrand der 5. Rippe.

caust 3$^{N/dF}$** (Ergänzungspunkt)
☯ Dickdarm 10 links. Zwei Distanzen distal von Dickdarm 11, welcher am äußeren Ende der Ellbogenfalte gelegen ist. Druck senkrecht zur Oberfläche.

caust 4$^{R/Ne}$*
Auf der mittleren Axillarlinie, im 7. Interkostalraum, beidseits (s. Abb. 73: kali-ar 1^{w}, S. 255).

caust 5^{dF}
☯ Dickdarm 11 beidseits. Auf der radialen Seite des Ellbogengelenkes, am Ende der Beugefalte, bei maximal gebeugtem Arm (s. Abb. 54 c:

caust $3^{N/dF}$, S. 198, wo der lagegleiche Punkt alu 1^{dF} dargestellt ist).

caust 6^{dF}

☯ Drei-Erwärmer 5 beidseits. Auf der Dorsalseite des Vorderarmes, 3 Querfinger proximal vom Processus styloides ulnae, auf der radialen Seite der Ulna (s. Abb. 97: psor $1^{N/dF}$, wo der lagegleiche Punkt phos 7^{dF} dargestellt ist).

caust 7^{dF}

☯ Blase 64 beidseits. Auf der Außenseite des Fußes, unmittelbar unterhalb und proximal vom Tuberculum des Metatarsale 5.

caust^{WK}

1. Ferrum metallicum + Rhododendron
2. Oxalicum acidum + Stramonium

Die Tatsache, dass zur Diagnostik von Causticum auch für die vereinfachte Standarddiagnostik noch immer drei Indikatoren von Nöten sind, weist zusammen mit der erheblichen Anzahl zur Diskussion stehender weiterer Indikatoren auf das sehr breite und auch druckpunktdiagnostisch nicht so leicht unter einen Hut zu bringende Spektrum dieses wichtigen Mittels hin, welches auf Psora, Sykosis und Syphilis gleichermaßen einzuwirken vermag. Zudem lassen sich die drei bewährten Punkte auch nicht so einfach in das hierarchische Schema von Haupt- und Ergänzungspunkten der vereinfachten Standarddiagnostik einordnen, ihre Hierarchie ist nur sehr flach. So habe ich vor kurzem eine epidemieartige Häufung von Causticum-Indikationen erlebt, wo auch bei wirklich guter Indikation des Mittels stets allein nur caust $3^{N/dF}$ (☯ Dickdarm 10 links) regelmäßig positiv war.

Das Mittel gehört zudem nach meiner Erfahrung zu den wenigen, welche den Hauptindikator von Luesinum sowohl aufweisen als auch löschen können. Dies weist auch aus druckpunktdiagnostischer Sicht auf die oben schon erwähnte, besonders nahe Beziehung des Mittels zur luetischen Belastung des Organismus hin.[1]

Die neue Lokalisierung des beidseitigen Weiheschen Einzelpunktes caust $4^{R/Ne}$ durch den Nebel-Schüler Rouy, welchem auch de la Fuye folgt, dürfte auf Grund der recht großen Distanz zur klassischen Göhrumschen Lokalisierung doch viel eher auf einer Neubestimmung als auf einem Irrtum beruhen. Degroote, der beide Indikatoren anführt, weist caust $4^{R/Ne}$ ausdrücklich der Autorschaft Nebels zu. Da uns Chiron in seinem Erfahrungsbericht über Nebel aber ausdrücklich einen nur rechts gelegenen Punkt vermeldet,[2] ist aber anzunehmen, dass Nebel zumindest in dieser Zeit noch den klassischen, nur rechtsseitigen Weiheschen Punkt verwendet hat. Der auch von Dano ausdrücklich erwähnte[3] Punkt caust $4^{R/Ne}$ ist aber sicher ebenfalls eine nähere Überprüfung wert, da caust 2^{W} für sich allein, wie schon angedeutet, wirklich keineswegs selten falsch negativ ist.

Der neu bestimmte Hauptpunkt caust $1^{N/dF}$ ist lediglich die nach links verschobene Variante des wichtigsten klassisch-homöosiniatrischen Causticum-Punktes, welcher rechtsseitig neu dem wichtigen Ergänzungspunkt von Nux vomica entspricht. Links ist der Punkt zusammen mit dem Ergänzungspunkt von Ignatia doppelt belegt.

Auf Göhrums Büste ist der klassische Weihesche Indikator caust 2^{W} reichlich tief gelegen dargestellt (s. Abb. 22), er würde nach dieser Darstellung fast eher im 6. Interkostalraum liegen. Da auf dem Gipsmodell auch andere Punkte im lateralen Thoraxbereich reichlich tief liegen (s. z. B. auch unter Natrum muriaticum), muss als Lagevariante auch der einen Interkostalraum tiefer gelegene entsprechende Punkt in Betracht gezogen werden, welchen ich bei Causticum-Fällen auch schon positiv gefunden habe. Dieser Punkt ist nach Göhrum sonst nicht belegt.

Anmerkungen

dF = Deg = K = US ≈ Sch ≈ caust $1^{N/dF}$

☯ Milz-Pankreas 9 rechts. Vorn auf der Innenseite des Unterschenkels, unter dem Knie, im Winkel zwischen dem medialen Kondylus und Tibiaschaft, rechts.

Wie wir sehen, wurde der spätere Hauptpunkt von Causticum von de la Fuye ursprünglich rechts lokalisiert, auf welcher Seite der Indikator – wie oben erwähnt – nach meiner Erfahrung aber weitaus häufiger Nux vomica entspricht.[4] Die Lage von Milz-Pankreas 9 stimmt nach sämtlichen unseren Akupunkturquellen gut mit

---

1 Die in das System der vereinfachten Standarddiagnostik integrierten Causticum-Punkte liefern eine zuverlässige negative Ausschlussdiagnostik. Auch zur positiven Ausschlussdiagnostik taugen die Punkte recht gut, ich habe alle drei Punkte sonst lediglich noch bei einigen Syphilinum-Indikationen und in einem Ignatia-Fall (s. hierzu unter diesem Mittel) deutlich positiv gefunden.
2 Siehe S. 80.
3 Dano 1963, S. 662.
4 Siehe unter diesem Mittel.

de la Fuye überein.[1] Ungern-Sternberg bezeichnet den Punkt sicher irrtümlich anstelle von MP 9 als „DP" 9 rechts.

Du = FB = Deg = caust 2^W

K = US ≈ caust 2^W
☽ Magen 18 rechts. Auf der Mamillarlinie, am Unterrand der 5. Rippe. (?)
Der Punkt Magen 18 rechts ist nach Krack zusammen mit Nux moschata doppelt belegt. Dieser Akupunkturpunkt liegt jedoch auch nach Kracks eigener Angabe eindeutig etwas medial vom klassischen Causticum-Indikator, weshalb das Fragezeichen dieses Autors sicher berechtigt ist. Alle übrigen homöosiniatrischen Autoren ordnen Magen 18 in besserer Übereinstimmung mit Göhrum nur Nux moschata (rechts) bzw. Euonymus (links) zu.[2]

Den Punkt ☽ Dickdarm 10 links = caust 3$^{N/dF}$ belegt de la Fuye beidseits mit Arsenicum album und Antimonium crudum. Zu seiner genauen Lage s. unter Arsenicum album.

dF = BL = Da = Dem = Deg = caust 4$^{R/Ne}$
Der Punkt caust 4$^{R/Ne}$ entspricht links kali-ar 1^W und rechts samb 1^W.[3]

Sch ≈ caust 4$^{R/Ne}$
Auf der vorderen Axillarlinie, im 7. Interkostalraum, beidseits.
Da de la Fuyes Übersetzer auch bei anderen, völlig unbestrittenen Punkten die falsche Axillarlinie angibt, und der Indikator auf de la Fuyes Atlas ebenfalls genau entsprechend Göhrum wiedergegeben ist, handelt es sich bei Schmidts Angabe fast mit Sicherheit um einen Irrtum.

Sch = Deg = K = US = caust 5^{dF}
Besser bewährt für die Causticum-Diagnostik als der homöosiniatrische Punkt Dickdarm 11 beidseits, welcher erstrangig Alumina zuzuordnen ist,[4] hat sich nach meiner Erfahrung der benachbarte 10. Meridianpunkt desselben Meridians, welcher linksseitig als caust 3$^{N/dF}$

(= Dickdarm 10 links) sogar die Rolle eines unverzichtbaren Ergänzungspunktes einnimmt.

Sch = Deg = US = caust 6^{dF}
De la Fuyes Punkt ☽ Drei-Erwärmer 5 ist zusammen mit Phosphor[5] doppelt belegt. De la Fuye lokalisiert den Punkt am Rand der Ulna, während Soulié de Morant und die modernen Autoren ihn zwischen Radius und Ulna legen.[6]

Sch = Dem = K = Deg = US ≈ caust 7^{dF}
Mit dem Tuberculum des Metatarsale V, wo nach sämtlichen Quellen ☽ Blase 64 lokalisiert ist, ist die proximal auf diesem Knochen gelegene, deutlich vorstehende Tuberositas ossis metatarsalis V gemeint. Der Punkt ist nach de la Fuye zusammen mit Apis[7] beidseits doppelt belegt.

Der Weihesche Einzelpunkt caust 2^W ist Bestandteil der folgenden Mittelgleichungen:

Causticum + Kali carbonicum = Arnica
Causticum + Kali chloricum = Sanguinaria canadensis

Sein spiegelbildlicher Partner auf der Gegenseite ist Cumarinum.

Ceanothus

cean 1^W
Zwischen Nabel und dem Ende der linken mittleren Axillarlinie am Rippenbogen (= chin 1^W), auf der Grenze des äußeren und mittleren Drittels dieser Verbindungslinie (s. Abb. 121). (?)

cean 2^{dF}
☽ Blase 20 beidseits. Zwischen den Querfortsätzen des 11. und 12. Brustwirbels (s. Abb. 122, S. 370).

Anmerkungen _____

Du = cean 1^W

FB = BL ≈ cean 1^W
Etwas unter- und innerhalb von China. Nach Fortier-Bernoville ist der Punkt besonders wichtig bei Milzvergrößerungen und Malaria.
Der Punkt scheint nach dieser allerdings reichlich vagen Ortsangabe eher noch etwas näher bei chin 1^W zu liegen als nach Göhrum. Vgl. hierzu auch die unten stehende Angabe, wo cean 1^W dann ganz mit dem Chinin-Indikator zusammenfällt.

1 SM, S. 141; VN, S. 57; KW, S. 161.
2 Siehe unter diesen Mitteln. Zur Topographie von Magen 18 s. unter Nux moschata.
3 Siehe unter diesen Mitteln.
4 Für Details hierzu und zur Topographie des Punktes s. unter diesem Mittel.
5 Siehe unter diesem Mittel.
6 SM, S. 157; KW, S. 199; VN, S. 126.
7 Zu seiner Topographie s. auch unter diesem Mittel.

dF = Sch ≈ cean 1^W
➋ Leber 13 = Milz-Pankreas 15 links. Am freien Ende der 11. Rippe.

Nach de la Fuye ist der klassische Indikator für Ceanothus mit chin 1^W identisch, während nach der Weiheschen Schule die beiden Indikatoren lediglich Nachbarn sind. Der Punkt Leber 13 ist also nach de la Fuye linksseitig zusammen mit China doppelt belegt, wichtig aber ist vor allem seine zusätzliche Belegung durch den neuen Hauptindikator von Ignatia.[1] Weiter ist Leber 13 möglicherweise ein wichtiger neuer Kombinationspunkt für Dulcamara.[2] – Zu der von der modernen Akupunkturlehre nicht mehr nachvollzogenen Gleichsetzung von Leber 13 mit Milz-Pankreas 15 s. unter Alumina, zur Diskussion der genauen homöosiniatrischen Lage des Punktes unter Nux vomica.

Sch = cean 2^{dF}
➋ Blase 20 ist anderweitig nicht belegt. Die Lage des Punktes stimmt nach sämtlichen unseren Akupunkturquellen weitgehend mit de la Fuye überein.[3]

Der rechtsseitig spiegelbildliche Punkt von cean 1^W ist nach Göhrum nicht belegt.

Cedron

cedr 1^{WS}
Auf der Strecke zwischen dem Nabel und dem unteren Ende der linken mittleren Axillarlinie (= klassischer China-Punkt), in der Mitte des äußeren Drittels.

Der Indikator dieses Schlangengift-Antidotes aus Südamerika ist auf Göhrums Originalliste noch ohne Belegung.

Anmerkungen _____

Du = cedr 1^{WS}

Der spiegelbildlicher Partner von cedr 1^{WS} auf der Gegenseite ist Ruta.

Cedrus atlantica

Bei der Erprobung dieses neuen Mittels habe ich manchmal eine Kombination der klassischen Punkte von Spigelia und Arsenicum album gefunden, gelegentlich auch von Spigelia und Cistus canadensis. Ob anstelle von spig 1^W nicht bes-

ser der unmittelbar benachbarte spiegelbildliche Punkt von thuj 2^N seitlich am Processus xiphoides verwendet werden sollte (eventuell auch als Einzelpunkt), bedarf noch der Klärung.[4]

Die Zeder ist als Nadelholz ja mit Thuja zumindest botanisch verwandt und vermag klinisch in ähnlicher Weise zumindest einmal auf Warzen einzuwirken. Das Mittel könnte nach eingehenderer Prüfung möglicherweise einmal von ähnlicher Bedeutung werden wie Hahnemanns großes Antisykotikum. Burnett hat als großer Thuja-Kenner immer wieder Komplementärmittel für den Lebensbaum[5] zu bestimmen versucht und betont, dass das Mittel im Wechsel mit Verwandten wie Sabina und Cupressus Lawsonia besser wirke als bei alleiniger Wiederholung als Einzelmittel. Zu diesen Ergänzungsmitteln ist Cedrus atlantica (nicht zu verwechslen mit Cedron) bereits heute zu zählen.

Cenchris contortrix

cench^{NK}*
Phosphorus + Lachesis[6]

Bei deutlicher und ähnlich ausgeprägter Empfindlichkeit dieser beiden Punkte ist Lachesis kaum je angezeigt. Wenn in diesem Fall nicht ein Phosphorsalz indiziert ist – in erster Linie das am nächsten mit Lachesis verwandte Zincum phosphoricum –, wird man bei deutlicher Schlangensymptomatik eher an Cenchris als an Lachesis denken. Die Punktekonstellation Lachesis + Argentum[7] hingegen bestätigt eher eine Lachesis-Indikation.[8]

_____

1 Siehe unter diesem Mittel.
2 Siehe unter diesem Mittel.
3 VN, S. 77/86. Auf den Atlanten von Soulié de Morant und König/Wancura ist der Punkt etwas zu tief eingezeichnet (SM, S. 177; KW, S. 176/177).
4 Siehe unter Thuja bzw. den entsprechenden übrigen Mittelabschnitten.
5 Es gibt Hinweise darauf, dass der „Baum des Lebens" im biblischen Paradies mit der Zeder zu identifizieren ist (Publikation hierüber in Vorbereitung).
6 cench^{NK} = phos 1^W + lach 1^W. Zur genauen Lage der Punkte s. unter den betreffenden Mittelabschnitten.
7 Nach Weihe ist Argentum + Raphanus eine Lachesis-Kombination (s. unter Lachesis).
8 Siehe hierzu unter Lachesis.

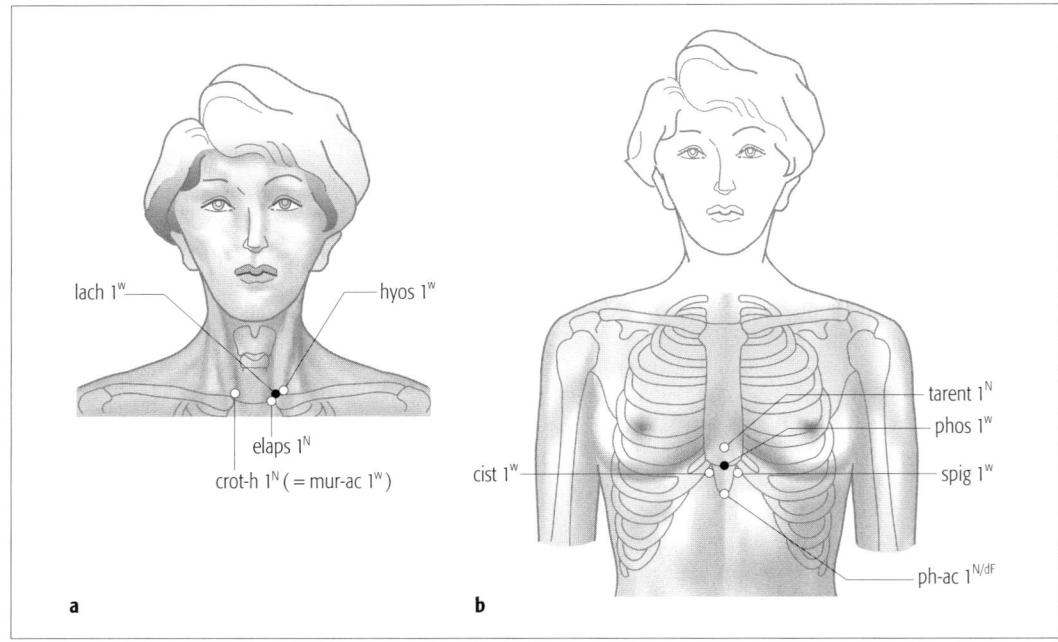

lach 1^W

hyos 1^W

elaps 1^N

crot-h 1^N (= mur-ac 1^W)

cist 1^W

tarent 1^N

phos 1^W

spig 1^W

ph-ac 1$^{N/dF}$

a   b

Abb. 55: cench^{NK}.

Cepa s. Allium cepa

Chamomilla

cham 1^W
Auf der Linea alba, unmittelbar rechts von nat-c 1^W (s. Abb. 88: nat-c 1^W, S. 287).

Nat-c 1^W als Leitpunkt zur Ortung des Chamomilla-Indikators liegt auf der Medianlinie des Abdomens, in der Mitte zwischen der Spitze des Processus xiphoides und Iodium. Nach Göhrums Gipsmodell (s. Abb. 22) beträgt der Abstand von cham 1^W seitlich von der Medianlinie etwa einen halben Querfinger.
  Nach Fortier-Bernoville sind die klassischen Weiheschen Punkte von Chamomilla und Ipecacuanha die beiden noch am ehesten brauchbaren Indikatoren innerhalb der Punktegruppe, welche von Natrum carbonicum und seinen vier unmittelbaren Nachbarn gebildet wird (s. Abb. 88: nat-c 1^W, S. 287).

Anmerkungen

Du = FB = Da = cham 1^W
Rechts von Natrum carbonicum.

dF ≈ cham 1^W
Auf dem inneren oberen Teil des Rektusmuskels, zwei Querfinger medial und unterhalb des Übergangs vom medialen zum anschließenden Viertel der Linie, welche den Processus xiphoides mit dem freien Ende der rechten 11. Rippe verbindet.[1]
  De la Fuyes Ortsangabe ist sehr kompliziert, stimmt aber mit Göhrum recht gut überein. Weniger genau als de la Fuyes schriftliche Ortsdarstellung ist der Eintrag in seinem Atlas, wo der Punkt seitlich der Medianlinie etwas tiefer als nach Göhrum zu liegen kommt.[2]

Sch ≈ dF ≈ cham 1^W
2 Querfinger unterhalb des 4. Teils der Linie zwischen Schwertfortsatz und freiem Ende der 11. Rippe, rechts.
  De la Fuyes Übersetzer Schmidt gibt dessen schriftliche Punktebeschreibung ziemlich entstellt und schlecht verständlich wieder.

BL ≈ cham 1^W
Unterhalb und medial von ☯ Niere 20, rechts. Niere 20 liegt 1,5 Querfinger seitlich der Medianlinie am kaudalem Ende des 3. Achtels der Strecke Xiphoid—Nabel.

---

1 De la Fuyes Ausgangspunkt zur Lokalisierung von cham 1^W entspricht damit Niere 20^{dF} ≈ ars 1^W bzw. gamb 1^W (s. unter diesen Mitteln und vgl. auch die unten stehende Anmerkung zu Bonnet-Lemaire).
2 dF II, D/7.

Zur Topographie von Niere 20 s. unter Arsenicum album. Wie dort dargestellt wurde, entspricht Bonnet-Lemaires Höhenangabe seines Referenzpunktes Niere 20$^{VN/KW}$, welcher Punkt rechtsseitig bereits ohne Verschiebung nach unten cham 1^W recht gut entsprechen würde. Der Seitenabstand seines Ausgangspunktes entspricht hingegen eher Niere 20^{dF}, welcher Punkt ungefähr mit ars 1^W (links) bzw. gamb 1^W (rechts) zusammenfällt. Offensichtlich scheint Bonnet-Lemaire diese beiden recht weit voneinander entfernt liegenden Lagevarianten von Niere 20 miteinander zu vermischen.[1] Seine Ortsangabe kommt damit etwas zu tief zu liegen.

K ≈ cham 1^W
🌑 Niere 20 rechts. Am rechten Rippenbogen, wo dieser 1 Cun von der Mittellinie entfernt ist. Oder: Auf dem inneren Viertel der Verbindungslinie vom Processus xiphoides zum freien Ende der 11. Rippe.

Beide Varianten von Kracks Ortsbeschreibung entsprechen weitgehend Niere 20^{dF} und damit auch recht gut chel 1$^{N/W}$ = gamb 1^W, aber keinesfalls cham 1^W (s. oben). Entsprechend dieser fehlenden Unterscheidung von Niere 20^{dF} und Niere 20$^{VN/KW}$ ist Niere 20 nach Krack mit Kamille und Arsenik doppelt belegt, was aus den angeführten Gründen nicht miteinander vereinbar ist.

Deg ≈ cham 1^W
🌑 Niere 20 rechts. Unmittelbar neben und unterhalb des Überganges vom oberen zum nachfolgenden Viertel der Linie, welche den Processus xiphoides mit dem Nabel verbindet.

Wenn man annimmt, dass Degroote die Strecke Xiphoid–Nabel nach chinesisch-medizinischer Art ausgehend vom Ansatz des Xiphoids in 8 Cun unterteilt, entspricht seine Ortsangabe ungefähr Niere 20$^{VN/KW}$ und damit recht gut cham 1^W.[2]

US ≈ cham 1^W
Rechts neben 🌑 Konzeptionsgefäß 13.

Diese Ortsangabe entspricht nach den modernen Akupunkturtafeln genau Niere 20$^{VN/KW}$ und damit weitgehend auch cham 1^W. Für Details zur Topographie von Konzeptionsgefäß 13, welcher Akupunkturpunkt nat-c 1^W fast genau entspricht, s. unter diesem Mittel.

Der Weihesche Einzelpunkt ist Bestandteil der folgenden Mittelgleichungen:

Chamomilla + Cuprum metallicum = Plumbum
Chamomilla + Ferrum metallicum = Stannum
Chamomilla + Natrum carbonicum = Sulphur (?)
Chamomilla + Natrum sulphuricum = Clematis

Sein spiegelbildlicher Partner auf der Gegenseite ist Cocculus.

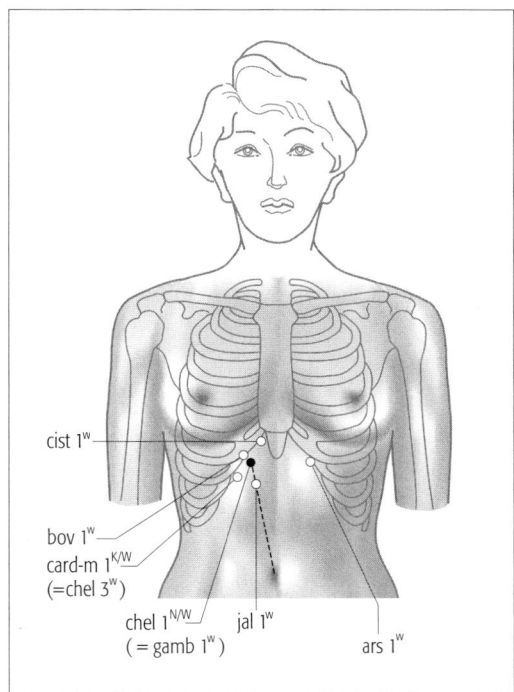

Abb. 56 a: chel 1$^{N/W}$.

Chelidonium

chel 1$^{N/W}$ * * (Hauptpunkt)
Am unteren Rand des Rippenbogens, am Übergang zwischen dem 7. und 8. Rippenknorpel, rechts. Druck gegen den unteren Rand des Rippenbogens und senkrecht zur Tangente durch den Punkt.

chel 2^N * (Bestätigungspunkt)
🌑 Leber 3 links. Proximal im dorsalen Winkel zwischen den Metatarsalia I und II, in einer Vertiefung.

chel 3^W
Am unteren Rand des Rippenbogens, im Übergang zwischen dem 8. und 9. Rippenknorpel, rechts. Druck gegen den unteren Rand des Rippenbogens und senkrecht zur Tangente durch den Punkt.

---

1 Vgl. die Distanz zwischen cham 1^W und gamb 1^W auf Abb. 121, S. 368. Siehe auch unten unter Krack.
2 Diese Unterteilung der Hilfslinie und der Punkt Niere 20$^{VN/KW}$ sind denn auch auf Degrootes Meridianskizze dargestellt. Vgl. auch die Angaben zu dem cham 1^W unmittelbar benachbarten klassischen Indikator von Natrum carbonicum und Abb. 24 b.

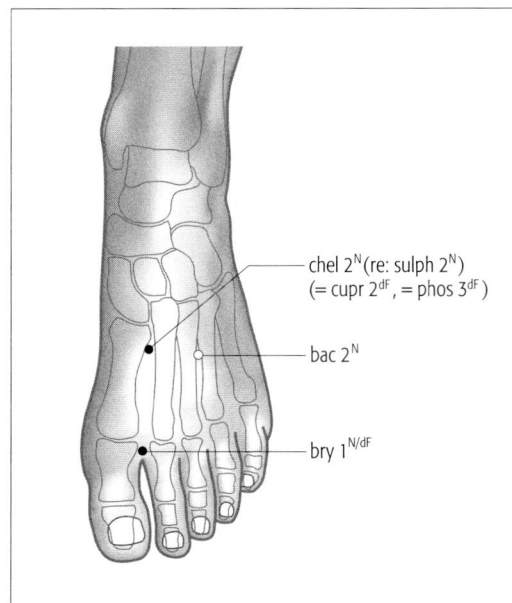

chel 2^N (re: sulph 2^N)
(= cupr 2^{dF}, = phos 3^{dF})

bac 2^N

bry 1$^{N/dF}$

Abb. 56 b: chel 2^N.

chel 4^{dF}

❸ Leber 6 beidseits. Auf der medialen Fläche der Tibia, 2 Querfinger unterhalb der Mitte der Linie, welche den Innenknöchel mit dem vorderen inneren Rand des Tibia-Plateaus verbindet.

chel 5^{dF}

❸ Gallenblase 23 beidseits. Auf der vorderen Axillarlinie, im 5. Interkostalraum.

chel^{WK}

1. Nitricum acidum + Belladonna
2. Phosphoricum acidum + Symphytum

Bei dem neu bestimmten Hauptpunkt dieses zweitwichtigsten Lebermittels Rademachers handelt es sich lediglich um die um einen Interkostalraum nach innen-proximal verschobene Variante

des klassischen Indikators, welcher damit an die Stelle des klassischen Indikators von Gummi gutti (= gamb 1^W) tritt.[1] Der Punkt hat sich an dieser Stelle, welche dem wichtigen Arsen-Hauptindikator spiegelbildlich gegenüber liegt, vielfach bewährt. Er unterscheidet sich zu dem vorne auf dem Rippenbogen auf gleicher Höhe liegenden klassischen Punkt von Bovista[2] vor allem durch die Druckrichtung gegen den unteren Rand des Rippenbogens.

Haupt- und Ergänzungspunkt ermöglichen eine zuverlässige negative Ausschlussdiagnostik, beide Punkte können aber auch in Kombination nicht so selten falsch positiv sein.

Anmerkungen

Der spiegelbildliche Partner von chel 2^N = ❸ Leber 3 links ist der ebenfalls neu bestimmte Sulphur-Ergänzungspunkt sulph 2^N. Allerdings kann der Schwefel gerade auch mit seinen Salzen ebenso linksseitig an der Stelle von chel 2^N angeben. Der Punkt ist nach de la Fuye zusätzlich beidseits mit Cuprum und Phosphor belegt.[3] In der Lage von Leber 3 stimmen alle unsere Akupunkturquellen völlig überein.[4]

Du = R = FB = Dem = Da = Deg = chel 3^W

dF = Sch ≈ chel 3^W
Auf der Mitte der Linie, welche die Spitze des Xiphoids mit dem freien Ende der rechten 11. Rippe verbindet, rechts.

Nach de la Fuyes Atlas kommt der so bestimmte Punkt ziemlich gut im Bereich des klassischen Indikators zu liegen.[5]

V ≈ chel 3^W
Am Rippenbogen, am vorderen Ende der 9. rechten Rippe, an ihrer Vereinigung mit der 8. Rippe.

Sch = US = chel 4^{dF}
Zur Diskussion der Lage von Leber 6^{dF} s. unten.

---

1 Siehe auch unter diesem Mittel. Wie dort erwähnt, spricht ein beidseitiger und ausgeglichener positiver Befund des Punktes eher für Arsen und seine Salze als für Chelidonium, eventuell aber auch für Syphilinum. Auch bei einer Indikation von Lycopodium, einem der wichtigsten Komplementärmittel des Schöllkrautes (Clarke 1978 I, S. 464), kann chel 1$^{N/W}$ gelegentlich positiv angeben.
2 Auf Weihes Gipsbüste ist der später auf gleicher Höhe wie chel 3^W liegende klassische Secale-Punkt noch an der Stelle von bov 1^W eingetragen, d. h. auf Höhe unseres heutigen neuen Chelidonium-Punktes (s. Abb. 22, S. 121)! Damit scheint schon innerhalb der Weiheschen Schule eine gewisse Inkonstanz und vielleicht auch Unsicherheit betreffend dieser Region bestanden zu haben. Vgl. hierzu auch die chel 1$^{N/W}$ entsprechende Verschiebung des Carduus-Indikators durch Krack (s. unter diesem Mittel, vgl. auch die Anmerkungen zu Bovista und Secale).
3 Siehe unter diesen Mitteln.
4 SM, S. 105; VN, S. 154; KW, S. 213.
5 dF II, D/7.

K = US ≈ Deg ≈ chel 4[dF]

🌑 Leber 5, ohne Orts- und Seitenangabe.

Krack gibt anstelle von de la Fuyes homöosiniatrischem Punkt Leber 6 den 5. Punkt dieses Meridians an. Nach Soulié de Morant[1] und den modernen Akupunkturtafeln[2] liegt Leber 5 nämlich deutlich höher als bei de la Fuye, und tatsächlich gerade etwa dort, wo dieser Autor Leber 6[dF] lokalisiert. Damit erfolgte Kracks Korrektur aus moderner Sicht zu Recht, und die Punkte stimmen topographisch ziemlich genau überein. – Der tiefer liegende Punkt Leber 5[dF], welcher nach de la Fuye mit den Punkten Milz-Pankreas 6 und Niere 8 zusammenfällt, ist nach diesem Autor mit Secale cornutum und Kali carbonicum doppelt besetzt.[3] Nach meiner Erfahrung hat sich dieser Indikator in erster Linie für Kali silicicum und andere Siliziumverbindungen bewährt.[4]

Sch = US = chel 5[dF]

🌑 Gallenblase 23 liegt einzig nach de la Fuye direkt einen Interkostalraum unter dem nach seiner Ansicht auf der vorderen Axillarlinie im 4. Interkostalraum gelegenen Punkt 🌑 Gallenblase 22. Nach sämtlichen unseren Akupunkturquellen liegen beide Punkte aber im gleichen Interkostalraum, nach Van Nghi und Soulié de Morant entsprechend de la Fuye im 5. Interkostalraum, nach König/Wancura im 4.[5] Zudem liegt Gallenblase 22 nach diesen Autoren hinten auf der mittleren Axillarlinie und der 23. Meridianpunkt lediglich etwa eine Distanz weiter vorne, also nur etwa auf halber Strecke zur vorderen Axillarlinie. Es scheint also, dass de la Fuye den Verlauf des Gallenblasen-Meridians hier etwas an den Verlauf der Weiheschen vorderen Axillarlinie angepasst hat … – Dass de la Fuye die beiden Gallenblasen-Punkte tatsächlich auf der vorderen Axillarlinie lokalisiert hat, ergibt sich nicht nur aus der gleichlautenden Ortsbeschreibung Schmidts, sondern vor allem auch aus der Tatsache, dass der Begründer der Homöosiniatrie die nach Göhrum auf der vorderen Axillarlinie im 4. und

---

1 SM, S. 105.
2 KW, S. 213; VN, S. 155. Übereinstimmend liegt der Punkt nach diesen Autoren 5 Distanzen über dem Innenknöchel.
3 Siehe unter Kali carbonicum.
4 Siehe unter diesem Mittel.
5 VN, S. 142; SM, S. 167; KW, S. 207.
6 Zur Topographie und sonstigen Belegung von Gallenblase 22 s. unter Natrum muriaticum bzw. Iris, Kreosotum bzw. Sabadilla, sowie Kali chloricum und Ptelea.
7 Krack/Schöler, S. 62. Zur nochmals etwas andersartigen Verwendung des Punktes durch Degroote s. die unten stehende Anmerkung.
8 Für Details hierzu s. unter Kali phosphoricum. Wie unter Kali chloricum dargestellt wird, hat de la Fuye ursprünglich den Punkt tatsächlich Kaliumchlorat zugeordnet.
9 Siehe unter diesem Mittel.
10 Siehe unter Lathyrus.

5. Interkostalraum lokalisierten Mittel Kreosotum (im 4. Interkostalraum rechts, entspricht Gallenblase 22[dF] rechts, neu Ptelea zugeordnet) und Sabadilla (entspricht Gallenblase 22[dF] links, neu Ptelea zugeordnet)[6] sowie Kali chloricum (im 5. Interkostalraum beidseits, entspricht Gallenblase 23[dF], neu beidseits Chelidonium zugeordnet) aus seinem Verzeichnis gestrichen hat. – Krack vertritt die Meinung, dass dem Punkt Gallenblase 23[dF] beidseits besser Kali phosphoricum als Chelidonium zuzuordnen sei[7], da dieser Akupunkturpunkt dem klassischen Indikator jenes Mittels entspreche. Dies ist aber nach Göhrum nicht genau zutreffend, sondern würde nur für den auf der vorderen Axillarlinie liegenden Indikator von Kali chloricum gelten.[8]

Deg ≈ chel 5[dF]

🌑 Gallenblase 23 wird nach Degrootes schriftlicher Ortsangabe gemäß de la Fuye lokalisiert, auf seiner Meridianskizze ist der Punkt dann aber nach König/Wancura (s. oben) eingezeichnet. Doch dürfte mit größter Wahrscheinlichkeit eigentlich Gallenblase 23[dF] gemeint sein. Zu Degrootes mehrdeutiger Verwendung des Punktes s. unter Kreosotum.

Der Weihesche Einzelpunkt chel 3[W] ist Bestandteil der folgenden Mittelgleichungen:

Chelidonium + Calcarea carbonica = Taraxacum
Chelidonium + Phosphoricum acidum = Sepia

Sein spiegelbildlicher Partner auf der Gegenseite ist Carbo vegetabilis.

Chenopodium anthelminticum

chen-a 1[WS]
Auf der Dornfortsatzspitze des 4. Halswirbels. Druck von oben nach unten auf den Dornfortsatz.

Der nur in der Schölerschen Version von Göhrums Liste genannte Punkt entspricht dem ursprünglichen klassischen Indikator von Lathyrus, welchen Göhrum allerdings bereits schon mit zwei Fragezeichen versehen hat.[9] De la Fuye behält aber in Gegensatz zu Duprat diese ursprüngliche Zuordnung bei und verzichtet auf die Angabe eines Indikators für den Wurmsamen (Chenopodium). Den klassischen Lathyrus-Punkt bezeichnet er homöosiniatrisch als 🌑 Lenkergefäß 13 ter.[10]

Anmerkungen ─────────────────────

Du = R = chen-a 1[WS]

K ≈ chen-a 1[WS]
◑ Lenkergefäß 15. Am Nacken in der Mittellinie zwischen den Dornfortsätzen des 2. und 3. Halswirbels.

Kracks topographische Angabe wie auch seine homöosiniatrische Benennung stimmen weder mit der Weiheschen Schule noch mit de la Fuye überein. Nach de la Fuye liegt Lenkergefäß 15 auf dem Dornfortsatz des 2. Halswirbels und entspricht damit dem klassischen Indikator von Cuprum arsenicosum.[1] Auch nach Soulié de Morant und Van Nghi liegt Lenkergefäß 15 weitgehend entsprechend de la Fuye zwischen den hinteren Fortsätzen von Atlas und Axis,[2] nach König/Wancura auf Grund einer etwas anderen Nummerierung des Lenkergefäßes etwas höher.[3]

China

chin 1[W*]

Am unteren Rand des Rippenbogens, am Ende der mittleren Axillarlinie, links. Meist findet sich der Punkt entsprechend der Ortsangabe de la Fuyes

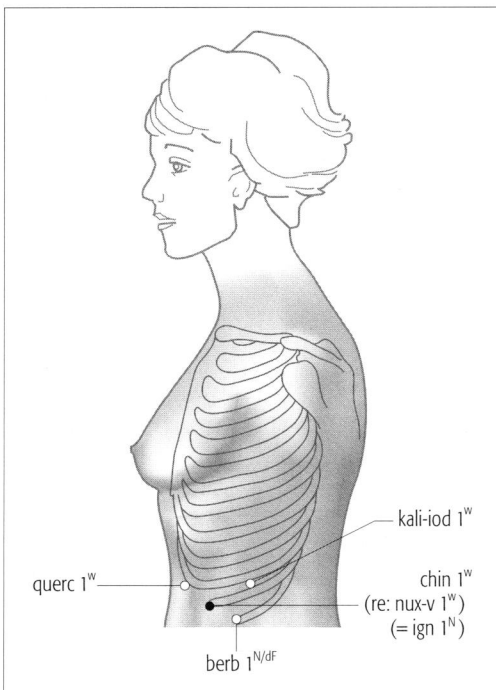

kali-iod 1[W]

querc 1[W]

chin 1[W]
(re: nux-v 1[W])
(= ign 1[N])

berb 1[N/dF]

Abb. 57: chin 1[W].

---

1 Siehe unter diesem Mittel.
2 SM, S. 197; VN, S. 166.
3 KW, S. 214–215.
4 Zur Lage von Leber 13 s. unter Nux vomica,
   zu Ceanothus s. unter diesem Mittel.

am freien Ende der 11. Rippe links. Druck schräg von unten-vorne direkt auf die Rippenspitze.

chin 2[dF]

◑ Milz-Pankreas 3 beidseits. Auf der Innenseite des Fußes, unmittelbar proximal und unterhalb des metatarsophangealen Gelenkes der 1. Zehe.

chin 3[dF]

◑ Gallenblase 43 beidseits. Auf dem vorderen Fußrücken, an der lateralen Seite des Grundgelenkes der 4. Zehe.

chin[WK]

1. Cina + Ledum palustre
2. Cuprum metallicum + Ignatia (?)

Zur Problematik der Lokalisierung des klassischen Punktes am unteren Rippenbogen s. unter Nux vomica. Der dem klassischen Indikator entsprechende Akupunkturpunkt Leber 13 links ist nach de la Fuye zusammen mit Ceanothus doppelt besetzt, während nach der Weiheschen Schule die beiden Indikatoren lediglich Nachbarn sind.[4] Neu hat der Punkt vor allem als Hauptindikator von Ignatia eine wichtige Bedeutung, im Weiteren ist auch seine Beteiligung an der Kombination dulc[NK] = bell 1[W] + ign 1[N] erwähnenswert.

Anmerkungen _____

Du = Dem ≈ chin 1[W]
Mittlere Axillarlinie, unter der 10. Rippe, links.
    Siehe die Ausführungen zu nux-v 1[W].

FB = R ≈ Da ≈ chin 1[W]
Im vorderen Bereich der 11. Rippe, am unteren Ende der mittleren Axillarlinie, links.
    Siehe die Ausführungen zu nux-v 1[W].

V ≈ chin 1[W]
Auf der mittleren Axillarlinie, unter der 10. Rippe, links. Nur bei den Leber- und Verdauungsindikationen des Mittels positiv.
    Siehe die Ausführungen zu nux-v 1[W].

dF = Sch = K = US ≈ chin 1[W]
◑ Leber 13 = Milz-Pankreas 15 links. Am freien Ende der 11. Rippe.
    Zur von der modernen Akupunkturlehre nicht mehr nachvollzogenen Gleichsetzung von Leber 13 und Milz-Pankreas 15 s. unter Alumina, zur Diskussion der genauen homöosiniatrischen Lage des Punktes unter Nux vomica.

Deg ≈ chin 1^W

☾ Leber 13 rechts. Unter der letzten wahren Rippe, auf der mittleren Axillarlinie, am freien Ende der 11. Rippe. Die isoliert dastehende rechtsseitige Angabe des Punktes beruht wahrscheinlich auf einem Irrtum. Allerdings wird das spiegelbildliche Mittel Nux vomica entsprechend links angegeben. Zu Leber 13 s. oben.

BL≈ dF ≈ chin 1^W

☾ Leber 13 links. Auf der Spitze der 12. Rippe.

Zu dieser nur sehr selten zutreffenden Lokalisation siehe die Ausführungen zu Nux vomica.

Sch = K = Deg = US = chin 2^{dF}

Der Punkt ☾ Milz-Pankreas 3 = chin 2^{dF} ist nach de la Fuye zusammen mit Aloe doppelt belegt.[1] Seine Lokalisierung in der Vertiefung proximal und leicht unterhalb des Großzehengrundgelenkes stimmt nach sämtlichen unseren Akupunkturquellen gut überein. Einzig König/Wancura sprechen wohl irrtümlich von einer Lokalisierung distal des Großzehengrundgelenkes, zeichnen den Punkt in ihrem Atlas aber korrekt ein.[2]

Sch = K = Deg = US = chin 3^{dF}

Die Lage von ☾ Gallenblase 43 kurz hinter der „Schwimmhaut" zwischen der 4. und 5. Zehe stimmt nach sämtlichen unseren Akupunkturquellen weitgehend überein.[3]

Der Weihesche Einzelpunkt ist Bestandteil der folgenden Mittelgleichungen:

China + Alumina = Arsenicum album (?)
China + Calcarea phosphorica = Natrum muriaticum

Sein spiegelbildlicher Partner auf der Gegenseite ist Nux vomica.

Chininum arsenicosum

In typischer Weise hat sich mir für dieses Mittel in mehreren Fällen der klassische Arsen-Indikator bewährt, in einem Fall auch kombiniert mit dem klassischen China-Punkt, in einem anderen in Kombination mit dem Chininum-sulphuricum-Punkt über dem Condylus mandibulae links.[4]

Chininum phosphoricum

In einem Fall hat sich mir für dieses Mittel entsprechend der „Mischsalz-Technik" die Kombination das klassischen China-Punktes mit dem Phosphorsalz-Indikator ☾ Herz 3 rechts bewährt.[5]

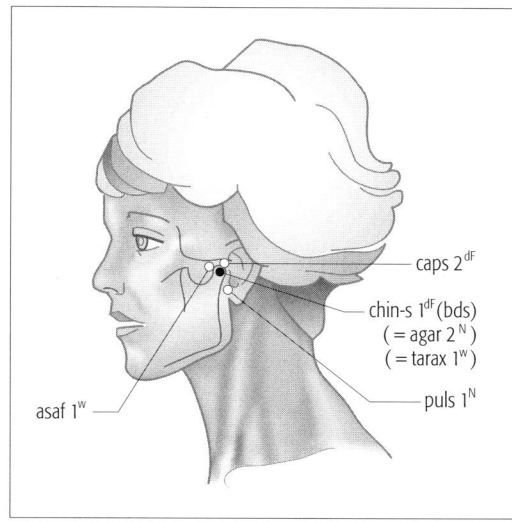

Abb. 58: chin-s 1^{dF}.

Chininum sulphuricum

chin-s 1^{dF}*

☾ Gallenblase 2 beidseits. Vorne unten am Ansatz des Ohrläppchens.[6]

Topographisch entspricht dieser Punkt weitgehend den über dem Kiefergelenkköpfchen gelegenen klassischen Indikatoren von Coffea (rechts) und Taraxacum (links).[7] Nach den präzisierten Angaben der modernen Akupunkturautoren liegt Gallenblase 2 allerdings nicht ganz genau über dem lateralen Höcker des Processus condylaris mandibulae, sondern an dessen Hinterrand.[8] Nach de la Fuyes Atlas und vor allem nach Soulié de Morant ist der Punkt sogar am Unterrand des genannten Knochenvorsprungs eingezeichnet.[9] Doch ergeben sich hieraus nur minimale Diffe-

---

1 Siehe hierzu unter diesem Mittel und unter Carcinosinum.
2 SM, S. 141; KW, S. 160; VN, S. 53.
3 SM, S. 169; VN, S. 151; KW, 211. In seiner schriftlichen Punktebeschreibung verwechselt de la Fuye lediglich Groß- und Kleinzehe, in seinem Atlas ist der Punkt aber korrekt eingetragen (dF II, A/VII/3).
4 Für Details zu den einzelnen Punkten s. unter den betreffenden Mittelabschnitten.
5 Siehe unter Kali phosphoricum.
6 Zur genauen Lage und Druckrichtung s. die nachfolgenden Ausführungen.
7 Beidseits entspricht der Punkt als spiegelbildliche Kombination dem Mittel Plantago (s. dort).
8 KW, S. 202; VN, S. 135.
9 dF II, A/VII/1; SM, S. 165.

renzen, sodass für die Druckpunkt-Diagnostik von chin-s 1^{dF} die Tastung leicht hinter und unter dem am nach Öffnen und wiederum Schließen des Mundes leicht zu ortenden Gelenkköpfchen wohl richtig ist. Diese Druckrichtung unterscheidet sich nun aber deutlich von derjenigen für Coffea und Taraxacum, wo nach Göhrum der Druck senkrecht zur Hautoberfläche direkt auf die Außenseite das Kiefergelenkköpfchen ausgeführt wird.[1]

Nach meiner Erfahrung hat sich der Punkt vor allem linksseitig in erster Linie für Chininum sulphuricum und neu auch noch als wichtiger Ergänzungspunkt für Agaricus[2] bewährt.

Anmerkungen

K = Deg = chin-s 1^{dF}

Sch ≈ chin-s 1^{dF}

🌑 Gallenblase 2 beidseits. Am vorderen und oberen Ansatz des Ohrläppchens.

Siehe die vorherigen Ausführungen.

Cicuta virosa

cic 1^{W}

Im Winkel zwischen Musculus cuccularis und Musculus splenicus capitis et colli in der Höhe von Fluoricum acidum, links (s. Abb. 67: fl-ac 1^{W}, S. 234). Druck senkrecht zur Oberfläche gegen die hintere Fläche der Spitze des Processus transversus eines Halswirbels.

cic^{WK}

Ferrum metallicum + Stramonium

Mit dem heute nicht mehr üblichen Ausdruck „Musculus cuccularis" meint Göhrum, wie Krack überzeugend darlegt, sicher den „Mönchskappenmuskel" oder Musculus trapezius.[3] Der nach Krack interpretierte Muskelwinkel liegt nämlich recht genau auf der Höhe von Fluoricum acidum am Vorderrand des Trapezmuskels. Um den Punkt des stark neurotoxischen Wasserschierlings zu tasten, gehen wir von Fluoricum acidum aus etwa einen Querfinger nach dorsal und tasten dort den Trapeziusrand und den ziemlich genau an dieser Stelle befindlichen Muskelwinkel. Während der Druck bei Fluoricum acidum gegen den Hinterrand des Sternokleidomastoideus und damit eher nach vorne gerichtet ist, geht er bei Cicuta deutlich medialer in Richtung auf die Hinterfläche der nicht einzeln tastbaren Querfortsätze des 2. und 3. Halswirbels.

Anmerkungen

Du ≈ cic 1^{W}

Im Winkel zwischen den Muskeln Splenikus und Sternokleidomastoideus, links. Man drücke senkrecht auf den hinteren Rand des Querfortsatzes des Halswirbels.

Duprat scheint Göhrums Musculus cuccularis mit dem Sternokleidomastoideus zu identifizieren. Krack liegt mit seiner oben erwähnten Interpretation dieses Muskels als Trapez- oder Kappenmuskel sicher richtiger. Wie ein Blick ins Anatomiebuch zeigt,[4] käme Duprat mit seinem im oberen Winkel zwischen Splenikus und Sternokleidomastoideus liegenden Punkt höher als Göhrum direkt auf den unteren Okzipitalrand hinter dem Mastoid zu liegen, wo übrigens auch Kracks unten diskutierter homöosiniatrischer Punkt zu finden ist.

K ≈ cic 1^{W}

🌑 Gallenblase 20 links. An der Hinterhauptbasis hinter dem Ohr am hinteren Rand des Processus mastoideus, wo sich dort ein Grübchen im Haaransatz zeigt.

Die topographischen Angaben Kracks für Gallenblase 20 stimmen mit sämtlichen unseren Akupunkturquellen weitgehend überein.[5] Auch nach Van Nghi liegt der Punkt „unter dem Os occipitale in einem Grübchen zwischen dem Musculus trapezius und dem Musculus sternocleidomastoideus".[6] Jedoch kommen alle diese Ortsangaben deutlich höher als fl-ac 1^{W} und damit über cic 1^{W} zu liegen. – Gallenblase 20 ist nach de la Fuye ohne homöosiniatrische Belegung.

US ≈ K ≈ cic 1^{W}

🌑 Gallenblase 21 links (ohne Ortsangabe).

Bei dieser isoliert dastehenden Angabe handelt es sich wahrscheinlich um eine fehlerhafte Übertragung von Kracks obiger Angabe. Zudem liegt Gallenblase 21 nach den modernen Akupunkturautoren auf der Schulter, also weit entfernt von cic 1^{W}.[7] Nach de la Fuye liegt Gallenblase 21 entsprechend Soulié de Morant zwar noch im Halsbereich, aber ebenfalls deutlich tiefer als cic 1^{W}.[8] – Nach de la Fuye vereinigen sich an diesem Akupunkturpunkt gleich drei Meridiane in einem Punkt,

---

1 Siehe auch unter diesen Mitteln.
2 Siehe unter diesem Mittel. Für eine weitere potentielle Zusatzbelegung s. unter Crocus.
3 Krack/Schöler, S. 31.
4 Rauber/Kopsch, S. 219.
5 VN, S. 140; KW, S. 206; SM, S. 165.
6 VN, S. 140.
7 KW, S. 206/207; VN, S. 140/141.
8 SM, S. 165.

damit entspricht der Punkt zusätzlich auch noch Drei-Erwärmer 16 und Dünndarm 15. Der Indikator ist nach diesem Autor Graphit, Arsenik und Phosphor zugeordnet.[1]

Der spiegelbildliche Partner des Weiheschen Einzelpunktes auf der Gegenseite ist Verbascum.

Cimicifuga racemosa (= Actaea racemosa)

cimic 1[W]
Auf der Parasternallinie oder richtiger auf der Linie, welche die Verbindungsstellen zwischen Knorpel- und Knochenteil der Rippen bilden, im 1. Interkostalraum, links (s. Abb. 40: bor 1[W], S. 174). Druck gegen den Unterrand der 1. Rippe unterhalb der Klavikula.

cimic 2[dF]
☯ Blase 62 beidseits. Auf der Außenseite des Fußes, 2 Querfinger unter der Spitze des Außenknöchels (s. Abb. 83: mag-p 1[dF], S. 275).

Anmerkungen _____

Du = R = Dem = Da = cimic 1[W]

V ≈ cimic 1[W]
☯ Niere 26 links. Auf dem Oberrand der 2. Rippe, 2 Querfinger von der Medianlinie. Ziemlich zuverlässig.

Es ist zu beachten, dass Voisin auf Grund umgekehrter Druckrichtung (gegen den Oberrand der unteren anstatt gegen den Unterrand der oberen Rippe) trotz gleichen Interkostalraumes eine vom klassischen Indikator stark abweichende Punktbeschreibung gibt. Zudem liegt sein Punkt auch etwas weiter medial als derjenige Göhrums. Da der sehr kritsche Autor diesen Punkt als zuverlässig klassiert, ist die Voisinsche Lokalisationsvariante durchaus als Kandidat für einen Ergänzungspunkt zu betrachten. Vgl. auch die Anmerkungen zu Borax. Zur Diskussion der homöosiniatrischen Zuordnung s. unten.

BL = Deg = US ≈ cimic 1[W]
☯ Niere 26 links. Auf der Parasternallinie (2 Querfinger lateral der Medianlinie), im 1. Zwischenrippenraum.

Da keine Druckrichtung angegeben wird, ist unklar, ob der Autor den klassischen Indikator oder die obige Lokalisationsvariante nach Voisin meint. Zur Diskussion der homöosiniatrischen Zuordnung des Punktes s. unten.

K ≈ cimic 1[W]
☯ Niere 26 links. Im 1. Zwischenrippenraum, 2 Cun seitlich der Mittellinie.

Krack erreicht mit seiner mit den modernen Akupunkturtafeln übereinstimmenden Distanzangabe von der Mittellinie genau die parasternale Hilfslinie Göhrums (s. die Abb. 22 und 24, S. 121 und S. 127/128). Dies im Gegensatz zu Bonnet-Lemaire und Voisin, welche den Punkt etwa einen knappen Querfinger weiter medial lokalisieren.[2] Nach de la Fuye, der Niere 26 mit einem Querfinger Abstand vom Sternum ebenfalls etwas weiter medial als Krack und Göhrum lokalisiert, ist der Punkt zusammen mit dem unmittelbar oberhalb gelegenen letzten Nieren-Meridianpunkt beidseits mit Antimonium tartaricum belegt. – Damit lassen sich die beiden Angaben für Niere 26 für die Druckpunkt-Diagnostik eventuell in dem Sinne trennen, dass der etwa einen Querfinger oder noch etwas näher seitlich des Brustbeins befindliche Punkt Antimonium tartaricum und der etwas weiter lateral gelegene Göhrumsche Indikator Borax bzw. Cimicifuga entspricht (s. Abb. 40: bor 1[W], S. 174).[3]

Sch = K = Deg = US = cimic 2[dF]
De la Fuye belegt den nach gängiger homöosiniatrischer Ansicht mit cimic 1[W] identischen Punkt ☯ Niere 26 links unter Streichung der Zuordnung zum Wanzenkraut mit Antimonium tartaricum.[4] Als Ersatzpunkt für Cimicifuga gibt er ☯ Blase 62 an. Dieser Punkt liegt nach sämtlichen unseren Akupunkturquellen übereinstimmend unterhalb des Außenknöchels in einer kleinen Vertiefung, „dort, wo die Haut die Farbe wechselt".[5] Der Punkt ist anderweitig nicht belegt.

Der Weihesche Einzelpunkt ist Bestandteil der folgenden Mittelgleichung:

Cimicifuga racemosa + Borax = Cuprum metallicum

Sein spiegelbildlicher Partner auf der Gegenseite ist Borax.

Cina

cina 1[W]
Auf der mittleren Axillarlinie, im 2. Interkostalraum, rechts (s. Abb. 50a: calc-s 1[W], S. 186, wo der spiegelbildliche Indikator led 1[W] dargestellt ist). Druck gegen den Unterrand der oberen Rippe und

1 Siehe unter diesen Mittteln, in erster Linie unter Graphites.
2 Für Details zur Topographie von Niere 26 s. unter Borax.
3 Siehe auch unter den betreffenden Mittelabschnitten.
4 Siehe oben und unter diesem Mittel.
5 SM, S. 179; VN, S. 102; KW, S. 184.

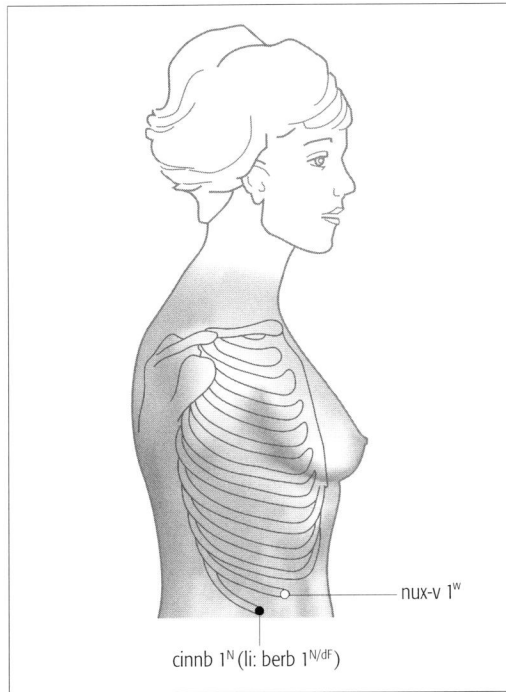

cinnb 1^N (li: berb 1$^{N/dF}$)

Abb. 59: cinnb 1^N.

senkrecht zur Tangente durch den Punkt (vgl. aber zur Druckrichtung die unten stehende wichtige Anmerkung zu Voisin).

Der Punkt ist zuoberst in der Achselhöhle meist gerade noch knapp tastbar und oft falsch positiv. Nach Fortier-Bernoville handelt es sich aber trotzdem um einen erwähnenswerten Punkt, was auch die lange Reihe bestätigender Autoren zeigt.

Auf Göhrums Büste ist der Punkt deutlich zu tief eingezeichnet (s. Abb. 22), seine dortige Lage würde höchstens dem 3. Interkostalraum entsprechen. Da auch andere Punkte dieser Region eher zu tief eingezeichnet sind (s. z. B. unter Natrum muriaticum), dürfte es sich hier eher um eine tatsächliche Differenz zwischen schriftlicher und plastischer Punktdarstellung als um eine äl-

tere Lokalisierung des Punktes handeln. Man muss also eine nach unten verschobene Position des Punktes zumindest als Lagevariante in Betracht ziehen. Der Punkt würde in diesem Fall am ehesten mit murx 1^W zusammenfallen, wobei der Murex-Indikator in diesem Fall ebenfalls nach unten gegen nat-m 1^W verschoben wäre.

Anmerkungen _____

Du = R = FB = BL = dF = Deg = US = cina 1^W

Sch ≈ cina 1^W
Auf der vorderen Axillarlinie, im 2. Interkostalraum, rechts.

Da de la Fuyes Übersetzer auch bei anderen, völlig unbestrittenen Punkten die falsche Axillarlinie angibt, und der Indikator auf de la Fuyes Atlas ebenfalls genau entsprechend Göhrum wiedergegeben ist, handelt es sich bei Schmidts Angabe fast mit Sicherheit um einen Irrtum.

V ≈ cina 1^W
Auf der mittleren Axillarlinie, am Oberrand der 3. Rippe, rechts.

Voisins von Göhrum abweichende Angabe des Druckpunktes ist an dieser Extremstelle zuoberst in der Achselhöhle realistischer und nach meiner Erfahrung durchaus zutreffend.

Der Weihesche Einzelpunkt ist Bestandteil der folgenden Mittelgleichungen:

Cina + Ledum palustre = China
Cina + Baryta carbonica = Carbo vegetabilis
Cina + Calcarea carbonica = Nux moschata
Cina + Natrum hypochlorosum = Nitricum acidum
Cina + Natrum muriaticum = Bryonia (?)
Cina + Silicea = Pulsatilla (?)

Sein spiegelbildlicher Partner auf der Gegenseite ist Ledum palustre.

Cinnabaris

cinnb 1^{N**}
❸ Gallenblase 25 rechts. Auf der Spitze der 12. Rippe. Druck senkrecht zur Hautoberfläche leicht in Richtung der Rippenachse auf die Knochenspitze.

Wie das bisherige Fehlen von Zinnober-Indikatoren zeigt, hat dieses sehr wichtige Mittel bisher in der Punktediagnostik sicher zuwenig Beachtung gefunden.[1] Der sehr bewährte neue Punkt, den ich

---

1 Obwohl Cinnabaris bereits von Hahnemann verwendet wurde und als Quecksilbersulfid die Verbindung von Hahnemanns antipsorischem Hauptmittel Sulphur mit seiner wichtigsten antisyphilitischen Arznei Mercurius darstellt. Wie bereits in Teil 1 (S. 13) erwähnt, kann aus alchemistischer Sicht Zinnober als aus der Ehe von Quecksilber und Schwefel hervorgegangenes Kind betrachtet werden. Auch in der taoistischen Medizin besaß Cinnabaris eine kaum zu überschätzende Bedeutung.

noch nie falsch negativ gefunden habe, stellt nach meiner Erfahrung sogar eine Art Gruppenindikator für Mercurius und seine Salze dar, insbesondere auch für das interessante Hg-Salz Mercurius phosphoricus.[1]

Wie es gemäß der Weiheschen Schule sonst eher bei reinen Sulphur-Indikationen der Fall ist, fand ich Cinnabaris auch einmal in einem Fall angezeigt, wo kein einziger anderer Punkt positiv gefunden werden konnte.[2]

Nach Degroote kann bei Cinnabaris-Indikationen eventuell auch der klassische Indikator sulph 4^W positiv gefunden werden, wie dies nach der Mischsalz-Technik ja durchaus zu erwarten ist.[3]

Anmerkungen

In der Lokalisierung von ☯ Gallenblase 25 stimmen sämtliche unsere Akupunkturquellen überein. Der spiegelbildliche Partner des Punktes auf der Gegenseite ist der de la Fuyesche Indikator von Berberis, welcher nach diesem Autor beidseits die Berberitze anzeigt.[4]

Cistus canadensis

cist 1^W
Im Winkel zwischen dem Processus xiphoides und dem Rippenbogen, rechts. Druck gegen den unteren Rand des Rippenbogens und senkrecht zur Tangente durch den Punkt (s. Abb. 110: spig 1^W, S. 339).

Nach Fortier-Bernoville gehört der Punkt nicht zu den erstrangig bewährten Indikatoren, weist aber doch eine gewisse Brauchbarkeit auf. Zu beachten ist seine Beziehung zu Thuja, welche sich auch in der unten angeführten Mittelgleichung äußert.[5] Wahrscheinlich ist die ganze Region in enger Beziehung zur Sykosis zu sehen. Der Punkt besitzt ja auch als neuer zusätzlicher Indikator für

Hydrastis canadensis[6] eine wichtige Bedeutung. Auch seine ebenfalls aus den nachfolgend angeführten Mittelgleichungen hervorgehende Beziehung zu dem Rademacherschen Lebermittel Crocus ist überprüfenswert, da chel $1^{N/W}$ als Indikator eines weiteren Lebermittels dieser Schule ja unmittelbar lateral benachbart ist.[7]

Anmerkungen

Du = FB = Deg = cist 1^W

dF = Sch = cist 1^W
Im unteren Sternokostalwinkel zwischen Schwertfortsatz und Rippenknorpel, rechts.

Der Indikator ist Bestandteil der folgenden Mittelgleichungen:

Cistus canadensis + Cuprum metallicum
  = Salicylicum acidum
Cistus canadensis + Kali bichromicum = Pulsatilla (?)
Cistus canadensis + Mercurius vivus = Thuja
Cistus canadensis + Silicea = Crocus sativus

Sein spiegelbildlicher Partner auf der Gegenseite ist Spigelia.

Clematis

clem 1^W
Zwischen Nabel und Juniperus communis, auf der Grenze des inneren und mittleren Drittels, rechts (s. Abb. 121).

clem^{WK}
Natrum sulphuricum + Chamomilla

Anmerkungen

Du = clem 1^W
Man sucht auf der Verbindungslinie Stannum—Ferrum den Übergangspunkt vom 3. zum unteren Viertel (= juni-c 1^W). Wir verbinden ihn zum Nabel. Clematis befindet sich am Übergang vom inneren zum mittleren Drittel dieser Strecke, rechts.

K ≈ clem 1^W
☯ Niere 15 rechts. 1 Cun unterhalb des Nabels und 1 Cun seitlich der Mittellinie.

Kracks homöosiniatrischer Entsprechungspunkt stimmt mit dem klassischen Indikator nur ungefähr überein. Nach den modernen Akupunkturtafeln liegt der Punkt in gleicher Höhe, aber näher (0,5 Cun) bei der

---

1 Zur Diagnostik der Phosphorkomponente dieses Salzes s. unter dem betreffenden Mittelabschnitt.
2 Dies kann seltener auch bei anderen Sulphursalzen der Fall sein. Zum Vorgehen bei fehlenden Druckpunkten s. S. 73.
3 Degroote, S. 230.
4 Hierzu und zu Gallenblase 25 s. unter Berberis.
5 Zur Differenzierung dieser Beziehung in Gestalt des sehr nahe gelegenen neuen Indikators thuj 2^N s. unter diesem Mittel.
6 Siehe unter diesem Mittel.
7 Siehe unter Crocus und vgl. auch Abb. 56a: chel $1^{N/W}$, S. 203.

Mittellinie als nach Krack,[1] nach Soulié de Morant befindet er sich dagegen um einiges weiter seitlich am lateralen Rektusrand.[2] Krack gibt den Punkt rechtsseitig auch für den etwas weiter lateral gelegenen klassischen Indikator von Jacaranda caroba an, wozu er nach seiner Lokalisierung etwas besser passt;[3] linksseitig ordnet er ihm weiterhin sehr großzügig Colchicum und Crocus zu.[4] De la Fuye wiederum lokalisiert Niere 15 etwas anders und belegt den Indikator nicht nur links, sondern gleich beidseits, aber nichtsdestoweniger nur sehr schlecht mit Göhrum übereinstimmend mit Plumbum.[5]

Der Weihesche Einzelpunkt ist Bestandteil der folgenden Mittelgleichungen:

Clematis + Phosphoricum acidum = Pulsatilla
Clematis + Platinum metallicum = Sepia

Sein spiegelbildlicher Partner auf der Gegenseite ist Crocus.

Cobaltum metallicum

cob 1^W

Auf dem Rande des Warzenhofes, waagrecht nach außen von der Mamilla, rechts (s. Abb. 44: cact 1^W, S. 178).

Anmerkungen ————————————

Du = R = FB = cob 1^W

K ≈ cob 1^W

🜪 Lunge 1 rechts. Auf der vorderen Axillarlinie, im 3. Interkostalraum, etwa 6 Cun lateral der Sternalmitte. (?)

Krack gibt – allerdings mit Fragezeichen – Lunge 1 rechts als homöosiniatrische Entsprechung des klassischen Weiheschen Indikators an, welchen Punkt er zusammen mit Hepar sulphuris doppelt belegt.[6] Der Punkt liegt aber nach Kracks eigener Topographie deutlich

————————————————

1 VN, S. 113; KW, S. 190. Niere 15$^{VN/KW}$ rechts würde damit etwas näher bei clem 1^W liegen als Niere 15^K (vgl. Abb. 121).
2 SM, S. 151.
3 Vgl. Abb. 121, s. auch unter diesem Mittel.
4 Siehe unter diesen Mitteln.
5 Siehe unter diesem Mittel. Rechtsseitig müsste der Punkt entsprechend Göhrums spiegelbildlichem Partnerpunkt von Plumbum dem Mittel Mercurius dulcis entsprechen (Details s. dort).
6 Siehe unter Hepar, dort auch Details zu Lunge 1.
7 Siehe unter diesem Mittel, dort auch Details zu Kreislauf-Sexualität 1.
8 KW, S. 219; SM, S. 195.
9 VN, S. 165.
10 unter diesem Mittel.
11 Siehe unter Aconitum.

oberhalb und etwas lateral vom klassischen Indikator. Den näher bei cob 1^W liegenden homöosiniatrischen Indikator Kreislauf-Sexualität 1 belegt er entsprechend de la Fuye beidseits mit Cactus.[7]

Der Weihesche Einzelpunkt ist Bestandteil der folgenden Mittelgleichung:

Cobaltum metallicum + Cactus grandiflorus = Silicea (?)

Sein spiegelbildlicher Partner auf der Gegenseite ist Cactus grandiflorus.

Coca

coca 1^W

Auf der oberen Kante des Dornfortsatzes des 2. Brustwirbels. (??) Druck von oben auf die obere Kante.

Anmerkungen ————————————

dF = Sch = US ≈ coca 1^W

🜪 Lenkergefäß 12. Auf der Dornfortsatzspitze des 2. Brustwirbels.

De la Fuyes homöosiniatrische Entsprechung des klassischen Punktes stimmt topographisch sehr gut mit Göhrum überein. Auch nach Soulié de Morant und König/Wancura wird Lenkergefäß 12 weitgehend entsprechend angegeben, nämlich unterhalb der Spitze des 1. Brustwirbels.[8] Wenn man die Druckrichtung beachtet, kommt man damit ebenfalls zu einer guten praktischen Übereinstimmung mit Göhrum. Zu der von de la Fuye viel wesentlicher abweichenden Topographie des Punktes nach Van Nghi s. unten. Bonnet-Lemaire ordnet Lenkergefäß 12$^{SM/KW}$ dem auf der Oberseite des 7. Halswirbeldornfortsatzes gelegenen klassischen Indikator von Carboneum sulphuratum zu, wozu der Punkt deutlich schlechter passt (s. unter diesem Mittel).

K ≈ coca 1^W

🜪 Lenkergefäß 12^{VN}. Zwischen den Dornfortsätzen des 3. und 4. Brustwirbels.

Kracks nach Van Nghi korrigierte Ortsangabe für den de la Fuyeschen Akupunkturpunkt Lenkergefäß 12 (s. oben) stimmt zwar mit dem vietnamesischen Autor genau überein,[9] kommt aber deutlich tiefer als der Weihesche Punkt zu liegen. Der dieser Lokalisation am ehesten entsprechende klassische Weihesche Punkt am Oberrand der Dornfortsatzspitze des 4. Brustwirbels wäre der Indikator von Cytisus laburnum.[10]

Der Punkt acon 5^{Bou} liegt unmittelbar unter coca 1^W unterhalb des Dornfortsatzes des 2. Brustwirbelkörpers.[11]

Cocculus

cocc 1^W
Auf der Linea alba, unmittelbar links von nat-c 1^W (s. Abb. 88: nat-c 1^W).

Nach Fortier-Bernoville ein wenig brauchbarer Punkt.[1]

Anmerkungen _____

R = cocc 1^W

Du = FB = Da ≈ cocc 1^W
Links von Natrum carbonicum.

dF ≈ cocc 1^W
Zwei Querfinger medial und unterhalb des unteren Endes des obersten Viertels der Linie, welche von der Xiphoidspitze zum freien Ende der 11. Rippe links führt.

De la Fuyes Ortsangabe ist sehr kompliziert, stimmt aber mit Weihe recht gut überein. Der von ihm zur Ortung verwendete Ausgangspunkt unter dem Rippenbogen entspricht ☯ Niere 20^{dF}, der Arsenicum album zugeordnet ist.[2] Zur modernen, sich von Niere 20^{dF} deutlich unterscheidenden Topographie von Niere 20 und der sich daraus ergebenden Problematik s. unter Arsenicum album und Chamomilla.

Sch ≈ dF ≈ cocc 1^W
2 Querfinger unterhalb des 4. Teils der Linie zwischen Schwertfortsatz und freiem Ende der 11. Rippe links.

Übersetzer Schmidt gibt de la Fuyes Originaltext ziemlich entstellt und schlecht verständlich wieder.

BL ≈ cocc 1^W
Unterhalb und medial von ☯ Niere 20 links. Niere 20 liegt 1,5 Querfinger seitlich der Medianlinie auf Höhe des kaudalen Endes des 3. Achtels der Strecke Xiphoid–Nabel.

Siehe die Anmerkungen zu Bonnet-Lemaire unter Chamomilla.

Da ≈ cocc 1^W
Links des obersten Viertels der Linie zwischen Schwertfortsatz und Nabel.

Falls hier die Göhrumsche Hilfslinie und das untere Ende ihres obersten Viertels gemeint sind, entspricht diese Ortsangabe weitgehend cocc 1^W.

Deg ≈ cocc 1^W
☯ Niere 20 links. Direkt neben und unterhalb des Übergangs vom oberen zum nachfolgenden Viertel der Linie, welche den Processus xiphoides mit dem Nabel verbindet.

Siehe die Anmerkungen zu Degroote unter dem spiegelbildlichen klassischen Chamomilla-Punkt.

K = US ≈ cocc 1^W
☯ Niere 20 links. Im linken Oberbauch, dort, wo der Rippenbogen 1 Cun von der Mittellinie entfernt ist, am Rippenbogen. Oder: Auf dem inneren Viertel der Verbindungslinie vom Processus xiphoides zum freien Ende der 11. Rippe.

Siehe die Anmerkungen zu Krack unter dem spiegelbildlichen klassischen Chamomilla-Punkt.

Der Weihesche Einzelpunkt ist Bestandteil der folgenden Mittelgleichung:

Cocculus + Natrum carbonicum = Hepar sulphuris

Sein spiegelbildlicher Partner auf der Gegenseite ist Chamomilla.

Coccus cacti

coc-c 1^W
Auf der Strecke zwischen unterem Schulterblattwinkel (bei herabhängendem Arm) und Coccus cacti, in der Mitte zwischen 12. Rippe und Crista ossis ilei am Rande des Musculus lumbalis, beidseits (s. Abb. 22, S. 121).[3]

coc-c^{WK}
Ferrum metallicum + Balsamum peruvianum

Göhrums Punktebeschreibung ist hier ausnahmsweise unklar, da er den zu bezeichnenden Punkt bereits für die angegebene Hilfslinie verwendet. Auf seiner Büste ist die leicht schräg gegen unten medial verlaufende Hilfslinie jedoch eindeutig eingezeichnet und stimmt mit der von de la Fuye (s. unten) genannten Verbindungsstrecke vom unteren Schulterblattwinkel zur Spina iliaca posterior inferior gut überein. Auch Fortier Bernovilles graphische Angabe ist damit völlig übereinstimmend. Damit ist mit Göhrums Musculus lumbalis nach heutiger Anatomie der lumbale Anteil des Musculus erector spinae gemeint, dessen lateraler Ansatz an der Crista iliaca etwa mit der auch von Krack genannten (s. unten) Spina iliaca posterior superior zusammenfällt.[4] Die Göhrumsche Hilfslinie ist also vom unteren Schulterblatt-

_____
1 Siehe Anmerkungen zu Chamomilla.
2 Hierzu und zu Niere 20 allgemein s. unter diesem Mittel.
3 Erläuterungen zu dieser unklaren Lageangabe s. unten.
4 Rauber/Kopsch, S. 119/121/289.

winkel zur gut tastbaren Spina iliaca posterior superior zu ziehen, der Punkt befindet sich dann in der Rückenmuskulatur in der Mitte zwischen dem Schnittpunkt dieser Linie mit dem Unterrand der 12. Rippe und der Spina iliaca posterior superior.

Auch dieser Indikator wurde durch die Weihesche Schule fast mit Sicherheit nach organotropen Kriterien auf Grund seiner Lage in der Nierengegend lokalisiert. Coccus cacti ist nämlich nach Rademacher das wichtigste Nierenmittel, welches in seiner Arzneimittellehre als Heilmittel des wichtigsten Ausscheidungsorgans neben der Leber eine sehr bedeutende Stellung einnimmt. Das nächst wichtige Rademachersche Nierenmittel Solidago liegt auf der gleichen Hilfslinie oberhalb des an coc-c 1^W anschließenden Indikators canth 1^W (s. Abb. 22). Damit liegen ähnlich wie die Rademacherschen Leber- und Milzmittel auch die wichtigsten Nierenmittel der Weiheschen Schule auf einer Linie in der Reflexzone ihres Erfolgsorgans.[1]

Anmerkungen ———————————————

FB = coc-c 1^W

Du ≈ coc-c 1^W
Auf der Vertikalen, die bei hängenden Armen durch den unteren Winkel des Schulterblattes geht, im 8. Zwischenrippenraum, beidseits.

Zu dieser von Göhrum auffällig stark abweichenden Ortsangabe s. die nachfolgende Anmerkung.

R ≈ coc-c 1^W
Auf der Linie unter dem Schulterblatt, im 8. Interkostalraum, beidseits.

Es fällt auf, dass nach Duprat und Rouy der angebliche Weihesche Indikator wesentlich höher als nach Göhrum lokalisiert wird. Krack führt – wie unten dargestellt – beide Varianten als Weihesche Indikatoren auf und identifiziert sie homöosiniatrisch mit Blase 47 und 42. Duprats Fehler hat sich also – wie so manches Wirrnis in der Druckpunkt-Diagnostik – wahrscheinlich über die Homöosiniatrie eingeschlichen, wo die Nomenklatur des Blasenmeridians im betreffenden Abschnitt erheblich differiert. Nach Soulié de Morant und König/Wancura entspricht der Punkt Blase 47 entsprechend de la

Fuye (s. unten und Abb. 122) recht gut dem klassischen Indikator.[2] Nach Van Nghi liegt der Punkt Blase 47 aber nicht lumbar, sondern dorsal im 9. Interkostalraum, wenn auch in gleichem Abstand von der Medianlinie.[3] Dort liegt jedoch nach König/Wancura ziemlich genau Blase 42![4]

Damit ließe sich der eigenartige Hiatus zwischen den beiden Ortsangaben erklären: Die originale lumbare Lokalisierung wurde zuerst nach König/Wancuras bzw. Soulié de Morants Punktetopografie homöosiniatrisch umbenannt. So gelangte die Ortsbeschreibung des Punktes dann eventuell zu Autoren wie Duprat, welche bekanntermaßen die Göhrumsche Originalliste nicht zur Verfügung hatten.[5] Die Rückübersetzung in die westliche Topographie erfolgte dann wahrscheinlich nach einer Akupunkturquelle von der Art Van Nghis, wodurch die thorakale Lokalisierung des Weiheschen Indikators dann auch in die nicht-homöosiniatrische Literatur geriet. Die offenbar später noch erfolgte Verschiebung um einen weiteren Interkostalraum nach oben wäre nach unseren bisherigen Erfahrungen keineswegs ein Ding der Unmöglichkeit, wodurch auch Rouys und Duprats Lokalisierungen im 8. Interkostalraum erklärt wären. Krack bekam dann wahrscheinlich beide Varianten zu hören und führt diese nach König/Wancuras Terminologie an. – Damit ist Duprats Angabe ausnahmsweise mit großer Zurückhaltung zur Kenntnis zu nehmen, zumal rein anatomisch der untere Schulterblattwinkel bereits mindestens bis auf die Höhe des 8. Interkostalraumes hinunterreicht[6] und die angegebene Weihesche Hilfslinie somit nicht mehr viel Sinn macht.

dF = US ≈ coc-c 1^W
☽ Blase 47 beidseits. Auf der Verbindungslinie von der Schulterblattspitze zur Crista iliaca posterior superior, 2 Querfinger oberhalb der Crista iliaca posterior superior, auf der Höhe der Querfortsätze des 3. Lendenwirbels.
Siehe Abb. 122 und die obige Anmerkung zu Rouy.

Sch = dF ≈ coc-c 1^W
☽ Blase 47 beidseits. 2 Querfinger oberhalb der Spina iliaca posterior superior in Höhe des Querfortsatzes des 3. Lendenwirbels, auf der Linie, die von der Spitze des Schulterblattes (normale Haltung) zur Spina iliaca posterior superior verläuft.
Siehe die obige Anmerkung zu Rouy.

K$_1$ ≈ Du ≈ coc-c 1^W
☽ Blase 42 rechts. Unter der 9. Rippe, 3,5 Cun seitlich der Mittellinie neben dem 10. Brustwirbel. Der Punkt liegt auf einer Linie, die von der unteren Spitze des Schulterblattes bei normaler Körperhaltung zur Spina iliaca posterior superior verläuft.
Siehe die obige Anmerkung zu Rouy.

1 Vgl. S. 31.
2 SM, S. 177; KW, S. 181.
3 VN, S. 97.
4 KW, S. 180. Zu Blase 42 s. unter Solidago.
5 Siehe S. 90.
6 Rauber/Kopsch, S. 121.

$K_2 \approx dF \approx coc\text{-}c\,1^W$

🌑 Blase 47 beidseits. Am Rücken 3,5 Cun seitlich der Mittellinie, etwa auf der Höhe zwischen dem 2. und 3. Lendenwirbelkörper.

Siehe die obige Anmerkung zu Rouy.

Der Weihesche Einzelpunkt ist Bestandteil der folgenden Mittelgleichung:

Coccus cacti + Kali sulphuricum = Silicea (?)

Coffea cruda

coff 1^W
Dicht vor der Incisura intertragica, rechts (s. Abb. 26b: agar 2^N, S. 140, welcher Indikator dem spiegelbildlichen Punkt tarax 1^W entspricht). Druck senkrecht zur Oberfläche gegen das Capitulum des Processus condylaris des aufsteigenden Kieferbeinastes.

coff^{WK}
Platinum metallicum + Ledum palustre

Dieser Punkt ist häufig druckdolent und damit anfällig für falsch positive Druckpunktbefunde, dies vor allem auch auf Grund seiner fast nur durch die Druckrichtung unterscheidbaren Nähe zu dem mehrfach belegten Punkt Gallenblase 2.[1] Eventuell kommt coff 1^W auch noch als Zusatzpunkt für Nux vomica in Frage.[2]

Anmerkungen

Du = R = coff 1^W
Unter dem Jochbogen, vor dem Ansatz des Ohrläppchens, rechts. Man presse gegen den Kondylus des Unterkiefergelenks.

BL ≈ coff 1^W
🌑 Gallenblase 2 rechts. Vor dem Ansatz des Ohrläppchens.

Gallenblase 2 entspricht recht gut dem klassischen Indikator. Für weitere Details zur Topographie des Punktes und seiner Mehrfachbelegung s. unter Chininum sulphuricum.

1 Näheres hierzu unter Chininum sulphuricum.
2 Siehe Anmerkungen zu Nux vomica. Vgl. auch die engen Beziehungen der Brechnuss zu der Droge Kaffee.
3 Zur genauen Lage und sonstigen Belegung des Punktes s. unter Apis.
4 Siehe unter diesen Mitteln. Zur zusätzlichen Belegung des Punktes durch Plumbum und Mercurius dulcis s. unter Clematis.

$K = US \approx coff\,1^W$
🌑 Gallenblase 3 rechts. Auf der Wange oberhalb der Mitte des Jochbogens, etwas oberhalb des Knochens, wo sich beim Öffnen des Mundes dort eine kleine Mulde innerhalb der Haargrenze bildet.

Der von Krack genannte Punkt Gallenblase 3 liegt nach den meisten unserer Akupunkturquellen entsprechend dem ersten Teil von Kracks Ortsangabe ziemlich weit entfernt vom klassischen Indikator.[3] Wie der widersprüchliche zweite Teil seiner Ortsangabe zeigt, welcher fast sicher zu Gallenblase 2 gehört, liegt möglicherweise eine Verwechslung bzw. Vermischung von Gallenblase 3 mit Gallenblase 2 vor, welch letzterer Punkt Coffea ja weitgehend entspricht (s. oben).

Der Weihesche Einzelpunkt ist Bestandteil der folgenden Mittelgleichung:

Coffea cruda + Taraxacum = Plantago major (?)

Sein spiegelbildlicher Partner auf der Gegenseite ist Taraxacum.

Colchicum autumnale

colch 1^W
Zwischen Nabel und Stannum, in der Mitte des inneren Drittels, links (s. Abb. 121, S. 368). (?)

colch^{WK}
Cuprum metallicum + Pulsatilla

Anmerkungen

Du = colch 1^W

Deg = colch 1^W
In der Mitte des inneren Drittels der Linie, welche die linke Spina iliaca anterior superior und den Nabel verbindet.

K ≈ colch 1^W
🌑 Niere 15 links. 1 Cun unterhalb des Nabels und 1 Cun seitlich der Mittellinie.

Niere 15^K trifft den klassischen Indikator nur ungefähr (vgl. Abb. 121). Zur ausführlicheren Diskussion der Lokalisierung von Niere 15 s. unter Clematis. Der Indikator ist nach Krack linksseitig zusammen mit Crocus doppelt belegt, rechtsseitig soll er zudem auch für Clematis und Jacaranda caroba gelten.[4]

Der Weihesche Einzelpunkt ist Bestandteil der folgenden Mittelgleichungen:

Colchicum autumnale + Alumina = Silicea (?)
Colchicum autumnale + Antimonium crudum
  = Graphites (?)
Colchicum autumnale + Natrum phosphoricum
  = Nitricum acidum (?)

Sein spiegelbildlicher Partner auf der Gegenseite ist nach Göhrum nicht belegt.

Collinsonia

coll 1^W

Zwischen Nabel und Juniperus communis, in der Mitte des inneren Drittels, rechts (s. Abb. 121). (?)

Der Indikator des interessanten, heute aber nur noch wenig verwendeten pflanzlichen Polychrestes der nordamerikanischen Eklektiker ist offenbar sehr unsicher. Dies äußert sich nicht nur im Fragezeichen Göhrums, sondern auch in der Streichung des Punktes durch Duprat sowie in den divergierenden und unklaren Angaben der wenigen den Indikator überhaupt anführenden Autoren.

Anmerkungen

R = FB = coll 1^W

BL ≈ coll 1^W
Unterhalb und medial von Platinum (Distanzangabe unklar).[1]
  Bonnet-Lemaires Punktebeschreibung ist unklar und verlegt den Punkt an den Übergang vom medialen zum mittleren Drittel der genannten Hilfslinie (wo clem 1^W zu finden ist, vgl. Abb. 121, S. 368) statt in die Mitte ihres medialen Drittels. Wenn schon sollte die Ortsangabe „oberhalb und medial von Platinum" lauten, wäre aber auch dann nur sehr approximativ (vgl. Abb. 121).

dF ≈ coll 1^W
In der Mitte des medialen Drittels der Linie, welche von der Leiste zum Nabel führt, auf der Mitte der crête pectinéale (= Schambeinkamm), rechts.
  De la Fuyes schriftliche Angabe ist unklar und widersprüchlich, sehr wahrscheinlich auf Grund einer unglücklichen sprachlichen Formulierung. In seinem Atlas gibt er die Lage des Punktes nämlich völlig entsprechend Göhrum an.[2] – Da der Punkt Juniperus communis nach

Göhrums Angaben recht genau in die Region oberhalb der Mitte des Pecten ossis pubis (= Schambeinkamm) zu liegen kommt, können wir die ursprünglich wohl beabsichtigte Angabe de la Fuyes recht gut rekonstruieren: „In der Mitte des medialen Drittels der Linie, welche den Nabel mit der Leiste im Punkt oberhalb der Mitte des Schambeinkammes verbindet, rechts." Damit kommen wir entsprechend de la Fuyes Atlas-Angabe schon sehr nahe an Göhrums Topographie.

Sch ≈ dF ≈ coll 1^W
Zwischen dem inneren und mittleren Drittel der Verbindungslinie des Nabels mit der Mitte des Schambeinkammes rechts.
  De la Fuyes Übersetzer Schmidt versucht dessen missglückte Angabe zu korrigieren, so dass sie schließlich zumindest verständlich wird. Allerdings verlegt er hierbei den Punkt ähnlich wie Bonnet-Lemaire im Gegensatz zu de la Fuye an den Übergang vom inneren zum mittleren Drittel der Hilfslinie anstatt in die Mitte des medialen Drittels.[3]

Der spiegelbildliche Partner des klassischen Einzelpunktes auf der Gegenseite ist Aloe.

Colocynthis

coloc 1$^{Ne/W}$*

Auf dem Trochanter major, beidseits. Druck senkrecht zur Oberfläche (s. Abb. 103 a: rhus-t 1$^{N/dF}$, S. 323).

coloc 2^W

Zwischen Nabel und Balsamum peruvianum, in der Mitte des inneren Drittels, links (s. Abb. 121, S. 368).

coloc 3^{dF}

❸ Gallenblase 40 beidseits. Auf dem lateralen Fußrücken, mitten auf dem Calcaneo-cuboid-Gelenk (s. Abb. 82 a: lyc 1$^{N/dF}$, S. 272 und 108 b: sep 2^N, S. 334).

Wie bereits erwähnt, wurde der klassische Indikator auf dem Trochanter gleich wie der Sepia-Hauptindikator wahrscheinlich durch Nebel gefunden und nachträglich in Göhrums Liste integriert. Dies erklärt, dass wir hier ausnahmsweise wie bei Sepia zwei in die Weihesche Schule integrierte Einzelindikatoren für dasselbe Mittel vorliegen haben, welche nicht spiegelbildlich liegen und offensichtlich auch nicht als Zweier-Punktekombination im üblichen Sinne Weihes

---

1 Bonnet-Lemaire S. 125.
2 Siehe de la Fuye II, D/7.
3 Zur ähnlichen Problematik bei der Lokalisierung des spiegelbildlichen klassischen Aloe-Punktes s. unter diesem Mittel.

zu betrachten sind. Auch hier ist wie bei Sepia der Nebelsche Punkt der bedeutendere.

Nach de la Fuye ist der mit �� Gallenblase 30^{SM} identische Punkt coloc 1^W zusätzlich und ebenfalls beidseits mit Rhus toxicodendron belegt, welche Zuordnung sich mir vor allem linksseitig sehr gut bewährt hat.[1] Ob sich dementsprechend der rechtsseitige Punkt eher für Colocynthis bewährt, muss noch geklärt werden.

Anmerkungen

Du = R = Dem = Deg = Da = coloc 1$^{Ne/W}$

FB = Deg = coloc 1$^{Ne/W}$
Auf der Spitze des Trochanter major (der abdominale Punkt coloc 2^W ist weder auf der Bilddarstellung noch im Text von Fortier-Bernoville angeführt).

K = US ≈ coloc 1$^{Ne/W}$
� Gallenblase 30 beidseits. Auf dem vorspringendsten Punkt des Trochanter major.

Der Punkt befindet sich nach Soulié de Morant entsprechend Kracks Angabe auf der Spitze des Trochanter major, was auch Fortier-Bernovilles obiger Präzisierung der Lage von coloc 1^W entspricht. Nach den modernen Akupunkturtafeln liegt Gallenblase 30 allerdings entsprechend der unten stehenden Angabe Bonnet-Lemaires auf der Hinterseite oder gar etwas hinter dem Trochanter major.[2] Für die Druckpunkt-Diagnostik gelten in erster Linie die mit Göhrum übereinstimmenden Angaben Kracks. Allerdings wäre es eventuell vielversprechend, neben der Seitendifferenz (s. oben) allenfalls auch die beiden Lokalisationsvarianten von Gallenblase 30 den beiden Mitteln Rhus toxicodendron und Colocynthis[3] getrennt zuzuordnen zu versuchen.

BL ≈ coloc 1$^{Ne/W}$
� Gallenblase 30 beidseits. Auf dem Hinterrand des Trochanter major, bei gestrecktem Oberschenkel.
Vgl. hierzu die obige Anmerkung.

Du = Deg = coloc 2^W

Sch = K = Deg = US = coloc 3^{dF}
� Gallenblase 40 ist nach de la Fuye zusammen mit Lycopodium doppelt belegt. Der Punkt liegt nach den modernen Akupunkturtafeln etwas weiter hinten als nach de la Fuye, nämlich in einer Vertiefung unmittelbar vorne unter dem Malleolus externus.[4] Gallenblase 40$^{VN/KW}$ hat sich mir als lyc 1$^{N/dF}$ linksseitig als neuer Hauptpunkt für den Bärlapp sehr bewährt, rechtsseitig gilt Entsprechendes für den neuen Ergänzungspunkt sep 2^N.[5] – Für den noch kaum überprüften Indikator

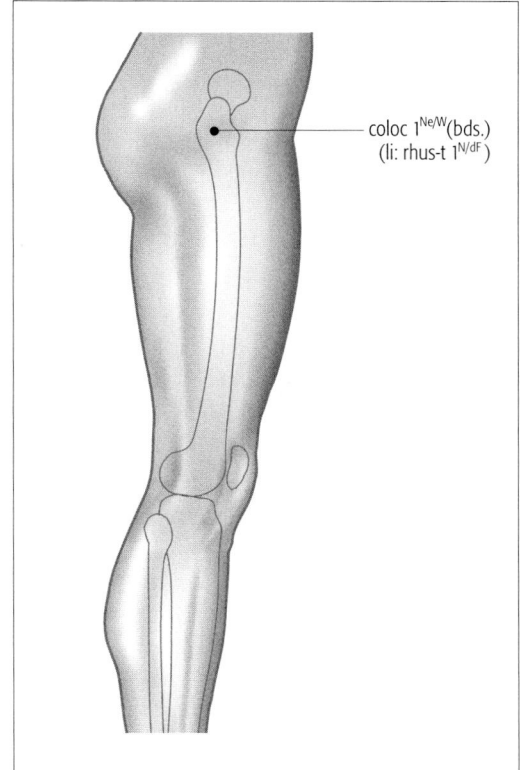

coloc 1$^{Ne/W}$(bds.)
(li: rhus-t 1$^{N/dF}$)

Abb. 60: coloc 1$^{Ne/W}$.

coloc 3^{dF} gilt aber bis auf Weiteres die mit Soulié de Morant übereinstimmende[6] Lokalisierung des Punktes nach de la Fuye.

Der Weihesche Einzelpunkt (sehr wahrscheinlich meint Göhrum den ursprünglichen abdominalen Punkt coloc 2^W)[7] ist Bestandteil der folgenden Mittelgleichungen:

Colocynthis + Cuprum metallicum = Phenacetinum
Colocynthis + Natrum sulphuricum = Alumina (?)
Colocynthis + Platinum metallicum = Phosphorus

Der spiegelbildliche Partner von coloc 2^W auf der Gegenseite ist nach Göhrum nicht belegt.

1 Siehe unter Rhus toxicodendron.
2 KW, S. 208; VN, S. 144.
3 Oder eventuell auch den verschiedenen Mitgliedern der Rhus-Familie.
4 Details hierzu und weitere Angaben zur Topographie des Punktes s. unter Sepia und Lycopodium.
5 Siehe unter diesen beiden Mitteln.
6 SM, S. 169.
7 Die nachfolgend genannten Kombinationspartner Cuprum und Platina liegen nämlich auf derselben Hilfslinie wie coloc 2^W (s. Abb. 121).

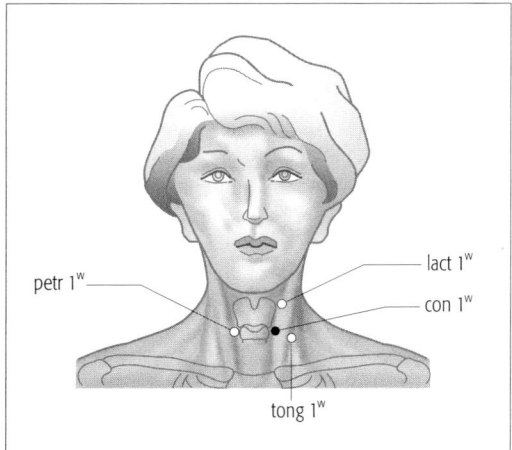

petr 1^W

lact 1^W

con 1^W

tong 1^W

Abb. 61: con 1^W.

Conium maculatum

con 1^{W*}

Dicht neben dem Ligamentum conicum zwischen Schild- und Ringknorpel des Kehlkopfes, links. Druck sagittal gegen das Tuberculum anterius des Querfortsatzes eines Halswirbels.

con^{WK}

Cuprum metallicum + Ammonium carbonicum

Ein gut bewährter Punkt eines auch von Rademacher sehr geschätzten und für die Tumortherapie besonders wichtigen Mittels, der allerdings nicht so selten auch falsch positiv zu sein scheint. Gelegentlich scheint Conium maculatum auch etwas höher auf Höhe der Incisura superior der Cartilago thyreoidea anzuzeigen, wo üblicherweise lact 1^W lokalisiert wird (s. obige Abbildung und unter diesem Mittel).

Anmerkungen ————————————

Du = con 1^W
Zwischen Schild- und Ringknorpel, links. Man drücke gegen den Querfortsatz des Halswirbels.

R ≈ con 1^W
Seitlich vom Krikoidknorpel, links.

————————————
1 VN, S. 33/39.
2 SM, S. 97; KW, S. 150/151.
3 SM, S. 97; VN, S. 33/37; KW, S. 150/151. Siehe auch die obige Abbildung.

dF = Sch = US ≈ con 1^W
◗ Magen 10 links. Mitten auf der lateralen Fläche des Krikoidknorpels.

Mit seiner vor allem von der Druckrichtung Göhrums deutlich abweichenden Lage seines homöosiniatrischen Entsprechungspunktes steht de la Fuye isoliert da. Zum Punkt Magen 10 s. auch unten.

Deg ≈ dF ≈ con 1^W
◗ Magen 10 links. Zwischen Schild- und Ringknorpel. Man drücke gegen den Querfortsatz des Halswirbels.

Degrootes Angaben für Magen 10 entsprechen Göhrum/Duprat sehr viel besser als diejenigen de la Fuyes. Sie stimmen in diesem Fall auch recht gut mit seiner wie üblich Van Nghi folgenden Meridianskizze überein, wo Magen 10 etwa im Bereich von con 1^W dargestellt ist.[1] Dies gilt gleichermaßen für König/Wancura und vor allem auch für die sehr klare Darstellung Soulié de Morants.[2]

K = US ≈ con 1^W
◗ Magen 9 links. Am Hals vorne, 1,5 Cun seitlich der Mitte des Adamsapfels, auf der Arteria carotis.

Nach sämtlichen unseren Akupunkturquellen liegt Magen 9 im Bereich des Oberrandes des Schildknorpels, also oberhalb von con 1^W etwa im Bereich von lact 1^W.[3] De la Fuyes homöosiniatrische Einordnung von con 1^W liegt also deutlich näher bei Göhrum als diejenige Kracks.

Der Weihesche Einzelpunkt ist Bestandteil der folgenden Mittelgleichungen:

Conium maculatum + Baryta carbonica
= Baptisia tinctoria (?)
Conium maculatum + Lactuca virosa = Lachesis (?)

Sein spiegelbildlicher Partner auf der Gegenseite ist Petroleum.

Convallaria majalis

conv 1^W
Auf der in der Mitte zwischen Mamillarlinie und vorderer Axillarlinie laufenden Linie, im 3. Interkostalraum, links (s. Abb. 87: nat-ar 1^W, S. 287). Druck gegen den Unterrand der oberen Rippe und senkrecht zur Tangente durch den Punkt.

Anmerkungen ————————————

K ≈ conv 1^W
◗ Milz-Pankreas 20 links. Vorne am Thorax im 3. Interkostalraum und 6 Cun seitlich der Mittellinie.

Milz-Pankreas 20 liegt nach Soulié de Morant in Übereinstimmung mit Krack in 3. Interkostalraum, eher etwas medial der vorderen Axillarlinie.[1] Der Punkt würde damit mit Göhrum recht gut übereinstimmen. Nach den modernen Akupunkturtafeln wie auch nach Voisin[2] wird er allerdings im 2. Interkostalraum etwa im gleichen Abstand von der Medianlinie angegeben.[3] In dieser Position wird Milz-Pankreas 20 von Voisin den Mitteln Benzoicum acidum bzw. Euphrasia zugeordnet.[4] – Nach de la Fuye hat der Punkt keine homöosiniatrische Zuordnung.

Der spiegelbildliche Partner des Weiheschen Einzelpunktes des Herzmittels aus der russischen Volksmedizin auf der Gegenseite ist Natrum arsenicosum.

Corallium rubrum

cor-r 1[W]

Auf der Spitze des Dornfortsatzes des 12. Brustwirbels. Druck von oben auf die Oberkante des Processus spinosus. (??)

Anmerkungen ─────────────

R = cor-r 1[W]

FB ≈ cor-r 1[W]

Nur graphische Darstellung: Auf der Spitze des Dornfortsatzes des 11. Brustwirbels.

Bei Fortier-Bernovilles nicht mit Göhrum übereinstimmender Lageskizze handelt es sich fast mit Sicherheit um einen Irrtum, da auch der nach oben angrenzende klassische Punkt von Bufo eine Etage zu hoch eingetragen ist.

dF = Sch ≈ cor-r 1[W]

◗ Lenkergefäß 6. Auf der Spitze des Dornfortsatzes des 12. Brustwirbels.

Krack lokalisiert Lenkergefäß 6 nicht ganz übereinstimmend mit de la Fuye zwischen den Dornfortsätzen des 11. und 12. Brustwirbels und ordnet den Punkt dem auf der Spitze des 11. Brustwirbel-Dornfortsatzes gelegenen klassischen Indikator von Bufo zu.[5] Die Ortsangabe

───────────────────

1 SM, S. 143.
2 Siehe unter Benzoicum acidum.
3 KW, S. 163; VN, S. 60.
4 Siehe unter diesen Mitteln.
5 Vgl. auch die Angaben unter diesem Mittel.
6 Details hierzu s. unter Bufo.
7 Ein wegen schwerer pcP stationär an meiner Klinik behandelter Patient hat mir einmal eine Gabe von Bacillinum als durchaus vergleichbar mit einem Cortisonstoß geschildert.
8 SM, S. 151; KW, S. 191; VN, S. 106. Am nähesten an Niere 21[dF] kommt noch Soulié de Morant.

Kracks stimmt mit sämtlichen unseren Akupunkturquellen überein.[6] Berücksichtigt man jedoch die von Göhrum angegebene Druckrichtung auf den Punkt, ist de la Fuyes homöosiniatrische Zuordnung auch nach offizieller Akupunktur-Topographie sicher richtiger als diejenige Kracks (der Druck erfolgt nach Göhrum von oben auf den 12. Brustwirbeldornfortsatz, also vom Raum unterhalb des 11. Brustwirbels her).

Cortison

Bei einem Patienten, welcher unter akuten Nebenwirkungen einer allopathischen Gabe von Prednisolon stand, habe ich den rechtsseitigen Hauptindikator von Bacillinum am Fuß auftreten gesehen. Tatsächlich hat ja Tuberkulin u.a. auch eine enge Beziehung zur Nebenniere und damit zur endogenen Cortisonproduktion.[7]

Crataegus

crat 1[W]

Auf der Parasternallinie oder richtiger auf der Linie, welche die Verbindungsstellen zwischen Knorpel- und Knochenteil der Rippen bilden, im 6. Interkostalraum, rechts (s. Abb. 68 a: graph 1[W], S. 238). Druck gegen den Unterrand der oberen Rippe.

crat 2[dF]

◗ Herz 7 beidseits. Auf der volaren Handfläche, auf dem vorderen äußeren Rand des Os pisiforme.

Anmerkungen ─────────────

FB = R = crat 1[W]

FB = crat 1[W]

Nur bildliche Darstellung. Genau entsprechend Göhrum parasternal im 6. Interkostalraum, rechts.

dF = Sch ≈ crat 1[W]

◗ Niere 21 rechts. Im 6. Interkostalraum, im Winkel des 6. und 7. Rippenknorpels.

Bezüglich homöosiniatrische Zuordnung des klassischen Indikators zu Niere 21 stimmen die topographischen Angaben de la Fuyes und Kracks (s. unten) untereinander und auch mit Göhrum recht gut überein. Nach sämtlichen unseren Akupunkturquellen liegt der Punkt allerdings nicht innerhalb, sondern mehr oder weniger unterhalb des Rippenbogens,[8] womit diese homöosiniatrische Entsprechung sehr relativiert werden muss.

$K \approx dF \approx \mathrm{crat}\,1^{W}$

❷ Niere 21 rechts. Auf dem Rippenbogen, 1,5 Cun seitlich der Mittellinie, im Winkel zwischen der 6. und 7. Knorpelrippe.

Zur Diskussion dieser Zuordnung s. oben.

$\mathrm{Sch} \approx \mathrm{crat}\,2^{dF}$

❷ Herz 7 beidseits. An der Radialseite des Erbsenbeins, in der Tiefe, wo der oberflächliche Ast der Radialarterie[1] gefühlt wird.

De la Fuye lokalisiert Herz 7 etwas anders als die modernen Akupunkturautoren, von welchen der Punkt Herz 7 ähnlich wie gemäß der obigen, seinen Lehrer korrigierenden Angabe Schmidts nicht distal, sondern leicht proximal vom Pisiforme in der volaren Handgelenkfalte lokalisiert wird.[2] Der Punkt ist nach de la Fuye zusammen mit Aconitum, Aurum und Spigelia vierfach belegt.[3]

Der spiegelbildliche Partner des Weiheschen Einzelpunktes auf der Gegenseite ist Strophanthus.

Crocus sativus

$\mathrm{croc}\,1^{W}$
Zwischen Nabel und Juniperus communis (in der Mitte der Strecke Ferrum—Balsamum peruvianum), auf der Grenze des inneren und mittleren Drittels, links (s. Abb. 121).

croc^{WK}
Silicea + Cistus canadensis

Da der abdominale klassische Indikator wie oft nur begrenzt brauchbar ist, ist die Druckpunkt-Diagnostik dieses interessanten Mittels[4] noch unbefriedigend. Als Zusatzpunkt kommt zuerst einmal der aus der zuvor genannten Weiheschen Kombination stammende Punkt cist 1^{W} in Frage, da dieser Punkt am vorderen medialen Ende des rechten unteren Rippenbogens als Nachbar von Chelidonium auf der Linie der Rademacherschen Lebermittel liegt.[5] Ein weiterer, anderweitig nicht belegter Punkt, den ich bei einigen Indikationen des Mittels positiv gefunden habe, liegt am anderen Ende der Lebermittel-Reihe des rechten Rippenbogens, d. h. am Unterrand der 12. Rippe ca. eine Distanz hinter und medial von dem auf der 12. Rippenspitze gelegenen Cinnabaris-Indikator.[6] Degroote erwähnt als möglicherweise ebenfalls überprüfenswerten TL-Punkt[7] den allerdings wiederum bereits mehrfach belegten Punkt ❷ Gallenblase 2 auf dem hinteren unteren Rand des Mandibulaköpfchens.[8]

Anmerkungen

$\mathrm{Du} = \mathrm{Deg} = \mathrm{croc}\,1^{W}$

$K = US \approx \mathrm{croc}\,1^{W}$

❷ Niere 15 links. 1 Cun unterhalb des Nabels und 1 Cun seitlich der Mittellinie.

Nach Krack ist Niere 15 links in Gegensatz zu de la Fuye, welcher den Punkt beidseits dem klassischen Plumbum-Indikator zuordnet,[9] zusammen mit Colchicum doppelt belegt. Zur Problematik dieser Zuordnung sowie zur Topographie und sonstigen Mehrfachbelegung des Punktes siehe unter dem spiegelbildlichen Indikator von Clematis.

Der spiegelbildliche Partner des Weiheschen Einzelpunktes auf der Gegenseite ist Clematis.

Crotalus cascavella

$\mathrm{crot\text{-}c}\,1^{NK*}$
Lachesis + Tarentula hispanica[10]

Diese neu bestimmte Kombination betont in ähnlicher Weise wie diejenige der Weiheschen Schule für Crotalus horridus[11] die Verwandtschaft der Schlangengift-Arzneien untereinander. Eine gleich starke Druckempfindlichkeit von Lachesis und Muriaticum acidum ist in Verbindung mit einem etwa gleichermaßen positiven Tarentula-Punkt meist ebenfalls als Hinweis auf Crotalus cascavella zu verwerten.

---

1 Schmidts Arterienangabe ist ungenau, da die Ulnararterie sich erst weiter distal mit dem Ramus palmaris superficialis der Radialarterie zum Arcus palmaris superficialis verbindet.
2 Weitere Details s. unter Spigelia.
3 Siehe unter diesen Mitteln.
4 Crocus ist eines der Lebermittel Rademachers (s. S. 13), zudem spielte die Arznei wahrscheinlich bereits in der minoischen und altgriechischen Medizingeschichte eine wichtige Rolle, v. a. auch auf geistig-spiritueller Ebene (Mysterienkulte, Publikation hierüber in Vorbereitung).
5 Siehe S. 13. Zur Lage und sonstigen Belegung des Punktes s. unter Cistus canadensis.
6 Siehe unter diesem Mittel.
7 Zu den TL-Punkten s. Einleitung zu Teil 2, S. 130.
8 Der Punkt ist nach Degroote beidseits Crocus zugeordnet. Zu seiner Topographie und Mehrfachbelegung s. erstrangig unter Chininum sulphuricum.
9 Siehe unter diesem Mittel.
10 crot-c 1^{NK} = lach 1^{W} + tarent 1^{N}. Zur Topographie dieser Punkte s. unter den betreffenden Mittelabschnitten.
11 Salicylicum acidum + Lachesis, s. unten.

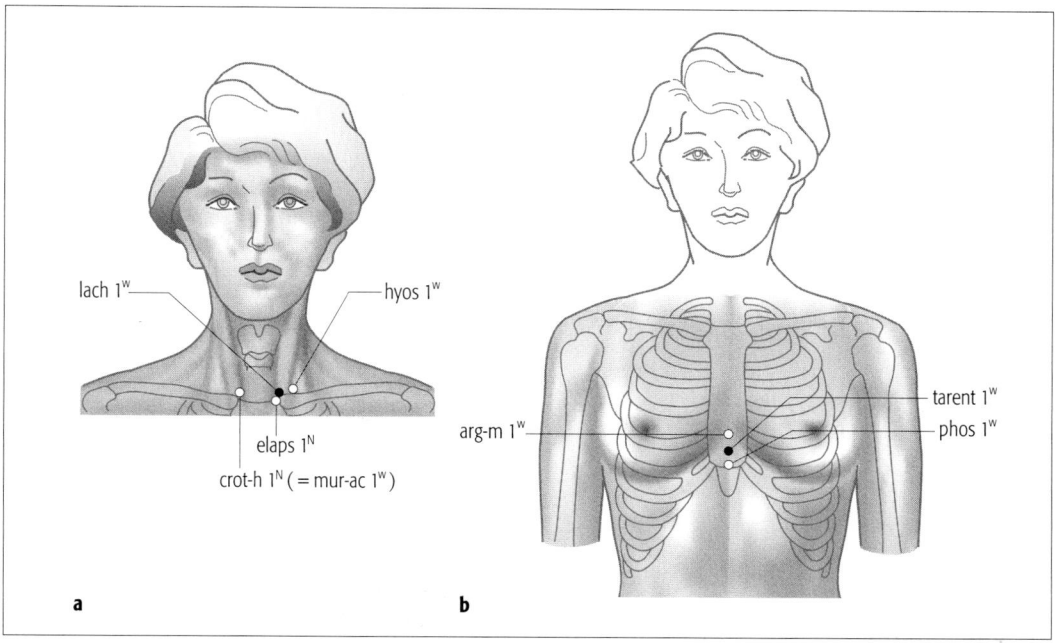

lach 1ʷ

hyos 1ʷ

tarent 1ʷ

arg-m 1ʷ

phos 1ʷ

elaps 1ᴺ

crot-h 1ᴺ (= mur-ac 1ʷ)

a　　　　　　　　　　**b**

Abb. 62: crot-c 1ᴺᴷ.

Crotalus horridus

crot-h 1ᴺ* *

Identisch mit dem klassischen Indikator von Muriaticum acidum, der damit als doppelt belegt zu betrachten ist. Am inneren Ende der Klavikula rechts. Druck hinter dem Ansatz des Caput sternale des Sternokleidomastoideus von innen nach außen gegen das mediale Ende der Klavikula.[1]

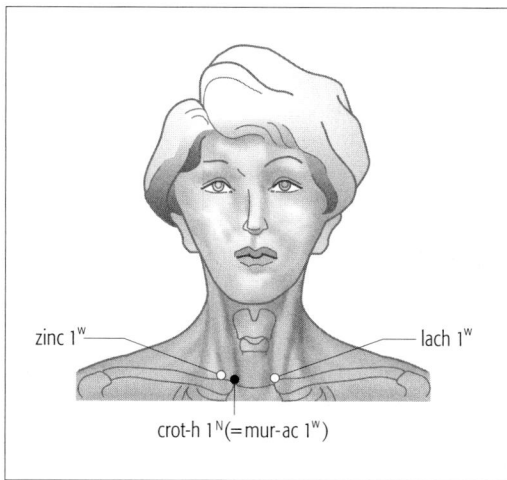

zinc 1ʷ

lach 1ʷ

crot-h 1ᴺ(=mur-ac 1ʷ)

Abb. 63: crot-h 1ᴺ.

crot-hᵂᴷ
Salicylicum acidum + Lachesis (?)

Auch die Weihesche Schule betont die Verwandtschaft des Mittels mit Lachesis, indem sie den Lachesis-Indikator als Teil der oben angeführten Crotalus-horridus-Kombination anführt.[2] Auch nach meiner Erfahrung ist der Lachesis-Punkt bei einer Crotalus-horridus-Indikation oft positiv, jedoch meist weniger als der Punkt von Muriaticum acidum. Selbst wenn beide Indikatoren in der Art eines klassischen Kombinationspunktes Muriaticum acidum + Lachesis[3] etwa in gleichem Maße positiv sind, ist dies eher als Hinweis auf eine Indikation von Crotalus horridus zu werten.

Croton tiglium

crot-t 1ʷ
Auf der Grenze zwischen innerem und mittlerem Drittel der Strecke zwischen Nabel und der Mitte

---

1 Zur Drucktechnik s. auch die noch detaillierteren Angaben unter Lachesis.
2 Vgl. hierzu auch die für Crotalus cascavella geltende Kombination Lachesis + Tarentula (s. unter Crotalus cascavella).
3 Diese Kombination entspricht nach der Weiheschen Schule Arnica, s. unter diesem Mittel.

zwischen Stannum und Balsamum peruvianum, rechts (s. Abb. 121). (?)

Anmerkungen

Du = crot-t 1^W

US ≈ crot-t 1^W
3 Querfinger rechts und unterhalb des Nabels.
Ungern-Sternbergs Lokalisierung entspricht nur ungefähr dem klassischen Indikator des stark hautreizenden Croton-Öls.

Der spiegelbildliche Partner von crot-t 1^W auf der Gegenseite ist der klassische Einzelpunkt von Aconitum napellus, welchem gemäß Schölers Variante von Göhrums Liste später Agrostema githago zugeordnet wurde.[1]

Cumarinum

cumin 1^W
Am unteren Rand der 5. Rippe zwischen Mamillarlinie und vorderer Axillarlinie, auf der Grenze des mittleren und inneren Drittels dieser Entfernung, links (s. Abb. 54b: caust 2^W, S. 198).

Anmerkungen

K ≈ cumin 1^W
⊙ Magen 18 links. Auf der Mamillarlinie, im 5. Interkostalraum, am Unterrand der 5. Rippe.
Der klassische Indikator des Duftstoffes des Waldmeisters und Ausgangssubstanz der Vitamin-K-Antagonisten[2] liegt etwas lateral von Kracks homöosiniatrischer Zuordnung. Siehe hierzu auch Anmerkungen zum spiegelbildlichen Punkt caust 2^W. Zur Topographie und sonstigen Belegung von Magen 18 s. unter Nux moschata.

Der Weihesche Einzelpunkt ist Bestandteil der folgenden Mittelgleichung:

Cumarinum + Kali phosphoricum = Iodium

Sein spiegelbildlicher Partner auf der Gegenseite ist Causticum.

1 Für Details hierzu s. unter diesen beiden Mitteln, vgl. auch Abb. 121.
2 Als homöopathische Indikation des kaum geprüften Mittels wird lediglich Heuschnupfen angegeben.
3 SM, S. 197; VN, S. 166.
4 KW, S. 214/215. Zur nochmals anderen Lokalisierung nach Krack s. unter Lathyrus.
5 Hierzu und zur Topographie des Punktes s. unter diesem Mittel.

Cundurango

cund^{WK}
Sulphur + Thuja

Diese zu Burnetts Karzinom-Mitteln gehörige Arznei ist druckpunktdiagnostisch bisher nur als Kombination bekannt.

Cuprum arsenicosum

cupr-ar 1^W
Auf dem Dornfortsatz des 2. Halswirbels (s. Abb. 102: rhus-r 1^W, S. 322). (?) Druck von oben auf die obere Kante des Dornfortsatzes.

Anmerkungen

R = FB = cupr-ar 1^W

dF = Sch = cupr-ar 1^W
⊙ Lenkergefäß 15. Auf dem Dornfortsatz des 2. Halswirbels (Axis).
Die mit cupr-ar 1^W weitgehend identische Ortsangabe de la Fuyes entspricht homöosiniatrisch auch recht gut Soulié de Morant und Van Nghi, nach welchen Autoren Lenkergefäß 15 zwischen den hinteren, den Dornfortsätzen entsprechenden Enden von Atlas und Axis liegt.[3] Nach König/Wancura liegt der Punkt auf Grund einer etwas anderen Nummerierung des Lenkergefäßes allerdings etwa höher.[4]

Deg ≈ cupr-ar 1^W
⊙ Lenkergefäß 15, Meisterpunkt des Sympathikus. Zwischen Atlas und Axis.
Diese Ortsangabe entspricht genau den zuvor genannten beiden Akupunkturquellen, welche de la Fuye lediglich ziemlich genau entsprechen. Der Punkt kommt nur minimal höher als nach der Topographie dieses Autors zu liegen. Dies dürfte jedoch praktisch kaum von Bedeutung sein, zumal ja cupr-ar 1^W auf der Oberkante des hinteren Fortsatzes des 2. Halswirbels liegt.

K ≈ cupr-ar 1^W
⊙ Lenkergefäß 17. Am Nacken in der Mittellinie auf dem Atlas, unterhalb des Okziput, schon in der Haargrenze.
Krack positioniert seinen homöosiniatrischen Entsprechungspunkt eine Wirbeletage höher als de la Fuye. Nach Göhrum würde auf dem Tuberculum posterius des Atlas aber der Indikator von Rhus radicans liegen, zudem wird dieser Punkt von de la Fuye in Übereinstimmung mit Soulié de Morant als Lenkergefäß 16 bezeichnet.[5] Tatsächlich wird Lenkergefäß 17 nach sämtlichen unseren Akupunkturquellen auf dem Os occipitale lokali-

siert,[1] sodass Kracks Angabe auch nach der allgemeinen Akupunktur-Topographie isoliert dasteht. Nach der chinesischen Namensbezeichnung seines Punktes meint Krack aber eigentlich Lenkergefäß 16, welcher Punkt aber – wie oben erwähnt – Rhus radicans entsprechen würde. Konsequenterweise gibt er dann auch keinen Indikator für dieses Mittel an (vgl. hierzu auch die Anmerkungen zu Rhus radicans).

Der Weihesche Einzelpunkt ist Bestandteil der folgenden Mittelgleichung:

Cuprum arsenicosum + Rhus radicans
    = Menyanthes trifoliata (?)

Cuprum metallicum

cupr 1^{W}
Zwischen Nabel und Balsamum peruvianum, auf der Grenze des mittleren und äußeren Drittels, links (s. Abb. 121).

cupr 2^{dF}
❷ Leber 3 beidseits. Zwischen den Metatarsalia I und II, in einer Vertiefung (s. Abb. 56b: chel 2^{N}, S. 204).

cupr 3^{dF}
❷ Dünndarm 4 beidseits. Am ulnaren Rand der Hand, ein Querfinger distal der Handgelenkfalte, in der Vertiefung zwischen der Basis des 5. Metacarpale und dem Os hamatum.

cupr 4^{dF}
❷ Blase 39 beidseits. Zur Lokalisierung den Patienten die Ellbogen auf die geschlossenen Knie legen lassen, um die Schulterblätter etwas voneinander zu entfernen. Der Punkt befindet sich nun im Winkel zwischen dem medialen Rand des Schulterblattes und dem Oberrand der 4. Rippe, auf Höhe der Horizontalen, welche zwischen den Querfortsätzen des 4. und 5. Brustwirbels verläuft (s. Abb. 122, S. 370).

cupr 5^{dF}
❷ Konzeptionsgefäß 13. Am distalen Ende des 3. Achtels der Strecke vom Schwertfortsatz zum Nabel.

---

1 SM, S. 197; VN, S. 168; KW, S. 220.
2 dF II, A/IX.
3 KW, S. 54; VN, S. 42. Nach Soulié de Morant liegt der Punkt ähnlich (SM, S. 97).
4 Siehe unter Ignatia.

cupr^{WK}
1. Borax + Cimicifuga racemosa
2. Antimonium tartaricum + Agaricus muscarius (?)

Die Druckpunkt-Diagnostik des zusammen mit Ferrum und Natrum nitricum zu Rademachers Universalmitteln gehörigen Kupfers ist noch nicht befriedigend gelöst. Dies zeigt die relativ große Zahl von Einzelindikatoren, von denen bisher keiner auch nur den Status eines einfach bewährten Einstern-Punktes erreicht hat, sowie auch die Tatsache, dass cupr 1^{W} an sehr vielen Kombinationen anderer Mittel beteiligt ist (s. unten).

Anmerkungen ———————————————

R = FB = cupr 1^{W}

Du = cupr 1^{W}
Am Übergang vom äußeren zum mittleren Drittel der Strecke Balsamum peruvianum–Nabel, links.

dF = Sch = US ≈ cupr 1^{W}
❷ Magen 27 links. 4 Querfinger unterhalb des 26. Magenpunktes.
    Magen 27^{dF} stimmt, wie auch de la Fuyes Atlas zeigt,[2] mit cupr 1^{W} ziemlich gut überein. De la Fuye lokalisiert Magen 27 jedoch deutlich tiefer als die modernen Akupunkturtafeln,[3] nach welchen der Punkt zwei Distanzen seitlich der Mittellinie und nur 2 Distanzen unter dem Nabel liegt, was mit dem klassischen Indikator nicht übereinstimmt. Cupr 1^{W} käme nach den modernen Akupunkturtafeln viel eher eine Distanz tiefer, etwa auf Höhe von Magen 28^{KW} links zu liegen. Zu Magen 27 s. auch unter Kali bichromicum, zu Degrootes zusätzlicher Belegung des Punktes vgl. die unten stehende Anmerkung zu diesem Autor.

V ≈ dF ≈ cupr 1^{W}
❷ Magen 27 links. Ein Querfinger unterhalb des spiegelbildlichen Punktes von MacBurney. Scheint nur bei den spastischen Verdauungsbeschwerden des Mittels positiv zu sein.
    Vosin scheint MacBurney wie andere homöosiniatrische Autoren mit dem klassischen Indikator von Ignatia zu identifizieren.[4] Tatsächlich befindet sich der klassische Cuprum-Punkt etwa vertikal unter dem spiegelbildlichen Partnerpunkt von Ignatia, dem klassischen Indikator von Ranunculus bulbosus. Allerdings beträgt die Höhendifferenz zwischen den beiden Punkten sehr viel mehr als nur einen Querfinger (vgl. Abb. 121), sodass Magen 27^{V} nicht als geglückte homöosiniatrische Zuordnung zu cupr 1^{W} betrachtet werden kann (vgl. hierzu auch die obige Anmerkung).

BL ≈ dF ≈ cupr 1^W
🌑 Magen 27 links. 3 Querfinger von der Medianlinie des Abdomens und 3 Querfinger unterhalb des Nabels.

Magen 27^{BL} entspricht grob (3 Querfinger ≈ 2,25 Cun) Magen 27$^{VN/KW}$. Siehe hierzu die Anmerkung zu de la Fuye. Wie dort erwähnt, kommt auch diese homöosiniatrische Zuordnung etwa eine Distanz zu hoch zu liegen.

Deg ≈ dF ≈ cupr 1^W
🌑 Magen 27 links. Am Übergang vom äußeren zum mittleren Drittel der Strecke Balsamum peruvianum–Nabel, links.

Degroote liefert wie oft die schriftliche Punktbeschreibung Duprats in Kombination mit der homöosiniatrischen Akupunkturbenennung de la Fuyes, wobei die Lokalisierung des Akupunkturpunktes auf seiner Meridianskizze dann wieder gemäß den nicht unbedingt mit de la Fuye übereinstimmenden modernen Akupunkturtafeln vorgenommen wird. Wie aus dem Obigen ersichtlich, ist dies auch bei Magen 27 der Fall: Die schriftliche Punktebeschreibung entspricht recht gut Magen 27^{dF}, die Meridianskizze zeigt aber den deutlich zu hoch liegenden Punkt Magen 27$^{VN/KW}$. – So erklärt es sich auch, dass Degroote Magen 27 zwei deutlich voneinander entfernt liegenden Indikatoren wie cupr 1^W und kali-bi 2^W gleichermaßen zuordnet: Für Kupfer ist natürlich Magen 27^{dF} gemeint, und für Kaliumbichromat Magen 27$^{VN/KW}$![1]

K ≈ cupr 1^W
🌑 Milz-Pankreas 12 links. In der Leistenbeuge, 3,5 Cun lateral der Mittellinie auf einer dort fühlbaren Arterie.

Kracks isoliert dastehende homöosiniatrische Zuordnung des Weiheschen Indikators liegt derart tief, dass sie allenfalls auch einer Neubestimmung entsprechen könnte. Für Details hierzu s. unter dem spiegelbildlichen Indikator ph-ac 2^W. Milz-Pankreas 12 ist sonst homöosiniatrisch nicht belegt.

Sch = Deg = US = cupr 2^{dF}
Der wichtige Akupunkturpunkt 🌑 Leber 3, dessen Lage nach sämtlichen unseren Akupunkturquellen übereinstimmt, entspricht rechtsseitig in erster Linie einem wichtigen neuen Ergänzungspunkt von Sulphur (sulph 2^N). In zweiter Linie ist er, ebenfalls als Ergänzungspunkt, linksbetont Chelidonium zugeordnet (chel 2^N). Nach de la Fuye ist Leber 3 zusätzlich beidseits mit Phosphor belegt.[2]

Sch = K = Deg = US ≈ cupr 3^{dF}
🌑 Dünndarm 4 ist zusammen mit Alumina doppelt belegt.[3] Die Topographie des Punktes stimmt nach sämtlichen unseren Akupunkturquellen gut mit de la Fuye überein.[4]

Sch = US = cupr 4^{dF}
Siehe nachstehende Anmerkung.

Deg ≈ cupr 4^{dF}
🌑 Blase 43 beidseits (ohne schriftliche Punktbeschreibung).

Nach der allerdings nur sehr summarischen Meridianskizze Degrootes befindet sich Blase 43^{VN} 3 Cun von der hinteren Medianlinie auf der Höhe zwischen dem 4. und 5 Brustwirbelkörper. Diese Lokalisierung ist weitgehend identisch mit der oben angeführten Lagebeschreibung für Blase 39^{dF} = cupr 4^{dF}. Dieser Punkt trägt nach de la Fuye den Namen Kao Roang. Van Nghi bezeichnet einen weitgehend analog lokalisierten Punkt als Gaohuang und versieht ihn mit der auch von Degroote verwendeten Meridiannummer 43.[5] Nach Soulié de Morant und König/Wancura wird der weitgehend entsprechend lokalisierte Punkt Kao-Rang dann nur leicht abweichend von de la Fuye mit der Meridiannummer 38 bezeichnet.[6] Wenn wir von Blase 43^{VN} ausgehen, entspricht Degrootes obige homöosiniatrische Zuordnung de la Fuye sehr gut. – Der Punkt Kao Rang = Blase 39^{dF} ist nach de la Fuye zusammen mit Ferrum und Tuberculinum Marmoreck dreifach belegt.[7]

Sch = Deg = US = cupr 5^{dF}
🌑 Konzeptionsgefäß 13 liegt nach den modernen Akupunkturtafeln 3 Cun unterhalb des sternalen Ansatzes des Xiphoids, was mit de la Fuyes Angabe, wenn wir seine Hilfslinie vom Xiphoidansatz ausgehen lassen, genau übereinstimmt.[8] Nach Bonnet-Lemaire entspricht der Punkt nat-c 1^W, welcher Indikator tasächlich nur 0,25 Cun über Konzeptionsgefäß 13 = cupr 5^{dF} liegt.[9] Noch genauer deckt sich Konzeptionsgefäß 13 aber mit dem dicht unterhalb nat-c 1^W liegenden klassischen Indikator von Hydrocyanicum acidum (s. unter diesem Mittel, vgl. auch Abb. 121).

1 Siehe Abb. 121 und unter Kali bichromicum, welches Mittel de la Fuye konsequenterweise einem anderen Akupunkturpunkt (Niere 14^{dF}) zuordnet.
2 Siehe unter den entsprechenden Mittelabschnitten, zur Topographie von Leber 3 unter Chelidonium.
3 Siehe unter diesem Mittel.
4 SM, S. 16; VN, S. 70; KW, S. 169. Siehe auch unter Zincum sulphuricum, welchem Mittel der Punkt manchmal ebenfalls zu entsprechen scheint.
5 VN, S. 95.
6 KW, S. 180; SM, S. 177.
7 Siehe unter diesen Mitteln, zur Topographie des Punktes insbesondere auch unter Ferrum.
8 Siehe Anmerkungen zu Thuja, vgl. auch Abb. 24.
9 Siehe Abb. Natrum carbonicum und unter diesem Mittel.

Der Weihesche Einzelpunkt ist Bestandteil der folgenden Mittelgleichungen:

Cuprum metallicum + Aconitum napellus
    = Platinum metallicum
Cuprum metallicum + Ammonium carbonicum
    = Conium maculatum
Cuprum metallicum + Cannabis sativa = Nux vomica
Cuprum metallicum + Carduus marianus
    = Baptisia tinctoria
Cuprum metallicum + Chamomilla = Plumbum
Cuprum metallicum + Cistus canadensis
    = Salicylicum acidum
Cuprum metallicum + Colocynthis = Phenacetinum
Cuprum metallicum + Digitalis = Kali bichromicum
Cuprum metallicum + Hydrastis canadensis = Thuja (?)
Cuprum metallicum + Ignatia = China (?)
Cuprum metallicum + Nux vomica = Lachesis
Cuprum metallicum + Pulsatilla = Colchicum autumnale
Cuprum metallicum + Quercus robur
    = Hamamelis virginiana
Cuprum metallicum + Squilla = Dulcamara
Cuprum metallicum + Senega = Cantharis
Cuprum metallicum + Sepia = Lilium tigrinum
Cuprum metallicum + Tabacum = Natrum phosphoricum
Cuprum metallicum + Thuja = Hydrastis canadensis (?)

Sein spiegelbildlicher Partner auf der Gegenseite ist Phosphoricum acidum.

Cuprum sulphuricum

Bei einer guten Indikation des Mittels habe ich den Punkt ☽Leber 3 (entspricht rechtsseitig sulph 2^N) beidseits positiv gefunden, zusammen mit dem neuen Schwefel-Hauptpunkt ☽ Drei-Erwärmer 15 rechts (= sulph 1^N). Leber 3 ist als Indikator für dieses Mittel insofern vielversprechend, als de la Fuye diesem Punkt ja bereits beidseits Cuprum metallicum zuordnet.[1] Damit erhält der wichtige Leber-Tonifizierungspunkt nicht ganz überraschend eine Mehrfachbelegung (rechtsbetont Sulphur = sulph 2^N, linksbetont Chelidonium = chel 2^N, beidseits nach de la Fuye Phosphor und Cuprum metallicum, und nun eventuell auch noch Cuprum sulphuricum). Bei derart dichter Mehrfachbelegung werden die Zusatzindikatoren natürlich immer wichtiger.

Cyclamen europaeum

cycl 1^W
Zwischen Nabel und der Mitte zwischen Stannum und Balsamum peruvianum, auf der Grenze zwi-

schen mittlerem und äußerem Drittel dieser Strecke, rechts (s. Abb. 121, S. 368). (?)

Anmerkungen ⎯⎯⎯⎯⎯⎯⎯⎯⎯⎯⎯⎯

Du = cycl 1^W
Wir verbinden die Mitte der Strecke Stannum–Balsamum peruvianum mit dem Nabel. Der Punkt liegt am Übergang des äußeren zum mittleren Drittel dieser Strecke, rechts.

K = US ≈ cycl 1^W
☽ Niere 13 rechts. 2 Cun oberhalb des Schambeines und 1 Cun seitlich der Mittellinie.
    Der Punkt Niere 13 rechts, welchen Krack anführt, ist nach seiner Ansicht zusammen mit dem Weiheschen Indikator von Rhododendron doppelt belegt. Diese Gleichsetzung der beiden Indikatoren steht im Widerspruch zu Göhrum, da sich der Punkt – wie ein Blick auf Abb. 121 zeigt – nur mit dem Weiheschen Indikator von Rhododendron einigermaßen genau deckt.[2]

Der Weihesche Einzelpunkt ist Bestandteil der folgenden Mittelgleichungen:

Cyclamen europaeum + Aceton = Rhus toxicodendron (?)
Cyclamen europaeum + Antimonium crudum = Bryonia
Cyclamen europaeum + Phosphoricum acidum = Apis

Sein spiegelbildlicher Partner auf der Gegenseite ist Ammonium carbonicum.

Cytisus laburnum

cyt-l 1^W
Auf dem Dornfortsatz des 4. Brustwirbels. (??) Druck von oben auf die obere Kante.

Der klassische Indikator des homöopathisch kaum mehr verwendeten Goldregens ist nach de la Fuye als ☽ Lenkergefäß 11 zusammen mit Lyssinum und Stramonium dreifach belegt.[3]

Digitalis

dig 1^W
In der Mitte zwischen Nabel und Symphyse, auf der Medianlinie.

⎯⎯⎯⎯⎯⎯⎯⎯⎯⎯⎯⎯⎯

1 Siehe unter diesem Mittel.
2 Details hierzu und zu Niere 13 s. unter diesem Mittel und vor allem auch unter Pulsatilla.
3 Details hierzu und zu Lenkergefäß 11 s. unter diesen Mitteln.

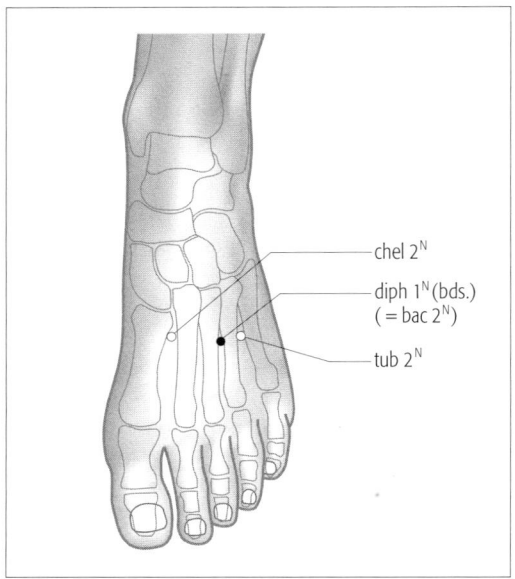

Abb. 64: diph 1^{NK}.

dig 2^{dF}

☯Herz 9 beidseits. Auf der Dorsalfläche des Kleinfingerendglieds, 2 mm proximal und radial vom äußeren daumenseitigen Nagelwinkel.

dig 3^{Deg}

☯Blase 44 (seitlicher Herzpunkt, ohne Seiten- und schriftliche Ortsangabe). Nach Degrootes Meridianskizze liegt der Punkt 3 Cun seitlich der hinteren Medianlinie zwischen dem 5. und 6. Thorakalwirbel.

dig^{WK}

1. Bismuthum subnitricum + Helleborus niger (?)
2. Kali chloricum + Euonymus europaea

Anmerkungen _____

Du = Deg = dig 1^W

_____

1 SM, S. 89; VN, S. 66; KW, S. 168.
2 Siehe Einleitung Teil 2, S. 130.
3 VN, S. 96.
4 KW, S. 180; SM S. 177.
5 Der von ihm als Blase 39 bezeichnete Punkt liegt einen Interkostalraum höher und entspricht Kao Rang (= Blase 38^{KW} = cupr 4^{dF}, s. auch Abb. 122). Zur Topographie und Mehrfachbelegung dieses Punktes s. unter Cuprum.
6 Details s. unter diesen Mitteln.
7 Etwa an BCG, dessen Druckpunkt-Diagnostik noch unklar ist.
8 Siehe unter diesem Mittel.

Sch = K = Deg = US = dig 2^{dF}

Die Lage von ☯Herz 9 als Meridianendpunkt stimmt nach sämtlichen unseren Akupunkturquellen weitgehend überein.[1] Dieser Punkt hat sich mir in einem Fall linksseitig bewährt. Er ist anderweitig nicht belegt.

Dig 3^{Deg} ist ein TL-Punkt, also kein typischer Druckpunkt im klassischen Sinne.[2] Da die Druckpunkt-Diagnostik von Digitalis bislang nicht befriedigend ist, und weil Degrootes Punkt organotrop gut passend in der Reflexzone des Herzens liegt, führen wir den Indikator trotzdem als potentiell überprüfenswert an. – Blase 44 wird nur nach Van Nghi als Punkt Shentang gleich lokalisiert (3 Cun seitlich der Dornfortsatzspitze des 5. Brustwirbels, im 5. Interkostalraum)[3] und nummeriert wie nach Degroote. Nach König/Wancura und Soulié de Morant trägt der gleich lokalisierte Punkt Shen Tang die Meridiannummer 39 und Blase 44 liegt im unteren Bereich der Brustwirbelsäule.[4] Nach de la Fuye ist Shentang = Blase 44^{VN} = Blase 39$^{SM/WK}$ = Blase 40^{dF} ohne Belegung.[5]

Der Weihesche Einzelpunkt ist Bestandteil der folgenden Mittelgleichungen:

Digitalis + Cuprum metallicum = Kali bichromicum
Digitalis + Ferrum metallicum = Arsenicum album
Digitalis + Silicea = Kali carbonicum

Diphtherinum

diph 1$^{NK\,*}$

Am Fußrücken, in der Vertiefung am proximalen Ende des interossären Zwischenraumes zwischen Metatarsale III und IV, beidseits.

Der spiegelbildliche Doppelindikator gehört zu der Gruppe der neu bestimmten Nosodenpunkte am Fußrücken. Er enspricht einer Kombination des Hauptpunktes von Tuberculinum (rechts) und des 2. Bestätigungspunktes von Bacillinum (links).[6] Der Punkt ist häufig entsprechend seiner Definition als Kombination tub 1^N + bac 2^N ausgewogen etwa in gleichem Grade beidseits positiv; allerdings ist seine Aussagekraft fast noch besser, wenn er linksbetont in Erscheinung tritt. Auch ein isoliertes Auftreten links im Sinne eines Einzelpunktes kann durchaus noch eindeutig für das von allen Nosoden dem wichtigen Polychrest Lachesis wohl am nähesten kommende Mittel sprechen. Bei einer rechtsbetonten Konstellation muss man eher an ein Mittel aus der Tuberkulin-Gruppe denken,[7] wobei für Tuberculinum bovinum aber viel eher die Kombination mit tub 2^N charakteristisch ist.[8]

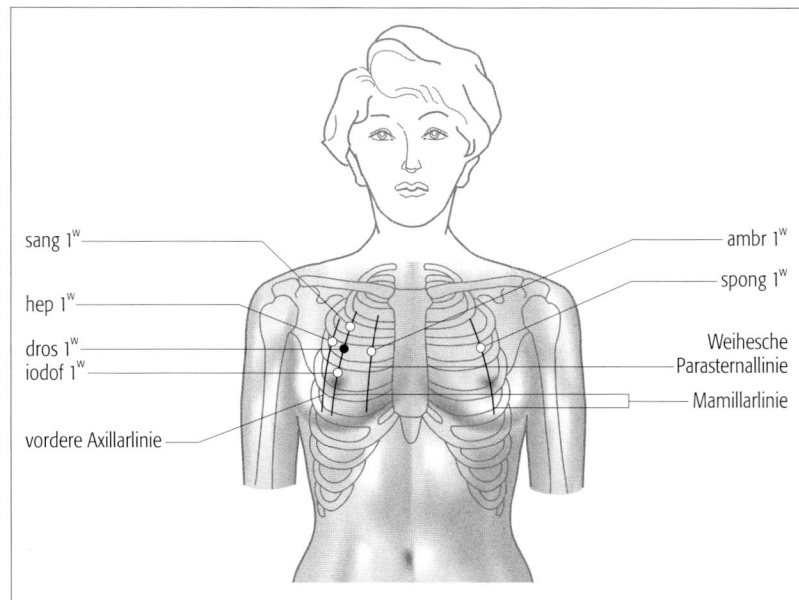

Abb. 65: dros 1^W.

Drosera

dros 1^{W*}

Auf der Mamillarlinie, im 3. Interkostalraum, rechts. Druck gegen den unteren Rand der oberen Rippe und senkrecht zur Tangente durch den Punkt.

dros^{WK}

Calcarea carbonica + Lactuca virosa

Nicht nur Fortier-Bernoville erwähnt den Punkt explizit in seiner Auswahl bewährter Punkte, auch nach dem sonst sehr kritischen Voisin ist er zumindest bei den Atemwegsindikationen des Mittels ziemlich verlässlich. De la Fuye lässt den Punkt sogar beidseitig für Drosera gelten.[1]

Anmerkungen _____

Du = FB = R = Da = dros 1^W

dF = Sch ≈ dros 1^W

☽ Magen 16 beidseits. Auf der Mamillarlinie, im 3. Interkostalraum.

---

1 Diese Kombination gilt nach der Weiheschen Schule aber für Antimonium tartaricum, s. unten. Der Punkt gehört also in jedem Fall zu den großen Hustenmitteln der Homöopathie, wie dies auch seine linksseitige Zuordnung zu Spongia zeigt (s. auch unter diesem Mittel).
2 SM, S. 97; VN, S. 39; KW, S. 152.

Magen 16 stimmt auch nach sämtlichen unseren Akupunkturquellen gut mit dem klassischen Indikator überein.[2]

BL = V = K = US = dros 1^W
☽ Magen 16 rechts. Auf der Mamillarlinie, im 3. Interkostalraum, am Unterrand der 3. Rippe.
    Siehe oben.

Der Weihesche Einzelpunkt ist Bestandteil der folgenden Mittelgleichungen:

Drosera + Spongia = Antimonium tartaricum
Drosera + Natrum muriaticum = Arnica (?)

Sein spiegelbildlicher Partner auf der Gegenseite ist Spongia.

Dulcamara

dulc 1^W

Zwischen Nabel und dem Übergang vom 8. zum 9. Rippenknorpel (= carb-v 1^W), in der Mitte des mittleren Drittels, links (s. Abb. 114 d: sulph 4^W, S. 346).

dulc^{WK}

Cuprum metallicum + Squilla

Wie die meisten auf den Bauchdecken liegenden Indikatoren ist der klassische Weihesche Punkt dieses wichtigen, von Hahnemann als einziges Nachtschattengewächs zu den antipsorischen Arzneien gezählten Heilmittels oft falsch negativ. Als Ersatz dafür gibt bei seinen Indikationen meist der ja oft als Gruppenindikator der Solanazeen fungierende Punkt bell 1^W an. Dazu kommt oft als fast gleichwertiger Kombinationspunkt Leber 13 links,[1] womit sich als neue mögliche Punktekombination die Gleichung dulc = bell 1^W + chin 1^W ergibt, welche sich bisher schon recht gut bewährt hat.

Anmerkungen

R = FB = dulc 1^W

Du = dulc 1^W
Auf der Mitte der Verbindungslinie von Carbo vegetabilis zum Nabel.

dF = Sch ≈ dulc 1^W
Auf dem Rektusmuskel, in der Mitte der Verbindungslinie vom Nabel zum 8. Rippenknorpel, links.

De la Fuyes schriftliche Angabe ist sehr vage und unklar. Auf seinem Atlas hingegen ist der Punkt weitgehend korrekt etwa in der Mitte der Verbindungslinie vom Nabel zum Übergang vom 8. zum 9. Rippenknorpel eingetragen.[2]

US ≈ dulc 1^W
In der Mitte zwischen Nabel und dem Eck des 9.–10. Rippenknorpels, links.

Die isoliert dastehende, im distalen Endpunkt der Hilfslinie um einen Interkostalraum von Göhrum abweichende Angabe Ungern-Sternbergs ist in ungewohnter Weise topographisch ausführlich dargestellt, beschreibt aber den Weiheschen Indikator von Natrum phosphoricum.[3] Obwohl der Autor den Punkt ausdrücklich als den Weiheschen bezeichnet, könnte es sich möglicherweise doch nicht lediglich um einen Irrtum, sondern auch um eine Neubestimmung handeln.

BL ≈ dulc 1^W
☽ Niere 18 links. 1,5 Querfinger seitlich der Medianlinie des Oberbauches, 3 Querfinger über dem Nabel.

---

1 Dieser an der Spitze der 11. Rippe gelegene wichtige Punkt ist zusammen mit Ignatia und Ceanothus dreifach belegt.
2 dF II, D/7.
3 Siehe unter diesem Mittel und Abb. 121.
4 Siehe unter Sulphur und Natrum sulphuricum. Für Details zur Zuordnung von Niere 18 zu dulc 1^W s. die Anmerkungen zu Baptisia.
5 Für Details hierzu s. unter Bryonia, vgl. auch Abb. 121.
6 Für Details hierzu s. unter Bryonia.
7 Siehe hierzu auch unter Lachesis.

De la Fuye und Krack ordnen den Punkt Niere 18, welchen sie topographisch allerdings etwas anders definieren als Bonnet-Lemaire, linksseitig Sulphur zu.[4] Für Details zu der eher problematischen Zuordnung von Niere 18^{BL} zu dulc 1^W s. die Anmerkungen zum spiegelbildlichen Indikator von Baptisia.

Deg = dulc 1^W
Entspricht ungefähr ☽ Magen 23 links. Auf der Mitte der Verbindungslinie von Carbo vegetabilis zum Nabel.

Degroote lokalisiert seinen hömöosiniatrischen Entsprechungspunkt nach der Topographie Göhrums. Nach seiner Meridianskizze aber ist der Punkt entsprechend den modernen Akupunkturtafeln lokalisiert,[5] nach welchen Magen 23 – entsprechend Degrootes obiger Relativierung dieser Zuordnung – tatsächlich nur sehr ungefähr in die Nähe von dulc 1^W zu liegen kommt. Der Fehler ist ähnlich groß wie derjenige, welcher aus Degrootes Zuordnung desselben Punktes zu den klassischen Indikatoren von Bryonia und Staphysagria resultiert.[6]

Der Weihesche Einzelpunkt ist Bestandteil der folgenden Mittelgleichungen:

Dulcamara + Aurum metallicum = Phosphorus
Dulcamara + Iodium = Silicea (?)
Dulcamara + Mercurius dulcis = Thuja

Sein spiegelbildlicher Partner auf der Gegenseite ist Baptisia.

Elaps corallinus

elaps 1^{Deg}
Der Punkt liegt *tief* hinter dem rechten vorderen Winkel zwischen der 8. und 9. Rippe (s. Abb. 53: card-m $1^{K/W}$, S. 196).

elaps 2^N
Unmittelbar medial und etwas unterhalb des Lachesis-Punktes am hinteren medialen Ende der Klavikula, links. Während lach 1^W nach meiner Erfahrung am besten von lateral des Ansatzes des Caput sternale musculi sternocleidomastoidei her getastet wird,[7] drückt man diesen Punkt immer von der Incisura jugularis her von hinten-oben-medial nach vorne-unten-lateral (s. Abb. 81: lach 1^W, S. 268).

Der von Degroote neu bestimmte Druckpunkt elaps 1^{Deg} entspricht weitgehend card-m $1^{N/W}$ bzw. chel 3^W. Der Druckpunkt muss offenbar tief unterhalb des Rippenbogens gefasst werden, womit eine Unterscheidung von card-m 1^N im Prinzip möglich wird. Möglicherweise aber fallen die Punkte auch weitgehend zusammen. Ohne von Degrootes Punkt zu wissen, habe ich card-m 1[N/W] nicht so selten bei Lachesis-Indikationen positiv gefunden, welche ja möglicherweise durchaus auch mit Elaps behandelbar gewesen wären.

Elaps 2[N] ist recht zuverlässig, aber nicht selten falsch positiv. Auf der Gegenseite entspricht der Punkt eventuell Vipera.

Anmerkungen

Der spiegelbildliche Partnerpunkt von elaps 1[Deg] liegt direkt unterhalb von carb-v 1[W] und dürfte damit weitgehend sulph 5[R] entsprechen.[1]

Equisetum

equis 1[dF]
❶ Niere 4 beidseits. Ein halber Querfinger hinter dem Hinterrand des inneren Knöchels, auf Höhe der Knöchelspitze (s. Abb. 109 a: sil 1[N/dF], S. 335).

Offensichtlich handelt es sich hier um eine Neubestimmung de la Fuyes und seiner Schule für den heute wohl zu wenig angewendeten, zu den Urpflanzen unseres Planeten gehörigen Schachtelhalms, den man auf Grund seines hohen Gehaltes an Kieselsäure ähnlich wie den erst neu geprüften Bambus[2] sehr wohl auch als „pflanzliches Silizium" bezeichnen könnte. Man beachte in diesem Zusammenhang auch die Nähe des überprüfenswerten Indikators zu sil 1[N].

De la Fuye aber hat den Indikator dieses Arzneimittels am ehesten wohl auf Grund seiner vor allem aus der Phytotherapie bekannten urologischen Wirkung auf dem Nierenmeridian bestimmt. Der Indikator ist nach diesem Autor zusammen mit Plumbum und Gelsemium dreifach belegt.[3]

Anmerkungen

Sch = US = equis 1[dF]
De la Fuyes Topographie des Punktes ist bei übereinstimmender Punktebeschreibung und Atlasdarstellung[4] eindeutig. Allerdings lokalisieren sowohl Soulié de Morant als auch die modernen Akupunkturtafeln den Akupunkturpunkt Niere 4 etwas weiter distal hinter und unter dem Knöchel.[5] Nach Van Nghi entspricht de la Fuyes Indikator dem Punkt Niere 3,[6] nach König/Wancura Niere 5. Soulié de Morant verzeichnet keinen Punkt direkt hinter dem Innenknöchel. Für die Druckpunkt-Diagnostik gilt natürlich wie immer erstrangig de la Fuyes Angabe. Auf dem Atlas dieses Autors ist der Punkt allerdings etwas weiter hinten als gemäß schriftlicher Beschreibung auf dem Vorderrand der Achillessehne eingezeichnet,[7] sodass nicht ganz klar ist, welchen Punkt de la Fuye genau meint. Auf Grund der üblichen Lage der Silizium-Punkte am Knöchelrand scheint mir die in Abb. 109 a: sil 1[N/dF], S. 335, dargestellte Position unmittelbar am Knöchelrand erstrangig überprüfenswert.

Euonymus europaea

euon 1[W]
Auf der Mamillarlinie, im 5. Interkostalraum, links (s. Abb. 68a: graph 1[W], S. 238). Druck gegen den unteren Rand der oberen Rippe und senkrecht zur Tangente durch den Punkt.

Der Indikator des nur selten als Leber- und Magen-Darm-Mittel verwendeten Pfaffenhütchens wird von de la Fuye, Schmidt und Degroote ersatzlos gestrichen und der sonst nur kontralateral geltenden Muskatnuss zugeordnet.[8]

Anmerkungen

R = euon 1[W]

BL = K ≈ euon 1[W]
❶ Magen 18 links. Auf der Mamillarlinie, im 5. Interkostalraum.

Der Punkt Magen 18 links ist nach Krack zusammen mit Cumarinum doppelt belegt, welch letztere Zuordnung er jedoch zu Recht mit einem Fragezeichen belegt.[9]

Der Weihesche Einzelpunkt ist Bestandteil der folgenden Mittelgleichung:

Euonymus europaea + Kali chloricum = Digitalis

Sein spiegelbildlicher Partner auf der Gegenseite ist Nux moschata.

1 Siehe unter diesem Mittel.
2 Bei Indikationen dieses interessanten Mittels scheint (nach allerdings erst sehr provisorischen Erfahrungen) am ehesten der leider recht vieldeutige Indikator kali-sil[N] beidseits anzugeben (s. unter diesem Mittel).
3 Siehe unter diesen Mitteln.
4 dF II, A/IV/2.
5 SM, S. 149; KW, S. 109/189.
6 VN, S. 109.
7 dF II, A/IV/2.
8 Siehe unter Nux moschata. Dort auch weitere Angaben zu Magen 18.
9 Für Details hierzu s. unter Causticum; zur Topographie von Magen 18 s. unter Nux moschata.

Eupatorium perfoliatum

eup-per 1^W

In der Mitte des medialen Drittels der Verbindungslinie vom Nabel zum unteren Rand des Rippenbogens am Übergang vom 8. zum 9. Rippenknorpel (= carb-v 1^W), links (s. Abb. 121, S. 368). (?)

Anmerkungen ─────────────

Du = R = eup-per 1^W

FB ≈ eup-per 1^W
Nur Bilddarstellung: In der Mitte des medialen Drittels der Strecke vom Nabel zur Mitte der Verbindungslinie von der Xyphoidspitze zum freien Ende der 11. Rippe, links.

Die Skizze von Fortier-Bernoville entspricht den Angaben Göhrums ziemlich gut (vgl. die Anmerkungen zu Carbo vegetabilis).

dF ≈ eup-per 1^W
Zwei Querfinger oberhalb und links des Nabels bzw. in der Mitte des inneren Drittels der Linie, welche vom Nabel zum 8. Rippenknorpel verläuft, links.

Siehe die nachfolgenden Anmerkungen.

Sch ≈ dF ≈ eup-per 1^W
Zwischen dem unteren Viertel und oberen Dreiviertel der Verbindungslinie des Nabels mit dem 8. Rippenknorpel links.

Diese modifizierte Wiedergabe der etwas unklaren Angabe de la Fuyes stimmt mit der Weiheschen Schule nur ungefähr überein. De la Fuyes Atlas hingegen entspricht weitgehend Göhrum.[1]

US ≈ eup-per 1^W
Zwei Querfinger oberhalb des Nabels, ein Querfinger nach links.

Zwischen den schriftlichen Angaben von de la Fuye und Ungern-Sternberg besteht eine kleine Divergenz. Die Angaben von Ungern-Sternberg stimmen mit denjenigen Göhrums eher etwas besser überein.

Der spiegelbildliche Partner des Weiheschen Einzelpunktes des in vielen Grippe-Komplexpräparaten enthaltenen Mittels auf der Gegenseite ist Aesculus hippocastanum.

─────────
[1] dF II, D/7.
[2] SM, S. 121; VN, S. 72; KW, S. 170.

Euphorbium

euph 1^W

Auf der Mittellinie zwischen mittlerer und hinterer Axillarlinie, im 5. Interkostalraum, links (s. Abb. 90: nat-p 1^W, S. 291).

Anmerkungen ─────────────

Du = euph 1^W

K ≈ euph 1^W
◑ Dünndarm 9 links. Am Hinterrand des Deltamuskels, etwas oberhalb der hinteren Achselfalte, schon etwas mehr zum Rücken hin; es findet sich dort in der Achsellücke eine Vertiefung.

Dünndarm 9 liegt nach sämtlichen unseren Akupunkturquellen nicht im Bereich der hinteren Achselhöhle, sondern dorsal knapp hinter der hinteren Achselfalte.[2] Auch Krack erwähnt in einer Anmerkung, dass diese homöosiniatrische Zuordnung nur ungefähr mit der Weiheschen Schule übereinstimmt. Nach de la Fuye ist Dünndarm 9 homöosiniatrisch nicht belegt.

Der Weihesche Einzelpunkt ist Bestandteil der folgenden Mittelgleichung:

**Euphorbium + Natrum hypophosphoricum
   = Veratrum album**

Der spiegelbildliche Partnerpunkt des antipsorischen Harzes auf der Gegenseite ist Natrum hypophosphoricum.

Euphrasia

euphr 1^W

Auf der vorderen Axillarlinie, im 2. Interkostalraum, links (s. Abb. 50 b: calc-s 2^N, S. 186). Druck gegen den Unterrand der oberen Rippe und senkrecht zur Tangente durch den Punkt.

euphr^{WK}

**1. Natrum muriaticum + Iris versicolor
2. Sabina + Tabacum**
3. Argentum metallicum + Phosphorus
4. Kali iodatum + Helleborus niger
5. Manganum aceticum + Cactus grandiflorus (?)
6. Oxalicum acidum + Ranunculus sceleratus

Anmerkungen ─────────────

Du = R = euphr 1^W

dF = Sch = BL = US ≈ euphr 1^W
◑ Lunge 2 links. Auf der vorderen Axillarlinie, im 2. Interkostalraum.

Zur Problematik der Lage des homöosiniatrischen Punktes Lunge 2 vgl. die Anmerkungen zu Hepar.

$K \approx dF \approx euphr\ 1^W$

➋ Lunge 2 links. Auf der vorderen Axillarlinie, im 2. Interkostalraum, etwa 6 Zoll lateral der Sternalmitte.

Krack verwendet zur Seitenangabe des Punktes ausnahmsweise die absolute Längeneinheit Zoll, welche mit etwa 2,5 cm recht genau dem Cun eines erwachsenen Mannes entspricht. Mit dieser Distanzangabe kommt er beim Erwachsenen zu einer guten Übereinstimmung mit Göhrum.

Der Weihesche Einzelpunkt ist Bestandteil der folgenden Mittelgleichungen:

Euphrasia + Benzoicum acidum = Ferrum metallicum
Euphrasia + Hepar sulphuris = Phosphorus

Der spiegelbildliche Partnerpunkt des Augentrostes auf der Gegenseite ist Benzoicum acidum.[1]

Fabiana imbricata (= Pichi)

fab 1^{dF}
➋ Blase 18 beidseits. Zwischen den Querfortsätzen des 9. und 10. Brustwirbels (s. Abb. 122, S. 370).

Der Indikator dieses wenig geprüften Mittels aus der wichtigen Gruppe der Solanazeen fehlt bei Göhrum. Er wurde – wie recht viele Punkte auf dem dorsalen Blasenmeridian – mit Sicherheit von de la Fuye und seiner Schule neu bestimmt.

Anmerkungen _____

Sch = K = fab 1^{dF}
Auf Grund der nicht ganz einfachen Unterscheidbarkeit der einzelnen Interkostalräume im Rückenbereich wundert es nicht, dass die Lage von Blase 18 nicht ganz eindeutig definiert ist: Nach Van Nghi liegt der Punkt in guter Übereinstimmung mit de la Fuye 1,5 Cun seitlich des Dornfortsatzes des 9. Thorakalwirbels im 9. Interkostalraum,[2] nach König/Wancura liegt zwar eine etwa entsprechende Ortsbeschreibung vor, jedoch ist der Punkt auf dem Atlas im 10. Interkostalraum eingezeichnet.[3] Nach Soulié de Morants Atlas liegt er ebenfalls zwischen den Enden der Querfortsätze des 10. und 11. Brustwirbels.[4] Für die Druckpunktdiagnostik gilt bis auf weiteres natürlich Blase 18^{dF}. Der Punkt ist anderweitig nicht belegt.

Ferrum iodatum

ferr-i 1^W
Unten auf dem äußeren Nabelring, in der Medianlinie (s. Abb. 121, S. 368).

ferr-i 2^{dF}
➋ Konzeptionsgefäß 2. Auf dem Oberrand der Symphyse, in der Medianlinie (s. Abb. 66: ferr 1^W, S. 232).

Krack bemerkt in seiner Diskussion dieses Punktes, dass auf einer Falttafel, welche einer Publikation Weihes beigelegt gewesen sein soll, der Punkt Ferrum iodatum auf der Symphyse eingezeichnet sei, und die obige Angabe der Weiheschen Schule deshalb nicht stimmen könne.[5] Da meines Wissens aber weder den Originalpublikationen Göhrums – geschweige denn denjenigen Weihes! – jemals Punktekarten beigelegt waren, bezog Krack seine Informationen wahrscheinlich aus einer Sekundärpublikation jüngeren Datums, deren Quelle er leider nicht angibt. Am ehesten dürfte es sich um eine auf de la Fuye beruhende Publikation handeln, da dieser Autor den auf der Symphyse gelegenen Punkt Konzeptionsgefäß 2 ebenfalls als den auf Weihe zurückgehenden Indikator von Ferrum iodatum bezeichnet. Hier liegt wahrscheinlich eine Verwechslung vor, da unmittelbar neben der Symphysenmitte eigentlich der klassische Weihesche Punkt von Ferrum metallicum liegt,[6] und nicht derjenige von Ferrum iodatum.

De la Fuye hat also wahrscheinlich den von ihm als identisch mit Konzeptionsgefäß 2 betrachteten klassischen Indikator von Ferrum, der sich ihm für das reine Eisen möglicherweise nicht bewährte, mit einer neuen, nach seiner Erfahrung besser passenden Eisenverbindung belegt. So erklären sich die beiden unten stehenden, recht weit voneinander entfernten Lokalisationsvarianten für dieses Mittel. Allerdings wäre in diesem Fall seine ursprüngliche Annahme von ferr 1^W topographisch nicht ganz korrekt gewesen, da der Ferrum-Punkt nach Göhrum nicht genau auf der Symphysenmitte liegt, sondern etwas lateral davon, und damit nicht dem Punkt Konzeptionsgefäß 2 entsprechen kann. Dies war möglicher-

---

1 Dieser Punkt entspricht calc-s 2^N.
2 VN, S. 85, auch Bilddarstellung identisch (S. 77).
3 KW, S. 176/177.
4 SM, S. 177.
5 Krack, S. 31.
6 Siehe unter diesem Mittel.

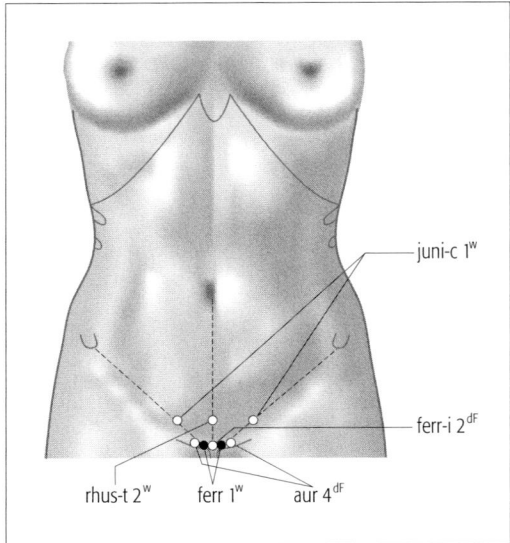

juni-c 1^W

ferr-i 2^{dF}

rhus-t 2^W ferr 1^W aur 4^{dF}

Abb. 66: ferr 1^W.

weise auch der Grund dafür, dass sich ihm der Punkt für Ferrum metallicum nicht bewährte.[1]

Anmerkungen _____

R = ferr-i 1^W

Sch = BL = K = ferr-i 2^{dF}
Die Lage von ❶ Konzeptionsgefäß 2 oben auf der Symphysenmitte ist nach sämtlichen unseren Akupunkturquellen unumstritten.[2]

FB ≈ ferr-i 2^{dF}
Nur Bilddarstellung: Auf der Symphysenmitte, zwischen den beiden gut eine Fingerbreite entfernten Ferrum-Punkten.
    Interessanterweise folgt auch Fortier-Bernoville als sonst gut mit den Originalquellen bekannter Autor de la Fuyes Topograpie für Ferrum iodatum.[3] De la Fuyes neue Lokalisierung von Ferrum iodatum wurde also möglicherweise auf Grund guter praktischer Bewährung auch von der nicht-homöosiniatrischen französischen Schule übernommen. Da man dort wusste, dass Konzeptionsgefäß 2 nicht mit ferr 1^W identisch ist, wurden beide Indikatoren aus der Ferrum-Gruppe nebeneinander auf dem oberen Symphysenrand lokalisiert, wobei der seit-

_____
1 Siehe auch unter Ferrum metallicum.
2 SM, S. 189; VN, S. 175; KW, S. 224.
3 Fortier-Bernoville, S. 430/433.
4 Siehe unter diesem Mittel.
5 Siehe unter Podophyllum.
6 Siehe Teil 1.

liche Abstand von ferr 1^W etwas erhöht wurde. – Auf eine Streichung des Punktes ferr-i 1^W durch einen großen Teil der französischen Schule weist auch die Tatsache hin, dass Voisin seinen Podophyllum-Indikator[4] vom oberen Nabelrand an die Stelle des klassischen Indikators von Ferrum iodatum nach unten verlegt, wobei dieser Autor dann aber auf die Nennung des ihm offenbar zu unsicheren de la Fuyeschen Ferrum-iodatum-Punktes verzichtet. Auch Bonnet-Lemaire, der ferr-i 2^{dF} anführt, lokalisiert Podophyllum etwa an dieser Stelle.[5]

Deg ≈ ferr-i 2^{dF}
❶ Konzeptionsgefäß 2. Auf dem Hinterrand der Symphysis pubica.
    Interessant ist hier die etwas abgewandelte Druckrichtung (vgl. auch die unten stehende Druckrichtung für ferr 1^W).

Ferrum metallicum

ferr 1^{W*}
Dicht neben der Symphysis ossis pubis, links und rechts. Nach Göhrums Gipsbüste beträgt der seitliche Abstand von der Medianlinie nur etwa einen halben Querfinger (s. Abb. 22, S. 121). Druck auf den oberen Rand des Knochens von oben nach unten.

ferr 2^{dF}
❶ Blase 39 (Kao Roang) beidseits. Zur Lokalisierung den Patienten die Ellbogen auf die geschlossenen Knie legen lassen, um die Schulterblätter etwas voneinander zu entfernen. Der Punkt befindet sich nun im Winkel zwischen dem medialen Rand des Schulterblattes und dem Oberrand der 4. Rippe, auf der Höhe zwischen den Querfortsätzen des 4. und 5. Brustwirbels (s. Abb. 122, S. 370).

ferr^{WK}
Benzoicum acidum + Euphrasia

Die bereits im Mittelabschnitt von Ferrum iodatum erwähnte Streichung des Göhrumschen Indikators von Ferrum aus de la Fuyes Punkteliste beruhte möglicherweise auf einer irrtümlichen Lokalisierung des klassischen Eisenpunktes auf den median auf gleicher Höhe gelegenen Akupunkturpunkt ❶ Konzeptionsgefäß 2 (= ferr-i 2^{dF}, s. obige Abbildung). Aber auch bei korrekter Lokalisierung von ferr 1^W etwas seitlich des wichtigen Akupunkturpunktes ist der Punkt des Rademacherschen Universalmittels[6] sehr vieldeutig und dementsprechend nicht selten falsch positiv, wie auch die unten dargestellte Beteiligung von ferr 1^W an nicht weniger als zwölf Weiheschen Mittelgleichungen zeigt.

Anmerkungen _____

Du ≈ ferr 1^W
Am Beckenrand neben der Symphyse, beidseits. Wir drücken auf den oberen, hinteren Knochenrand, von oben nach unten und von innen nach außen.

Man beachte die von Göhrum etwas abweichende Druckrichtung.

FB ≈ ferr 1^W
Wie bereits unter Ferrum iodatum erwähnt, gibt Fortier-Bernoville für ferr 1^W einen etwas größeren Seitenabstand von fast etwa einem Cun an.[1]

R ≈ ferr 1^W
Auf dem Schambeinkamm, beidseits.

Nur sehr ungefähre Lokalisierung, welche wohl ebenfalls eine generelle Unsicherheit betreffend diesen Punkt ausdrückt. Möglicherweise ist ja die ganze Region des Schambeinkammes als Indikatorzone des wichtigen Rademacherschen Universalmittels Ferrum und seiner Salze (vgl. Ferrum iodatum) aufzufassen.

K = US ≈ ferr 1^W
☽ Niere 11 beidseits. Am oberen Schambeinrand 0,5 Cun seitlich der Symphyse.

Die Topographie des von Krack als Entsprechung des Weiheschen Indikators angegebenen Punktes stimmt mit den modernen Akupunkturtafeln und Göhrums Angaben weitgehend überein.[2] Gemäß Soulié de Morant und de la Fuye liegt Niere 11 jedoch deutlich weiter lateral etwa 2 Querfinger von der Symphyse entfernt und etwas oberhalb des Schambeinkamms. Der Punkt ist nach dem letztgenannten Autor als Cantharis-Indikator zu betrachten.[3] Auf Grund ihres Abstandes können die beiden Lagevarianten von Niere 11 mit ihren beiden unterschiedlichen Mittelzuordnungen jedoch recht gut voneinander unterschieden werden[4]. – Bei Ungern-Sternberg fehlt sicher infolge eines Versehens die Meridianbezeichnung bei der Meridiannummer 11.

Deg ≈ ferr 1^W
☽ Niere 11 beidseits. Am Beckenrand neben der Symphyse, beidseits. Druck auf den oberen, hinteren Knochenrand, von oben nach unten und von innen nach außen.

Wie oft lokalisiert Degroote seinen homöosiniatrischen Entsprechungspunkt genau nach Duprat, was jedoch in diesem Fall zu keinen Widersprüchlichkeiten

führt, da der auf seiner Meridianskizze gemäß den modernen Akupunkturtafeln lokalisierte Akupunkturpunkt (s. oben) dem Göhrumschen Indikator weitgehend entspricht.

BL ≈ ferr 1^W
☽ Niere 11 beidseits. 1 Querfinger lateral der Symphyse, 1 Querfinger oberhalb des Schambeinkamms.

Niere 11^{BL} liegt etwa zwischen den beiden oben angeführten Lagevarianten dieses Punktes und entspricht deshalb ferr 1^W weniger genau als Niere 11$^{VN/KW}$ (s. Anmerkung zu Krack).

Sch = US ≈ Deg ≈ ferr 2^{dF}
☽ Blase 39 beidseits. Am oberen Rand der 4. Rippe auf der Verlängerungslinie der Spina scapulae, in Höhe des unteren Randes des Querfortsatzes des 4. Brustwirbels. Der Kranke stützt beim Aufsuchen des Punktes die Ellbogen auf die Knie, damit die Schulterblätter möglichst weit auseinander gezogen werden.

Schmidts etwas abweichende Angabe für die Ortung von Blase 39^{dF} stimmt nach de la Fuyes Atlas recht gut mit de la Fuyes Originalangaben überein.[5] Unter der Spina scapulae ist die dorsale, gut tastbare Knochenleiste in der Fortsetzung des Akromions nach medial zu verstehen. – Nach Soulié de Morant und König/Wancura befindet sich Blase 39$^{SM/KW}$ allerdings eine Etage tiefer im 5. Interkostalraum am medialen Skapularand,[6] nach Van Nghi liegt der Punkt auf Grund einer anderen Nummerierung des Blasenmeridians sogar im Bereich der Kniekehle! Dementsprechend benennt Degroote den entsprechenden Punkt als Blase 43^{VN}, der nach Van Nghi als Gao Huang de la Fuyes Topographie genau entspricht.[7] Der Punkt ist nach de la Fuye mit Tuberculinum Marmoreck und Cuprum dreifach belegt.

Der Weihesche Einzelpunkt ist Bestandteil der folgenden Mittelgleichungen:

Ferrum metallicum + Aconitum = Argentum metallicum
Ferrum metallicum + Balsamum peruvianum
   = Coccus cacti
Ferrum metallicum + Chamomilla = Stannum

---

1 Fortier-Bernoville, S. 30.
2 KW, S. 190; VN, S. 112.
3 SM, S. 151; dF, S. 431. Siehe auch unter Cantharis.
4 Hingegen fällt Niere 11^{dF} = canth 2^{dF} weitgehend mit dem nicht ganz klar definierten Indikator aur 4^{dF} zusammen (vgl. die obige Abbildung und s. auch unter Cantharis und Aurum).
5 Siehe Abb. S. 122.
6 SM, S. 177; KW, S. 180. De la Fuyes Kao-Roang entspricht nach König/Wancura Gao Huang = Blase 38.
7 VN, S. 93. Diese Angabe entspricht auch Degrootes Meridianskizze.

Ferrum metallicum + Digitalis = Arsenicum album
Ferrum metallicum + Juniperus communis = Pulsatilla
Ferrum metallicum + Nux vomica = Apis
Ferrum metallicum + Pulsatilla = Aqua formicarum[1]
Ferrum metallicum + Rhododendron = Causticum
Ferrum metallicum + Rhus toxicodendron
    = Oleum jecoris aselli
Ferrum metallicum + Stramonium = Cicuta virosa
Ferrum metallicum + Taraxacum = Natrum muriaticum
Ferrum metallicum + Thuja = Baryta carbonica

Ferrum phosphoricum

ferr-p 1[N/dF]
Auf der Beugeseite des Ellbogens, etwas medial des radialen Endes der Gelenkfalte, beidseits (s. Abb. 26 a: agar 1[Deg/dF], S. 140). Druck bei gestrecktem Arm auf die Trochlea humeri.

Der neu bestimmte Indikator für dieses wichtige Mittel ist lediglich eine von agar 1[Deg/dF] unterscheidbare Lagevariante des unten beschriebenen, ebenfalls durchaus überprüfenswerten de la Fuyeschen Originalpunktes. Er liegt etwas weiter lateral etwa auf halber Strecke zwischen agar 1[Deg/dF] (◗ Lunge 5[VN]) und alum 1[dF] (◗ Dickdarm 11). Der bilaterale Doppelindikator gibt meist linksbetont an. Der Punkt ist allerdings recht oft auch falsch positiv.

Anmerkungen

dF ≈ Sch ≈ Deg ≈ ferr-p 1[N/dF]
◗ Lunge 5[dF] beidseits. In der Mitte der Ellenbeuge, in der Vertiefung auf der Innenseite der Bizepssehne, über der Arteria brachialis (= ◗ Kreislauf-Sexualität 3[VN]).
    Der lediglich nach de la Fuye in dieser Lage lokalisierte Punkt Lunge 5 ist nach diesem Autor zusammen mit Agaricus doppelt belegt.[2] Man beachte aber die Nähe des Punktes zum Indikator des wichtigen Phosphorsalzes kali-p 1[N/dF],[3] welche den Indikator trotz fast sicher irrtümlicher benannter Topographie doch überprüfenswert macht. Degroote lokalisiert Lunge 5 wie üblich nach Van Nghi, der Punkt ist für ihn somit mit agar 1[Deg/dF] doppelt belegt.[4] Zu Schmidts Ortsangabe s. unter Agaricus.

---

1 Siehe unter diesen Mitteln und Abb. 122.
2 Für Details hierzu und zur Topographie von Lunge 5 s. unter Agaricus.
3 Siehe unter diesem Mittel.
4 Siehe unter Agaricus.
5 Siehe die Anmerkungen zu Tongo.

Ferrum picricum

ferr-pic[WK]
Muriaticum acidum + Tongo (?)

Der klassische Indikator von Tongo ist auffällig oft Bestandteil von Mittelgleichungen, welche die Pikrinsäure enthalten.[5]

Fluoricum acidum

fl-ac 1[W*]
Auf der Rückseite des Musculus sternocleidomastoideus, in der Mitte zwischen dessen Ansatz am Processus mastoideus und dem klassischen Weiheschen Punkt von Belladonna.

fl-ac 2[dF]
◗ Milz-Pankreas 5 beidseits. 2 Querfinger vor und unter dem Malleolus internus (s. Abb. 46: calc-f [N/dF], S. 180). Druck wie bei Calcarea fluorica nach unten-vorne gegen die Tuberositas ossis navicularis.

Der Punkt fl-ac 2[dF] hat sich mir entsprechend Ungern-Sternberg (s. unten) vor allem linksseitig und dort in erster Linie für Calcarea fluorica recht gut bewährt.

Anmerkungen

Deg = fl-ac 1[W]

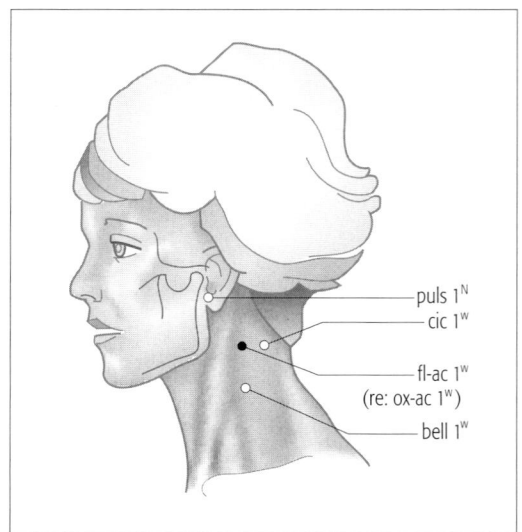

puls 1[N]
cic 1[W]
fl-ac 1[W]
(re: ox-ac 1[W])
bell 1[W]

Abb. 67: fl-ac 1[W].

Du ≈ fl-ac 1^W
In der Mitte der Strecke vom Ansatz des Musculus sternocleidomastoideus am Processus mastoideus zum Punkt von Stramonium.

Duprat lokalisiert den Hauptindikator rechtsseitig (stram 1^W liegt rechts, bell 1^W links),[1] wo nach Weihe Oxalicum acidum zu finden ist. Mit größter Wahrscheinlichkeit handelt es sich hierbei um einen Irrtum (Stramonium statt Belladonna), da er später für den spiegelbildlichen Indikator von Oxalicum acidum die gleiche, diesmal richtige Seitenangabe macht.

K = US ≈ fl-ac 1^W
☽ Gallenblase 12 links. Auf dem Os temporale, über dem höchsten Punkt der Ohrmuschel.

Kracks Ortsbeschreibung von Gallenblase 12 passt überhaupt nicht zum Weiheschen Indikator. Dies erklärt sich einmal mehr durch den Punktesalat der chinesisch-medizinischen Autoren. Gemeint hätte Krack nämlich sicher die Lokalisierung nach König/Wancura, wo Gallenblase 12 in Text und Abbildung in einer Vertiefung unmittelbar hinter und unter dem Mastoid lokalisiert wird.[2] Nach Soulié de Morant liegt Gallenblase 12 jedoch in der vorderen Schläfenregion.[3] Diese beiden Darstellungen vermischen sich dann schließlich bei Van Nghi, der im Text mit König/Wancura völlig übereinstimmt, den Punkt in seinem Atlas aber entsprechend Kracks Angabe direkt über dem Ohr einträgt![4] – Doch auch der von allen Akupunktur-Autoren trotz verschiedener Meridian-Nummerierung einheitlich als Wan Gu bezeichnete, hinter und unter dem Mastoid lokalisierte Punkt liegt leicht oberhalb des klassischen Indikators und kommt deshalb als dessen homöosiniatrische Entsprechung nicht in Frage. Recht gut dem klassischen Punkt würde hingegen der von keinem Autor erwähnte Akupunkturpunkt ☽ Drei-Erwärmer 16$^{VN/KW}$ entsprechen.[5] – Gallenblase 12 ist anderweitig nicht belegt.

Sch = Deg = fl-ac 2^{dF}
Der wichtige homöosiniatrische Punkt ☽ Milz-Pankreas 5 gilt nach de la Fuye beidseits, während er nach meiner Erfahrung entsprechend Ungern-Sternbergs unten stehender Angabe in erster Linie links angibt. – Die Topographie des Punktes stimmt nach sämtlichen unseren Akupunkturquellen gut mit de la Fuye überein.[6] Am genauesten ist wohl die Lokalisierung nach König/Wancura, wonach der Punkt in einer Vertiefung zu finden ist, welche auf halber Strecke zwischen der Knöchelspitze und der am proximalen Ende des medialen Mittelfußes gut tastbaren Tuberositas ossis navicularis gelegen ist. Für die Weihesche Diagnostik wird – wie oben erwähnt – am besten von dieser Vertiefung aus nach unten distal gegen die Tuberositas ossis navicularis

gedrückt, während für die Prüfung des sehr nahe gelegenen neuen Silicea-Indikators der Druck in Gegenrichtung gegen den vorderen unteren Knöchelrand ausgeübt wird. Dadurch kommen Druckstellen für die beiden Punkte etwa einen Querfinger voneinander entfernt zu liegen. – Nach de la Fuye ist Milz-Pankreas 5 zusammen mit Calcarea fluorica, Silicea und Aesculus vierfach belegt.[7]

US ≈ fl-ac 2^{dF}
☽ Milz-Pankreas 5 links.
Siehe oben stehende Anmerkung.

Der Weihesche Einzelpunkt ist Bestandteil der folgenden Mittelgleichungen:

Fluoricum acidum + Lactuca virosa = Sabadilla (?)
Fluoricum acidum + Tongo = Spigelia

Sein spiegelbildlicher Partner auf der Gegenseite ist Oxalicum acidum.

Formica

form^{WK}
Ferrum metallicum + Pulsatilla

Göhrum bezeichnet das durch die obige Kombination charakterisierte Mittel als „Aqua formicarum", welcher Ausdruck heute nicht mehr geläufig ist. Entsprechend unsicher ist, welches Mittel Göhrum hier meint. Da für das heute geläufige Mittel Formica, dessen Urtinktur aus der lebenden Ameise Formica rufa hergestellt wird, noch kein Weihescher Punkt bestimmt wurde, geben wir die obige Kombination als Ausgangspunkt für weitere Forschungen an.

Gambogia s. Gummi gutti

Gelsemium

gels 1^W
Auf der Vertikalen durch die Mitte zwischen Wirbelsäule und innerem Schulterblattwinkel (bei herabhängendem Arm), im 5. Interkostal-

---

1 Auch in Bauers Übersetzung so wiedergegeben, zur Lage der Punkte s. unter den betreffenden Mittelabschnitten.
2 KW, S. 204/205.
3 SM, S. 165.
4 VN, S. 134/138.
5 Für Details zu diesem Punkt s. unter Graphites.
6 KW, S. 160; VN, S. 54; SM, S. 141.
7 Siehe unter diesen Mitteln.

raum, beidseits (s. Abb. 26 c: agar 3^W, S. 140, vgl. auch Abb. 22, S. 121 und 122, S. 370).[1] (?) Druck gegen den Unterrand der vorangehenden Rippe.

gels 2^{dF}

❷ Herz 5 beidseits. Auf der Volarseite des Handgelenks, auf der Ulnararterie in Höhe der Ulnarapophyse.

gels 3^{dF}

❷ Niere 4 beidseits. Ein halber Querfinger hinter dem Hinterrand des inneren Knöchels, auf Höhe der Knöchelspitze (s. Abb. 109 a: sil 1$^{N/dF}$, S. 335, wo der mit gels 3^{dF} identische Indikator equis 1^{dF} dargestellt ist).

gels^{WK}

1. Bromium + Rhus radicans
2. Silicea + Tabacum

Anmerkungen _____

Du = Dem = Da ≈ gels 1^W
Auf der Mittellinie zwischen der Dornfortsatzlinie und der Senkrechten, die bei hängenden Armen durch den inneren Winkel des Schulterblattes geht, im 5. Zwischenrippenraum, beidseits.

FB ≈ gels 1^W
Auf der Senkrechten, welche durch die Mitte zwischen der Dornfortsatzlinie der thorakalen Wirbelkörper und dem inneren Schulterblattwinkel geht (nach des Autors Bilddarstellung etwa zwischen den lateralen Enden der Querfortsätze), im 5. Interkostalraum, beidseits.

R ≈ gels 1^W
Auf der Linie entlang dem Innenrand des Schulterblattes, im 5. Interkostalraum, beidseits.

Infolge Verschiebung der Hilfslinie nach lateral entsteht eine deutliche Abweichung vom klassischen Indikator. Wahrscheinlich handelt es sich eher um eine neu

bestimmte Lokalisationsvariante, welche auch von Voisin verwendet wird (s. unten).

V ≈ gels 1^W
Im 5. Interkostalraum, auf halber Distanz zwischen dem Innenrand des Schulterblattes und dem 5. Wirbelkörper. Der Punkt scheint aber eher direkt am Rand des Schulterblattes gelegen zu sein, oder sogar etwas unter diesem. Man lasse den Patienten einen Katzenbuckel machen, um den Punkt freizulegen.

Die von Voisin sehr betonte Lagevariante des klassischen Indikators wäre bei der noch unbefriedigenden Druckpunkt-Diagnostik dieses Mittels sicher eine Überprüfung wert. Rouys obige, in ähnlicher Weise von Göhrum abweichende Ortsangabe kann als Bestätigung von Voisins Lokalisierung aufgefasst werden.

dF = Sch = US ≈ gels 1^W
❷ Blase 15 links. Zwischen den Querfortsätzen des 5. und 6. thorakalen Wirbelkörpers.

Der Punkt wird nach sämtlichen unseren Akupunkturquellen weitgehend übereinstimmend mit de la Fuye lokalisiert[2] und entspricht recht gut gels 1^W. Hingegen streicht de la Fuye den Punkt rechtsseitig zu Gunsten von Kali carbonicum.[3]

BL ≈ dF ≈ gels 1^W
❷ Blase 15 beidseits. Auf der inneren Paravertebrallinie, d. h. 2 Querfinger seitlich der dorsalen Medianlinie, im 5. Interkostalraum.
Siehe Anmerkung zu de la Fuye.

K ≈ dF ≈ gels 1^W
❷ Blase 15 beidseits. Etwa 2 Cun seitlich der Mittellinie zwischen den Querfortsätzen des 5. und 6. thorakalen Wirbelkörpers.

Der Punkt liegt etwas weiter lateral als nach Bonnet-Lemaire und de la Fuye. Zu Blase 15 s. Anmerkung zu de la Fuye.

Deg ≈ dF ≈ gels 1^W
❷ Blase 15 beidseits. Auf der Mittellinie zwischen der Dornfortsatzlinie und der Senkrechten, die bei hängenden Armen durch den unteren Winkel des Schulterblattes geht, im 5. Zwischenrippenraum.

Infolge anderer Wahl der Hilfslinie kommt auch dieser Punkt etwas weiter lateral zu liegen als nach Bonnet-Lemaire und de la Fuye. Zu Blase 15 s. Anmerkung zu de la Fuye.

Sch = K = US = Deg = gels 2^{dF}
Der Punkt ❷ Herz 5 ist zusammen mit Phosphor doppelt belegt. Für Detailangaben zu seiner Lage s. die Anmerkungen zu Phosphor.

---

1 Der Punkt ist auf Göhrums Büste etwa zwei Wirbeletagen zu tief dargestellt (vgl. Abb. 26 c: agar 3^W, S. 140, und die Göhrums schriftlicher Topographie genau ensprechende Darstellung des homöosiniatrischen Entsprechungspunktes Blase 15 in Abb. 122, S. 370). Da auch bei dem darüber dargestellten Punkt ant-t 1^W eine entsprechende Verschiebung feststellbar ist, ist als Ursache dieser Divergenz eher ein topographisches Missverständnis als eine spätere Verschiebung des Punktes anzunehmen. Die auf der Büste dargestellte Lokalisierung des Punktes ist aber trotzdem als eventuelle Lagevariante in Betracht zu ziehen.
2 SM, S. 177; VN, S. 83; KW, S. 176.
3 Siehe auch unter diesem Mittel.

Sch = Deg = US = gels 3^{dF}
Der Punkt ☯ Niere 4 ist nach de la Fuye zusammen mit Equisetum und Plumbum dreifach belegt.[1] In einem Fall einer pathogenetischen Wirkung von Gelsemium habe ich rechtsseitig das Auftreten dieses Punktes feststellen können.

Der Weihesche Einzelpunkt ist Bestandteil der folgenden Mittelgleichung:

Gelsemium + Antimonium tartaricum = Phosphorus (?)

Ginseng

gins 1^{dF}
☯ Kreislauf-Sexualität 7 beidseits. In der Mitte der volaren Handgelenkfurche, auf dem Os lunatum.

gins 2^{dF}
☯ Kreislauf-Sexualität 9 beidseits. Zwei Millimeter proximal und lateral vom radialen Nagelwinkel des Mittelfingers (Daumenseite).

gins 3^{dF}
☯ Lenkergefäß 3 bis (= 3 a). Auf der Dornfortsatzspitze des 4. Lendenwirbels.

Anmerkungen _____

Sch = gins 1^{dF}
Kreislauf-Sexualität 7 ist nach de la Fuye zusammen mit Spigelia, Murex, Origanum, Naja, Staphysagria und Cactus gleich siebenfach belegt. Die Lokalisierung des Punktes in der Mitte der volaren Handgelenkfalte ist nach sämtlichen unseren Akupunkturquellen unumstritten.[2]

Sch = gins 2^{dF}
Den Tsing-Punkt ☯ Kreislauf-Sexualität 9 teilt sich das Mittel zusammen mit Aconitum. Seine Topographie nach de la Fuye stimmt nur mit Soulié de Morant genau überein.[3] Nach König/Wancura liegt Kreislauf-Sexualität 9 auf der Fingerspitze[4] und nach Van Nghi etwas distaler als nach de la Fuye direkt radial vom Nagelwinkel.[5]

1 Für Details zu diesem Punkt s. unter Equisetum.
2 KW, S. 195; SM, S. 129; VN, S. 121.
3 SM, S. 89.
4 KW, S. 194.
5 VN, S. 118/122 (auf einer weiteren Bilddarstellung ist der Punkt dann aber wieder entsprechend König/Wancura eingezeichnet!).
6 Siehe unter diesen Mitteln.
7 VN, S. 115; KW, S. 192; SM, S. 151.

Sch = gins 3^{dF}
☯ Lenkergefäß 3 bis ist nach de la Fuye fünffach besetzt: Bei Frauen gilt der Punkt für Murex und Origanum, bei Männern für Staphysagria und schließlich bei beiden Geschlechtern für Ginseng sowie entsprechend der Weiheschen Schule auch noch für Uranium.[6]

Glonoinum

glon 1^{W}
Auf der Parasternallinie oder richtiger auf der Linie, welche die Verbindungsstellen zwischen Knorpel- und Knochenteil der Rippen bilden, im 4. Interkostalraum, rechts (s. Abb. 68 a: graph 1^{W}, S. 238). Druck gegen den Unterrand der oberen Rippe und senkrecht zur Tangente durch den Punkt.

Anmerkungen _____

Du = R = glon 1^{W}

FB = glon 1^{W}
Nur Bilddarstellung. Genau entsprechend Göhrum im 4. Interkostalraum rechts.

dF = Sch = US ≈ glon 1^{W}
☯ Niere 23 beidseits. Im 4. Interkostalraum, ein Querfinger neben dem Sternalrand.
   Die Lage von Niere 23 stimmt nach sämtlichen unseren Akupunkturquellen recht gut mit de la Fuye überein.[7] Lediglich der von de la Fuye angegebene Seitenabstand vom Sternalrand ist eher knapp (vgl. auch die unten stehenden Anmerkungen).

BL ≈ glon 1^{W}
☯ Niere 23 rechts. Auf der Parasternallinie (2 Querfinger lateral der Medianlinie), im 4. Interkostalraum.
   Der Seitenabstand von der Medianlinie ist hier im Vergleich zu Göhrum eindeutig zu knapp (s. die nachfolgende Anmerkung).

K = glon 1^{W}
☯ Niere 23 rechts. 2 Cun seitlich der Mittellinie des Thorax, am Unterrand der 4. Rippe (zwischen Brustwarze und Mittellinie).
   Krack lokalisiert den Punkt Niere 23 deutlich weiter lateral als Bonnet-Lemaire, nämlich auf halber Strecke zwischen Medianlinie des Sternums und der Mamillarlinie, was Göhrums auf seinem Gipsmodell eingezeichneten Hilfslinie gut entspricht. (s. Abb. 22, S. 121, vgl. auch Abb. 24 b, S. 128).

Der spiegelbildliche Partner des Weiheschen Einzelpunktes auf der Gegenseite ist Anacardium.

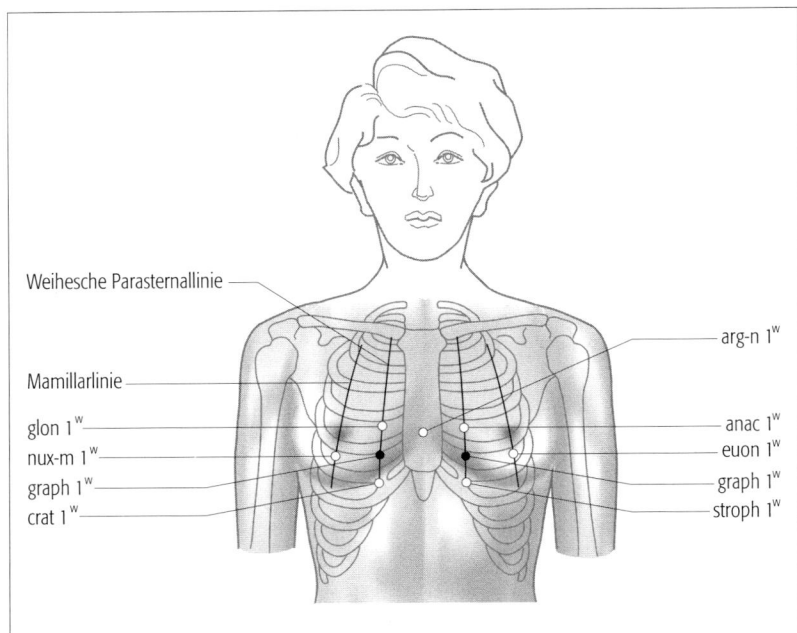

Abb. 68 a: graph 1^W.

Graphites

graph 1^{W*}

Auf der Parasternallinie oder richtiger auf der Linie, welche die Verbindungsstellen zwischen Knorpel- und Knochenteil der Rippen bilden, im 5. Interkostalraum, beidseits (vgl. auch Abb. 22, S. 121). Druck gegen den Unterrand der oberen Rippe und senkrecht zur Tangente durch den Punkt.

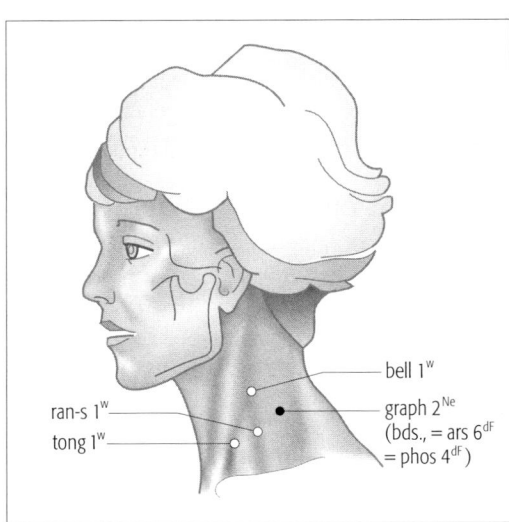

Abb. 68 b: graph 2^{Ne}.

graph 2^{Ne*}

☯ Drei-Erwärmer 16 = ☯ Gallenblase 21 = ☯ Dünndarm 15 beidseits. Seitlich am Hals, auf dem Musculus scalenus posterior, in gleichem Abstand vom hinteren Anteil des Musculus sternocleidomastoideus und dem Oberrand des Musculus trapezius.

graph 3^{dF}

☯ Magen 41 beidseits. Auf der Mitte der Fußwurzel, am unteren Tibiarand.

graph^{WK}

1. Antimonium crudum + Colchicum autumnale (?)
2. Nitricum acidum + Petroleum
3. Plumbum + Ignatia (?)

Der klassische Indikator gibt entsprechend Fortier-Bernoville oft nur einseitig an, nach meiner Erfahrung stark linksbetont. Aber auch bei Berücksichtigung dieser Einseitigkeit ist er nicht selten falsch negativ. Der Nebelsche Indikator scheint zuverlässiger, dafür aber recht oft falsch positiv zu sein.

Den Doppelindikator graph^{WK2} = Nitricum acidum + Petroleum habe ich in einem Fall positiv mit Löschung der Punkte nach Mitteleinwirkung gefunden.

Du = R = Dem = Da = graph 1^{W}

FB = graph 1^{W}
Parasternal im 5. Interkostalraum, beidseits seitlich und etwas oberhalb von Phosphorus (nach Bilddarstellung genau entsprechend Göhrum). Der Punkt kann nach diesem Autor, wie bereits oben erwähnt, ausdrücklich sowohl rechts als auch links positiv gefunden werden.

V ≈ graph 1^{W}
Im 5. Interkostalraum, 2 Querfinger seitlich vom Sternum, beidseits.
    Entspricht recht gut den Angaben Göhrums.

dF = Sch = K = Deg = US ≈ graph 1^{W}
◑ Niere 22 beidseits. Im 5. Interkostalraum, im Winkel, welcher durch die Vereinigung des 5. und 6. Rippenknorpels gebildet wird.
    Der Punkt Niere 22 als homöosiniatrische Entsprechung des klassischen Indikators stimmt nach sämtlichen unseren Akupunkturquellen gut mit de la Fuyes und Göhrums Angaben überein, da auf dieser Höhe die nach unten enger werdenden Winkel zwischen den Rippenknorpeln etwas weiter lateral tastbar werden.[1]

BL ≈ dF ≈ graph 1^{W}
◑ Niere 22 beidseits. Auf der Parasternallinie (2 Querfinger lateral der Medianlinie), im 5. Interkostalraum.
    Der Seitenabstand ist hier etwas zu knapp angegeben. Die den modernen Akupunkturtafeln entsprechende Seitenangabe von 2 Cun (= 2 ⅔ Querfinger) von der Medianllinie entspricht Göhrums Angabe besser.

dF = Sch = graph 2^{Ne}
Der von de la Fuye als „Graphites-Punkt Nebels" bezeichnete Punkt ◑ Drei-Erwärmer 16 ist nach diesem Autor als wichtiger Kreuzungspunkt dreier Meridiane zusammen mit den Polychresten Phosphor und Arsenicum album dreifach besetzt.[2] Gemäß Van Nghi und König/Wancura liegt der Punkt Drei-Erwärmer 16 allerdings deutlich höher als nach de la Fuye direkt am Hinterrand des Musculus sternocleidomastoideus etwa auf Höhe des Unterkieferwinkels.[3] Der Punkt Drei-Erwärmer 16$^{\text{VN/KW}}$ entspricht viel eher etwa dem klassischen Indikator von Fluoricum und Oxalicum acidum.[4] Auch nach Soulié de Morant liegt der Punkt deutlich höher als nach de la Fuye und direkt am Hinterrand des Leitmuskels, nämlich etwas oberhalb von Belladonna bzw. Stramonium.[5] Auch fallen selbst nach Soulié de Morant die von de la Fuye gemeinsam mit diesem Punkt lokalisierten beiden Akupunkturpunkte Gallenblase 21[6] und Dünndarm 15[7] nicht genau mit Drei-Erwärmer 16 zusammen. – Maßgebend für die Druckpunkt-Diagnostik von Graphites ist natürlich trotzdem de la Fuyes auch in seinem Atlas mehrfach dargestellte[8] obige Topographie.

Ungern-Sternberg gibt als 3. homöosiniatrischen Punkt ◑ Magen 21 an, bei welcher sonst isoliert dastehenden Angabe es sich sehr wahrscheinlich um eine Verwechslung mit dem de la Fuyeschen Punkt Gallenblase 21 (s. die obige Anmerkung) handelt.

Sch = K = Deg = US = graph 3^{dF}
Bezüglich Lage von ◑ Magen 41 stimmen sämtliche unsere Akupunkturquellen überein.[9]

Der Weihesche Einzelpunkt ist Bestandteil der folgenden Mittelgleichung:

Graphites + Nitricum acidum = Thuja

Gratiola

grat 1^{W}
Auf dem Rande des Warzenhofes, senkrecht unterhalb der Mamilla, links (s. Abb. 44: cact 1^{W}, S. 178).

Du = R = FB = dF = Sch = grat 1^{W}

Der spiegelbildliche Partner des Weiheschen Einzelpunktes des Gnadenkrautes auf der Gegenseite ist Strontium carbonicum.

Guajacum

guaj 1^{W}
Auf der Mittellinie zwischen vorderer und mittlerer Axillarlinie, im 2. Interkostalraum, links (s. Abb. 45: calc-ar 1^{W}, S. 180). Druck gegen den Unterrand der oberen Rippe und senkrecht zur Tangente durch den Punkt.

_____

1 VN, S. 115; KW, S. 192; SM, S. 151. Siehe auch die nachfolgende Anmerkung und Rauber/Kopsch S. 130.
2 Siehe unter diesen Mitteln.
3 VN, S. 124/130; KW, S. 200/201.
4 Zur zweifelhaften Zuordnung dieses Punktes zu Stramonium nach Krack s. unter diesem Mittel.
5 SM, S. 159.
6 Für Details zu Gallenblase 21 s. unter Cicuta.
7 Dünndarm 15 liegt nach unseren sämtlichen Akupunkturquellen unterhalb von Drei-Erwärmer 16 auf der Höhe des unteren Halsansatzes am Trapeziusrand (VN, S. 73; KW, S. 174; SM, S. 123).
8 z. B. dF II, A/VI/3.
9 SM, S. 99; KW, S. 158; VN, S. 33/49.

Anmerkungen _____

Du = Deg = guaj 1^W

Der Weihesche Einzelpunkt des antipsorischen Guajak-Holzes ist Bestandteil der folgenden Mittelgleichungen:

Guajacum + Natrum hypochlorosum = Sulphur
Guajacum + Natrum hypophosphorosum = Senega (?)

Sein spiegelbildlicher Partner auf der Gegenseite ist Natrum hypochlorosum.

Gummi gutti (= Gambogia)

gamb 1^W
Am unteren Rand des Rippenbogens, am Übergang vom 7. zum 8. Rippenknorpel, rechts (s. Abb. 56 a: chel 1$^{N/W}$, S. 203). Druck gegen den unteren Rand des Rippenbogens und senkrecht zur Tangente durch den Punkt.

Der klassische Indikator dieses nur selten verwendeten Baumharzes aus China ist nach meiner Erfahrung in erster Linie Chelidonium zuzuordnen, dessen wichtigster Indikator in der Folge am rechten Rippenbogen um einen Interkostalraum nach oben medial verschoben wird.[1] Das Mittel Gambogia ist damit dem wichtigen spiegelbildlichen Partnerpunkt von Arsen bestenfalls in zweiter oder gar dritter Linie zugeordnet. Viel wichtiger ist nämlich neben der Zuordnung zu Chelidonium auch diejenige zu Arsenik, welches Mittel in der Art eines beidseitigen Doppelindikators auch beidseitig angeben kann.[2] Auch de la Fuye verwendet den Punkt ja beidseits für Arsenicum album, nachdem er das offenbar auch von ihm nicht bestätigte bzw. nicht verwendete Mittel Gambogia[3] ersatzlos von seiner Liste gestrichen hat.

Anmerkungen _____

Du = R = FB = gamb 1^W

BL ≈ gamb 1^W
◗ Niere 20 rechts. 1,5 Querfinger von der Medianlinie des Oberbauches, auf Höhe des unteren Endes des

_____
1 Siehe unter diesem Mittel.
2 Für Details und weitere Angaben hierzu s. unter Arsenicum album.
3 Wie alle Baummittel wäre Gambogia aber wahrscheinlich sehr wohl eine nähere Überprüfung wert.
4 KW, S. 227; VN, S. 178.
5 Der Punkt liegt nur 1/12 Cun über ham 1^W!
6 Siehe unter Cantharis. Dort auch weitere Details zu Konzeptionsgefäß 7.

3. Achtels der Linie, welche vom Xiphoid zum Nabel führt.
Siehe die Anmerkungen zu Bonnet-Lemaire unter Arsenicum album.

K ≈ BL ≈ gamb 1^W
◗ Niere 20 rechts. Am Rippenbogen, wo dieser 1 Cun von der Mittellinie entfernt ist. Oder: Auf dem inneren Viertel der Verbindungslinie vom Processus xiphoides zum freien Ende der 11. Rippe.
Siehe die Anmerkungen zu Krack unter Arsenicum album.

Der spiegelbildliche Partner des Weiheschen Einzelpunktes auf der Gegenseite ist Arsenicum album.

Hamamelis virginiana

ham 1^W
In der Mitte des oberen Drittels der Linie zwischen Nabel und Symphyse (s. Abb. 121, S. 368). (??)

ham^{WK}
Cuprum metallicum + Quercus robur

Anmerkungen _____

Du = ham 1^W

Deg ≈ ham 1^W
◗ Konzeptionsgefäß 7. In der Mitte des oberen Drittels der Linie zwischen Nabel und Symphyse.
Diese Göhrum entsprechende Lokalisierung von Konzeptionsgefäß 7 ist auch homöosiniatrisch ziemlich exakt (s. unten).

K = US ≈ ham 1^W
◗ Konzeptionsgefäß 7. In der Mittellinie des Abdomens 1 Cun unterhalb des Nabels.
Kracks Ortsangabe für Konzeptionsgefäß 7 stimmt mit den modernen Akupunktur-Autoren genau überein.[4] Geht man von der üblichen Teilung der Strecke Nabel–Symphyse in 5 Cun aus (s. Abb. 24, S. 127/128), liegt Krack zudem mit seiner homöosiniatrischen Zuordnung des klassischen Weiheschen Punktes recht gut (nur 1/30 der Hilfslinie bzw. etwa 1/4 Fingerbreite tiefer als Göhrum).
De la Fuye lokalisiert den Punkt Konzeptionsgefäß 7 in Übereinstimmung mit Soulié de Morant etwas höher, nämlich nur eine Fingerbreite unter dem Nabel, womit Konzeptionsgefäß 7^{dF} mit ham 1^W praktisch zusammenfällt.[5] De la Fuye ordnet dem Punkt aber neu Cantharis zu, das Mittel Hamamelis wird ersatzlos von de la Fuyes Liste gestrichen.[6] Nach Bonnet-Lemaires eigenständiger

Bestimmung liegt Konzeptionsgefäß 7 hingegen etwas tiefer als nach Krack, nämlich 2 Querfinger unterhalb des Nabels, und soll homöosiniatrisch Podophyllum entsprechen.[1]

Helleborus niger

hell 1[W]
Zwischen Nabel und dem Übergang vom 9. zum 10. Rippenknorpel (= squil 1[W]), in der Mitte des inneren Drittels, links (s. Abb. 121, S. 368).

Dieses von Paracelsus wohl zu Recht sehr gepriesene Mittel,[2] welches ein bedeutendes antisykotisches Potential in sich zu tragen scheint, weist bisher leider erst einen abdominalen und damit nur begrenzt brauchbaren Indikator auf. Ein Kandidat für einen neuen Druckpunkt ist der Punkt ❷ Niere 5[VN] beidseits (Shui Quan),[3] welcher schräg hinter und unter dem Innenknöchel mitten auf der Innenseite der Ferse in einer Vertiefung am medialen Oberrand des Kalkaneus liegt.[4]

Anmerkungen

Du = R = FB = hell 1[W]

dF ≈ hell 1[W]
Am Übergang zum unteren Viertel der Verbindungslinie vom Rippenknorpel der 10. Rippe zum Nabel, 3 Querfinger oberhalb und seitlich des Nabels, links.
De la Fuyes Ortsangabe stimmt mit Göhrum nur sehr angenähert überein.

Sch ≈ dF ≈ hell 1[W]
2 Querfinger oberhalb des Nabels und ein Querfinger seitlich von der Medianlinie, links.
Übersetzer Schmidt korrigiert de la Fuye und kommt so besser zu liegen.

BL ≈ hell 1[W]
❷ Niere 17 links. 1,5 Querfinger seitlich der Medianlinie und 2 Querfinger unterhalb des Nabels.
Bonnet-Lemaire lokalisiert den Punkt vermutlich versehentlich unterhalb des Nabels, da er mit seiner isolierten topographischen Angabe sowohl mit sämtlichen unseren Akupunkturquellen als auch mit Göhrum in Konflikt kommt.[5]

Der Weihesche Einzelpunkt ist Bestandteil der folgenden Mittelgleichungen:

Helleborus niger + Bismuthum subnitricum = Digitalis (?)
Helleborus niger + Kali iodatum = Euphrasia
Helleborus niger + Natrum phosphoricum = Sepia

Sein spiegelbildlicher Partner auf der Gegenseite ist Opium.

Heloderma

Bei einer guten Indikation des Giftes des Gila-Monsters habe ich die beiden mittleren Intermetakarpalpunkte des rechten Handrückens positiv und auch nach Einwirkung des Mittels gelöscht gefunden. Die genannten beiden Intermetakarpalpunkte liegen in den Vertiefungen am proximalen Ende des interossären Zwischenraumes zwischen Os metacarpale III und IV bzw. Os metacarpale II und III. Der erstere Punkt entspricht bac 3[N].[6] Zusätzlich waren wie oft bei Tiergiften auch die Indikatoren von Tarentula (tarent 1[N]), Sepia (sep 1[Ne]) und Lachesis (lach 1[W]) positiv.

Helonias dioica

helon 1[WS]
Auf der Strecke vom Nabel zum Punkt von Balsamum peruvianum (= Mitte zwischen Stannum und Ferrum), in der Mitte des äußeren Drittels, rechts (s. Abb. 121, S. 368).
Der nur in der Schöler vorliegenden Variante von Göhrums Liste angeführte Indikator der vornehmlich als Uterusmittel verwendeten Einhornpflanze entspricht in der Göhrumschen Originalschrift sabal 1[W],[7] welche Zuordnung in der Schölerschen Ausgabe und auch in Duprats Materia medica (s. unten) ersatzlos gestrichen ist.

Anmerkungen

Du ≈ helon 1[WS]
Auf der Verbindungslinie vom Nabel zur Mitte der Strecke zwischen Spina iliaca anterior superior und Symphyse, in der Mitte des äußeren Drittels, rechts.
Duprats topographische Umschreibung von Stannum und Ferrum als Hilfslinienpunkte entspricht nicht

1 Siehe unter diesem Mittel.
2 „… ich möcht mit viel Blättern Papiers sein Tugend nicht beschreiben."
3 VN, S. 110. Entspricht Niere 4[KW] (KW, S. 189).
4 Druck gegen den Oberrand des Fersenbeins. Der sonst nicht belegte Punkt scheint v. a. linksseitig für die winterblühende Christrose zu sprechen.
5 Zur Topographie von Niere 17 und zu seiner Mehrfachbelegung s. unter Plumbum.
6 Siehe unter Bacillinum.
7 Siehe unter diesem Mittel.

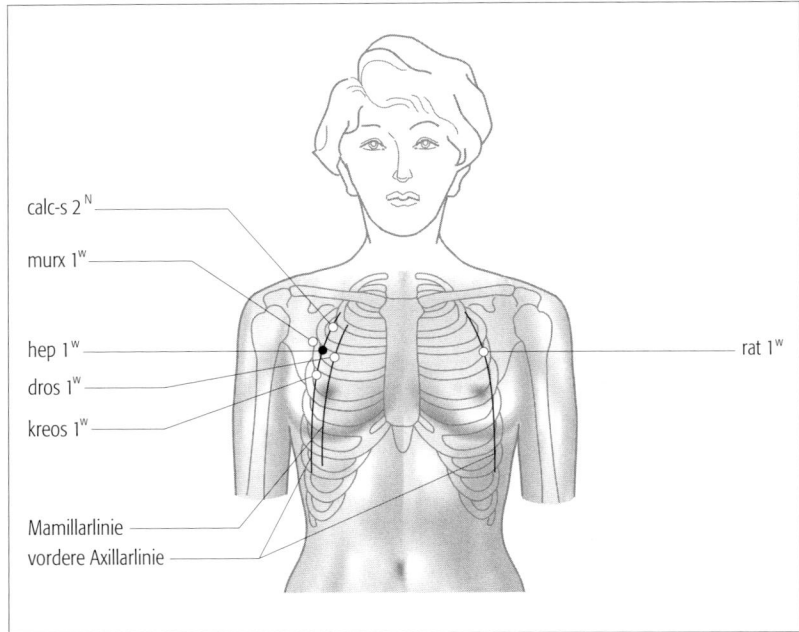

calc-s 2 [N]

murx 1 [w]

hep 1 [w]

dros 1 [w]

kreos 1 [w]

rat 1 [w]

Mamillarlinie

vordere Axillarlinie

Abb. 69: hep 1 [w].

ganz derjenigen Göhrums,[1] jedoch ist der daraus entstehende Fehler nur sehr klein.

dF = US ≈ helon 1 [WS]

❸ Magen 30 beidseits. Ein Querfinger oberhalb und lateral der „épine pubienne".

Den Ausdruck „épine pubienne" verwendet de la Fuye wohl für das circa 1 Querfinger neben der Symphysenmitte befindliche, als Insertionsstelle des Ligamentum pubicum superius dienende Tuberculum pubicum,[2] welches mit dem klassischen Ferrum-Punkt in etwa identisch ist. De la Fuyes homöosiniatrischer Entsprechungspunkt Magen 30 ist nach diesem Autor zusammen mit Aurum doppelt belegt.[3] Nach seinem Atlas liegt der Punkt etwa in Übereinstimmung mit unserer obigen Interpretation der épine pubienne einen guten Querfinger lateral der Symphysenmitte, aber direkt am Oberrand des Schambeinkamms.[4] De la Fuyes Angaben zur Lage des Punktes stimmen in jedem Fall mit helon 1 [WS] nur ganz grob überein.

Sch ≈ dF ≈ helon 1 [WS]

❸ Magen 30 beidseits. Auf dem Schambein, ein Querfinger neben der Symphyse.

Übersetzer Schmidt korrigiert de la Fuyes sich an Göhrum annähernde schriftliche Ortsangabe etwa im Sinne der oben angeführten Atlasdarstellung. Nach sämtlichen unseren Akupunkturquellen wird der Punkt ebenfalls direkt am Oberrand des Schambeinkammes

lokalisiert, aber deutlich weiter lateral als nach de la Fuye (2 Cun = 2 ²⁄₃ Querfinger von der Symphysenmitte).[5] Bei der Überprüfung des Punktes wird man sich aber primär an de la Fuyes Originalangabe halten, zumal er für Aurum[6] genau die gleiche Punktbeschreibung gibt.

Der spiegelbildlicher Partner von Duprats Punkt auf der Gegenseite ist der Weihesche Einzelpunkt von Naja.

Hepar sulphuris

hep 1 [w * * *]

Auf der vorderen Axillarlinie, im 3. Interkostalraum, rechts. Druck gegen den Unterrand der oberen Rippe und senkrecht zur Tangente durch den Punkt.

hep [WK]

1. Baryta carbonica + Badiaga
2. Calcarea phosphorica + Ruta graveolens
3. Natrum carbonicum + Cocculus

---

1 Ferr 1 [W] liegt etwas lateral der Symphysenmitte, Stannum knapp unterhalb der Spina iliaca anterior superior.
2 Rauber/Kopsch, S. 291–293.
3 Zu seiner Topographie s. die nachfolgende Anmerkung.
4 dF, II/A/XI/2.
5 SM, S. 97; VN, S. 43; KW, S. 155.
6 Für weitere Details und zusätzliche Belegungen des Punktes s. unter diesem Mittel sowie auch unter Aceton und Palladium.

Ein sehr bewährter Punkt für eines der wichtigsten Mittel unserer Materia medica, wie dies auch Fortier-Bernoville ausdrücklich erwähnt. Er ist auch nicht zu oft falsch positiv; man muss lediglich daran denken, dass der Punkt auch eine Komponente des wichtigen Pulsatilla-Doppelindikators Hepar + Ratanhia ist.[1] De la Fuye und seine Schüler hingegen betonen sehr, dass der Punkt Lunge 1 sogar beidseits Hepar zugeteilt werden soll. So z. B. Voisin: „Weihe gibt den Punkt nur rechts an, aber er ist häufig beidseits zu finden."[2] Ich finde in Übereinstimmung mit Göhrum bei typischen Pulatilla-Indikationen immer den Doppelindikator beidseits oder linksbetont positiv,[3] während er bei einer guten Hepar-Indikation zumindest rechtsbetont sein sollte, wenn der Punkt nicht isoliert rechts auftritt.

Wir erinnern uns auch daran, dass der Punkt bei der Entwicklung der Homöosiniatrie eine zentrale Rolle spielte.[4]

Anmerkungen

Du = FB = R = Dem = Da = hep 1^W

dF = Sch = V = Deg ≈ hep 1^W

☽ Lunge 1 beidseits. Auf der vorderen Axillarlinie, im 3. Interkostalraum.

Die topographische Übereinstimmung von Lunge 1 mit Göhrums Hepar-Punkt ist überraschenderweise gar nicht so unzweifelhaft, wie man dies auf Grund der wichtigen Stellung dieses Punktes vor allem für die therapeutische Homöosiniatrie[5] erwarten würde. Nach den modernen Akupunkturtafeln liegt der Punkt nämlich nur eine Distanz unterhalb der Klavikula im 1., und selbst nach Soulié de Morants Original-Atlas lediglich im 2. statt entsprechend hep 1^W im 3. Interkostalraum.[6] Bereits Soulié de Morant hat also, wie später de la Fuye und sein Anhang, die topographische Entsprechung des Punktes etwas forciert der klinisch mustergültigen Übereinstimmung von Hepar sulphuris und dem Akupunkturpunkt Lunge 1 angepasst …[7]

1 Siehe unter Pulsatilla.
2 Voisin, S. 542.
3 Weitere Details s. unter Pulsatilla.
4 Siehe S. 96 ff. Weitere Details zur Homöosiniatrie des Punktes sind unten angeführt.
5 Siehe S. 96 ff.
6 VN, S. 17; KW, S. 141; SM, S. 135. An den gleichen Stellen finden sich auch die entsprechenden Angaben zu Lunge 2, welcher Punkt von de la Fuye Benzoicum acidum bzw. Euphrasia zugeordnet wird (s. unter diesen Mitteln).
7 Bonnet-Lemaire 1936, S. 113.
8 Siehe unter diesem Mittel.
9 Siehe unter Sulphur.
10 Zur genauen Lokalisierung des Punktes s. unter Pulsatilla.

K = BL = US ≈ hep 1^W

☽ Lunge 1 rechts. Im 3. Interkostalraum auf der vorderen Axillarlinie, etwa 6 Cun lateral der Sternalmitte.

Siehe die obige Anmerkung. Kracks seitliche Distanzangabe trifft hep 1^W recht gut.

Der Weihesche Einzelpunkt ist Bestandteil der folgenden Mittelgleichungen:

Hepar sulphuris + Ratanhia = Pulsatilla
Hepar sulphuris + Euphrasia = Phosphorus
Hepar sulphuris + Iris versicolor = Sambucus nigra (?)

Sein spiegelbildlicher Partner auf der Gegenseite ist Ratanhia.

Herpes simplex

Die Nosode dieses wahrscheinlich als wichtiger Vestärkungsfaktor der Sykosis wirkenden Erregers manifestiert sich druckpunktdiagnostisch – allerdings ziemlich unspezifisch – an den beiden de la Fuyeschen Punkten von Medorrhinum, ☽ Blase 54.[8] Ähnlich wie bei bei Medorrhinum fand ich den Indikator zumindest in einem Fall deutlich rechtsbetont positiv. Bei diesem Patienten war dazu noch der neue Schwefel-Hauptindikator ☽Drei-Erwärmer 15 rechts (= sulph 1^N) positiv.[9]

Hydrastis canadensis

hydr 1^W
Auf der Grenze des mittleren und unteren Drittels der Linie zwischen Nabel und Symphyse (s. Abb. 103 b: rhus-t $1^{N/df}$, S. 323). (?)

hydr 2^{dF}
☽Dickdarm 4 beidseits. Im Winkel zwischen Metacarpale I und II auf dem Handrücken (s. Abb. 98 d: puls 4^N, S. 317).[10]

hydr 3^N
Entspricht dem Punkt cist 1^W. Im Winkel zwischen dem Processus xiphoides und dem Rippenbogen, rechts. Druck gegen den unteren Rand des Rippenbogens und senkrecht zur Tangente durch den Punkt (s. Abb. 117 b: thuj 2^N, S. 356, wo cist 1^W dargestellt ist).

hydr^{WK}
Cuprum metallicum + Thuja (?)

Das wichtige Mittel ist biochemisch mit Chelidonium, Berberis und Sanguinaria verwandt.[1] Da der klassische Indikator nicht sehr zuverlässig zu sein scheint und Dickdarm 4 bereits mehrfach belegt ist (s. unten), wurde als nach ersten Erfahrungen gut brauchbare Alternative der unmittelbar neben chel 1^N im rechten Xiphoidwinkel gelegene Punkt cist 1^W neu auch Hydrastis zugeordnet. Der klassische Cistus-Punkt ist damit zusätzlich zu seiner bereits durch die unten angeführte Weihesche Kombination postulierten Beziehung zu Thuja[2] als doppelt belegt zu betrachten.[3]

Anmerkungen

Du = R = FB = hydr 1^W

dF = Sch = BL = Deg = US ≈ hydr 1^W
❷ Konzeptionsgefäß 4. Am Übergang des mittleren zum unteren Drittel der Strecke Nabel—Symphyse.
 Zur üblichen chinesisch-medizinischen Topographie von Konzeptionsgefäß 4, welcher die genau mit Göhrum übereinstimmende Angabe de la Fuyes nicht völlig entspricht, s. die unten stehende Anmerkung.

K = US ≈ dF ≈ hydr 1^W
❷ Konzeptionsgefäß 4. Am Leib in der Mittellinie 3 Cun unterhalb des Nabels.
 Zur allgemeinen Topographie des Konzeptionsgefäßes unterhalb des Nabels s. unter Rhus toxicodendron. Nach den dortigen Angaben lässt sich errechnen, dass der Unterschied zwischen der Ortsangabe Göhrums und der mit den modernen Akupunkturtafeln übereinstimmenden Topographie Kracks nur klein ist (Krack liegt um $^1/_{15}$ der Linie Nabel-Symphyse = $^1/_3$ Cun höher). – Krack erwähnt zusätzlich eine mögliche Doppelbelegung des Punktes zusammen mit dem Indikator von Baryta iodata nach Schöler.[4]

Sch = K = Deg = US ≈ hydr 2^{dF}
Der wichtige Akupunkturpunkt ❷ Dickdarm 4 ist nicht ganz überraschenderweise mehrfach belegt: Nach de la Fuye zusätzlich durch Opium und Veratrum, nach meiner Erfahrung kann auch Pulsatilla, vor allem Pulsatilla nuttaliana, hier gefunden werden.[5] Die Ortsangaben für diesen Punkt stimmen nach sämtlichen unseren Akupunkturquellen gut mit de la Fuye überein, manchmal wird der Punkt etwas asymmetrisch mehr gegen das Metacarpale des Zeigefingers hin angegeben.[6]

Der Weihesche Einzelpunkt ist Bestandteil der folgenden Mittelgleichung:

Hydrastis canadensis + Cuprum metallicum = Thuja[7]

Hydrocyanicum acidum

hydr-ac 1^W
Auf der Medianlinie des Abdomens, dicht unterhalb Natrum carbonicum (s. Abb. 88: nat-c 1^W, S. 287).

Nach Fortier-Bernoville ist der Indikator einer der eher unsicheren unter den vier Punkten, welche Natrum carbonicum unmittelbar benachbart sind.

Anmerkungen

Du = FB = hydr-ac 1^W

Der Punkt liegt praktisch deckungsgleich mit cupr 5^{dF}, welcher ❷ Konzeptionsgefäß 13 entspricht (s. unter Cuprum).

Der Weihesche Einzelpunkt ist Bestandteil der folgenden Mittelgleichungen:

Hydrocyanicum acidum + Iodium = Sepia
Hydrocyanicum acidum + Natrum carbonicum
 = Veratrum album
Hydrocyanicum acidum + Natrum sulphuricum
 = Lycopodium
Hydrocyanicum acidum + Plumbum
 = Arsenicum album (?)

---

1 Hydrastis als wichtiges Anti-Tumormittel enthält wie das hydr 3^N druckpunktmäßig unmittelbar benachbarte Chelidonium das Alkaloid Berberin, das Hauptalkaloid der ähnlich bedeutenden Arznei Berberis. Zu dieser Gruppe ist auch die ähnliche Alkaloide enthaltende und mit Chelidonium botanisch verwandte Blutwurz (Sanguinaria) zu zählen (s. auch unter diesen Mitteln).
2 Siehe auch unter diesem Mittel und vergleiche die unmittelbar benachbarte Lage von thuj 2^N auf der erwähnten Abbildung Thuja 2.
3 Siehe auch unter Cistus canadensis.
4 Siehe unter diesem Mittel.
5 Siehe unter Pulsatilla.
6 KW, S. 145; VN, S. 24; SM, S. 113.
7 Vgl. hierzu den obigen Doppelindikator Cuprum metallicum + Thuja = Hydrastis! Es besteht hier eine für Weihesche Kombinationen ungewöhnliche Vertauschung der Indikatoren innerhalb zweier Gleichungen, welche die Verwandtschaft der Arzneien untereinander nochmals betont.

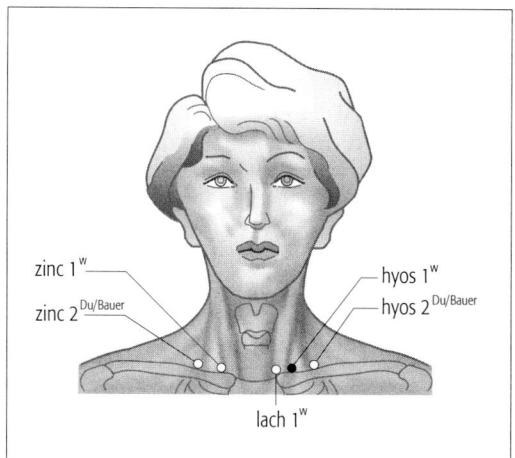

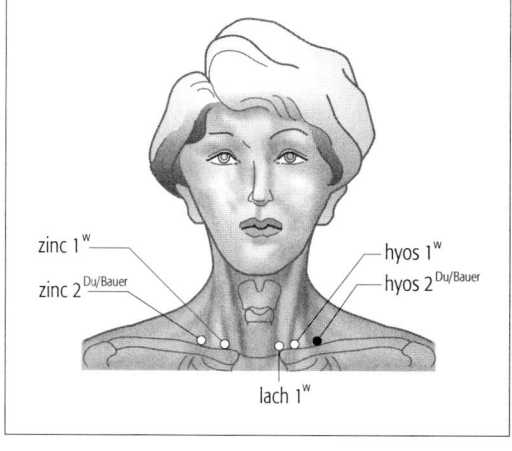

Abb. 70 a: hyos 1^W.

Abb. 70 b: hyos 2$^{Du/Bauer}$.

Hydrophobinum s. Lyssinum

Hyoscyamus

hyos 1^W*

Im äußeren Winkel zwischen vorderem Ansatz des Musculus sternocleidomastoideus und Klavikula, links. Druck von oben auf die obere Fläche der letzteren.

hyos 2$^{Du/Bauer}$*

Im äußereren Winkel zwischen Sternokleidomastoideus und Schlüsselbein, links. Man drücke von oben nach unten gegen die obere Fläche des Schlüsselbeins.[1]

hyos^{WK}

Nitricum acidum + Stramonium (?)

Die Lage dieses Punktes scheint etwas unklar, weshalb sie etwas ausführlicher diskutiert wer-

den soll. Mit Göhrums Angabe „im äußeren Winkel zwischen vorderem Ansatz des Musculus sternocleidomastoideus und Clavicula" kann eigentlich nur die Lage im Winkel zwischen dem Oberrand des Schlüsselbeins und dem lateralen Rand des Caput sternale musculi sternocleidomastoidei gemeint sein. Die Punktedarstellung auf Göhrums Büste, wo allerdings das Relief des Leitmuskels nur auf der seitlichen Ansicht gut zu erkennen ist, scheint mit dieser Interpretation am besten übereinzustimmen (s. Abb. 22, S. 121).[2]

Duprat gibt die Göhrumsche Ortsangabe dann leider verkürzt wieder (s. oben), so dass bei fehlender Angabe des Teilmuskels eher der Winkel seitlich am Caput claviculare gemeint zu sein scheint, wo der Punkt denn auch heute von den meisten Anwendern lokalisiert wird und sich offensichtlich auch bewährt hat.[3] Manchmal wird jedoch auch der Winkel medial vom Caput laterale unseres Leitmuskels angegeben, welche Lokalisierung dann von derjenigen Göhrums nur

---

1 Zur genauen Unterscheidung der beiden Lagevarianten von Hyoscyamus s. unten. Zur wichtigen Differenzierung von hyos 2^{Du} von den von der gleichen Stelle her zu tastenden, sich in der Druckrichtung aber klar unterscheidenden Indikatoren von Calcarea phosphorica, Kali nitricum, Natrum nitricum und Sulphur s. unter diesen Mitteln, insbesondere unter Kali nitricum.

2 Der Punkt nit-ac 2^W, welcher nach Göhrums schriftlicher Angabe vom hinteren äußeren Ende des klavikulären Ansatzes des Sternokleidomastoideus her zu tasten ist (s. unter diesem Mittel und vgl. auch die Angaben zum spiegelbildlichen Punkt Calcarea ostrearum), ist auf der Büste relativ weit lateral eingetragen (auf der seitlichen Aufnahme ist der spiegelbildliche Indikator calc 2^W sehr gut in dieser Position zu sehen). Somit kann der deutlich medial davon eingetragene klassische Indikator von Hyoscyamus (bzw. der rechtsseitige von Zincum, vgl. auch hier die Seitenaufnahme) eigentlich nur am lateralen Ansatz des Caput sternale des Leitmuskels gelegen sein.

3 Mündliche Bestätigung durch Dr. Bauer, weshalb diese Interpretation des Punktortes denn auch als hyos 2$^{Du/Bauer}$ bezeichnet wird. Bei der Beschreibung des spiegelbildlichen Indikators von Zincum nähert sich Duprat dann aber wieder mehr der Ortbeschreibung von Göhrum an (s. dort), wobei die beiden Punkte meist spiegelbildlich verwendet werden. So ist zinc 2$^{Du/Bauer}$ dann auch in dieser Position eingetragen, wo sich der Indikator ja auch tatsächlich ebenfalls gut bewährt hat (s. ebenfalls unter Zincum).

noch höchstens eine Fingerbreite seitlich entfernt ist.[1]

Doch wenn wir die unten angeführten weiteren Autorenzitate vor allem der französischen Schule durchsehen, dürfte die von Göhrum ursprünglich gemeinte Lage des Punktes fast sicher unserer obigen Interpretation im Sinne von hyos 1^W entsprechen. – Entscheidend ist nun aber nicht das theoretische Quellenstudium, sondern die praktische Bewährung des Punktes! So wird man ähnlich wie beim spiegelbildlichen Zincum bis auf Weiteres entsprechend den obigen Wertigkeitsangaben hyos 1^W und hyos $2^{Du/Bauer}$ als etwa gleichberechtigt behandeln.

Das Mittel bedarf druckpunktdiagnostisch vermutlich noch der Ergänzung, eventuell sogar eines neuen Hauptindikators, zumal hyos 1^W oft auch bei Indikationen von Zincum phosphoricum positiv ist. Wie unter diesem Mittel und unter Zincum ausführlicher dargestellt wird, scheint der ganze mediale Klavikula-Bereich in erster Linie eine Schlangengift-Zink-Zone darzustellen.

Auch Fortier-Bernoville (s. unten) deutet eine mangelnde Zuverlässigkeit des Punktes an. Überprüfenswert scheint in diesem Zusammenhang der die Verwandtschaft mit Stramonium betonende oben genannte Weihesche Doppelindikator.

Der lateral gelegene Indikator hyos 2^{Du} unterscheidet sich durch seine Druckrichtung von oben nach unten auf das Schlüsselbein von den gleichenorts hinter der Klavikula gelegenen wichtigen Indikatoren der Nitratgruppe sowie von calc-p 1^N und sulph 3^{N}.[2]

---

1 Aus Duprats Angabe geht tatsächlich nicht ganz sicher hervor, ob der Winkel am lateralen oder medialen Ende des Caput claviculare des Musculus sternocleidomastoideus gemeint ist. Auf Abb. 70 würde dieser intermediäre Punkt zwischen hyos 1^W und hyos $2^{Du/Bauer}$ liegen.
2 Siehe unter Kali nitricum sowie den beiden letztgenannten Mitteln.
3 Tatsächlich kann der Punkt auch bei Lachesis-Indikationen positiv sein, wobei aber lach 1^W immer deutlicher angeben sollte (zur Verwandtschaft der beiden Mittel vgl. auch S. 46). Zur druckpunktdiagnostischen Unterscheidung der an diesem Punkt angebenden Mittel-Indikationen s. auch unter Lachesis und Zincum phosphoricum.
4 SM, S. 95. Magen 11 wird von de la Fuye homöosiniatrisch nicht verwendet.
5 VN, S. 33/38; KW, S. 152/153.
6 VN, S. 33/38; KW, S. 152/153.
Zur möglichen Beziehung von Magen 12 zu calc 2^W und nit-ac 2^W s. unter Calcarea ostrearum und Nitricum acidum.

Anmerkungen _____

FB = hyos 1^W
Im Winkel zwischen dem Oberrand der Klavikula und dem äußeren Rand des vorderen Anteils des Musculus sternocleidomastoideus, links. Druck von außen nach innen. Dominiert wird diese Region aber ganz von Lachesis.[3]

Diese Formulierung entspricht genau derjenigen Göhrums und kann fast nur in unserem obigen Sinne interpretiert werden. Auch Fortier-Bernoville unterscheidet wie Göhrum die Punktelage von hyos 1^W und lach 1^W vor allem auch durch die Druckrichtung. Diese gibt er sogar noch mehr entgegengesetzt zum Lachesis-Punkt an („von außen nach innen") als Göhrum („von oben nach unten").

R ≈ hyos 1^W
Unter dem sternalen Ansatz des Sternokleidomastoideus, links.

Auch diese etwas anders als bei Fortier-Bernoville formulierte Ortsangabe kann nur im Sinne unserer Interpretation als hyos 1^W verstanden werden.

dF = Sch = US ≈ hyos 1^W
◗ Magen 12 links. Zwischen dem sternalen und dem klavikulären Ansatz des Musculus sternocleidomastoideus.

De la Fuyes Lokalisierung ist ungenau, schließt aber die lateral interpretierte Ortsangabe Duprats, welche ja den Punkt außerhalb des Raumes zwischen den beiden Muskelansätzen ortet, in jedem Fall aus. Auf de la Fuyes Atlas ist der Punkt infolge zu kleinen Maßstabes nur sehr approximativ dargestellt, er scheint jedoch eher im seitlichen Abschnitt des Bereiches zwischen den Muskelansätzen neben dem Caput laterale zu liegen. In der in sehr viel präziserem Maßstab gezeichneten Originaldarstellung des genannten Akupunkturpunktes von Soulié de Morant, worauf de la Fuye in aller Regel ja basiert, ist Magen 12 etwa in der Mitte zwischen den beiden Muskelansätzen des Sternocleidomastoideus eingezeichnet. Magen 11 liegt nach diesem Autor noch etwas weiter medial am Rand des Caput sternale und damit ziemlich genau an der Stelle von hyos 1^W am inneren Ende der Klavikula.[4]

Die modernen Akupunkturtafeln lokalisieren Magen 11 ausdrücklich zwischen den beiden Capita des Musculus sternocleidomastoideus, gemäß Atlasdarstellung eher entsprechend Soulié de Morant am Rand des Caput mediale.[5] Der 12. Punkt dieses Meridians kommt nach diesen Autoren deutlich weiter lateral etwa in der Mitte der Fossa clavicularis zu liegen, wo er von Degroote zu Recht mit dem Dupratschen Indikator von Calcarea ostrearum bzw. Nitricum acidum gleichgesetzt wird.[6]

K ≈ hyos 1^W

❷ Magen 12 links. Auf dem Oberrand der Klavikula, 4 Cun seitlich der Incisura clavicularis, zwischen dem sternalen und klavikulären Ansatz des Musculus sternocleidomastoideus.

Krack kombiniert die Ortsangaben von Magen 12^{dF} und Magen 12$^{VN/KW}$ und kommt so zu einer widersprüchlichen Angabe: Entsprechend der Angabe de la Fuyes spricht er zwar von einem zwischen den beiden Ansätzen des Sternokleidomastoideus gelegenen Punkt, lokalisiert diesen dann aber in Übereinstimmung mit den modernen Akupunkturtafeln vier Daumenbreiten lateral von der Medianlinie. Mit dieser Distanzangabe kommt er dann aber deutlich seitlich über den von ihm selbst vorgegebenen Bereich zwischen den beiden Muskelansätzen hinaus zu liegen. (Auch seine Bezeichnung „Incisura clavicularis" ist übrigens wohl irrtümlich und sollte als Bezeichnung der Mitte zwischen den beiden Schlüsselbeinen „Incisura jugularis sterni" heißen.)

BL ≈ hyos 1^W

❷ Magen 11 links. Unter dem sternalen Ansatz des Musculus sternocleidomastoideus.

Bonnet-Lemaire, dem offenbar eine der modernen Akupunktur-Topographie entsprechende Quelle zur Verfügung stand, bezeichnet sicher aus diesem Grund seinen mit Göhrum topographisch gut übereinstimmenden Hyoscyamus-Punkt homöosiniatrisch zu Recht abweichend von de la Fuye als Magen 11. Magen 11 ist nach de la Fuye nicht belegt (für Details zu diesem Punkt s. die obige Anmerkung zu de la Fuye).

Deg ≈ hyos 2$^{Du/Bauer}$

❷ Magen 11 links. Im äußeren Winkel zwischen der Insertion des Sternokleidomastoideus und dem Schlüsselbein. Man drücke von oben nach unten.

Degroote verwendet wie Bonnet-Lemaire die moderne homöosiniatrische Zuordnung zu Magen 11,[1] aber zusammen mit der Ortsbeschreibung nach Duprat. Falls er hyos 1$^{Du/Bauer}$ im üblichen Sinne lateral des Caput laterale des Leitmuskels lokalisiert, kommt er damit sowohl für Magen 11$^{VN/KW}$ (entspricht seiner Meridianskizze) als auch für Magen 11^{SM} (s. oben unter de la Fuye) zu einem Widerspruch mit seiner schriftlichen Ortsangabe.

1 Auch auf seiner im Anhang publizierten Meridianskizze wird Magen 11 entsprechend den modernen Akupunkturtafeln zwischen den beiden Ansätzen des Leitmuskels lokalisiert, wobei aber die genaue Lage nicht ersichtlich ist.

2 Auch für Zink werden in analoger Weise die beiden Indikatoren zinc 1^W und zinc 2$^{Du/Bauer}$ unterschieden, s. unter diesem Mittel.

3 SM, S. 195; KW, S. 217; VN, S. 162.

Der Weihesche Einzelpunkt ist Bestandteil der folgenden Mittelgleichungen:

**Hyoscyamus + Zincum metallicum
= Scrophularia nodosa**

Hyoscyamus + Oxalicum acidum = Pulsatilla

Hyoscyamus + Natrum sulphuricum
= Rhus toxicodendron

Hyoscyamus + Nitricum acidum = Iris versicolor

Sein spiegelbildlicher Partner auf der Gegenseite ist Zincum.[2]

Hypericum perforatum

hyper 1^W

Auf dem Dornfortsatz des 5. Lendenwirbels. Druck von oben auf die obere Kante des Processus spinosus. (?)

Anmerkungen _____

Du = R = FB ≈ hyper 1^W

dF = Sch ≈ hyper 1^W

❷ Lenkergefäß 3. Auf der Dornfortsatzspitze des 5. Lendenwirbels.

Nach sämtlichen unseren Akupunkturquellen liegt der Punkt minimal abweichend von de la Fuye unterhalb des Dornfortsatzes des 4. Lendenwirbels, entspricht aber auf Grund der Göhrumschen Druckrichtung praktisch genau hyper 1^W.[3]

Deg = hyper 1^W

❷ Lenkergefäß 3. Auf dem Dornfortsatz des 5. Lendenwirbels. Druck von oben nach unten. Siehe obige Anmerkung.

US ≈ hyper 1^W

❷ Konzeptionsgefäß 3 (ohne Ortsangabe).

Ungern-Sternbergs isoliert dastehende Angabe beruht fast mit Sicherheit auf einer Verwechslung von Konzeptionsgefäß 3 mit Lenkergefäß 3.

Der Weihesche Einzelpunkt ist Bestandteil der folgenden Mittelgleichungen:

Hypericum perforatum + Osmium = Thuja (?)

Hypericum perforatum + Tellurium = Silicea (?)

Hypericum perforatum + Uranium nitricum
= Lathyrus sativus (?)

Ignatia

ign 1^{N**} (Hauptpunkt)

❷ Leber 13 links. An der Spitze des freien Endes der 11. Rippe.

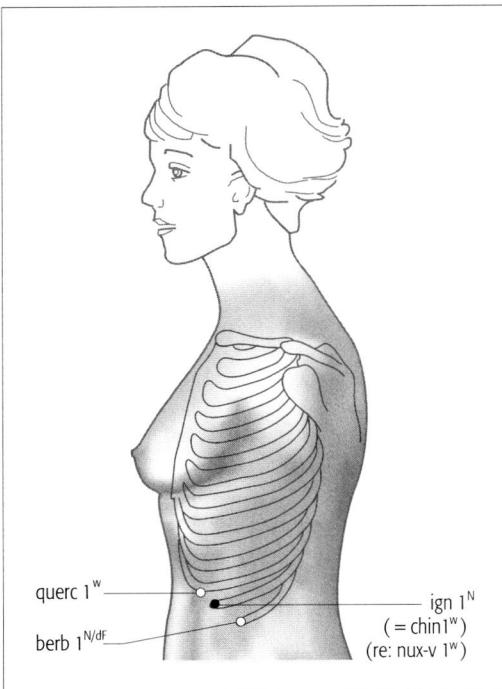

querc 1^w

berb 1$^{N/dF}$

ign 1^N
(= chin1^w)
(re: nux-v 1^w)

Abb. 71 a: ign 1^N.

ign 2^{N**} (Bestätigungspunkt)

◑ Milz-Pankreas 9 links. Im knöchernen Winkel unterhalb des medialen Tibiaplateaus, wo die Konsole in den Schaft übergeht. Druck gegen die hintere mediale Seite des Knochens.

ign 3^{W*}

Am Übergang vom mittleren zum inneren Drittel der Strecke von Stannum (unter der Spitze der Spina iliaca anterior superior) zum Nabel, rechts (s. Abb. 121, S. 368).

Der klassische Indikator ist nach Fortier-Bernoville in Übereinstimmung mit meiner Erfahrung nicht selten falsch negativ. Auf Grund seines zahlreichen Vorkommens in den Kombinationen für andere Mittel (s. unten) muss er zudem für die Weihesche Schule auch häufig falsch positiv gewesen sein. Trotzdem aber ist er nach Fortier-Bernoville zusammen mit Stannum der noch am

besten brauchbare Weihesche Punkt in der mit bewährten Indikatoren nicht gerade gesegneten Region des Unterleibes.[1]

Unklarheiten bestehen auch betreffend den Bezug des Ignatia-Punktes zum MacBurneyschen Punkt, welchen mehrere Autoren hervorheben (s. unten). Dieser Appendizitis-Indikator liegt zwar ebenfalls auf der Linie Nabel – Spina iliaca anterior superior, jedoch – wie bereits Fortier-Bernoville richtig bemerkt – etwas weiter distal-lateral als der klassische Ignatia-Punkt. Nach den meisten schulmedizinischen Autoren liegt Mac Burney in der Hälfte der besagten Hilfslinie.[2] Nach anderen Angaben ist er jedoch noch etwas weiter distal-lateral zu suchen, nämlich nur etwa 5 cm vom unteren Endpunkt der Hilfslinie entfernt.[3]

Wie Voisin bringt auch Fortier-Bernoville die Nähe des Indikators zu MacBurney mit der Tatsache in Zusammenhang, dass Ignatia viele Pseudo-Appendizitiden heilen kann.[4] Krack warnt aber ausdrücklich davor, auf Grund dieser Beziehung Appendizitiden unbesehen einfach mit Ignatia heilen zu wollen![5]

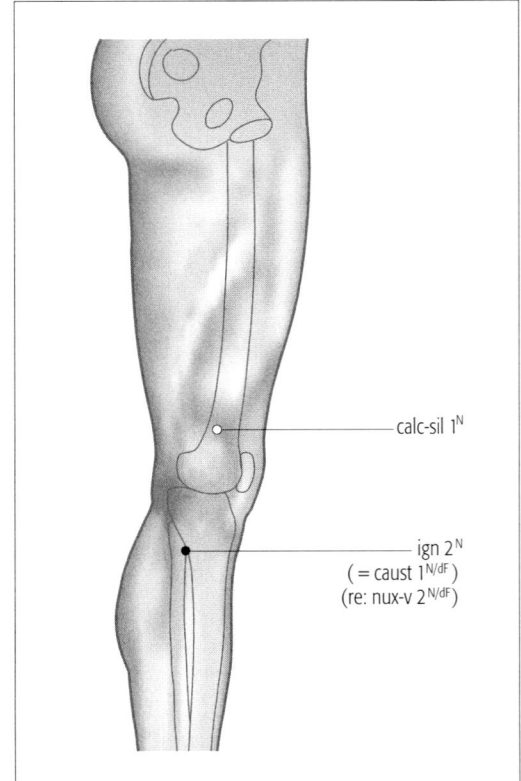

calc-sil 1^N

ign 2^N
(= caust 1$^{N/dF}$)
(re: nux-v 2$^{N/dF}$)

1 Fortier-Bernoville, S. 431.
2 Töndury, S. 151.
3 Pschyrembel, S. 96.
4 Fortier-Bernoville, S. 432.
5 Krack/Schöler, S. 43.

Abb. 71 b: ign 2^N.

Der Punkt ◉ Leber 13 links ist als neuer, spiegel-bildlich zu nux-v 1^W gelegener[1] Hauptindikator der Ignazbohne zusammen mit China und Cea-nothus dreifach belegt. Auch der neue Ergän-zungspunkt ◉ Milz 9 links ist zusammen mit dem Hauptindikator von Causticum doppelt be-legt.[2] In einem Ignatia-Fall habe ich auch alle drei Causticum-Indikatoren zusammen mit Leber 13 links positiv gefunden. Vielleicht muss man auf Grund dieser Verwandtschaft nicht nur wie üblich Natrum muriaticum,[3] sondern auch Causticum als das chronische Mittel bzw. ergänzende Antipsori-kum von Ignatia betrachten.[4] Haupt- und Ergän-zungspunkt von Ignatia ergeben eine zuverlässige negative Ausschlussdiagnostik, auch positiver-seits scheint beim deutlichen Vorliegen beider Punkte eine Dosis der Ignazbohne zumindest als kurzfristiges Zwischenmittel fast sicher ange-zeigt.

Weiter gehört Ignatia nach meiner Erfahrung auch zu den Reaktionsmitteln, an welche dann zu denken ist, wenn scheinbar alle Druckpunkte ne-gativ sind. In einem Fall, der klinisch sehr gut auf Ignatia reagierte, habe ich erst nach längerem Su-chen den Indikator von Baryta carbonica als ein-zigen leicht bis mittelgradig positiven Punkt ge-funden.

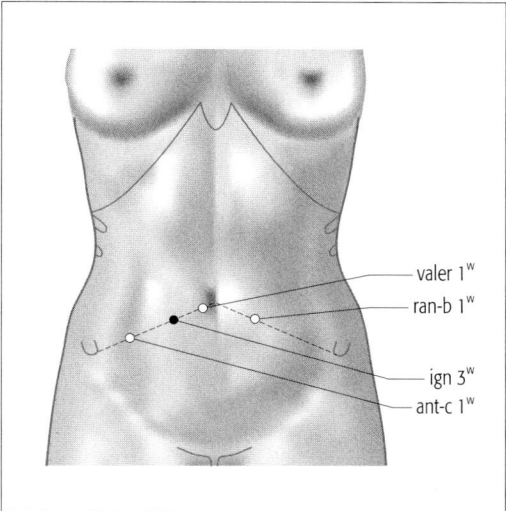

Abb. 71 c: ign 3^W.

V = Da ≈ ign 3^W
Auf dem MacBurneyschen Punkt. Recht häufig positiv bei nervösen Ignatia-Indikationen. Die Lage des Punktes ist verantwortlich für manche bei gesundem Appendix vorgenommenen Appendektomie, welche durch eine Dosis Ignatia vermeidbar gewesen wäre.

Siehe hierzu die obigen Angaben.

dF = Sch = Deg = US ≈ ign 3^W
◉ Magen 26 beidseits. Zwischen dem inneren und dem mittleren Drittel der Verbindungslinie des Nabels mit der Spina iliaca anterior superior.

Magen 26 liegt nach Soulié de Morant etwas weiter lateral als auf den modernen Akupunkturtafeln, jedoch ist der Unterschied gering und die homöosiniatrische Übereinstimmung mit Göhrum recht gut.[5]

BL ≈ dF ≈ ign 3^W
◉ Magen 26 rechts. Ein Querfinger unterhalb des Na-bels auf dem Magenmeridian, welcher auf dieser Höhe 3 Querfinger von der Medianlinie auf dem Außenrand des Musculus rectus abdominis verläuft.

Auch diese Ortsangabe kommt zumindest in die Nähe von ign 3^W zu liegen.

K ≈ dF ≈ ign 3^W
◉ Magen 26 rechts auf dem MacBurneyschen Punkt. Am Rektusrand zwischen dem inneren und äußeren Drittel der Verbindungslinie Nabel–Spina iliaca.

Kracks Ortsbezeichnung ist etwas widersprüchlich, da er ign 3^W mit der korrekten Lage von MacBurney im Bereich des Rektusrandes zu verbinden versucht.

Anmerkungen

Zur Topographie von ◉ Leber 13 links (= ign 1^N) s. unter Nux vomica.

Die Topographie von ◉ Milz-Pankreas 9 links (= ign 2^N) stimmt nach sämtlichen unseren Akupunkturquellen gut mit den obigen Angaben überein. Für Details hierzu s. unter Causticum, welchem Mittel der Punkt ja zusam-men mit Nux vomica ursprünglich zugeordnet wurde.

FB = R = Dem = ign 3^W

Du ≈ ign 3^W
Übergang vom mittleren zum inneren Drittel der Strecke vorderer, oberer Darmbeinstachel–Nabel, rechts.

1 Sowohl Ignatia als auch die Brechnuss sind strychnin-haltig, die Ignazbohne sogar noch ausgeprägter (Clarke 1978 II, S. 6).
2 Siehe unter diesen Mitteln.
3 Clarke 1978, S. 554. Nat-m 1^W ist dementsprechend bei Ignatia-Indikationen nicht selten ebenfalls positiv.
4 Man beachte hierzu die enge klinische Beziehung der beiden Mittel zueinander bei Folgen von Liebesenttäuschung und vor allem auch von Todesfällen.
5 SM, S. 97; KW, S. 155; VN, S. 42.

Der Weihesche Einzelpunkt ist Bestandteil der folgenden Mittelgleichungen:

Ignatia + Ranunculus bulbosus = Thuja
Ignatia + Antimonium crudum = Pulsatilla
Ignatia + Aurum metallicum = Lycopodium
Ignatia + Cuprum metallicum = China (?)
Ignatia + Kali bichromicum = Iodium (?)
Ignatia + Mercurius vivus = Arsenicum album (?)
Ignatia + Natrum phosphoricum = Silicea
Ignatia + Phosphoricum acidum = Veratrum album
Ignatia + Platinum metallicum = Sanguinaria canadensis
Ignatia + Plumbum = Graphites (?)

Sein spiegelbildlicher Partner auf der Gegenseite ist Ranunculus bulbosus.

Iodium (= Jod)

iod 1^{W}*
In der Mitte der Strecke zwischen der Spitze des Processus xiphoides und dem Nabel.

iod^{WK}
1. Calcarea carbonica + Belladonna (?)
2. Kali bichromicum + Ignatia (?)
3. Kali bromatum + Carbo animalis
4. Kali phosphoricum + Cumarinum
5. Natrum sulphuricum + Baptisia tinctoria (?)
6. Silicea + Mezereum

Nach Fortier-Bernoville gibt der klassische Indikator, dessen Problematik aus organotroper Sicht wir bereits in Teil 1 dieser Arbeit ausführlich diskutiert haben,[1] entsprechend den dortigen Überlegungen nicht selten falsch negativ an. Andererseits hat sich dieser Punkt aber auch, wie unter anderen auch der kritische Voisin berichtet (s. unten), zumindest partiell recht gut bewährt. Wahrscheinlich aber wird ein neuer Hauptpunkt bestimmt werden müssen. Als mögliche Kandidaten käme eventuell eine Kombination der im oberen Sternalbereich gelegenen Indikatoren Mercurius iodatus ruber und Calcarea iodata in Frage, eventuell auch der unmittelbar vor brom 1^{W} gelegene Punkt auf der Vorderseite des Manubrium sterni auf Höhe des Ansatzes des ersten Rippenpaares.[2] Diesen noch völlig im Experimentierstadium befindlichen Indikator habe ich bisher erst einmal bei einer Jod-Indikation gesucht und positiv gefunden.

Anmerkungen _____

Du = Dem = Da = iod 1^{W}

FB ≈ iod 1^{W}
Genau in der Mitte der Strecke Xiphoid–Nabel.
 Auf der Bilddarstellung Fortier-Bernovilles liegt iod 1^{W} ähnlich wie nach de la Fuye (s. unten) wahrscheinlich irrtümlicherweise leicht unterhalb der Mitte der Strecke Xiphoidspitze–Nabel.
 Fortier-Bernoville stellt aus der topographischen Nähe seines Indikators für Thea (dicht oberhalb thuj 1^{W})[3] und des klassischen Jod-Punktes zu Thuja auch eine funktionelle Beziehung her: „Ist es nicht so, dass Thuja die negativen Effekte von Jod und Tee gleichermaßen aufheben kann?"[4]

dF = Deg = US ≈ iod 1^{W}
☽ Konzeptionsgefäß 11 bis. Genau in der Hälfte der Linie, welche vom Nabel zum oberen Teil des Processus xiphoides führt.
 De la Fuye liegt mit seiner schriftlichen Punktebeschreibung etwas höher als Göhrum ($\frac{1}{2}$ Cun, s. die ausführlichen Anmerkungen zu Thuja). Doch wie nicht selten stimmt seine Atlasdarstellung dann wieder besser mit Göhrum überein, ja der Punkt von Iodium ist dort sogar noch leicht unterhalb der genauen Hälfte der Strecke Nabel–Xiphoidspitze eingezeichnet! Sehr wahrscheinlich hatte de la Fuye bei seiner schriftlichen Ortsbeschreibung nämlich sehr wohl die Original-Hilfslinie Göhrums im Auge, welche er dann aber auf die in der Akupunktur übliche, von der Xiphoidwurzel ausgehende Streckenunterteilung übertragen hat.

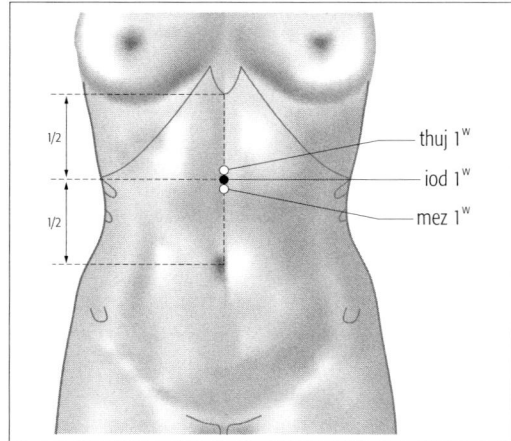

thuj 1^{W}
iod 1^{W}
mez 1^{W}

Abb. 72: iod 1^{W}.

_____
1 Siehe S. 31 ff.
2 Siehe unter diesen Mitteln. Auch brom 1^{W} scheint bei Jod und seinen Verbindungen nicht selten positiv zu sein.
3 Siehe unter diesem Mittel.
4 Fortier-Bernoville, S. 429. Siehe auch unter Thuja.

Sch ≈ dF ≈ iod 1^W

❷ Konzeptionsgefäß 11 a. In der Mitte zwischen Nabel und Schwertfortsatz.

Übersetzer Schmidt hat wohl die irrtümliche Bezeichnung „oberer Teil des Schwertfortsatzes" nicht übernommen, lässt aber mit seiner vagen Formulierung die Frage nach dem genauen Beginn der Hilfslinie weiterhin offen.

Deg ≈ dF ≈ iod 1^W

❷ Konzeptionsgefäß 11 bis. In der Mitte der Strecke zwischen der Spitze des Processus xiphoides und dem Nabel.

Bei Degroote ist de la Fuyes neuer Akupunkturpunkt mit der Ortsangabe Duprats kombiniert, woraus sich eine völlige Übereinstimmung des wahrscheinlich auch im Sinne de la Fuyes (s. oben) korrekt definierten Zusatz-Meridianpunktes mit Göhrum ergibt.

V ≈ iod 1^W

Genau in der Mitte der Strecke Xiphoid–Nabel, zwischen den Akupunkturpunkten ❷ Konzeptionsgefäß 11 und 12. Oft positiv bei den Verdauungsstörungen des Mittels.

Nur vage Ortsangabe, vgl. die obigen Anmerkungen.

K ≈ iod 1^W

❷ Konzeptionsgefäß 11. In der Mittellinie 3 Cun oberhalb des Nabels.

Krack verzichtet auf die Einführung des Zusatzpunktes Konzeptionsgefäß 11 a und ordnet den Indikator homöosiniatrisch dem nach allen Akupunktur-Autoren einen knappen Querfinger unter der Mitte der Göhrumschen Hilfslinie gelegenen Punkt Konzeptionsgefäß 11 zu. Damit kommt er aber etwas zu tief auf die Höhe des Mezereum-Punktes zu liegen, welcher nach de la Fuye genau Konzeptionsgefäß 11 entspricht.[1]

Der Weihesche Einzelpunkt ist Bestandteil der folgenden Mittelgleichungen:

Iodium + Dulcamara = Silicea (?)
Iodium + Hydrocyanicum acidum = Sepia
Iodium + Mezereum = Sabadilla
Iodium + Ruta graveolens = Thuja (?)
Iodium + Thuja = Calcarea carbonica

Iodoformium

iodof 1^W

Auf der Mamillarlinie, im 4. Interkostalraum, rechts (s. Abb. 80: kreos 1^W, S. 267). (??) Druck gegen den Unterrand der oberen Rippe und senkrecht zur Tangente durch den Punkt.

K ≈ iodof 1^W

❷ Magen 17 rechts. Auf der Brustwarze.
Magen 17 liegt nach den modernen Akupunkturtafeln im Zentrum der Mamille, welche nach diesen Autoren im 4. Interkostalraum zu finden ist. Nach Soulié de Morant liegt der Punkt zwar nicht direkt auf der Brustwarze, aber ebenfalls im 4. Interkostalraum etwa in der Mamillarlinie.[2] Damit entspricht Magen 17 dem Punkt iodof 1^W recht gut. Bei der Ortung des Indikators ist aber sicher nicht von der Mamille, sondern vom Rippenskelett auszugehen, da die Topographie der Mamille sehr variabel ist und Göhrum sonst nur die Punkte am Rande des Warzenhofes in direktem Bezug mit der Mamille lokalisiert (s. Abb. 44: cact 1^W, S. 178). – Magen 17 ist sonst homöosiniatrisch nicht belegt.

Der spiegelbildliche Partner des Weiheschen Einzelpunktes auf der Gegenseite ist Lithium carbonicum.

Ipecacuanha

ip 1^W

Auf der Medianlinie des Abdomens, dicht oberhalb Natrum carbonicum (s. Abb. 88: nat-c 1^W, S. 287).

ip 2^{dF}

❷ Lunge 7 beidseits. In der Radialisrinne, über der Arteria radialis, ein Querfinger proximal von der Radius-Apophyse.

ip^{WK}

Baryta carbonica + Tabacum

Nach Fortier-Bernoville sind die klassischen Weiheschen Punkte von Chamomilla und Ipecacuanha die beiden noch am ehesten brauchbaren Indikatoren innerhalb der Punktegruppe, welche von Natrum carbonicum und seinen vier unmittelbaren Nachbarn gebildet wird (s. Abb. 88: nat-c 1^W, S. 287).

Auf seiner Lageskizze ist der Punkt nicht lediglich „dicht oberhalb", sondern mindestens eine Fingerbreite über Natrum carbonicum eingezeichnet. Nach Göhrums Büste ist unter „dicht" jedoch lediglich etwa eine halbe Fingerbreite Abstand zu verstehen (s. Abb. 22, S. 121).

---

1 Für Details hierzu und zur Topographie von Konzeptionsgefäß 11 s. unter Mezereum.
2 SM, S. 97; KW, S. 152; VN, S. 39.

Anmerkungen ———————————————

Du = ip 1^W

FB = R ≈ ip 1^W
Zur Bilddarstellung von Fortier-Bernoville s. oben.

Da ≈ ip 1^W
Im obersten Fünftel der Linie zwischen Schwertfortsatz und Nabel.

　　Diese Ortsangabe ist sehr ungenau. Wenn wir jedoch annehmen, dass Daniaud die Göhrumsche Hilfslinie Xiphoidspitze–Nabel meint und das untere Ende von deren oberem Fünftel, erhalten wir einen Abstand von $\frac{1}{20}$ der genannten Hilfslinie nach oben von dem am distalen Ende ihres oberen Viertels gelegenen Punkt nat-c 1^W. Auf Grund der unten stehenden Angaben errechnet sich hieraus eine Höhendifferenz von 0,35 Cun, was Göhrum sicher weitgehend entspricht.

dF = Deg = US ≈ ip 1^W
❷ Konzeptionsgefäß 14. Auf der Strecke Processus xiphoides–Nabel, ein Viertel dieser Verbindungslinie unterhalb ihres oberen Endes.

　　Gehen wir für die Interpretation von de la Fuyes Ortsangabe von der in der Akupunkturlehre üblichen Einteilung der Strecke Nabel–Xiphoidansatz in 8 Cun aus und nehmen weiter an, dass de la Fuye dieselbe Hilfslinie meint,[1] kommt Konzeptionsgefäß 14^{dF} 1 Cun unter der Xiphoidspitze zu liegen, was mit den modernen Akupunkturtafeln gut übereinstimmt.[2] Da sich Göhrums Natrum-carbonicum-Punkt nach chinesischer Distanzberechnung 1,75 Cun unter der Xiphoidspitze befindet, liegt Konzeptionsgefäß 14 etwa eine Fingerbreite (= 0,75 Cun) über nat-c 1^W, was ähnlich wie nach Fortier-Bernoville etwas mehr als dem nach Göhrum für ip 1^W geltenden Abstand von nur etwa einer halben Fingerbreite entspricht. Krack identifiziert deshalb den Punkt Konzeptionsgefäß 14 mindestens mit fast gleichem Recht mit dem oberhalb von Ipecacuanha gelegenen klassischen Indikator von Veratrum album.[3] – Konzeptionsgefäß 14 ist nach de la Fuye und Krack zusammen mit Tabacum doppelt belegt. Zwischen Ipecacuanha und Tabacum besteht ja sicher auch eine funktionelle Beziehung,[4] welche die Weihesche Schule mit der oben angeführten einzigen Ipecacuanha-Mittelgleichung eben-

falls auch auf der druckpunktdiagnostischen Ebene herausstellt.

Sch ≈ dF ≈ ip 1^W
❷ Konzeptionsgefäß 14. Auf dem oberen Achtel der Verbindungslinie vom Schwertfortsatz zum Nabel.

　　Wenn wir diese unklare Ortsangabe als „$\frac{1}{8}$ der Strecke Xiphoidansatz–Nabel unterhalb der Xiphoidspitze" interpretieren, würde sie genau der obigen de la Fuyes entsprechen.

V ≈ dF ≈ ip 1^W
❷ Konzeptionsgefäß 14. 2 Querfinger unterhalb der Spitze des Xiphoids. Oft druckempfindlich bei den Magenstörungen, dem Erbrechen und der Übelkeit des Mittels.

　　Voisin kommt mit seiner Lokalisierung von Konzeptionsgefäß 14 ein Viertel Cun bzw. einen knappen halben Querfinger über Natrum carbonicum zu liegen, was Göhrum gut entspricht.

BL ≈ dF ≈ ip 1^W
❷ Konzeptionsgefäß 14. Auf der Strecke Nabel–Xiphoid, ein Viertel dieser Distanz von oben.

　　Siehe die Anmerkungen zu de la Fuye und Schmidt.

US = Sch = K = Deg = ip 2^{dF}
Der Punkt ❷ Lunge 7, dessen Lage nach sämtlichen Quellen gut übereinstimmt, ist nach de la Fuye zusammen mit Phosphor doppelt belegt.[5]

Der Weihesche Einzelpunkt ist Bestandteil der folgenden Mittelgleichung:

Ipecacuanha + Natrum carbonicum = Carduus marianus

Iridium metallicum

irid 1^{ws}
Auf dem Oberrand der Spitze des Dornfortsatzes des 8. Brustwirbels. Druck von oben nach unten.

Der Punkt ist auf Göhrums Originalliste noch ohne Belegung. Er liegt direkt unter Nebels Indikator von Senecio,[6] möglicherweise wurde er ebenfalls von diesem Autor Göhrums Liste beigefügt.

Iris versicolor

iris 1^W
Auf der mittleren Axillarlinie, im 4. Interkostalraum, links (s. Abb. 104: sabad 1^W, S. 326). Druck gegen den Unterrand der oberen Rippe und senkrecht zur Tangente durch den Punkt.

1　Für Details hierzu s. Abb. 24. S. 127/128 und z. B. auch unter Natrum carbonicum.
2　KW, S. 226; VN, S. 181. Soulié de Morant liegt allerdings höher (SM, S. 189).
3　Siehe unter diesem Mittel.
4　Siehe z. B. Clarke 1978 unter Ipecacuanha.
5　Für Details s. unter diesem Mittel.
6　Siehe unter diesem Mittel.

iris 2[dF]

🌓 Magen 31 (= Leber 12 = Milz-Pankreas 11 a) beidseits. Vorne oben auf dem Oberschenkel, in der Spitze des Winkels, welcher durch die Musculi sartorius und pectineus[1] gebildet wird (im unteren Winkel des Scarpaschen Dreiecks).

iris[WK]

Nitricum acidum + Hyoscyamus

Nach Fortier-Bernoville ist iris 1[W] ein brauchbarer Punkt. Nach Ungern-Sternberg zeigt er aber auch an dieser Stelle eher das spiegelbildlich zugeordnete Mittel Natrum muriaticum an.[2] Zur Diskussion der Lage des Punktes s. auch unter Natrum muriaticum.

Anmerkungen ─────────────────────

Du = R = FB = BL = dF = iris 1[W]

Sch ≈ iris 1[W]
Auf der vorderen Axillarlinie, im 4. Interkostalraum, links.

Da de la Fuyes Übersetzer auch bei anderen, völlig unbestrittenen Punkten die falsche Axillarlinie angibt, und der Indikator auf de la Fuyes Atlas ebenfalls genau entsprechend Göhrum wiedergegeben ist, handelt es sich bei Schmidts Angabe fast mit Sicherheit um einen Irrtum.

Deg = iris 1[W]
🌓 Gallenblase 22 links. Auf der mittleren Axillarlinie, im 4. Interkostalraum.

Gallenblase 22 ist nach sämtlichen unseren Akupunkturquellen auf der mittleren Axillarlinie zu finden, nach Soulié de Morant und König/Wancura in Übereinstimmung mit Degroote im 4., nach Van Nghi im 5. Interkostalraum.[3] Zu der nochmals anderen Lokalisierung des Punktes durch de la Fuye auf der vorderen Axillarlinie[4] und den sich daraus ergebenden Konfusionen s. auch unter Chelidonium, Ptelea, Natrum muriaticum und Kreosotum. Konsequenterweise verzeichnet de la Fuye iris 1[W] als Außermeridianpunkt. Krack belegt Gallenblase 22[SM/KW] mit Sabadilla und Kali chloricum, deren Weihesche Punkte aber nach Göhrum auf der vorderen Axillarlinie liegen, der letztere zudem im 5. Interkostalraum. Zudem gibt er ebenfalls irrtümlich an, dass nach Schmidt/de la Fuye an dieser Stelle Ptelea zu finden sei.[5] – Degrootes obige homöosiniatrische Belegung von Gallenblase 22[SM/KW] ist also die einzig korrekte. Allerdings verwickelt sich auch dieser Autor in Widersprüche, indem er ohne nähere Spezifizierung des Punktes[6] zusätzlich auch die de la Fuyesche Zuordnung des Punktes

zu Ptelea anführt, welcher Indikator aber entsprechend Gallenblase 22[dF] auf der vorderen Axillarlinie liegt.

Sch = iris 2[dF]
Siehe unten stehende Anmerkung.

K ≈ Deg ≈ iris 2[dF]
Dieser Punkt wird von de la Fuye und Schmidt im obigen Sinne als Kreuzungspunkt dreier Meridiane betrachtet, wo die Punkte 🌓 Magen 31, Leber 12 und Milz-Pankreas 11 a zusammenfallen. Nach heutiger Betrachtungsweise liegen die Kreuzungsverhältnisse an dieser Stelle aber anders, zudem sind die beiden von de la Fuye genannten offiziellen Meridianpunkte auch nicht identisch.[7] Dementsprechend anerkennt Krack von den oben genannten drei Punkten de la Fuyes richtigerweise nur Magen 31 als heute gültige Bezeichnung des von de la Fuye angegebenen Punkteortes, da Magen 31[dF] zumindest mit Van Nghi[8] und mit Soulié de Morant[9] genau übereinstimmt. Nach König/Wancura liegt der Punkt hingegen lateral vom Musculus sartorius.[10] – Degroote jedoch führt alle drei von de la Fuye genannten Punkte ohne schriftliche Ortsbezeichnung als Iris-Indikatoren an. Auf seiner Meridianskizze liegt dann aber Leber 12 entsprechend König/Wancura und Van Nghi[11] ziemlich fernab vom de la Fuyeschen Indikator in der Leistenbeuge, ja selbst der nach Krack mit de la Fuye übereinstimmende Punkt Magen 31 liegt entsprechend König/Wancuras obiger Ortsangabe lateral vom Musculus sartorius, und der topographisch ebenfalls nicht beschriebene Extra-Punkt Milz-Pankreas 11 a schließlich ist auf Degrootes Meridianskizzen überhaupt nirgends zu finden.

─────────────────────

1 Nach heutiger Definition wird das Trigonum scarpae (= Trigonum femorale mediale) am medialen oberen Oberschenkel durch die Mm. sartorius und adductor longus begrenzt (Rauber/Kopsch, S. 330 und 355). Für den an der distalen Spitze des unter der Leistenbeuge gelegenen Muskeldreiecks in einer Vertiefung gelegenen Punkt Magen 31[dF/SM/VN] (s. unten) ist dieser Unterschied aber ohne topographische Bedeutung.
2 Ungern-Sternberg, mündliche Mitteilung.
3 SM, S. 167; KW, S. 207; VN, S. 142.
4 dF I unter Ptelea und dF II, A/VII/2.
5 Krack, S. 61. Gallenblase 22 liegt nach de la Fuye im 4. Interkostalraum auf der vorderen Axillarlinie.
6 Auf Degrootes Meridianskizze ist Gallenblase 22[KW] angeführt.
7 Vgl. z. B. die synoptische Darstellung der drei Meridiane im Oberschenkelbereich bei KW, S. 215. Milz-Pankreas 11a ist als rein de la Fuyescher Zusatzpunkt sonst nirgends angeführt.
8 VN, S. 43.
9 SM, S. 97. Nach diesem Autor fällt Leber 12 dann wieder ebenfalls mit Magen 31 zusammen.
10 KW, S. 156.
11 VN, S. 157; KW, S. 215.

Der Weihesche Einzelpunkt ist Bestandteil der folgenden Mittelgleichungen:

Iris versicolor + Natrum muriaticum = Euphrasia
Iris versicolor + Baryta carbonica = Rhus toxicodendron
Iris versicolor + Hepar sulphuris = Sambucus nigra (?)
Iris versicolor + Kali carbonicum = Rheum
Iris versicolor + Phosphorus = Kali carbonicum

Sein spiegelbildlicher Partner auf der Gegenseite ist Natrum muriaticum.

Jacaranda caroba

jac-c 1^W
Auf der Verbindungslinie zwischen Nabel und der Mitte zwischen Stannum und Balsamum peruvianum, in der Mitte des inneren Drittels, rechts (s. Abb. 121, S. 368). (?)

Anmerkungen ───────────────

K ≈ jac-c 1^W
☽ Niere 15 rechts. 1 Cun unterhalb des Nabels und 1 Cun seitlich der Mittellinie.
   Niere 15 rechts ist nach Krack zusammen mit Clematis doppelt belegt. Zur Problematik der letzteren, weniger gut als der Indikator des brasilianischen Syphilis-Mittels zu Niere 15^K passenden Zuordnung[1] s. unter diesem Mittel. Dort finden sich auch Angaben zur allgemeinen Topographie und weitere homöosiniatrische Belegungen des Punktes.

Der spiegelbildliche Partner des Weiheschen Einzelpunktes auf der Gegenseite ist nach Göhrum nicht belegt.

Jalapa

jal 1^W
Zwischen Nabel und der Verbindung vom 7. und 8. Rippenknorpel (= chel 1$^{N/W}$ = gamb 1^W), in der Mitte des äußeren Drittels, rechts (s. Abb. 56 a: chel 1$^{N/W}$, S. 203). (??)

Anmerkungen ───────────────

K ≈ jal 1^W
☽ Niere 19 rechts. Am Oberbauch 3 Cun oberhalb des Nabels und 2 Cun seitlich der Mittellinie. (??)
   Niere 19 wird von allen unseren Akupunkturquellen höher als nach Krack lokalisiert, nämlich 4 Cun oberhalb des Nabels. Nach Soulié de Morant kommt der Punkt seitlich zwar in den Bereich des Rippenbogens, aber trotz höherer Lage als nach Krack noch immer deutlich tiefer

als jal 1^W zu liegen.[2] Nach den modernen Akupunkturtafeln beträgt der seitliche Abstand des Punktes nur $\frac{1}{2}$ Cun von der Mittellinie,[3] sodass auch Niere 19$^{VN/KW}$ nicht als homöosiniatrische Entsprechung des homöopathisch nur wenig geprüften, früher vor allem als Abführmittel verwendeten mexikanischen Pflanzenmittels in Frage kommmt. Der Punkt ist anderweitig nicht belegt.

Der spiegelbildliche Partner des Weiheschen Einzelpunktes auf der Gegenseite ist nach Göhrum nicht belegt.

Jatropha curcas

jatr 1^W
Zwischen Nabel und der Verbindung vom 7. und 8. Rippenknorpel (= chel 1$^{N/W}$ = gamb 1^W), auf der Grenze des äußeren und mittleren Drittels, rechts (s. Abb. 121, S. 368). (?)

Anmerkungen ───────────────

Der spiegelbildliche Partner des Weiheschen Indikators dieses westindischen Vertreters der Euphorbiaceen ist nach Göhrum nicht belegt.

Jod s. Iodium

Juniperus communis

juni-c 1^W
In der Mitte zwischen Ferrum und Balsamum peruvianum, beidseits (s. Abb. 121, S. 368 und Abb. 66: ferr 1^W, S. 232).

Anmerkungen ───────────────

R = FB = juni-c 1^W

Du = juni-c 1^W
Am Übergang des 3. zum 4. unteren Viertel der Strecke Stannum—Ferrum, beidseits.
   Wie ein Blick auf Abb. 121 zeigt, ist diese Formulierung mit derjenigen Göhrums identisch.

dF = Sch ≈ juni-c 1^W
☽ Magen 29 beidseits. Auf der Mitte des Schambeinkammes.

───────────────
1 Vgl. Abb. 121, S. 368.
2 SM, S. 151. Vgl. auch Abb. 121, S. 368.
3 VN, S. 114; KW, S. 190.

Auf de la Fuyes Atlas sind die klassische Hilfslinie und der Wacholder-Punkt genau entsprechend Göhrum eingezeichnet,[1] womit die ungenaue Textangabe dieses Autors mit der Weiheschen Schule gut zur Übereinstimmung kommt. Zu Magen 29 s. unten stehende Anmerkung.

BL ≈ dF ≈ juni-c 1^W
❷ Magen 29 beidseits. 3 Querfinger seitlich der Medianlinie des Abdomens, 1 Querfinger über dem Schambeinkamm.

Von den verschiedenen Ortsangaben für Magen 29 stimmt wohl diejenige von Bonnet-Lemaire am besten mit der Topographie des klassischen Indikators überein. Der Punkt Magen 29 nach Soulié de Morant und den modernen Akupunkturtafeln liegt etwas kranial vom klassischen Indikator.[2]

K ≈ dF ≈ juni-c 1^W
❷ Magen 29 beidseits. 2 Cun oberhalb der Mitte des Schambeinkammes, am Rande des Musculus rectus.
Siehe obige Anmerkungen.

Der Weihesche Einzelpunkt ist Bestandteil der folgenden Mittelgleichung:

Juniperus communis + Ferrum metallicum = Pulsatilla

Kali arsenicosum

kali-ar 1^{W*}
Auf der mittleren Axillarlinie im 7. Interkostalraum, links. Druck gegen den Unterrand der oberen Rippe und senkrecht zur Tangente durch den Punkt.

Da Duprat diesen Punkt nicht anführt, gibt Bauer nach der Mischsalz-Technik den neuen klassischen Kombinationspunkt Kali carbonicum + Arsenicum album für dieses Mittel an.[3]
Rouy und Bonnet-Lemaire belegen den Punkt beidseits neu mit Causticum.[4]
Fast häufiger als der klassische Indikator ist jedoch nach meiner Erfahrung der ganz allgemein als Indikator für die Kalium-Salze funktionierende neue Kali-bichromicum-Indikator im 9. Interkostalraum rechts positiv zu finden,[5] eventuell entsprechend Bauer in Kombination mit ars 1^W.[6]

Anmerkungen _____

Der Weihesche Einzelpunkt ist Bestandteil der folgenden Mittelgleichung:

Kali arsenicosum + Sambucus nigra = Rumex crispus

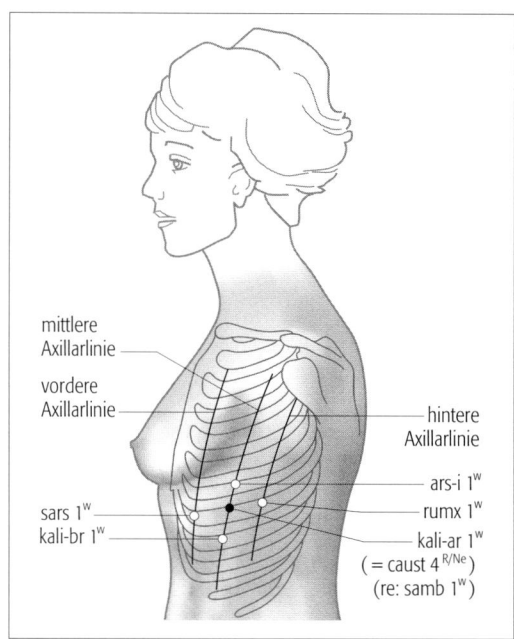

mittlere Axillarlinie
vordere Axillarlinie
hintere Axillarlinie
ars-i 1^W
sars 1^W
kali-br 1^W
rumx 1^W
kali-ar 1^W
(= caust 4$^{R/Ne}$)
(re: samb 1^W)

Abb. 73: kali-ar 1^W.

Sein spiegelbildlicher Partner auf der Gegenseite ist Sambucus nigra.

Kali bichromicum

kali-bi 1^{N*}
Im 9. Interkostalraum, 3 Querfinger vor dessen vorderem Ende am rechten Rippenbogen etwas vor der mittleren Axillarlinie, rechts. Druck schräg nach oben gegen die 9. Rippe.

kali-bi 2^W
Zwischen Nabel und Balsamum peruvianum, auf der Grenze des inneren und mittleren Drittels, links (s. Abb. 121, S. 368).

kali-bi^{WK}
1. Salicylicum acidum + Rumex crispus (?)
2. Baryta carbonica + Tongo
3. Cuprum metallicum + Digitalis

_____

1 dF II, A/XI/2.
2 SM, S. 97; VN, S. 33; KW, S. 155. Vgl. auch die Anmerkungen zum de la Fuyeschen Juniperus-communis-Punkt unter Aloe.
3 Siehe auch S. 93.
4 Für Details hierzu s. unter diesem Mittel.
5 Siehe unter Kali bichromicum.
6 Siehe unter diesem Mittel.

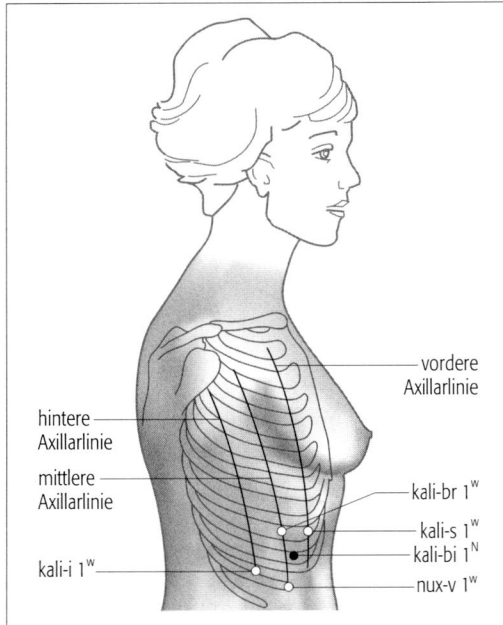

hintere
Axillarlinie

mittlere
Axillarlinie

kali-i 1^W

vordere
Axillarlinie

kali-br 1^W
kali-s 1^W
kali-bi 1^N
nux-v 1^W

Abb. 74: kali-bi 1^N.

Der neue, recht gut bewährte Punkt liegt in der Kalium-Zone an der rechten unteren Thoraxseite.[1] Der Punkt hat sich auch als Bestätigungspunkt für andere Kali-Salze[2] bewährt, insbesondere ist er bei Indikationen von Kali arsenicosum fast immer positiv. Aber auch bei Kali nitricum ist er oft druckempfindlich. Oft ist bei den Indikationen des Punktes auch der unmittelbar anschließend im nächst höheren 8. Interkostalraum gelegene Punkt kali-br 1^W in der Art eines Doppelindikators ebenfalls positiv (s. obige Abb.).

Weniger zuverlässig ist wie oft der abdominal gelegene klassische Indikator. Dementsprechend weichen auch die unten angeführten, recht heterogenen homöosiniatrischen Zuordnungen von kali-bi 2^W in verschiedenem Ausmaß untereinander und von Göhrum ab.

Anmerkungen

R = FB = Dem ≈ kali-bi 2^W

---

1 Siehe oben und auch unter Kali carbonicum.
2 Vgl. auch seine topographische Nähe zu kali-s 1^W.
3 dF II, A/IV/4.
4 VN, S. 113; KW, S. 190. Vgl. auch Abb. 121, S. 368.
5 SM, S. 151.
6 Siehe unter diesem Mittel
7 Siehe unter Platina.
8 dF II, D/3.

Du ≈ kali-bi 2^W
Man suche die Mitte der Strecke vorderer, oberer Darmbeinstachel—Symphyse (= Balsamum peruvianum). Diese verbinden wir mit dem Nabel. Der Punkt liegt am Übergang des mittleren zum inneren Drittels, links.

dF = Sch ≈ kali-bi 2^W
☽ Niere 14 beidseits. Zwischen dem inneren und mittleren Drittel der Verbindungslinie des Nabels mit dem Schambeinkamm.

De la Fuyes Hilfslinie ist hier nur sehr vage definiert. Ein Blick in seinen Atlas zeigt aber, dass ihr Verlauf mit Göhrums Angaben weitgehend übereinstimmt, was folglich auch für die Lage des homöosiniatrischen Indikators gilt.[3] Niere 14^dF liegt aber deutlich lateral von Niere 14^VN/KW, welcher Punkt nur 0,5 Distanzen seitlich der Mittellinie 2 Cun unter dem Nabel liegt und damit eher dem klassischen Crocus-Punkt als kali-bi 2^W entsprechen würde.[4] Nach Soulié de Morant hingegen liegt der Punkt dann aber wieder etwas näher bei Niere 14^dF.[5] Voisin ordnet Niere 14 links Aloe zu.[6] – Sowohl gemäß obigem Text als auch nach de la Fuyes Atlasdarstellung soll Niere 14^dF beidseits und nicht nur linksseitig Kali bichromicum entsprechen. Der spiegelbildliche klassische Platinpunkt wird deutlich höher in unmittelbarer Nähe des klassischen Ignatia-Punktes lokalisiert.[7] In einer topographischen Gesamtübersicht gibt de la Fuye dann aber wieder die klassische spiegelbildliche Anordnung der Indikatoren von Platin und Kaliumbichromat an![8] Seine Haltung in dieser Frage scheint also etwas ambivalent gewesen zu sein.

Deg ≈ dF ≈ kali-bi 2^W
☽ Niere 14 beidseits (ohne schriftliche Ortsangabe).

Wie die unten stehende Anmerkung zeigt, gibt Degroote gleich zwei homöosiniatrische Annäherungen an den klassischen Indikator. Die obige sollte sicher de la Fuye entsprechen, was jedoch ohne schriftliche Lagepräzisierung sehr ungenau ist, da auf Degrootes Meridianskizze wie meist Niere 14^VN/KW eingetragen ist (vgl. hierzu die obigen Angaben).

BL ≈ kali-bi 2^W
☽ Niere 14 links. 1 Querfinger seitlich der Medianlinie des Abdomens und 3 Querfinger unterhalb des Nabels.

Diese Lokalisierung entspricht eher Niere 14^VN/KW und damit nur sehr ungefähr kali-bi 2^W (s. oben).

K = US ≈ kali-bi 2^W
☽ Niere 14 links. Am Unterleib 4 Cun oberhalb der Symphyse und 1 Cun seitlich der Mittellinie, oder: 2 Cun unterhalb des Nabels und 1 Cun seitlich der Mittellinie.

Da die Strecke Nabel–Symphyse in 5 Cun unterteilt wird[1], kann die eine dieser beiden Angaben nicht stimmen. Tatsächlich befindet sich Niere 14 nur 3 Cun oberhalb der Symphyse, womit Kracks zweite Angabe korrekt ist (s. auch die obige Anmerkung zu de la Fuye).

Deg ≈ kali-bi 2[W]
Entspricht etwa ◕ Magen 27 links. Am Übergang vom inneren zum mittleren Drittel der Linie, welche den Nabel mit der Mitte zwischen der Symphyse und der Spina iliaca anterior superior verbindet.

Degroote verbindet hier die schriftliche Punktbeschreibung Duprats offensichtlich mit Magen 27[VN/KW, 2], welche isoliert dastehende Zuordnung entsprechend seiner eigenen obigen Einschränkung wirklich nur approximativ ist. Gleichzeitig übernimmt er aber an anderer Stelle auch de la Fuyes Zuordnung von Magen 27[dF] zu den recht weit entfernten Indikatoren von Phosphoricum acidum (rechts) bzw. Cuprum (links). Zur Klärung dieses Missverständnisses s. unter Cuprum.

Der Weihesche Einzelpunkt ist Bestandteil der folgenden Mittelgleichungen:

Kali bichromicum + Cistus canadensis = Pulsatilla (?)
Kali bichromicum + Ignatia = Iodium (?)
Kali bichromicum + Ranunculus bulbosus
    = Mercurius corrosivus (?)

Sein spiegelbildlicher Partner auf der Gegenseite ist Platinum metallicum.

Kali bromatum

kali-br 1[W]
Auf der mittleren Axillarlinie, im 8. Interkostalraum, beidseits (s. Abb. 74: kali-bi 1[N], S. 256). Druck gegen den Unterrand der oberen Rippe und senkrecht zur Tangente durch den Punkt.

Anmerkungen _____

Du = Deg = kali-br 1[W]

K = US ≈ kali-br 1[W]
◕ Milz-Pankreas 21 beidseits. Vorn im 8. Interkostalraum, 6,5–7 Cun seitlich der Mittellinie und in etwa oberhalb der 9. Rippe.

Da die Distanz von der vorderen Medianlinie zur Mamillarlinie 4 Cun beträgt[3], dürfte der Punkt Milz-Pankreas 21[K] recht gut dem klassischen Indikator entsprechen. Nach den modernen Akupunktur-Autoren und auch nach Soulié de Morant liegt der Punkt allerdings im 6.[4] bzw. 7.[5] Interkostalraum auf der mittleren Axillarlinie (vgl. hierzu auch die Anmerkungen zu Kali carbonicum).

Nach de la Fuye fallen, wie ebenfalls im nachfolgenden Mittelabschnitt dargestellt, die Punkte Milz-Pankreas 21 und Gallenblase 24 zusammen und entsprechen genau dem klassischen Indikator von Kali carbonicum im 6. Interkostalraum auf der vorderen Axillarlinie. Milz-Pankreas 21[SM/KW] auf der mittleren Axillarlinie im 6. Interkostalraum entspricht, wie Degroote richtig festhält, sehr gut den klassischen Punkten von Arsenicum iodatum (links) und Allium cepa (rechts).[6]

Der Weihesche Einzelpunkt ist Bestandteil der folgenden Mittelgleichungen:

Kali bromatum + Cantharis = Bryonia
Kali bromatum + Carbo animalis = Iodium
Kali bromatum + Phytolacca = Thuja
Kali bromatum + Sarsaparilla = Sulphur
Kali bromatum + Sepia = Pulsatilla (?)

Kali carbonicum

kali-c 1[W *]
Auf der vorderen Axillarlinie, im 6. Interkostalraum, beidseits. Druck gegen den Unterrand der oberen Rippe und senkrecht zur Tangente durch den Punkt.

kali-c 2[WS]
Auf der vorderen Axillarlinie, im 5. Interkostalraum, links. Druck wie oben.

kali-c 3[dF]
◕ Milz-Pankreas 6 beidseits. Drei Querfinger oberhalb der inneren Knöchelspitze (s. Abb. 78: kali-sil 1[N], S. 264).

kali-c 4[dF]
◕ Blase 15 rechts. Zwischen den Querfortsätzen des 5. und 6. Brustwirbels (s. Abb. 122, S. 370).

kali-c 5[dF]
◕ Blase 67 beidseits. Bei mittlerer Körpergröße knapp 2 mm proximal und lateral vom äußeren Nagelwinkel der 5. Zehe.

kali-c[WK]
1. Silicea + Digitalis
2. Phosphorus + Iris versicolor

_____

1 Siehe Abb. 24 b.
2 KW, S. 154; VN, S. 42.
3 Siehe Abb. 24 b.
4 KW, S. 164. Diese Angabe entspricht weitgehend Soulié de Morant (SM, S. 143).
5 VN, S. 60.
6 Siehe unter diesen Mitteln.

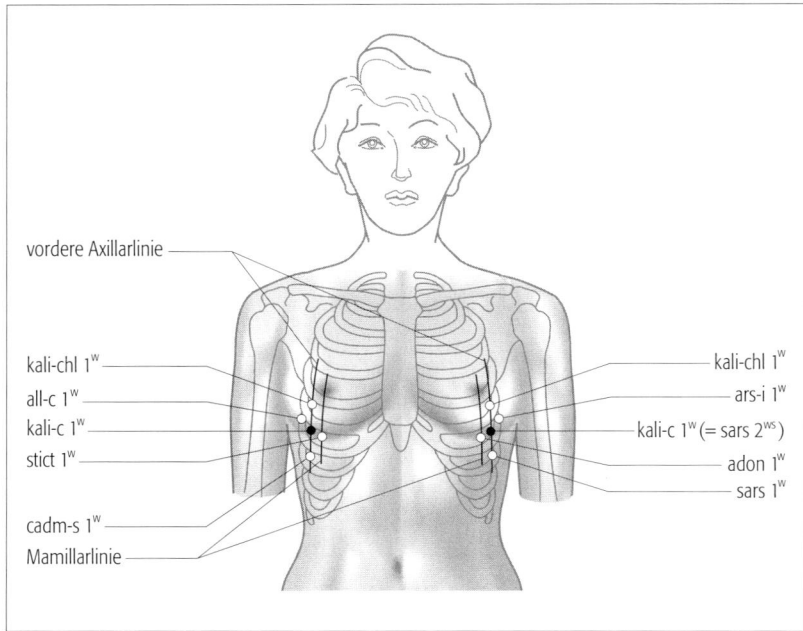

vordere Axillarlinie

kali-chl 1^{W}
all-c 1^{W}
kali-c 1^{W}
stict 1^{W}

cadm-s 1^{W}
Mamillarlinie

kali-chl 1^{W}
ars-i 1^{W}
kali-c 1^{W} (= sars 2^{WS})
adon 1^{W}
sars 1^{W}

Abb. 75: kali-c 1^{W}.

Nach Fortier-Bernoville ist der klassische Indikator zwar „de première grandeur"[1], kann aber trotzdem auch einmal falsch negativ sein. Auch nach meiner Erfahrung hat er sich recht gut bewährt, vor allem rechtsseitig, wie es der unten dargestellten Schölerschen Variante des Druckpunktes entspricht.

Anmerkungen _____

Du = R = FB = Dem = kali-c 1^{W}

WS ≈ kali-c 1^{W}
Lokalisierung genau entsprechend Göhrum, aber nur rechtsseitig.

Spiegelbildlich links liegt nach dieser Quelle sars 1^{WS}, während der linksseitige Partnerpunkt von Kali carbonicum als kali-c 2^{WS} um einen Interkostalraum nach oben verschoben liegt. Es ist nicht ganz klar, ob es sich bei dieser in einzigartiger Weise verschobenen Punktedarstellung um eine neuartige Formulierung eines Zusatzpunktes oder um einen Druck- oder Abschreibefehler handelt.

Da auf dem betreffenden Abschnitt der Schölerschen Liste auch andere Punkte vertauscht wurden (wir kommen darauf unter den entsprechenden Mittelabschnitten zu sprechen), dürfte es sich eher um ein Versehen handeln. Da aber kali-c 2^{WS} mittlerweile – ob nun irrtümlich oder zu Recht – von anderen Autoren übernommen wurde, stellen wir den Punkt trotzdem als eigenständige Variante dar (vgl. die unten stehenden Anmerkungen).

dF = Sch ≈ kali-c 1^{W}
☯ Milz-Pankreas 21 = Gallenblase 24 beidseits. Auf der vorderen Axillarlinie, im 6. Interkostalraum.

Nach de la Fuye und Schmidt fallen die Punkte Milz-Pankreas 21 und Gallenblase 24 am Ort des klassischen Indikators zusammen. Nach sämtlichen unseren Akupunkturquellen liegen diese Punkte aber getrennt voneinander und zum größten Teil auch anderswo: Lediglich Gallenblase 24^{SM} liegt übereinstimmend mit de la Fuye im 6. Interkostalraum etwa im Bereich der vorderen Axillarlinie. Krack stimmt mit dieser Topographie überein, ordnet dem Punkt aber im Gegensatz nicht nur zu de la Fuye, sondern auch zu Göhrum Secale cornutum zu.[2] – Gemäß den modernen Akupunkturtafeln liegt Gallenblase 24 hingegen im 7. Interkostalraum auf der Mamillarlinie, also bereits im Bereich des unteren Rippenbogens.[3] – Milz-Pankreas 21 ist nach Soulié de Morant[4] und auch nach den modernen Akupunkturtafeln auf der mittleren Axillarlinie im 7.[5] bzw. im 6.[6] Interkostalraum zu finden. Milz-Pankreas 21^{KW} entspricht also in Über-

1 Von erstrangiger Bedeutung.
2 Siehe unter diesem Mittel.
3 VN, S. 143, KW 207 (bei König/Wancura findet sich eine sicher irrtümliche, mit dem Atlas nicht übereinstimmende Textangabe).
4 SM, S. 143.
5 VN, 10. 60
6 KW, S. 164, entspricht etwa Soulié de Morant (SM, S. 167).

einstimmung mit Degrootes Zuordnung viel eher rechtsseitig dem klassischen Indikator von Allium cepa und linksseitig Arsenicum iodatum;[1] Milz-Pankreas 21[VN] rechtsseitig dem klassischen Indikator von Sambucus und links demjenigen von Kali arsenicosum.[2]

Deg ≈ kali-c 1[W]
☯ Gallenblase 24 beidseits. Auf der vorderen Axillarlinie, im 6. Interkostalraum.

Degroote streicht den anfänglich ebenfalls entsprechend de la Fuye angeführten Punkt Milz-Pankreas 21 richtigerweise von seiner Liste, da er sich in seinen Meridianskizzen immer an die moderne Topographie hält. Allerdings hätte er dann auch Gallenblase 24 streichen oder zumindest ausrücklich als doppeldeutigen Punkt kennzeichnen müssen, da der auf seiner Meridianskizze als Gallenblase 24[VN/KW] eingetragene Punkt, wie oben gezeigt, nicht mit seiner de la Fuye entsprechenden Textbeschreibung übereinstimmt.

K = US ≈ kali-c 1[W]
☯ Milz-Pankreas 17 rechts. Im 6. Interkostalraum, 6 Cun von der Mittellinie entfernt.

Krack übernimmt die rechtsseitige Darstellung nach Schölers Liste und ordnet kali-c 1[W] dem Punkt Milz-Pankreas 17 rechts zu. Dieser Punkt liegt tatsächlich nach sämtlichen Akupunkturquellen ziemlich genau im Bereich der vorderen Axillarlinie, nach Soulié de Morant sogar genau wie nach Krack im 6. Interkostalraum,[3] wo Göhrums Indikator ja tatsächlich zu finden ist. Kracks homöosiniatrische Zuordnung ist also nach Soulié de Morant genauer als diejenige de la Fuyes. Links entspricht der Punkt nach Krack entsprechend der ihm vorliegenden Ausgabe von Göhrums Liste Sarsaparilla.[4]

Nach den modernen Akupunkturtafeln liegt Milz-Pankreas 17 jedoch eindeutig höher, nämlich im 5. Interkostalraum, wo eigentlich kali-chl 1[W] zu finden ist.[5]

V ≈ kali-c 2[WS]
Auf der vorderen Axillarlinie, im 5. Interkostalraum, beidseits. Nur unregelmäßig positiv.

Voisin gibt kali-c 2[WS] sogar beidseits als Alternative zum klassischen Indikator an. Sein Punkt liegt also beidseits direkt oberhalb des Weiheschen Indikators in der vorderen Axillarlinie im 5. Interkostalraum, wo nach Göhrum der Punkt von Kali chloricum zu finden ist. Der Punkt ist aber nach Voisins eigenen Angaben nicht sehr zuverlässig.

K = US ≈ kali-c 2[WS]
☯ Milz-Pankreas 18 links. Im 5. Interkostalraum, 6 Cun seitlich der Mittellinie.

Krack führt entsprechend der Schöler vorliegenden Punkteliste, die in seiner Überarbeitung von dessen Buch unverändert wiedergegeben ist,[6] auch diesen Indikator an und versucht, ihn homöosiniatrisch einzuordnen. Seine Ortsangabe für Milz-Pankreas 18 stimmt aber mit keiner unserer Akupunkturquellen genau überein: Nach Soulié de Morant liegt der Punkt allerdings nur knapp von Kracks Angabe entfernt auf der vorderen Axillarlinie auf der 5. Rippe;[7] nach den modernen Akupunkturtafeln ist er dann aber auf der gleichen Hilfslinie im 4. Interkostalraum zu finden, also ziemlich genau an der Göhrumschen Druckpunktstelle für Sabadilla.[8]

Sch = kali-c 3[dF]
Siehe unten stehende Anmerkung.

Deg = US ≈ kali-c 3[dF]
☯ Milz-Pankreas 6 beidseits. 3 Cun über dem Malleolus internus, auf der Hinterseite der Tibia.

Nach de la Fuye kreuzen sich in diesem „Treffpunkt der drei Yin" genannten Punkt die drei Yin-Gefäße des Beines, was für den Punkt Milz-Pankreas 6 auch gemäß unseren Akupunkturquellen gilt. De la Fuyes Ortsangabe des Punktes liegt aber etwa 1 Querfinger unter derjenigen Degrootes, welche den modernen Akupunkturtafeln entspricht.[9] Im Weiteren fallen die beiden nach de la Fuye mit Milz-Pankreas 6 zusammenfallenden Punkte Leber 5 und Niere 8 nach den modernen Akupunkturtafeln und auch nach Soulié de Morant nicht in diesem Punkt zusammen: Leber 5[VN/KW] liegt 5 Cun über dem Innenknöchel[10] und entspricht etwa dem Chelidonium-Indikator Leber 6[dF].[11] Nach Soulié de Morant liegt der Punkt zwar deutlich tiefer, fällt aber trotzdem nicht genau mit Milz-Pankreas 6[dF] zusammen.[12] – Niere 8 hin-

---

1 Siehe unter diesen Mitteln.
2 Siehe hierzu unter den entsprechenden Mitteln. Für sonst noch angeführte Zuordnungen zu dem Punkt s. auch unter Kali bromatum.
3 SM, S. 143.
4 Details s. dort.
5 KW, S. 162; VN, S. 59. Diese homöosiniatrische Zuordnungsmöglichkeit wurde bisher aber meines Wissens noch nicht ausgenützt. Zu der sicher irrtümlichen Zuordnung des Punktes zu Cannabis sativa durch Ungern-Sternberg s. unter diesem Mittel.
6 Krack/Schöler.
7 SM, S. 143.
8 VN, S. 59; KW, S. 162. Siehe auch unter Sabadilla und dem spiegelbildlichen Kreosotum.
9 VN, S. 55; KW, S. 161. Gemeint ist nach beiden Quellen ein Abstand von 3 Cun = 4 Querfinger von der Spitze des Innenknöchels. Nach Soulié de Morant liegt diese Distanz ähnlich (SM, S. 141).
10 KW, S. 213; VN, S. 155.
11 Siehe hierzu unter diesem Mittel.
12 SM, S. 105/141.

gegen liegt nach sämtlichen unseren Akupunkturquellen etwa eine Distanz unter Milz-Pankreas 6$^{KW/VN}$, was de la Fuyes Vereinigungspunkt fast entspricht, wobei der Punkt nach Soulié de Morant auf dem medialen und nicht am hinteren Tibiarand liegt.[1] Der von Degroote als scheinbarer zusätzlicher Kaliumkarbonat-Indikator ebenfalls angeführte und nach seiner Meridianskizze den modernen Akupunkturtafeln entsprechende Punkt Niere 8$^{KW/VN}$ wird also de la Fuyes Ortsangabe für kali-c 3^{dF} besser gerecht als sein oben genannter Indikator Milz-Pankreas 6$^{VN/KW}$. Allerdings scheint sich auch de la Fuye der genauen Lage des Punktes nicht so ganz gewiss gewesen zu sein, da er auf der einen seiner drei Atlasdarstellungen des Punktes Milz-Pankreas 6 den Indikator unzweifelhaft gemäß moderner Position 3 Cun über der Knöchelspitze einzeichnet.[2] Man muss also auch für de la Fuyes Homöosiniatrie diese Position als Lagevariante ebenfalls in Betracht ziehen, zumal mir zumindest für die Silizium-Salze (s. unten) auch klinisch beide Positionen in Frage zu kommen scheinen. – Auf de la Fuyes Atlasdarstellungen ist der Punkt entsprechend der obigen Zusatzangabe Degrootes auf der hinteren medialen Seite der Tibia eingetragen. – Der Punkt Milz-Pankreas 6 ist nach de la Fuye zusammen mit Secale cornutum beidseits doppelt besetzt. Mir hat er sich in erster Linie für Kali silicicum bewährt.[3]

Sch = Deg = US = kali-c 4^{dF}
Dem Punkt kali-c 4^{dF} (= ☽ Blase 15 rechts) entspricht links gels 2^{dF}. Der Punkt wird nach sämtlichen unseren Akupunkturquellen weitgehend übereinstimmend lokalisiert.[4]

Sch = K = Deg = US = kali-c 5^{dF}
Die Lage von ☽ Blase 67 stimmt nach sämtlichen unseren Akupunkturquellen gut mit der de la Fuyes Angabe überein.[5]

Der Weihesche Einzelpunkt ist Bestandteil der folgenden Mittelgleichungen:

Kali carbonicum + Belladonna = Apis
Kali carbonicum + Causticum = Arnica
Kali carbonicum + Iris versicolor = Rheum
Kali carbonicum + Ledum palustre = Petroleum
Kali carbonicum + Phytolacca = Natrum muriaticum (?)

Kali chloricum

kali-chl 1^{W}
Auf der vorderen Axillarlinie, im 5. Interkostalraum, beidseits (s. Abb. 80: kreos 1^{W}, S. 267 und 104: sabad 1^{W}, S. 326). Druck gegen den Unterrand der oberen Rippe und senkrecht zur Tangente durch den Punkt.

kali-chl 2^{WS}
Auf der vorderen Axillarlinie, im 4. Interkostalraum, rechts. Druck gegen den Unterrand der oberen Rippe und senkrecht zur Tangente durch den Punkt.

kali-chl 3^{WS}
Auf der vorderen Axillarlinie, im 8. Interkostalraum, links. Druck gegen den Unterrand der oberen Rippe und senkrecht zur Tangente durch den Punkt.

Zur Frage der Unterscheidung von Kali muriaticum und Kali chloratum s. unter dem ersteren Mittel.

Anmerkungen _____

R = FB = kali-chl 1^{W}

dF ≈ kali-chl 1^{W}
☽ Gallenblase 23 beidseits. Auf der vorderen Axillarlinie, im 5. Interkostalraum, beidseits.
De la Fuyes Darstellung ist hier widersprüchlich. Nach seiner schriftlichen Punkteliste ist Gallenblase 23 unter Streichung der Zuordnung zu Kali chloricum beidseits Chelidonium zugeordnet, ebenso auf der Meridiandarstellung in seinem Atlas.[6] Auf einer synoptischen Darstellung in seinem Atlas wird jedoch an der gleichen Stelle wieder Kali chloricum angegeben.[7] Im letzteren Fall ist aber wahrscheinlich lediglich die Neuzuordnung des Punktes zu Schöllkraut in Vergessenheit geraten. Einen Ersatzpunkt für Kaliumchlorat führt de la Fuye nicht an (vgl. aber seine Angaben zu Kali muriaticum). Zur Topographie von Gallenblase 23 und der auch sonst recht verwirrlichen Verwendung des Punktes durch die homöosiniatrischen Autoren s. auch unter Chelidonium und Kreosotum.

K ≈ kali-chl 2^{WS}
☽ Gallenblase 22 rechts. Auf der vorderen Axillarlinie im 4. Interkostalraum, etwas unterhalb der Achselfalte.
Krack ordnet dem klassischen Indikator kali-chl 1^{W} rechts nicht Kali chloricum, sondern Kali carbonicum

---

1 SM, S. 149; KW, S. 189; VN, S. 111 (nach Van Nghis Bilddarstellung liegt der Punkt im Gegensatz zur Textdarstellung ebenfalls mitten auf der Tibia-Innenfläche; VN, S. 106).
2 dF II, A/IV/2.
3 Siehe unter diesem Mittel.
4 Für Details hierzu und zur Topographie des Punktes s. unter Gelsemium.
5 SM, S. 179; VN, S. 104; KW, S. 186.
6 dF II, A/VII/2
7 dF II, D/5.

zu.[1] Er belegt diesen Punkt zusätzlich auch noch mit Kali phosphoricum.[2] Kracks Abweichungen von Göhrums Originalangabe erklären sich dadurch, dass nach der ihm vorliegenden Punkteliste der Weiheschen Schule Kali chloricum um einen Interkostalraum höher liegt, also an der Stelle des klassischen Kreosotum-Punktes. Zur topographischen Problematik von Gallenblase 22 und für die anderweitigen Zuordnungen zu dem Punkt s. auch unter Natrum muriaticum/Iris, Kreosotum/Sabadilla, Chelidonium und Ptelea trifoliata.

Der Punkt kali-chl 3[WS] beruht wahrscheinlich nicht auf einer Neubestimmung, sondern auf einem Abschreibefehler auf der Schöler vorliegenden Variante von Göhrums Liste. Vgl. hierzu auch die Anmerkungen zu Kali sulphuricum, welchem Mittel kali-chl 3[WS] nach Göhrums Originalliste beidseits zugeordnet ist.

Der Weihesche Einzelpunkt ist Bestandteil der folgenden Mittelgleichungen:

Kali chloricum + Causticum = Sanguinaria canadensis
Kali chloricum + Euonymus europaea = Digitalis
Kali chloricum + Oleander = Strophantus
Kali chloricum + Spongia = Spigelia
Kali chloricum + Teucrium marum = Kalmia latifolia

Kali iodatum

kali-i 1[W]
Auf der hinteren Axillarlinie, am unteren Rand der 10. Rippe, beidseits (s. Abb. 74: kali-bi 1[N], S. 256). Druck gegen den Unterrand der oberen Rippe und senkrecht zur Tangente durch den Punkt.

kali-i[WK]
Antimonium crudum + Squilla (?)

Der Punkt ist der unterste aus der großen Gruppe von Kalium-Indikatoren im Bereich der seitlichen unteren Thoraxhälfte (s. hierzu unter Kali sulphuricum).

Anmerkungen ————————————————

Du = Deg = kali-i 1[W]

Der Weihesche Einzelpunkt ist Bestandteil der folgenden Mittelgleichungen:

Kali iodatum + Cantharis = Nux vomica
Kali iodatum + Helleborus niger = Euphrasia
Kali iodatum + Ledum palustre = Rhus toxicodendron
Kali iodatum + Nux vomica = Lycopodium
Kali iodatum + Phytolacca = Nitricum acidum

Kali iodatum + Sarsaparilla = Pulsatilla
Kali iodatum + Sepia = Natrum muriaticum (?)
Kali iodatum + Solidago virgaurea = Squilla
Kali iodatum + Valeriana = Carbo vegetabilis (?)

Kali muriaticum

kali-m 1[Du]
Auf der vorderen Axillarlinie, im 5. Zwischenrippenraum, beidseits.

kali-m 2[dF]
◑ Drei-Erwärmer 17 beidseits. Hinter dem Ohrläppchen, am vorderen Rand des Warzenfortsatzes (s. Abb. 98 a: puls 1[N], S. 315).

kali-m 3[dF]
◑ Drei-Erwärmer 22 beidseits. Ein Querfinger unter der Hälfte der Verbindungslinie vom äußeren Winkel der Orbita zum Oberrand des Tragus.[3]

Duprat scheint Kali muriaticum (= Kaliumchlorid = KCl) mit Kali chloricum (= Kali chloratum = $KClO_3$)[4] zu verwechseln, wie seine mit dem klassischen Indikator des letzteren Mittels (kali-chl 1[W], s. oben) übereinstimmende Angabe zeigt. Es stellt sich hier aber grundsätzlich die Frage, ob die Weihesche Diagnostik diese beiden Mittel überhaupt unterscheidet, da Göhrum und Duprat jeweils nur eines der beiden Mittel in ihrem Verzeichnis anführen und das andere nicht nennen. Bezeichnen hier also eventuell nur zwei verschiedene Namen dasselbe Mittel? Der genaue Clarke trennt aber in seiner wegweisenden Materia medica die beiden Kalisalze ausdrücklich, weist jedoch darauf hin, dass Hering deren beider Symptome unter Kali muriaticum zusammengefasst hat.[5] Der letztere Umstand würde Duprats Nomenklatur rechtfertigen.

De la Fuye hat, wie oben dargestellt,[6] ursprünglich den Göhrumschen Punkt entsprechend dessen Nomenklatur als Kali chloricum in seinem Atlas angeführt. Später aber hat er diese Zuordnung zu Gunsten von Chelidonium[7] ersatz-

———————————————

1 Siehe unter diesem Mittel.
2 Siehe unter diesem Mittel.
3 Zur Klärung der hier wahrscheinlich etwas irrtümlich beschriebenen Lage des Punktes s. die unten stehende Anmerkung zu Schmidt.
4 Clarke 1978 II, S. 140.
5 Clarke 1978 II, S. 117.
6 Siehe unter Kali chloricum.
7 Details s. unter diesem Mittel und unter Kali chloricum.

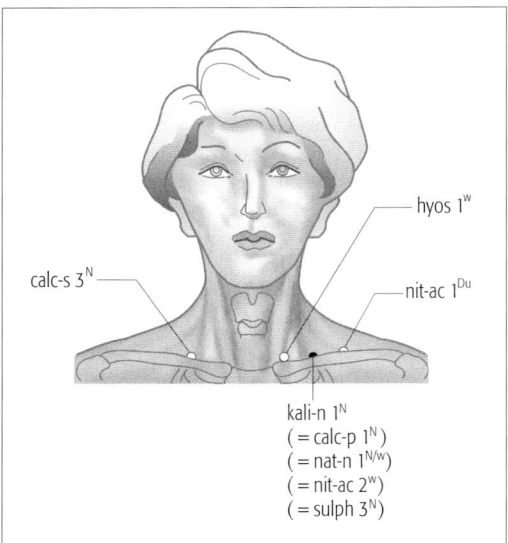

hyos 1^{w}

calc-s 3^{N}

nit-ac 1^{Du}

kali-n 1^{N}
(= calc-p 1^{N})
(= nat-n 1$^{\text{N/w}}$)
(= nit-ac 2^{w})
(= sulph 3^{N})

Abb. 76: kali-n 1^{N}.

los gestrichen und führt lediglich noch unter Kali muriaticum die beiden obigen, möglicherweise als Ersatz neu bestimmten Indikatoren an. Dies weist darauf hin, dass auch dieser Autor die beiden Kalisalze eventuell gar nicht unterschieden hat.

Eine genaue Klärung dieser Frage könnte nur eine erneute klinisch-druckpunktmäßige Prüfung mit getrennten Arzneien bringen. Wir führen deshalb die Indikatoren der beiden Mittel bis auf Weiteres getrennt voneinander an.

Anmerkungen

Sch = kali-m 2^{dF}
☽ Drei-Erwärmer 17 wird gemäß Soulié de Morant ziemlich gleich wie nach de la Fuye lokalisiert.[1] Nach den modernen Akupunkturtafeln liegt Drei-Erwärmer 17 etwas weiter vorn etwa auf Höhe des Ohrläppchens in der Grube zwischen Kieferwinkel und Mastoid.[2]

1 SM, S. 159.
2 VN, S. 130; KW, S. 201/202.
3 = Tabacum bzw. rechtsseitig Sabina nach Göhrum
4 Siehe unter Pulsatilla.
5 dF II, A/VI/3.
6 SM, S. 159; VN, S. 132; KW, S. 202.
7 dF II, AVII/1. Zur Topographie und sonstigen Belegung dieses Punktes s. unter Apis.
8 Zu den sonstigen Varianten des Punktes s. unter Apis.
9 Details s. unter Natrum nitricum und Nitricum acidum.
10 Siehe unter diesem Mittel.

Der Punkt Drei-Erwärmer 17$^{\text{VN/KW}}$ weist also linksseitig eine große topographische Nähe auf zum neuen Hauptindikator von Pulsatilla,[3] welcher am oberen Ende dieser Weichteillücke hinter dem Ansatz des Processus condylaris des Unterkiefers gelegen ist.[4] Für uns gilt aber für Kali muriaticum wie üblich in erster Linie die Lokalisation nach de la Fuye.

Sch = K = kali-m 3^{dF}
☽ Drei Erwärmer 22. Ein halber Querfinger oberhalb der Mitte des Jochbogens.

Die korrigierte und topographisch klare Ortsbeschreibung, welche Schmidt von de la Fuyes Punkt gibt, stimmt mit dessen Atlas gut überein und ist deshalb für unsere Zwecke maßgebend.[5] Nach sämtlichen unseren sonstigen Akupunkturquellen wird Drei-Erwärmer 22 aber anders lokalisiert, nämlich am vorderen oberen Ansatz der Ohrmuschel, hinter der Pulsstelle der Arteria temporalis superficialis.[6] – Schmidt setzt Drei-Erwärmer 22^{dF} wie de la Fuye mit Gallenblase 3 gleich.[7] Von den verschiedenen Varianten von Gallenblase 3 fällt aber lediglich Gallenblase 3^{VN} (= Gallenblase 3^{dF}) mit Drei-Erwärmer 22^{dF} = kali-m 3^{dF} genau zusammen.[8]

Kali nitricum

kali-n 1^{N}*

Auf der Rückseite des Musculus sternocleidomastoideus, dicht hinter der Klavikula, links. Der Druck geht nach unten medial gegen die Halswirbelsäule und die oberste Rippe.

Es handelt sich bei diesem Indikator um den eigentlichen klassischen Indikator von Nitricum acidum, welcher für die Weihesche Schule anfänglich für Natrum nitricum gegolten hatte.[9] Nach meiner Erfahrung ist der Indikator nun aber in erster Linie als mit Kali nitricum und dem neuen Hauptindikator von Calcarea phosphorica belegt zu betrachten. Doch auch für Natrum nitricum hat sich der Punkt ebenfalls noch immer bewährt (s. dort). Für Nitricum acidum hingegen gilt heute ganz erstrangig die weiter lateral liegende Lokalisierung nach Duprat.[10]

Es ist außergewöhnlich, dass hier mit Kali nitricum und Calcarea phosphorica die Indikatoren zweier zumindest prima vista nicht sehr eng verwandter Mittel am gleichen Ort zu finden sind. Eine Unterscheidung der beiden Mittelzuordnungen durch die Druckrichtung (Calcarea phosphorica direkt nach unten gegen die 1. Rippe und Kali nitricum entsprechend der obigen Angabe mehr gegen medial) hat sich leider als eher unsicher erwiesen.[1] So ist nur zu hoffen, dass hier noch bessere Lösungen zu finden sind. Als Bestätigungspunkt für Kali nitricum ist der allgemeine Kalisalz-Punkt im 9. Interkostalraum rechts (für Details hierzu s. unter Kali bichromicum) sehr brauchbar.

Degroote gibt für Kali nitricum nach der Mischsalztechnik eine Kombination des klassischen Punktes von Kali carbonicum und von Nitricum acidum nach Duprat an.

Der spiegelbildliche Punkt von kali-n 1^N auf der Gegenseite ist calc-s 3^N.

Kali phosphoricum

kali-p $1^{N/dF}$ * (Hauptpunkt)
☽ Herz 3 rechts. Zwischen dem äußeren Ende der Ellbogenquerfalte und dem äußeren Ende des Epicondylus medialis humeri, in einer kleinen Grube. Druck senkrecht zur Oberfläche gegen den Ansatzbereich des Epicondylus medialis humeri.

kali-p 2^W * (Bestätigungspunkt)
Am unteren Rand der 5. Rippe zwischen Mamillarlinie und vorderer Axillarlinie, auf der Grenze des äußeren und mittleren Drittels dieser Entfernung, beidseits.

---

1 Hingegen lässt sich der ebenfalls an dieser Stelle befindliche Indikator sulph 3^N durch die Druckrichtung nach vorne gegen den Hinterrand der Klavikula eindeutig von den übrigen Punkten abgrenzen (s. unter Sulphur).

Der neue Hauptpunkt unterscheidet sich von demjenigen de la Fuyes allein durch die nur rechtsseitige Lage und eine leicht korrigierte To-

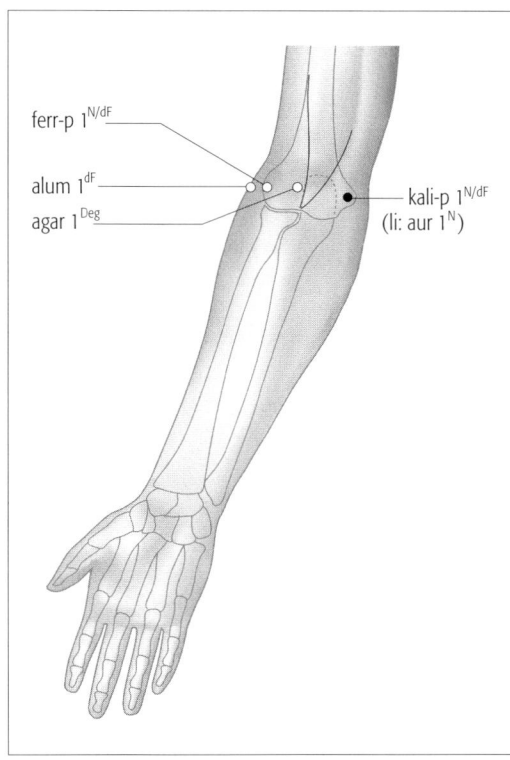

ferr-p $1^{N/dF}$

alum 1^{dF}

agar 1^{Deg}

kali-p $1^{N/dF}$
(li: aur 1^N)

Abb. 77 a: kali-p $1^{N/dF}$.

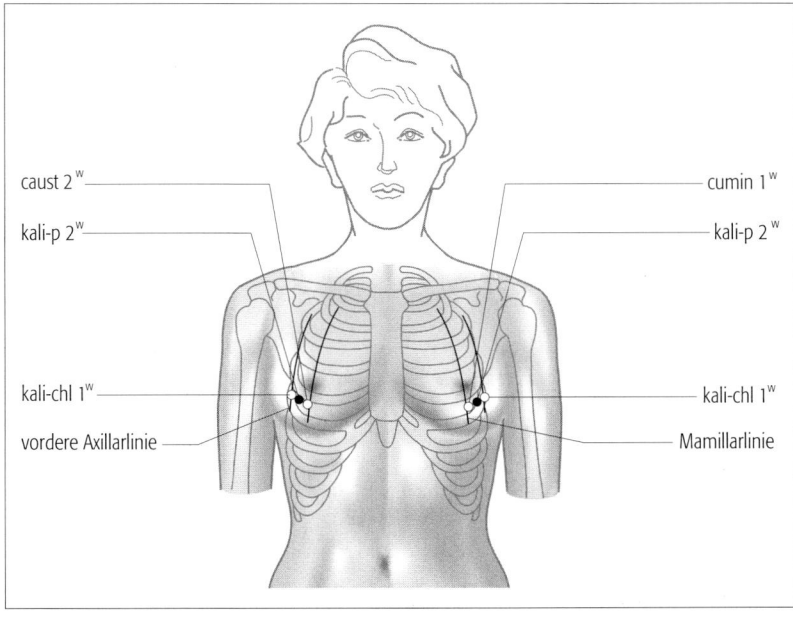

caust 2 ^{W}

kali-p 2 ^{W}

kali-chl 1 ^{W}

vordere Axillarlinie

cumin 1 ^{W}

kali-p 2 ^{W}

kali-chl 1 ^{W}

Mamillarlinie

Abb. 77 b: kali-p 2^W.

pographie. Dieser Punkt hat sich auch bewährt als genereller Gruppenindikator für viele Phosphorsalze. Sein spiegelbildlicher Partner auf der Gegenseite ist der neue Hauptpunkt von Aurum (s. dort).

Haupt- und Bestätigungspunkt haben sich für die negative Ausschlussdiagnostik bewährt, mit der positiven Ausschlussdiagnostik liegen noch zu wenig Erfahrungen vor.

Anmerkungen _____

dF = Sch = K = Deg ≈ kali-p 1^N
☯ Herz 3 beidseits. An der medialen Grenze der Ellbogenfalte.
Zur Diskussion der Lage von Herz 3 s. unter Aurum.

Du = FB = Deg = kali-p 2^W

K ≈ kali-p 2^W
☯ Gallenblase 23 beidseits. Auf der vorderen Axillarlinie, im 5. Interkostalraum.
Der Punkt Gallenblase 23, welchen Krack kali-p 2^W zuordnet, entspricht bereits nach seiner eigenen Topographie nicht genau dem klassischen Weiheschen Indikator.[1] Jedoch könnte es sich hierbei eventuell nicht nur um einen Irrtum, sondern auch um eine bewusste Lagekorrektur handeln, da Krack konsequenterweise die de la Fuyesche Zuordnung des Punktes Gallenblase 23 zu Chelidonium streicht.[2]

Der Weihesche Einzelpunkt ist Bestandteil der folgenden Mittelgleichung:

Kali phosphoricum + Cumarinum = Iodium
(Kali phosphoricum ist hier wahrscheinlich nur linksseitig gemeint)

Kali silicicum

kali-sil 1^{N*}
Der Punkt dieses wichtigen Salzes entspricht weitgehend de la Fuyes Kaliumkarbonat-Indikator Milz-Pankreas 6 beidseits. Der Punkt liegt drei Querfinger oberhalb des Innenknöchels in einer Vertiefung.[3]

Der Punkt ist zuverlässig, aber als wichtiger Kreuzungspunkt aller drei Yin-Meridiane[4] des Unterleibes recht oft falsch positiv. Er ist nach de la Fuye zusätzlich beidseits mit Secale belegt. Der Punkt scheint vor allem linksbetont anzugeben, eine rechtsseitige Akzentuierung könnte eventuell eher Natrum silicicum entsprechen.[5]

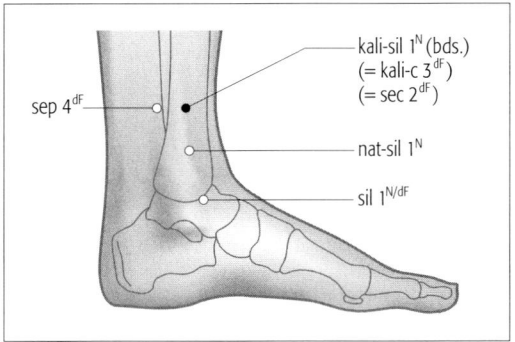

Abb. 78: kali-sil 1^N.

Kali sulphuricum

kali-s 1^{W*}
Auf der vorderen Axillarlinie, im 8. Interkostalraum, beidseits. Druck gegen den Unterrand der oberen Rippe und senkrecht zur Tangente durch den Punkt.

kali-s 2^{WS}
Auf der vorderen Axillarlinie, im 7. Interkostalraum, links. Druck wie bei kali-s 1^W.

Der Punkt dieses wichtigen, mit der Küchenschelle in manchen Aspekten verwandten Mittels („Pulsatilla mit Durst"[6]) liegt ganz am Ende der vorderen Axillarlinie am Rippenbogen, im Winkel zwischen dem Vereinigungspunkt des 7. und 8. Rippenknorpels. Bei manchen Personen liegt dieser Punkt eigentlich bereits etwas hinter der vorderen Axillarlinie.

Nach der von Schöler/Krack wiedergegebenen Überarbeitung von Göhrums Liste wird der klassische Kali-sulphuricum-Punkt nur rechtsseitig angegeben, links ist Kali chloricum zu finden.

_____

1 Details zu dieser Problematik s. unter Chelidonium.
2 Siehe hierzu unter Chelidonium und unter Kali chloricum. Zu der auch sonst recht verwirrlichen homöosiniatrischen Verwendung des Punktes s. auch unter Kreosotum.
3 Für Details zur nicht ganz sicheren Lage dieses wichtigen Akupunkturpunktes nach de la Fuye s. unter Kali carbonicum.
4 Siehe unter Kali carbonicum, Angaben de la Fuyes.
5 Vor allem natürlich, wenn nat-sil 1^N ebenfalls positiv ist. Eine weitere mögliche Belegung ist neben vermutlich auch noch anderen Siliziumsalzen das mit Silicea verwandte Mittel Bambusa arundinacea (s. auch unter Equisetum).
6 Mündlicher Hinweis Bauers nach Schmidt.

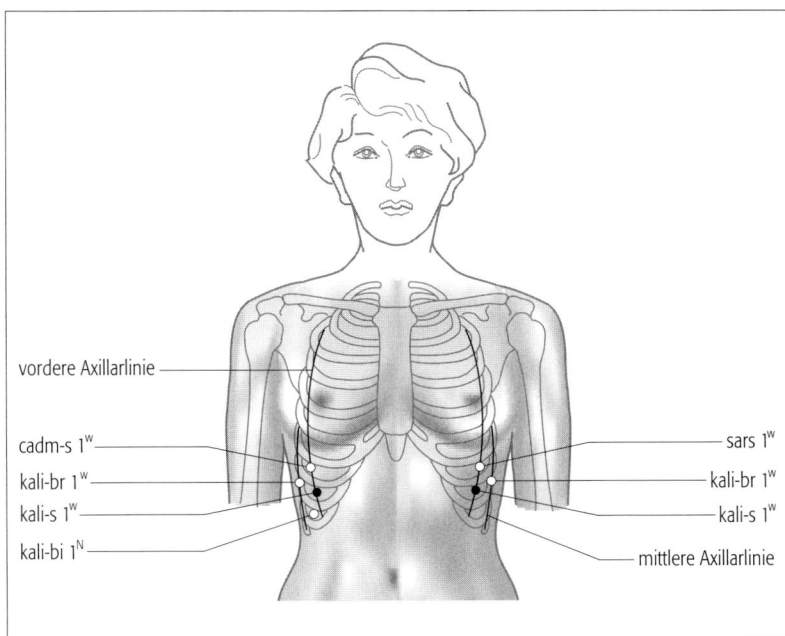

vordere Axillarlinie

cadm-s 1^W

kali-br 1^W

kali-s 1^W

kali-bi 1^N

sars 1^W

kali-br 1^W

kali-s 1^W

mittlere Axillarlinie

Abb. 79: kali-s 1^W.

Der linksseitige Indikator des Schwefelsalzes von Kalium liegt, wie ebenfalls oben dargestellt, nach dieser Sichtweise einen Interkostalraum höher, wo nach Göhrums Originalliste Sarsaparilla zu finden ist. Zur Vermutung, dass es sich bei dieser Differenz lediglich um einen Abschreibefehler des Herausgebers der Schölerschen Liste handelt, s. unter Kali carbonicum.

Allerdings habe auch ich den klassischen Kali-sulphuricum-Indikator häufiger rechts als links gefunden, sodass ich ihn meist nur noch auf dieser Seite prüfe. Ebenso habe ich den Eindruck bekommen, dass dieses Mittel auch im 7. Interkostalraum angeben kann, allerdings nicht nur entsprechend kali-s 2^{WS} lediglich links, sondern wiederum beidseits und eher rechtsbetont (also auch an der Stelle des klassischen Indikators von Cadmium sulphuratum).

Die ganze untere seitliche Thoraxzone ab dem 5. Interkostalraum scheint damit von den Kalium-Salzen dominiert zu sein: Zuoberst in der vorderen Axillarlinie liegt Kali chloricum, unmittelbar medial davon Kali phosphoricum. Um einen Interkostalraum tiefer auf der vorderen Axillarlinie folgt dann Kali carbonicum. Weiter unten zählen auch Kali arsenicosum (auf der mittleren Axillarlinie im 7. Interkostalraum, links) und Kali bromatum (im 8. Interkostalraum derselben Hilfslinie beidseits) zu dieser Zone. Nicht zu vergessen

in dieser Gruppe ist auch der neu bestimmte Kali-bichromicum-Indikator und allgemeine Kaliumsalz-Punkt im 9. Interkostalraum rechts.[1] Unten an der 10. Rippe in der hinteren Axillarlinie liegt dann schließlich noch der klassische Indikator von Kali iodatum.[2]

Anmerkungen

Du = kali-s 1^W

Der Weihesche Einzelpunkt ist Bestandteil der folgenden Mittelgleichungen:

Kali sulphuricum + Coccus cacti = Silicea (?)
Kali sulphuricum + Phytolacca = Arsenicum album (?)

Kalmia latifolia

kalm 1^W
Auf dem Rande des Warzenhofes, senkrecht oberhalb der Mamille, links (s. Abb. 44: cact 1^W, S. 178).

kalm^{WK}
Kali chloricum + Teucrium marum

---

1 Siehe unter Kali bichromicum.
2 Für Details zu allen oben genannten Punkten s. unter den betreffenden Mittelabschnitten.

Du = R = FB = kalm 1^W

dF = Sch = kalm 1^W
Am Oberrand des Brustwarzenhofes, links.

US ≈ kalm 1^W
Unterhalb der Mamilla, links.
    Die Angabe von Ungern-Sternberg steht isoliert da und ist wahrscheinlich irrtümlich.

Der spiegelbildliche Partner des Weiheschen Einzelpunkts auf der Gegenseite ist Niccolum metallicum.

Kaolinum (= Alumina silicata)

kam 1^N
Am untersten Punkt des Unterrandes des linken Innenknöchels. Druck gegen den Knochen.

Der Indikator dieses therapeutisch sehr interessanten Porzellan-Rohstoffes hat sich bereits in einigen Fällen bewährt. Wie zu erwarten kombiniert er sich oft mit dem Aluminium-Indikator ☯ Dickdarm 11,[1] v. a. rechts. Als weiterer Zusatzpunkt kann auch der einfache Silicea-Indikator vorne unten am linken Knöchel[2] nachweisbar sein. Die Mischsalz-Kombination kam 1^{NK} = alu 1^{dF} + sil 1^N scheint sich in manchen Fällen sogar besser zu bewähren als kam 1^N. Entsprechend dem Aluminiumgehalt von Lycopodium[3] wird auch der ebenfalls in der linken Knöchelregion gelegene Indikator lyc 1$^{N/dF}$ bei Indikationen des Mittels auch positiv gefunden.[4]

Kreosotum

kreos 1^{W*}
Auf der vorderen Axillarlinie, im 4. Interkostalraum, rechts. Druck gegen den Unterrand der obe-

---

1 Details s. unter Alumina.
2 Siehe unter Silicea.
3 Siehe auch unter diesem Mittel.
4 Siehe unter Lycopodium.
5 Siehe Abb. 22, S. 121, wo kreos 1^W weitgehend entsprechend der Punktebeschreibung, höchstens etwas zu hoch, eingetragen ist (vgl. hierzu die Angaben zu Natrum muriaticum). Zur Diskussion der teilweise verdorbenen Wiedergabe von Göhrums Punkteliste bei Schöler s. auch unter Kali carbonicum.
6 dF II, A/XII/3. Zu Gallenblase 24 s. unter Kali carbonicum.
7 SM, S. 143.
8 VN, S. 60.
9 KW, S. 164, entspricht etwa Soulié de Morant.
10 Vgl. zu diesem Punkt auch die Angaben unter Kali carbonicum und Kali bromatum.

---

ren Rippe und senkrecht zur Tangente durch den Punkt.

kreos 2^{ws}
Auf der vorderen Axillarlinie, im 5. Interkostalraum, rechts. Druck gegen den Unterrand der oberen Rippe und senkrecht zur Tangente durch den Punkt.

kreos^{WK}
Antimonium crudum + Belladonna

Nach Schölers Version von Göhrums Liste liegt der Indikator einen Interkostalraum tiefer, was sich auch in der homöosiniatrischen Ortsangabe Kracks ausdrückt. Dort aber wäre nach Göhrum der Indikator von Kali chloricum (beidseits) zu finden. Sowohl die Punkte-Nummerierung der Weiheschen Schule als auch Göhrums Büste beweisen, dass nach der ursprünglichen Meinung der Weiheschen Schule die Punktelokalisation der mir vorliegenden Originalpublikation Göhrums entspricht.[5] Dafür spricht auch die einheitliche Übernahme des dort genannten Indikators durch die französische Schule und nicht zuletzt auch die Tatsache, dass sich der Punkt an dieser Stelle schon verschiedentlich gut bewährt hat, obwohl er gelegentlich einmal falsch negativ sein kann.

Du = R = FB = Da = kreos 1^W

BL ≈ kreos 1^W
☯ Milz-Pankreas 21 rechts. Auf der vorderen Axillarlinie, im 4. Interkostalraum.
    Der von Bonnet-Lemaire genannte homöosiniatrische Entsprechungspunkt und nach seiner Ortsangabe gut mit dem klassischen Indikator übereinstimmende Punkt Milz-Pankreas 21 entspricht nach de la Fuye nicht Kreosotum, sondern liegt als gemeinsamer Punkt mit Gallenblase 24 im 6. Interkostalraum der vorderen Axillarlinie und ist damit mit Göhrums Kali-carbonicum-Punkt identisch.[6] Nach Soulié de Morant[7] und den modernen Akupunkturtafeln ist de la Fuyes Lokalisierung des Akupunkturpunktes allerdings ebenfalls nicht ganz korrekt, der Punkt wird von diesen Quellen in der mittleren Axillarlinie im 7.[8] bzw. im 6.[9] Interkostalraum angegeben.[10] – Bonnet-Lemaires obige Punktebeschreibung entspricht damit wohl sehr genau derjenigen Göhrums, seine homöosiniatrische Benennung ist aber nach sämtlichen unseren Akupunkturquellen falsch.

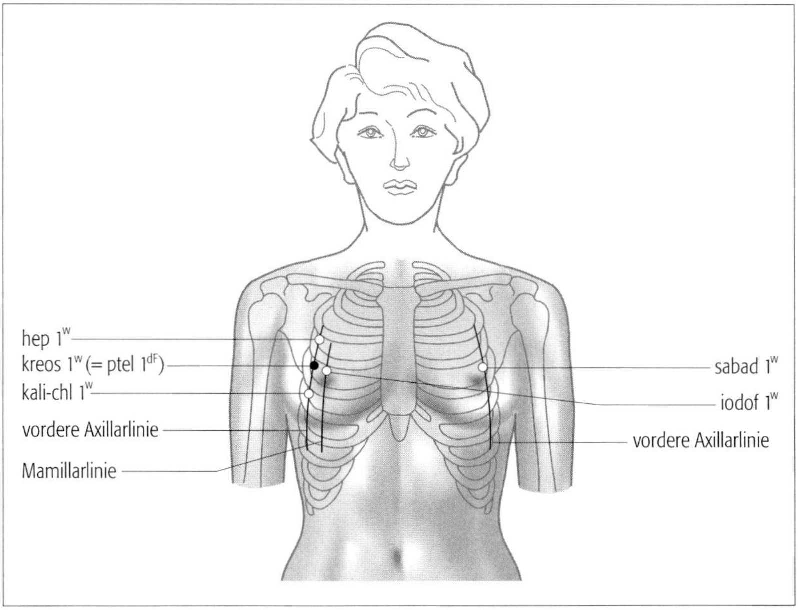
hep 1W
kreos 1W (= ptel 1dF)
kali-chl 1W
vordere Axillarlinie
Mamillarlinie
sabad 1W
iodof 1W
vordere Axillarlinie

Abb. 80: kreos 1W.

Deg ≈ kreos 1W

☯ Gallenblase 23 rechts. Auf der vorderen Axillarlinie, im 4. Interkostalraum.

Gallenblase 23 liegt nach de la Fuye einen Interkostalraum unter dem nach seiner Ansicht auf der vorderen Axillarlinie im 4. Interkostalraum gelegenen Punkt Gallenblase 22, also eine Etage tiefer als nach Degroote. Auch unsere sonstigen Akupunkturquellen sind sich über den zugehörigen Interkostalraum nicht einig.[1] Einig sind sie sich jedoch darin, dass Gallenblase 22 weiter hinten als nach de la Fuye auf der mittleren Axillarlinie liegt und der 23. Meridianpunkt nur etwa eine Distanz weiter vorne, also lediglich etwa auf halber Strecke zur vorderen Axillarlinie. Damit stimmt Degrootes Höhenangabe im 4. Interkostalraum wohl mit derjenigen König/Wancuras überein, jedoch liegt der Punkt nach keiner unserer Akupunkturquellen auf der vorderen Axillarlinie – nicht einmal nach Degrootes eigener Meridiandarstellung im Anhang seines Buchs! – und kommt damit als genaue homöosiniatrische Entsprechung von kreos 1W nicht in Frage.[2] – An anderer Stelle führt Degroote dann auch noch ohne Spezifizierung den oben bereits erwähnten, einen Interkostalrauum tiefer auf der vorderen Axillarlinie gelegenen Punkt Gallenblase 23dF an und ordnet diesen in Übereinstimmung mit de la Fuye Chelidonium zu.[3] De la Fuye hingegen vermeidet die dadurch bei Degroote entstehende Doppeldeutigkeit von Gallenblase 23, indem er den eine Etage höher liegenden Punkt als Gallenblase 22 bezeichnet. Dieser Punkt ist nach dem Begründer der Homöosiniatrie aber Ptelea zugeordnet,[4] Kreosotum wird ersatzlos von seiner Liste gestrichen (s. hierzu auch die nachfolgende Anmerkung zu Krack).

K = US ≈ kreos 2WS

☯ Milz-Pankreas 18 rechts. Im 5. Interkostalraum, 6 Cun seitlich der Mittellinie.

Kracks homöosiniatrischer Punkt Milz-Pankreas 18, welchen er linksseitig für Kali carbonicum anführt,[5] liegt nach keiner unserer Akupunkturquellen im 5. Interkostalraum. Nach Soulié de Morant liegt der Punkt auf der vorderen Axillarlinie auf der 5. Rippe,[6] nach den modernen Akupunkturtafeln ist er dann interessanterweise wieder im 4. Interkostalraum derselben Hilfslinie zu finden, also ziemlich genau an der ursprünglichen Druckpunktstelle Göhrums für Kreosotum![7] Also würde Krack mit seiner Mittelzuordnung gemäß Milz-Pan-

1 Nach Van Nghi und Soulié de Morant liegt der Punkt entsprechend de la Fuye im 5. (VN, S. 142; SM, S. 167), nach König/Wancura im 4. Interkostalraum (KW, S. 207).
2 Eher noch würde der benachbarte Punkt Milz-Pankreas 18 dem Göhrumschen Punkt entsprechen, s. die nachfolgende Anmerkung.
3 Siehe unter diesem Mittel.
4 Siehe unter diesem Mittel. Wenn wir unsererseits aber an dem recht gut bewährten Punkt kreos 1W festhalten wollten, wäre dieser Punkt als mit Ptelea doppelt belegt zu betrachten.
5 Siehe unter diesem Mittel.
6 SM, S. 143.
7 VN, S. 59; KW, S. 162.

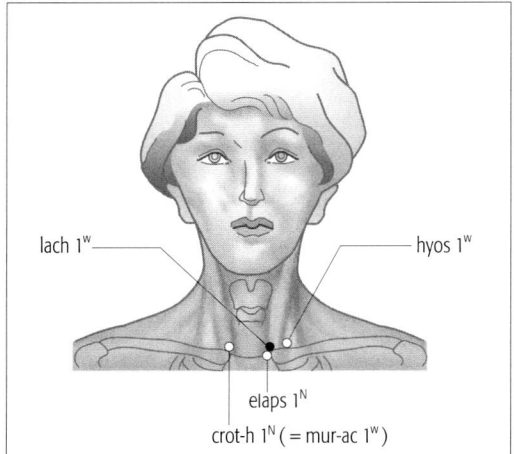

lach 1^W

hyos 1^W

elaps 1^N

crot-h 1^N (= mur-ac 1^W)

Abb. 81: lach 1^W.

kreas 18^{VN/KW} nach wohl richtig, in der von ihm angegebenen Topographie des Punktes aber falsch liegen!

Um die Sache noch komplizierter zur machen, identifiziert de la Fuye den korrekt nach Göhrum lokalisierten klassischen Punkt anders als alle anderen Akupunktur-Autoren mit dem Punkt Gallenblase 22, ordnet diesem aber – wie oben bereits kurz erwähnt – neu und ohne Angabe eines Ersatzpunktes statt Kreosot beidseits Ptelea trifoliata zu.[1] Kreos 1^W scheint sich also für de la Fuye nicht bewährt zu haben. Damit wäre – wenn wir unsererseits an der recht gut bewährten Belegung des klassischen Punkteortes mit Kreosotum festhalten wollen – kreos 1^W zusammen mit Ptelea doppelt belegt.

Der Weihesche Einzelpunkt ist Bestandteil der folgenden Mittelgleichung:

Kreosotum + Sabadilla = Agaricus muscarius

Sein spiegelbildlicher Partner auf der Gegenseite ist Sabadilla.

Lac caninum

lac-c 1^N
Auf der Außenseite des Oberarmes, direkt unterhalb des Humeruskopfes am Übergang zum Schaft, links. Druck gegen den unteren Rand des Humeruskopfes.

---

1 Siehe unter diesem Mittel.
2 Siehe unter Arsenicum album.
3 Zur Drucktechnik s. auch die unten stehenden Angaben.
4 Bei Lachesis-Indikationen findet sich oft auch die
  Kombination Argentum + Lachesis (s. hierzu auch
  unter Cenchris).

Der Punkt hat sich vor allem linksseitig recht gut bewährt, er scheint aber gelegentlich auch beidseits anzugeben. Manchmal wurde auch ein weiterer Punkt 2 Querfinger lateral unter lac-c 1^N links positiv gefunden. Als weiterer bemerkenswerter Begleitpunkt wurde auch schon der klassische Arsenik-Indikator[2] festgestellt und in zwei Fällen auch nach Einwirkung des Mittels gelöscht.

Lachesis

lach 1^{W***}
Auf dem oberen inneren Ende der Klavikula, links. Druck von innen nach außen.[3]

lach 2^{dF}
☯ Niere 6 links. Ein Querfinger senkrecht unterhalb des inneren Knöchels (s. Abb. 29 a: apis 1^{df}, S. 152 und 109 a: sil 1^{N/dF}, S. 335).

lach 3^{dF}
☯ Blase 31 beidseits (s. Abb. 122, S. 370). Medial vom 1. Sakralloch.

lach^{WK}
1. Argentum metallicum + Raphanus sativus[4]
2. Baryta carbonica + Taraxacum
3. Conium maculatum + Lactuca virosa (?)
4. Cuprum metallicum + Nux vomica

Einer der wichtigsten und – wie Fortier-Bernoville und Voisin sicher richtig bemerken – zuverlässigsten Weiheschen Indikatoren, welcher nach meiner Erfahrung nie falsch negativ aussagt. Allerdings ist der Punkt dafür keineswegs selten falsch positiv, was mich seinerzeit als Anfänger zu einer eher zu häufigen Anwendung dieses zwar äußerst wichtigen, aber sowohl psychisch wie physisch alles andere als harmlosen Mittels verführt hat.

Die Lage des Punktes am medialen, hinteren Oberrand der Klavikula ist trotz manchmal etwas unklarer Angaben der einzelnen Autoren unumstritten und auch durch Göhrums Büste (s. Abb. 22, S. 121) gut belegt. – Der Indikator kann auf zwei Arten getastet werden, welche sich aus der anatomisch recht verschiedenen Ausprägung des Caput sternale des Musculus sternocleidomastoideus ergeben: Meist umfasst der Muskelansatz mit seinen Fasern sowohl das mediale Ende der Klavikula als auch den lateralen Teil des Manubrium sterni. Besonders bei grazilen Frauen kann der Muskelteil aber auch sehr dünn gestaltet sein und nur am Manubrium ansetzen. Der Weihesche Indikator am medialen Ende der Klavikula kann deshalb sowohl vom medialen als auch vom lateralen Ansatz des Caput sternale des Musculus sternocleidomastoideus her getastet werden. Je nach Lage des Muskelansatzes muss dieser dann leicht zur Seite geschoben werden, um an den medialen Hinterrand des Schlüsselbeins zu gelangen. Ich taste den Punkt jeweils von lateral des Caput sternale her. Man geht mit dem Finger von dort an den oberen hinteren Rand der Klavikula und schiebt den Muskel etwas nach medial, bis man das mediale hintere Ende der Klavikula erreicht. Dort Druck von innen nach außen. Da Göhrums Angabe der Druckrichtung nicht ganz klar ist, fasse ich „von innen nach außen" als „vom Halszentrum zur Peripherie" auf und drücke vom hinteren medialen Oberrand der Klavikula gegen vorne und leicht nach unten. Diese Drucktechnik hat sich vielfach bewährt.

Der noch etwas weiter unten medial gelegene Druckpunkt direkt seitlich der Incisura jugularis gegen das mediale hintere Ende der Klavikula hin, welcher nur von medial her getastet werden kann, scheint mir links eher für Elaps corallus als für Lachesis zu sprechen.[1] Diese Differenzierung des auch ganz allgemein als Gruppenindikator für die Schlangengifte zu betrachtenden Lachesis-Punktes bedarf jedoch noch der Überprüfung.

Anmerkungen

Du = Dem ≈ lach 1^W
Über dem inneren Ende des linken Schlüsselbeins, am inneren Rande des Sternokleidomastoideus. Man drücke von innen nach außen.

FB ≈ lach 1^W
Auf dem Innenrand des Musculus sternocleidomastoideus auf der Höhe seiner Insertion am Schlüsselbein, gerade oberhalb des inneren Endes der Klavikula. Druck von innen nach außen. Der Punkt ist von einer bemerkenswerten Konstanz.

R = Da ≈ lach 1^W
Auf dem sternalen Ansatz des Sternokleidomastoideus, links.

dF = Sch ≈ lach 1^W
Auf der Oberseite des sternalen Schlüsselbeinendes, auf dem sternalen Ansatz des Musculus sternocleidomastoideus, auf der Höhe von dessen innerstem Ansatz an der Klavikula, links.

V ≈ lach 1^W
Auf dem inneren Rand des unteren Ansatzes des Sternokleidomastoideus, gerade auf dem Oberrand der Klavikula, links. Druck von oben nach unten. Im allgemeinen sehr zuverlässig bei den allgemeinen, kreislaufmäßigen und den Hals betreffenden Störungen des Mittels.

Vosins Ortsangabe und Druckrichtung entspricht eher hyos 1^W. Allerdings kann dieser Punkt bei Lachesis-Indikationen ebenfalls positiv sein. Für eine Lachesis-Indikation sollte jedoch lach 1^W deutlicher oder zumindest gleich stark angeben wie hyos 1^W. Wenn der Hyoscyamus-Punkt deutlicher positiv ist, ist Lachesis kaum je angezeigt, sondern viel eher – bei entsprechender Symptomatik – Hyoscyamus,[2] oder keineswegs selten auch Zincum phosphoricum (s. unter diesem Mittel).

Deg ≈ lach 1^W
Über dem inneren Ende des linken Schlüsselbeins, am inneren Rande des Sternokleidomastoideus. Druck von oben nach unten.

Zu dieser Göhrum nicht entsprechenden Druckrichtung vgl. auch die obige Anmerkung.

K ≈ lach 1^W
◗ Magen 11 links. An der Oberkante des Schlüsselbeins, unten am Vorderrand des Musculus sternocleidomastoideus.

Kracks homöosiniatrische Zuordnung stimmt nach Soulié de Morant sehr gut mit Göhrum überein. Zur meist aber etwas anders definierten Lage der Punkte Magen 11 und 12 s. unter Hyoscyamus.

US ≈ lach 1^W
◗ Magen 12 (ohne Orts- und Seitenangabe).
Diese Angabe liegt in jedem Fall zu weit lateral.[3]

Sch = K = Deg = US ≈ lach 2^{dF}
◗ Niere 6 ist rechts mit Apis besetzt. Zur Topographie und homöosiniatrischen Zuordnung des Punktes s. unter Apis.

Sch = K = Deg = US ≈ lach 3^{dF}
De la Fuyes Lokalisierung von ◗ Blase 31 stimmt mit Soulié de Morant und den modernen Akupunkturtafeln gut überein.[4]

1 Siehe unter Elaps.
2 Zur Verwandtschaft von Lachesis und Hyoscyamus vgl. auch Teil 1, S. 44 ff. Zur druckpunktdiagnostischen Unterscheidung von Lachesis und Zincum phosphoricum s. auch unter dem letzteren Mittel. Zu Hyoscyamus s. unter diesem Mittel.
3 Siehe unter Hyoscyamus, dort auch Angaben zu Magen 12.
4 SM, S. 177; VN, S. 90; KW, S. 178.

Der Weihesche Einzelpunkt ist Bestandteil der folgenden Mittelgleichungen:

Lachesis + Muriaticum acidum = Arnica[1]
Lachesis + Baryta carbonica = Anacardium orientale
Lachesis + Salicylicum acidum = Crotalus horridus (?)

Sein spiegelbildlicher Partner auf der Gegenseite ist Muriaticum acidum. Nach meiner Erfahrung ist dieser Punkt aber als Indikator von Crotalus horridus von größerer Bedeutung.[2]

Lactuca virosa

lact 1[W]
Dicht neben dem Kehlkopf, in der Höhe der Incisura thyreoidea superior, links (s. Abb. 61: con 1[W], S. 218). Druck sagittal gegen das Tuberculum anterius des Querfortsatzes eines Halswirbels.

Manchmal kann auch das druckpunktmäßig direkt unter dem Indikator des Giftlattichs gelegene wichtigere Mittel Conium an dieser Stelle angeben.[3]

Anmerkungen ————————————

Du = lact 1[W]

K ≈ lact 1[W]
◗ Dickdarm 18 links. Auf dem Vorderrand des Musculus sternocleidomastoideus, in der Höhe des Adamsapfels.
Dickdarm 18 liegt nach sämtlichen unseren Akupunkturquellen in nur sehr ungefährer Übereinstimmung mit Krack seitlich am Hals mitten auf dem Musculus sternocleidomastoideus, etwas oberhalb des Vereinigungspunktes seiner beiden Capita.[4] Der Punkt ist damit noch weiter von lact 1[W] entfernt als dies bereits nach Kracks eigener Angabe der Fall ist. – De la Fuye ordnet Dickdarm 18 kein Mittel zu.

————————————————

1   Diese Gleichung entspricht nach meiner Erfahrung in erster Linie Crotalus horridus (s. unter diesem Mittel).
2   Siehe unter diesem Mittel.
3   Siehe unter diesem Mittel. Die Kombination beider Punkte kann nach Göhrum auch Lachesis entsprechen (s. unten).
4   KW, S. 148; VN, S. 31; SM, S. 115. Zur Rolle des nahe bei bell 1[W] gelegenen Punktes als wahrscheinlicher pathogenetischer Trigger-Punkt bei Leesers Nasentumor-Patient vgl. Abb. 10, S. 66.
5   Für Details s. unter den betreffenden Mittelabschnitten.
6   Vgl. hierzu den unmitttelbar medial von Nitricum acidum gelegenen Indikator von Calcarea phosphorica; in der ganzen Supraklavikulargrube vermischen sich damit in eigenartiger Weise die Indikatoren der Nitrate und der Kalziumsalze.
7   Siehe auch unter Natrum silicicum.

Der Weihesche Einzelpunkt ist Bestandteil der folgenden Mittelgleichungen:

Lactuca virosa + Asarum europaeum = Belladonna
Lactuca virosa + Baryta carbonica
    = Phosphoricum acidum (?)
Lactuca virosa + Calcarea carbonica = Drosera
Lactuca virosa + Conium maculatum = Lachesis (?)
Lactuca virosa + Fluoricum acidum = Sabadilla (?)
Lactuca virosa + Natrum muriaticum = Arsenicum album

Sein spiegelbildlicher Partner auf der Gegenseite ist Asarum europaeum.

Lapis albus
(Calcarea silico-fluorica)

Wie zu erwarten, finden wir bei den Indikationen des von Grauvogl eingeführten, therapeutisch sehr interessanten „weißen Steines" in erster Linie Kombinationen der Einzelpunkte von Silicea, Fluoricum acidum, Calcarea silicata und Calcarea fluorica.[5] Seltener kann im Punktemuster dieser Patienten auch calc 1[Du] zu finden sein, fast öfter habe ich dessen spiegelbildlichen Partner nit-ac 1[Du] gefunden.[6]

Ein potenziell spezifischer Einzelpunkt ist der rechtsseitig spiegelbildliche Indikator von nat-sil 1[N], welcher zuoberst am Innenknöchel in der Vertiefung am knöchernen Übergang vom Malleolus internus zur geradlinig aufsteigenden Innenfläche der Tibia zu finden ist.[7]

Lathyrus sativus

lath 1[W]
Auf dem Dornfortsatz des 4. Halswirbels. Druck von oben auf die obere Kante. (??)

lath[WK]
Uranium nitricum + Hypericum perforatum (?)

Anmerkungen ————————————

FB = lath 1[W]

dF = Sch ≈ lath 1[W]
◗ Lenkergefäß 13 ter (= 13 b). Auf dem Dornfortsatz des 4. Halswirbels.
Der Punkt ist anderweitig nicht belegt.

V ≈ lath 1[W]
Unten an der Dornfortsatzspitze des 4. Halswirbels.
Voisins Angabe weicht vor allem in der Druckrichtung von Göhrum ab.

Duprat und Rouy belegen den nach Göhrum ja sehr fraglichen Indikator der potenziell neurotoxischen Kichererbsenart mit Chenopodium. Hierzu und zur weiteren Diskussion der homöosiniatrischen Zuordnung des Punktes s. unter diesem Mittel.

Ledum palustre

led 1^W

Auf der mittleren Axillarlinie, im 2. Interkostalraum, links (s. Abb. 50a: calc-s 1^W, S. 186). Druck gegen den Unterrand der oberen Rippe und senkrecht zur Tangente durch den Punkt.

Der Punkt ist meist zuoberst in der Achselhöhle gerade noch knapp tastbar; er ist leider oft falsch positiv.[1] Nach Fortier-Bernoville trotzdem ein erwähnenswerter Punkt, auch ich habe ihn bei allen Ledum-Indikationen positiv gefunden.

Für den spiegelbildlichen Indikator Cina gibt Voisin den Oberrand der 3. anstelle des von Göhrum angegebenen Unterrandes der 2. Rippe als Druckpunkt an. Voisins Angabe ist an dieser Extremstelle auch für Ledum realistischer und nach meiner Erfahrung durchaus zutreffend. Zu der deutlich tieferen Lage des Punktes auf Göhrums Büste (Abb. 22, S. 121) s. unter Cina.

Anmerkungen _____

Du = R = FB = BL = dF = Sch = US = led 1^W

Sch ≈ led 1^W
Auf der vorderen Axillarlinie, im 2. Interkostalraum, links.

Da de la Fuyes Übersetzer auch bei anderen, völlig unbestrittenen Punkten die falsche Axillarlinie angibt, und der Indikator auf de la Fuyes Atlas ebenfalls genau entsprechend Göhrum wiedergegeben ist, handelt es sich bei Schmidts Angabe fast mit Sicherheit um einen Irrtum.

Der Weihesche Einzelpunkt ist Bestandteil der folgenden Mittelgleichungen:

Ledum palustre + Cina = China
Ledum palustre + Baryta carbonica = Silicea
Ledum palustre + Kali carbonicum = Petroleum
Ledum palustre + Kali iodatum = Rhus toxicodendron
Ledum palustre + Natrum muriaticum
    = Antimonium tartaricum
Ledum palustre + Phosphorus = Plumbum (?)
Ledum palustre + Platinum metallicum = Coffea cruda

Sein spiegelbildlicher Partner auf der Gegenseite ist Cina.

Lilium tigrinum

lil-t^{WK}
Cuprum metallicum + Sepia

Anmerkungen _____

Du = lil-t^{WK}
Es handelt sich um eine der wenigen Kombinationen, welche Duprat von der Weiheschen Schule übernommen hat. Ein Einzelpunkt für die fernöstliche Tigerlilie existiert bisher nicht.

Lithium carbonicum

lith-c 1^W
Auf der Mamillarlinie, im 4. Interkostalraum, links (s. Abb. 28: anac 1^W, S. 147). Druck gegen den Unterrand der oberen Rippe und senkrecht zur Tangente durch den Punkt.

Anmerkungen _____

Du = lith-c 1^W

K ≈ lith-c 1^W
❸ Magen 17 links. Auf der Brustwarze.
Für Details zu dieser unsicheren homöosiniatrischen Zuordnung s. unter Iodoformium.

Der spiegelbildliche Partner des Weiheschen Einzelpunktes auf der Gegenseite ist Iodoformium.

Lobelia inflata

lob 1^W
Auf dem Rande des Warzenhofes, waagrecht nach innen von der Mamille, links (s. Abb. 44: cact 1^W, S. 178).

Anmerkungen _____

Du = R = FB = US = lob 1^W

dF = Sch ≈ lob 1^W
Auf der Innenseite des Warzenhofes, links.

Der spiegelbildliche Partner des Weiheschen Einzelpunktes auf der Gegenseite ist Manganum aceticum.

Luesinum s. Syphilinum

_____

1 Vgl. hierzu auch die unten stehende stattliche Reihe von Doppelindikatoren anderer Mittel, an denen der Punkt beteiligt ist.

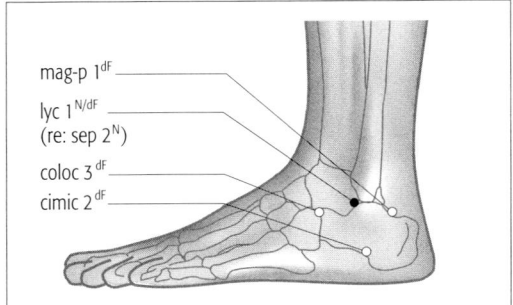

mag-p 1^{dF}
lyc 1$^{N/dF}$
(re: sep 2^{N})
coloc 3^{dF}
cimic 2^{dF}

Abb. 82 a: lyc 1$^{N/dF}$.

Lycopodium

lyc 1$^{N/dF}$ * * * (Hauptpunkt)
☯ Gallenblase 40 links. Vorne unterhalb des lateralen Knöchels, in einer kleinen Vertiefung. Druck senkrecht zur Oberfläche, leicht gegen den Rand des Außenknöchels.

lyc 2^{W} * * (Bestätigungspunkt)
Auf der Parasternallinie oder richtiger auf der Linie, welche die Verbindungsstellen zwischen Knorpel- und Knochenteil der Rippen bilden, im 2. Interkostalraum, rechts. Druck gegen den Unterrand der oberen Rippe und senkrecht zur Tangente durch den Punkt.

lyc 3^{dF}
☯ Leber 8 beidseits.[1] Auf der Innenseite des Knies, am medialen Ende der Gelenkfalte bei gebogenem Knie (s. Abb. 16, S. 101). Druck gegen den hinteren oberen Innenrand der Tibiakonsole.

lyc 4^{dF}
☯ Niere 1 beidseits (s. Abb. 16, S. 101). Auf der Fußsohle, im distalen Bereich des Mittelfußes, zwischen den beiden Ballen, beidseits.

lyc^{WK}
1. Aurum metallicum + Ignatia
2. Natrum sulphuricum + Hydrocyanicum acidum
3. Kali iodatum + Nux vomica

Bei dem neuen homöosiniatrischen Hauptindikator handelt es sich – wie unten noch ausgeführt wird – eigentlich um einen klassischen de la Fuye-schen Punkt, lediglich die Beschränkung auf die linke Seite und die topographische Präzisierung sind neu. Diese Linksseitigkeit hat sich vielfach bewährt: Gibt der Punkt ☯ Gallenblase 40 rechts

stärker an als links, spricht dies nämlich kaum je für Lycopodium, sondern viel eher für Sepia.[2] Gibt der Punkt beidseits etwa in gleichem Grade an, kann dies – einmal abgesehen davon, dass diese Punktekonstellation für sich allein auch bei einer ganzen Reihe anderer Mittelindikationen vorkommen kann – sowohl für Lycopodium als auch für Sepia sprechen. Bei einer klinischen Grenzindikation ermöglicht die vereinfachte Standarddiagnostik durch zusätzliche Prüfung des Sepia-Hauptindikators bzw. des Lycopodium-Ergänzungspunktes eine meist ziemlich sichere Differentialdiagnose unter den beiden nicht so selten komplementären und sehr tiefgreifenden Antipsorika.

Wie unten im Detail gezeigt wird, erstreckt sich für den Großteil der französischsprachigen Schule der Einflussbereich des klassischen Weiheschen Punktes lyc 2^{W} auch auf die Gegenseite (zum Punkt verat-v 1^{W}), und teilweise auch nach unten in den 3. Interkostalraum (zu ambr 1^{W} rechts und auch zu ang 1^{W} links). Nach diesen Autoren hätten wir somit im sternumnahen 2. und 3. Interkostalraum eine eigentliche Lycopodium-Zone vor uns. Diese wie alle Hinweise dieser erfahrenen und kritischen Autoren sicher näher überprüfenswerte Angabe kann m. E. jedoch nach Vorliegen des neuen, sehr bewährten Hauptindikators etwas relativiert werden. Vor allem kann ich die von Fortier-Bernoville und de la Fuye angegebene beidseitige Lage des klassischen Indikators von Lycopodium nicht ganz bestätigen: Zwar kann ein beidseitiges Angeben des Punktes etwa im gleichen Grad auch bei guten Lycopodium-Indikationen sehr wohl vorkommen (vor allem wenn der Hauptindikator lyc 1^{dF} ebenfalls positiv ist), andererseits aber sollte bei rein linksseitigem oder auch bei nur deutlich linkslastigem Punktbefund die Indikation für Lycopodium, obwohl das Mittel vielleicht ganz marginal auch in dieser Situation einmal angezeigt sein mag, nochmals sehr genau überdacht werden.[3] Nach meiner Erfahrung scheint der linksseitige Punkt fast eine Art Ausschlussfunktion für Lycopodium zu haben.

In seltenen Fällen kann auch die Zweier-Kombination der vereinfachten Standarddiagnostik einmal falsch positiv sein. In einem dieser Fälle war Tuberculinum bovinum das angezeigte Mit-

---

1 Nach de la Fuye ist irrtümlich Leber 9 angegeben, s. unten.
2 Für Details s. unter diesem Mittel.
3 Dies gilt auch bei positivem Befund von lyc 1$^{N/dF}$!

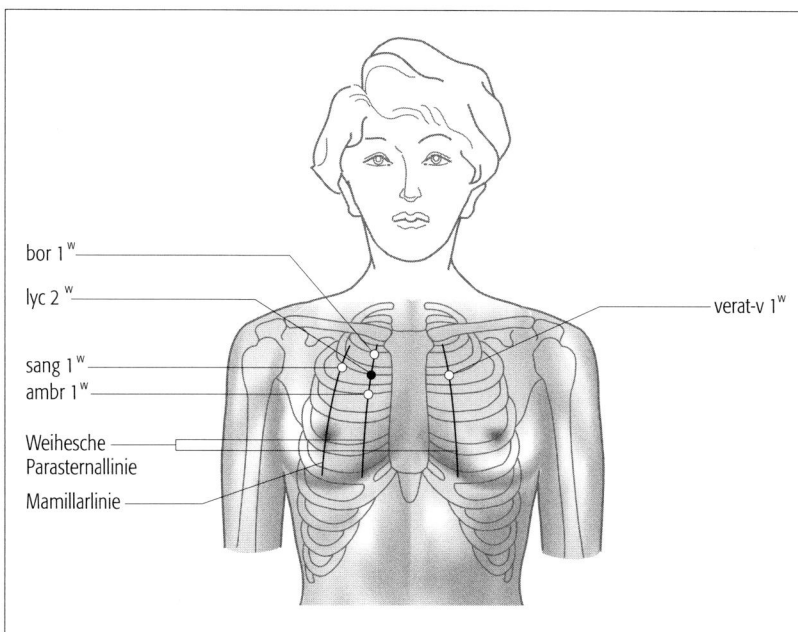

bor 1^W

lyc 2^W

verat-v 1^W

sang 1^W

ambr 1^W

Weihesche
Parasternallinie

Mamillarlinie

Abb. 82 b: lyc 2^W.

tel. Der Haupt- und der 1. Ergänzungspunkt des letzteren Mittels waren hier aber mindestens ebenso deutlich positiv wie die Standardkombination von Lycopodium. Falsch negativ habe ich die beiden Bärlapp-Punkte der vereinfachten Standarddiagnostik noch nie erlebt, d. h. die Kombination taugt sehr gut für die negative Ausschlussdiagnostik.

Anmerkungen

dF = Sch = K = Deg = US ≈ lyc 1^N

☯ Gallenblase 40 beidseits. Vorne außen am Sprunggelenk, mitten auf dem Calcaneo-Cuboid-Gelenk.

Gallenblase 40 beidseits ist nach de la Fuye zusammen mit Colocynthis doppelt belegt. Die neue rechtsseitige Belegung mit Sepia wurde oben bereits erwähnt. Die für lyc 1$^{N/dF}$ angegebene Lokalisierung des Punktes in einer Vertiefung direkt vorne unter dem Malleolus externus stimmt mit den modernen Akupunkturtafeln überein.[1] Gallenblase 40^{dF} liegt in Übereinstimmung mit Soulié de Morant[2] etwas weiter vorne und gilt nach meiner Erfahrung nur allenfalls für den noch kaum überprüften Punkt coloc 2^{dF} (s. Abb. 82 a), womit sich eine potenzielle Unterscheidungsmöglichkeit der beiden de la Fuyeschen Zuordnungen ergibt.

Du = R = Dem = Da = lyc 2^W

Auf der Parasternallinie, im 2. Zwischenrippenraum, rechts.

FB = lyc 2^W

Neben dem Sternalrand, rechts (nach Bilddarstellung genau entsprechend Göhrum am Knochen-Knorpelübergang der Rippen).

Sehr bewährter Punkt. Lycopodium kann allerdings zusätzlich zum klassischen Punkt ebenso häufig spiegelbildlich links und gelegentlich auch im 3. Interkostalraum parasternal rechts und links angeben.[3]

dF = Sch= Deg = US ≈ lyc 2^W

☯ Niere 25 beidseits. Im 2. Interkostalraum, ein Querfinger neben dem Sternalrand.

Der Seitenabstand von der Medianlinie des Punktes Niere 25 differiert – wie die unten stehenden Anmerkungen zeigen – nach de la Fuye, Bonnet-Lemaire, Voisin und Krack bis zu etwa 0,5 Cun. Am nähesten an Göhrums Ortsangabe dürfte Krack herankommen. Zur ausführlicheren Diskussion des Abstandes des Nierenmeridians vom Sternalrand s. die Anmerkungen zu Niere 23 unter Glonoinum.

BL ≈ dF ≈ lyc 2^W

☯ Niere 25 rechts. Auf der Parasternallinie (2 Querfinger lateral der Medianlinie), im 2. Zwischenrippenraum.

Siehe die obige Anmerkung zu de la Fuye.

1 VN, S. 149, KW S. 211.

2 SM, S. 169.

3 Fortier-Bernoville, S. 428.

V ≈ dF ≈ lyc 2^W
◑ Niere 25 rechts. Im 2. (oder manchmal auch im 3.) Interkostalraum, 2 Querfinger vom Sternum entfernt. Scheint vor allem bei den Nieren-Indikationen des Mittels zuverlässig zu sein.
Siehe die obige Anmerkung zu de la Fuye.

K = Deg ≈ dF ≈ lyc 2^W
◑ Niere 25 rechts. Am Unterrand der 2. Rippe und 2 Cun seitlich der Mittellinie.
Siehe die obige Anmerkung zu de la Fuye.

Sch = Deg = US ≈ lyc 3^{dF}
◑ Leber 9 beidseits. Auf der Innenseite des Knies, etwas hinter dem Condylus medialis femoris.
Bei der Zahlenbezeichnung des Lebermeridianpunktes ist de la Fuye wahrscheinlich ein Fehler unterlaufen, den auch sein Übersetzer Schmidt übernommen hat: Sowohl in seinem Atlas als auch im Text bezeichnet de la Fuye den an der Innenseite der Kniegelenkfalte gelegenen Lebermeridianpunkt Tsiou Tsiuann als Leber 9, obwohl sämtliche unsere Quellen, insbesondere auch Soulié de Morant, den Punkt gleichen chinesischen Namens (Tschü-Tschüann) bei guter topographischer Übereinstimmung alle als Leber 8 bezeichnen.[1] Wir halten uns deshalb zwar an de la Fuyes Atlasdarstellung und Textbeschreibung, bezeichnen den Punkt aber als ◑ Leber 8. Der Punkt entspricht rechtsseitig phyt 2^N.[2]

US ≈ lyc 3^{dF}(?)
◑ Leber 2 beidseits (ohne Orts- und Seitenangabe).
Ungern-Sternbergs zusätzliche Angabe von Leber 2, eines wichtigen Bryonia-Indikators,[3] steht isoliert da. Da auch Krack, welchem Ungern-Sternberg in der Regel folgt, diesen Punkt gemäß de la Fuye ebenfalls nur mit Bryonia belegt, dürfte eher ein Irrtum (Verwechslung mit Leber 8 oder 9?) als eine Neubestimmung vorliegen.

Sch = K = Deg = US ≈ lyc 4^{dF}
In der Lokalisierung des Punktes ◑ Niere 1 in dem Grübchen median im distalen Drittel der Fußsohle stimmen sämtliche unsere Akupunkturquellen gut miteinander überein.[4]

---

1 dF II, A/VIII/2; SM, S. 105; VN, S. 156; KW, S. 214.
2 Siehe unter diesem Mittel.
3 Für Details zu diesem Punkt s. unter diesem Mittel.
4 SM, S. 149; VN, S. 107; KW, S. 187.
5 Siehe unter diesem Mittel.
6 Siehe unter diesem Mittel.
7 SM, S. 195; KW, S. 219.
8 VN, S. 165. Zur Meridian-Nummerierung
    s. auch KW, S. 217.
9 VN, S. 165.
10 Duprat III, S. 361.

Der spiegelbildliche Partner des Weiheschen Einzelpunktes auf der Gegenseite ist Veratrum viride.

Lyssinum (= Hydrophobinum)

lyss 1^{dF}
◑ Lenkergefäß 11. Auf der Dornfortsatzspitze des 4. Brustwirbels.

Es handelt sich um den zusammen mit Tuberculinum Marmoreck[5] bisher am wenigsten zu praktischer Bedeutung gelangten Punkt unter den wichtigen neuen Nosoden-Indikatoren de la Fuyes. Er ist nach diesem Autor zusammen mit Stramonium doppelt belegt. Im Weiteren entspricht der Punkt weitgehend dem klassischen Indikator des Goldregens cyt-l 1^W.[6]

Anmerkungen

Sch = lyss 1^{dF}
De la Fuyes Topographie von ◑ Lenkergefäß 11 (Shen-Zhu) stimmt recht gut mit Soulié de Morant und König/Wancura überein, nach welchen Autoren der Punkt unter dem Dornfortsatz des 3. Thorakalwirbels liegt.[7] Nach Van Nghi, der einen neuen Zusatzpunkt auf dem Meridian dazuzählt, trägt Shen-Zhu aber die Meridiannummer 12.[8] Lenkergefäß 11 kommt bei diesem Autor oben auf den Dornfortsatz des 6. Brustwirbels zu liegen.[9]

Magnesia carbonica

mag-c 1^W
Dicht medial neben der Incisura supraorbitalis respektive dem Foramen supraorbitale, links. Druck gegen die untere Fläche des Margo supraorbitalis.

mag-c^{WK}
1. Baryta carbonica + Petroleum
2. Natrum sulphuricum + Thuja

Nach Duprat liegt der Punkt rechtsseitig.[10] Seine Lage scheint also etwas unsicher zu sein (s. unten). Zudem ist der Punkt bei der häufigen chronischen Sinusitis frontalis oft ebenfalls positiv, m. E. deutlich häufiger, als der Einsatz von Magnesiumkarbonat bei diesem Krankheitsbild indiziert ist. Auch Rouy versieht den Punkt mit einem Fragezeichen (s. unten).

R ≈ mag-c 1[W]
Auf dem inneren Teil des Orbitabogens, auf dessen Unterrand, links. (?) Druck von unten nach oben.

Zur anatomischen Lage des Punktes s. die Anmerkungen zu Mercurius corrosivus.

FB ≈ mag-c 1[W]
Auf dem inneren Teil des Orbitabogens, auf dessen Unterrand, links. Brauchbarer Punkt, aber nicht von erstrangiger Bedeutung.

Zur anatomischen Lage des Punktes s. die Anmerkungen zu Mercurius corrosivus.

Du ≈ mag-c 1[W]
Auf dem inneren Teil des Orbitabogens, rechts. Druck von unten nach oben.

Siehe die obigen Angaben. Da Duprat den klassischen spiegelbildlichen Punkt merc-c 1[W] ebenfalls rechts anführt, liegt hier möglicherweise ein Versehen vor, andernfalls wäre der rechtsseitige Punkt als doppelt belegt zu betrachten.[1] Bauer hingegen folgt in seiner Übersetzung Duprat und lässt den linksseitigen Punkt unbesetzt. Für Mercurius corrosivus gibt er keinen Punkt an.

dF = Sch = BL = K = Deg = US ≈ mag-c 1[W]
☽ Blase 2 links. Auf dem medialen Oberrand der Orbita, auf Höhe des Foramen supraorbitale.

Zu Blase 2 s. die Anmerkungen zu Mercurius corrosivus.

Der spiegelbildliche Partner des Weiheschen Einzelpunktes auf der Gegenseite ist Mercurius corrosivus.

Magnesia iodata

Nach Degroote kann entsprechend unserer Mischsalztechnik eine Kombination der klassischen Druckpunkte von Magnesia carbonica und Iodium[2] verwendet werden.

Magnesia muriatica

Nach Degroote kann entsprechend unserer Mischsalztechnik eine Kombination der klassischen Druckpunkte von Magnesia carbonica und Natrum muriaticum verwendet werden.

Magnesia phosphorica

mag-p 1[dF]*
☽ Blase 60 beidseits. An der Außenseite des Fußes, oberhalb des Fersenbeines, zwischen dem

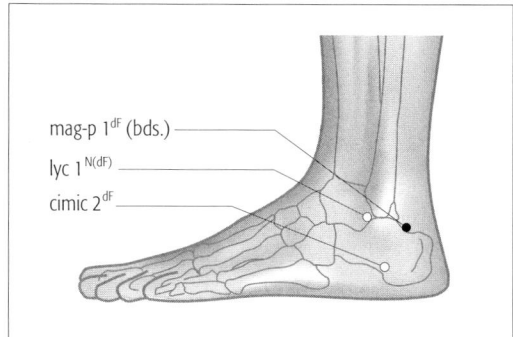

Abb. 83: mag-p 1[dF].

äußeren Knöchel und der Achillessehne. Ich drücke den Punkt jeweils direkt oberhalb des Knochenrandes, gegen die Oberkante des Fersenbeins.

mag-p[WK]
Calcarea phosphorica + Nux vomica

Der Punkt gibt nach meiner Erfahrung auch bei anderen Magnesiumsalzen an, kann jedoch nicht selten auch falsch positiv sein. Für Magnesia phosphorica gibt der Punkt eher linksbetont an.

In Übereinstimmung mit Bauers Mischsalztechnik gibt Degroote zudem für dieses Mittel auch die Kombination der Punkte mag-c 1[W] und phos 1[W] an.

Sch = K = US = mag-p 1[dF]
Die Lage von ☽ Blase 60 stimmt nach sämtlichen unseren Akupunkturquellen gut mit de la Fuyes Ortsangabe überein.[3]

Du = Deg = mag-p[WK]

Magnesia sulphurica

Für das Bittersalz (Epsomsalz) wurde bisher noch kein gesicherter spezifischer Indikator gefunden. Manchmal ist entsprechend den obigen Angaben der Indikator von Magnesia phosphorica positiv.[4] Der Punkt scheint auch bei Indikationen von Magnesia sulphurica eher linksbetont zu liegen.

---

1 Siehe auch unter Mercurius corrosivus.
2 Zur Lage der Punkte s. unter diesen Mitteln.
3 SM, S. 179; VN, S. 101; KW, S. 184.
4 Siehe im vorangehenden Mittelabschnitt.

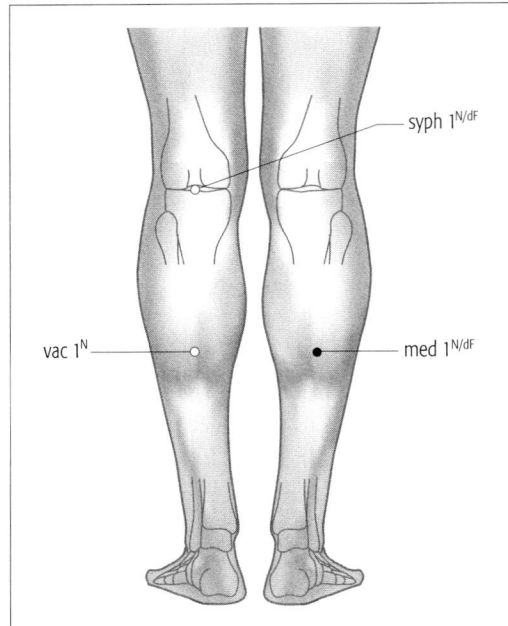

syph 1$^{N/dF}$

vac 1^{N} med 1$^{N/dF}$

Abb. 84: med 1$^{N/dF}$.

Weiter wurden bei Indikationen dieses Mittels erwartungsgemäß auch die Indikatoren mag-c 1^{W}, sulph 2^{N} und in einem Fall auch von hep 1^{W} positiv gefunden. Degroote gibt entsprechend den anderen Magnesiumsalzen die Kombination der klassischen Indikatoren von Magnesia carbonica und Sulphur an.[1]

Malandrinum s. unter Vaccinium

Mandragora

Bei einer sehr guten Indikation dieses Mittels habe ich den klassischen Belladonna-Punkt deutlich positiv gefunden, auch war der Indikator nach Einwirkung des Mittels nicht mehr nachweisbar. Der Belladonna-Punkt ist damit möglicherweise ein Gruppenindikator für die ganze Solanazeen-Gruppe.[2] Gefragt sind nun möglichst spezifische Ergänzungspunkte für die einzelnen Pflanzen dieser sehr wichtigen Arzneigruppe, welche im Falle der Mandragora noch fehlen.

Manganum aceticum

mang 1^{W}
Auf dem Rande des Warzenhofes, waagrecht nach innen von der Mamille, rechts (s. Abb. 44: cact 1^{W},

S. 178, wo der spiegelbildliche Punkt von Lobelia dargestellt ist).

Anmerkungen

Du = R = FB = dF = Sch = Deg = mang 1^{W}

Der Weihesche Einzelpunkt ist Bestandteil der folgenden Mittelgleichung:

Manganum aceticum + Cactus grandiflorus = Euphrasia

Sein spiegelbildlicher Partner auf der Gegenseite ist Lobelia inflata.

Marmoreck
s. Tuberculinum Marmoreck

Medorrhinum

med 1$^{N/dF}$**
❯ Blase 58 a rechts. Der Punkt liegt etwas weniger weit lateral als der klassische Akupunkturpunkt Blase 58. Man tastet das proximale Ende der Vertiefung zwischen den beiden Capita des Musculus gastrocnemius, welches nur leicht lateral der Wadenmitte liegt. Der Punkt befindet sich etwa einen halben Querfinger seitlich von dieser Stelle am inneren Rand des lateralen Muskelbauches. Druck senkrecht zur Oberfläche gegen den Muskel.

Der Indikator ist lediglich eine in der Position leicht modifizierte und auf die rechte Seite beschränkte Variante des neben syph 1$^{N/dF}$ bedeutendsten unter den wichtigen neuen Nosododenpunkten de la Fuyes. Der Punkt entspricht nach meiner Erfahrung beidseits der Sykosis Burnetts, links jedoch in erster Linie der Pocken-Vakzinosis (s. unter Vaccinium).
  Med 1$^{N/dF}$ ist nach meiner Erfahrung nie falsch negativ, aber keineswegs selten falsch positiv. Allerdings ist hierbei zu bedenken, dass die Sykosis heute wahrscheinlich noch mehr als zu Hahnemanns Zeiten an sehr vielen chronischen Krankheiten zumindest mitbeteiligt ist.
  Die verfrühte Gabe von Medorrhinum kann sich jedoch wie jede zu frühe Nosodengabe gerade bei schwereren Erkrankungen sehr negativ auswirken. Mir hat sich die folgende druckpunkt-

---

1 Für Details zu diesen Punkten s. unter den entsprechenden Mittelabschnitten.
2 Vgl. hierzu auch die Angaben zu Belladonna, Dulcamara, Hyoscyamus und Stramonium.

diagnostische Sicherheitsregel bewährt: Wenn bei einer scheinbaren Medorrhinum-Indikation mit deutlich positivem Indikator der Lachesis-Punkt ebenfalls positiv ist, sollte der Medorrhinum-Gabe noch mindestens ein anderes Mittel vorangehen, sei es nun ein Antipsorikum[1] oder ein Drainagemittel im Sinne Nebels. Ist hingegen Lachesis negativ oder der gleichzeitig mit Lachesis zu prüfende spiegelbildliche Punkt crot-h 1^N zumindest gleich oder noch deutlicher positiv, steht bei guter Indikation einer Medorrhinum-Gabe nichts im Wege.

Die Druckpunkte können damit in unserer Diagnostik nicht nur als positive Mittel-Hinweise dienen, sondern allenfalls auch eine prohibitive „Verbots"-Funktion ausüben.

Anmerkungen

$dF = Sch = K = Deg = US \approx med\ 1^{N/dF}$
❷ Blase 58 beidseits. Auf der hinteren äußeren Seite des Unterschenkels, auf halber Distanz zwischen dem äußeren Knöchel und der Mitte des Kniegelenkspaltes.

Die Lage von Blase 58 nach den modernen Akupunkturtafeln stimmt mit der Ortsangabe de la Fuyes recht gut überein.[2] Nach Soulié de Morant liegt der Punkt noch etwas weiter lateral[3] und damit noch etwas weiter von med $1^{N/dF}$ entfernt.

$Deg \approx med\ 1^{N/dF}$
❷ Blase 58 links (nach Dr. Pladys). In der Mitte der Wade.

Auch nach Dr. Pladys wird Blase 58 offensichtlich weiter medial lokalisiert als nach den gängigen Akupunkturquellen (s. oben). Hingegen ist die nach Pladys linksseitige Lage des Punktes nach meiner Erfahrung eher der Vakzinosis zuzuordnen (s. oben).

Wie bereits mehrfach erwähnt, spricht der spiegelbildliche Punkt Blase 58 a^N links eher für eine Vakzinosis-Nosode im Sinne Burnetts als für Medorrhinum.[4]

Menyanthes trifoliata

meny 1^W
Auf dem 3. Halswirbel, Druck von oben auf die obere Kante des Dornfortsatzes. (?)

meny^{WK}
Cuprum arsenicosum + Rhus radicans (?)

Anmerkungen

$Du = R = FB = V = Da = meny\ 1^W$

$dF = Sch \approx meny\ 1^W$
❷ Lenkergefäß 14. Auf der Dornfortsatzspitze des 3. Halswirbels.

Lenkergefäß 14 stimmt nur nach Soulié de Morant recht gut mit dem klassischen Indikator des Bitter- oder Fieberklees überein,[5] die modernen Akupunkturtafeln lokalisieren den Punkt anderswo und wieder in voneinander verschiedener Weise.[6] Für Details hierzu und zu den damit verbundenen anderweitigen Zuordnungen des Punktes s. unter Carboneum sulphuratum und Rhus radicans.

Mephitis putorius

meph 1^W
Auf der Mamillarlinie, im 2. Interkostalraum, links. (?) Druck gegen den unteren Rand der 2. Rippe (s. Abb. 30: aran 1^{dF}, S. 154).

De la Fuye und Bonnet-Lemaire belegen den mit dem Akupunkturpunkt ❷ Magen 15 gut übereinstimmenden klassischen Indikator beidseits mit dem neu zugeordneten Spinnenmittel Aranea, Mephitis wird ersatzlos gestrichen. Für Rouy und Fortier-Bernoville ist die Situation offenbar unklar, weshalb sie den 2. Interkostalraum der Mamillarlinie beidseits nicht belegen. Nach meiner Erfahrung hat sich die linksseitige Belegung mit Aranea gut bewährt. Für die klassische Belegung mit Mephitis fehlen mir ebenso wie für die neuere Degrootes mit Sulphur[7] noch Erfahrungen. Ein innerer Zusammenhang der beiden letztgenannten Belegungen des Punktes ist dadurch gegeben, dass das anale Verteidigungssekret des Stinktiers stark schwefelhaltig ist.

Anmerkungen

$K \approx meph\ 1^W$
❷ Magen 15 links. Auf der Mamillarlinie, im 2. Interkostalraum am Unterrand der 2. Rippe. (?)

Die Ortsangaben für Magen 15 stimmen nach sämtlichen unseren Akupunkturquellen gut überein.[8] Krack belegt den Punkt zudem mit Piper methysticum, welche

---

1 Vgl. auch Hahnemann 1835, S. 106.
2 KW, S. 184; VN, S. 101 (Van Nghi macht eine sicher irrtümliche, mit seinem Atlas nicht übereinstimmende schriftliche Ortsangabe.)
3 SM, S. 179.
4 Siehe unter Vaccinium.
5 SM, S. 197.
6 VN, S. 166; KW, S. 220.
7 = sulph 8^{Deg}. Siehe unter diesem Mittel.
8 SM, S. 97; VN, S. 39; KW, S. 152.

Angabe der ihm vorliegenden Schölerschen Variante von Göhrums Liste entspricht. Wenn wir auch die nicht homöosiniatrisch definierten Mittelzuordnungen dazurechnen, kommen wir also auf eine Vierfach-Belegung des Punktes durch Mephitis, Aranea, Piper methysticum und Sulphur.[1]

Der spiegelbildliche Partner des Weiheschen Einzelpunktes auf der Gegenseite ist Sanguinaria.

Mercurius biiodatus
s. Mercurius iodatus ruber

Mercurius corrosivus

merc-c 1^W
Dicht neben der Incisura supraorbitalis respektive dem Foramen supraorbitale nach innen, rechts. Druck gegen die untere Fläche des Margo supraorbitalis.

merc-c^{WK}
Kali bichromicum + Ranunculus bulbosus (?)

Göhrums Angabe „dicht … nach innen" bedeutet mit Sicherheit, dass sich der Punkt unmittelbar medial der Incisura supraorbitalis (bzw. des Foramen supraorbitale) befindet. Die Incisura supraorbitalis, durch welche der laterale Ast des Nervus supraorbitalis austritt, liegt im obersten Bereich des Orbitarandes nur knapp einen halben Querfinger medial der Mittellinie durch die Augenhöhle und ist meist gut tastbar. Einen weiteren halben Querfinger weiter medial davon befindet sich die Incisura frontalis,[2] durch welche der mediale Ast des vorgenannten Nerven verläuft.[3] Der Punkt kommt damit gerade etwa auf diese Austrittsstelle zu liegen.

Seine Druckempfindlichkeit erfasst damit im Gegensatz zur Meinung Fortier-Bernovilles[4] sicher auch Reizzustände des Nervus supraorbitalis und dürfte damit in Fällen von akuter und vor allem auch chronischer Sinusitis frontalis nicht selten auch falsch positiv sein, obwohl Mercurius

und seine Salze in der Behandlung der Sinusitis frontalis natürlich durchaus ihren Platz haben.[5]

Duprat lokalisiert den nach Göhrum spiegelbildlichen Indikator von Magnesium carbonicum ebenfalls an dieser Stelle, der Punkt ist nach diesem Autor also doppelt belegt.[6] Bauer hingegen lässt merc-c 1^W in seiner Übersetzung von Duprat zu Gunsten von Magnesium carbonicum weg, womit der Wert dieses Punktes für die Diagnostik von Mercurius corrosivus weiter relativiert wird.

Anmerkungen —————————————

Du = FB = R = Da ≈ merc-c 1^W
Auf dem inneren Teil des Orbitabogens, auf dessen Unterrand, rechts. Druck von unten nach oben.

dF = Sch = BL = K = US ≈ merc-c 1^W
☽ Blase 2 rechts. Auf dem medialen Oberrand der Orbita, auf Höhe des Foramen supraorbitale.

Nach den modernen Akupunkturtafeln liegt Blase 2 „am medialen Rand der Augenbraue",[7] welche Ortsangabe mit de la Fuyes, Göhrum weitgehend entsprechender Topographie nur sehr ungefähr übereinstimmt. Hingegen stimmt Blase 2^{SM} gut mit dem de la Fuyeschen Punkt überein.[8]

Der spiegelbildliche Partner des Weiheschen Einzelpunktes auf der Gegenseite ist Magnesium carbonicum.

Mercurius dulcis

merc-d 1^W
Auf dem äußeren Nabelring, oben seitlich rechts (s. Abb. 121, S. 368).

merc-d^{WK}
Nitricum acidum + Podophyllum

Anmerkungen —————————————

Du = FB = merc-d 1^W
Oberhalb und rechts vom Nabel.

Auffälligerweise ist der Punkt auf der Lageskizze Fortier-Bernovilles zusammen mit Podophyllum und Plumbum im Gegensatz zur obigen Textangabe unterhalb des Nabels eingezeichnet. Vielleicht liegt die Quelle dieser Missverständnisse in einer falsch gezeichneten Lageskizze, welche möglicherweise in der französischen Schule zirkulierte.[9]

R ≈ merc-d 1^W
Seitlich rechts von Podophyllum.

---

1 Siehe unter diesen Mitteln.
2 Rauber/Kopsch I, S. 470.
3 Pschyrembel, S. 1058.
4 Fortier-Bernoville, S. 425.
5 Siehe hierzu auch die Anmerkungen zum spiegelbildlichen Punkt von Magnesium carbonicum.
6 Siehe auch unter Magnesium carbonicum.
7 KW, S. 174; VN, S. 78.
8 SM, S. 175.
9 Siehe auch unter Podophyllum.

Podo 1^{W} liegt median oben auf dem Nabelring, sodass diese Ortsangabe ziemlich genau ist.

K = US ≈ merc-d 1^{W}

☽ Niere 17 rechts. 1 Cun oberhalb des Nabels und 1 Cun seitlich der Mittellinie.

Der Punkt Niere 17 liegt nach Soulié de Morant weitab vom Weiheschen Punkt. Hingegen lokalisieren die modernen Autoren den Nierenmeridian deutlich weiter medial in einer Distanz von etwa einer halben Daumenbreite von der Medianlinie, worauf sich auch Bonnet-Lemaire (s. unten) ausdrücklich beruft. Doch kommt Niere 17 auch nach den modernen Akupunkturtafeln vor allem in der Höhenlage von 2 Distanzen über dem Nabel deutlich außerhalb von Göhrums Lokalisierung zu liegen.[1] Krack lokalisiert den Punkt Niere 17 auf eigene Faust eine Distanz tiefer und kommt damit dem klassischen Weiheschen Punkt etwas näher, ohne ihn allerdings mit der für eine homöosiniatrische Zuordnung genügenden Genauigkeit zu treffen.

BL ≈ merc-d 1^{W}

☽ Niere 15 rechts. Etwa 1$\frac{1}{2}$ Querfinger lateral und 1 Querfinger unterhalb des Nabels.

Diese Ortsangabe entspricht ungefähr derjenigen de la Fuyes für den spiegelbildlichen klassischen Indikator von Plumbum,[2] welche aber auch in diesem Fall deutlich zu tief zu liegen kommt.[3]

Der Weihesche Einzelpunkt ist Bestandteil der folgenden Mittelgleichungen:

Mercurius dulcis + Dulcamara = Thuja
Mercurius dulcis + Phosphoricum acidum = Belladonna

Sein spiegelbildlicher Partner auf der Gegenseite ist Plumbum.

Mercurius iodatus flavus (= Mercurius protoiodatus)

merc-i-f 1^{W}

In der Mitte des äußeren Drittels der Verbindungslinie zwischen Nabel und Juniperus communis, links (s. Abb. 98 c: puls 3^{W}, S. 316). (?)

Anmerkungen

Du = R = FB = Deg = merc-i-f 1^{W}

dF ≈ merc-i-f 1^{W}
In der Mitte des unteren Drittels der Verbindungslinie des Nabels mit der Mitte des Schambeinkamms, links. Entspricht dem linken Ovar.

Zu de la Fuyes Lokalisierung des Endpunkts der Göhrumschen Hilfslinie (Juniperus-Punkt) s. unter diesem Mittel.

Sch ≈ dF ≈ merc-i-f 1^{W}
Zwischen dem unteren und mittleren Drittel der Verbindungslinie des Nabels mit der Darmbeinkammmitte links.

Vgl. die oben stehende Originalangabe de la Fuyes. Schmidts isoliert dastehende Ortsangabe beruht damit sehr wahrscheinlich auf einem Übersetzungsfehler (Darmbein statt Schambein). Zudem ist auch die Übertragung des Punkteortes auf der Hilfslinie missglückt.

BL ≈ merc-i-f 1^{W}
Seitlich und unterhalb von Pulsatilla (Distanzangabe unklar).[4]

Wenn man sich vergegenwärtigt, dass merc-i-f 1^{W} auf der gleichen Hilfslinie wie der klassische Pulsatilla-Punkt nur $\frac{1}{6}$ dieser Strecke weiter distal-lateral liegt, wird Bonnet-Lemaires approximative Punktebeschreibung gut verständlich (s. Abb. 98 c: puls 3^{W}, S. 316).

US ≈ merc-i-f 1^{W}

☽ Konzeptionsgefäß 19 (ohne Ortsangabe).
Ungern-Sternbergs homöosiniatrische Identifizierung des Punktes mit Konzeptionsgefäß 19 beruht am ehesten auf einer Verwechslung, da dieser auf dem Sternum liegende Punkt nach Krack für das nahe verwandte Mittel Mercurius iodatus ruber angegeben wird.[5] Möglicherweise aber will der Autor auch darauf hinweisen, dass sich der Indikator des roten Quecksilberiodids (s. im nachfolgenden Mittelabschnitt) auch für Mercurius iodatus flavus bewährt hat, zumal merc-i-f 1^{W} wie viele im Unterbauchbereich gelegene Indikatoren eher als unsicher zu betrachten ist.

Der spiegelbildliche Partner des Weiheschen Einzelpunktes auf der Gegenseite ist Palladium.

Mercurius iodatus ruber (= Mercurius biiodatus)

merc-i-r 1^{W}*

Auf der Vorderseite des Brustbeins, auf Höhe des 3. Rippenpaares, median.

---

1 SM, S. 151; VN, S. 114; KW, S. 190. Für weitere Details zu Niere 17 und zu seiner Mehrfachbelegung s. unter Plumbum.
2 Der Blei-Indikator wird von diesem Autor beidseits unterhalb des Nabels lokalisiert (siehe unter diesem Mittel).
3 Für Details zu Niere 15 und zu der sonstigen Belegung des Punktes s. unter Clematis.
4 Bonnet-Lemaire, S. 125.
5 Siehe unter diesem Mittel.

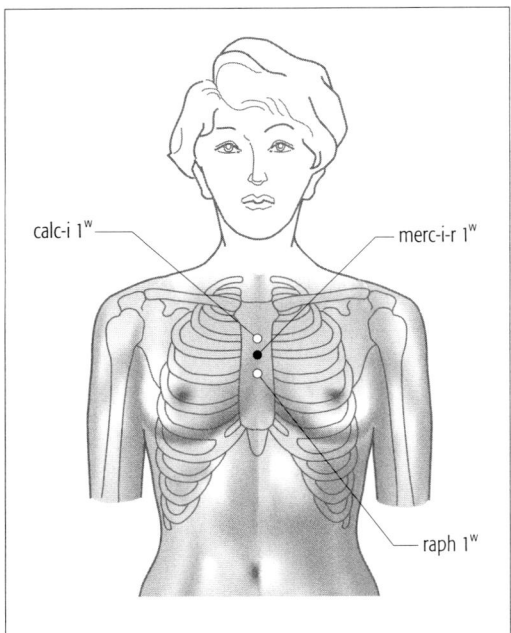

calc-i 1^W

merc-i-r 1^w

raph 1^w

Abb. 85: merc-i-r 1^W.

Der recht gut bewährte Indikator gehört zu der Gruppe von jodhaltigen Arzneien, welche im Nahbereich der Schilddrüse und der Mammae gehäuft erscheinen. Auf Grund der im theoretischen Teil ausgeführten Überlegungen[1] ist ja möglicherweise die ganze obere Sternalzone von der Incisura semilunaris (Brom-Punkt) bis zum 3. Rippenpaar (Mercurius iodatus ruber) ganz generell als Jod-Brom-Zone zu betrachten.

Anmerkungen

Du = merc-i-r 1^W

R = FB ≈ merc-i-r 1^W
Auf der Medianlinie des Sternums, auf Höhe des 3. Interkostalraums.
     Diese auch auf der Bilddarstellung Fortier-Bernovilles wiedergegebene Ortsangabe stimmt mit Göhrum nicht genau überein. Der Punkt käme so fast eine Fingerbreite tiefer auf Höhe des nachfolgenden Interkostalraumes zu liegen.

dF = Sch = BL ≈ merc-i-r 1^W
☽ Konzeptionsgefäß 18. Median auf der Vorderseite des Sternums, auf der Höhe des 3. Interkostalraums.
     Auch diese homöosiniatrische Ortsangabe, welche topographisch der obigen genau entspricht und auch in

de la Fuyes Atlas so wiedergegeben wird, stimmt mit Göhrum nicht genau überein. De la Fuyes Lokalisierung von Konzeptionsgefäß 18 stimmt hingegen mit sämtlichen unseren Akupunkturquellen überein.[2] Der Punkt ist nach de la Fuye anderweitig nicht belegt.[3]

K ≈ merc-i-r 1^W
☽ Konzeptionsgefäß 19. Am Thorax vorn in der Mittellinie auf dem Brustbein in Höhe des Ansatzes des 3. Rippenpaars in einem kleinen Grübchen.
     Kracks Topographie stimmt mit Göhrum sehr gut überein, jedoch wird Konzeptionsgefäß 19 nach sämtlichen unseren Akupunkturquellen im oben anschließenden 2. Interkostalraum lokalisiert, und ist damit als homöosiniatrischer Entsprechungspunkt nicht geeignet. De la Fuye ordnet dem Punkt – mit ebensowenig Berechtigung – den auf Höhe des Ansatzes des 2. Rippenpaares gelegenen klassischen Indikator von Calcarea iodata zu.[4]

Mercurius phosphoricus

Für dieses ein interessantes Übergangsfeld zwischen zwei wichtigen Arzneien abdeckende Mittel wurde bisher noch kein spezifischer Punkt gefunden. In mehreren Fällen wurde der Cinnabaris- bzw. Berberis-Indikator an der Spitze der 12. Rippe[5] beidseits oder rechtsbetont positiv gefunden. In einem Fall war zudem auch der neue Phosphorsäure-Punkt[6] an der Spitze des Processus xiphoides positiv und wurde nach Einwirkung des Mittels gelöscht. Der letztgenannte Punkt ist für die Diagnostik des Mittels deshalb besonders interessant, weil er gerade etwa zwischen den klassischen Indikatoren von Mercurius vivus und Phosphor liegt.[7]

Mercurius protoiodatus
s. Mercurius iodatus flavus

---

1 Siehe hierzu S. 33.
2 SM, S. 189; KW, S. 226; VN, S. 183.
3 Zu seiner wohl irrtümlichen Zuordnung zu Raphanus durch Bonnet-Lemaire s. unter diesem Mittel.
4 Für Details hierzu und zur Topographie von Konzeptionsgefäß 19 s. unter diesem Mittel.
5 Siehe unter Cinnabaris.
6 Siehe unter Phosphoricum acidum.
7 Vgl. die Abbildungen in den betreffenden Mittelabschnitten.

Mercurius solubilis

merc 1[dF]

➋ Niere 7 rechts. 3 Querfinger oberhalb des inneren Knöchels[1] und ein halber Querfinger hinter dem medialen Tibiarand (s. Abb. 78: kali-sil 1[N], S. 264, wo der spiegelbildliche Punkt sep 4[dF] dargestellt ist).

Mercurius solubilis[2] und vivus[3] werden hier in Gegensatz zu der üblichen Darstellungsweise getrennt behandelt, da sie sich in ihrer chemischen Zusammensetzung voneinander unterscheiden[4] und auch von Göhrum und de la Fuye druckpunktdiagnostisch an unterschiedlicher Stelle angegeben werden, wobei allerdings jeder Autor nur eines der beiden Quecksilberpräparate anführt. Mit dieser getrennten Punkteangabe unter separaten Namen durch zwei verschiedene Autoren ist aber noch keineswegs gesagt, dass damit wirklich zwei verschiedene Quecksilber-Präparate gemeint sind: Selbst Clarke macht nämlich wohl auf den chemischen Unterschied zwischen den beiden Präparaten aufmerksam, behandelt sie dann aber gemeinsam. Da keiner unserer Autoren, mit der Ausnahme Degrootes, in seinem Werk die beiden Mittel getrennt anführt, ist sogar eher anzunehmen, dass Göhrum und de la Fuye dasselbe Präparat lediglich unter verschiedenen Namensbezeichnungen meinen. In diesem Falle müssten die beiden nachfolgenden Mittelabschnitte als Einheit gesehen werden. Definitive Klarheit könnten aber nur neue Arzneimittelprüfungen und klinische Erfahrungen inklusive Druckpunkt-Untersuchung bringen.

Anmerkungen

Sch = K = US = merc 1[dF]
Linksseitig ist der Punkt ➋ Niere 7, dessen Lokalisierung nach sämtlichen unseren Akupunkturquellen recht gut mit de la Fuye übereinstimmt,[5] nach de la Fuye mit Sepia belegt.[6]

Deg = merc 1[dF]
➋ Niere 7 rechts (ohne schriftliche Ortsangabe).
 Die Punktetopographie ist in diesem Falle trotz fehlender Präzisierung unproblematisch, da diesbezüglich unter den verschiedenen Autoren keine wesentlichen Divergenzen bestehen (s. oben).

Mercurius vivus

merc-vivus 1[W]

Dicht unter der Spitze des Processus xiphoides.

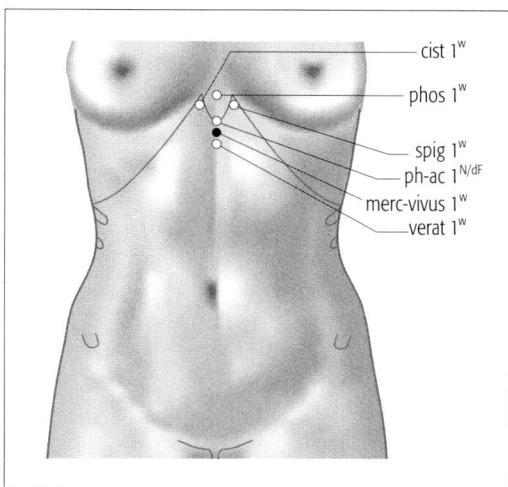

Abb. 86: merc-vivus 1[W].

merc-vivus[WK]

1. Baryta carbonica + Belladonna
2. Phosphoricum acidum + Rhododendron

Zur Unterscheidung von Mercurius solubilis und vivus s. unter dem vorangehenden Mittelabschnitt. – Nach Fortier-Bernoville gehört der Punkt zwar nicht zu den erstrangigen Indikatoren, ist aber dennoch von einer gewissen Brauchbarkeit. Der Abstand des Indikators von dem am Xiphoidansatz gelegenen Punkt phos 1[W] ist auf Göhrums Büste eindeutig zu groß, da die Punkte auf der vorderen Medianlinie hier etwas verzerrt eingetragen sind: Der Phosphorpunkt liegt deutlich zu hoch etwa auf Mamillenhöhe, welche Verschiebung der Indikator von Mercurius vivus nicht im gleichen Umfang mitmacht, obwohl auch er relativ zu den Punkten am medialen unteren Rip-

---

1 Gemeint ist hier sicher die Knöchelspitze, da der Punkt nach sämtlichen unseren Akupunkturquellen auf Höhe von Niere 8 liegt, welchen Punkt de la Fuye als Vereinigungspunkt mit Milz-Pankreas 6 und Leber 5 drei Querfinger oberhalb der Knöchelspitze lokalisiert (für Details hierzu s. unter Kali carbonicum).
2 Ein komplexes Ammoniumnitrat des Quecksilbers, dessen antiluetische Wirkung durch seine beiden Stickstoffkomponenten verstärkt wird. Dies war Hahnemanns Original-Prüfsubstanz.
3 Reines Quecksilber.
4 Siehe auch bei Clarke 1978 unter den entsprechenden Mittelkapiteln.
5 VN, S. 110; SM, S. 149; KW, S. 189 (die schriftliche Angabe von König/Wancura stimmt nicht genau mit der entsprechenden Atlasdarstellung überein).
6 Siehe unter diesem Mittel.

penbogen (z. B. spig 1^W) ebenfalls etwas zu hoch eingetragen ist.[1] Damit erscheint der Schwertfortsatz deutlich zu lang (s. Abb. 22, S. 121, und vgl. die obige Abbildung).

Anmerkungen ————————————

Du = Dem = merc-vivus 1^W
Unter der Spitze des Processus xiphoides.

FB ≈ merc-vivus 1^W
Auf der Spitze des Processus xiphoides.

Wie aus dem Obigen hervorgeht, stimmt diese Lokalisierung mit Göhrum nicht genau überein. Direkt auf der Xiphoidspitze liegt ph-ac $1^{N/dF}$ (s. Abb. 86 und unter diesem Mittel).

R ≈ merc-vivus 1^W
Unter dem Schwertfortsatz.
Nur sehr ungefähre Ortsangabe, vgl. oben.

BL ≈ merc-vivus 1^W
◐ Konzeptionsgefäß 15. Unter dem Schwertfortsatz.

Bonnet-Lemaires ebenfalls nur vage Ortsangabe kommt sicher in den Bereich des klassischen Indikators zu liegen. De la Fuye hingegen verwendet den Punkt Konzeptionsgefäß 15, dessen Topographie ziemlich unterschiedlich definiert wird, nicht als Indikator von Mercurius, sondern ordnet ihn neu Phosphoricum acidum zu.[2]

K = Deg = US = merc-vivus 1^W
◐ Konzeptionsgefäß 15. In der vorderen Mittellinie, unmittelbar unterhalb der Schwertfortsatzspitze.
Gute Übereinstimmung mit Göhrum.

———————————————————

1 Zudem ist oberhalb des Indikators noch ein weiterer, nicht benannter Punkt eingetragen, welcher allenfalls ebenso Mercurius entsprechen könnte (s. Abb. 22, S. 121). Damit ist die Situation auf Göhrums Büste in dieser Region etwas unklar. Wir halten uns hier erstrangig an Göhrums schriftliche Punktebeschreibung.
2 Für Details hierzu und zu Konzeptionsgefäß 15 s. unter diesem Mittel.
3 Hierunter ist, wie auf Göhrums Büste erkennbar, ein Abstand von etwa einem halben Querfinger zu verstehen (s. Abb. 22, S. 121).
4 Zur Lage von ambr 1^W s. unter diesem Mittel.
5 Zur Problematik der homöosiniatrischen Lokalisierung der Iod-Punktegruppe, zu welcher das Mittel gehört, s. die Anmerkungen zu Iodium und Thuja.
6 KW, S. 226; VN, S. 180. Diese Topographie entspricht weitgehend auch derjenigen Soulié de Morants. Zur homöosiniatrischen Einteilung der Strecke Nabel – Xiphoid s. unter Iodium und Natrum carbonicum.

Der Weihesche Einzelpunkt ist Bestandteil der folgenden Mittelgleichungen:

Mercurius vivus + Antimonium crudum = Silicea
Mercurius vivus + Cistus canadensis = Thuja
Mercurius vivus + Ignatia = Arsenicum album (?)
Mercurius vivus + Veratrum album = Nux vomica

Mezereum

mez 1^W
Dicht unterhalb[3] Iodium auf der Medianlinie des Abdomens (s. Abb. 72: iod 1^W, S. 250).

mez^{WK}
Natrum phosphoricum + Staphysagria (?)

Der klassische Punkt dieses interessanten antipsorischen und wahrscheinlich auch auf latente Herpes-simplex-Infektionen einwirkenden Mittels scheint nicht sehr zuverlässig zu sein. Als mögliche Alternative habe ich den unmittelbar am Sternalrand im 3. Interkostalraum rechts liegenden Indikator in Überprüfung. Dieser unmittelbar medial von ambr 1^W gelegene Punkt[4] wurde in einem Fall nach Einwirkung des Mittels gelöscht. Die Druckrichtung entspricht derjenigen von Ambra.

Anmerkungen ————————————

Du = R = FB = mez 1^W

dF = US ≈ mez 1^W
◐ Konzeptionsgefäß 11.
Die schriftliche Ortsangabe fehlt hier bei de la Fuye ausnahmsweise, wohl auf Grund eines Versehens. Auf de la Fuyes Atlas ist der Punkt einen guten Querfinger unterhalb von iod 1^W eingezeichnet, was mit der unten stehenden Angabe seines Übersetzers Schmidt in etwa übereinstimmt.[5] – Die modernen Akupunkturtafeln unterteilen die Strecke zwischen Nabel und Xiphoidspitze in 7 Daumenbreiten und lokalisieren ◐ Konzeptionsgefäß 11 3 Cun (= 4 Fingerbreiten) über dem Nabel.[6] Da Iod 1^W nach dieser Streckeneinteilung 3,5 Cun über dem Nabel liegt, entspricht Konzeptionsgefäß $11^{VN/KW}$ mit nur einer halben Daumenbreite Abstand von Jod etwas besser dem Göhrumschen Indikator als Konzeptionsgefäß 11^{dF}.

Sch ≈ dF ≈ mez 1^W
◐ Konzeptionsgefäß 11. Ein Querfinger unterhalb der Mitte zwischen Nabel und Schwertfortsatz.
Siehe die obige Anmerkung.

BL ≈ dF ≈ mez 1^W

➋ Konzeptionsgefäß 11. Drei Querfinger über dem Nabel.

Bonnet-Lemaires Lokalisierung kommt, wie die obigen Ausführungen zeigen, eindeutig tiefer als diejenige Göhrums zu liegen (die richtige Distanz von 3 Cun würde ja 4 Querfingern entsprechen, s. Abb. 24, S. 127/128).

Deg ≈ dF ≈ mez 1^W

➋ Konzeptionsgefäß 11. Dicht unterhalb der Hälfte der Strecke zwischen Xiphoid und Nabel.

Da auf Degrootes Meridianskizze wie üblich Konzeptionsgefäß 11$^{VN/KW}$ eingetragen ist, führt Degrootes Kombination von moderner Akupunktur-Topographie und Dupratscher Punktelokalisierung diesmal, wie oben dargestellt, zu einem durchaus befriedigenden Resultat. – Krack hingegen belegt Konzeptionsgefäß 11, welchen Punkt er ebenfalls gemäß den modernen Akupunkturtafeln lokalisiert, mit Iodium, welches Mittel de la Fuye richtiger seinem neu geschaffenen Punkt 11 a zuordnet.[1] Krack gibt für Mezereum keine homöosiniatrische Entsprechung an.

Der Weihesche Einzelpunkt ist Bestandteil der folgenden Mittelgleichungen:

Mezereum + Iodium = Sabadilla
Mezereum + Silicea = Iodium
Mezereum + Stannum = Phosphorus

Millefolium

mill 1^W

Auf der Linie in der Mitte zwischen Wirbelsäule und innerem Schulterblattwinkel (bei herabhängendem Arm), im 2. Interkostalraum der Brustwirbelsäule, beidseits (vgl. Abb. 122, S. 370). (?) Druck gegen den Unterrand der oberen Rippe und senkrecht zur Tangente durch den Punkt.

Anmerkungen ——————————

Du = mill 1^W

Auf der Mittellinie zwischen der Dornfortsatzlinie und der Senkrechten, die den inneren Schulterblattwinkel tangential berührt, im 2. Interkostalraum, beidseits.

FB = mill 1^W

Auf der Senkrechten, welche durch die Mitte zwischen der Dornfortsatzlinie der thorakalen Wirbelkörper und dem inneren Schulterblattwinkel geht (nach Bilddarstellung etwa zwischen den lateralen Enden der Querfortsätze), im 2. Interkostalraum, beidseits.

R ≈ mill 1^W

Auf der Linie durch den Innenrand des Schulterblatts, im 2. Interkostalraum, beidseits.

Diese Ortsangabe kommt wohl auf Grund eines Versehens zu weit lateral zu liegen.

dF = Sch = US ≈ mill 1^W

➋ Blase 12 beidseits. Zwischen den Querfortsätzen des 2. und 3. thorakalen Wirbelkörpers (s. Abb. 122, S. 370).

Blase 12 wird nach sämtlichen unseren Akupunkturquellen etwa 1,5 Distanzen seitlich der Mittellinie im 2. Interkostalraum lokalisiert.[2] Diese Angabe für den homöosiniatrischen Druckpunkt der Schafgarbe stimmt gut mit de la Fuye, Bonnet-Lemaire und schließlich auch mit Göhrums Topographie überein. Der Punkt ist anderweitig nicht belegt.

BL ≈ dF ≈ mill 1^W

➋ Blase 12 beidseits. Zwei Querfinger seitlich der dorsalen Medianllinie, zwischen dem 2. und 3. thorakalen Wirbelkörper.

Siehe die obigen Anmerkungen.

K ≈ dF ≈ mill 1^W

➋ Blase 12 beidseits. Etwa 2 Cun seitlich der dorsalen Medianlinie, zwischen den Querfortsätzen des 2. und 3. thorakalen Wirbelkörpers.

Krack kommt mit seiner seitlichen Distanzangabe etwas zu weit lateral zu liegen.[3]

Monilia albicans s. Candida albicans

Morbillinum

Die Nosode dieser sowohl mit der Tuberkulose[4] als auch mit der Pockengruppe[5] immunologisch interferierenden und somit auch interessante chronische Aspekte aufweisenden Erkrankung hat in der Druckpunkt-Diagnostik noch keinen festen Platz gefunden.

Immerhin aber wurden in zwei Fällen im Sinne eines Doppelindikators die Punkte bac 2^N und tub 2^N am linken Fuß positiv gefunden. Diese Indikatoren finden sich auf dem Fußrücken im Winkel zwischen Metatarsale III und IV bzw. IV und V, d. h. in den Vertiefungen am proximalen Ende des jeweiligen interossären Zwischenraumes (s. z. B. Abb. 36 b: bac 2^N, S. 166).

---

1 Siehe unter Iodium.
2 SM, S. 177; VN, S. 82; KW, S. 175.
3 Siehe hierzu auch die Anmerkungen zu Phellandrinum. Zu Blase 12 s. obige Anmerkungen.
4 Fanconi, S. 574–575.
5 Hahnemann 1955, S. 54–55.

In einem Fall wurde auch der de la Fuyesche Indikator ❸ Lunge 9 linksseitig positiv gefunden und gelöscht. Dieser Punkt ist nach de la Fuye beidseits mit Ammonium carbonicum, Carbo vegetabilis und Sanguinaria dreifach belegt.[1]

Moschus

mosch 1[dF]
❸ Magen 40 beidseits. Am vorderen Rand des Wadenbeins, auf der Vorderfläche des Peronäus-Muskels, ein Querfinger oberhalb der Mitte zwischen Malleolus externus und Tuberositas tibiae.

Anmerkungen ————————————

Sch = K = mosch 1[dF]

Nach sämtlichen unseren Akupunkturquellen liegt ❸ Magen 40 in ungefährer Übereinstimmung mit de la Fuye in der Mitte der Strecke zwischen Magen 35 (in der Vertiefung lateral der Patellaspitze) und der Spitze des Außenknöchels am medialen Rand des Musculus peronaeus longus.[2] Diese Ortsangabe entspricht zudem auch eher besser als de la Fuyes obige schriftliche Beschreibung seiner Atlasdarstellung.[3]

Murex purpurea

murx 1[W]
Auf der mittleren Axillarlinie im 3. Interkostalraum, rechts (s. Abb. 89: nat-m 1[W], S. 289). (??) Druck gegen den Unterrand der oberen Rippe und senkrecht zur Tangente durch den Punkt.

murx 2[dF]
❸ Kreislauf-Sexualität 7 beidseits. In der Mitte der volaren Handgelenkfurche, über dem Os lunatum.

murx 3[dF]
❸ Lenkergefäß 3 bis (= 3 a). Auf der Dornfortsatzspitze des 4. Lendenwirbels.

Anmerkungen ————————————

Du = R = BL = dF = murx 1[W]

Sch ≈ murx 1[W]
Auf der vorderen Axillarlinie, im 3. Interkostalraum, rechts.
    Da de la Fuyes Übersetzer auch bei anderen, völlig unbestrittenen Punkten die falsche Axillarlinie angibt, und der Indikator auf de la Fuyes Atlas ebenfalls genau entsprechend Göhrum wiedergegeben ist, handelt es

sich bei Schmidts Angabe fast mit Sicherheit um einen Irrtum.

Sch = murx 2[dF]
❸ Kreislauf-Sexualität 7 ist nach de la Fuye zusammen mit Spigelia, Staphysagria, Origanum, Naja, Ginseng und Cactus gleich siebenfach belegt. Der Punkt gilt nach diesem Autor vor allem bei Frauen für Murex und Origanum, während bei Männern mehr die Indikation für Staphysagria im Vordergrund steht. Die übrigen Mittelzuordnungen gelten für beide Geschlechter.[4] Die Lokalisierung des Punktes in der Mitte der volaren Handgelenkfalte ist nach sämtlichen unseren Akupunkturquellen unumstritten.[5]

Sch = murx 3[dF]
❸ Lenkergefäß 3 a ist nach de la Fuye fünffach besetzt: Wiederum gilt der Punkt bei Frauen für Murex und Origanum, und bei Männern für Staphysagria. Bei beiden Geschlechtern kommt zu Ginseng dann schließlich noch die klassische Belegung des Punktes mit Uranium nitricum dazu.[6]

Der spiegelbildliche Partner des Weiheschen Einzelpunktes von Murex auf der Gegenseite ist Calcarea sulphurica.

Muriaticum acidum

mur-ac 1[W]
Auf dem oberen inneren Ende der Klavikula, rechts (s. Abb. 63: crot-h 1[N], S. 221). Druck von innen nach außen.

Das Mittel hat nach Fortier-Bernoville mit Lachesis nicht nur die spiegelbildliche Lage gemeinsam, sondern kommt auch als Kanalisator dieses Mittels in Frage, vor allem auch im Bereich der Rektalschleimhaut (blaurote Verfärbung, extreme Druckempfindlichkeit).[7]
    Nach meiner Erfahrung tritt die durch diesen kritischen Autor bestätigte klassische Belegung des Punktes eher in den Hintergrund gegenüber seiner neuen Funktion als Indikator von Crotalus horridus, das als auch klinisch eher rechtsbeton-

---

1 Für Details zu Lunge 9 s. unter Ammonium carbonicum.
2 KW, S. 157; VN, S. 49; SM, S. 99.
3 dF II, A/XI/2.
4 Für Details s. unter den betreffenden Mittelabschnitten.
5 KW, S. 195; VN, S. 121; SM, S. 129.
6 Siehe unter diesen Mitteln.
7 Fortier-Bernoville, S. 426.

ter Gruppenverwandter dem Mittel Lachesis natürlich noch viel näher steht als die Salzsäure.

Zur Topographie des Punktes und zur genauen Druckpunkt-Technik s. unter Lachesis.

Anmerkungen _____

Du = mur-ac 1^W
Oberhalb des inneren Endes des rechten Schlüsselbeins, am inneren Rand des Sternokleidomastoideus. Man drücke von innen nach außen.

FB = mur-ac 1^W
Auf dem Innenrand des Musculus sternocleidomastoideus auf der Höhe seiner Insertion am Schlüsselbein, gerade oberhalb des inneren Endes der Klavikula, rechts. Druck von innen nach außen.

R = mur-ac 1^W
Auf dem sternalen Ansatz des Sternokleidomastoideus, rechts.

dF = Sch = mur-ac 1^W
Am sternalen Schlüsselbeinende, auf dem Ursprung der Portio clavicularis des Musculus sternocleidomastoideus, rechts.

K ≈ mur-ac 1^W
➍ Magen 11 rechts. An der Oberkante des Schlüsselbeins, unten am Vorderrand des Musculus sternocleidomastoideus.

Kracks homöosiniatrische Zuordnung stimmt nach Soulié de Morant sehr gut mit Göhrum überein. Zur meist aber etwas anders definierten Lage der Punkte Magen 11 und 12 s. unter Hyoscyamus.

US ≈ mur-ac 1^W
➍ Magen 12 (ohne Orts- und Seitenangabe).
Diese Angabe liegt in jedem Fall zu weit lateral.[1]

Der Weihesche Einzelpunkt ist Bestandteil der folgenden Mittelgleichungen:

Muriaticum acidum + Lachesis = Arnica[2]
Muriaticum acidum + Tongo = Ferrum picricum (?)

Sein spiegelbildlicher Partner auf der Gegenseite ist Lachesis.

Myrica

myric 1^dF
➍ Gallenblase 37 beidseits. An der vorderen Außenseite des Unterschenkels, 3 Querfinger unter-

halb der Mitte zwischen der Tuberositas tibiae und der Spitze des äußeren Knöchels.

Anmerkungen _____

K = myric 1^dF

Sch ≈ myric 1^dF
➍ Gallenblase 37 beidseits. An der Außenseite des Unterschenkels, 3 Querfinger unterhalb der Mitte zwischen oberem Tibiarand und äußerem Knöchel.

De la Fuyes und Schmidts Ortsangaben für den vom ersteren Autor neu bestimmten Indikator für das heute nur noch selten verwendete Schleimhaut- und Lebermittel divergieren um etwa 1 Cun. Nach den modernen Akupunkturtafeln misst die von Schmidt angegebene Hilfslinie nämlich 16 Cun,[3] diejenige de la Fuyes ist um etwa 2 Distanzen kürzer. Da 3 Querfinger etwa 2,25 Cun entsprechen, liegt der Punkt nach de la Fuye 4,75 Cun über der Spitze des Außenköchels, nach Schmidt 5,75 Cun. Nach den modernen Akupunkturtafeln liegt der Punkt 5 Cun über dem Außenknöchel,[4] was mit de la Fuye besser übereinstimmt als mit Schmidt.

Allerdings liegt Gallenblase 37 nach König/Wancuras Angabe am Hinterrand der Fibula, während in einer Detailskizze Van Nghis der Punkt in besserer Übereinstimmung mit de la Fuye über der Vorderkante dieses Knochens liegt.[5] De la Fuyes Atlas ist hier aber in sehr kleinem Maßstab gezeichnet und etwas ungenau. Die Verhältnisse nach der wesentlich exakteren Darstellung Soulié de Morants entsprechen aber genau de la Fuyes Angaben, auch liegt der Punkt dort ebenfalls über der Vorderkante der Fibula. Damit können wir uns bei der noch notwendigen Überprüfung des Punktes mit guten Gründen wie üblich in erster Linie an de la Fuyes Original-Ortsbeschreibung halten.

Gallenblase 37 ist nach de la Fuye zusammen mit Silicea beidseits doppelt belegt.

Naja tripudians

naja 1^W
Zwischen Nabel und Balsamum peruvianum, in der Mitte des äußeren Drittels, links (s. Abb. 121, S. 368). (?)

---

1 Siehe unter Hyoscyamus.
2 Diese Gleichung entspricht nach meiner Erfahrung in erster Linie Crotalus horridus (s. unter diesem Mittel).
3 KW, S. 68; VN, S. 353; vgl. auch Abb. 24, S. 127/128.
4 VN, S. 148; KW, S. 210.
5 VN, S. 148; KW, S. 210.

naja 2^{dF}

❷ Kreislauf-Sexualität 7 beidseits. In der Mitte der volaren Handgelenkfurche, über dem Os lunatum.

naja 3^{dF}

❷ Blase 17 links. Zwischen den Enden der Querfortsätze des 7. und 8. thorakalen Brustwirbels (s. Abb. 122, S. 370).[1]

Die Druckpunkt-Diagnostik dieses wie alle Schlangengifte interessanten Mittels ist noch unbefriedigend. De la Fuyes Indikator Blase 17 links habe ich in einem Fall positiv gefunden und auch nach Einwirkung des Mittels verschwinden gesehen. Oft findet man auch die Kombination Lachesis + Sepia, welche jedoch alles andere als spezifisch ist, meist dazu noch in Verbindung mit dem klassischen Phosphor-Punkt und/oder dem neuen Indikator von Tarentula hispanica. Auch den Akupunkturpunkt ❷ Herz 3 (links aur 1^N, rechts kali-p 1^{dF}) habe ich bei diesem Mittel vor allem linksseitig nicht selten angetroffen.[2]

Anmerkungen _____

Du = naja 1^W

Sch = US = naja 2^{dF}
❷ Kreislauf-Sexualität 7 ist nach de la Fuye zusammen mit Spigelia, Murex, Origanum, Staphysagria, Ginseng und Cactus gleich siebenfach belegt.[3] Die Lokalisierung des Punktes in der Mitte der volaren Handgelenkfalte ist nach sämtlichen unseren Quellen unumstritten.[4]

Sch = K = US = naja 3^{dF}
❷ Blase 17 links. Zwischen den Querfortsätzen des 7. und 8. thorakalen Brustwirbels.
De la Fuyes schriftliche Originalangaben zu naja 3^{dF} („zwei Querfinger lateral beider Querfortsätze des 7. tho-

rakalen Wirbelkörpers rechts") sind widersprüchlich und sehr wahrscheinlich irrtümlich. Nach seiner Atlasdarstellung (s. Abb. 122, S. 370) und gemäß Übersetzer Schmidt ist der Punkt nämlich eindeutig nur linksseitig und zwischen den Enden der Querfortsätze des 7. und 8. thorakalen Brustwirbels zu finden, womit die Situation geklärt ist. Auch nach sämtlichen unseren sonstigen Akupunkturquellen ist die Lage von Blase 17 weitgehend unumstritten.[5] – Auf der Gegenseite befindet sich nach de la Fuye das Mittel Apis, welches als tierisches Gift ja eine gewisse Verwandtschaft mit Naja aufweist.[6]

Der spiegelbildliche Partner des Weiheschen Einzelpunktes auf der Gegenseite ist der Göhrumsche Indikator von Sabal serrulata bzw. der Punkt helon 1^{WS}.

Natrum arsenicosum

nat-ar 1^{W**}

Auf der in der Mitte zwischen Mamillarlinie und vorderer Axillarlinie laufenden Linie, im 3. Interkostalraum, rechts. (?) Druck gegen den Unterrand der oberen Rippe und senkrecht zur Tangente durch den Punkt.

Ein trotz Göhrums Fragezeichen zwischenzeitlich vielfach bewährter Punkt für ein wichtiges Mittel, der zudem auch kaum je falsch negativ und recht selten falsch positiv ist. Erwartungsgemäß findet sich zusätzlich zum spezifischen Einzelpunkt oft auch der Indikator von Arsenicum album positiv.

Anmerkungen _____

K ≈ nat-ar 1^W
❷ Milz-Pankreas 20 rechts. Vorne am Thorax im 3. Interkostalraum und 6 Cun seitlich der Mittellinie.
Die von Krack angegebene homöosiniatrische Entsprechung Milz-Pankreas 20 liegt nach Soulié de Morant in Übereinstimmung mit Krack im 3. Interkostalraum, dazu auch eher etwas medial der vorderen Axillarlinie.[7] Der Punkt würde damit mit Göhrum recht gut übereinstimmen. Nach den modernen Akupunkturtafeln[8] wie auch nach Voisin, welcher Milz-Pankreas 20 den Mitteln Benzoicum acidum bzw. Euphrasia zuordnet,[9] wird Milz-Pankreas 20 bei gleichem Abstand von der Medianlinie allerdings im 2. Interkostalraum angegeben. Nach de la Fuye hat dieser Akupunkturpunkt keine homöosiniatrische Zuordnung.

Der spiegelbildliche Partner des Weiheschen Einzelpunktes auf der Gegenseite ist Convallaria majalis.

_____

1 Die Ortsangabe ist gegenüber dem missverständlichen Originaltext de la Fuyes korrigiert, für Details s. die unten stehende Anmerkung zu diesem Autor.
2 Für Details zu den angeführten Punkten s. unter den entsprechenden Mittelabschnitten.
3 Für Details hierzu s. unter Murex.
4 KW, S. 195; VN, S. 121; SM, S. 129.
5 KW, S. 176; VN, S. 84; SM, S. 177.
6 Siehe unter diesem Mittel, vgl. auch die dort angeführte spiegelbildliche druckpunktdiagnostische Lage von Apis und Lachesis.
7 SM, S. 143.
8 KW, S. 163; VN, S. 60.
9 Für nähere Angaben hierzu s. unter Benzoicum acidum.

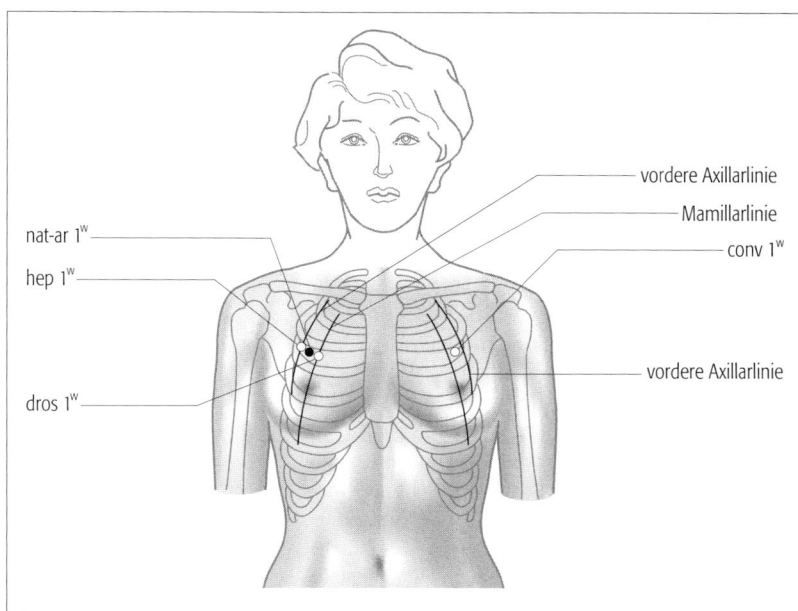

Abb. 87: nat-ar 1^W.

Natrum carbonicum

nat-c 1^W *

Auf der Medianlinie des Abdomens, in der Mitte zwischen der Spitze des Processus xiphoides und Iodium.

Die einschränkende Bemerkung Voisins zu diesem Punkt, welche unten angeführt ist, kann nur unterstrichen werden: Wie viele in den Bauchweichteilen gelegene Punkte ist auch dieser recht oft falsch negativ. In einzelnen Fällen wurde dafür der klassische Punkt von Natrum muriaticum oder auch der neue Hauptindikator von Natrum sulphuricum mit oder ohne Kombination mit carb-v 1^W positiv gefunden. Aber die Situation ist in Anbetracht der großen praktischen Bedeutung des Mittels noch unbefriedigend. Auch Fortier-Bernoville zählt den Punkt nicht zu den brauchbaren innerhalb seiner Natrum-carbonicum-Gruppe, welche aus Natrum carbonicum und seinen vier unmittelbaren Nachbarn besteht. Unter anderem vielleicht ebenfalls auf Grund dieser Tatsache hat de la Fuye dieses Mittel aus seiner Liste gestrichen, leider ohne einen homöosiniatrischen Ersatz dafür anzugeben.

Anmerkungen _____

Du = nat-c 1^W
Auf der Hälfte der Strecke Xiphoidspitze—Iodium.

FB = R = nat-c 1^W

BL = US ≈ nat-c 1

☾ Konzeptionsgefäß 13. Drei Achtel der Strecke Xiphoid—Nabel unterhalb des Xiphoids.

De la Fuye belegt den Punkt Konzeptionsgefäß 13, welchen Bonnet-Lemaire und andere homöosiniatrische Autoren (s. auch unten) mit dem klassischen Indikator identifizieren, neu mit Cuprum, ohne – wie bereits er-

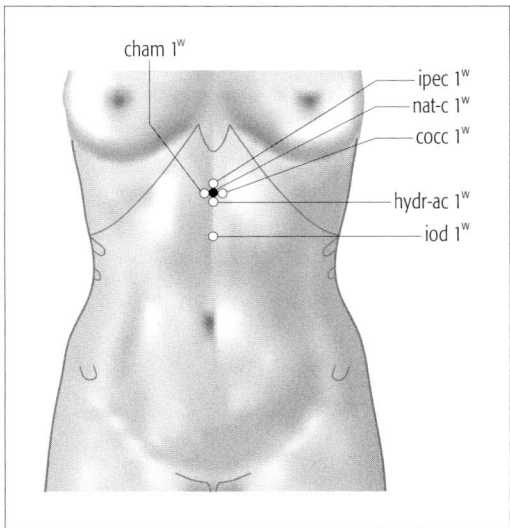

Abb. 88: nat-c 1^W.

währt – einen Ersatzpunkt für das aus seiner Liste gestrichene Natriumkarbonat anzugeben.[1] – Die neuere chinesische Akupunktur teilt die Strecke vom Xiphoidansatz am Sternum zum Nabel, auf welche auch Bonnet-Lemaire vermutlich Bezug nimmt, in 8 Distanzen (= Cun) ein, welche den Punkten Konzeptionsgefäß 8 (Nabel) bis Konzeptionsgefäß 16 (Xiphoid-Ansatz) entsprechen.[2] Da die mittlere Xiphoid-Länge richtigerweise etwa zu einer Daumenbreite berechnet wird, liegt der Punkt Konzeptionsgefäß 15 somit etwa auf der Xiphoidspitze. Wie hieraus zu errechnen ist, kommt die Göhrumsche Lokalisierung des Indikators (am kaudalen Ende des oberen Viertels der Strecke Xiphoidspitze–Nabel) nicht genau auf den nach den modernen Akupunkturtafeln 2 Cun unter der Schwertfortsatzspitze gelegenen Punkt Konzeptionsgefäß 13 zu liegen,[3] sondern etwas höher (nur $^{7}/_{4}$ Cun = 1,75 Cun unterhalb der Xiphoidspitze bzw. $^{21}/_{4}$ = 5,25 Cun oberhalb des Nabels). Der Unterschied ist jedoch nur minimal ($^{1}/_{4}$ Cun), sodass diese homöosiniatrische Zuordnung für die Praxis sicher brauchbar ist. Noch etwas genauer allerdings wurde Konzeptionsgefäß 13 dem unmittelbar unter nat-c 1^W liegenden Weiheschen Punkt von Hydrocyanicum acidum entsprechen (s. die obige Abbildung und unter diesem Mittel).

K ≈ BL ≈ nat-c 1^W
☯ Konzeptionsgefäß 13. In der Mittellinie des Oberbauches, 5 Cun oberhalb des Nabels.
Entspricht der Angabe Bonnet-Lemaires, s. oben.

V ≈ BL = nat-c 1^W
☯ Konzeptionsgefäß 13. Auf der Linea alba, 7 Querfinger oberhalb des Nabels. Der Punkt ist nur bei den gastrointestinalen Störungen des Mittels zu verwenden.
Voisins Ortsangabe entspricht nach der obigen Berechnungsweise dem Weiheschen Punkt sehr genau (7 x 0,75 Cun = 5,25 Cun[4]). Allerdings entspricht Konzeptionsgefäß 13^V = nat-c 1^W nicht ganz genau dem chinesisch-medizinischen Punkt (s. oben unter Bonnet-Lemaire).

Deg ≈ BL ≈ nat-c 1^W
☯ Konzeptionsgefäß 13. Am Übergang vom oberen zum nachfolgenden Viertel der Strecke von der Xiphoidspitze zum Nabel.
Entspricht der Angabe Voisins, s. oben.

---

1 Siehe unter diesem Mittel.
2 KW, S. 68. Vgl. auch Abb. 24, S. 127/128.
3 Welche Lage mit de la Fuye, Bonnet-Lemaire und Krack übereinstimmt.
4 1 Querfinger = 0,75 Cun, s. Abb. 24, S. 127/128.

Der Weihesche Einzelpunkt ist Bestandteil der folgenden Mittelgleichungen:

Natrum carbonicum + Aconitum napellus = Camphora
Natrum carbonicum + Chamomilla = Sulphur (?)
Natrum carbonicum + Cocculus = Hepar sulphuris
Natrum carbonicum + Hydrocyanicum acidum
      = Veratrum album
Natrum carbonicum + Ipecacuanha
      = Carduus marianus

Natrum chloratum (= Natrum hypochlorosum)

nat-hchls 1^W
Auf der Mittellinie zwischen vorderer und mittlerer Axillarlinie, im 2. Interkostalraum, rechts (s. Abb. 45: calc-ar 1^W, S. 180, wo der spiegelbildliche Punkt guaj 1^W dargestellt ist). Druck gegen den Unterrand der oberen Rippe und senkrecht zur Tangente durch den Punkt.

Anmerkungen ————————————————

Der Weihesche Einzelpunkt dieses viel toxischer als Kochsalz wirkenden Natriumsalzes (NaClO$_3$) ist Bestandteil der folgenden Mittelgleichungen:

Natrum hypochlorosum + Cina = Nitricum acidum (?)
Natrum hypochlorosum + Guajacum = Sulphur

Sein spiegelbildlicher Partner auf der Gegenseite ist Guajacum.

Natrum fluoratum

Erwartungsgemäß wurde bei den wenigen Indikationen, wo ich dieses interessante Mittel einsetzen konnte, der klassische Punkt von Fluoricum acidum immer positiv gefunden. Weniger konstant war der klassische Indikator des Leitmittels der Natrium-Gruppe, Natrum muriaticum, positiv zu finden. In einem Fall habe ich den unmittelbar über dem klassischen Indikator gelegenen Punkt von Murex positiv gefunden, in einem anderen den direkt über dem Natrum-silicum-Punkt am linken Innenknöchel gelegenen Punkt von Kali silicicum.

Natrum hypochlorosum
s. Natrum chloratum

Natrum hypophosphoricum
s. Natrum phosphoricum

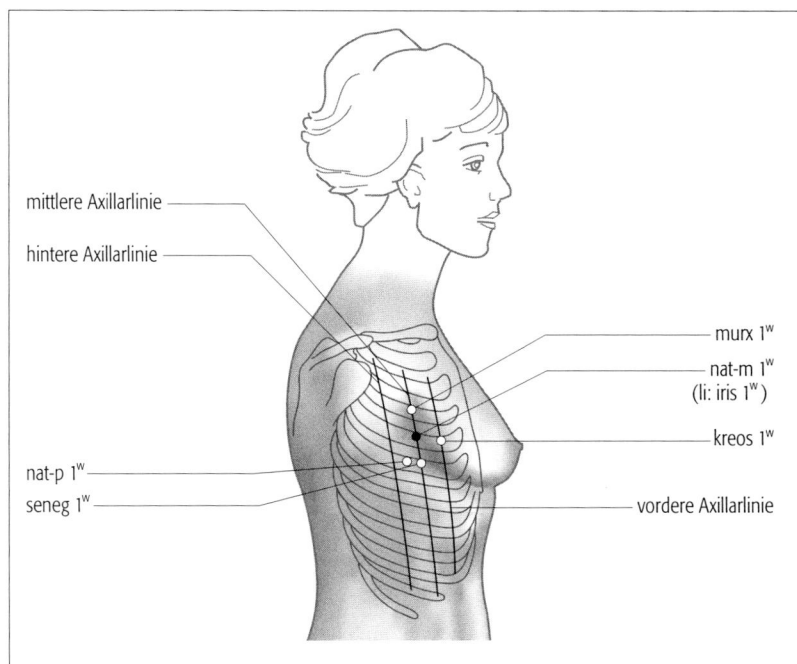

hintere Axillarlinie

murx 1^W

nat-m 1^W
(li: iris 1^W)

kreos 1^W

nat-p 1^W
seneg 1^W

vordere Axillarlinie

Abb. 89: nat-m 1^W.

Natrum muriaticum

nat-m 1^{W**}
Auf der mittleren Axillarlinie, im 4. Interkostal-raum, rechts. Druck gegen den Unterrand der oberen Rippe und senkrecht zur Tangente durch den Punkt.

nat-m^{WK}
1. Calcarea phosphorica + China
2. Ferrum metallicum + Taraxacum
3. Kali carbonicum + Phytolacca (?)
4. Kali iodatum + Sepia
5. Oxalicum acidum + Tongo

Nach Fortier-Bernoville ein wichtiger Punkt, was nur unterstrichen werden kann. Auch laut Voisin ist der Punkt zuverlässig, in erster Linie bei abgemagerten Natrum-muriaticum-Konstitutionen. Laut Ungern-Sternberg gibt Natrum muriaticum aber fast eher auf der linken Seite als rechts an.[1]

Betrachten wir die enge Nachbarschaft der klassischen Weiheschen Punkte Natrum hypophosphoricum, Natrum arsenicosum und Natrum chloratum, scheint es sich bei der rechten oberen Thorax-Außenseite um eine eigentliche Natrium-Zone zu handeln. An der Grenze zu der daran nach unten anschließenden Kalium-Zone (s. unter Kali

sulphuricum) liegt dann auch noch der wichtigste Natrum-phosphoricum-Indikator nat-p 1^W.[2]

Es fällt auf, dass auf Göhrums Büste von 1891 (Abb. 22, S. 121) der Punkt deutlich tiefer eingetragen ist als er im schriftlichen Verzeichnis von 1903 beschrieben ist.[3] Dies kann entweder durch eine spätere Verschiebung des Punktes nach oben oder durch ein falsches Verständnis der Rippentopographie an dieser Stelle begründet sein. Da der Cina-Punkt eine völlig analoge Verschiebung nach unten zeigt, ist das letztere wahrscheinlicher. Es ist mir nämlich auch schon aufgefallen, dass bei guten Natrum-muriaticum-Indikationen der unter nat-m 1^W liegende Punkt seneg 1^W im 5. Interkostalraum mindestens ebenso deutlich

---

1 Am Punkt von Iris versicolor. Ungern-Sternberg, mündliche Mitteilung.
2 Siehe unter den betreffenden Mittelabschnitten.
3 Der auf der vorderen Axillarlinie im 4. Interkostalraum liegende, etwa korrekt (höchstens minimal zu hoch) eingetragene klassische Kreosot-Punkt sollte auf Grund des recht steil nach hinten ansteigenden Rippenverlaufes an dieser Stelle höher oder zumindest gleich hoch liegen wie nat-m 1^W (vgl. die obige Abbildung). Der auf der Büste eingezeichnete Natrum-muriaticum-Punkt liegt aber deutlich darunter; er befindet sich also mindestens einen, eventuell sogar zwei Interkostalräume zu tief. Dies gilt auch für den auf der Büste oben anschließenden klassischen Punkt von Cina (s. unter diesem Mittel).

positiv war wie sein eine Etage höher liegender Nachbar. Man muss also die Möglichkeit im Auge behalten, dass im eher schwierig abzählbaren Rippenbereich der oberen mittleren Axillarlinie die sonst so tadellose Göhrumsche Topographie nicht ganz korrekt ist. Wir müssen eventuell in Betracht ziehen, dass seneg 1^W mit Natrum muriaticum doppelt belegt ist und von da an aufwärts eine Verschiebung der Göhrumschen Indikatoren um einen Interkostalraum nach unten gilt.[1]

Anmerkungen

Du = R = FB = BL = V = dF = Dem = nat-m 1^W

Sch ≈ nat-m 1^W
Auf der vorderen Axillarlinie, im 4. Interkostalraum, rechts.

Da de la Fuyes Übersetzer auch bei anderen, völlig unbestrittenen Punkten die falsche Axillarlinie angibt, und der Indikator auf de la Fuyes Atlas ebenfalls genau entsprechend Göhrum wiedergegeben ist, handelt es sich bei Schmidts Angabe fast mit Sicherheit um einen Irrtum.

Deg ≈ nat-m 1^W
☾ Gallenblase 22 rechts.

Gallenblase 22 ist nach sämtlichen unseren Akupunkturquellen auf der mittleren Axillarlinie zu finden, nach Soulié de Morant und König/Wancura im 4., nach Van Nghi im 5. Interkostalraum.[2] Die Gallenblase 22$^{SM/KW}$ in Übereinstimmung mit Degroote zuzuordnenden Indikatoren nat-mur 1^W (rechts) und iris 1^W (links) verzeichnet de la Fuye, der Gallenblase 22 im 4. Interkostalraum auf der vorderen Axillarlinie lokalisiert und beidseits Ptelea zuordnet,[3] konsequenterweise als Außermeridianpunkte. – Krack ordnet seinem in der mittleren Axillarlinie des 4. Interkostalraumes gelegenen Punkt Gal-

lenblase 22 Sabadilla (links) und Kali chloricum (rechts) zu, welche Punkte nach Göhrum aber auf der vorderen Axillarlinie liegen, der letztere zudem im 5. Interkostalraum. Zudem gibt er ebenfalls irrtümlich an, dass nach Schmidt/de la Fuye an dieser Stelle Ptelea zu finden sei.[4] Die einzige korrekte Zuordnung zu dem Punkt Gallenblase 22$^{SM/KW}$ macht also Degroote. Allerdings verwickelt sich auch dieser Autor in Widersprüche, indem er ohne nähere Spezifizierung des Punktes zusätzlich auch die de la Fuyesche Zuordnung von Ptelea zu Gallenblase 22 anführt und so Gallenblase 22^{dF} und den seiner Meridianskizze entsprechenden Punkt Gallenblase 22$^{SM/KW}$ miteinander vermengt.

Der Weihesche Einzelpunkt ist Bestandteil der folgenden Mittelgleichungen:

Natrum muriaticum + Iris versicolor = Euphrasia
Natrum muriaticum + Cina = Bryonia (?)
Natrum muriaticum + Drosera = Arnica (?)
Natrum muriaticum + Lactuca virosa = Arsenicum album
Natrum muriaticum + Ledum palustre
    = Antimonium tartaricum
Natrum muriaticum + Tongo = Sabadilla

Sein spiegelbildlicher Partner auf der Gegenseite ist Iris versicolor.

Natrum nitricum

nat-n 1$^{N/W}$
Auf der Rückseite des Musculus sternocleidomastoideus, dicht hinter der Klavikula, beidseits (s. Abb. 50 c: calc-s 3^N, S. 187 und Abb. 76: kali-n 1$^{N/W}$, S. 262). Druck nach unten und leicht medial gegen die Halswirbelsäule.

Der Indikator entspricht dem klassischen Punkt von Nitricum acidum, welcher an dieser Stelle ursprünglich für das nach Cuprum und Ferrum dritte Rademachersche Universale Natrum nitricum bestimmt wurde.[5] Dieses Mittel wurde aber später aus der Göhrumschen Liste vollständig gestrichen bzw. durch Nitricum acidum ersetzt.[6] Aus heutiger Sicht aber ist auch die neue Göhrumsche Belegung des Indikators mit Nitricum acidum überholt, da für dieses Mittel die neue Dupratsche Lokalisationsvariante des Punktes[7] erstrangige Gültigkeit hat. So hat der Indikator seine alte Zuordnung zu Natrum nitricum wieder zurück erhalten, wobei sich aber nach neueren Erfahrungen die Belegungen mit Kali nitricum und vor allem auch mit Calcarea phosphorica als praktisch noch bedeutender erwiesen haben.[8]

---

1 Nach unten anschließend dürfte die Topographie der Göhrumschen Büste im unteren Thoraxbereich dann wieder stimmen.
2 SM, S. 167; KW, S. 207; VN, S. 142. Zur Problematik des Gallenblasen-Meridians an dieser Stelle vgl. auch die Anmerkungen zu Chelidonium.
3 dFII, A/VII/2, s. auch unter diesem Mittel.
4 Krack/Schöler, S. 61.
5 Für Details s. unter Nitricum acidum.
6 Sicher nur irrtümlich ist der Mittelname aber noch in Göhrums Inhaltsverzeichnis als Bestandteil von Mittelgleichungen für Iris und Mercurius dulcis zu finden. Auf der detaillierten Mittelliste ist dann jedoch an seiner Stelle Nitricum acidum eingetragen.
7 Siehe unter diesem Mittel.
8 Hierzu und zur weiteren Belegung des Punktes s. unter diesen beiden Mitteln, insbesondere unter Kali nitricum.

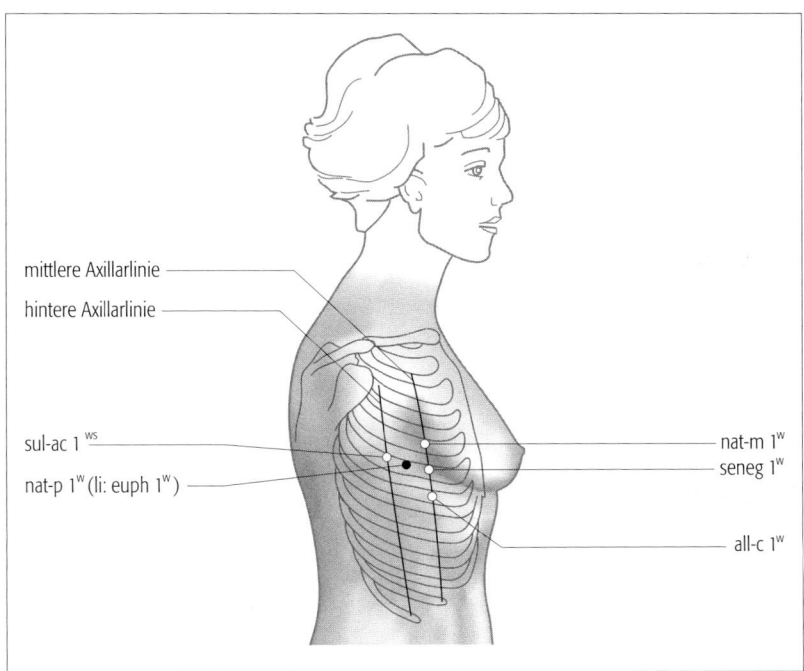

mittlere Axillarlinie

hintere Axillarlinie

sul-ac 1 ^{ws}

nat-p 1^w (li: euph 1^w)

nat-m 1^w

seneg 1^w

all-c 1^w

Abb. 90: nat-p 1^w.

Eine Unterscheidung dieser Mehrfachbelegung durch die Druckrichtung (bei Calcarea phosphorica direkt nach unten gegen die 1. Rippe und für Kali bzw. Natrum nitricum gegen unten-medial zur Halswirbelsäule hin) hat sich leider als unsicher erwiesen. Meist ist bei Natrum nitricum jedoch – wie seine neu eingeführte beidseitige Lokalisierung zeigt – auch der spiegelbildliche Punkt calc-s 3^N auf der rechten „Natrium"-Thoraxhälfte[1] in der Art eines Doppelindikators positiv, nicht selten sogar rechtsbetont. Wenn dann bei einer Natriumnitrat-Indikation auch noch der wichtige Hauptindikator der Natriumgruppe, nat-m 1^w, deutlich angibt, haben wir ein ziemlich klar für Natrum nitricum sprechendes Punktemuster vor uns. Auch Degroote bestätigt für dieses Mittel ausdrücklich nat-m 1^w als Kombinationsmöglichkeit, wobei er den Punkt allerdings mit dem heute geläufigen Salpetersäure-Punkt nit-ac 1^{Du} kombiniert.[2]

Natrum phosphoricum (+ Natrum hypophosphoricum)

nat-p 1 $^{W\ hyophos}$ *

Auf einer zusätzlichen Hilfslinie in der Mitte zwischen mittlerer und hinterer Axillarlinie, Im 5. Interkostalraum, rechts. Druck gegen den Unterrand der oberen Rippe und senkrecht zur Tangente durch den Punkt.

nat-p 2 $^{W\ phos}$

Zwischen Nabel und Squilla (am Übergang vom 9. zum 10. Rippenknorpel links), in der Mitte des mittleren Drittels dieser Strecke (s. Abb. 121, S. 368).

nat-p $^{WK\ phos}$

Cuprum metallicum + Tabacum

Von den verschiedenen chemisch möglichen, untereinander nahe verwandten Natriumphosphaten wird heute in der Homöopathie nur noch das gebräuchlichste, das sekundäre Natriumphosphat $Na_2HPO_4 \cdot 12\ H_2O$ verwendet.[3] Deshalb führen wir die beiden für diese Salzgruppe bekannten Weiheschen Punkte als „W phos" und „W hypophos" gemeinsam im gleichen Abschnitt an.

Als Indikator für Natrum phosphoricum hat sich nach meiner Erfahrung der klassische Punkt

---

1   Siehe unter Natrum muriaticum.

2   Degroote, S. 437, Korrekturblatt.

3   Clarke 1978 II, S. 565; Hering Bd. 8, S. 5. Unter Natrum hypophosphoricum ist wahrscheinlich das primäre Natriumphosphat $NaH_2PO_4 \cdot H_2O$ zu verstehen.

nat-p 1$^{W\ hyophos}$, welcher ja auch in der bekannten Natrium-Zone der rechten oberen Thoraxseite[1] unweit von Natrum muriaticum gelegen ist, am ehesten bewährt. Aber auch dieser Punkt ist manchmal falsch negativ. Häufig wird bei Indikationen dieses Mittels erwartungsgemäß auch der klassische Indikator von Natrum muriaticum positiv gefunden, dazu im Vergleich zu anderen Phosphorsalzen auffällig häufig der klassische Phosphor-Punkt.[2]

Anmerkungen _____

K ≈ nat-p 1$^{W\ hyophos}$
☾ Dünndarm 9 rechts. Am Hinterrand des Deltamuskels, etwas oberhalb der hinteren Achselfalte, schon etwas mehr zum Rücken hin; es findet sich dort in der Achsellücke eine Vertiefung.

Zur Problematik dieser von Krack selbst als nur sehr approximativ bezeichneten Zuordnung und zur Topographie des Punktes s. unter dem spiegelbildlichen Indikator von Euphorbium.

Du ≈ Deg ≈ nat-p 2$^{W\ phos}$
Die Übersetzung von Duprat ist hier etwas missverständlich, indem der Göhrum entsprechende Originaltext als „Mitte des inneren Drittels" wiedergegeben wird, was dann leicht als „Mitte des medialen Drittels" interpretiert werden kann. Auch Degroote übernimmt diese Formulierung. Die Darstellung auf Göhrums Büste (s. Abb. 22), wo nat-p 2^W etwa entsprechend unserer Interpretation der Punktelage eingetragen ist (ja sogar noch etwas weiter oben-lateral als nach Göhrums Beschreibung), beweist jedoch fast sicher, dass die Mitte von Göhrums Hilfslinie gemeint ist.[3]

K ≈ nat-p 2$^{W\ phos}$
☾ Niere 16 links. 1,5 Cun seitlich auf Höhe des Nabels.
Kracks homöosiniatrischer Entsprechungspunkt stimmt mit Göhrum nicht überein. Der Punkt ist nach diesem Autor zusammen mit dem links am Nabelrand gelegenen klassischen Indikator von Abrotanum doppelt belegt.[4] Vermutlich geht diese viel zu weit medial liegende homöosiniatrische Zuordnung ebenfalls auf die in der obigen Anmerkung diskutierte irrtümliche Interpretation des Punktortes zurück.

_____
1 Näheres dazu s. unter Natrum muriaticum.
2 Siehe unter Phosphorus.
3 Vgl. hierzu auch die zusätzlichen Beweise für diese Interpretation, welche unter Aurum angeführt sind.
4 Zur Problematik dieser Zuordnungen und zur Topographie des Punktes s. unter diesem Mittel.
5 Siehe unter diesem Mittel.

Der Weihesche Einzelpunkt nat-p 1$^{W\ hyophos}$ ist Bestandteil der folgenden Mittelgleichungen:

Natrum hypophosphoricum + Euphorbium
= Veratrum album
Natrum hypophosphoricum + Guajacum = Senega (?)

Sein spiegelbildlicher Partner auf der Gegenseite ist Euphorbium.

Der Weihesche Einzelpunkt nat-p 2$^{W\ phos}$ ist Bestandteil der folgenden Mittelgleichungen:

Natrum phosphoricum + Capsicum = Pulsatilla (?)
Natrum phosphoricum + Colchicum autumnale
= Nitricum acidum (?)
Natrum phosphoricum + Helleborus niger = Sepia
Natrum phosphoricum + Ignatia = Silicea
Natrum phosphoricum + Ranunculus bulbosus = Spigelia
Natrum phosphoricum + Staphysagria = Mezereum (?)

Sein spiegelbildlicher Partner auf der Gegenseite ist der klassische Punkt von Aurum.

Natrum silicicum

nat-sil 1^N
Direkt oberhalb des Innenknöchels, am knöchernen Übergang von der Vorwölbung des Malleolus internus zur geradlinig aufsteigenden Innenfläche der Tibia, in einer kleinen Vertiefung, links (s. Abb. 109a: sil 1$^{N/dF}$, S. 335).

Ein brauchbarer Punkt für ein wichtiges Mittel, der aber auch falsch positiv sein kann. Oft ist der Indikator auch beidseits positiv. Gelegentlich scheint aber fast eher der über dem rechten Innenknöchel gelegene spiegelbildliche Indikator von Kali silicicum[5] anzugeben.

Natrum sulphuricum

nat-s 1$^{N/dF}$ * *
☾ Drei-Erwärmer 15 links. Auf halber Strecke zwischen lateralem Akromionende und Dornfortsatzspitze des 7. Halswirbels, etwa ein Querfinger hinter dem Oberrand des Trapeziusmuskels, in einer Vertiefung.

nat-s 2^W
Auf der Verbindungslinie zwischen dem Nabel und dem Übergang vom 8. zum 9. Rippenknorpel am Rippenbogen, in der Mitte des äußeren Drittels, rechts (s. Abb. 53: card-m 1$^{K/W}$, S. 196).

Nach Fortier-Bernoville hat sich der klassische Weihesche Indikator bewährt, was nach meiner Erfahrung wie bei den meisten Indikatoren im Bereich der Bauchdecke nur sehr begrenzt der Fall ist. Eine gewisse Unsicherheit des abdominalen Indikators zeigt sich auch in der Tatsache, dass seine Lage nach den beiden uns vorliegenden Versionen von Göhrums Liste nicht genau übereinstimmt.[1]

De la Fuyes „hygrometrischer Punkt" hingegen, welcher bei der hydrogenoiden Konstitution Grauvogls ganz allgemein empfindlich sein soll,[2] hat sich mir bei diesem ja ebenfalls im höchsten Grade feuchtigkeitsempfindlichen Mittel vor allem linksseitig bewährt. Natrum sulphuricum, das sal mirabile, das „Wundersalz" des auch in der Alchemie sehr bewanderten ganzheitlichen Chemikers Glauber, war denn ja auch das Hauptmittel Grauvogls für seine hydrogenoide Konstitution.[3] Und die Linksseitigkeit von nat-s 1$^{\text{N/dF}}$ entspricht gemäß der Traditionellen Chinesischen Medizin ja auch der Yin- oder Wasser-Seite des Organismus. Deshalb ist nat-s 1$^{\text{N/dF}}$ keineswegs als von Grund auf neu bestimmter Punkt zu betrachten, es handelte sich einmal mehr lediglich um eine Präzisierung der Seitenlage eines wichtigen Punktes der de la Fuyeschen Schule.

Der Punkt hat sich mir öfters schon sehr bewährt, er ist jedoch wohl aus den oben angeführten Gründen als sehr breit anzeigender Punkt keineswegs selten falsch positiv. Falsch negativ habe ich ihn nie gefunden.

Anmerkungen

dF = Sch ≈ K ≈ nat-s 1$^{\text{N/dF}}$
◑ Drei-Erwärmer 15 beidseits. Auf dem Trapeziusmuskel, hinten oben im mittleren Schulterbereich, in der Mitte zwischen Schulterspitze und Hals.

De la Fuyes Ortsbeschreibung des neuen homöosiniatrischen Hauptindikators ist etwas vage. Sie kann jedoch problemlos im Sinne der genaueren Beschreibung nach König/Wancura,[4] welche oben unter nat-s 1$^{\text{N/dF}}$ wiedergegeben wird, interpretiert werden. Diese entspricht denn auch weitgehend der Atlasdarstellung de la Fuyes[5] und der Darstellung nach Van Nghi.[6] Nach Soulié de Morants ausnahmsweise nicht sehr präzisen Atlasdarstellung liegt der Punkt allerdings etwas weiter lateral.[7]

Deg ≈ dF ≈ nat-s 1$^{\text{N/dF}}$
◑ Drei-Erwärmer 15 beidseits (ohne schriftliche Ortsangabe).

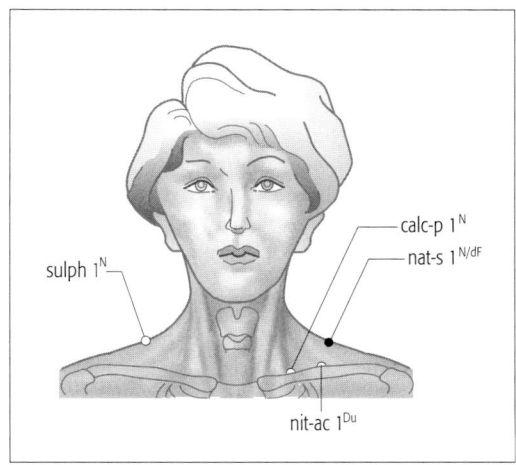

Abb. 91: nat-s 1$^{\text{N/dF}}$.

Da die Lage des Punktes nach sämtlichen unseren Akupunkturquellen und damit auch Degrootes Meridianskizze weitgehend übereinstimmt (s. oben), kann diese Angabe als identisch mit derjenigen de la Fuyes betrachtet werden.

US ≈ nat-s 1$^{\text{N/dF}}$
◑ Drei-Erwärmer 13 (ohne Orts- und Seitenangabe).
Ungern-Sternbergs isoliert dastehende Angabe beruht wahrscheinlich auf einer Zahlenverwechslung (Drei-Erwärmer 13 statt 15). Zur Topographie von Drei-Erwärmer 15 s. die obige Anmerkung zu de la Fuye.

Du = R = FB = Dem = nat-s 2^{W}

WS ≈ nat-s 2^{W}
Auf der Verbindungslinie zwischen dem Nabel und dem Übergang vom 8. zum 9. Rippenknorpel am Rippenbogen, am Übergang vom mittleren zum äußeren Drittels, rechts.

Auf der Schöler vorliegenden späteren Ausgabe von Göhrums Verzeichnis erscheinen die auf derselben Hilfslinie benachbarten Positionen von Natrum sulphu-

---

1 In Schölers Version der Punkteliste werden Natrum sulphuricum und Vanadium topographisch vertauscht. Für Details hierzu s. unten und unter Vanadium.
2 dF I, S. 218.
3 Grauvogl, S. 652. Nach Grauvogl hätte die Rademachersche Schule in ihrem therapeutischen Dreigestirn Ferrum, Cuprum und Natrum nitricum (s. S. 13) eigentlich das letztere Mittel durch Natrum sulphuricum ersetzen sollen.
4 KW, S. 201.
5 dF II, A/VI/2.
6 VN, S. 129.
7 SM, S. 157.

ricum und Vanadium miteinander vertauscht.[1] Diese Änderung scheint jedoch viel eher einem Abschreibefehler als einer bewussten Neubestimmung zu entsprechen. Da sie zudem im Gegensatz zu der mehrere Mittel und auch tiefgreifendere topographische Veränderungen betreffenden Abweichung der Schölerschen Liste im Thoraxbereich[2] auch nicht von anderen Autoren übernommen wurde,[3] führen wir die Schölersche Lokalisationsvariante in diesem Fall nicht als neuen Indikator an.

dF = Deg = US ≈ nat-s 2^W
➋ Niere 18 rechts. In der Mitte des oberen Drittels der Verbindungslinie zwischen Nabel und dem Übergang vom 8. zum 9. Rippenknorpel.
      Von den verschiedenen Ortsangaben für diesen Akupunkturpunkt stimmen lediglich de la Fuyes Punktebeschreibung und Atlas genau mit Göhrum überein. Bonnet-Lemaire belegt seinen anders lokalisierten Punkt Niere 18 mit Baptisia.[4] – Bei Degroote besteht das Problem, dass der von ihm korrekt beschriebene Punkt Niere 18^{dF} von dem auf seiner Meridianskizze ohne Spezifizierung angegebenen Punkt Niere 18$^{VN/KW}$ ziemlich weit entfernt liegt.[5]

Sch ≈ dF ≈ nat-s 2^W
➋ Niere 18 rechts. Zwischen dem oberen und mittleren Drittel der Verbindungslinie des Nabels mit der Vereinigungsstelle der 8. und 9. Rippenknorpel.
      Schmidt stimmt mit de la Fuyes homöosiniatrischer Ortsbeschreibung des klassischen Punktes, welche genau Göhrums Angaben entspricht, nicht ganz überein und kommt damit zu einer analogen Abweichung, wie wir sie auf Schölers Liste finden. Hierbei handelt es sich aber, wie bereits erwähnt, wahrscheinlich lediglich um einen Übersetzungsfehler. Zu Niere 18 s. oben.

K ≈ dF ≈ nat-s 2^W
➋ Niere 18 rechts. 2 Cun oberhalb des Nabels und 2 Cun seitlich der Mittellinie.

---

1 Hierzu und zur Topographie von Niere 18 s. unter letzterem Mittel. Vgl. auch Abb 121, S. 368.
2 Siehe z. B. unter Kali carbonicum und Kali sulphuricum.
3 Die unten stehende parallele Angabe Schmidts beruht sehr wahrscheinlich auf einem Übersetzungsfehler, da dieser Autor höchstens gelegentlich einmal eine homöosiniatrisch-topographische Korrektur anbringt und sich punkto Lage der Weiheschen Punkte sonst an seinen Lehrer hält.
4 Für Details hierzu und zur Topographie des Punktes s. unter diesem Mittel.
5 Siehe unter Baptisia.
6 Siehe obige Anmerkungen und auch unter Baptisia.
7 Zur Druckrichtung vgl. auch die Angaben zum spiegelbildlichen Indikator calc 1^{Du}.

Mit seiner Ortsangabe liegt Krack ziemlich weitab sowohl vom Göhrumschen Punkt als auch von der Topographie der modernen Akupunkturtafeln.[6]

Der Weihesche Einzelpunkt ist Bestandteil der folgenden Mittelgleichungen:

Natrum sulphuricum + Aconitum napellus
      = Aurum metallicum
Natrum sulphuricum + Ammonium carbonicum
      = Phosphorus
Natrum sulphuricum + Baptisia tinctoria = Iodium (?)
Natrum sulphuricum + Calendula = Arnica
Natrum sulphuricum + Chamomilla = Clematis
Natrum sulphuricum + Colocynthis = Alumina
Natrum sulphuricum + Hydrocyanicum acidum
      = Lycopodium
Natrum sulphuricum + Hyoscyamus
      = Rhus toxicodendron
Natrum sulphuricum + Pulsatilla = Rhododendron
Natrum sulphuricum + Thuja = Magnesia carbonica

Sein spiegelbildlicher Partner auf der Gegenseite ist der klassische Punkt von Sulphur.

Niccolum

nicc 1^W
Auf dem Rande des Warzenhofes, senkrecht oberhalb der Mamille, rechts (s. Abb. 44: cact 1^W, S. 178, wo der spiegelbildliche Indikator von Kalmia dargestellt ist).

Anmerkungen ———————————————

Du = R = FB = dF = Sch = nicc 1^W

Der spiegelbildliche Partner des Weiheschen Einzelpunkts auf der Gegenseite ist Kalmia latifolia.

Nitricum acidum

nit-ac 1$^{Du\,*\,*}$
Hinter der Mitte des oberen Randes der Klavikula in der Supraklavikulargrube, links. Druck von oben nach unten gegen die 1. Rippe.[7]

nit-ac 2^W
Auf der Rückseite des Musculus sternocleidomastoideus, dicht oberhalb der Klavikula, links. Druck etwas nach innen und unten gegen die 1. Rippe.

nit-ac 3^{dF}
➋ Magen 42 beidseits. Auf der Mitte des Fußrückens, am Punkt, wo der Gelenkspalt zwischen

den beiden Cuneiformia beim Skaphoid (= Os naviculare) endet.[1]

nit-ac[WK]

1. Kali iodatum + Phytolacca
2. Natrum hypochlorosum + Cina (?)
3. Natrum phosphoricum
     + Colchicum autumnale (?)
4. Phosphoricum acidum + Balsamum peruvianum

Zur Lage des Punktes und Diskussion seiner homöosiniatrischen Entsprechung s. die ausführlichen Ausführungen unter Calcarea ostrearum. – Anfänglich allerdings war der klassische Punkt – wie bereits erwähnt[2] – dem wichtigen Rademacherschen Universale Natrum nitricum zugeordnet. Im Zuge der allmählichen Wiederannäherung der Weiheschen Schule an Hahnemann wurde der Indikator dann offensichtlich auf das nahe verwandte Hahnemannsche Haupt-Antisykotikum Nitricum acidum übertragen. Dies zeigt sich u. a. darin, dass die unten stehende klassische Mittelgleichung Nitricum acidum + Tabacum = Sepia ursprünglich von Weihe als Kombinationsgleichung von Natrum nitricum mit Tabak von Dr. Fischer übernommen wurde.[3] Das interessante Mittel Natrum nitricum wurde aber später aus Göhrums Liste vollständig herausgestrichen.[4]

Duprats Neubestimmung eines in der Nähe des alten Natrum-nitricum-Indikators liegenden neuen Originalpunktes für die Salpetersäure[5] und die Beibehaltung des alten Indikators für Natrum nitricum machen also durchaus Sinn. Der neu mehrfach belegte[6] Punkt nit-ac 2[W] ist nicht so selten falsch positiv, worauf auch der Umstand hinweist, dass er Bestandteil von zahlreichen Kombinationen teilweise wichtiger Mittel ist (s. unten).

Nach Fortier-Bernoville drückt sich in der spiegelbildlichen Lage des Dupratschen Punktes zum neuen Indikator von Calcarea ostrearum auch eine komplementäre Funktionsbeziehung dieser beiden Mittel aus.

Anmerkungen

FB = R = nit-ac 1[Du]
Genau hinter der Mitte des Oberrandes der Klavikula, links. Druck etwas schräg von oben nach unten und von außen nach innen gegen die 1. Rippe. Sehr wichtiger Punkt.

dF = Sch = Dem = nit-ac 1[Du]
Hinter der Mitte der Klavikula, links.
     Siehe hierzu auch unten stehende Anmerkung.

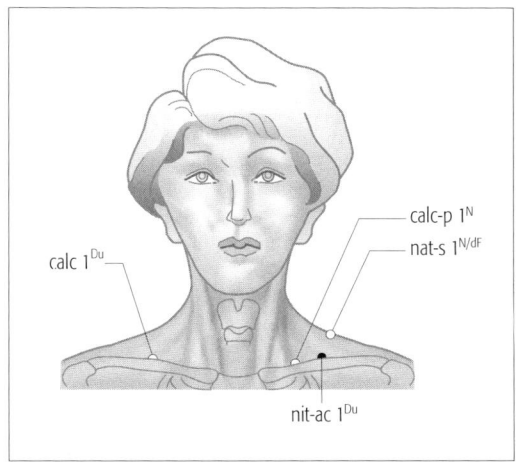

Abb. 92: nit-ac 1[Du].

Deg ≈ nit-ac 1[Du]
☯ Magen 12 links. In der Mitte der Klavikula, hinter ihrem Oberrand. Man spürt eine kleine Vertiefung auf der Höhe des Indikators. Der Druck muss von oben nach unten und von außen nach innen gegen die 1. Rippe ausgeübt werden.

Dieser Akupunkturpunkt wird nach de la Fuye[7] und nach Van Nghis Atlasdarstellung[8] weiter medial lokalisiert als nach den nit-ac 1[Du] weitgehend entsprechenden Angaben Degrootes, welche auch mit König/Wancura[9], Van Nghi und schließlich auch mit Degrootes eigener Meridianskizze gut übereinstimmen. De la Fuye verzichtet konsequenterweise auf eine homöosiniatrische Einordnung von calc 1[Du] und ordnet Magen 12[dF] Zincum bzw. Hyoscyamus zu.[10] Eher noch besser aber würde Magen 12[dF] dem alten Nitricum-acidum-Punkt nit-ac 2[W] bzw. rechtsseitig calc 2[W] entsprechen (vgl. hierzu auch Leesers auf Abb. 10 dargestellten Fall, wo eine Kompression des ersteren Punktes wahrscheinlich eine wesentliche pathogenetische Rolle spielte).

1 Nähere Erläuterungen zur Lage des Punktes s. unten.
2 Siehe unter Natrum nitricum.
3 Siehe S. 15. Vgl. auch Anmerkungen zu Nitricum acidum.
4 Für Details hierzu s. unter Natrum nitricum.
5 Zu der ebenfalls relativ weit lateral eingetragenen Lage des Punktes auf Göhrums Büste (Abb. 22) s. unter Calcarea ostrearum.
6 Siehe hierzu unter Calcarea phosphorica, Kali nitricum und Sulphur.
7 dF II, A/XI/2.
8 VN, S. 33.
9 KW, S. 152/153.
10 Für Details hierzu und zur Topographie von Magen 12 s. unter Hyoscyamus.

K = US ≈ nit-ac 1[Du]

☽ Dickdarm 17 links. Auf der Mitte des Musculus sterno-cleidomastoideus vorne, senkrecht oberhalb Magen 12, auf dem Oberrand der Klavikula, 4 Cun lateral der Incisura clavicularis.

Dickdarm 17 liegt nach sämtlichen unseren Akupunkturquellen deutlich oberhalb des Schlüsselbeins seitlich auf dem Musculus sternocleidomastoideus[1] und würde damit bestenfalls in der Seitenlage ungefähr Göhrums ursprünglichem Ausgangspunkt nit-ac 2[W] entsprechen.[2] Zu Magen 12 s. oben und unter Hyoscyamus.

Sch = K = Deg = US ≈ nit-ac 3[dF]

De la Fuyes neuer Punkt ☽ Magen 42 ist zusammen mit Arsenicum album doppelt besetzt. Die modernen Akupunkturtafeln lokalisieren ihn in recht guter Übereinstimmung mit unserem Autor auf der höchsten Wölbung des Fußrückens, 1,5 Cun distal vom vorne auf dem Sprunggelenk gelegenen Punkt Magen 41, entweder dort, wo die Arteria dorsalis pedis zu tasten ist[3] oder – noch besser mit de la Fuye übereinstimmend – etwas lateral davon.[4] In Soulié de Morants Atlas ist der Punkt ebenfalls etwa in der gleichen Lage wie nach de la Fuye dargestellt.[5]

Der klassische Weihesche Einzelpunkt ist Bestandteil der folgenden Mittelgleichungen:

Nitricum acidum + Aconitum napellus = Valeriana
Nitricum acidum + Belladonna = Chelidonium
Nitricum acidum + Carbo vegetabilis
    = Succinicum acidum
Nitricum acidum + Graphites = Thuja
Nitricum acidum + Hyoscyamus = Iris versicolor
Nitricum acidum + Opium = Ambra
Nitricum acidum + Petroleum = Graphites
Nitricum acidum + Podophyllum = Mercurius dulcis
Nitricum acidum + Stramonium = Hyoscyamus (?)
Nitricum acidum + Symphytum = Carbolicum acidum
Nitricum acidum + Tabacum = Sepia
Nitricum acidum + Taraxacum = Stannum
Nitricum acidum + Thuja = Spongia

Sein spiegelbildlicher Partner auf der Gegenseite ist calc-c 2[W].

---

1 SM, S. 115; KW, S. 148; VN, S. 30.
2 Siehe auch unter Calcarea ostrearum.
3 KW, S. 158.
4 VN, S. 49.
5 SM, S. 99.
6 VN, S. 40; KW, S. 152.
7 SM, S. 97.
8 Siehe unter Causticum.
9 KW, S. 215; VN, S. 158. Zu Magen 18 s. auch oben.
10 SM, S. 107.

Nux moschata

nux-m 1[W]

Auf der Mamillarlinie, Im 5. Interkostalraum, rechts (s. Abb. 54 b: caust 2[W], S. 198). (?) Druck gegen den Oberrand der oberen Rippe und senkrecht zur Tangente durch den Punkt.

nux-m[WK]

Calcarea carbonica + Cina

Nach Voisin ist der Punkt nur bei bestimmten Verdauungs- und Blähungsindikationen des Mittels positiv.

Anmerkungen _____

Du = FB = R = nux-m 1[W]

V = BL = K = Deg = US ≈ dF ≈ Sch ≈ nux-m 1[W]

☽ Magen 18 rechts. Auf der Mamillarlinie, Im 5. Interkostalraum, unter der Mamille.

Die Topographie des Punktes nach den modernen Akupunkturtafeln stimmt mit Göhrum gut überein.[6] Lediglich nach Soulié de Morant beginnt der Magen-Meridian schon mit seinem 18. Punkt nach medial abzuknicken, wodurch der Punkt etwas weiter innen zu liegen kommt.[7] Magen 18 rechts ist nach Krack – allerdings mit einem Fragezeichen – zusammen mit Causticum doppelt belegt. Der Weihesche Indikator dieses Mittels liegt jedoch etwas weiter lateral.[8] Nach de la Fuye gilt der Punkt beidseits für Nux moschata, s. auch unten.

dF = Sch ≈ nux-m 1[W]

☽ Magen 18 beidseits. Auf der Mamillarlinie, im 5. Interkostalraum, unter der Mamille.

De la Fuye streicht den linksseitigen Partnerpunkt Euonymus ersatzlos und lässt den Punkt beidseits für die Muskatnuss gelten. Nach de la Fuye/Schmidt fällt Magen 18 mit Leber 14 zusammen. Der letztere Punkt liegt nach den modernen Akupunkturtafeln aber im 6. Interkostalraum.[9] Nach Soulié de Morant liegt er zwar im 5. Interkostalraum, jedoch als Vereinigungspunkt mit dem Milz-Pankreas- und nicht mit dem Magen-Meridian etwas lateral der Mamillarlinie.[10] Ungern-Sternberg und Krack geben Leber 14 sicher auf Grund der obigen Angaben de la Fuyes versehentlich als zusätzlichen Indikator für Nux moschata an. Der Punkt ist sonst nicht belegt.

K = US ≈ nux-m 1[W]

☽ Leber 14 (ohne Orts- und Seitenangabe).
    Siehe die obige Anmerkung.

Der spiegelbildliche Partner des Weiheschen Einzelpunktes auf der Gegenseite ist Euonymus.

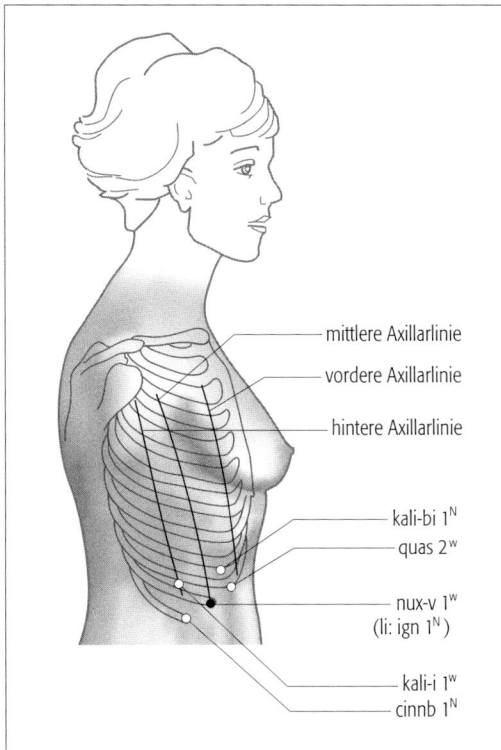

mittlere Axillarlinie

vordere Axillarlinie

hintere Axillarlinie

kali-bi 1^N

quas 2^w

nux-v 1^w
(li: ign 1^N)

kali-i 1^w

cinnb 1^N

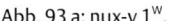

Abb. 93 a: nux-v 1^w.

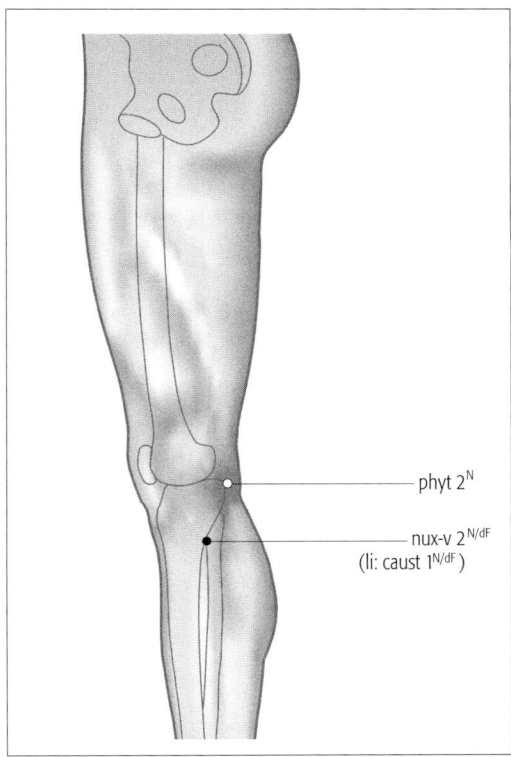

phyt 2^N

nux-v $2^{N/dF}$
(li: caust $1^{N/dF}$)

Abb. 93 b: nux-v $2^{N/dF}$.

Nux vomica

nux-v 1^{w***} (Hauptpunkt)

Am unteren Rand des Rippenbogens, am Ende der mittleren Axillarlinie, rechts. Meist findet sich der Punkt entsprechend der Ortsangabe de la Fuyes am freien Ende der 11. Rippe rechts. Druck leicht schräg von unten-vorne direkt auf die Rippenspitze.

nux-v $2^{N/dF**}$ (Bestätigungspunkt)

❯ Milz-Pankreas 9 rechts. Im Winkel unterhalb des medialen Tibiaplateaus, wo die Konsole in den Schaft übergeht. Gegen die mediale hintere Seite des Knochens drücken.

nux-v 3^{dF}

❯ Magen 45 beidseits. 2 mm proximal und lateral vom äußeren Nagelwinkel der 2. Zehe.

nux-v 4^{dF}

❯ Blase 65 beidseits. Am äußeren Fußrand, dicht hinter dem Grundgelenk der 5. Zehe, unten am 5. Metatarsale.

nux-v^{WK}

1. Cuprum metallicum + Cannabis sativa
2. Kali iodatum + Cantharis
3. Mercurius vivus + Veratrum album
4. Phosphoricum acidum + Taraxacum

Aus Göhrums Ortsangabe und der Tatsache, dass dieser Autor das freie Ende der 11. und 12. Rippe ebenfalls zur Region des unteren Rippenbogens zählt, erklären sich die unten im Detail angeführten zahlreichen Lokalisationsvarianten für diesen Punkt, welche vom Unterrand der 10. Rippe über die ganze 11. hinweg bis hin zur 12. Rippenspitze reichen.

Die Lage an der Spitze der 11. Rippe hat sich aber als Hauptlokalisation innerhalb einer anatomisch weit gefassten Toleranzbreite im unteren Endbereich der mittleren Axillarlinie bewährt. Nur bei extrem kurzen freien Rippen bzw. sehr langer 12. Rippe kommen die Lokalisationen am Unterrand der 10. Rippe bzw. an der Spitze der 12. Rippe ebenfalls in Frage.

Bei dem Bestätigungspunkt nux-v 2^N handelt es sich lediglich um eine Variante des unten beschriebenen klassischen de la Fuyeschen Punktes, dessen Seitenzuordnung entsprechend der Rechtsseitigkeit von Nux vomica mit Causticum vertauscht wurde.[1] Rechtsseitig hat sich der Punkt vielfach bewährt. Entsprechend dieser Rochade entspricht der Punkt links neu Causticum.

Die beiden Kombinationspunkte der vereinfachten Standarddiagnostik sind zuverlässig. In den beiden einzigen Fällen unter sehr vielen, wo ich bei guter Indikation beide Nux-vomica-Punkte negativ gefunden habe, war der klassische Indikator von Coffea über dem lateralen Köpfchen des Condylus mandibulae rechts oder beidseits positiv. Möglicherweise ist dieser Punkt rechts ein Kandidat für einen zweiten Ergänzungspunkt der Brechnuss. Dies wäre auf Grund der engen Beziehung, welche Nux vomica in sehr vieler Hinsicht zum Kaffee aufweist, sehr wohl denkbar.[2]

Die etwas häufigere, aber ebenfalls wirklich seltene Situation, wo Haupt- und Ergänzungspunkt falsch positiv sind, betraf – wie im allgemeinen Teil bereits erwähnt – immer Lachesis- bzw. Lycopodium-Indikationen.[3] In diesen Fällen waren die bewährten Indikatoren dieser beiden Arzneien dann aber stets deutlich positiver als die Brechnuss-Punkte.

Anmerkungen _____

Du = Dem ≈ nux-v 1^{W}
Auf der mittleren Axillarlinie, unter dem Rand der 10. Rippe, rechts.
  Siehe die obigen Ausführungen.

FB = R = Da ≈ nux-v 1^{W}
Vorne auf der 11. Rippe, am unteren Ende der mittleren Axillarlinie, rechts.
  Siehe die obigen Ausführungen.

_____

1 Siehe hierzu auch S. 34 ff.
2 Auch die Weihesche Schule verwendet den linksseitigen Partnerpunkt von Coffea, tarax 1^{W} (ebenfalls der Indikator eines Lebermittels), für die oben angeführte Kombination Nux vomica = Phosphoricum acidum + Taraxacum.
3 Vgl. hierzu die unten stehenden Mittelgleichungen, wo der klassische Nux-vomica-Punkt als Komponente je einer Lachesis- und Lycopodium-Kombination erscheint.
4 KW, S. 215.
5 SM, S. 105/107.
6 VN, S. 157/158.
7 KW, S. 158; SM, S. 99; VN, S. 50.
8 Für Quellenangaben zu diesem Punkt s. unter Cantharis.
9 Siehe unter diesem Mittel.

dF = Sch = K = US ≈ nux-v 1^{W}
☾ Leber 13 (= Milz-Pankreas 15) rechts. Am freien Ende der 11. Rippe.

Leber 13 liegt nach König/Wancura in sehr guter Übereinstimmung mit Göhrum „unter dem Ende der 11. Rippe, wo sie auf die mittlere Axillarlinie trifft."[4] Soulié de Morant benennt als Punktort ausdrücklich das Ende der 11. Rippe, zeichnet den Punkt aber am Unterrand der 10. Rippe ein.[5] Van Nghi lokalisiert den Punkt „unter dem Ende der 11. Rippe" und zeichnet ihn dementsprechend unter dem freien Ende der 11. Rippe ein.[6] Siehe auch die obigen Ausführungen. – Zur von der modernen Akupunkturlehre nicht mehr nachvollzogenen de la Fuyeschen Gleichsetzung von Leber 13 und Milz-Pankreas 15 s. unter Alumina.

BL ≈ dF ≈ nux-v 1^{W}
☾ Leber 13 rechts. Auf der Spitze der 12. Rippe.
  Siehe die obigen Ausführungen.

V ≈ dF ≈ nux-v 1^{W}
☾ Leber 13 rechts. Auf der mittleren Axillarlinie, unter der 10. Rippe. Ist vor allem bei den Leber- und Verdauungsindikationen des Mittels positiv.
  Siehe die obigen Ausführungen.

Deg ≈ nux-v 1^{W}
☾ Leber 13 links. Auf der mittleren Axillarlinie, am freien Ende der 11. Rippe.

Die isoliert dastehende linksseitige Angabe des Punktes beruht wahrscheinlich auf einem Irrtum. Allerdings wird auch das spiegelbildliche Mittel China entsprechend rechts angegeben.

dF = Sch = K = Deg = US ≈ nux-v 2^{N}
☾ Milz-Pankreas 9 links. An der Innenseite des Kniegelenks, im Winkel zwischen dem medialen Kondylus und Tibiaschaft.
  Siehe die obigen Ausführungen. Für Details zur Lage des Punktes s. unter Causticum.

Sch = K = Deg = US = nux-v 3^{dF}
Die Lage von ☾ Magen 45 als Meridian-Endpunkt ist nach sämtlichen unseren Akupunkturquellen unumstritten.[7]

Sch = K = Deg = US = nux-v 4^{dF}
Auf dem Atlas von de la Fuye ist ☾ Blase 65 distal des Grundgelenkes der Kleinzehe eingetragen. Sehr wahrscheinlich handelt es sich hierbei um einen Irrtum, da selbst Soulié de Morant, auf welchem de la Fuye meist basiert, den Punkt in Übereinstimmung mit den modernen Akupunkturquellen entsprechend de la Fuyes Textangabe lokalisiert.[8] Der Punkt ist nach letzterem Autor zusammen mit Cantharis doppelt belegt.[9]

Der Weihesche Einzelpunkt ist Bestandteil der folgenden Mittelgleichungen:

Nux vomica + Calcarea phosphorica
    = Magnesia phosphorica
Nux vomica + Cuprum metallicum = Lachesis
Nux vomica + Ferrum metallicum = Apis
Nux vomica + Kali iodatum = Lycopodium

Sein spiegelbildlicher Partner auf der Gegenseite ist China.

Oenanthe crocata

oena 1^{dF}

❸Dünndarm 8 beidseits. Am unteren Ende der Olekranonrinne.

Nach den modernen Akupunkturtafeln liegt der über dem Ulnarnerv gelegene Indikator des selten verwendeten neurotoxischen Pflanzenmittels eher in der Mitte zwischen Olekranon und dem Epicondylus medialis humeri (bei gebeugtem Arm).[1] Soulié de Morant hingegen bestätigt de la Fuyes Lokalisierung etwas weiter vorne am distalen Ende des Sulcus nervi ulnaris etwa auf Höhe des gegenüber liegenden Radius-Köpfchens, welche für die Druckpunkt-Diagnostik bis auf Weiteres Gültigkeit hat.[2]

Anmerkungen ————————————

Sch = K = oena 1^{dF}

Oleander

olnd 1^{W}

Auf der mittleren Axillarlinie, im 5. Interkostalraum, links (s. Abb. 89: nat-m 1^{W}, S. 289, wo der spiegelbildliche Indikator von Senega dargestellt ist). Druck gegen den Unterrand der oberen Rippe und senkrecht zur Tangente durch den Punkt.

Anmerkungen ————————————

Du = dF = R = FB = BL = olnd 1^{W}

Sch ≈ olnd 1^{W}
Schmidt lokalisiert den Punkt bei sonstiger Übereinstimmung mit de la Fuye auf der vorderen Axillarlinie. Da de la Fuyes Übersetzer auch bei anderen, völlig unbestrittenen Punkten gelegentlich die falsche Axillarlinie angibt, und der Indikator in de la Fuyes Atlas ebenfalls genau entsprechend Göhrum wiedergegeben ist, handelt es sich hierbei fast mit Sicherheit um einen Irrtum.

Der Weihesche Einzelpunkt ist Bestandteil der folgenden Mittelgleichungen:

Oleander + Arsenicum iodatum = Cactus grandiflorus
Oleander + Kali chloricum = Strophantus

Sein spiegelbildlicher Partner auf der Gegenseite ist Senega.

Oleum gynocardiae

ol-gynocardiae 1^{W}

Auf der Linie in der Mitte zwischen Wirbelsäule und innerem Schulterblattwinkel (bei herabhängendem Arm), am unteren Rand der 12. Rippe, beidseits. (??) Druck gegen den unteren Rand der Rippe und senkrecht zur Tangente durch den Punkt.

Bei diesem Mittel handelt es sich um ein heute m.W. homöopathisch nicht mehr verwendetes ätherisches Öl aus der tropischen Pflanze Gynocardia odorata.

Anmerkungen ————————————

K ≈ ol-gynocardiae 1^{W}

❸Blase 21 beidseits. 2 Cun seitlich der dorsalen Medianlinie zwischen den Querfortsätzen des 12. Brust- und des 1. Lendenwirbels.

    Kracks Ortsangabe für Blase 21 kommt etwas weit seitlich zu liegen, entspricht sonst aber weitgehend ol-gynocardiae 1^{W}. Van Nghi stimmt mit seiner seitlichen Distanzangabe von 1,5 Cun mit Göhrum sogar noch etwas besser überein.[3] Nach König-Wancuras Punktebeschreibung liegt der Punkt ebenfalls weitgehend entsprechend Göhrum, ist auf dem Atlas aber eine Wirbeletage zu tief eingetragen, wie dies auch nach Soulié de Morant der Fall ist.[4] Nach de la Fuye, dessen Ortsangabe für Blase 21 ebenfalls mit ol-gynocardiae 1^{W} in etwa übereinstimmt, ist der Punkt mit Abrotanum und Aethusa doppelt besetzt.[5] Oleum gynocardiae wird von diesem Autor aber nicht mehr angeführt. Nach Voisin entspricht Blase 21 Ammonium carbonicum.[6]

Oleum jecoris aselli

ol-j^{WK}

Ferrum metallicum + Rhus toxicodendron

————————————

1 VN, S. 29; KW, S. 170.
2 SM, S. 121.
3 VN, S. 86.
4 KW, S. 176/177; SM, S. 177.
5 Siehe Abb. 122, S. 370 und unter diesen Mitteln.
6 Siehe unter diesem Mittel.

Anmerkungen ──────────────

Für die Druckpunkt-Diagnostik des Lebertrans ist in beiden Ausgaben von Göhrums Liste nur diese Kombination am unteren Ende der Medianlinie des Unterbauches (s. Abb. 121, S. 368) angeführt.

Oleum terebinthinae
s. Terebinthina

Opium

op 1[W]
Zwischen Nabel und dem Übergang vom 9. zum 10. Rippenknorpel, in der Mitte des medialen Drittels, rechts (s. Abb. 121, S. 368).

op 2[dF]
☯ Dickdarm 4 beidseits. Auf der Dorsalseite der Hand, im Winkel zwischen dem 1. und 2. Metacarpale (s. Abb. 98 d: puls 4[N], S. 317).[1]

op[WK]
Belladonna + Stramonium (?)

Anmerkungen ──────────────

Du = R = FB = Da = Deg = op 1[W]

dF = Sch = K ≈ op 1[W]
2 Querfinger oberhalb des Nabels und ein Querfinger seitlich von der Medianlinie, rechts.
    Diese Angabe stimmt recht gut mit Göhrum überein.

BL ≈ op 1[W]
☯ Niere 17 rechts. 1,5 Querfinger seitlich der Medianlinie und 2 Querfinger unterhalb des Nabels.
    Bonnet-Lemaire lokalisiert den Punkt wohl nur versehentlich unterhalb des Nabels, da er mit seiner isolierten topographischen Angabe sowohl mit sämtlichen unseren Akupunkturquellen als auch mit Göhrum in Konflikt kommt.[2]

Sch = K = Deg = US = op 2[dF]
Der wichtige Akupunkturpunkt ☯ Dickdarm 4 ist nicht ganz überraschenderweise mehrfach belegt: Nach de la Fuye zusätzlich mit Hydrastis und Veratrum, nach meiner Erfahrung kann vor allem auch Pulsatilla nuttaliana hier gefunden werden.[3] Die Ortsangaben für diesen Punkt stimmen nach sämtlichen unseren Akupunkturquellen gut mit de la Fuye überein, manchmal wird er etwas asymmetrisch mehr gegen das Metacarpale des Zeigefingers hin angegeben.[4]

Der Weihesche Einzelpunkt ist Bestandteil der folgenden Mittelgleichungen:

Opium + Nitricum acidum = Ambra
Opium + Silicea = Aranea diadema

Sein spiegelbildlicher Partner auf der Gegenseite ist Helleborus niger.

Origanum

orig 1[dF]
☯ Kreislauf-Sexualität 7 beidseits. In der Mitte der volaren Handgelenkfalte.

orig 2[dF]
☯ Lenkergefäß 3 bis (= 3 a). Auf der Dornfortsatzspitze des 4. Lendenwirbels.

Anmerkungen ──────────────

Sch = orig 1[dF]
☯ Kreislauf-Sexualität 7 ist zusammen mit Spigelia, Murex, Staphysagria, Naja, Ginseng und Cactus gleich siebenfach belegt. Der Punkt gilt nach de la Fuye vor allem bei Frauen für Origanum und Murex, während bei Männern der Hinweis auf Staphysagria im Vordergrund steht.[5] Die übrigen Mittel gelten bei beiden Geschlechtern. – Die Lokalisierung des Punktes in der Mitte der volaren Handgelenkfalte ist nach sämtlichen Quellen unumstritten.[6]

Sch = orig 2[dF]
☯ Lenkergefäß 3 bis ist nach de la Fuye fünffach besetzt: Bei Frauen gilt er für Murex und Origanum, bei Männern für Staphysagria und schließlich bei beiden Geschlechtern auch noch für Uranium (= klassischer Weihescher Indikator) und Ginseng.[7]

Osmium

osm 1[W]
Auf dem 6. Brustwirbel. (??) Druck von oben auf die obere Kante des Dornfortsatzes.

──────────────

1 Zur weiteren Präzisierung der Lage des Punktes s. unten.
2 Zur Topographie von Niere 17 und zur Mehrfachbelegung des Punktes s. unter Plumbum.
3 Siehe unter Pulsatilla.
4 KW, S. 145; VN, S. 24; SM, S. 113.
5 Siehe unter den genannten Mitteln.
6 KW, S. 195; VN, S. 121; SM, S. 129.
7 Siehe unter den genannten Mitteln.

FB = osm 1^W

dF = Sch ≈ osm 1^W
☽ Lenkergefäß 10. Auf der Dornfortsatzspitze des 6. Brustwirbels.
    Siehe hierzu die unten stehenden Anmerkungen.

K ≈ dF ≈ osm 1^W
☽ Lenkergefäß 10. Zwischen den Dornfortsätzen des 6. und 7. Brustwirbels.
    Kracks nicht mit Göhrum übereinstimmende topographische Angabe für Lenkergefäß 10 ist mit Van Nghis Lokalisierung des Punktes identisch,[1] während Soulié de Morant[2] de la Fuyes mit dem klassischen Indikator übereinstimmende topographische Angaben weitgehend bestätigt. König/Wancura passen ihre Meridiannummerierung mittels eines eingeschalteten Zusatzpunktes an die alte Nomenklatur an und kommen so zu einer ähnlichen Punktelage wie de la Fuye.[3]

BL ≈ osm 1^W
☽ Lenkergefäß 9. Auf der Oberkante der Dornfortsatzspitze des 6. Brustwirbels.
    Bonnet-Lemaires von de la Fuye abweichender homöosiniatrischer Entsprechungspunkt Lenkergefäß 9 liegt nach sämtlichen Quellen unterhalb von Göhrums Indikator. Der Punkt ist nach Krack mit Senecio belegt.[4]

Der Weihesche Einzelpunkt ist Bestandteil der folgenden Mittelgleichung:

Osmium + Hypericum perforatum = Thuja

Oxalicum acidum

ox-ac 1^W
Auf der Rückseite des Musculus sternocleidomastoideus, in der Mitte zwischen dessen Ansatz am Processus mastoideus und Stramonium, rechts (s. Abb. 113: stram 1^W, S. 343).

Du = ox-ac 1^W

K ≈ ox-ac 1^W
☽ Gallenblase 12 rechts. Auf dem Os temporale, über dem höchsten Punkt der Ohrmuschel.
    Kracks Ortsbeschreibung von Gallenblase 12 passt überhaupt nicht zum Weiheschen Indikator. Dies erklärt sich einmal mehr durch den notorischen Punktesalat der chinesisch-medizinischen Autoren: Gemeint hätte Krack nämlich sicher die Lokalisierung des Punktes nach König/Wancura, wo Gallenblase 12 in Text und Abbildung

in einer Vertiefung unmittelbar hinter und unter dem Mastoid lokalisiert wird.[5] Nach Soulié de Morant liegt Gallenblase 12 jedoch in der vorderen Schläfenregion.[6] Diese beiden Darstellungen vermischen sich dann bei Van Nghi, der im Text mit König/Wancura völlig übereinstimmt, den Punkt in seinem Atlas aber entsprechend Kracks Angabe direkt über dem Ohr einträgt![7] – Doch selbst der von allen Akupunktur-Autoren trotz verschiedener Meridian-Nummerierung hinter und unter dem Mastoid angegebene Punkt Wan Gu liegt deutlich oberhalb des klassischen Indikators und kommt deshalb als dessen homöosiniatrische Entsprechung nicht in Frage. – Recht gut dem klassischen Punkt würde hingegen der von keinem Autor für dieses Mittel genannte Akupunkturpunkt ☽ Drei-Erwärmer 16$^{KW/VN}$ entsprechen.[8]

Der Weihesche Einzelpunkt ist Bestandteil der folgenden Mittelgleichungen:

Oxalicum acidum + Hyoscyamus = Pulsatilla
Oxalicum acidum + Ranunculus sceleratus = Euphrasia
Oxalicum acidum + Stramonium = Causticum
Oxalicum acidum + Tongo = Natrum muriaticum

Sein spiegelbildlicher Partner auf der Gegenseite ist Fluoricum acidum.

Palladium

pall 1^W
In der Mitte des äußeren Drittels der Verbindungslinie zwischen Nabel und Juniperus communis, rechts (s. Abb. 121, S. 368). (?)

pall^{WK}
Platinum metallicum + Rhododendron (?)

R = Deg = pall 1^W

Du ≈ pall 1^W
Mitte des äußeren Drittels der Strecke Nabel–Juniperus communis. Rechte Seite (nach Göhrum).[9]

---

1 VN, S. 165.
2 SM, S. 195.
3 KW, S. 218/219.
4 Hierzu und zur genauen Lage dieses Punktes s. unter diesem Mittel.
5 KW, S. 204/205.
6 SM, S. 165.
7 VN, S. 134/138.
8 Für Details zu diesem Punkt s. unter Graphites.
9 Bei Duprat fehlt hier die Seitenangabe, welche Bauer in seiner Übersetzung ergänzt.

FB ≈ pall 1^W

Rechts neben Rhus toxicodendron, entspricht dem rechten Ovar. Auf der Lageskizze ist der Punkt trotz dieser nur sehr ungefähren Beschreibung in guter Übereinstimmung mit Göhrum angegeben.

dF ≈ pall 1^W

In der Mitte des unteren Drittels der Verbindungslinie des Nabels mit der Mitte des Schambeinkamms[1] rechts. Entspricht dem rechten Ovar.

Sch ≈ dF ≈ pall 1^W

Zwischen dem unteren und mittleren Drittel der Verbindungslinie des Nabels mit der Darmbeinkammmitte rechts.

Schmidts isoliert dastehende Ortsangabe, welche den Punkt etwas zu weit proximal lokalisiert, beruht wahrscheinlich auf einem Übersetzungsfehler. Im Übrigen vgl. die Anmerkung zu de la Fuye.

BL ≈ pall 1^W

Seitlich und unterhalb von Rhododendron (Distanzangabe unklar).[2]

Bonnet-Lemaires Punktebeschreibung müsste präzisiert wie folgt lauten: Der Indikator liegt auf der gleichen Göhrumschen Hilfslinie wie Rhododendron, nur $\frac{1}{6}$ davon weiter distal (s. Abb. 121, S. 368).

Deg ≈ pall 1^W

➋ Magen 30 rechts (ohne schriftliche Ortsangabe).

Magen 30 liegt nach Degrootes Meridianskizze in Übereinstimmung mit sämtlichen unseren Akupunkturquellen 2 Cun von der Symphysenmitte am Oberrand des Schambeinkammes.[3] Der Punkt entspricht damit pall 1^W nur sehr ungefähr. Nach Krack ist Magen 30$^{VN/KW}$ beidseits mit Aceton belegt, damit wäre er rechtsseitig zusammen mit Palladium doppelt belegt. – Nach de la Fuye liegt Magen 30 deutlich weiter medial, nämlich nur etwa einen Querfinger lateral des unmittelbar an die Symphyse anschließenden Tuberculum pubicum.[4] Magen 30^{dF} ist im Sinne einer beidseitigen Doppelbelegung mit Aurum und Helonias belegt.[5]

Der spiegelbildliche Partner des Weiheschen Einzelpunktes auf der Gegenseite ist Mercurius iodatus flavus (?).

Pareira brava

pareir 1^{dF}

➋ Blase 28 beidseits. 3 Querfinger lateral und etwas unterhalb des 3. Foramen sacrale (s. Abb. 122, S. 370).

pareir^{WK}

Sepia + Berberis vulgaris (?)[6]

Anmerkungen _____

Sch ≈ K ≈ pareir 1^{dF}

De la Fuye lokalisiert das vorwiegend urologisch aktive Pflanzenmittel wie üblich auf dem Blasenmeridian. Seine schriftliche Ortsbeschreibung steht in Einklang mit seinem und Soulié de Morants[7] Atlas. Übersetzer Schmidt gibt den Punkt wohl irrtümlich seitlich des 1. Sakralloches an. Die modernen Akupunkturtafeln lokalisieren den Punkt allerdings ebenfalls etwas abweichend von de la Fuye 1,5 Cun seitlich vom 2. Foramen sacrale.[8]

Du = pareir^{WK}

Die Weihesche Kombination für Pareira ist eine der wenigen Weiheschen Mittelgleichungen, welche Duprat übernommen hat.

Paris quadrifolia

par 1^W

Auf dem 3. Brustwirbel. Druck von oben auf die obere Kante des Dornfortsatzes. (??)

Nach Voisin, welcher den von Göhrum mit zwei Fragezeichen versehenen Punkt in seinem sehr restriktiven Verzeichnis immerhin anführt, ist der Punkt für die medullären und medullär-neuralgischen Indikationen des Mittels brauchbar.

Anmerkungen _____

Du = R = FB = V = par 1^W

dF = Sch ≈ par 1^W

➋ Lenkergefäß 11 bis (= 11 a). Auf der Dornfortsatzspitze des 3. Brustwirbels.

Da Lenkergefäß 11 nach sämtlichen unseren Akupunkturquellen tiefer als der klassische Indikator liegt[9]

_____

1 Zu de la Fuyes Lokalisierung des Juniperus-communis-Punktes an dieser Stelle s. unter diesem Mittel.
2 Bonnet-Lemaire, S. 125.
3 SM, S. 97; VN, S. 43; KW, S. 155.
4 dF II, A/XI/2, Detailangaben s. unter Aurum und Helonias.
5 Siehe unter diesen Mitteln.
6 Sehr wahrscheinlich ist mit dem genannten Sepia-Punkt der spiegelbildlich zu berb 2^W gelegene abdominale Indikator der Weiheschen Schule gemeint (s. hierzu unter Sepia).
7 SM, S. 177.
8 KW, S. 178; VN, S. 89.
9 Siehe hierzu s. unter Tellurium und Lyssinum. Vgl. auch Anmerkung zu Carboneum sulphuratum.

und der nachfolgende Punkt Lenkergefäß 12 nach Soulié de Morant und König/Wancura unterhalb der Dornfortsatzspitze des 1. Brustwirbels zu finden ist[1], ist de la
Fuyes Einführung eines dazwischen liegenden homöosiniatrischen Zusatzpunktes sicher einmal mehr berechtigt. – De la Fuyes Lenkergefäß 11 bis entspricht etwa
dem Neuen Punkt Nr. 55 von König/Wancura, welcher
mit dem unter der Dornfortsatzspitze des 2. Brustwirbels gelegenen und damit mit par 1^W praktisch identischen Punkt acon 5^{Bou} zusammenfällt.[2]

BL ≈ dF ≈ par 1^W
◗ Lenkergefäß 11. Auf der Oberkante der Dornfortsatzspitze des 3. Brustwirbels.

Der von Bonnet-Lemaire angegebene homöosiniatrische Punkt entspricht zwar nach seiner Topographie
genau par 1^W, jedoch liegt der Punkt nach sämtlichen
unseren Akupunkturquellen tiefer als der klassische Indikator.[3]

Petroleum

petr 1^{W*}
Dicht neben dem Ligamentum conicum zwischen
Schild- und Ringknorpel des Kehlkopfes, rechts.
Druck sagittal gegen das Tuberculum anterius[4]
des Querfortsatzes eines Halswirbels.

petr^{WK}
1. Aceton + Rhus toxicodendron
2. Kali carbonicum + Ledum palustre

Anmerkungen _____

Du = petr 1^W
Seitlich vom Ringknorpel, rechts. Man drücke gegen den
Querfortsatz des Halswirbels.

R ≈ petr 1^W
Seitlich vom Krikoidknorpel, rechts.

dF = Sch = US ≈ petr 1^W
◗ Magen 10 rechts. Auf der Mitte der lateralen Seite des
Ringknorpels.
Zu dieser von Göhrum vor allem in der Druckrich-
tung gegen den Ringknorpel abweichenden homöosi-
niatrischen Zuordnung s. unter Conium maculatum.

_____
1 VN, S. 165; KW, S. 219; SM, S. 195.
2 KW, S. 114. Im übrigen s. unter Aconitum.
3 Siehe die obige Anmerkung.
4 Zur topographischen Anatomie des Tuberculum anterius
  s. Anmerkungen zu Baryta carbonica.

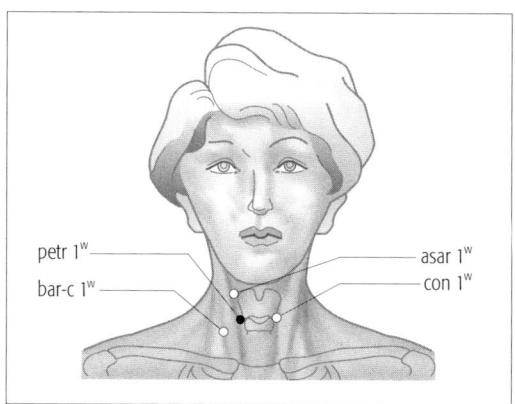

Abb. 94: petr 1^W.

Deg ≈ dF ≈ petr 1^W
◗ Magen 10 rechts. Direkt neben dem Krikoidknorpel.
Zu dieser Göhrum gut entsprechenden homöosinia-
trischen Zuordnung s. unter Conium maculatum.

K ≈ dF ≈ petr 1^W
◗ Magen 9 rechts. 1,5 Cun seitlich der Mitte des Adamsapfels, auf der Arteria carotis.
Zu dieser Göhrum weniger gut entsprechenden homöosiniatrischen Zuordnung s. ebenfalls unter Conium
maculatum.

Der Weihesche Einzelpunkt ist Bestandteil der folgenden
Mittelgleichungen:

Petroleum + Asarum europaeum = Apis (?)
Petroleum + Baryta carbonica = Magnesia carbonica
Petroleum + Nitricum acidum = Graphites

Sein spiegelbildlicher Partner auf der Gegenseite ist
Conium maculatum.

Phellandrinum

phel 1^W
Auf der Linie in der Mitte zwischen Wirbelsäule
und innerem Schulterblattwinkel (bei herabhängendem Arm), im 1. thorakalen Interkostalraum,
beidseits (vgl. Abb. 22, S. 121, und 122, S. 370). (?)

Anmerkungen _____

Du = phel 1^W
Auf der Linie in der Mitte zwischen der Dornfortsatzlinie
und der Senkrechten, die den inneren Schulterblattwinkel tangential berührt, im 1. Zwischenrippenraum,
beidseits.

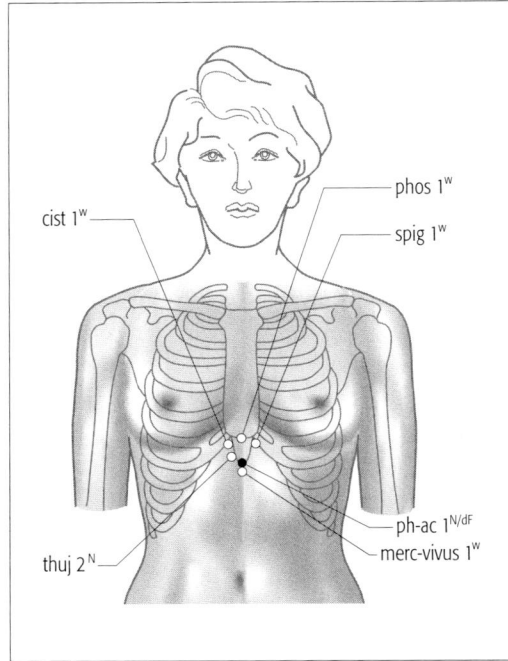

cist 1^w
phos 1^w
spig 1^w
ph-ac 1$^{N/dF}$
merc-vivus 1^w
thuj 2^N

Abb. 95: ph-ac 1$^{N/dF}$.

FB ≈ phel 1^w
Nur Bilddarstellung: Der Indikator des vor allem auf die rechtsseitige Brust einwirkenden pflanzlichen Tuberkulosemittels liegt auf der Senkrechten, welche etwa durch die Mitte zwischen der Dornfortsatzlinie der thorakalen Wirbelkörper und dem inneren Schulterblattwinkel geht (diese Linie läuft etwa entlang den lateralen Enden der Querfortsätze), im 1. thorakalen Interkostalraum, beidseits.

dF = Sch ≈ phel 1^w
☯ Blase 11 beidseits. Auf der inneren Paravertebrallinie zwischen den Querfortsätzen des 1. und 2. Brustwirbels (s. Abb. 122, S. 370).
Zu Blase 11 s. die unten stehende Anmerkung zu Krack.

BL ≈ dF ≈ phel 1^w
☯ Blase 11 beidseits. Auf der Paravertebrallinie, d. h. 2 Querfinger seitlich der Medianlinie, zwischen den Querfortsätzen des 1. und 2. Brustwirbels.
Zu Blase 11 s. die unten stehende Anmerkung zu Krack.

K ≈ dF ≈ phel 1^w
☯ Blase 11 beidseits. Zwischen den Querfortsätzen des 1. und 2. Brustwirbels, etwa 2 Cun seitlich der Mittellinie.

Kracks Seitenabstand für Blase 11 übertrifft geringfügig die diesbezüglichen Angaben der modernen Akupunkturtafeln (1,5 Cun),[1] welche mit der Seitenlage von Göhrums Indikator genau übereinstimmen. Nach den modernen Akupunkturtafeln beträgt nämlich die Distanz vom innereren Schulterblattwinkel zur dorsalen Medianlinie 3 Cun.[2]

Phenacetinum

phenac^{WK}
Cuprum metallicum + Colocynthis

Anmerkungen _____

Das Mittel wird in beiden Ausgaben von Göhrums Liste nur als Kombination angeführt.

Phosphoricum acidum

ph-ac 1$^{N/dF}$ *
Etwas oberhalb von ☯ Konzeptionsgefäß 15, direkt auf der knöchernen Spitze des Xiphoids. Druck von oben nach unten und leicht von unten nach oben gegen die Knochenspitze.[3]

ph-ac 2^w
Zwischen Nabel und Balsamum peruvianum, auf der Grenze des mittleren und äußeren Drittels, rechts.

ph-ac^{WK}
Baryta carbonica + Lactuca virosa

Der neu bestimmte Indikator ist lediglich die ganz an die Xiphoidspitze empor geschobene und damit noch mehr dem wichtigen Indikator phos 1^w angenäherte Variante des unten beschriebenen de la Fuyeschen Indikators. Auch nach König/Wancura liegt ☯ Konzeptionsgefäß 15 direkt auf der Xiphoidspitze.[4]
Der Punkt gibt erwartungsgemäß auch bei vielen Phosphorsalzen an, insbesondere bei merc-p,[5] ist aber auch nicht so selten falsch negativ.

1 KW, S. 175; VN, S. 81.
2 Van Nghi I, S. 353, s. auch Abb. 24, S. 127/128.
3 Die Punktelage ist gegenüber de la Fuye etwas modifiziert, s. unten.
4 KW, S. 226.
5 Vgl. hierzu seine Nähe nicht nur zu phos 1^w, sondern auch zu merc-viv 1^w (s. unter diesen Mitteln). Siehe auch unter Mercurius phosphoricus.

Anmerkungen _____

dF = Sch = Deg = US ≈ ph-ac 1 $^{N/dF}$

☽ Konzeptionsgefäß 15. Unmittelbar unterhalb der Schwertfortsatzspitze.

Auch nach Van Nghi liegt der Punkt „unter dem Processus xiphoides", ist aber auf seiner Meridianskizze auf der Spitze des Schwertfortsatzes eingezeichnet.[1] Nach Soulié de Morant liegt Konzeptionsgefäß 15 sogar noch höher an der Stelle von phos 1^W,[2] der darunter liegende Punkt Konzeptionsgefäß 14^{SM} ist dann allerdings genau wie Konzeptionsgefäß 15^{dF} knapp unter der Xiphoidspitze eingezeichnet.

Du = R = FB = ph-ac 2 ^{W}

Am Übergang vom mittleren zum äußeren Drittel der Strecke Nabel—Balsamum peruvianum, rechts.

dF = Sch = US ≈ ph-ac 2 ^{W}

☽ Magen 27 rechts. Im Zwischenraum zwischen den Mm. rectus und obliquus internus abdominis[3], 4 Querfinger unterhalb des MacBurneyschen Punktes (= Magen 26^{dF}). Magen 27^{dF} stimmt, wie auch de la Fuyes Atlas zeigt,[4] mit ph-ac 2^W ziemlich gut überein. De la Fuye lokalisiert Magen 27 jedoch deutlich tiefer als die modernen Akupunkturtafeln,[5] nach welchen der Punkt zwei Distanzen seitlich der Mittellinie und nur 2 Distanzen unter dem Nabel liegt, was mit dem klassischen Indikator nicht übereinstimmt. Dieser käme etwa eine Distanz tiefer auf Höhe von Magen 28^{KW} zu liegen. Weitere Angaben zum Punkt Magen 27 sind in den unten stehenden Anmerkungen und unter Kali bichromicum zu finden.

BL ≈ dF ≈ ph-ac 2 ^{W}

☽ Magen 27 rechts. 3 Querfinger von der Medianlinie des Abdomens und 3 Querfinger unterhalb des Nabels.

Magen 27^{BL} entspricht ungefähr (3 Querfinger ≈ 2,25 Cun) Magen 27^{KW}. Siehe hierzu die obige Anmerkung zu Magen 27^{dF}.

Deg ≈ dF ≈ ph-ac 2 ^{W}

☽ Magen 27 rechts. Am Übergang vom äußeren zum mittleren Drittel der Strecke Balsamum peruvianum—Nabel.

Degroote gibt – wie oft – die schriftliche Punktbeschreibung Duprats in Kombination mit dem homöosiniatrischen Punkt de la Fuyes an, wobei die Lokalisierung des Akupunkturpunktes auf seiner Meridianskizze dann wieder den nicht unbedingt mit de la Fuye übereinstimmenden modernen Akupunkturtafeln entspricht. Wie oben dargestellt, ist letzteres auch bei Magen 27 der Fall. So erklärt es sich, dass Degroote auch den deutlich weiter oben liegenden Punkt kali-bi 2^W

ungefähr dem Punkt Magen 27 zuordnet: Für die Phosphorsäure ist Magen 27^{dF} gemeint, für Kaliumbichromat Magen^{27KW}![6]

K ≈ ph-ac 2 ^{W}

☽ Milz-Pankreas 12 rechts. In der Leistenbeuge, 3,5 Cun lateral der Mittellinie auf einer dort fühlbaren Arterie.

Milz-Pankreas 12 liegt nach den modernen Akupunkturtafeln in guter Übereinstimmung mit Krack in der Leistenbeuge.[7] Als homöosiniatrische Zuordnung zu ph-ac 2^W liegt der Punkt aber derart tief, dass entweder ein grundlegender Irrtum oder eine Neubestimmung vorliegen muss. Lediglich nach Soulié de Morant liegt der Punkt etwas höher und könnte so ph-ac 2^W etwas besser entsprechen.[8]

Der Weihesche Einzelpunkt ist Bestandteil der folgenden Mittelgleichungen:

Phosphoricum acidum + Balsamum peruvianum
    = Nitricum acidum
Phosphoricum acidum + Belladonna = Quassia
Phosphoricum acidum + Cannabis = Ruta graveolens
Phosphoricum acidum + Chelidonium = Sepia
Phosphoricum acidum + Clematis = Pulsatilla
Phosphoricum acidum + Cyclamen europaeum = Apis
Phosphoricum acidum + Ignatia = Veratrum album
Phosphoricum acidum + Mercurius dulcis = Belladonna
Phosphoricum acidum + Podophyllum = Thuja
Phosphoricum acidum + Ranunculus bulbosus = Bryonia
Phosphoricum acidum + Rhododendron
    = Mercurius vivus
Phosphoricum acidum + Symphytum = Chelidonium
Phosphoricum acidum + Tabacum = Carduus marianus
Phosphoricum acidum + Taraxacum = Nux vomica

Sein spiegelbildlicher Partner auf der Gegenseite ist Cuprum metallicum.

Phosphorus

phos 1 ^{W***}
Auf der Knochenleiste der Verbindung zwischen Sternum und Processus xiphoides.[9]

_____

1 VN, S. 182 sowie S. 174 und S. 176. Auch nach König/Wancura liegt Konzeptionsgefäß 15 auf der Xiphoidspitze (KW, S. 226)
2 SM, S. 189.
3 Nomenklatur nach Rauber/Kopsch, S. 161.
4 dF II, A/XI/2.
5 KW, S. 154; VN, S. 42.
6 Zu dieser ebenfalls nicht unproblematischen Zuordnung s. unter diesem Mittel.
7 VN, S. 58; KW, S. 162.
8 SM, S. 143.
9 Zur etwas zu hohen Lage des Punktes auf Göhrums Büste (s. Abb. 22, S. 121) s. unter Mercurius vivus.

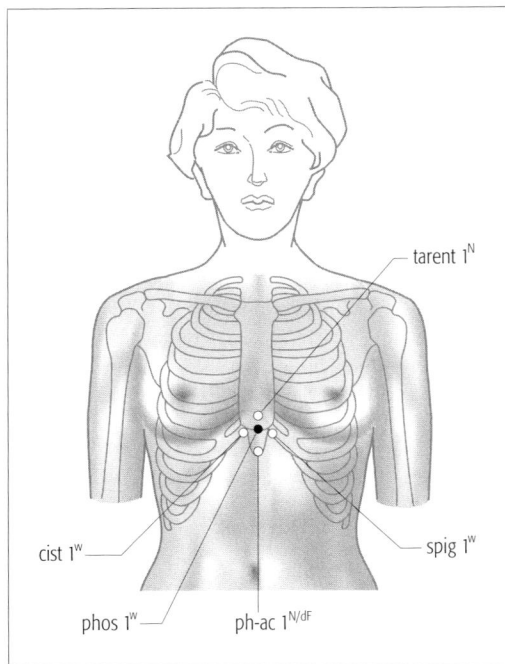

tarent 1^N

cist 1^W

spig 1^W

phos 1^W ph-ac 1$^{N/dF}$

Abb. 96: phos 1^W.

phos 2^{dF}
❷ Herz 5 beidseits. An der Volarseite des Handgelenks, auf der Ulnararterie in Höhe der Ulnarapophyse.

phos 3^{dF}
❷ Leber 3 beidseits. Zwischen den Metatarsalia I und II, etwas distal von ihrer Gelenkverbindung mit dem mittleren und inneren Keilbein (s. Abb. 56 b: chel 2^N, S. 204).

phos 4^{dF}
❷ Drei-Erwärmer 16 beidseits. Seitlich am Hals, auf dem Musculus scalenus posterior, in gleichem Abstand vom hinteren Anteil des Musculus sternocleidomastoideus und dem Oberrand des Musculus trapezius (s. Abb. 68 b: graph 2^{Ne}, S. 238).

phos 5^{dF}
❷ Lunge 7 beidseits. In der Radialisrinne, über der Arteria radialis, ein Querfinger proximal von der Radiusapophyse.

---

1 Direkt über phos 1^W befindet sich ja auch der Punkt tarent 1^N, welcher nach Bauers Erfahrung bei Tuberkulin-Indikationen häufig positiv ist. Vgl. hierzu auch die Anmerkungen zu den Tuberkulin-Indikatoren.

phos 6^{dF}
❷ Niere 3 beidseits. Ein halber Querfinger unterhalb und hinter dem inneren Knöchel (s. Abb. 29 a: apis 1^{dF}, S. 152, wo der mit phos 6^{dF} identische Punkt ars 4^{dF} dargestellt ist).

phos 7^{dF}
❷ Drei-Erwärmer 5 beidseits. Auf der Streckseite des Unterarms, am radialen Ellenrand, 3 Querfinger proximal von der Ulnarapophyse (s. Abb. 97: psor 1$^{N/dF}$, S. 314).

phos 8^{dF}
❷ Drei-Erwärmer 10 beidseits. Am proximalen Rand des Olekranons, in der Fossa oleocrani, oberhalb und in der Mitte des Oberrandes des Olekranons.

phos 9^{dF}
❷ Konzeptionsgefäß 5. Zwischen dem oberen Viertel und den unteren drei Vierteln der Verbindungslinie des Nabels mit der Symphyse.

phos^{WK}
1. Ammonium carbonicum + Natrum sulphuricum
2. Antimonium tartaricum + Gelsemium (?)
3. Aurum metallicum + Dulcamara
4. Baryta carbonica + Ranunculus sceleratus
5. Hepar sulphuris + Euphrasia
6. Platinum metallicum + Colocynthis
7. Plumbum + Podophyllum
8. Stannum + Mezereum

Nach Fortier-Bernovilles Erfahrung ist der wichtige und vielfach bewährte klassische Weihesche Punkt phos 1^W bei tuberkulösen Patienten sehr häufig positiv, entsprechend häufig gibt er auch bei der Indikation von Tuberkulin-Nosoden an.[1] „Aber man weiß," fährt dieser Autor dann fort, „dass Phosphor bei dieser Erkrankung gefährlich sein kann. Es ist vorzuziehen, das Mittel in diesen Fällen nicht zu verschreiben. Hingegen ist der Punkt bei Leberleiden ein sehr wertvoller Indikator, vor allem wenn man eine Phosphor- gegen eine Lycopodium-Indikation abgrenzen muss."

Die große Fülle v. a. der de la Fuyeschen Phosphor-Indikatoren zeigt, dass dem vielfältigen Polychrest druckpunktdiagnostisch nicht ganz einfach beizukommen ist. Nach meiner Erfahrung ist aber bei vielen Indikationen aus der Phosphorgruppe oft fast eher ein Phosphorsalz als der reine Phosphor angezeigt, für welch erstere Arzneigruppe uns sehr gute Indikatoren zur Verfügung stehen. Ich denke hier in erster Linie an Kali phosphoricum, Calcarea phosphorica, Zincum phosphoricum, Magnesia phosphorica sowie auch an das Natriumsalz des „Phos-Phorus", des Lichtträgers[1] unter den Elementen.[2]

Anmerkungen —————————————————

Du = phos 1[W]
Am kaudalen Ende des Brustbeins, am Beginn des Processus xiphoides.

FB = R = Dem = Da ≈ phos 1[W]
Auf der Mittellinie des Brustbeins am Ansatzpunkt des Processus xiphoides, auf der Höhe des 6. Interkostalraumes.

   Diese Angabe des Interkostalraumes ist anatomisch zwar weitgehend korrekt, praktisch aber ist das mediale Ende des 6. Interkostalraumes kaum mehr zu tasten.[3] Die Göhrumsche Ortsangabe ist deshalb vorzuziehen.

dF = Sch = Deg = US = phos 1[W]
☯ Konzeptionsgefäß 16. An der Basis des Schwertfortsatzes, oder bei dessen Fehlen zuoberst in der Magengrube.

   Die homöosiniatrische Zuteilung des klassischen Phosphor-Indikators zu Konzeptionsgefäß 16 ist nach allen unseren Akupunkturquellen[4] ziemlich genau zutreffend.

V ≈ dF ≈ BL ≈ phos 1[W]
Entspricht ☯ Konzeptionsgefäß 16. Am unteren Ende des Sternums, auf Höhe der 6. Rippe, median. Der Punkt ist nur für die Atemstörungen und das Erbrechen des Mittels wertvoll.
   Siehe die obigen Anmerkungen.

K ≈ dF ≈ phos 1[W]
☯ Konzeptionsgefäß 16. Am Thorax vorne in der Mittellinie, 1,6 Cun unterhalb der Höhe des 4. Interkostalraumes.
   Zur Lage von Konzeptionsgefäß 16 s. obige Anmerkungen, die komplizierte Lagebeschreibung Kracks ist unnötig.

Sch = US = K = Deg = phos 2[dF]
Der Punkt ☯ Herz 5 ist zusammen mit Gelsemium doppelt belegt. Seine Lokalisierung stimmt nach allen Quellen weitgehend mit de la Fuye überein.[5]

Sch = US = Deg = phos 3[dF]
Der wichtige Akupunkturpunkt ☯ Leber 3, dessen Lage nach sämtlichen unseren Quellen übereinstimmt, ent

spricht nach meiner Erfahrung in erster Linie Sulphur (sulph 2[N], rechts) und Chelidonium (chel 2[N], links). Nach de la Fuye ist er beidseits zusätzlich mit Cuprum belegt.[6]

Sch = US = K = Deg = phos 4[dF]
Der Punkt ☯ Drei-Erwärmer 16 ist zusammen mit Arsen und dem Graphites-Punkt von Nebel dreifach besetzt. Nach de la Fuye fallen an dieser Stelle die Punkte Drei-Erwärmer 16, Dünndarm 15 und Gallenblase 21 zusammen. Zur topographischen Problematik dieses Punktes und seiner Mehrfachbelegung s. unter Graphites. Hier muss lediglich erwähnt werden, dass Degroote die de la Fuyesche Punkteeinheit Drei-Erwärmer 16, Dünndarm 15 und Gallenblase 21 ohne entsprechende Lagepräzisierung sicher irrtümlich als drei selbständige Phosphor-Indikatoren anführt, obwohl sie nach seinen Meridianskizzen anders lokalisiert sind und natürlich auch nicht zusammenfallen.

Sch = US = K = Deg = phos 5[dF]
☯ Lunge 7 ist mit Ipecacuanha zusätzlich belegt. Seine Lage stimmt nach allen unseren Akupunkturquellen ziemlich gut mit de la Fuye überein.[7]

Sch = K = Deg = US = phos 6[dF]
Nach de la Fuye sind die Phosphorpunkte ☯ Niere 3 und ☯ Drei-Erwärmer 16 beide zusammen mit dem elementar[8] und entsprechend auch klinisch in mancherlei Hinsicht verwandten Mittel Arsen belegt. Nach Van Nghi liegt Niere 3 allerdings horizontal hinter der Spitze des Innenknöchels,[9] also etwas höher als nach de la Fuye. Nach König/Wancura hingegen liegt er direkt unter dem Innenknöchel.[10] Bei Degroote besteht einmal mehr das Problem, dass er den Punkt Niere 3 ohne Ortsangabe, aber offensichtlich nach de la Fuye zitiert, und auf seiner Meridianskizze dann Niere 3[VN] anführt. Wie immer gilt für die Druckpunkt-Diagnostik von Phosphor und Arsen

——————————————————

 1 Lichtträger bedeutet aber auch Luzifer, worin sich die homöopathische Ambivalenz des tiefgreifenden und keineswegs harmlosen (s. z. B. oben) Mittels sehr schön zeigt.
 2 Für Details zu den Phosphorsalzen s. unter den entsprechenden Mittelabschnitten.
 3 Rauber/Kopsch, S. 130. Vgl auch Abb. 96.
 4 SM, S. 189; KW, S. 226 (hier allerdings anatomisch nicht korrekte schriftliche Höhenangabe), VN, S. 182.
 5 SM, S. 89; KW, S. 166; VN, S. 63. Siehe auch unter Gelsemium.
 6 Siehe unter diesen Mitteln, zur Topographie des Punktes unter Chelidonium.
 7 VN, S. 19; KW, S. 143; SM, S. 135.
 8 Die beiden Elemente liegen in der Gruppe V des Periodensystems direkt übereinander.
 9 VN, S. 109.
10 KW, S. 188.

natürlich die mit Soulié de Morant übereinstimmende[1] Angabe de la Fuyes, welche allerdings noch der Überprüfung bedarf.

Sch = K = Deg = US = phos 7[dF]

❸ Drei-Erwärmer 5 ist nach de la Fuye zusammen mit Causticum beidseits doppelt belegt. Unser Autor lokalisiert den Punkt am radialen Rand der Ulna, während Soulié de Morant und die modernen Autoren ihn zwischen Radius und Ulna legen.[2]

Sch = K = Deg = US = phos 8[dF]

❸ Drei-Erwärmer 10 wird von de la Fuye unmittelbar am proximalen Ende des Olecranon angeführt, womit die von uns verwendeten Quellen weitgehend übereinstimmen.[3]

Sch = Deg = US = phos 9[dF]

Nach Krack entspricht ❸ Konzeptionsgefäß 5 dem Weiheschen Punkt von Caulophyllum, wobei dieser Autor in Übereinstimmung mit den modernen Autoren die Strecke Nabel—Symphysenoberrand in 5 Cun aufteilt und den Punkt 2 Daumenbreiten unterhalb des Nabels lokalisiert. Es besteht also eine Differenz ($\frac{3}{20}$ der genannten Hilfslinie) zum etwas höher gelegenen Punkt de la Fuyes, welche immerhin etwa einem Querfinger entspricht.[4] Damit können die beiden unterschiedlich belegten Lokalisationsvarianten von Konzeptionsgefäß 5 im Prinzip voneinander unterschieden werden.

Der Weihesche Einzelpunkt ist Bestandteil der folgenden Mittelgleichungen:

Phosphorus + Argentum metallicum = Euphrasia
Phosphorus + Iris versicolor = Kali carbonicum
Phosphorus + Ledum palustre = Plumbum (?)

Phytolacca

phyt 1[WS]

Auf der Vertikalen in der Mitte zwischen Wirbelsäule und innerem Schulterblattwinkel (bei herabhängendem Arm), im 6. Interkostalraum, beidseits (vgl. Abb. 122, S. 370). (?) Druck gegen den unteren Rand der oberen Rippe und senkrecht zur Tangente des Punktes.

phyt 2[N]

❸ Leber 8 beidseits. Am medialen Ende der Kniegelenkfalte (s. Abb. 93 b: nux-v 2[N/dF], S. 297). Druck gegen den hinteren oberen Innenrand der Tibiakonsole.

Auf Göhrums ursprünglicher Liste ist für Phytolacca der 11. statt der 6. Interkostalraum angegeben. Auf der von Schöler wiedergegebenen, später überarbeiteten Ausgabe[5] ist aber die obige, mit den übrigen Autoren übereinstimmende und höchstwahrscheinlich auch für die Weihesche Schule letztlich gültige Lokalisierung angegeben. Die Angabe Göhrums in der mir vorliegenden Original-Punkteliste steht nämlich derart isoliert da, dass wir eine naheliegende Verwechslung der römischen Zahlenangabe für die Interkostalräume annehmen müssen (XI anstelle von VI). Zudem weist der klassische Phytolacca-Punkt in der korrigierten Lagevariante – wie bereits erwähnt – eine bemerkenswerte Konstanz durch alle Lager auf (s. unten) und hat sich auch nach meiner Erfahrung in mindestens drei Fällen bewährt.

Als zweiten Indikator habe ich in einigen Fällen den Leberpunkt medial des Kniegelenks gefunden. Recht häufig war hierbei auch de la Fuyes wichtiger Luesinum-Punkt Blase 54 in der Kniehöhle[6] beidseits oder eher rechtsbetont positiv, was bei den antiluetischen Eigenschaften dieses Mittels nicht verwunderlich ist.

Anmerkungen ———————————

FB ≈ phyt 1[WS]

Nur Bilddarstellung: Auf der Senkrechten, welche etwa durch die Mitte zwischen der Dornfortsatzlinie der thorakalen Wirbelkörper und dem inneren Schulterblattwinkel geht (etwa zwischen den lateralen Enden der Querfortsätze), im 6. Interkostalraum, beidseits.

R ≈ phyt 1[WS]

Auf der Vertikalen durch den medialen Rand des Schulterblattes, im 9. Interkostalraum, beidseits.

Rouys Angabe weicht sowohl in der Vertikalen als auch in der Horizontalen von derjenigen aller übrigen Autoren ab. Angesichts der Tatsachen, dass Rouys Vertikale auch für Gelsemium, Agaricus und Millefolium dieselbe, fast sicher fehlerhafte Abweichung aufweist und dieser Autor sonst kaum als Neubestimmer von Indikatoren in Erscheinung tritt, können wir auch bei ihm mit einiger Wahrscheinlichkeit eher einen Irrtum als eine Neubestimmung annehmen.

---

1 SM, S. 149.
2 SM, S. 157; KW, S. 199; VN, S. 126.
3 VN, S. 128; KW, S. 199; SM, S. 157.
4 Für Details hierzu s. unter Caulophyllum.
5 Krack/Schöler, S. 27.
6 Siehe unter Syphilinum.

dF = Sch = US ≈ phyt 1^{WS}
🌑 Blase 16 beidseits. Auf der inneren Paravertebrallinie, zwischen den Querfortsätzen des 6. und 7. Brustwirbels (s. Abb. 122, S. 370).

De la Fuyes Ortsangabe stimmt mit phyt 1^{WS} sowie sämtlichen unseren Akupunkturquellen weitgehend überein. Der Punkt liegt nach diesen Autoren etwa 1,5 Cun seitlich der dorsalen Medianlinie.[1]

BL ≈ dF ≈ phyt 1^{WS}
🌑 Blase 16 beidseits. Auf der inneren Paravertebrallinie (= 2 Querfinger lateral der Medianlinie), zwischen den Querfortsätzen des 6. und 7. Brustwirbels.

Siehe die obige Anmerkung.

K ≈ dF ≈ phyt 1^{WS}
🌑 Blase 16 beidseits. Zwischen den Querfortsätzen des 6. und 7. Brustwirbels, 2 Cun seitlich der dorsalen Medianlinie.

Kracks Seitenangabe liegt etwas lateral der Ortsangabe unserer Akupunkturquellen (s. oben).

phyt 2^N ist nach de la Fuye zusammen mit Lycopodium doppelt belegt.[2]

Der Weihesche Einzelpunkt ist Bestandteil der folgenden Mittelgleichungen:

Phytolacca + Kali bromatum = Thuja
Phytolacca + Kali carbonicum = Natrum muriaticum (?)
Phytolacca + Kali iodatum = Nitricum acidum (?)
Phytolacca + Kali sulphuricum = Arsenicum album (?)

Pichi s. Fabiana imbricata

Picricum acidum

pic-ac 1^W
Auf dem 1. Brustwirbel, Druck von oben auf die obere Kante des Dornfortsatzes (s. Abb. 51: carbn-s 1^W, S. 193). (??)

pic-ac^{WK}
Zincum metallicum + Tongo (?)

---

1 SM, S. 177; VN, S. 84, KW, S. 176.
2 Siehe unter diesem Mittel, wo auch nähere Angaben zur Topographie von Leber 8 zu finden sind.
  Die Zuordnung zu Lycopodium gilt beidseits.
3 Siehe unter Ferrum picricum.
4 Siehe auch unter Tongo.
5 Siehe Abbildung 63: crot-h 1^N, S. 221.
6 KW, S. 219; SM, S. 197.
7 VN, S. 166.
8 Siehe unter diesem Mittel.
9 Siehe unter diesem Mittel.
10 Siehe unter Aranea.

Man beachte, dass die beiden klassischen Pikrin-Kombinationen „Picricum acidum = Tongo + Zincum metallicum" und „Ferrum picricum = Tongo + Muriaticum acidum"[3] beide den Tongo-Punkt enthalten.[4] Der klassische Tongo-Punkt scheint also für die Druckpunkt-Diagnostik der Pikrinsäure von einiger Bedeutung zu sein. Zudem sind die beiden weiteren Komponenten dieser Mittelgleichungen (Zincum metallicum und Muriaticum acidum) unmittelbare Nachbarn.[5]

Anmerkungen ——————————————

Du = FB = pic-ac 1^W

dF = Sch = V = US ≈ pic-ac 1^W
🌑 Lenkergefäß 13. Auf der Dornfortsatzspitze des 1. Brustwirbels.

Die Ortsangaben von Soulié de Morant und König/Wancura entsprechen weitgehend denjenigen de la Fuyes und damit dem klassischen Punkt.[6] Zur Lokalisierung nach Van Ngi s. unten.

K ≈ dF ≈ pic-ac 1^W
🌑 Lenkergefäß 13. Zwischen den Dornfortsätzen des 1. und 2. Brustwirbels.

Kracks topographische Angabe für Lenkergefäß 13 ist nach Van Nghi wohl korrekt,[7] entspricht aber nicht mehr genau dem Weiheschen Indikator. Für weitere Angaben zu Lenkergefäß 13 s. oben.

Piper methysticum

pip-m 1^{WS}
Auf der Mamillarlinie, im 2. Interkostalraum, links (s. Abb. 30: aran 1^{dF}, S. 154). Druck gegen den Unterrand der oberen Rippe und senkrecht zur Tangente durch den Punkt.

Die auch Kava-Kava genannte, vorwiegend psychoaktive Droge aus Polynesien wird nur in der Schöler vorliegenden Version von Göhrums Mittelliste erwähnt. Zudem handelt es sich hier um eine bei der Weiheschen Schule außerhalb des Systems der Mittelgleichungen sonst nicht vorkommende Doppelbelegung eines Punktes, da derselbe Punkt auch Mephitis putorius zugeordnet wird.[8] Degroote ordnet ihm neu auch noch Sulphur zu.[9] Im Weiteren ist der Indikator dann zusätzlich noch – wie Krack richtig festhält – als 🌑 Magen 15 mit de la Fuyes neuem Aranea-Indikator belegt. Die letztere Zuordnung hat nach meiner Erfahrung neben derjenigen zu Mephitis die größte praktische Bedeutung.[10]

K ≈ pip-m 1^{WS}
❷ Magen 15 links. Auf der Mamillarlinie, im 2. Interkostalraum, am Unterrand der 2. Rippe.

Die Ortsangaben für Magen 15 stimmen nach sämtlichen unseren Akupunkturquellen gut mit Krack und auch mit dem klassischen Indikator überein.[1]

Der spiegelbildliche Partner von pip-m 1^{WS} auf der Gegenseite ist Sanguinaria.

Plantago major

plan 1^{dF}
❷ Dickdarm 1 beidseits. 2 mm proximal und lateral vom Nagelwinkel des Zeigefingers, auf dessen Daumenseite.

plan^{WK}
Coffea cruda + Taraxacum (?)

Sch = K = plan 1^{dF}
Van Nghi lokalisiert den von de la Fuye als Indikator des breitblättrigen Wegerichs genannten Tsing-Punkt wie üblich etwas abweichend von diesem Autor direkt lateral vom Nagelwinkel,[2] während die Angaben König/Wancuras und Soulié de Morants mit de la Fuyes Indikator gut übereinstimmen.[3]

Platinum metallicum

plat 1^{W}
Zwischen Nabel und Balsamum peruvianum, auf der Grenze des inneren und mittleren Drittels, rechts (s. Abb. 121. S. 368).

plat^{WK}
Cuprum metallicum + Aconitum napellus

Der oben genannte Weihesche Doppelindikator ist einer der wenigen Kombinationspunkte, welche Duprat ausdrücklich ebenfalls anführt.

Die homöosiniatrischen Annäherungen an den Weiheschen Punkt weichen einmal mehr oder weniger deutlich voneinander ab.[4] Dass de la Fuyes Angabe zum Weiheschen Indikator mit Göhrum nur sehr angenähert übereinstimmt, ist hingegen eher eine Ausnahme. Dies hat seinen Grund wahrscheinlich in der Tatsache, dass de la Fuye Platinum und Kali bichromicum im Gegensatz zu Göhrum nicht als spiegelbildlich betrach-

tet: Er ordnet den Punkt Niere 14 nämlich beidseits Kali bichromicum zu; der Platin-Indikator kommt dann deutlich höher auf einer anderen Hilfslinie zu liegen.[5]

R = FB = Du = plat 1^{W}

dF = Sch ≈ plat 1^{W}
Zwischen dem inneren Viertel und äußeren Dreiviertel der Verbindungslinie des Nabels mit der Spina iliaca anterior superior rechts.

De la Fuyes Ortsangabe kommt vermutlich aus den oben erwähnten Gründen deutlich höher als plat-m 1^{W} unmittelbar medial von ign 1^{W} zu liegen (vgl. Abb. 121, S. 368) und entspricht damit möglicherweise eher einer Neubestimmung als einer Ungenauigkeit. Die übrigen homöosiniatrischen Autoren übernehmen diese Verlegung des Platin-Punktes und die beidseitige Zuordnung von Kali bichromicum zu Niere 14 aber nicht.[6]

BL = US ≈ plat 1^{W}
❷ Niere 14 rechts. 1 Querfinger seitlich der Medianlinie des Abdomens und 3 Querfinger unterhalb des Nabels.

Zu dieser im Gegensatz zu de la Fuye zumindest approximativ mit plat 1^{W} übereinstimmenden Ortsangabe vgl. auch die obige Anmerkung, für Details zu Niere 14 s. unter Kali bichromicum.

K ≈ plat 1^{W}
❷ Niere 14 rechts. 4 Cun oberhalb der Symphyse und 1 Cun seitlich der Mittellinie. Oder: 2 Cun unterhalb des Nabels und 1 Cun seitlich der Mittellinie.

Da die Strecke Nabel–Symphyse in 5 Cun unterteilt wird, kann die eine dieser beiden Angaben nicht stimmen. Tatsächlich befindet sich Niere 14 nur 3 Cun oberhalb der Symphyse, womit die zweite, recht gut mit plat 1^{W} übereinstimmende Angabe Kracks korrekt ist (s. auch die obige Anmerkung zu de la Fuye).

V ≈ plat 1^{W}
Weihe hat einen Punkt angegeben, der zwischen
❷ Niere 14 und 15 rechts liegt (einen halben Querfinger seitlich der Medianlinie des Abdomens und 2 Querfinger unterhalb des Nabels).

---

1 SM, S. 97; VN, S. 39; KW, S. 152.
2 VN, S. 22/23.
3 KW, S. 147; SM, S. 113.
4 Quellenangaben s. Anmerkungen zu Natrum sulphuricum.
5 Siehe die nachfolgenden Anmerkungen.
6 Siehe unten. Zu de la Fuyes eigener Ambivalenz in dieser Frage und zur Topographie von Niere 14 s. unter Kali bichromicum.

Voisins Ortsangabe kommt nur sehr ungefähr in die Gegend von plat 1^W zu liegen (vgl. auch die vorhergehenden Anmerkungen).

Deg ≈ plat 1^W

Entspricht etwa 🌓 Magen 27 rechts. Am Übergang vom inneren zum mittleren Drittel der Linie, welche den Nabel mit der Mitte zwischen der Symphyse und der Spina iliaca anterior superior verbindet.

Degroote verbindet hier die schriftliche Punktbeschreibung Duprats offensichtlich mit dem seiner Meridianskizze entsprechenden Magen 27$^{VN/KW,1}$ welche isoliert dastehende Zuordnung entsprechend seiner eigenen obigen Einschränkung wirklich nur approximativ ist. Gleichzeitig übernimmt er aber an anderer Stelle auch de la Fuyes Zuordnung von Magen 27^{dF} zu den recht weit entfernten Indikatoren von Phosphoricum acidum (rechts) bzw. Cuprum (links). Zur Klärung dieses Missverständnisses s. unter Cuprum.

Du = Deg = plat^{WK}

Der Weihesche Einzelpunkt ist Bestandteil der folgenden Mittelgleichungen:

Platinum metallicum + Clematis = Sepia
Platinum metallicum + Colocynthis = Phosphorus
Platinum metallicum + Ignatia = Sanguinaria canadensis
Platinum metallicum + Ledum palustre = Coffea cruda
Platinum metallicum + Rhododendron = Palladium (?)

Sein spiegelbildlicher Partner auf der Gegenseite ist Kali bichromicum.

Plumbum

plb 1^W

Auf dem äußeren Nabelring, oben seitlich, links (s. Abb. 121, S. 368).

plb 2^{dF}

🌓 Magen 28 beidseits. 5 Querfinger oberhalb des Schambeins, auf dem lateralen Rektusrand.

plb 3^{dF}

🌓 Dünndarm 3 beidseits. Auf der Ulnarseite der Hand, ein Querfinger proximal der Außenseite des Kleinfinger-Grundgelenks, in einer Vertiefung.

plb 4^{dF}

🌓 Niere 4 beidseits. Ein halber Querfinger hinter dem Hinterrand des inneren Knöchels, auf Höhe der Knöchelspitze (s. Abb. 109 a: sil 1$^{N/dF}$, S. 335, wo der mit plb 4^{dF} identische Indikator equis 1^{df} dargestellt ist).

plb 5^{dF}

🌓 Gallenblase 34 beidseits. In der Vertiefung unmittelbar vor und unterhalb des Fibulaköpfchens.

plb^{WK}

1. Cuprum metallicum + Chamomilla
2. Phosphorus + Ledum palustre (?)

Anmerkungen _____

Du = plb 1^W

Auf der Grenze des Nabels, oben seitlich, links.

FB = plb 1^W

An der Grenze des Nabels, oben und links.

Auffälligerweise ist der Punkt auf der Lageskizze Fortier-Bernovilles zusammen mit Podophyllum und Mercurius dulcis im Gegensatz zur Textangabe unterhalb des Nabels eingezeichnet. Vielleicht ist die Quelle dieser Missverständnisse in einer falsch gezeichneten Lageskizze zu suchen, welche – wie auch andere Fehleintragungen vermuten lassen – möglicherweise in der französischen Schule zirkulierte.

R ≈ plb 1^W

Links von Podophyllum.

Da podo 1^W auf der Mittellinie dicht oberhalb des Nabels liegt, stimmt Rouy mit Göhrum gut überein.

dF = Sch = US ≈ Deg ≈ plb 1^W

🌓 Niere 15 beidseits. Ein Querfinger unterhalb und außerhalb des Nabels, auf der Linie, welche vom Nabel zur Spina iliaca anterior superior führt.

De la Fuye lokalisiert Niere 15^{dF} in nur sehr ungefährer Übereinstimmung mit unseren Akupunkturquellen, auch kommt er damit in deutlicher Abweichung von Göhrum seitlich unterhalb des Nabels zu liegen (vgl. hierzu aber die obige Angabe von Fortier-Bernoville). Degroote übernimmt Duprats Ortsangabe des äußeren Nabelrings, lokalisiert den Punkt dann aber nach de la Fuye unterhalb des Nabels und trägt schließlich in seiner Meridianskizze den noch etwas weiter als nach de la Fuye unterhalb des Nabels gelegenen Punkt Niere 15$^{VN/KW}$ ein.[2]

BL ≈ plb 1^W

🌓 Niere 15 links. Etwa 1½ Querfinger lateral und 1 Querfinger unterhalb des Nabels.

_____

1 KW, S. 154; VN, S. 42. Für weitere Details zu diesem Punkt s. unter Cuprum.
2 Für Details hierzu und zur Mehrfachbelegung von Niere 15 s. unter Clematis.

Diese Ortsangabe entspricht ungefähr derjenigen de la Fuyes, welche in der oben stehenden Anmerkung diskutiert wird.

K = US ≈ plb 1^W

❷ Niere 17 links. 1 Cun oberhalb des Nabels und 1 Cun seitlich der Mittellinie.

Der Punkt Niere 17 liegt nach Soulié de Morant weitab vom Weiheschen Punkt unter dem Rippenbogen. Auch nach den modernen Akupunkturtafeln liegt der Punkt noch immer 2 Distanzen über dem Nabel und kommt damit als homöosiniatrische Entsprechung von plb 1^W nicht in Frage.[1] Krack lokalisiert Niere 17 offenbar auf eigene Faust eine Distanz tiefer und kommt so dem Weiheschen Punkt wenigstens partiell etwas näher. – Die Kracksche Zuordnung korrigiert also die obige de la Fuyes prinzipiell zu recht nach oben, kommt aber in jedem Fall außerhalb des Nabelrings zu liegen. – Niere 17 soll nach Bonnet-Lemaire mit Helleborus belegt sein.[2]

Sch = K = US ≈ Deg ≈ plb 2^{dF}

❷ Magen 28 liegt nach den modernen Akupunkturtafeln 2 Cun seitlich der Medianlinie und nur 2 Distanzen oberhalb der Symphysenlinie.[3] Magen 28^{dF} liegt damit nach der schriftlichen Ortsangabe de la Fuyes deutlich höher (5 Querfinger = 3,75 Cun), auf seinem Atlas ist der Punkt dann allerdings wiederum eher etwa entsprechend unseren Akupunkturquellen angegeben.[4] Degroote gibt wie meist ohne schriftliche Lagepräzisierung den de la Fuyeschen Punkt an, wobei auf seiner Meridianskizze dann Magen 28$^{VN/KW}$ angeführt wird. Es bleibt also unklar, welchen Punkt de la Fuye genau meint. Magen 28 ist anderweitig nicht belegt.

Sch = K = Deg = US ≈ plb 3^{dF}

Der Punkt ❷ Dünndarm 3 ist nach de la Fuye gemeinsam mit Zincum sulphuricum doppelt belegt. Seine Lage wird nach sämtlichen unseren Akupunkturquellen weitgehend übereinstimmend definiert.[5]

Sch = Deg = plb 4^{dF}

❷ Niere 4 ist nach de la Fuye zusammen mit Equisetum und Gelsemium dreifach besetzt.[6]

---

1 SM, S. 151; VN, S. 114; KW, S. 190.
2 Siehe unter diesem Mittel und unter dessen spiegelbildlichem Partnerpunkt op 1^W.
3 VN, S. 42; KW, S. 154. Nach Soulié de Morant liegt der Punkt ähnlich (S. 97).
4 dF II, A/XI/2.
5 SM, S. 121; KW, S. 169; VN, S. 69.
6 Siehe unter diesem Mitteln. Für Details zu Niere 4 s. unter Equisetum.
7 VN, S. 146; KW, S. 209; SM, S. 169.
8 Zur Topographie des äußeren Nabelrings s. unter Abrotanum.
9 Für Details hierzu s. unter diesem Mittel.

Sch = K = Deg = US = plb 5^{dF}

Die Topographie von ❷ Gallenblase 34 stimmt nach sämtlichen unseren Akupunkturquellen gut mit derjenigen de la Fuyes überein.[7] Der Punkt ist anderweitig nicht belegt.

Du = Deg = plb^{WK1}

Plumbum ist eines der wenigen Mittel, für welches Duprat einen Weiheschen Doppelindikator ausdrücklich bestätigt, worin ihm Degroote folgt.

Der Weihesche Einzelpunkt ist Bestandteil der folgenden Mittelgleichungen:

Plumbum + Baptisia tinctoria = Pulsatilla (?)
Plumbum + Hydrocyanicum acidum
    = Arsenicum album (?)
Plumbum + Ignatia = Graphites (?)
Plumbum + Podophyllum = Phosphorus

Sein spiegelbildlicher Partner auf der Gegenseite ist Mercurius dulcis.

Podophyllum

podo 1^W

Auf dem äußeren Nabelring,[8] oben median (s. Abb. 109 b: sil 2^W, S. 336).

podo 2^{dF}

❷ Milz-Pankreas 4 rechts. Auf der Innenseite des Fußes, knapp unterhalb des Gelenks zwischen Metatarsale I und Cuneiforme, in der Mulde zwischen den beiden Knochen.

Nach Fortier-Bernoville ist podo 1^W ein brauchbarer Punkt. Voisin, Bonnet-Lemaire, Ungern-Sternberg und auch Demarque in seiner kritischen Auswahl lokalisieren den Weiheschen Indikator im Gegensatz zur klassischen Weiheschen Schule unterhalb des Nabels, wo Göhrum – allerdings mit einem Fragezeichen – Ferrum iodatum angibt. Auffälligerweise ist der Punkt auch auf der Lageskizze Fortier-Bernovilles im Gegensatz zu dessen Textangabe etwa einen Querfinger unterhalb des Nabels eingezeichnet. Vielleicht liegt die Quelle all dieser Missverständnisse in einer falsch gezeichneten Lageskizze, welche in der französischen Schule zirkulierte. Möglicherweise stand aber auch eine Neubestimmung des Indikators zur Diskussion, da die oben genannten Autoren Ferrum iodatum entweder aus ihren Verzeichnissen streichen oder anderswo lokalisieren.[9]

Anmerkungen _____

Du = FB[1] = R = podo 1^W
Am oberen Rande des Nabels.

V = Dem = Da ≈ podo 1^W
Direkt unterhalb des unteren Nabelrandes.

Siehe oben, diese Lokalisierungsvariante entspricht auch dem Atlas Fortier-Bernovilles.

Deg ≈ podo 1^W
◑ Konzeptionsgefäß 7. Am oberen Rand des Nabels.

Degrootes Lokalisierung dieses Akupunkturpunktes stimmt wohl mit podo 1^W gut überein, steht aber im Widerspruch zu sämtlichen unseren Akupunkturquellen und nicht zuletzt auch zu seiner eigenen Meridianskizze, wo der Punkt unterhalb des Nabels liegt. Für weitere Details zu Konzeptionsgefäß 7 s. unten.

BL ≈ podo 1^W
◑ Konzeptionsgefäß 7. 2 Querfinger unterhalb des Nabels.

Diese homöosiniatrische Zuordnung kommt noch tiefer zu liegen als die ihr entsprechenden obigen Verlagerungen von podo 1^W in die Region unterhalb des Nabels. Der üblicherweise etwas höher lokalisierte Punkt Konzeptionsgefäß 7 ist nach de la Fuye Cantharis zuzuordnen, nach Krack Hamamelis.[2]

US ≈ podo 1^W
◑ Konzeptionsgefäß 6 (ohne Ortsangabe).

Der 1,5 Distanzen unterhalb des Nabels gelegene Punkt Konzeptionsgefäß 6 liegt als Entsprechungspunkt für podo 1^W in jedem Fall zu tief und ist nach de la Fuye Silicea zugeordnet.[3]

Sch = K = US ≈ podo 2^{dF}
◑ Milz-Pankreas 4 rechts. Am inneren Rand des Metatarsale I.

De la Fuye verwendet oben für Milz-Pankreas 4 die Ortsangabe Soulié de Morants, während Schmidts sehr unpräzise Ortsbezeichnung offenbar den modernen Akupunkturtafeln entsprechen sollte.[4] Das nach de la Fuye dem spiegelbildlichen Punkt Milz-Pankreas 4 links zugeordnete Mittel ist Sepia.

Deg ≈ podo 2^{dF}
Degroote führt den de la Fuyeschen Punkt ohne Lagepräzisierung an und zeichnet auf seiner Meridianskizze den etwa einen Querfinger distal von ◑ Milz-Pankreas 4^{dF} liegenden Punkt der modernen Akupunkturtafeln ein.[5] Zu Milz-Pankreas 4 s. auch die obige Anmerkung.

Der Weihesche Einzelpunkt ist Bestandteil der folgenden Mittelgleichungen:

Podophyllum + Nitricum acidum = Mercurius dulcis
Podophyllum + Phosphoricum acidum = Thuja
Podophyllum + Plumbum = Phosphorus

Proteus
(Nosode des Bacillus proteus)

Bei den wenigen Fällen, wo dieses Mittel druckpunktdiagnostisch untersucht werden konnte, ergab sich als konstantestes Resultat eine Kombination des Hauptindikators von Tuberculinum bovinum (proximal in der Vertiefung zwischen den Metatarsalia III und IV des rechten Fußrückens) mit seinem medialen Nachbarpunkt, dem auf gleicher Höhe zwischen Metatarsale II und III gelegenen Indikator.[6]

In einem Fall war dazu der Hauptindikator von Lycopodium zusammen mit dem spiegelbildlichen Partner des klassischen Punktes dieses Mittels im 2. Interkostalraum links positiv.

Psorinum

psor 1$^{N/dF}$*
◑ Drei-Erwärmer 4 rechts. Auf dem dorsalen Handgelenk in der Verlängerung des Metacarpale 4 nach proximal, radial und distal vom Processus styloideus ulnae. Druck nach unten und leicht gegen den Processus styloideus.

Bei dem neu bestimmten Punkt handelt es sich einmal mehr lediglich um eine Lagepräzisierung des beidseits gelegenen de la Fuyeschen Nosodenpunktes s. unten.

Anmerkungen _____

dF = Sch = K = Deg = US ≈ psor 1^N
◑ Drei-Erwärmer 4 beidseits. Auf dem Handrücken, in der Verlängerung des 4. Mittelhandknochens, über dem Gelenk Hamatum—Metacarpale IV.

_____

1 Man beachte aber den Hinweis auf die abweichenden Atlasangaben dieses Autors.
2 Für Details hierzu und zur Topographie des Punktes s. unter diesen beiden Mitteln.
3 Für Details hierzu und zur Topographie des Punktes s. unter diesem Mittel.
4 Zur genauen Lage des Punktes s. unten und unter Sepia.
5 Siehe hierzu auch unter Sepia.
6 Für Details zu der Lage Nosodenpunkte auf dem Fußrücken s. unter Tuberculinum bovinum.

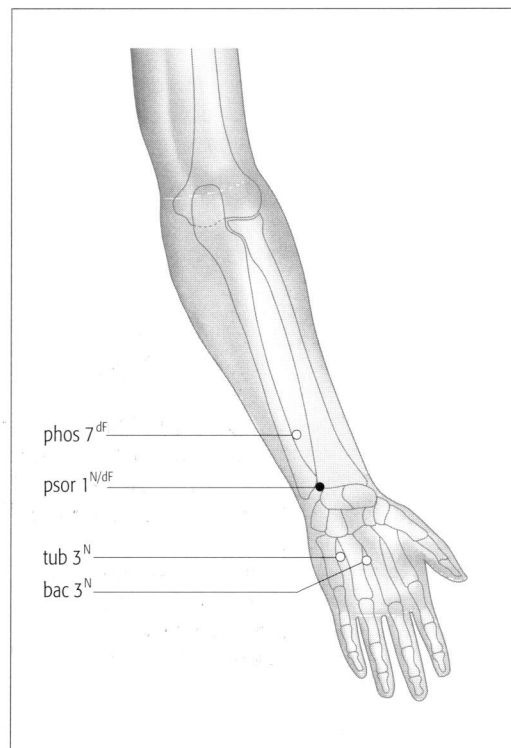

phos 7^{dF}

psor 1$^{N/dF}$

tub 3^{N}

bac 3^{N}

Abb. 97: psor 1$^{N/dF}$.

Der Punkt Drei-Erwärmer 4 ist nach de la Fuye zusammen mit Sulphur[1] doppelt besetzt. De la Fuyes topographische Beschreibung stimmt gut mit Soulié de Morant und Van Nghi überein. Nach König/Wancura liegt der Punkt etwas weiter proximal unmittelbar radial-distal vom Processus styloideus ulnae.[2] Die letztere Lokalisierung entspricht psor 1$^{N/dF}$ und hat sich nach meiner Erfahrung als Indikator für Psorinum praktisch bewährt.

Deg ≈ psor 1$^{N/dF}$
Degroote gibt ohne Lagepräzisierung den de la Fuyeschen Punkt zwar beidseits an, lokalisiert ihn aber auf seiner Meridianskizze weitgehend entsprechend psor 1$^{N/dF}$.

Ptelea trifoliata

ptel 1^{dF}
◑ Gallenblase 22 beidseits. Auf der vorderen Axillarlinie, im 4. Interkostalraum (s. Abb. 80: kreos 1^{W}, S. 267).

Offensichtlich hat de la Fuye dieses Mittel aus der Gruppe der Xanthoxylaceen als eigene Neube-

stimmung in sein Punkteverzeichnis aufgenommen. Die nach Weihe an dieser Stelle zu diagnostizierenden Arzneien Kreosotum (rechts) und Sabadilla (links) hat er ersatzlos aus seinem Verzeichnis gestrichen.
Als Doppelindikator entspricht ptel 1^{dF} agar^{WK}.

Anmerkungen

Sch = ptel 1^{dF}

Deg ≈ ptel 1^{dF}
◑ Gallenblase 22 beidseits (ohne schriftliche Ortsangabe).
Gallenblase 22 ist nach sämtlichen unseren Akupunkturquellen auf der mittleren Axillarlinie zu finden, nach Soulié de Morant und König/Wancura im 4., nach Van Nghi im 5. Interkostalraum.[3] Die der Gallenblase 22$^{SM/KW}$ zuzuordnenden Indikatoren nat-mur 1^{W} (rechts) und iris 1^{W} (links) verzeichnet de la Fuye aus seiner Sicht konsequenterweise als Außermeridianpunkte. – Krack ordnet seinem in der mittleren Axillarlinie des 4. Interkostalraumes gelegenen Punkt Gallenblase 22 Sabadilla und Kali chloricum zu, welche Punkte nach Göhrum aber auf der vorderen Axillarlinie liegen, der letztere zudem im 5. Interkostalraum. Zudem gibt er ebenfalls irrtümlich an, dass nach Schmidt/de la Fuye an dieser Stelle Ptelea zu finden sei.[4] Die einzige korrekte Zuordnung zu dem Punkt Gallenblase 22$^{SM/KW}$ macht Degroote, der den Punkt gemäß oben genannter Zuordnung mit Natrum muriaticum und Iris belegt. Allerdings verwickelt sich auch dieser Autor in Widersprüche, indem er ohne nähere Spezifizierung des Punktes zusätzlich auch die obige de la Fuyesche Zuordnung zu Ptelea anführt und so Gallenblase 22^{dF} und den seiner Meridianskizze entsprechenden Punkt Gallenblase 22$^{SM/KW}$ miteinander vermengt.

Pulsatilla nigricans
s. Pulsatilla vulgaris

Pulsatilla nuttaliana
s. Pulsatilla vulgaris

---

1 Siehe unter diesem Mittel.
2 KW, S. 198.
3 dF II, A/VII/2; SM, S. 167; KW, S. 207; VN, S. 142. Zur Problematik des Gallenblasen-Meridians an dieser Stelle vgl. auch Anmerkungen zu Chelidonium.
4 Krack/Schöler, S. 61.

Pulsatilla vulgaris (= Pulsatilla pratensis, inkl. Pulsatilla nigricans und Pulsatilla nuttaliana)[1]

puls 1[N]**

Oben in der Vertiefung zwischen Processus mastoideus und der Hinterseite des Ramus mandibulae links, gerade nach innen drücken.

puls 2[WK1]**

= hep 1[W] + rat 1[W]. Auf der vorderen Axillarlinie, im 3. Interkostalraum, beidseits. Druck gegen den Unterrand der oberen Rippe und senkrecht zur Tangente durch den Punkt.

puls 3[W]*

Die Verbindungslinie zwischen Ferrum (lateral von der Symphysenoberkante) und Stannum (unter der Spitze der Spina iliaca anterior superior) in vier Teile teilen. Vom Punkt am proximalen Ende des unteren Viertels (= Juniperus communis) eine Verbindungslinie zum Nabel ziehen. Der Pulsatilla-Punkt nach Weihe befindet sich am Übergang vom distalen zum mittleren Drittel dieser Linie, links.

puls 4[N]*

❸ Dickdarm 4 links. Auf dem Handrücken, in der im proximalen Winkel zwischen dem 1. und 2. Metacarpale gelegenen Vertiefung. Druck senkrecht zur Oberfläche, etwas gegen das Metacarpale II.

puls 5[dF]

❸ Magen 36 beidseits. Vorne außen am Unterschenkel, unterhalb der Außenseite der Tuberositas tibiae, über dem tibialen Ansatzpunkt des Musculus tibialis anterior.

puls[WK]

1. Hepar sulphuris + Ratanhia
2. Antimonium crudum + Ignatia
3. Aurum metallicum + Staphysagria (?)
4. Ferrum metallicum + Juniperus communis (?)
5. Kali bichromicum + Cistus canadensis (?)
6. Kali bromatum + Sepia (?)
7. Kali iodatum + Sarsaparilla
8. Natrum phosphoricum + Capsicum (?)
9. Oxalicum acidum + Hyoscyamus
10. Plumbum + Baptisia tinctoria
11. Phosphoricum acidum + Clematis
12. Silicea + Cina (?)

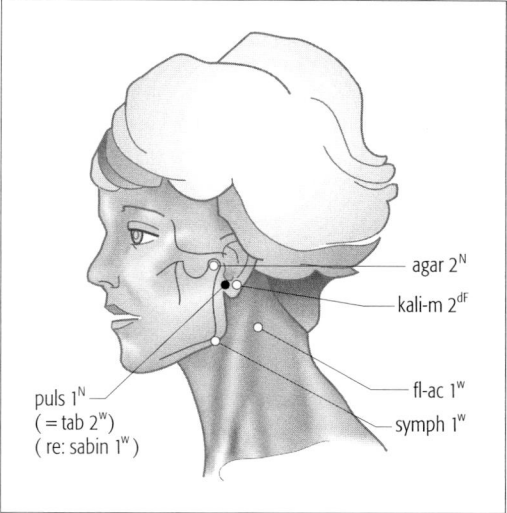

agar 2[N]
kali-m 2[dF]
fl-ac 1[W]
symph 1[W]
puls 1[N]
(= tab 2[w])
(re: sabin 1[w])

Abb. 98 a: puls 1[N].

Der neue Hauptpunkt, der dem klassischen Indikator von Tabacum entspricht, hat sich vielfach bewährt. Er ist bei den allermeisten Pulsatilla-Indikationen positiv, kann aber nicht selten auch falsch positiv sein.[2]

Sein wichtigster Zusatzpunkt ist der klassische Doppelindikator puls 2[WK1], der ja durch Göhrums Arzneimittelprüfungen mehrfach bestätigt wurde.[3] Wenn puls 1[N] negativ ist und nur der oben genannte Doppelindikator puls 2[WK1] sowie der klassische Indikator puls 3[W] angeben, ist oft eher die behaartere Unterart der Küchenschelle, Pulsatilla nigricans, angezeigt.

Die nur recht beschränkte Brauchbarkeit des klassischen Punktes puls 3[W] zeigt sich unter anderem[4] auch darin, dass der kritische Voisin den Punkt gar nicht mehr anführt.

Bei isolierter Empfindlichkeit von puls 4[N] (❸ Dickdarm 4 links) scheint Pulsatilla nuttaliana besser zu wirken als die beiden anderen Arten.

Die vier Punkte der vereinfachten Standarddiagnostik von Pulsatilla liefern eine zuverlässige

---

1 Für die Unterscheidung der nicht überall ganz klaren Nomenklatur der verschiedenen Pulsatilla-Arten halte ich mich an Clarke 1978 III, S. 907–908 und S. 926. Die von mir verwendeten Arzneien stammen vom Laboratoire Schmidt-Nagel, Genf (Pulsatilla nigricans und vulgaris) sowie von Nelson, London (Pulsatilla nuttaliana).
2 Vgl. hierzu auch die recht zahlreichen Kombinationen, an denen tab 2[W] beteiligt ist (s. unter Tabacum).
3 Siehe S. 59.
4 Vgl. auch S. 59.

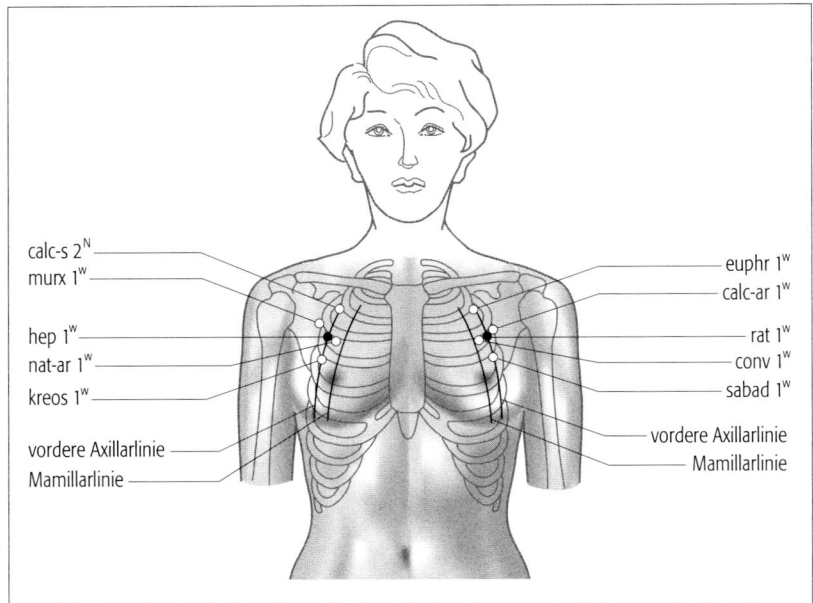

calc-s 2^N
murx 1^w

hep 1^w
nat-ar 1^w
kreos 1^w

vordere Axillarlinie
Mamillarlinie

euphr 1^w
calc-ar 1^w

rat 1^w
conv 1^w
sabad 1^w

vordere Axillarlinie
Mamillarlinie

Abb. 98 b: puls 2^{WK1}.

negative Ausschlussdiagnostik, auch positiverseits scheint beim Vorliegen aller vier Punkte zumindest eine Zwischengabe eines Pulsatilla-Präparates angezeigt.

Nach Bauer sind die „chronischen" bzw. antipsorischen Verwandten von Pulsatilla in erster Linie Phosphor und Silicea[1], dazu ist die Küchenschelle nach Nebel der wohl wichtigste Kanalisator bzw. Wegbereiter von Tuberkulin. Diese

Beziehungen drücken sich teilweise auch in der Druckpunkt-Diagnostik aus: So ist z. B. gerade der klassische Phosphorpunkt sehr oft auch bei einer Pulsatilla-Indikation in geringerem Grade als die Küchenschellen-Punkte positiv.

Anmerkungen

Du = R = FB = puls 3^w

dF ≈ puls 3^w

☽ Niere 13 beidseits. 3 Querfinger oberhalb der „épine pubienne" (diesen Ausdruck verwendet de la Fuye wohl für das knapp 1 Querfinger neben der Symphysenmitte befindliche, als Insertionsstelle des Ligamentum pubicum superius dienende Tuberculum pubicum[2]). In seinem Atlas ist der Punkt mittels Göhrums Hilfslinien genau entsprechend dem klassischen Punkt eingezeichnet. – Nach den modernen Akupunkturtafeln liegt Niere 13 sehr nahe bei de la Fuyes Punkt, nämlich 2 Cun (= 2$^2/_3$ Querfinger) oberhalb des Schambeinkamms und $^1/_2$ Cun (= $^2/_3$ Querfinger) lateral der Mittellinie.[3] Wie ein Blick auf die obige Abbildung zeigt, stimmen damit Niere 13^{dF} und Niere 13$^{VN/KW}$ gut mit puls 3^w überein. – Niere 13^{SM} liegt hingegen etwas höher und weiter lateral.[4] – Nach de la Fuye entspricht der Punkt Niere 13 nicht

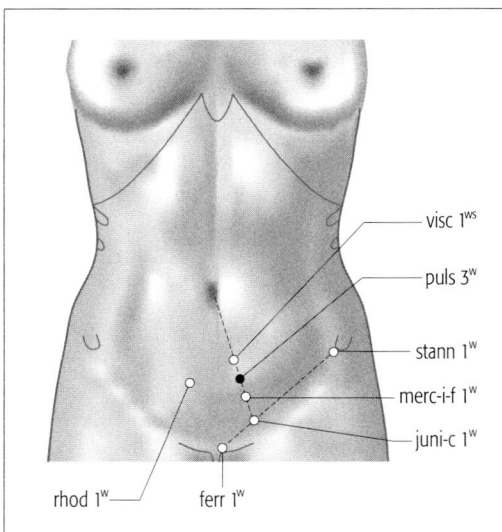

visc 1^{ws}

puls 3^w

stann 1^w

merc-i-f 1^w

juni-c 1^w

rhod 1^w ferr 1^w

Abb. 98 c: puls 3^w.

---

1 Nach meiner Erfahrung besteht eine ähnliche Beziehung auch zu Arsenik.
2 Rauber/Kopsch, S. 291–293.
3 KW, S. 190; VN, S. 113.
4 SM, S. 151.

nur links, sondern beidseits dem klassischen Indikator von Pulsatilla, weshalb der spiegelbildliche klassische Rhododendron-Punkt in seinem Mittelverzeichnis nicht mehr erscheint. Der Punkt ist nach de la Fuye anderweitig nicht belegt.

Sch $\approx$ dF $\approx$ puls 3^W
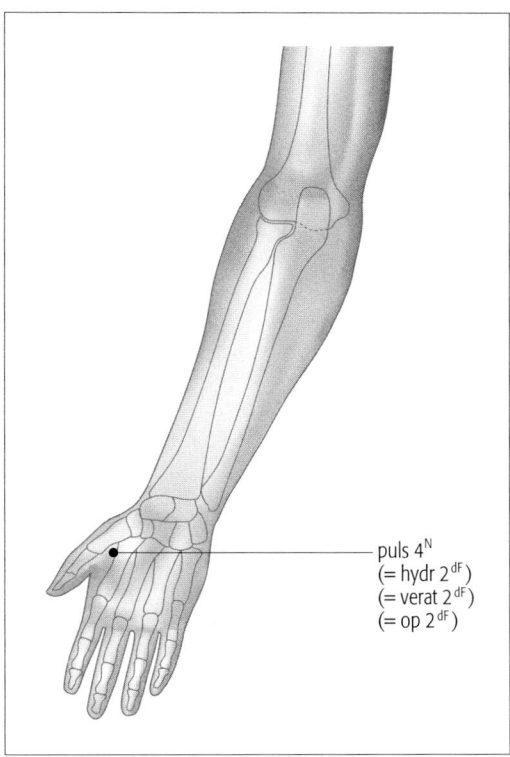 Niere 13 beidseits. 4 Querfinger oberhalb des Schambeins und 2 Querfinger neben der Medianlinie.

De la Fuyes topographisch etwas unklare schriftliche Ortsangabe wurde von Übersetzer Schmidt sowohl nach oben als auch nach lateral etwas zu weit korrigiert (vgl. die obige Anmerkung).

BL $\approx$ dF $\approx$ US $\approx$ puls 3^W
 Niere 13 links. 4 Querfinger (= 3 Cun)[1] unterhalb des Nabels und 1 Querfinger lateral der Medianlinie.

Da die Distanz Nabel – Symphyse in 5 Cun eingeteilt wird, liegt Niere 13^{BL} 2 Cun über dem Nabel und entspricht damit in der Höhenlage genau Niere $13^{VN/KW}$. Der minimal größere Seitenabstand des Punktes (etwa $\frac{1}{3}$ Querfinger Differenz) entspricht hingegen eher Niere 13^{dF}. Zur guten Übereinstimmung dieser Ortsangabe mit puls 3^W s. oben unter de la Fuye.

K $\approx$ dF $\approx$ puls 3^W
 Niere 13 links. 2 Cun oberhalb des Schambeines und 1 Cun seitlich der Mittellinie.

Zu dieser etwas weiter lateral als Niere $13^{VN/KW}$ liegenden Ortsangabe s. die obige Anmerkung und diejenige zu de la Fuye. Zu Kracks zusätzlicher, sehr viel gewagteren Zuordnung dieses Punktes zu Ammonium carbonicum und Cyclamen europaeum s. unter diesen Mitteln.

Deg $\approx$ puls 3^W
 Niere 13 links. Um den Weiheschen Punkt von Pulsatilla zu finden, fixiert man den Verbindungspunkt des 3. und 4. inneren Viertels der Linie, welche die linke Spina iliaca anterior superior und die Symphysis pubica verbindet. Von diesem Punkt wird eine Linie zum Nabel gezogen. Pulsatilla liegt auf dieser Linie, zwei Drittel vom Nabel entfernt.

Degroote verbindet die Göhrumsche Ortsbeschreibung direkt mit der homöosiniatrischen Zuordnung de la Fuyes, welche auf seiner Meridianskizze als Niere $13^{VN/KW}$ eingetragen ist. Diese Angaben stimmen aber in diesem Fall alle weitgehend miteinander überein (s. oben unter de la Fuye).

Der wichtige Akupunkturpunkt Dickdarm 4 = puls 4^N ist nicht ganz überraschenderweise mehrfach belegt; nach de la Fuye zusätzlich mit Hydrastis, Opium und Ve-

puls 4^N
(= hydr 2^{dF})
(= verat 2^{dF})
(= op 2^{dF})

Abb. 98 d: puls 4^N.

ratrum.[2] Die Ortsangaben für diesen Punkt stimmen nach sämtlichen unseren Akupunkturquellen gut überein.[3]

K = Deg = US = puls 5^{dF}
Der Punkt Magen 36 ist nach de la Fuye zusammen mit Arsenicum iodatum doppelt belegt. Die Lage dieses wichtigen Akupunkturpunktes unter der Außenseite der Tuberositas tibiae wird von allen unseren Quellen weitgehend übereinstimmend angegeben. Lediglich Soulié de Morants Atlasdarstellung kommt etwa eine Distanz zu hoch zu liegen.[4] Zur druckpunktdiagnostischen Bewertung dieses für Pulsatilla eher weniger bewährten Indikators s. unter Arsenicum iodatum.

Sch $\approx$ puls 5^{dF}
 Magen 36 beidseits. An der lateralen Tibiafläche, auf dem Ansatz des vorderen Schienbeinmuskels.
Siehe oben stehende Anmerkung.

1 Siehe Abbildung 24.
2 Siehe unter diesen Mitteln.
3 KW, S. 145; VN, S. 25; SM, S. 113.
4 SM, S. 99; KW, S. 156; VN, S. 46.

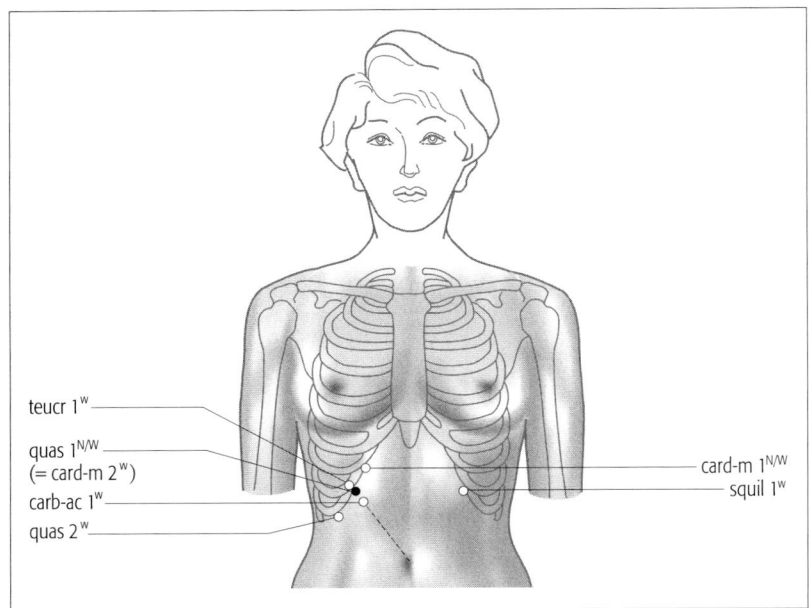

teucr 1^{w}

quas 1$^{N/W}$
(= card-m 2^{w})

carb-ac 1^{w}

quas 2^{w}

card-m 1$^{N/W}$
squil 1^{w}

Abb. 99: quas 1$^{N/W}$.

Der Weihesche Einzelpunkt ist Bestandteil der folgenden Mittelgleichungen:

Pulsatilla + Cuprum metallicum = Colchicum autumnale
Pulsatilla + Ferrum metallicum = Aqua formicarum
    (s. Anmerkung zu Formica)
Pulsatilla + Natrum sulphuricum = Rhododendron

Sein spiegelbildlicher Partner auf der Gegenseite ist Rhododendron.

Pyrogenium

Druckpunktdiagnostisch ist diese Nosode noch weitgehend unbekannt. Bei einem klinisch sehr gut reagierenden Fall habe ich den de la Fuye-schen Hauptpunkt von Luesinum rechtsseitig und denjenigen von Psorinum linksseitig gefunden.[1]

Quassia

quas 1$^{N/W}$*
Am unteren Rand des Rippenbogens, am Übergang vom 9. zum 10. Rippenknorpel, rechts. Druck gegen den unteren Rand des Rippenbogens und senkrecht zur Tangente durch den betreffenden Punkt.

quas 2^{w}
Am unteren Rippenbogen, zwischen nux-v 1^{w} und dem Übergang vom 9. zum 10. Rippenknorpel

rechts. Druck gegen den unteren Rand des Rippenbogens und senkrecht zur Tangente durch den betreffenden Punkt.

quas^{WK}
Phosphoricum acidum + Belladonna

Wie schon mehrfach erwähnt, muss wohl die ganze Reihe der Rademacherschen Lebermittel am rechten Rippenbogen um einen Interkostalraum nach oben-medial verschoben werden.[2] Damit entspricht auch der neue Indikator des interessanten, leider nur fragmentarisch geprüften Rademacherschen Lebermittels dem etwa 2 Querfinger nach medial-proximal verschobenen klassischen Punkt quas 2^{w}.[3]

Anmerkungen _____

Der spiegelbildliche Partner von quas 1$^{N/W}$ auf der Gegenseite ist Squilla, derjenige von quas 2^{w} Quercus robur.

_____

1 Für Details zu den beiden Punkten s. unter den betreffenden Mittelabschnitten.
2 Siehe hierzu auch unter den Lebermedikamenten Chelidonium und Carduus marianus sowie unter den Pilzmitteln Bovista und Secale.
3 Quas 1$^{N/W}$ entspricht dann wiederum dem klassischen Indikator der Mariendistel (s. obige Abbildung und unter Carduus marianus).

Quercus robur

querc 1^W

Am unteren Rippenbogen, zwischen China und dem Übergang vom 9. zum 10. Rippenknorpel (s. Abb. 57: chin 1^W, S. 206, vgl. auch Abb. 121, S. 368). Druck gegen den unteren Rand des Rippenbogens und senkrecht zur Tangente durch den betreffenden Punkt.

Anmerkungen _____

Der Weihesche Einzelpunkt ist Bestandteil der folgenden Mittelgleichung:

Quercus robur + Cuprum metallicum
   = Hamamelis virginiana

Der spiegelbildliche Partner des Weiheschen Einzelpunktes des von Rademacher als Milzmittel eingesetzten Eichelwassers auf der Gegenseite ist quas 2^W.

Ranunculus bulbosus

ran-b 1^W

Am Übergang vom mittleren zum inneren Drittel der Strecke von Stannum (unter der Spitze der Spina iliaca anterior superior) zum Nabel, links (s. Abb. 121, S. 368).

Anmerkungen _____

Du = FB = R = ran-b 1^W

BL = US ≈ ran-b 1^W

☽ Magen 26 links. Ein Querfinger unterhalb des Nabels auf dem Magenmeridian, welcher auf dieser Höhe 3 Querfinger von der Medianlinie auf dem Außenrand des Musculus rectus abdominis verläuft.
   Zur Diskussion dieser ran-b 1^W zumindest approximativ etwa entsprechenden homöosiniatrischen Zuordnung s. unter Ignatia.

K ≈ ran-b 1^W

☽ Magen 26 links. Spiegelbildlich zum MacBurneyschen Punkt. Am Rektusrand zwischen dem inneren und äußeren Drittel der Verbindungslinie Nabel—Spina iliaca.
   Entspricht topographisch weitgehend ran-b 1^W. Zum Bezug des Akupunkturpunktes Magen 26 zum Mac Burneyschen Punkt s. unter Ignatia.

Deg ≈ ran-b 1^W

☽ Magen 26 links. Auf der Linie, welche den Nabel mit der Spina iliaca anterior superior verbindet, ein Drittel vom Nabel entfernt.

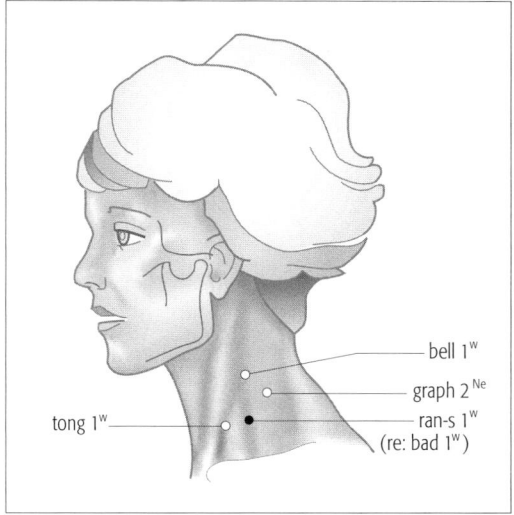

Abb. 100: ran-s 1^W.

   Zur Diskussion dieser ran-b 1^W recht gut entsprechenden homöosiniatrischen Zuordnung s. ebenfalls unter Ignatia.

Der Weihesche Einzelpunkt ist Bestandteil der folgenden Mittelgleichungen:

Ranunculus bulbosus + Ignatia = Thuja
Ranunculus bulbosus + Antimonium crudum
   = Rhus toxicodendron
Ranunculus bulbosus + Kali bichromicum
   = Mercurius corrosivus (?)
Ranunculus bulbosus + Natrum phosphoricum = Spigelia
Ranunculus bulbosus + Phosphoricum acidum = Bryonia

Sein spiegelbildlicher Partner auf der Gegenseite ist der klassische Indikator von Ignatia.

Ranunculus sceleratus

ran-s 1^{W*}

An der Rückseite des linken Musculus sternocleidomastoideus, in der Mitte zwischen dessen hinterem Ansatz an der Klavikula und Belladonna.

Bei einer der eher seltenen Indikationen des Gift-Hahnenfußes wurde zusätzlich auch puls 1^N positiv gefunden.[1] Dies ist nicht ganz überraschend, da die Pulsatilla ja zur gleichen Familie gehört. Auch topographisch sind die beiden Indikatoren ja zumindest regionale Nachbarn.

_____

1 Siehe unter Pulsatilla.

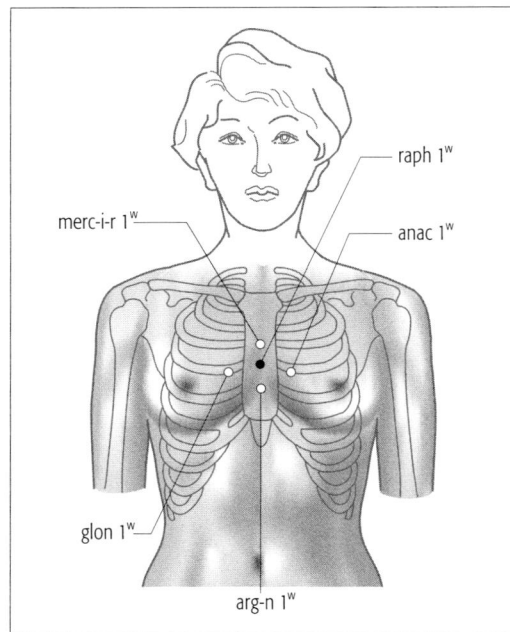

Abb. 101: raph 1^W.

Anmerkungen _____

Du ≈ ran-s 1^W
Am Hinterrand des Musculus sternocleidomastoideus, in der Mitte der Strecke zwischen dem klavikulären Ansatz dieses Muskels und dem Punkt von Stramonium, links.
    Statt Stramonium wäre hier sicher Belladonna gemeint, wie dies auch die ausdrückliche Angabe der Linksseitigkeit des Indikators durch Duprat bestätigt.

K ≈ ran-s 1^W
➋ Dünndarm 16 links. Vorne am Hals, am Vorderrand des Musculus sternocleidomastoideus, über der Arteria carotis.
    Der von Krack angegebene homöosiniatrische Entsprechungspunkt Dünndarm 16 liegt nach den modernen Akupunkturtafeln wohl in besserer Übereinstimmung mit Göhrums Indikator als nach Kracks Angabe auf dem Hinterrand des Musculus sternocleidomastoideus, aber deutlich höher als ran-s 1^W etwa auf dem Niveau des

_____
1 VN, S. 73.
2 KW, S. 172.
3 SM, S. 123.
4 Näheres hierzu s. unter diesem Mittel.
5 dF II, B/8.
6 SM, S. 189; KW, S. 226; VN, S. 182.
7 KW, S. 227; VN, S. 182/183; SM, S. 189. Der Punkt raph 1^W müsste also als Konzeptionsgefäß 17 a bezeichnet werden. Siehe auch unten.

Adamsapfels,[1] oder sogar noch etwas höher,[2] und würde damit eher dem Indikator von Belladonna als demjenigen unseres Vertreters aus der vielköpfigen Hahnenfuß-Familie entsprechen. Nach Soulié de Morant liegt der Punkt ebenfalls etwa auf dieser Höhe, aber auf der Außenseite des oben genannten Muskels.[3]

Der Weihesche Einzelpunkt ist Bestandteil der folgenden Mittelgleichungen:

Ranunculus sceleratus + Badiaga
    = Antimonium tartaricum
    (diese Kombination habe ich auch einmal bei einer Bovista -Indikation feststellen können[4]).
Ranunculus sceleratus + Baryta carbonica = Phosphorus
Ranunculus sceleratus + Oxalicum acidum = Euphrasia

Sein spiegelbildlicher Partner auf der Gegenseite ist Badiaga.

Raphanus sativus

raph 1^W*
Auf der Vorderseite des Brustbeins, zwischen dem 4. Rippenpaar.

Anmerkungen _____

Du = raph 1^W

R = FB = Da ≈ raph 1^W
Auf der Medianlinie des Sternums, auf Höhe des 4. Interkostalraumes.
    Bei einem Großteil der französischen Schule (s. auch unten) erscheint der Indikator um einen halben Interkostalraum nach unten verschoben.

dF = Sch = BL ≈ raph 1^W
➋ Konzeptionsgefäß 17. Median auf der Vorderseite des Sternums, auf der Höhe des 4. Interkostalraums.
    Die Ortsangabe de la Fuyes für seinen homöosiniatrischen Punkt stimmt – im Gegensatz zu den unten angeführten, raph 1^W topographisch genau entsprechenden Angaben Voisins und Kracks – auch nach seinem Atlas[5] mit Göhrum nicht genau überein. Sie kommt fast eine Fingerbreite tiefer auf Höhe des 4. Interkostalraumes zu liegen. Krack und Voisin benennen ihre homöosiniatrischen Punkte aber unterschiedlich, nämlich als Konzeptionsgefäß 17 bzw. 18 (s. unten). Da Konzeptionsgefäß 17 nach sämtlichen unseren Akupunkturquellen im 4. Interkostalraum[6] und der 18. Meridianpunkt im 3. Zwischenrippenraum liegt, haben nach der klassischen Akupunkturlehre beide zur Hälfte recht: Göhrums Punkt liegt genau dazwischen![7] – Zu Konzeptionsgefäß 17 s. auch unter Argentum metallicum.

V ≈ Deg ≈ dF ≈ raph 1^W

🌙 Konzeptionsgefäß 17. Auf der Vorderseite des Brustbeins, zwischen dem 4. Rippenpaar. Ziemlich verlässlich beim Meteorismus und der Flatulenz des Mittels.

Diese Ortsangabe stimmt wohl mit raph 1^W gut überein, jedoch liegt Konzeptionsgefäß 17 nach sämtlichen unseren Akupunkturquellen (insbesondere auch nach Degrootes eigener Meridianskizze!) etwas tiefer (s. oben).

K ≈ dF ≈ raph 1^W

🌙 Konzeptionsgefäß 18. In der Mittellinie auf dem Brustbein in der Höhe des Ansatzes des 4. Rippenpaares, in einer kleinen Vertiefung dort.

Siehe die obigen beiden Anmerkungen. Konzeptionsgefäß 18 entspricht nach de la Fuye Mercurius iodatus ruber.[1]

Der Weihesche Einzelpunkt ist Bestandteil der folgenden Mittelgleichung:

Raphanus sativus + Argentum metallicum = Lachesis

Ratanhia

rat 1^W

Auf der vorderen Axillarlinie, im 3. Interkostalraum, links (s. Abb. 98 b; puls 2^{WK1}, S. 316). Druck gegen den Unterrand der oberen Rippe und senkrecht zur Tangente durch den Punkt.

Zur Diskussion dieses Indikators, welcher zusammen mit seinem spiegelbildlichen Partner hep 1^W bei der Begründung der Homöosiniatrie eine wichtige Rolle spielte, sei auf den Mittelabschnitt von Hepar sulphuris verwiesen. De la Fuye ordnet den Punkt beidseits der Kalkschwefelleber zu.

Der Indikator der interessanten, heute aber kaum mehr verwendeten südamerikanischen Heilpflanze mit breitem, polychrestverdächtigem Wirkungsspektrum ist heute – wie auch schon zu Göhrums Zeiten – in erster Linie als Partnerpunkt der Kombination puls^{WK} = hep 1^W + rat 1^W von Bedeutung. Bei dieser wichtigen Pulsatilla-Konstellation ist rat 1^W oft deutlicher positiv als hep 1^{W}.[2]

Anmerkungen ——————————————

Du = FB = R = rat 1^W

K = BL = US ≈ rat 1^W

🌙 Lunge 1 links. Auf der vorderen Axillarlinie, im 3. Interkostalraum, etwa 6 Cun lateral der Sternalmitte.

Zu dieser homöosiniatrischen Zuordnung s. unter Hepar.

Der Weihesche Einzelpunkt ist Bestandteil der folgenden Mittelgleichung:

Ratanhia + Hepar sulphuris = Pulsatilla

Sein spiegelbildlicher Partner auf der Gegenseite ist Hepar sulphuris.

Rheum

rheum 1^W

Auf der Medianlinie des Abdomens, dicht oberhalb von Thuja (s. Abb. 117 a: thuj 1^W, S. 356).

rheum^{WK}

Kali carbonicum + Iris versicolor

Anmerkungen ——————————————

Du = rheum 1^W

Dicht oberhalb des Punktes von Thuja, letzteren berührend.

Duprats Distanzangabe ist mit Göhrums Distanzbegriff von „dicht oberhalb" (= ca. ½ Fingerbreite Abstand, vgl. Abb. 22, S. 121) gut vereinbar. Rheum 1^W entspricht dem genau gleich definierten Indikator thea 1^{FB}.[3]

Rhododendron

rhod 1^W

Auf der Grenze des mittleren und äußeren Drittels der Verbindungslinie zwischen Nabel und Juniperus communis, rechts (s. Abb. 98 c: puls 3^W, S. 316).

rhod^{WK}

Natrum sulphuricum + Pulsatilla

Anmerkungen ——————————————

Du = R = FB = rhod 1^W

BL ≈ rhod 1^W

🌙 Niere 13 rechts. 4 Querfinger (= 3 Cun)[4] unterhalb des Nabels und 1 Querfinger lateral der Medianlinie.

Nach de la Fuye entspricht der Punkt Niere 13 beidseits Pulsatilla, weshalb Rhododendron in seinem Mittelverzeichnis nicht mehr erscheint.[5] – Zu der recht guten Übereinstimmung von Bonnet-Lemaires obiger Ortsangabe mit rhod 1^W s. unter Pulsatilla.

——————————————

1 Siehe unter diesem Mittel.
2 Siehe hierzu auch unter Pulsatilla.
3 Siehe unter diesem Mittel.
4 Siehe Abbildung 24, S. 127/128.
5 Siehe unter Pulsatilla.

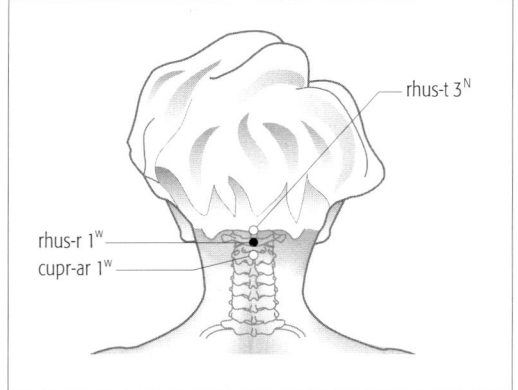

rhus-t 3[N]

rhus-r 1[W]
cupr-ar 1[W]

Abb. 102: rhus-r 1[W].

K = US ≈ rhod 1[W]
☽ Niere 13 rechts. 2 Cun oberhalb des Schambeins und 1 Cun seitlich der Mittellinie.

Zu dieser topographisch ebenfalls noch recht gut mit rhod 1[W] übereinstimmenden homöosiniatrischen Zuordnung s. unter Pulsatilla.

V ≈ rhod 1[W]
Entspricht etwa ☽ Niere 13 rechts. 1½ Querfinger seitlich der Medianlinie des Abdomens und 5 Querfinger unterhalb des Nabels.

Voisin, der den linksseitigen Partnerpunkt puls 3[W] ersatzlos streicht, kommt mit seiner Ortsbeschreibung einen Querfinger tiefer und damit deutlich schlechter als die beiden oben angeführten Autoren zu liegen.[1]

Deg ≈ rhod 1[W]
☽ Niere 13 rechts. Um den Weiheschen Punkt von Rhododendron zu finden, fixiert man zuerst den Verbindungspunkt des 3. und 4. inneren Viertels der Linie, welche die rechte Spina iliaca anterior superior und die Symphysis pubica verbindet. Von diesem Punkt wird eine Linie zum Nabel gezogen. Rhododendron liegt auf dieser Linie, zwei Drittel vom Nabel entfernt.

Degroote verbindet die korrekte Göhrumsche Ortsbeschreibung direkt mit der homöosiniatrischen Zuord-

---

1 Siehe unter Pulsatilla.
2 Für Details hierzu s. unter Pulsatilla.
3 Siehe hierzu unmittelbar anschließend unter Rhus toxicodendron.
4 KW, S. 219. Zu den anderweitigen Lokalisierungen von Lenkergefäß 14 und den diesen entsprechenden Zuordnungen s. unter Carboneum sulphuratum und Menyanthes.
5 VN, S. 160. Lenkergefäß 16[KW] liegt weiter oben auf dem Hinterhaupt (KW, S. 220).
6 SM, S. 197.

nung Bonnet-Lemaires zu Niere 13 (s. oben), welcher Punkt auf seiner Meridianskizze als Niere 13[VN/KW] eingetragen ist. In diesem Fall stimmen die beiden Ortsangaben aber weitgehend miteinander überein.[2]

Der Weihesche Einzelpunkt ist Bestandteil der folgenden Mittelgleichungen:

Rhododendron + Ferrum metallicum = Causticum
Rhododendron + Phosphoricum acidum
    = Mercurius vivus
Rhododendron + Platinum metallicum = Palladium (?)

Sein spiegelbildlicher Partner auf der Gegenseite ist der klassische Indikator von Pulsatilla.

Rhus radicans

rhus-r 1[W]*
Auf dem Dornfortsatz des 1. Halswirbels. (?) Druck von oben auf die obere Kante des Processus spinosus.

Die homöosiniatrischen Bezeichnungen für diesen Punkt weichen einmal mehr voneinander ab (s. unten). Topographisch aber herrscht Einstimmigkeit, was zusätzlich zu meiner positiven klinischen Erfahrung mit diesem Indikator für die Bewährtheit des Punktes spricht.

Der unmittelbar oberhalb gelegene Punkt am Unterrand des Os occipitale ist nach neueren Erfahrungen ein interessanter Zusatzindikator für Rhus toxicodendron, das sehr nahe verwandte Hauptmittel der Rhus-Gruppe.[3] Dieser Punkt ist nach Weihe und de la Fuye nicht belegt.

Anmerkungen _____

R = rhus-r 1[W]

dF = Sch ≈ rhus-r 1[W]
☽ Lenkergefäß 16. Auf der Dornfortsatzspitze des 1. Halswirbels (Atlas).
Siehe die unten stehende Anmerkung.

BL ≈ dF
☽ Lenkergefäß 14. Auf dem Oberrand des Dornfortsatzes des 1. Halswirbels.

Bonnet-Lemaires Bezeichnung Lenkergefäß 14 für den Punkt auf dem 1. Halswirbel ist nur nach König/Wancura recht gut zutreffend,[4] während de la Fuyes davon abweichende Benennung als Lenkergefäß 16 (s. oben) Van Nghi[5] und Soulié de Morant[6] für sich sprechen lassen kann. – Krack lokalisiert an der Stelle von rhus-r 1[W] den nach Göhrum einen Wirbelkörper tiefer zu findenden Indikator von Cuprum arsenicosum und bezeichnet diesen Punkt nochmals anders als ☯ Lenkergefäß 17.[1] Lenkergefäß 17 wird aber nach sämtlichen Akupunkturquellen auf dem Os occipitale lokalisiert, sodass Kracks Angabe auch nach der offiziellen Akupunktur-Topographie isoliert dasteht. Hält man sich aber nicht an die von Krack angegebene Meridiannummer, sondern an seine chinesische Namensbezeichnung, wird klar, dass Krack in Übereinstimmung mit de la Fuye eigentlich den tiefer gelegenen Punkt Lenkergefäß 16[SM/VN] meint.[2]

Der Weihesche Einzelpunkt ist Bestandteil der folgenden Mittelgleichungen:

Rhus radicans + Bromium = Gelsemium
Rhus radicans + Cuprum arsenicosum
    = Menyanthes trifoliata

Rhus toxicodendron

rhus-t 1[N/dF] **
☯ Gallenblase 30 links. Auf dem äußersten Punkt des Trochanter major femoris.

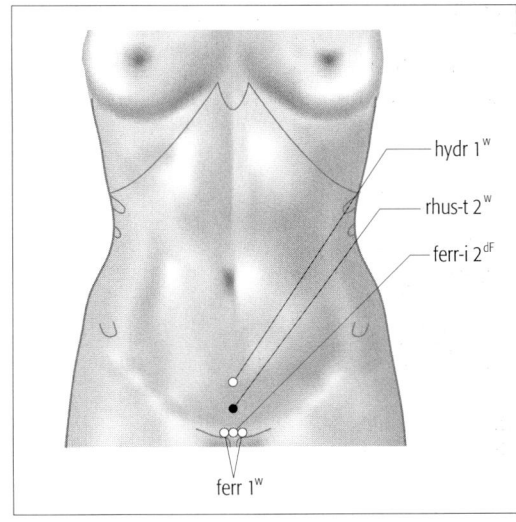

Abb. 103 b: rhus-t 2[w].

rhus-t 2[w] *
In der Mitte des unteren Drittels der Linie zwischen Nabel und Symphyse.

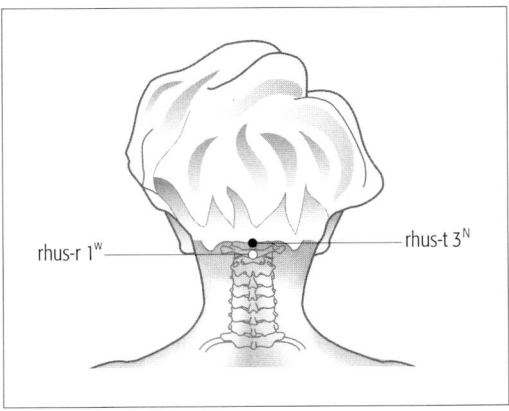

Abb. 103 c: rhus-t 3[N].

rhus-t 3[N] *
Median am Unterrand des Os occipitale. Druck schräg von unten gegen den Unterrand des Knochens.[3]

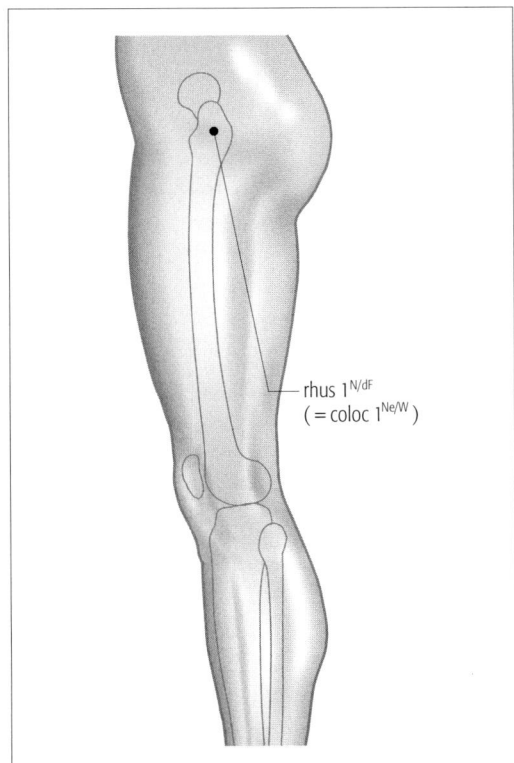

Abb. 103 a: rhus-t 1[N/dF].

---

1 Siehe unter diesem Mittel.
2 Siehe unter Cuprum arsenicosum.
3 Auf eine homöosiniatrische Zuordnung des Punktes wird verzichtet, weil das in Frage kommende Lenkergefäß an dieser Stelle eine alles andere als übersichtliche Nomenklatur aufweist. Näheres hierzu s. unter dem benachbarten Indikator rhus-r 1[w].

rhus-t[WK]

1. Aceton + Cyclamen europaeum (?)
2. Antimonium crudum + Ranunculus bulbosus
3. Baryta carbonica + Iris versicolor
4. Kali iodatum + Ledum palustre
5. Natrum sulphuricum + Hyoscyamus

Einmal mehr handelt es sich bei dem neuen Indikator rhus-t 1[N/dF] lediglich um eine Präzisierung der Seitenlage eines bewährten de la Fuyeschen Punktes. Der Punkt ist nach de la Fuye (s. unten) zusätzlich und ebenfalls beidseits mit Colocynthis belegt. Ob sich entsprechend der linksseitigen Dominanz von rhus-t 1[N/dF] der rechtsseitige Punkt eher für Colocynthis bewährt, muss noch geklärt werden.

Der klassische Indikator rhus-t 2[W] ist wie viele Punkte in der Bauchregion oft falsch negativ.

Rhus-t 3[N] liegt unmittelbar über dem Indikator des sehr nahe verwandten Mittels Rhus radicans.[1] Es lohnt sich, bei jeder Rhus-Indikation die ganze Gruppe der bewährten Rhus-Indikatoren zu prüfen. Je nach Druckpunktbefund kann dann Rhus toxicodendron oder Rhus radicans eingesetzt werden, was sich in der Praxis gut bewährt hat. Wir erhalten so ähnlich wie für die Pulsatilla-Gruppe[2] auch für die kaum weniger bedeutsame Rhus-Familie[3] eine Gruppe von Indikatoren, welche uns einen differenzierten Einsatz ihrer einzelnen, homöopathisch-klinisch sonst meist ja kaum unterscheidbaren Glieder ermöglicht.

Die Weihesche Kombination Baryta carbonica + Iris hat sich mir in einem der Fälle mit negativem klassischem Weiheschem Indikator bewährt. Häufiger aber war in diesen Fällen die wenig spezifische Kombination Baryta carbonica + Tongo[4] im Sinne eines spiegelbildlichen Doppelindikators positiv.

Anmerkungen _____

dF = Sch = Deg = US ≈ rhus-t 1[N/dF]
➋ Gallenblase 30 beidseits. Auf dem vorspringendsten Punkt des Trochanter major.

Gallenblase 30[dF] fällt mit dem klassischen Colocynthis-Punkt nach Nebel und Göhrum zusammen. Zur Diskussion dieser doppelten Belegung und der Topographie des Punktes s. unter Colocynthis. Degroote führt einmal mehr bei der Mittelbeschreibung ohne Lagepräzisierung den de la Fuyeschen Indikator an, während auf seiner Meridianskizze dann der nicht genau an derselben Stelle gelegene Punkt Gallenblase 30[VN] eingezeichnet ist, obwohl fast sicher Gallenblase 30[dF] gemeint wäre.[5]

Du = FB = rhus-t 2[W]

R = rhus-t 2[W]
In der Mitte der Strecke von Hydrastis (am Übergang vom mittleren zum unteren Drittel der Verbindungslinie Nabel–Symphyse gelegen) zur Symphyse.

dF = Sch = US ≈ rhus-t 2[W]
➋ Konzeptionsgefäß 3. 2 Querfinger oberhalb der Symphyse.

Siehe hierzu die nachfolgende Anmerkung.

K ≈ dF ≈ rhus-t 2[W]
➋ Konzeptionsgefäß 3. In der Mittellinie, 4 Cun unterhalb des Nabels.

Da nach den modernen Akupunkturtafeln die Strecke Nabel–Symphyse in 5 je mit einem Meridianpunkt des Konzeptionsgefäßes belegte Distanzen aufgeteilt wird[6] und Konzeptionsgefäß 3 der erste Akupunkturpunkt oberhalb der Symphyse ist, ist Kracks Angabe für diesen Punkt chinesisch-medizinisch korrekt; sie weicht auch nur minimal von Göhrums Lokalisierung ab: Ihr Abstand vom Symphysenoberrand beträgt $\frac{1}{5}$ statt wie für rhus-t 2[W] nur $\frac{1}{6}$ der genannten Hilfslinie (Lagedifferenz $\frac{1}{30}$ von 5 Cun = $\frac{1}{6}$ Cun). Die Differenz von Konzeptionsgefäß 3[VN/KW] zu de la Fuyes noch etwas höher liegendem Punkt (s. oben) beträgt dann aber bereits gut einen halben Querfinger, obwohl die Atlasangabe dieses Autors mit Göhrum genau übereinstimmt.[7]

BL ≈ dF ≈ rhus-t 2[W]
➋ Konzeptionsgefäß 3. In der Mitte der Strecke von Hydrastis (am Übergang vom mittleren zum unteren Drittel der Verbindungslinie Nabel–Symphyse gelegen) zur Symphyse.

Konzeptionsgefäß 3[BL] ist identisch mit rhus-t 2[W] und entspricht damit auch recht genau Konzeptionsgefäß 3[VN/KW] (s. oben).

_____

1 Clarke führt beide Mittel gemeinsam an, da sie wahrscheinlich nur verschiedene Wuchsformen derselben Pflanze sind (Clarke 1978, S. 990).
2 Siehe unter Pulsatilla.
3 Ein weiteres interessantes Mittel der Gruppe ist z. B. Rhus venenata, für welche Arznei spezifische Punktekombinationen aber noch nicht publikationsreif sind.
4 Nach der Weiheschen Schule Kali bichromicum entsprechend.
5 Für Details zu diesem Punkt s. unter Colocynthis.
6 VN, S. 176; KW, S. 224; vgl. auch Abb. 24, S. 127/128. Konzeptionsgefäß 3[SM] liegt etwas höher (SM S. 189).
7 dF II, B/XIII.

$V \approx dF \approx Deg \approx rhus\text{-}t\,2^W$

Entspricht etwa ❷ Konzeptionsgefäß 3. In der Mitte des unteren Drittels der Linie zwischen Nabel und Symphyse. Der Punkt scheint nur bei den Darmsymptomen des Mittels einigermaßen brauchbar zu sein.

Konzeptionsgefäß 3 nach Voisin ist identisch mit rhus-t 2^W und entspricht damit auch gut Konzeptionsgefäß $3^{VN/KW}$ (s. oben).

Der Weihesche Einzelpunkt ist Bestandteil der folgenden Mittelgleichungen:

Rhus toxicodendron + Aceton = Petroleum
Rhus toxicodendron + Ferrum metallicum
    = Oleum jecoris aselli

Robinia

rob 1^{FB} (nur Bilddarstellung)
Auf der Senkrechten, welche etwa durch die Mitte zwischen der Dornfortsatzlinie der thorakalen Wirbelkörper und dem inneren Schulterblattwinkel geht (etwa zwischen den lateralen Enden der Querfortsätze), im 4. Interkostalraum, links (s. Abb. 26 c: agar 3^W, S. 140).

Es handelt sich offensichtlich um einen durch die Nebelsche Schule neu bestimmten Indikator, den de la Fuye nicht übernommen hat. Nach dem letzteren Autor ist der Indikator der falschen Akazie entsprechend der Weiheschen Schule beidseits mit Agaricus belegt.[1]

Anmerkungen ——————————————

$R \approx rob\,1^{FB}$
Auf der Senkrechten, welche tangential zum Innenrand des Schulterblattes verläuft, im 4. Interkostalraum, links. Rouys Ortsangabe liegt deutlich lateral von derjenigen Fortier-Bernovilles.

$BL \approx rob\,1^{FB}$
❷ Blase 14 links. Auf der inneren Paravertebrallinie, d. h. 2 Querfinger seitlich der dorsalen Meridianlinie, im 4. Interkostalraum.

Diese Ortsangabe entspricht weitgehend derjenigen Fortier-Bernovilles. Zur Topographie von Blase 14 s. unter Agaricus.

Der spiegelbildliche Partner von rob 1^{FB} auf der Gegenseite ist der rechtsseitige klassische Indikator von Agaricus.

Rumex crispus

rumx 1^W
Auf der hinteren Axillarlinie, im 7. Interkostalraum, links (s. Abb. kali-ar 1^W, S. 225). Druck gegen den unteren Rand der oberen Rippe und senkrecht zur Tangente durch den Punkt.

rumx 2^{dF}
❷ Konzeptionsgefäß 21. Auf der Vorderseite des Sternums, zwischen Klavikula und 1. Rippe (s. Abb. 42: brom 1^W, S. 176).[2]

rumx 3^{dF}
❷ Konzeptionsgefäß 22 (s. Abb. 42: brom 1^W, S. 176). Ein Querfinger über dem Oberrand des Manubrium sterni.

rumx^{WK}
Kali arsenicosum + Sambucus nigra

Anmerkungen ——————————————

$Du = R = BL = dF = Sch = Deg = rumx\,1^W$

$WS \approx rumx\,1^W$
Auf der hinteren Axillarlinie, im 5. Interkostalraum, links.

Da auf Schölers Version von Göhrums Liste diese Punktangabe gerade um eine Zeile gegenüber der mehrfach bestätigten Angabe der Originalliste verschoben erscheint,[3] scheint es sich hierbei eher um einen Abschreibefehler als um eine Neubestimmung zu handeln. Auf Göhrums Originalliste bleiben die beiden Punkte im 5. Interkostalraum der hinteren Axillarlinie ohne Belegung.

$FB \approx rumx\,1^W$
Auf der hinteren Axillarlinie, im 6. Interkostalraum, links.

Fortier-Bernoville gibt vermutlich ebenfalls irrtümlich die Mitte zwischen den beiden oben genannten Lagevarianten an, während der sonst mit ihm meist einhergehende Rouy sich an Göhrums ursprüngliche Lokalisierung hält.

$Sch = K = Deg = US = rumx\,2^{dF}$ und rumx 3^{dF}
Von den beiden direkt übereinander liegenden neuen homöosiniatrischen Punkten de la Fuyes liegt ❷ Kon-

—————————————————————
1 Vgl. Abb. 122, S. 370, s. auch unter Agaricus.
2 Nach de la Fuyes Atlas liegt dieser Punkt am Oberrand des Manubrium sterni (dF II, B/XIII).
3 Krack/Schöler, S. 23.

zeptionsgefäß 21 direkt unter dem klassischen Brom-Punkt auf dem Manubrium sterni,[1] ☯ Konzeptionsgefäß 22 liegt knapp darüber.[2]

Der Weihesche Einzelpunkt ist Bestandteil der folgenden Mittelgleichung:

Rumex crispus + Salicylicum acidum
   = Kali bichromicum (?)

Sein spiegelbildlicher Partner auf der Gegenseite ist Salicylicum acidum.

Ruta graveolens

ruta 1^W
Auf der Strecke zwischen dem Nabel und dem unteren Ende der rechten mittleren Axillarlinie (= nux-v 1^W), in der Mitte des äußeren Drittels (s. Abb. 121, S. 368).

ruta^{WK}
Phosphoricum acidum + Cannabis sativa

Für die Gartenraute, deren interessantes Wirkungspotential ja weit über ihre bekannte Reputation als Frakturmittel und Antidot hinausreicht, kennen wir bisher lediglich den abdominalen Weiheschen Einzelpunkt, der wie andere Bauchpunkte nur sehr beschränkt verlässlich ist, und die ebenfalls nur abdominale Punkte enthaltende klassische Kombination.

Anmerkungen

Du = Deg = ruta 1^W

Der Weihesche Indikator ist Bestandteil der folgenden Mittelgleichungen:

Ruta graveolens + Calcarea phosphorica
   = Hepar sulphuris
Ruta graveolens + Iodium = Thuja (?)

Sein spiegelbildlicher Partner auf der Gegenseite ist der Indikator des ebenfalls schon vor Hahnemann als Gift-Antidot bekannten Mittels Cedron (cedr 1^{WS}).

---

1 Zur Problematik der Belegung dieses Punktes mit Bromum durch Degroote s. unter diesem Mittel.
2 Zur Lokalisierung des Brom-Punktes durch die französische Schule und zur Diskussion der chinesisch-medizinischen Topographie der Punkte Konzeptionsgefäß 20, 21 und 22 s. unter Bromium.
3 Siehe unten, zur Bewährtheit der letztgenannten Kombination s. unter Agaricus.

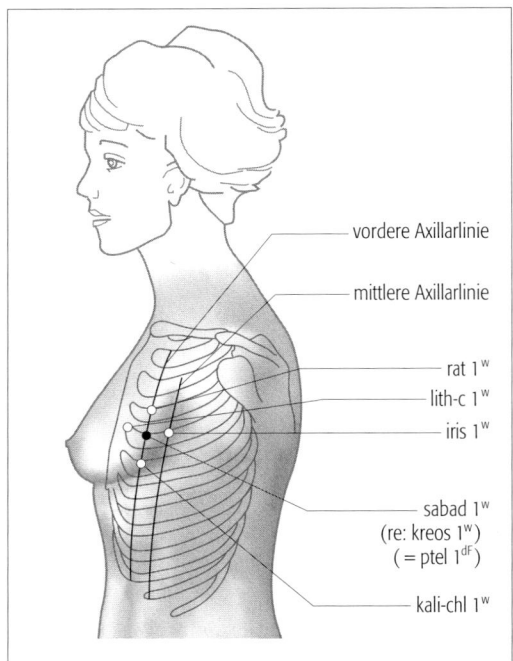

vordere Axillarlinie

mittlere Axillarlinie

rat 1^W
lith-c 1^W
iris 1^W

sabad 1^W
(re: kreos 1^W)
(= ptel 1^{dF})

kali-chl 1^W

Abb. 104: sabad 1^W.

Sabadilla

sabad 1^{W*}
Auf der vorderen Axillarlinie, im 4. Interkostalraum, links. Druck gegen den Unterrand der oberen Rippe und senkrecht zur Tangente durch den Punkt.

sabad^{WK}
1. Fluoricum acidum + Lactuca virosa (?)
2. Iodium + Mezereum
3. Natrum muriaticum + Tongo

Nach dem kritischen Voisin ist der klassische Punkt des bedeutenden Mittels verlässlich, vor allem bei Rhinitis- und Heuschnupfen-Indikationen. Auch ich habe ihn nie falsch negativ gefunden. Als Bestandteil je einer Weiheschen Argentum- und Agaricus-Kombination[3] und als auch nach de la Fuye doppelt belegter Punkt (s. unten) scheint er aber keineswegs so selten auch falsch positiv zu sein.

Anmerkungen

Du = R = V = sabad 1^W

BL ≈ sabad 1^W

☯ Milz-Pankreas 21 links. Auf der vorderen Axillarlinie, im 4. Interkostalraum.

Zu dieser topographisch zwar korrekten, chinesisch-medizinisch aber sehr problematischen homöosiniatrischen Zuordnung s. die Anmerkungen zum spiegelbildlichen Punkt Kreosotum.

K = US ≈ Deg ≈ sabad 1^W

☽ Gallenblase 22 links. Auf der mittleren Axillarlinie, im 4. Interkostalraum, etwas unterhalb der Achselfalte.

Kracks homöosiniatrischer Punkt Gallenblase 22 links stimmt nach seiner eigenen Topographie nicht mit Göhrum überein, er würde vielmehr Iris versicolor[1] entsprechen. Wahrscheinlich handelt es sich hier eher um eine Verwechslung als um eine alternative Lokalisierung. – Um die Sache noch komplizierter zur machen, identifiziert de la Fuye im Gegensatz zu Krack Gallenblase 22 topographisch genau mit dem Göhrumschen Sabadilla-Indikator, ordnet diesem aber neu beidseits Ptelea trifoliata zu.[2] Einen Ersatzpunkt für Sabadilla gibt dieser Autor nicht an. Damit wäre – wenn wir im Gegensatz zu de la Fuye am klassischen Sabadilla-Indikator festhalten wollen – dieser Punkt zusammen mit Ptelea doppelt belegt. Degroote korrigiert seine mit Krack identische frühere homöosiniatrische Benennung von sabad 1^W zu ☽ Gallenblase 23.[3] – Zur homöosiniatrischen Problematik von Gallenblase 22 s. auch unter Kreosotum und Ptelea, dort sind auch weitere Angaben zu dem Punkt zu finden.

Der Weihesche Einzelpunkt ist Bestandteil der folgenden Mittelgleichungen:

Sabadilla + Kreosotum = Agaricus muscarius
Sabadilla + Baryta carbonica = Argentum metallicum (?)

Sein spiegelbildlicher Partner auf der Gegenseite ist Kreosotum.

Sabal serrulata

sabal 1^W
Zwischen Nabel und Balsamum peruvianum, in der Mitte des äußeren Drittels, rechts (s. Abb. 121, S. 368). (?)

Duprat lokalisiert an der Stelle des Indikators der Sägepalme entsprechend der Schölerschen Version von Göhrums Liste Helonias,[4] für welches Mittel die klassische Weihesche Schule keinen Punkt anführt.

Anmerkungen _____

Der spiegelbildliche Partner des Weiheschen Einzelpunktes auf der Gegenseite ist Naja.

Sabina

sabin 1^W
Zwischen Processus mastoideus und Kiefergelenk, rechts (s. Abb. 98 a: puls 1^N, S. 315). Druck senkrecht zur Oberfläche.[5]

Da Bauer den spiegelbildlich-linksseitigen klassischen Indikator von Tabacum[6] an die Stelle des wie alle Baummittel[7] interessanten Mittels legt und sabin 1^W nicht streicht, ist der Punkt bis auf Weiteres als mit diesen beiden Mitteln doppelt belegt zu betrachten. Ich habe tab 1$^{Bauer/W}$ auch als ergänzenden Indikator von Staphysagria in Überprüfung.

Anmerkungen _____

Du = sabin 1^W

R ≈ sabin 1^W
1 cm hinter dem Ansatz des Ohrläppchens, rechts.

K = US ≈ sabin 1^W
☽ Drei-Erwärmer 17 rechts. Hinter dem Ohr und am vorderen Rand des Warzenfortsatzes, an dessen unterem Ende.

Krack lokalisiert den Punkt entsprechend Soulié de Morant auf der Vorderfläche des Mastoids, während er nach den modernen Akupunkturtafeln in besserer Übereinstimmung mit sabin 1^W in der Weichteillücke zwischen dem Warzenfortsatz und dem Processus condylaris des Unterkiefers zu finden ist. De la Fuye ordnet

---

1. Siehe hierzu auch unter dem spiegelbildlichen Indikator von Natrum muriaticum.
2. Siehe unter diesem Mittel.
3. Zur dadurch bei Degroote entstehenden Doppeldeutigkeit von Gallenblase 23 s. unter Chelidonium und Kreosotum.
4. Siehe unter diesem Mittel.
5. Sabin 1^W und puls 1^N auf der Gegenseite werden in der Regel ganz am oberen Ende der Vertiefung zwischen Mastoid und dem aufsteigenden Ast des Unterkiefers getastet. Bei einer klinisch gut ansprechenden Sabina-Indikation habe ich aber den etwa einen halben Querfinger tiefer direkt über der Parotis gelegenen Punkt noch etwas deutlicher positiv gefunden. Diese Lokalisationsvariante ist damit ebenfalls überprüfenswert, gerade als eventuelle Unterscheidungsmöglichkeit von dem nach Bauer ebenfalls rechtsseitig zu findenden Indikator von Tabacum (s. unten und unter diesem Mittel).
6. Dieser Indikator ist vor allem als neuer Pulsatilla-Hauptpunkt von großer Bedeutung, s. auch unter diesem Mittel.
7. Insbesondere betrifft dies die wie Sabina zu den Nadelbäumen gehörigen, vgl. Thuja, Abies, Cupressus, Cedrus u. a.

Drei-Erwärmer 17, den er ebenfalls auf der Vorderfläche des Mastoids lokalisiert, beidseits Kali muriaticum zu.[1]

Deg ≈ sabin 1^W
☽ Drei-Erwärmer 17 rechts. Zwischen dem Processus mastoideus und dem Kiefergelenk, rechts.

Degroote lokalisiert den Punkt schriftlich und auf seiner Meridianskizze als Drei-Erwärmer 17^{KW}, welcher Punkt im Gegensatz zu Drei-Erwärmer 17$^{SM/dF}$ sabin 1^W ziemlich genau entspricht.[2]

Der Weihesche Einzelpunkt ist Bestandteil der folgenden Mittelgleichung:

Sabina + Tabacum = Euphrasia

Sein spiegelbildlicher Partner auf der Gegenseite ist tab 1^W = puls 1^N.

Salicylicum acidum

sal-ac 1^W
Auf der hinteren Axillarlinie, im 7. Interkostalraum, rechts (s. Abb. 73: kali-ar 1^W, S. 255, wo der spiegelbildliche Indikator rumx 1^W dargestellt ist). Druck gegen den Unterrand der oberen Rippe und senkrecht zur Tangente durch den Punkt.

sal-ac^{WK}
Cuprum metallicum + Cistus canadensis

Anmerkungen ───────────────

R = BL = dF = Sch = sal-ac 1^W

FB ≈ sal-ac 1^W
Auf der hinteren Axillarlinie, im 6. Interkostalraum, rechts.

Fortier-Bernovilles isoliert dastehende Ortsbezeichnung beruht wahrscheinlich auf einem Irrtum, da der mit ihm meist einhergehende Rouy die korrekte Lage angibt.

Der Weihesche Einzelpunkt ist Bestandteil der folgenden Mittelgleichungen:

Salicylicum acidum + Rumex crispus
    = Kali bichromicum
Salicylicum acidum + Lachesis = Crotalus horridus

───────────────
1 Hierzu sowie für topographische Details zu diesem Akupunkturpunkt s. unten und unter Kali muriaticum.
2 Siehe oben und auch unter Kali muriaticum.
3 Siehe unter diesem Mittel.
4 Siehe auch unter Hydrastis.

Sein spiegelbildlicher Partner auf der Gegenseite ist Rumex crispus.

Sambucus nigra

samb 1^W
Auf der mittleren Axillarlinie im 7. Interkostalraum, rechts (s. Abb. 73: kali-ar 1^W, S. 255). (?) Druck gegen den Unterrand der oberen Rippe und senkrecht zur Tangente durch den Punkt.

samb^{WK}
Hepar sulphuris + Iris versicolor (?)

Rouy und Bonnet-Lemaire belegen den Punkt beidseits neu mit Causticum,[3] Fortier-Bernoville, der caust 2^W angibt, lässt samb 1^W ohne Belegung.

Anmerkungen ───────────────

Der Weihesche Einzelpunkt ist Bestandteil der folgenden Mittelgleichung:

Sambucus nigra + Kali arsenicosum = Rumex crispus

Sein spiegelbildlicher Partner auf der Gegenseite ist Kali arsenicosum.

Sanguinaria canadensis

sang 1^{W*}
Auf der Mamillarlinie, im 2. Interkostalraum, rechts. (?) Druck gegen den unteren Rand der 2. Rippe und senkrecht zur Tangente durch den Punkt.

sang 2^{dF}
☽ Lunge 9 beidseits. In der Radialisrinne in Höhe der Handgelenkfurche.

sang^{WK}
1. Kali chloricum + Causticum
2. Platinum metallicum + Ignatia

Die Blutwurz ist botanisch und biochemisch mit Chelidonium nahe verwandt und bildet damit zusammen mit den biochemischen Schöllkraut-Verwandten Berberis und Hydrastis eine interessante therapeutische Gruppe.[4]

Anmerkungen ───────────────

Du = V = Deg = sang 1^W

K ≈ sang 1^W
☽ Magen 15 rechts. Auf der Mamillarlinie, im 2. Interkostalraum am Unterrand der 2. Rippe. (?)

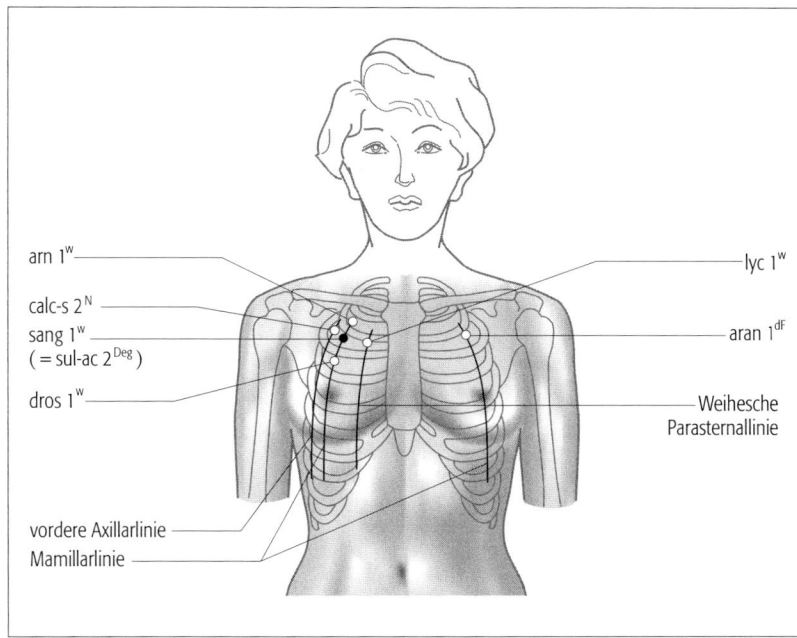

arn 1^W

calc-s 2^N

sang 1^W
(= sul-ac 2^Deg)

dros 1^W

lyc 1^W

aran 1^dF

Weihesche
Parasternallinie

vordere Axillarlinie

Mamillarlinie

Abb. 105: sang 1^W.

Bonnet-Lemaire und de la Fuye belegen den mit Magen 15 recht gut übereinstimmenden klassischen Indikator beidseits mit Aranea,[1] für den gestrichenen klassischen Indikator von Sanguinaria liefert de la Fuye als Ersatzpunkt sang 2^dF.[2] Für Rouy und Fortier-Bernoville ist die Situation offenbar unklar, weshalb sie die Belegung des 2. Interkostalraumes in der Mamillarlinie offen lassen. – Die Ortsangaben für Magen 15 stimmen nach sämtlichen unseren Akupunkturquellen gut überein.[3]

US ≈ sang 1^W
☯ Magen 13 rechts (ohne Ortsangabe).
    Ungern-Sternbergs homöosiniatrische Zuordnung von Sanguinaria zu Magen 13 steht isoliert da und beruht möglicherweise auf einer Verwechslung von Magen 15 (s. oben) und Magen 13. Der letztere Punkt wird zwar nach sämtlichen unseren Akupunkturquellen ebenfalls auf der Mamillarlinie lokalisiert, liegt jedoch entweder direkt unterhalb[4] oder oberhalb[5] der Klavikula, womit er als homöosiniatrische Entsprechung von sang 1^W nicht in Frage kommt. Der Punkt ist homöosiniatrisch bisher auch anderweitig nicht belegt.

Sch = Deg = US = sang 2^dF
Als Ersatzpunkt für den nach seiner Ansicht allein mit Aranea belegten Indikator sang 1^W wählt de la Fuye den Punkt ☯ Lunge 9, welcher nach diesem Autor allerdings ebenfalls bereits mit Carbo vegetabilis und Ammonium carbonicum belegt ist.[6]

Der spiegelbildliche Partner des Weiheschen Einzelpunktes auf der Gegenseite ist aran 1^dF = meph 1^W = sulph 8^Deg = pip-m 1^WS.

Sanicula

Bei zwei guten Indikationen dieses wie alle Natrium-Quellen[7] therapeutisch interessanten Mineralwassers[8] wurde erwartungsgemäß der klassische Indikator seiner Hauptkomponente Natrum muriaticum positiv gefunden, in einem Fall kombiniert mit dem klassischen Punkt von Carbo vegetabilis.

Sarsaparilla

sars 1^W
Auf der vorderen Axillarlinie, im 7. Interkostalraum, links (s. Abb. 75: kali-c 1^W, S. 258). Druck

---

1 Siehe unter diesem Mittel.
2 Siehe oben und die unten stehende Anmerkung zu de la Fuye.
3 SM, S. 97; VN, S. 39; KW, S. 152.
4 VN, S. 38; KW, S. 152.
5 SM, S. 97.
6 Für Details zu dem Punkt s. unter Ammonium carbonicum.
7 Vgl. z. B. Carlsbad und Wiesbaden.
8 Siehe auch S. 29.

gegen den Unterrand der oberen Rippe und senkrecht zur Tangente durch den Punkt.

sars 2^{WS}

Auf der vorderen Axillarlinie, im 6. Interkostalraum, links (s. Abb. 75: kali-c 1^{W}, S. 258). Druck gegen den Unterrand der oberen Rippe und senkrecht zur Tangente durch den Punkt.

Auf der Schölerschen Variante von Göhrums Liste bestehen im oberen Thoraxbereich einige Punkteverschiebungen, welche wahrscheinlich auf Abschreibefehlern beruhen.[1] Deshalb wohl haben wir zwei unmittelbar benachbarte Varianten des Weiheschen Sarsaparilla-Punktes vorliegen. Da beide Eingang in die Sekundärliteratur gefunden haben (s. unten), wird sars 2^{WS} trotz des obigen Vorbehaltes ebenfalls angeführt.

Anmerkungen _____

Du = Deg = sars 1^{W}

K = US ≈ sars 2^{WS}
☽ Milz-Pankreas 17 links. Im 6. Interkostalraum, 6 Cun von der Mittellinie entfernt.

Krack passt seinen homöosiniatrischen Indikator[2] der Topographie der ihm vorliegenden überarbeiteten Schölerschen Variante von Göhrums Liste an, und kommt so einen Interkostalraum höher als der Originalpunkt der modernen Akupunkturtafeln zu liegen. Nach Göhrums ursprünglichem Verzeichnis würde an dieser Stelle beidseits Kali carbonicum liegen, nach Schölers Variante ist dies nun logischerweise nur noch rechts der Fall.[3]

_____

1 Siehe u.a. auch unter Kali carbonicum.
2 Zum Punkt Milz-Pankreas 17 siehe unter Kali carbonicum.
3 Für Details hierzu und zur Topographie des Punktes s. unter Kali carbonicum, dessen klassischer Indikator sich auch mir rechtsbetont am besten bewährt hat (s. auch unter diesem Mittel).
4 Siehe unter diesem Mittel.
5 Siehe unter diesem Mittel. Azam bezeichnet den Skorpion Buthus australis als „Insekten-Silicea" (Reference Works, Vermeulen). Auch ich habe Scorpio und Silicea in einem Fall als therapeutisch komplementär gefunden.
6 Siehe unter diesem Mittel. Für einen weiteren möglichen Zusatzpunkt s. unter Sulphur (sulph 3^{N}).
7 Siehe auch unter Bovista, Ustilago, Candida und Agaricus.
8 Man beachte hierzu, dass auch auf Göhrums Büste von 1891 der klassische Secale-Punkt noch an der Stelle von bov 1^{W} eingetragen ist (s. Abb. 22, S. 121). Es bestand also bereits innerhalb der Weiheschen Schule eine gewisse topographische Inkonstanz betreffend diese Region, wo ja auch eine wichtige Verschiebung bezüglich der Lebermittel-Indikatoren vorgenommen werden musste (s. unter Chelidonium und Carduus marianus, vgl. hierzu auch die Anmerkungen zu Bovista und die obige Abbildung).

Der Weihesche Einzelpunkt von Sarsaparilla ist Bestandteil der folgenden Mittelgleichungen:

Sarsaparilla + Kali bromatum = Sulphur
Sarsaparilla + Kali iodatum = Pulsatilla

Sein spiegelbildlicher Partner auf der Gegenseite ist Cadmium sulphuratum.

Scorpio

Bei den beiden bisher genauer untersuchten Indikationen dieser interessanten Arznei wurde entsprechend der Gruppenzugehörigkeit des Mittels zu den an potentieller Bedeutung wohl nur wenig hinter den Schlangentoxinen zurückstehenden Spinnengiften der neue Indikator von Tarentula hispanica positiv gefunden.[4] Interessanterweise war auch der neue Hauptpunkt von Silicea druckempfindlich.[5] Bei einem sehr gut ansprechenden Fall war dazu auch der de la Fuyesche Punkt von Theridion positiv.[6]

Scrophularia nodosa

scroph-n^{WK}
Zincum metallicum + Hyoscyamus

Das von Clarkes Freund Cooper oft verwendete, wahrscheinlich u.a. auch antipsorische (Scrophula!) Mittel ist druckpunktdiagnostisch erst als spiegelbildliche Kombination bekannt.

Secale cornutum

sec 1$^{\text{W}*}$
Auf der Anschwellung der Verbindung zwischen dem 8. und 9. Rippenknorpel, beidseits. Druck von vorne nach hinten.

sec 2^{dF}
☽ Milz-Pankreas 6 bds. Drei Querfinger oberhalb der Spitze des inneren Knöchels (s. Abb. 78: kali-sil 1^{N}, S. 264).

Der klassische Indikator gehört zu der bekannten Pilzzone im Bereich des medialen unteren Rippenbogens.[7] Entsprechend wurde bei einer guten Indikation des Mittels zusätzlich auch einmal rechtsbetont der Indikator von Bovista positiv gefunden, dazu etwa gleich stark auch der unmittelbar darunter liegende neue Hauptpunkt von Chelidonium.[8] Linksseitig wurde in einem Fall auch der ebenfalls unmittelbar unter sec 1^{W} ge-

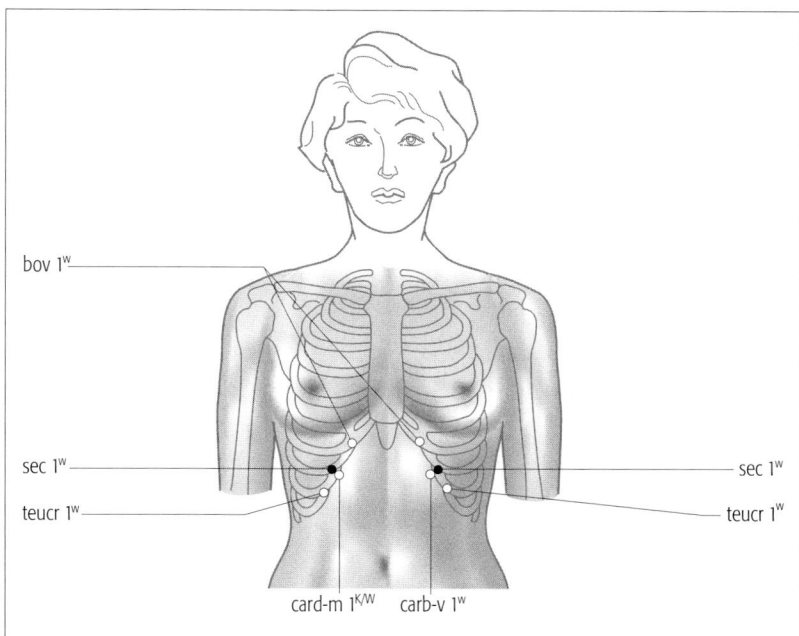

bov 1^W

sec 1^W

teucr 1^W

sec 1^W

teucr 1^W

card-m 1$^{K/W}$ carb-v 1^W

Abb. 106: sec 1^W.

legene Indikator von Carbo vegetabilis gefunden.

Der homöosiniatrische Punkt de la Fuyes ist nach diesem Autor zusammen mit Kali carbonicum doppelt besetzt. Der druckpunktdiagnostisch mehrdeutige Meridian-Kreuzungspunkt[1] hat sich mir für Secale in einem Fall ebenfalls bewährt.

Anmerkungen _____

Du ≈ sec 1^W
Am Vereinigungspunkt der 8. und 9. Rippenknorpel, beidseits.

K = US ≈ sec 1^W
◑ Gallenblase 24 beidseits. Auf der vorderen Axillarlinie im 6. Interkostalraum.

Kracks isoliert dastehender homöosiniatrischer Entsprechungspunkt für Secale würde nach seiner obigen Topographie nicht für sec 1^W gelten, sondern für den deutlich höher liegenden klassischen Indikator von Kali carbonicum. Diese Zuordnung ist denn auch nach de la Fuye die richtige.[2] Möglicherweise beruht Kracks eigenständige homöosiniatrische Zuordnung aber nicht auf einem Irrtum, sondern entspricht einer noch zu überprüfenden Neubestimmung. Hierzu könnte passen, dass Krack für Kali carbonicum eine andere homöosiniatrische Entsprechung angibt.[3]

Sch = US = sec 2^{dF}
Nach de la Fuye kreuzen sich in diesem „Treffpunkt der drei Yin" genannten Punkt (◑ Milz-Pankreas 6 = Leber 5 = Niere 8) die drei Yin-Gefäße des Beines. Seine Ortsangabe für den Punkt liegt aber etwa 1 Querfinger unter derjenigen der modernen Akupunkturtafeln.[4] – Der Punkt ◑ Milz-Pankreas 6^{dF} ist nach de la Fuye zusammen mit Kali carbonicum beidseits doppelt besetzt. Mir hat er sich in der de la Fuyeschen Lokalisation in erster Linie für Kali silicium bewährt, vor allem linksbetont.[5]

Selenium

sel 1^W
Auf dem Dornfortsatz des 3. Lendenwirbels. Druck von oben auf die obere Kante des Processus spinosus. (?)

_____

1 Siehe hierzu unter Kali carbonicum und unter Kali silicium, für welches letztere Mittel der Punkt nach meiner Erfahrung erstrangig anzeigt.
2 Zur Topographie von Gallenblase 24 s. unter Kali carbonicum.
3 Siehe unter Kali carbonicum.
4 VN, S. 55; KW, S. 161. Gemeint ist nach beiden Quellen ein Abstand von 3 Cun = 4 Querfinger von der Spitze des Innenknöchels. Nach Soulié de Morant liegt diese Distanz ähnlich (SM, S. 141). Zur nicht ganz sicheren Lage des Punktes nach de la Fuye vgl. auch die Angaben unter Kali carbonicum.
5 Siehe unter diesem Mittel.

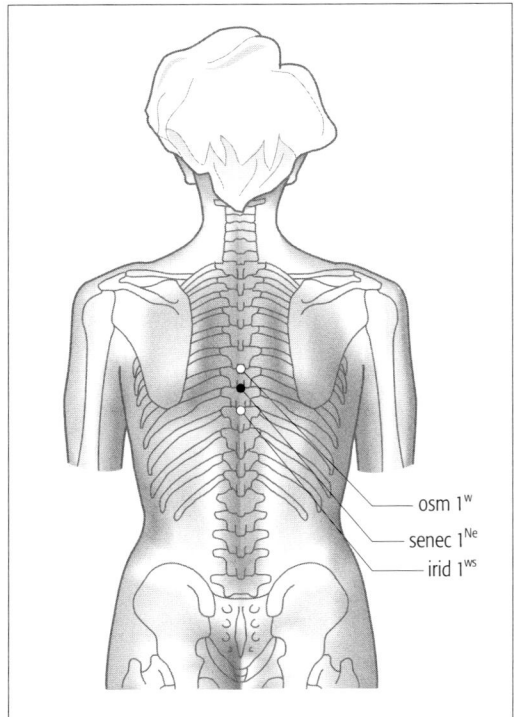

osm 1ʷ
senec 1ᴺᵉ
irid 1ʷˢ

Abb. 107: senec 1ᴺᵉ.

Entsprechend Göhrums Fragezeichen ist dieser Punkt leider nicht sehr zuverlässig. Bei einer guten Selen-Indikation war er aber immerhin schwach positiv. In einem anderen Fall mit völlig fehlender Empfindlichkeit des Selen-Indikators habe ich die beiden neuen Punkte von Sepia und Lycopodium im Knöchelbereich[1] im Sinne eines spiegelbildlichen Doppelindikators positiv gefunden. Die klassischen Indikatoren von Sepia und Lycopodium im Thoraxbereich waren hierbei negativ.

Anmerkungen _____

Du = FB = sel 1ʷ

dF = Sch = Deg = US ≈ sel 1ʷ
🌀 Lenkergefäß 4. Auf der Spitze des Dornfortsatzes des 3. Lendenwirbels.
       Der wichtige Akupunkturpunkt Lenkergefäß 4, das „Tor des Lebens", wird nach sämtlichen unseren Akupunkturquellen in recht guter Übereinstimmung mit de la Fuye und Voisin (s. unten) unter der Dornfortsatzspitze des 2. Lendenwirbels lokalisiert[2] und entspricht an dieser Stelle tatsächlich von allen Akupunkturpunkten weitaus am besten dem klassischen Selen-Indikator.

V = dF ≈ sel 1ʷ
🌀 Lenkergefäß 4. Auf dem Dornfortsatz des 3. Lendenwirbels. Druck von oben auf die obere Kante des Processus spinosus. Ist nur bei den zu diesem Mittel passenden sexuellen Symptomen und Depressionen positiv.
       Siehe auch die obige Anmerkung zu de la Fuye.

BL ≈ dF ≈ sel 1ʷ
🌀 Lenkergefäß 4. Auf der Spitze des Dornfortsatzes des 1. Lendenwirbels.
       Bonnet-Lemaires abweichende Lokalisierung des Punktes Lenkergefäß 4 auf dem 1. Lendenwirbel steht isoliert da und beruht vermutlich auf einem Irrtum dieses Autors, da bei ihm auch die Punkte für Argentum nitricum und Uranium nitricum um 2 Wirbel nach oben verschoben erscheinen. Siehe unter diesen Mitteln und unter den obigen Anmerkungen.

Senecio aureus

senec 1ᴺᵉ*
Auf dem Oberrand der Spitze des Dornfortsatzes des 7. Brustwirbels. Druck von oben nach unten.

Sowohl Duprat als auch Voisin betonen, dass es Nebel war, der diesen Punkt für das heute nur noch selten verwendete Kreuzkraut (bei Voisin wird die Art Senecio vulgaris genannt[3]) gefunden hat. Diese Autorschaft und die uneingeschränkte Übernahme durch den kritischen Voisin lassen uns den Punkt trotz fehlender neuerer Erfahrungen unter die bewährten einordnen. Der Punkt ist auf Göhrums Originalliste noch ohne Belegung, dort endet die Punktereihe auf der oberen thorakalen Wirbelsäule auf dem 6. Brustwirbel mit Osmium. Damit muss Nebel den Indikator erst relativ spät, d. h. nach seinen bereits in Göhrums ursprünglicher Liste integrierten ersten Neubestimmungen wie sep 1ᴺᵉ gefunden haben.

Anmerkungen _____

Du = V = senec 1ʷˢ

K ≈ senec 1ʷˢ (= „succis. anc.")
🌀 Lenkergefäß 9. Zwischen den Dornfortsätzen des 7. und 8. Brustwirbels. (?)

_____

1 Zur genauen Lage der Punkte s. unter diesen beiden Mitteln. Diese Kombination kommt allerdings relativ häufig vor und ist nicht spezifisch.
4 SM, S. 195; VN, S. 162; KW, S. 217.
3 Es sind zahlreiche Arten bekannt. Besonders aktiv scheint nach Weiss (S. 350) die alpine Art Senecio fuchsii zu sein.

Auf Schölers Wiedergabe der überarbeiteten Liste Göhrums ist das diesem Indikator zugeordnete Mittel anders als bei Duprat und Voisin als „Succis aur." bezeichnet, welche Bezeichnung Krack dann nochmals verstümmelt als „succis anc." wiedergibt. Da unter diesen Bezeichnungen meines Wissens keine Mittel bekannt sind, haben wir guten Grund zu der Annahme, dass mit „succis anc." ursprünglich einmal die Abkürzung für das von dem ja fast immer korrekt zitierenden Duprat angegebene Kreuzkraut gemeint war („senec. aur."). Voisins sehr wahrscheinlich unabhängige Wiedergabe des gleichen Gattungsnamens mit anderer Artbezeichnung (Senecio vulgaris) bestätigt diese These.

Kracks homöosiniatrischer Entsprechungspunkt wird von ihm selbst als topographisch nicht ganz identisch mit dem klassischen Indikator angegeben. Dieser Punkt liegt denn auch nach van Nghi[1] unterhalb und nicht auf der Dornfortsatzspitze des 7. Brustwirbels. Nach Soulié de Morant hingegen liegt Lenkergefäß 9 übereinstimmend mit König/Wancura eine Etage höher etwa zwischen den Dornfortsätzen des 6. und 7. Brustwirbels[2] und würde damit recht gut dem klassischen Punkt entsprechen, vor allem wenn man die Druckrichtung von oben auf den Dornfortsatz des 7. Brustwirbels berücksichtigt. De la Fuye lässt Lenkergefäß 9 ohne Belegung.

Senega

seneg 1^W
Auf der mittleren Axillarlinie, im 5. Interkostalraum, rechts (s. Abb. 89: nat-m 1^W, S. 289). Druck gegen den Unterrand der oberen Rippe und senkrecht zur Tangente durch den Punkt.

seneg^{WK}
Natrum hypophosphoricum + Guajacum (?)

Der Punkt des indianischen Schlangengift-Antidotes ist nach Voisin nur bei den Atemwegssymptomen des Mittels positiv. Zu seiner möglichen Zusatzbelegung mit Natrum muriaticum s. unter diesem Mittel.

Anmerkungen _____

dF = R = BL = V ≈ seneg 1^W

Sch ≈ dF ≈ seneg 1^W
Auf der vorderen Axillarlinie, im 5. Interkostalraum, rechts.

Da de la Fuyes Übersetzer auch bei anderen, völlig unbestrittenen Punkten die falsche Axillarlinie angibt und der Indikator auf de la Fuyes Atlas ebenfalls genau

entsprechend Göhrum wiedergegeben ist, handelt es sich bei Schmidts Angabe fast mit Sicherheit um einen Irrtum.

Der Weihesche Einzelpunkt ist Bestandteil der folgenden Mittelgleichung:

Senega + Cuprum metallicum = Cantharis

Sein spiegelbildlicher Partner auf der Gegenseite ist Oleander.

Sepia

sep 1^{Ne}*** (Hauptpunkt)
Auf der vorderen Fläche des Processus coracoides scapulae, beidseits. Druck senkrecht zur Oberfläche (am besten bei hängendem Arm).

sep 2^N** (Ergänzungspunkt)
☯ Gallenblase 40 rechts. Vorne unterhalb des Malleolus externus in einer Vertiefung. Druck senkrecht zur Oberfläche, leicht gegen den Rand des Außenknöchels.

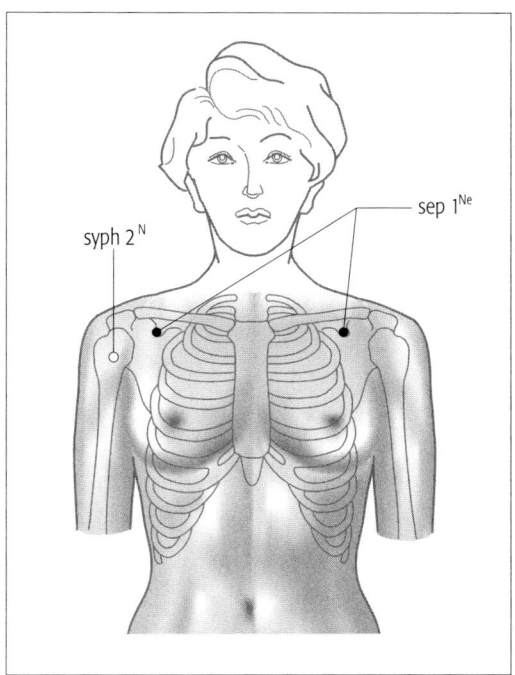

Abb. 108 a: sep 1^{Ne}.

_____

1 VN, S. 164.
2 SM, S. 195; KW, S. 218.

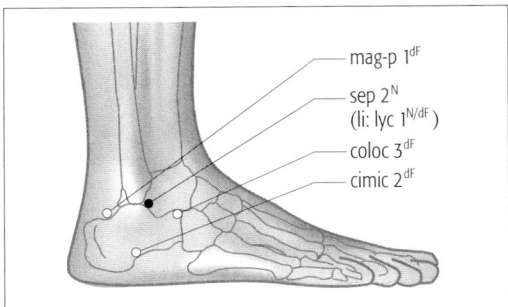

mag-p 1^{dF}

sep 2^N
(li: lyc 1$^{N/dF}$)

coloc 3^{dF}

cimic 2^{dF}

Abb. 108 b: sep 2^N.

sep 3^W

Zwischen Nabel und Calcarea phosphorica, in der Mitte dieser Verbindungslinie, links (s. Abb. 121, S. 368).

sep 4^{dF}

➍Niere 7 links. Hinten auf der Innenseite des Unterschenkels, 3 Querfinger oberhalb des Innenknöchels und ½ Querfinger hinter der Hinterkante der Tibia (s. Abb. 78: kali-sil 1^N, S. 264).

sep 5^{dF}

➍Milz-Pankreas 4 links. Auf der Innenseite des Fußes, direkt unterhalb des Gelenks zwischen Metatarsale I und Os cuneiforme, in der Mulde zwischen den beiden Knochen.

sep^{WK}

1. Iodium + Hydrocyanicum acidum
2. Natrum hypophosphoricum + Helleborus niger
3. Nitricum acidum + Tabacum
4. Phosphoricum acidum + Chelidonium
5. Platinum metallicum + Clematis

Der von Nebel gefundene[1] Hauptindikator ist einer unserer zuverlässigsten Punkte. Falsch negativ habe ich ihn noch nie gefunden. Auch Fortier-Bernoville erwähnt ausdrücklich, dass sep 1^{Ne} zuverlässiger sei als der ursprüngliche klassische Indikator sep 3^W in der Bauchregion.[2]

Der Druck auf den Punkt erfolgt entsprechend Göhrum senkrecht zur Oberfläche gegen die Spitze bzw. gegen den Oberrand des Processus coracoides. Bei nur marginalem Anzeigen des Punktes ist er am besten am vorderen Oberrand des Rabenschnabelfortsatzes zu finden.

Der Nebelsche Punkt gibt meist rechtsbetont oder auch entsprechend dem deutlichen Leberbezug des Mittels allein rechts an. Wenn er nur links angibt, ist eine Sepia-Indikation nach meiner Erfahrung – wenn überhaupt – nur mit großem Vorbehalt in Betracht zu ziehen.

Sep 1^{Ne} ist für sich allein betrachtet ziemlich oft falsch positiv. Durch Verwendung des Zusatzpunktes sep 2^N lässt sich die Zahl falsch positiver Druckpunktbefunde sehr deutlich senken, wenn auch keineswegs vollständig eliminieren: Auch die Kombination der beiden Indikatoren sep 1^{Ne} und sep 2^N ist etwas häufiger falsch positiv, als dies üblicherweise bei den in die vereinfachte Standarddiagnostik integrierten Kombinationspunkten der Fall ist. Für eine positive Ausschlussdiagnostik ist die Kombination also erst sehr bedingt brauchbar.[3] Hingegen ist die negative Ausschlussdiagnostik – wie erwähnt – bereits mit sep 1^{Ne} allein weitgehend sicher.

Anmerkungen

Du = R = FB = Deg = sep 1^{Ne}

BL ≈ sep 1^{Ne}

➍Dickdarm 15 beidseits. Auf Höhe des Processus coracoides.

Der von Bonnet-Lemaire angegebene homöosiniatrische Punkt wird nach keiner unserer Akupunkturquellen auf dem Korakoid lokalisiert, sondern liegt unmittelbar unterhalb des Acromions.[4] In dieser Lokalisierung wird er von de la Fuye Arnica zugeordnet.[5]

Der sep 2^N entsprechende Punkt ➍Gallenblase 40$^{KW/VN}$ ist nach de la Fuye beidseits mit Lycopodium und Colocynthis doppelt belegt.[6] Die oben angegebene Lokalisierung des Punktes sep 2^N in einer Vertiefung vorne unter dem Malleolus externus stimmt mit den modernen Akupunkturtafeln genau überein.[7] Der linksseitige Partner von sep 2^N ist lyc 1$^{N/dF}$

---

1 Auf Grund der später in Göhrums Verzeichnis integrierten Angabe Nebels haben wir hier den seltenen Fall von zwei topographisch getrennten, aber nicht als Doppelindikator zu verstehenden klassischen Indikatoren vor uns. Das einzige sonst noch vorkommende Beispiel sind die Colocynthis-Punkte der Weiheschen Schule (s. unter diesem Mittel).

2 Fortier-Bernoville, S. 436.

3 Wahrscheinlich wird noch ein weiterer Ergänzungspunkt bestimmt werden müssen.

4 KW, S. 147; VN, S. 29; SM, S. 15. Siehe auch unter Arnica.

5 Für Details hierzu und weitere Angaben zur Topographie des Punktes s. unter diesem Mittel.

6 Für die de la Fuyeschen Belegungen des Punktes gilt allerdings die von Gallenblase 40$^{KW/VN}$ = sep 2^N etwas abweichende Lokalisierung nach diesem Autor, s. die obige Abbildung (coloc 3^{dF}) und vgl. auch unter Lycopodium und Colocynthis.

7 Für weitere Details zur Topographie des Punktes s. unter Colocynthis und Lycopodium.

Du = R = FB = Dem = sep 3^W

dF = Sch = K = US ≈ Deg ≈ sep 3^W
❷ Magen 25 links. Auf der Mitte der Linie, welche den Nabel mit der Crista iliaca anterior superior verbindet.

De la Fuye hat für diesen Punkt die Ortsangabe Soulié de Morants übernommen, welche sep 3^W recht genau entspricht.[1] Nach den modernen Akupunkturtafeln, welche mit der unten stehenden Ortsangabe Bonnet-Lemaires recht gut übereinstimmen, liegt Magen 25 jedoch deutlich medial des klassischen Punktes.[2] Degroote gibt bei seiner Punktebeschreibung Magen 25^{dF} an, auf seiner Meridianskizze ist dann aber Magen 25$^{VN/KW}$ zu finden.

BL ≈ dF ≈ sep 3^W
❷ Magen 25 links. 3,5 Querfinger seitlich der Medianlinie auf Nabelhöhe.
Siehe die obige Anmerkung.

Sch = K = Deg = US ≈ sep 4^{dF}
Der Punkt ❷ Niere 7, dessen Lokalisierung nach sämtlichen unseren Akupunkturquellen recht gut mit de la Fuye übereinstimmt,[3] ist nach de la Fuye spiegelbildlich rechts mit Mercurius solubilis belegt.[4]

Sch = K = Deg = US ≈ sep 5^{dF}
❷ Milz-Pankreas 4, welcher Punkt nach den modernen Akupunkturtafeln etwa 1 Querfinger weiter distal als nach Soulié de Morant und de la Fuye lokalisiert wird,[5] ist nach de la Fuye rechts mit Podophyllum belegt.[6]

Der Weihesche Einzelpunkt ist Bestandteil der folgenden Mittelgleichungen (für die Kombinationen ist fast sicher der ältere klassische Indikator sep 3^W in der Bauchregion zu verwenden):

Sepia + Berberis vulgaris = Pareira brava (?)
Sepia + Cuprum metallicum = Lilium tigrinum
Sepia + Kali bromatum = Pulsatilla (?)
Sepia + Kali iodatum = Natrum muriaticum (?)

Der spiegelbildliche Partner von sep 3^W ist Berberis.

---

1 SM, S. 97.
2 VN, S. 41; KW, S. 155.
3 VN, S. 110; SM, S. 149; KW, S. 189 (die letztere schriftliche Angabe stimmt nicht genau mit der entsprechenden Atlasdarstellung überein).
4 Siehe unter diesem Mittel.
5 KW, S. 160; VN, S. 54; SM, S. 141. Degroote führt den zwar ohne schriftliche Ortsangabe, aber fast selber im Sinne de la Fuyes zitierten Punkt auf seiner Meridianskizze nach den modernen Akupunkturtafeln an.
6 Siehe unter diesem Mittel.
7 Für weitere Details zur Druckrichtung s. unten.
8 Text nach Schmidt korrigiert (s. unten).

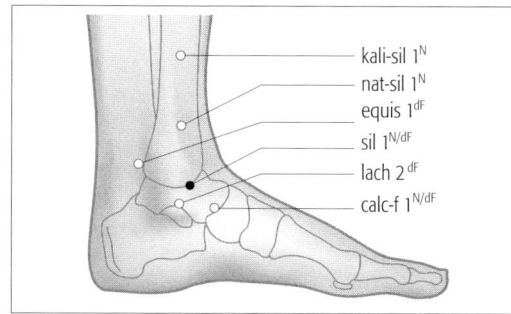

Abb. 109 a: sil 1$^{N/dF}$.

Silicea

sil 1$^{N/dF}$ * *
Am unteren vorderen Rand des Innenknöchels links. Druck schräg nach hinten und oben gegen den Knöchelrand.[7]

sil 2^W *
In der Mitte des unteren Drittels der Linie zwischen Spitze des Processus xiphoides und Nabel.

sil 3^{dF}
❷ Drei-Erwärmer 3 beidseits. Auf dem Handrücken, im proximalen Winkel zwischen dem 4. und 5. Mittelhandknochen[8] (s. Abb. 97: psor 1$^{N/dF}$, S. 314, wo der mit dem Indikator identische Punkt tub 3^N dargestellt ist).

sil 4^{dF}
❷ Gallenblase 37 beidseits. An der vorderen Außenseite des Unterschenkels, 3 Querfinger unterhalb der Mitte zwischen der Tuberositas tibiae und der Spitze des äußeren Knöchels.

sil 5^{dF}
❷ Konzeptionsgefäß 6. Zwei Querfinger unterhalb des Nabels.

sil^{WK}
1. Cobaltum metallicum + Cactus grandiflorus (?)
2. Alumina + Colchicum autumnale (?)
3. Baryta carbonica + Ledum palustre
4. Iodium + Dulcamara (?)
5. Kali sulphuricum + Coccus cacti (?)
6. Mercurius vivus + Antimonium crudum
7. Natrum phosphoricum + Ignatia
8. Tellurium + Hypericum perforatum (?)

Fortier-Bernoville bestätigt die Brauchbarkeit des Weiheschen Indikators sil 2^W ausdrücklich, was

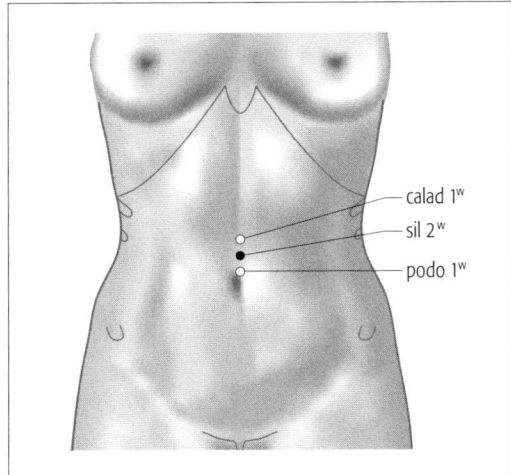

calad 1^W
sil 2^W
podo 1^W

Abb. 109 b: sil 2^W.

nach meiner Erfahrung aber nur ziemlich begrenzt zutrifft. Der meines Erachtens wesentlich brauchbarere neue Hauptindikator für dieses sehr wichtige Strukturmittel und Antipsorikum stellt wiederum lediglich eine Variante eines bewährten de la Fuyeschen Punktes dar. Er liegt etwas näher am Knöchel als der Punkt ◑ Milz 5 der klassischen Akupunkturlehre. Der Unterschied ergibt sich vor allem aus der diagnostischen Druckrichtung: Nach König/Wancura ist ◑ Milz-Pankreas 5 in einer Vertiefung zu finden, welche auf halber Strecke zwischen der Knöchelspitze und der am proximalen Ende des medialen Mittelfußes gut tastbaren Tuberositas ossis navicularis gelegen ist. Für die Diagnostik von Silicea wird von dieser Vertiefung aus gegen den vorderen unteren Knöchelrand gedrückt, während für die Prüfung des sehr nahe gelegenen de la Fuyeschen Calcarea-fluorata-Indikators[1] der Druck in Gegenrichtung nach unten distal gegen die Tuberositas ossis naviculatris ausgeübt wird. Dadurch kommen die Druckstellen für die beiden Punkte etwa einen Querfinger voneinander entfernt zu liegen.

Der Punkt gibt oft auch rechts an, bei deutlicher Rechtsbetontheit ist aber nach meiner Erfahrung eher eine andere Silicium-Verbindung als der reine Quarz (= Silicea) angezeigt.

Anmerkungen _____

dF = Sch = Deg = US ≈ sil 1$^{N/dF}$
◑ Milz-Pankreas 5 beidseits. 2 Querfinger vor und unterhalb des inneren Knöchels.

Der Punkt ist nach de la Fuye zusammen mit Fluoricum acidum, Calcarea fluorata und Aesculus gleich vierfach belegt. Seine Lage stimmt mit sämtlichen unseren Akupunkturquellen recht gut überein.[2]

Du = R = FB = Da = sil 2^W

Dem ≈ sil 2^W
Oberhalb des Nabels.
Nur sehr vage, aber mit Göhrum übereinstimmende Ortsangabe.

dF = Sch = BL = K = US = sil 2^W
◑ Konzeptionsgefäß 9. Ein Querfinger oberhalb des Nabels.
Da nach den modernen Akupunkturtafeln die Strecke Xiphoidspitze–Nabel in 7 Distanzen aufgeteilt wird, liegt sil 2^W 1 $\frac{1}{6}$ Cun über dem Nabel. Diese Lage stimmt mit dem 1 Cun über dem Nabel gelegenen Punkt Konzeptionsgefäß 9$^{VN/KW}$ weitgehend überein.[3] Die Differenz zu dem oben genannten, etwas tiefer gelegenen Punkt Konzeptionsgefäß 9^{dF} ist ebenfalls nur klein, beträgt aber doch bereits gut einen halben Querfinger (1 Querfinger = 0,75 Cun). Konzeptionsgefäß 9 ist sonst nicht belegt.

Deg ≈ dF ≈ sil 2^W
◑ Konzeptionsgefäß 9. In der Mitte des unteren Drittels der Xiphoid-Nabel-Linie.
Degroote lokalisiert den Punkt genau entsprechend sil 2^W und kommt damit – wenn wir für seine Hilfslinie ebenfalls entsprechend Göhrum von der Xiphoidspitze ausgehen – zu einer recht guten Übereinstimmung mit den modernen Akupunkturquellen (s. die obige Anmerkung), welchen auch seine Meridianskizze entspricht.

K = US ≈ Deg ≈ sil 3^{dF}
◑ Drei-Erwärmer 3 beidseits. Auf dem Handrücken, im proximalen Winkel zwischen dem 4. und 5. Mittelhandknochen.
Schmidt korrigiert eine sicher irrtümliche schriftliche Angabe de la Fuyes[4] bezüglich die sonst und vor allem auch nach dessen Atlas mit Soulié de Morant gut übereinstimmende Lage des Punktes Drei-Erwärmer 3^{dF},[5] welche wir bereits für die obige Punktebeschreibung verwendet haben. Drei-Erwärmer 3$^{dF/SM}$ kann als tub 3^N auch eine Zusatzfunktion für Tuberculinum bovinum

1 Und auch für die weiteren Belegungen des Punktes nach de la Fuye (s. unten).
2 KW, S. 160; VN, S. 54; SM, S. 141. Siehe auch unter Fluoricum acidum und Calcarea fluorata.
3 VN, S. 179; KW, S. 224.
4 Er spricht vom Ellbogen- statt vom Handgelenk.
5 dF II, A/VI/1, SM S. 157.

einnehmen.[1] Nach den modernen Akupunkturquellen liegt der Punkt deutlich weiter distal,[2] in dieser Lokalisation ist er homöosiniatrisch nicht belegt.

Sch ≈ K ≈ Deg ≈ US ≈ sil 4^{dF}

☾ Gallenblase 37 beidseits. An der Außenseite des Unterschenkels, 3 Querfinger unterhalb der Mitte zwischen oberem Tibiarand und äußerem Knöchel.

Der Punkt Gallenblase 37 ist nach de la Fuye zusammen mit Myrica doppelt belegt. Zur Diskussion seiner etwas unterschiedlich definierten Topographie s. unter diesem Mittel.

Sch = K = Deg = US = sil 5^{dF}

☾ Konzeptionsgefäß 6. Zwei Querfinger unterhalb des Nabels.

Konzeptionsgefäß 6 liegt nach den modernen Akupunkturtafeln 1,5 Cun unterhalb des Nabels[3], was mit de la Fuyes Angabe genau und mit Soulié de Morant zumindest ungefähr[4] übereinstimmt. Nach Ungern-Sternberg soll der anderweitig nicht belegte Punkt dem klassischen Podophyllum-Indikator entsprechen (für Details hierzu s. unter diesem Mittel).

Der Weihesche Einzelpunkt ist Bestandteil der folgenden Mittelgleichungen:

Silicea + Aconitum napellus = Bismuthum subnitricum
Silicea + Ammonium carbonicum = Agaricus muscarius
Silicea + Belladonna = Aconitum napellus
Silicea + Cina = Pulsatilla (?)
Silicea + Cistus canadensis = Crocus sativus
Silicea + Digitalis = Kali carbonicum
Silicea + Mezereum = Iodium
Silicea + Opium = Aranea diadema
Silicea + Tabacum = Gelsemium

Sinapis alba

sin-a 1^{WS}

Zwischen vorderer und mittlerer Axillarlinie, im 5. Interkostalraum, rechts. Druck gegen den Unterrand der oberen Rippe und senkrecht zur Tangente durch den Punkt.

sin-a^{WK}

Antimonium crudum + Tabacum

Der Indikator des weißen Senfs, eines von Weihe wiederentdeckten und gerne verwendeten Mittels, war dessen Schule ursprünglich möglicherweise nur als die oben genannte Kombination sin-a^{WK} bekannt.[5] Der spiegelbildliche Partner des gemäß Schölers Verzeichnis später hinzugefügten

Einzelpunktes sin-a 1^{WS} ist ant-ar 2^{WS}.[6] Der Indikator von Antimonium arsenicosum liegt nach Göhrums Originalliste (= ant-ar 1^{W}) aber ebenfalls linksseitig einen Interkostalraum höher. Es wäre deshalb nicht undenkbar, dass auch Sinapis alba eigentlich im 4. Interkostalraum rechts geprüft werden sollte.[7]

Solidago virgaurea

solid 1^{W}

Auf der Strecke zwischen unterem Schulterblattwinkel (bei herabhängendem Arm) und Coccus cacti, im 11. Interkostalraum, beidseits (s. Abb. 22, S. 121). Druck gegen den Unterrand der oberen Rippe und senkrecht zur Tangente durch den Punkt.

solid 2^{dF}

☾ Gallenblase 28 beidseits. Am Unterrand der Spina iliaca anterior superior, auf dem als „Nierenpunkt von Pasteau" bekannten Punkt, welcher auf Nierenleiden hinweist.

Solidago war neben Coccus cacti Rademachers wichtigstes Nierenmittel, was auch die organbezogene Topographie seiner Indikatoren sowohl gemäß Weihe als auch nach de la Fuye erklärt. Der Verlauf der schrägen Hilfslinie für die Ortung des Weiheschen Punktes ist am besten auf der Göhrumschen Büste zu sehen.[8]

Die unterschiedlichen Interkostalräume, welche gemäß nach folgender Aufstellung für die

---

1 Siehe oben und unter diesem Mittel.
2 VN, S. 125; KW, S. 197.
3 KW, S. 224; VN, S. 177.
4 SM, S. 189.
5 Vgl. hierzu aber auch die in Anmerkung 5 angeführten Möglichkeiten.
6 Siehe unter diesem Mittel. Dieser Punkt ist auf der Göhrumschen Originalliste nicht belegt.
7 Dies insbesondere auch deshalb, weil Göhrum in seinem Übersichtsverzeichnis zwar einen Einzelpunkt für den weißen Senf erwähnt, den spiegelbildlichen Punkt von ant-ar 1^{W} aber wie erwähnt unbelegt lässt. Auch sonst wird auf seiner Liste nirgends ein Sinapis-Einzelpunkt angeführt. Möglicherweise wurde dieser Punkt also auf Göhrums Originalliste vergessen und lag ursprünglich tatsächlich eine Etage höher als sin-a 1^{WS} gegenüber von ant-ar 1^{W}. Eventuell aber wurde auch der originale Göhrumsche Sinapis-Einzelpunkt später zu Gunsten der Kombination gestrichen, dies aber lediglich unvollständig. Siehe auch unter Antimonium arsenicosum.
8 Siehe Abb. 22, S. 121. Dort ist auch die Gruppierung der wichtigsten Nierenmittel der Weiheschen Schule in der Reflexzone der Nieren gut zu erkennen.

Höhenlage von solid 1^W angegeben werden, schieben sich von Göhrum über de la Fuye und Bonnet-Lemaire bis zu Krack immer um einen Zwischenrippenraum weiter nach oben und sind sicher Ausdruck einer erheblichen Unsicherheit betreffend diesen Indikator.[1]

Anmerkungen

FB = solid 1^W

Du = V ≈ solid 1^W
Unterhalb des unteren Winkels des Schulterblattes, im 11. Zwischenrippenraum, beidseits.

dF = Sch ≈ solid 1^W
◗ Blase 42 beidseits. Auf der Linie, die von der Spitze des Schulterblattes (normale Haltung) zur Crista iliaca posterior superior verläuft, im 10. Interkostalraum (s. Abb. 122, S. 370).
　　Der Punkt liegt, wie erwähnt, eine Etage zu hoch. Zur heiklen Topographie von Blase 42 s. auch unter Chelidonium und Coccus cacti, welchen beiden Arzneien der Punkt ebenfalls zugeordnet wird. Vgl. auch die unten angeführten Anmerkungen zu Bonnet-Lemaire und Krack.

BL ≈ dF ≈ solid 1^W
◗ Blase 45 beidseits. Auf der Senkrechten 4 Querfinger seitlich der Wirbelsäule (diese verläuft im oberen Thorakalbereich dem Innenrand des Schulterblattes entlang), im 10. Interkostalraum der Brustwirbelsäule.
　　Für Bonnet-Lemaires Ortsangabe betreffend Blase 45, welche ungefähr Blase 42^{dF} entspricht, gibt es keine Bestätigungen in unseren Akupunkturquellen. Vermutlich handelt es sich also um eine irrtümliche Bezeichnung des Indikators (Blase 45 statt 42?).[2] – De la Fuyes homöosiniatrischer Originalpunkt ◗ Blase 42 entspricht hingegen sehr genau Soulié de Morant.[3] Es ist also denkbar, dass Bonnet-Lemaire eigentlich diesen Punkt im Auge hatte. Zu Blase 42 s. auch oben sowie die nachfolgende Anmerkung.

K ≈ dF ≈ solid 1^W
◗ Blase 42 links. Am Rücken unter der 9. Rippe, 3,5 Cun seitlich der Mittellinie neben dem 10. Brustwirbel. Der Punkt liegt auf einer Linie, die von der unteren Spitze des Schulterblattes bei normaler Körperhaltung zur Spina iliaca posterior superior verläuft.
　　Die Ortsangabe Kracks für diesen Punkt stimmt recht gut mit König/Wancura, jedoch nicht mit de la Fuye, geschweige denn mit Göhrum überein.[4] Krack gibt den klassischen Punkt neben der nochmals nach oben verschobenen Höhenlage nur einseitig an. Rechts auf der Gegenseite führt er – ebenfalls nicht in Über-

einstimmung mit Göhrum – Coccus cacti an.[5] Vgl. auch die beiden obigen Anmerkungen.

Sch = K = solid 2^{dF}
Die Lage von ◗ Gallenblase 28 ist nach allen Quellen weitgehend unbestritten.[6] De la Fuye hat Stannum, welches Mittel dem Punkt nach klassischer Ortung ja eigentlich zuzuordnen wäre, aus seinem Mittelverzeichnis gestrichen und ordnet ihn Solidago als typischem Nierenmittel zu. Nach Ungern-Sternberg ist der Punkt Calcarea phosphorica zugeordnet.[7]

Der Weihesche Einzelpunkt ist Bestandteil der folgenden Mittelgleichung:

Solidago virgaurea + Kali iodatum = Squilla

Spigelia

spig 1^{W**}
Im Winkel zwischen dem Processus xiphoides und dem Rippenbogen, links. Druck gegen den unteren Rand des Rippenbogens und senkrecht zur Tangente durch den Punkt.

spig 2^{dF}
◗ Herz 7 beidseits. Auf dem Hypothenar, am radialen Vorderrand des Os pisiforme.

spig 3^{dF}
◗ Kreislauf-Sexualität 7 beidseits. In der Mitte der volaren Handgelenkfurche, mitten auf dem Os lunatum.

spig^{WK}
1. Fluoricum acidum + Tongo
2. Kali chloricum + Spongia
3. Natrum phosphoricum + Ranunculus bulbosus

Nach Fortier-Bernoville gehört der Punkt nicht zu den erstrangigen Indikatoren, weist aber doch eine gewisse Brauchbarkeit auf, was sich mir für diese in ihrem Einsatzbereich heute wohl allzu sehr auf ihre antineuralgische Wirkung reduzierte

---

1　Vgl. hierzu auch die Anmerkungen zu Terebinthina.
2　Zu Blase 45 s. unter Cantharis.
3　SM, S. 177.
4　KW, S. 180. Vermutlich hat Krack die Topographie des Punktes unbesehen an König/Wancura angepasst.
5　Siehe unter diesem Mittel und vgl. auch die obigen Anmerkungen.
6　Für detaillierte topographische Angaben hierzu s. unter Stannum.
7　Siehe unter diesem Mittel.

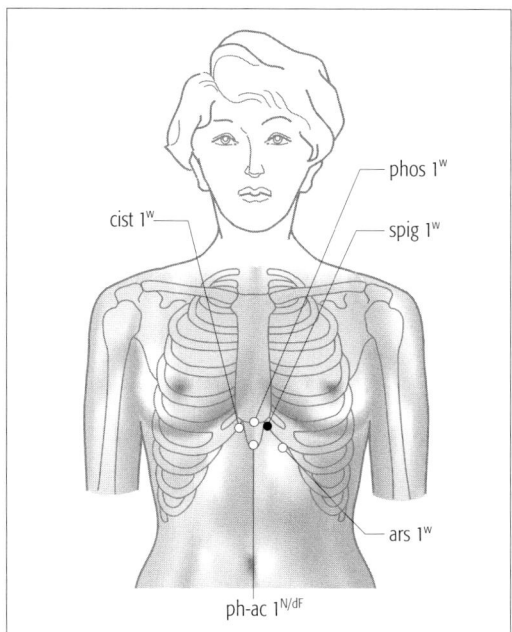

phos 1^W

cist 1^W

spig 1^W

ars 1^W

ph-ac 1^{N/dF}

Abb. 110: spig 1^W.

Arznei sehr bestätigt hat. Interessant ist nämlich vor allem auch die bereits von P. Schmidt festgehaltene Beziehung des Mittels zur Sykosis,[1] welche sich druckpunktdiagnostisch darin äußert, dass der Punkt möglicherweise auch für das neue potentielle Antisykotikum Cedrus[2] gelten kann. Wahrscheinlich ist also die ganze Region des Xiphoidwinkels in enger Beziehung zur Sykosis zu sehen.

Anmerkungen

Du = FB = spig 1^W

dF = Sch = spig 1^W
Im unteren Sternokostalwinkel zwischen Schwertfortsatz und Rippenknorpel, links.

Sch = US ≈ spig 2^{dF}
☯ Herz 7 beidseits. An der Radialseite des Erbsenbeins, in der Tiefe, wo der oberflächliche Ast der Radialarterie gefühlt wird.
Dieser Punkt liegt nach de la Fuye in Übereinstimmung mit Soulié de Morant distal-radial des Os pisiforme, während die modernen Akupunkturtafeln Herz 7 in ungefährer Übereinstimmung mit der obigen Korrektur Schmidts proximal-radial des Erbsenbeins über der Pusstelle der Arteria ulnaris in der Handgelenkfalte lokalisieren.[3] Schmidts obige Arterienangabe ist un-

genau, da die Ulnararterie sich erst weiter distal mit dem Ramus palmaris superficialis der Radialarterie zum Arcus palmaris superficialis verbindet. – Ob Schmidts gegenüber de la Fuye korrigierte Ortsangabe als bewusste Neuerung aufzufassen ist, muss offen bleiben, da keine neueren Erfahrungen mit diesem Punkt vorliegen. Für die Druckpunkt-Diagnostik ist in erster Linie der Punkteort nach de la Fuye zu überprüfen.[4] – Herz 7^{dF} ist zusammen mit Aurum, Crataegus und Aconitum vierfach belegt.[5]

Sch = US ≈ spig 3^{dF}
☯ Kreislauf-Sexualität 7 ist zusammen mit Staphysagria, Murex, Origanum, Naja, Ginseng und Cactus gleich siebenfach belegt.[6] Die Lokalisierung des Punktes in der Mitte der volaren Handgelenkfalte ist nach sämtlichen Quellen unumstritten.[7]

Der spiegelbildliche Partner des klassischen Indikators auf der Gegenseite ist Cistus canadensis.

Spongia

spong 1^{W*}
Auf der Mamillarlinie, im 3. Interkostalraum, links. Druck gegen den unteren Rand der oberen Rippe und senkrecht zur Tangente duch den Punkt.

spong^{WK}
Nitricum acidum + Thuja

Nach Fortier-Bernoville ist dieser Punkt einer der zuverlässigsten von allen Indikatoren auf der Mamillarlinie. De la Fuye hingegen scheint anderer Meinung zu sein und belegt den Punkt beidseits mit dem spiegelbildlichen Mittel Drosera,[8] Spongia wird ersatzlos gestrichen. Da der Punkt als spiegelbildlicher Doppelindikator nach der Weiheschen Schule auch noch Antimonium tartaricum zugeordnet ist (s. unten), scheint er in jedem Fall einen Bezug zu den großen Hustenmitteln der Homöopathie zu haben.

1 MacRepertory, Generalities, Sycosis. Vgl. die Wirkung des Mittels gegen Warzen. Siehe auch unter Thuja, welches Mittel in Beziehung zu dem spiegelbildlichen Partnerpunkt Cistus canadensis steht.
2 Siehe unter diesem Mittel.
3 SM, S. 89; VN, S. 64; KW, S. 166.
4 Vgl. auch die Angaben zu Herz 7 unter Aconitum.
5 Siehe unter diesem Mittel.
6 Siehe unter diesen Mitteln. Zur Geschlechtsspezifität des Punktes nach de la Fuye s. unter Origanum.
7 KW, S. 195; VN, S. 121; SM, S. 129.
8 Siehe unter diesem Mittel.

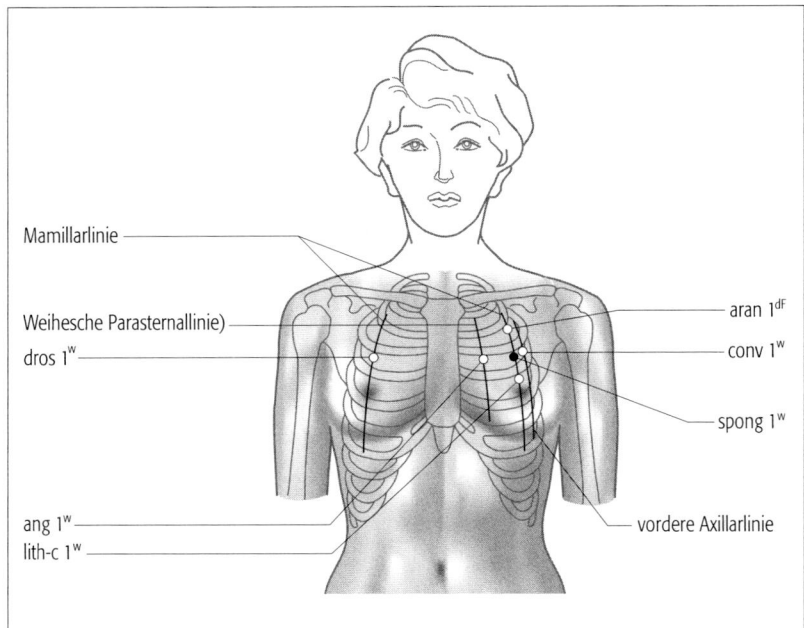

Mamillarlinie

Weihesche Parasternallinie)

dros 1^W

aran 1^{dF}

conv 1^W

spong 1^W

ang 1^W

lith-c 1^W

vordere Axillarlinie

Abb. 111: spong 1^W.

Anmerkungen

Du = FB = R = Da = spong 1^W

BL = K = US ≈ spong 1^W

☯ Magen 16 links. Auf der Mamillarlinie, im 3. Interkostalraum, am Unterrand der 3. Rippe.

Magen 16 stimmt auch nach sämtlichen unseren Akupunkturquellen gut mit dem klassischen Indikator überein.[1] Der Punkt ist anderweitig nicht belegt.

Der Weihesche Einzelpunkt ist Bestandteil der folgenden Mittelgleichungen:

Spongia + Drosera = Antimonium tartaricum
Spongia + Borax = Bryonia
Spongia + Bromium = Sulphur (?)
Spongia + Kali chloricum = Spigelia

Sein spiegelbildlicher Partner auf der Gegenseite ist Drosera.

---

1 SM, S. 97; VN, S. 39; KW, S. 152.
2 KW, S. 153; VN, S. 33. Der Punkt liegt also etwa entsprechend carb-v 1^W, welcher Indikator in diesem Falle mit Squilla doppelt belegt wäre (vgl. hierzu auch die Verschiebung des Krackschen Mariendistel-Indikators nach medial-proximal. Näheres hierzu s. unter Carduus marianus).
3 SM, S. 97. An dieser Stelle wäre nach Göhrum eher Secale cornutum zu finden, s. unter diesem Mittel.

Squilla

squil 1^W
Am unteren Rand des Rippenbogens, auf der Verbindung vom 9. zum 10. Rippenknorpel, links (s. Abb. 52: carb-v 1^W, S. 194). Druck gegen den Unterrand des Rippenbogens und senkrecht zur Tangente durch den Punkt.

squil^{WK}
Kali iodatum + Solidago virgaurea

Anmerkungen

R = FB = squil 1^W

Du ≈ squil 1^W
Im Winkel zwischen dem 9. und 10. Rippenknorpel, links.

K ≈ squil 1^W
☯ Magen 21 links. Am vorderen Thorax an der Vereinigung der 8. und 9. Rippenknorpel.

Kracks homöosiniatrischer Indikator liegt nach den modernen Akupunkturtafeln etwas medial vom Rippenbogen auf Höhe des Übergangs vom 8. zum 9 Rippenknorpel.[2] Nach Soulié de Morant ist Magen 21 nicht am unteren Rand des Rippenbogens, sondern im oberen Winkel der Verbindung zwischen dem 8. und 9. Rippenknorpel zu finden.[3] In jedem Fall aber liegt der Indikator

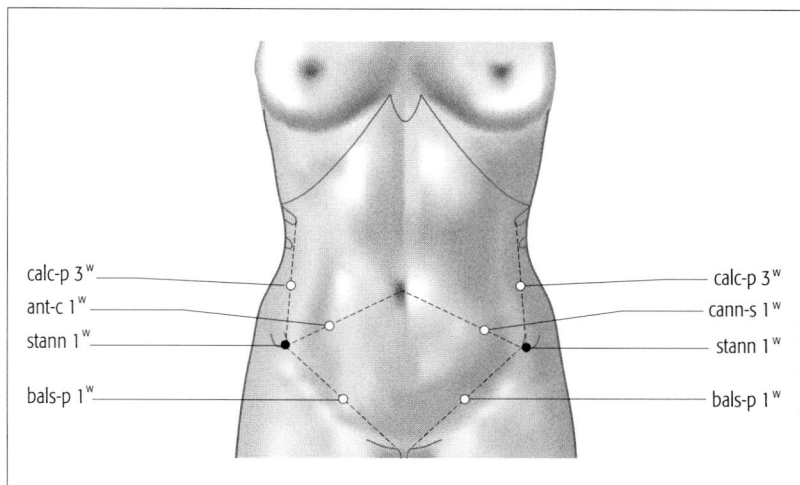

calc-p 3^W
ant-c 1^W
stann 1^W
bals-p 1^W

calc-p 3^W
cann-s 1^W
stann 1^W
bals-p 1^W

Abb. 112: stann 1^W.

aber sowohl nach Soulié de Morant als auch nach den modernen Autoren einen Interkostalraum medial-proximal von der klassischen Angabe.[1] De la Fuye hingegen verlegt seinen Punkt Magen 21 etwas nach distal-lateral, sodass er auf seinem Atlas wie auch in der schriftlichen Beschreibung mit Göhrums Topographie von squil 1^W am Übergang vom 9. zum 10. Rippenknorpel übereinstimmt. Allerdings streicht de la Fuye dann aber Squilla aus seinem Mittelverzeichnis und belegt den Punkt beidseits mit Carduus marianus.[2]

Der Weihesche Einzelpunkt des Rademacherschen Milzmittels ist Bestandteil der folgenden Mittelgleichungen:

Squilla + Antimonium crudum = Kali iodatum (?)
Squilla + Cuprum metallicum = Dulcamara

Sein spiegelbildlicher Partner auf der Gegenseite ist der klassische Indikator von Carduus marianus.[3]

Stannum

stann 1^{W*}
Unter der Spitze der Spina iliaca anterior superior, beidseits. Druck auf den inneren Rand des Knochens von innen nach außen.

stann^{WK}
1. Ferrum metallicum + Chamomilla
2. Nitricum acidum + Taraxacum

Auf Grund der hohen Wertschätzung durch den erfahrenen Fortier-Bernoville (s. unten) wird dieser Punkt zu den bewährten gezählt, obwohl neuere Erfahrungen fehlen. De la Fuye jedoch hat

Stannum aus seinem Mittelverzeichnis gestrichen; nach seinen Angaben entspricht stann 1^W dem sogenannten „Nierenpunkt von Pasteau" und ist als solcher allein dem Rademacherschen Nierenmittel Solidago zugeordnet.[4]

Anmerkungen _____

Du = stann 1^W
Unterhalb des vorderen oberen Darmbeinstachels, beidseits.

R = FB = Dem = Da = stann 1^W
Gerade unterhalb der Spina iliaca anterior superior, beidseits. Der Punkt ist nach Fortier-Bernoville von großem Wert.

BL ≈ stann 1^W
☯ Gallenblase 28 beidseits. Am Schnittpunkt der verlängerten mittleren Axillarlinie und der Horizontalen 2 Querfinger unterhalb des Nabels.

Bonnet-Lemaires Ortsbezeichnung von Gallenblase 28, welche approximativ etwas vor dem höchsten Punkt der Crista iliaca zu liegen kommt, steht in Widerspruch zum Atlas von Soulié de Morant[5] und den modernen Akupunkturtafeln.[6] Nach sämtlichen diesen unseren Akupunkturquellen entspricht der Punkt, welcher nach Van Nghi auch eine wichtige Verbindung zum Gürtelgefäß Tae-Mo herstellt, lagemäßig weitgehend dem

1 Siehe hierzu auch Fußnote 2 auf S. 340.
2 Siehe auch unter diesem Mittel.
3 Dieser entspricht quas 1$^{N/W}$.
4 Siehe unter diesem Mittel.
5 SM, S. 167.
6 KW, S. 208; VN, S. 134 (Textangabe etwas unklar).

klassischen Indikator. Wie oben erwähnt, ordnet de la Fuye dem Punkt aber allein Solidago zu.

K = US ≈ stann 1^W

❷ Gallenblase 29 beidseits. Am Becken auf halbem Weg zwischen der Spina iliaca anterior superior (3 Cun darunter!) und dem Trochanter major.

Kracks Angabe, welche ausdrücklich dem Weiheschen Indikator entsprechen soll, liegt nach sämtlichen Quellen und auch nach seiner eigenen Beschreibung ziemlich weit distal von diesem. Möglicherweise handelt es sich um einen bewussten Ersatz des von de la Fuye gestrichenen alten Indikators durch eine Neubestimmung, da auch Krack Gallenblase 28 mit Solidago belegt.[1]

Der Weihesche Einzelpunkt ist Bestandteil der folgenden Mittelgleichung:

Stannum + Mezereum = Phosphorus

Staphysagria

staph 1^W

Zwischen Nabel und China, in der Mitte des mittleren Drittels, links (s. Abb. 121, S. 368).

staph 2^{dF}

❷ Kreislauf-Sexualität 7 beidseits. In der Mitte der volaren Handgelenkfurche, über dem Os lunatum.

staph 3^{dF}

❷ Dünndarm 7 beidseits. Auf der Ulnarseite des dorsalen Vorderarmes, in der Mitte der Linie, welche vom Handgelenk zur radialen Ellbogengelenkfalte reicht (Vorderarm angewinkelt, die Handfläche auf der gegenseitigen Schulter).

staph 4^{dF}

❷ Lenkergefäß 3 bis (= 3 a). Auf der Dornfortsatzspitze des 4. Lendenwirbels.

Der klassische Indikator ist leider recht oft falsch negativ. Einen wirklich brauchbaren Indikator habe ich trotz aller Bemühungen noch immer nicht gefunden. Häufig ist bei Staphysagria-Indikationen der Punkt des ebenfalls zu der Gruppe der Hahnenfußgewächse gehörigen Mittels Pulsatilla beidseits oder rechtsbetont positiv. Ein po-

tentiell eigenständiger, aber nicht in allen Fällen reaktiver Indikator ist der Punkt an der Spitze des Processus mastoideus, vor allem linksseitig. Der Druck erfolgt senkrecht auf die Spitze des Warzenfortsatzes.

Anmerkungen ⎯⎯⎯⎯⎯⎯⎯⎯⎯⎯⎯

R = FB = staph 1^W

Du = staph 1^W
Mitte der Strecke Nabel–China.

dF = Sch = K = US ≈ staph 1^W

❷ Magen 23 links. In der Mitte zwischen Nabel und freiem Ende der 11. Rippe.

De la Fuye definiert seinen Punkt Magen 23^{dF} ungeachtet aller sonstigen Akupunkturquellen genau entsprechend Göhrum. Zur Diskussion der genauen Topographie des Punktes und seiner auch anderweitigen homöopathischen Zuordnungen s. unter dem spiegelbildlichen Indikator von Bryonia.

BL ≈ dF ≈ staph 1^W

❷ Magen 23 links. 3,5 Querfinger seitlich der Medianlinie des Abdomens, 2 Querfinger über dem Nabel.

Diese Topographie von Magen 23 kommt zwar in die Nähe von staph 1^W zu liegen, stimmt aber mit keiner unserer Akupunkturquellen überein. Für Details s. unter dem spiegelbildlichen Indikator von Bryonia.

Deg ≈ dF ≈ staph 1^W

❷ Magen 23 links. In der Mitte der Linie zwischen dem Nabel und dem Weiheschen Punkt von China.

Degroote definiert den Akupunkturpunkt entsprechend de la Fuye genau nach Duprats Topographie, gerät dadurch aber in Widerspruch zu seiner Meridianskizze.[2]

Sch = Deg = US = staph 2^{dF}

❷ Kreislauf-Sexualität 7 ist zusammen mit Spigelia, Murex, Origanum, Naja, Ginseng und Cactus gleich siebenfach belegt. Der Punkt staph 2^{dF} gilt nach de la Fuye vor allem für Männer, während bei Frauen mehr die Indikationen Murex und Origanum im Vordergrund stehen. Die Lokalisierung des Punktes in der Mitte der volaren Handgelenkfalte ist nach sämtlichen Quellen unumstritten.[3] Der Punkt hat sich mir rechtsseitig in einem klinisch sehr gut ansprechenden Fall bewährt, parallel dazu war der klassische Indikator rechtsseitig positiv.

Sch = K = US = staph 3^{dF}

Der etwas schwierig zu ortende Punkt ❷ Dünndarm 7 wird nach den modernen Akupunkturtafeln etwa eine

⎯⎯⎯⎯⎯⎯⎯⎯⎯⎯⎯⎯
1 Siehe unter diesem Mittel.
2 Siehe unter Bryonia.
3 KW, S. 195; VN, S. 121; SM, S. 129.

Distanz distal von Dünndarm 7^{dF} lokalisiert.[1] Für die Druckpunkt-Diagnostik gilt natürlich wie immer primär Dünndarm 7^{dF}. Der Punkt ist nach de la Fuye zusmmen mit Veratrum album doppelt belegt.[2]

Deg ≈ staph 3^{dF}
☾ Dünndarm 7 beidseits (ohne schriftliche Ortsangabe).
   Auf Degrootes Meridianskizze wird wie üblich Dünndarm 7$^{VN/KW}$ angegeben, was mit de la Fuye nicht genau übereinstimmt (s. obige Anmerkung). Wahrscheinlich meint Degroote aber wie üblich den de la Fuyeschen Punkt.

Sch = US = staph 4^{dF}
☾ Lenkergefäß 3 bis ist nach de la Fuye fünffach besetzt: Bei Frauen gilt er für Murex und Origanum, bei Männern für Staphysagria und schließlich bei beiden Geschlechtern auch noch für Uranium (= klassischer Weihescher Indikator) und Ginseng.[3]

Deg ≈ staph 4^{dF}
☾ Lenkergefäß 3 bis. Unter dem Processus spinosus des 3. Lendenwirbels.
   Degrootes von de la Fuye leicht abweichende Ortsangabe steht isoliert da und entspricht wohl lediglich einer kleinen Ungenauigkeit, welche bei sinnvollerweise am ehesten Göhrum entsprechender Druckrichtung von oben nach unten auf die Dornfortsatzspitze nicht ins Gewicht fällt. Auf Degrootes Meridianskizze ist der Punkt nicht eingezeichnet.

Der Weihesche Einzelpunkt ist Bestandteil der folgenden Mittelgleichungen:

Staphysagria + Aurum metallicum = Pulsatilla (?)
Staphysagria + Natrum phosphoricum = Mezereum (?)

Sein spiegelbildlicher Partner auf der Gegenseite ist Bryonia.

Stibium arsenicosum
s. Antimonium arsenicosum

Sticta pulmonaria

stict 1^{W}
Auf der Mamillarlinie, im 6. Interkostalraum, rechts (s. Abb. 75: kali-c 1^{W}, S. 258). (??) Druck gegen den unteren Rand der vorangehenden Rippe.

Göhrum versieht den Indikator mit einem doppelten Fragezeichen. Duprat hingegen übernimmt den Punkt ohne Fragezeichen, während er den gegenüberliegenden Punkt adon 1^{W} nicht anführt.

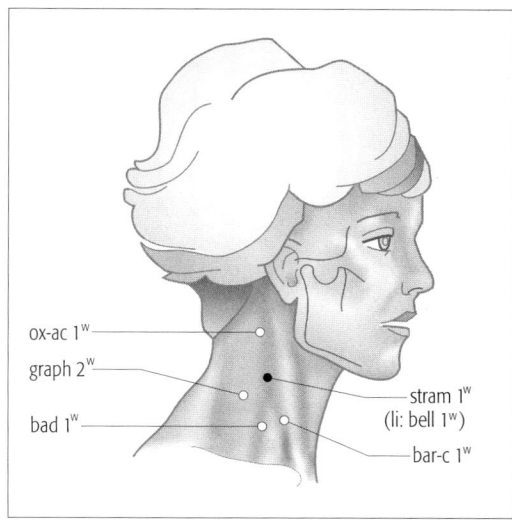

Abb. 113: stram 1^{W}.

Anmerkungen _____

Du = FB^4 = R = stict 1^{W}

K ≈ stict 1^{W}
☾ Magen 19 rechts. Im 6. Interkostalraum auf der Mamillarlinie, im Winkel zwischen der 6. und 7. Rippe, etwa 0,5 Cun lateral dieses Winkels.
   Zur Topographie des homöosiniatrischen Indikators der Lungenwurz und zur Diskussion von Kracks Zuordnung s. die Ausführungen zum spiegelbildlichen klassischen Indikator von Adonis vernalis.

Stramonium

stram 1^{W**}
Auf der Rückseite des Musculus sternocleidomastoideus, in der Mitte zwischen dessen Ansatz am Processus mastoideus und dem hinteren Ansatz an der Klavikula, rechts. Druck gegen die Rückseite des Muskels und leicht nach medial.

stram 2^{dF}
☾ Lenkergefäß 11. Auf der Dornfortsatzspitze des 4. Brustwirbels.

Der Indikator dieses nach Belladonna wohl wichtigsten, vor allem im psychischen Bereich tief ein-

---

1 VN, S. 71; KW, S. 170; SM, S. 121.
2 Siehe unter diesem Mittel.
3 Siehe unter diesen Mitteln.
4 Nach Fortier-Bernoville nur Bilddarstellung.

wirkenden Mittels aus der Solanazeen-Gruppe[1] zeichnet sich ähnlich wie der spiegelbildliche Indikator bell 1^{W} durch eine hohe Zuverlässigkeit aus.

Anmerkungen

Du = Deg = stram 1^{W}

FB ≈ stram 1^{W}
Auf mittlerer Höhe des Musculus sternocleidomastoideus, auf halber Strecke zwischen dem klavikulären Ansatz und der Insertion am Mastoid, rechts.

dF = Sch = R ≈ stram 1^{W}
Hinter der Mitte des Musculus sternocleidomastoideus, rechts.

BL ≈ stram 1^{W}
☯ Magen 9 rechts. Hinter der Mitte des Sternokleidomastoideus.

Der von Bonnet-Lemaire genannte Punkt Magen 9 befindet sich sowohl nach Soulié de Morant als auch nach den modernen Akupunkturtafeln seitlich des Oberrandes des Adamsapfels und weist nach dieser Topographie mit Göhrums Punkt nur eine regionale Verwandtschaft auf.[2]

K = US ≈ stram 1^{W}
☯ Drei-Erwärmer 16 rechts. Im Nacken am Okziput hinter der Ohrmuschel, am hinteren Ansatz des Musculus sternocleidomastoideus.

Ähnliches wie für Bonnet-Lemaires homöosiniatrische Zuordnung gilt auch für den von Krack angeführten, nach den gängigen Akupunkturquellen viel zu hoch liegenden Punkt Drei-Erwärmer 16.[3] Drei-Erwärmer 16^{dF} hingegen fällt mit Gallenblase 21 und Dünndarm 15 zusammen und liegt viel tiefer, nämlich auf dem Musculus splenicus posterior im Winkel zwischen dem Hinterrand des Musculus sternocleidomastoideus und dem Trapeziusmuskel.[4] Doch auch nach diesem Autor entspricht dieser Punkt richtigerweise nicht dem klassischen Punkt von Stramonium, sondern den neuen homöosiniatrischen Indikatoren von Graphites, Phosphor und Arsenicum album.[5] Auch gemäß den wieder eine andere Lage angebenden modernen Akupunkturtafeln ist Kracks Angabe sehr ungenau. Der Punkt würde nach diesen Quellen nicht Stramonium, sondern viel eher Oxalicum acidum entsprechen.[6]

Sch = US = stram 2^{dF}
De la Fuyes Topographie des Punktes ☯ Lenkergefäß 11 mit Namen Shen-Zhu stimmt recht gut mit Soulié de Morant und König/Wancura überein, nach welchen Autoren der Punkt unterhalb des 3. Brustwirbeldornes liegt.[7] Nach Van Nghi, der einen neuen Zusatzpunkt auf dem Meridian dazuzählt, trägt der gleich gelegene Punkt Shen-Zhu aber die Meridiannummer 12.[8] Entsprechend kommt Lenkergefäß 11 bei diesem Autor oben auf dem Dornfortsatz des 6. Brustwirbels zu liegen.[9] – Lenkergefäß 11 ist nach de la Fuye zusammen mit Lyssinum doppelt belegt. Er entspricht zudem weitgehend dem klassischen Indikator des Goldregens cyt-l 1^{W}.[10]

Deg ≈ stram 2^{dF}
☯ Lenkergefäß 11 (ohne schriftliche Ortsangabe).

Auf Degrootes Meridianskizze wird Lenkergefäß 11^{VN} angegeben, was mit de la Fuye nicht übereinstimmt (s. oben).

Der Weihesche Einzelpunkt ist Bestandteil der folgenden Mittelgleichungen:

Stramonium + Belladonna = Opium (?)
Stramonium + Calcarea carbonica = Belladonna
Stramonium + Ferrum metallicum = Cicuta virosa
Stramonium + Nitricum acidum = Hyoscyamus (?)
Stramonium + Oxalicum acidum = Causticum

Sein spiegelbildlicher Partner auf der Gegenseite ist Belladonna.

Strontium carbonicum

stront-c 1^{W}

Auf dem Rande des Warzenhofes, senkrecht unterhalb der Mamilla, rechts (s. Abb. 44: cact 1^{W}, S. 178, wo der spiegelbildliche Indikator grat 1^{W} dargestellt ist).

Anmerkungen

Du = R = FB = dF = Sch = stront-c 1^{W}

Der spiegelbildliche Partner des Weiheschen Einzelpunktes auf der Gegenseite ist Gratiola.

1 Es gibt Hinweise darauf, dass der Stechapfel dem Baum der Erkenntnis des biblischen Paradieses entspricht. (Publikation hierüber in Vorbereitung, vgl. auch, S. 9.)
2 Zu seiner Topographie und hömöosiniatrischen Diskussion s. unter Conium
3 Siehe unter Graphites.
4 Zur Topographie dieser drei Punkte s. unter Graphites.
5 Siehe unter diesen Mitteln.
6 Siehe unter diesem Mittel.
7 SM, S. 195; KW, S. 219.
8 VN, S. 165. Zur Meridian-Nummerierumg s. auch KW, S. 217.
9 VN, S. 165.
10 Siehe unter Cytisus.

Strophantus

stroph 1^W
Auf der Parasternallinie oder richtiger auf der Linie, welche die Verbindungsstellen zwischen Knorpel- und Knochenteil der Rippen bilden, im 6. Interkostalraum, links (s. Abb. 68 a: graph 1^W, S. 238). Druck gegen den unteren Rand der oberen Rippe und senkrecht zur Tangente durch den Punkt.

stroph^{WK}
Kali chloricum + Oleander

Anmerkungen ———————————————

Du = R = stroph 1^W

dF = Sch ≈ stroph 1^W
❸ Niere 21 links. Im 6. Interkostalraum, im Winkel zwischen dem 6. und 7. Rippenknorpel.

Die topographischen Angaben de la Fuyes stimmen mit denjenigen Kracks (s. unten) und auch mit dem Göhrumschen Indikator recht gut überein. Nach sämtlichen unseren Akupunkturquellen liegt Niere 21 allerdings nicht inner- und oberhalb, sondern mehr oder weniger unterhalb des unteren Rippenbogens,[1] womit diese homöosiniatrische Entsprechung sehr relativiert werden muss.

K ≈ dF ≈ stroph 1^W
❸ Niere 21 links. Auf dem Rippenbogen, 1,5 Cun seitlich der Mittellinie, im Winkel zwischen der 6. und 7. Knorpelrippe.
Zur Diskussion dieser Zuordnung s. oben.

Der spiegelbildliche Partner des Weiheschen Einzelpunktes auf der Gegenseite ist Crataegus.

Strychninum phosphoricum

Dieses den interessanten Übergangsbereich zwischen Nux vomica und Phosphor abdeckende Mittel, welches wir Kent verdanken, weist erwartungsgemäß in seinem Punktemuster in erster Linie die klassischen Indikatoren des Phosphors und der Brechnuss auf. Auch den allgemeinen Phosphorsalz-Indikator ❸ Herz 3 rechts und den Nux-Ergänzungspunkt ❸ Milz 9 rechts habe ich schon positiv gefunden.[2]

Succinicum acidum

succ-ac^{WK}
Nitricum acidum + Carbo vegetabilis

Die Bernsteinsäure wird von Clarke unter dem gleichen Kapitel wie die Ausgangssubstanz Succinum (Bernstein) abgehandelt. Auch andere Autoren halten keine strenge Trennung von Bernstein, Bernsteinöl und Bernsteinsäure ein. Es muss daher offen bleiben, ob der oben genannte, bisher noch nicht näher überprüfte Kombinationspunkt ganz generell auch für Bernstein und alle seine Derivate gilt.

Sulphur

sulph 1^{N}* (Hauptpunkt)
❸ Drei-Erwärmer 15 rechts. Auf halber Strecke zwischen Akromionspitze und der Dornfortsatzspitze des 7. Halswirbels, eine Distanz hinter dem Oberrand des Trapeziusmuskels, in einer Vertiefung.

sulph 2^{N}* (Ergänzungspunkt)
❸ Leber 3 rechts. Proximal zwischen den Metatarsalia I und II, in einer Vertiefung.

sulph 3^{N}* (Ergänzungspunkt)
Unmittelbar lateral des Ansatzes des Caput claviculare des Musculus sternocleidomastoideus auf der Rückseite der Klavikula, links. Druck am lateralen Rand des Musculus sternocleidomastoideus von innen nach außen gegen das Schlüsselbein.[3]

sulph 4^{W}*
In der Mitte des äußeren Drittels der Verbindungslinie zwischen Nabel und carb-v 1^W, links.

sulph 5^{R}
Auf dem Rippenbogen unterhalb von carb-v 1^W (s. Abb. 114 d: sulph 4^W, S. 346). Keine Angabe der Druckrichtung, diese muss aber offensichtlich tiefer liegen als bei carb-v 1^W, d. h. am ehesten ganz von unten-distal auf die Unterkante des Rippenbogens.

---

1 SM, S. 151; KW, S. 191; VN, S. 106. Am nächsten an Niere 21^{dF} kommt noch Soulié de Morant.
2 Siehe unter Kali phosphoricum und den genannten Mitteln.
3 Der Punkt hat also die gleiche Lage wie calc-phos 1^N, aber eine andere Druckrichtung (von innen nach außen statt von oben nach unten). Für Details hierzu und zur sonstigen Mehrfachbelegung des Punktes s. unter Calcarea phosphorica und Kali nitricum.

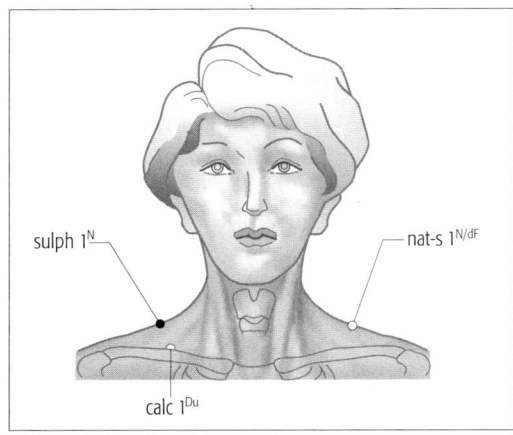

Abb. 114 a: sulph 1^N.

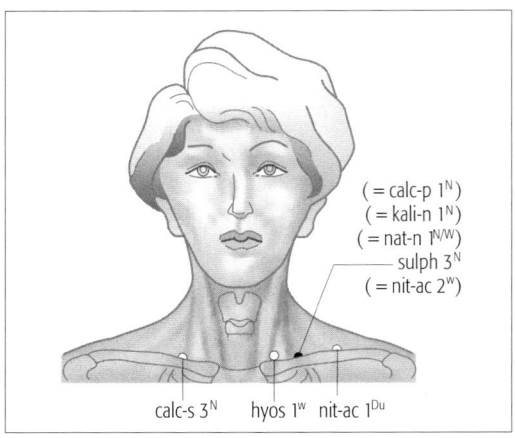

Abb. 114 c: sulph 3^N.

sulph 6^{dF}
❷ Niere 2 beidseits. An der Fußinnenseite, genau unterhalb des Kahnbein-Vorsprungs.

sulph 7^{dF}
❷ Drei-Erwärmer 4 beidseits. Auf dem Handrücken, in der Verlängerung des 4. Mittelhandknochens, über dem Gelenk Hamatum-Metacarpale IV.

sulph 8^{Deg}
Auf der Mamillarlinie, im 2. Interkostalraum, links (s. Abb. 30: aran 1^{dF}, S. 154). Keine Angabe

der Druckrichtung. Für eine erste Überprüfung ist am ehesten Göhrums übliche Drucktechnik gegen den Unterrand der vorangehenden Rippe zu empfehlen.

sulph^{WK}
1. Natrum hypochlorosum + Guajacum
2. Bromium + Spongia (?)
3. Kali bromatum + Sarsaparilla
4. Natrum carbonicum + Chamomilla (?)

Die Druckpunkt-Diagnostik von Hahnemanns wichtigstem Antipsorikum ist noch keineswegs

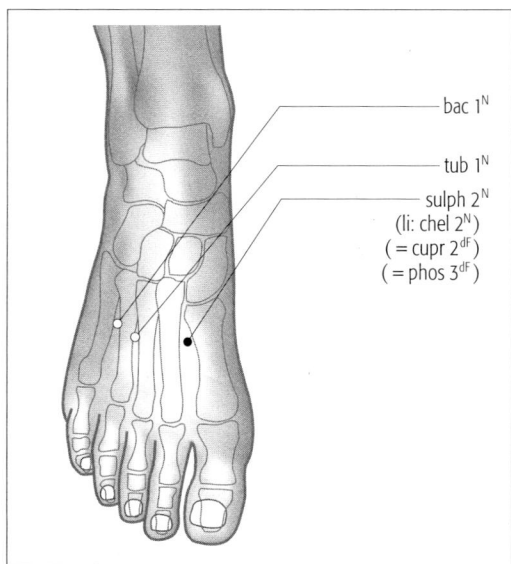

Abb. 114 b: sulph 2^N.

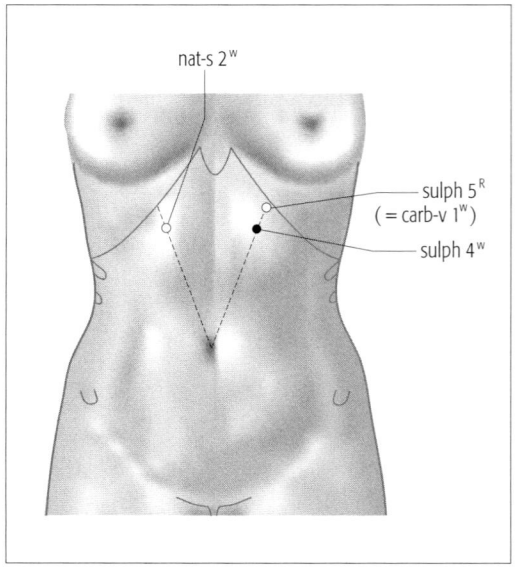

Abb. 114 d: sulph 4^w.

befriedigend, wie das bekannte Ungenügen des klassischen Weiheschen Punktes[1] und die Vielzahl späterer Lokalisierungsversuche zeigen. Nach Fortier-Bernoville ist der Weihesche Indikator zwar ein recht bewährter Punkt, was nach meiner Erfahrung aber wirklich nur in sehr begrenztem Rahmen der Fall ist.

Der neu bestimmte Punkt sulph 1^N ist lediglich der rechtsseitige Partner des wichtigen de la Fuyeschen Natrum-sulphuricum-Punktes, dessen Gültigkeit auf die linke Seite beschränkt wurde.[2] Die drei neuen Punkte sulph 1–3^N zeigen ähnlich wie die Causticum-Indikatoren der vereinfachten Standarddiagnostik nur eine flache Hierarchie. Sie ermöglichen jedoch eine zuverlässige negative Ausschlussdiagnostik. Auch eine sicher positive Aussage dieser Dreier-Kombination scheint mir keineswegs ausgeschlossen, zumindest als ziemlich sicherer Hinweis auf die Indikation einer Schwefelverbindung irgendwelcher Art. Dies muss aber noch verifiziert werden.

Von den weiteren genannten Sulphur-Punkten scheint vor allem derjenige Rouys (sulph 5^R) überprüfenswert, da er sehr nahe beim abdominalen klassischen Indikator liegt und trotzdem ossär klar definiert ist.[3]

Anmerkungen

Der spiegelbildliche Partner von sulph 2^N = ☽ Leber 3 rechts ist der Ergänzungspunkt von Chelidonium (chel 2^N). Allerdings kann der Schwefel gerade auch mit seinen Salzen an diesem Punkt auch beidseits oder gar linksbetont positiv angeben. Der wichtige Akupunkturpunkt Leber 3 entspricht zudem nach de la Fuye beidseits auch noch Cuprum und Phosphor und ist damit recht vieldeutig.[4]

Sulph 3^N hat die gleiche Lage wie calc-phos 1^N, aber eine andere Druckrichtung (von innen nach außen statt von oben nach unten), wodurch sich die beiden Indikatoren sicher unterscheiden lassen. Zur sonstigen Mehrfachbelegung von calc-phos 1^N s. unter diesem Mittel. – Der spiegelbildliche Partner von sulph 3^N rechtsseitig ist noch nicht sicher belegt. Man denke jedoch an seine Nähe zu calc-s 3^N.[5] In einem Fall habe ich diesen rechtsseitigen Punkt auch bei einer guten Indikation von Scorpio europaeus[6] gefunden.

Du = R = FB = Dem = sulph 4^W

dF = Deg = US ≈ sulph 4^W

☽ Niere 18 links. In der Mitte des oberen Drittels der Verbindungslinie zwischen Nabel und dem Übergang vom 8. zum 9. Rippenknorpel.

Von den verschiedenen Ortsangaben unserer Akupunkturquellen für Niere 18 stimmen lediglich de la Fuyes Punktebeschreibung und Atlas genau mit Göhrum überein.[7] Bonnet-Lemaire belegt den Punkt Niere 18, welchen er allerdings wiederum etwas anders lokalisiert, mit Baptisia (rechts) und Dulcamara (links).[8]

Sch ≈ dF ≈ sulph 4^W

☽ Niere 18 links. Zwischen dem oberen und mittleren Drittel der Verbindungslinie des Nabels mit der Vereinigungsstelle der 8. und 9. Rippenknorpel.

Schmidt stimmt wahrscheinlich auf Grund eines Übersetzungsfehlers mit de la Fuye nicht genau überein. Zu Niere 18 s. die obigen Anmerkungen.

K ≈ dF ≈ sulph 4^W

☽ Niere 18 links. 2 Cun oberhalb des Nabels und 2 Cun seitlich der Mittellinie.

Kracks Ortsangabe stimmt bestenfalls mit Niere 18^{SM} überein, welcher Punkt aber ebenfalls mit Göhrum nicht genau übereinstimmt.[9]

Sulph 5^R wird von Rouy als erster und damit wohl wichtigster der beiden von ihm angeführten Sulphur-Punkte (sulph 5^R und sulph 4^W) genannt. Es handelt sich bei seinem Indikator also trotz der engen Nachbarschaft mit sulph 4^W eindeutig um einen neuen Punkt, nicht nur um eine Lokalisationsvariante.[10] – Rechtsseitig dürfte sulph 5^R weitgehend elaps 1^{Deg} entsprechen.[11]

Sch = K = Deg = sulph 6^{dF}

In der Lage von ☽ Niere 2 stimmen sämtliche unsere Akupunkturquellen weitgehend mit de la Fuye überein.[12]

---

1 Was z. B. auch Degroote ausdrücklich betont (Degroote, S. 23).
2 Siehe unter diesem Mittel.
3 Da er auch sehr nahe bei carb-veg 1^W liegt, habe ich diesen Punkt auch schon bei Indikationen von Carboneum sulphuratum positiv gefunden (s. auch unter diesem Mittel).
4 Siehe unter diesem Mitteln, zur Topographie des Punktes unter Chelidonium.
5 Siehe unter diesem Mittel.
6 Zur sonstigen Druckpunkt-Diagnostik dieses Mittels s. unter Scorpio.
7 SM, S. 151; VN, S. 106/114; KW, S. 190/191. Siehe auch unter Baptisia.
8 Siehe unter diesen Mitteln. Näheres zur Topographie des Punktes s. unter Baptisia.
9 SM, S. 151. Siehe die obigen Anmerkungen und unter Baptisia.
10 Zu der interessanten potentiellen Zuordnung des Punktes zu Caboneum sulphuratum s. unter diesem Mittel.
11 Siehe unter Elaps und unter Carduus marianus, dessen Indikator card-m 1$^{K/W}$ an derselben Stelle zu finden ist.
12 KW, S. 188; VN, S. 108; SM, S. 149.

Mit dem Ausdruck „Kahnbein-Vorsprung" meint de la Fuye mit Sicherheit die gut tastbare Tuberositas ossis navicularis am medialen hinteren Ende des Mittelfußes.

Sch = K = Deg = US = sulph 7^{dF}
Der Punkt Drei-Erwärmer 4 ist nach de la Fuye zusammen mit Psorinum doppelt besetzt. De la Fuyes Beschreibung stimmt gut mit Soulié de Morant und Van Nghi überein. Nach König-Wancura liegt der Punkt etwas weiter proximal unmittelbar radial-distal vom Processus styloides ulnae.[1] In dieser Lokalisierung hat sich mir der Punkt für Psorinum bewährt.[2] Für sulph 7^{dF} gilt aber trotzdem bis auf Weiteres die de la Fuyesche Ortsangabe.

sulph 8^{Deg} entspricht meph 1^W, aran 1^{dF} und pip-m 1^{WS}.[3]

Der Weihesche Einzelpunkt ist Bestandteil der folgenden Mittelgleichungen:

Sulphur + Aconitum napellus = Berberis vulgaris
Sulphur + Thuja = Cundurango

Sein spiegelbildlicher Partner auf der Gegenseite ist der klassische Indikator von Natrum sulphuricum.

Sulphuricum acidum

sul-ac 1^{WS}
Auf der hinteren Axillarlinie, im 5. Interkostalraum, rechts (s. Abb. 90: nat-p 1^W, S. 291). Druck gegen den unteren Rand der oberen Rippe und senkrecht zur Tangente durch den Punkt.

sul-ac 2^{Deg}
Entspricht dem spiegelbildlichen Partner von sulph 8^{Deg} (und damit sang 1^W). Auf der Mamillarlinie, im 2. Interkostalraum, rechts (s. Abb. 105: sang 1^W, S. 329). Die Druckrichtung ist bei Degroote nicht definiert. Für eine erste Überprüfung ist deshalb Göhrums übliche Drucktechnik gegen den Unterrand der vorangehenden Rippe zu empfehlen.

Sul-ac 2^{Deg} = sang 1^W scheint gelegentlich auch bei der Indikation eines Schwefelsalzes anzugeben.

Anmerkungen —————————

Auf der Göhrumschen Originalliste bleibt sul-ac 1^{WS} beidseits ohne Belegung. – In Schölers Ausgabe dieses Verzeichnisses wird als spiegelbildlicher Partner von sul-ac 1^{WS} Rumex crispus angegeben, welcher Punkt gemäß Originalausgabe aber im 7. Interkostalraum liegt.[4]

Sulphur iodatum

sul-i 1^{WS}
Auf dem Oberrand der Spitze des Dornfortsatzes des 1. Lendenwirbels. Druck von oben nach unten.

Der Indikator ist auf Göhrums Originalliste noch nicht belegt. Dort setzt die sonst vollständig belegte Reihe der lumbalen Druckpunkte erst einen Wirbelkörper tiefer mit Argentum nitricum ein (auf Höhe des 2. Lendenwirbels).[5]
Duprat empfiehlt für Sulphur iodatum entsprechend Bauers Mischsalztechnik die Untersuchung der klassischen Punkte von Sulphur und von Iodium, worin ihm Degroote folgt.[6]

Anmerkungen —————————

Du = Deg = sul-i 1^{WS}

R ≈ sul-i 1^{WS}
Auf der Vertikalen durch die Mitte zwischen Innenrand des Schulterblattes und der Vertebrallinie, auf der Höhe des 1. Lendenwirbels.
Der Punkt liegt derart weit entfernt von sul-i 1^{WS}, dass es sich möglicherweise um eine Neubestimmung handelt. Vgl. hierzu auch die unten stehende Anmerkung zu Krack.

K ≈ sul-i 1^{WS}
☾ Lenkergefäß 5. Zwischen den Dornfortsätzen des 1. und 2. Lendenwirbels.
Der Punkt Lenkergefäß 5 entspricht nach de la Fuye dem auf der Spitze des 2. Lendenwirbels gelegenen Weiheschen Indikator von Argentum nitricum.[7] Auch Kracks den modernen Akupunkturtafeln entsprechende, nur minimal davon abweichende Lokalisierung würde eher arg-n 1^W entsprechen, vor allem, wenn wir die Druckrichtung für den Punkt beachten. – Bonnet-Lemaire benennt den Punkt auf der Dornfortsatzspitze des 1. Lendenwirbels homöosiniatrisch als ☾ Lenkergefäß 4 und ordnet ihm wahrscheinlich auf Grund eines Irrtums Selenium zu.[8] – Möglicherweise hängt Rouys oben angeführtes seitliches Ausweichen mit seinem Indikator

---

1 KW, S. 198.
2 Siehe unter diesem Mittel.
3 Siehe unter diesen Mitteln. Interessanterweise ist Mephitis stark schwefelhaltig.
4 Siehe unter Rumex crispus.
5 Siehe unter diesem Mittel.
6 Zur Lage der Punkte s. unter den entsprechenden Mittelabschnitten.
7 Siehe unter diesem Mittel.
8 Siehe unter diesem Mittel.

für Sulphur iodatum mit dieser Bonnet-Lemaireschen Belegung von sul-i 1^{WS} zusammen.

Sumbulus moschatus

sumb 1^W
Zwischen Nabel und Balsamum peruvianum, in der Mitte des mittleren Drittels, links (s. Abb. 121, S. 368).

Anmerkungen

Du = sumb 1^W
In der Mitte der Strecke Nabel–Balsamum peruvianum, links.

Der spiegelbildliche Partner des Weiheschen Einzelpunktes der Moschus-Wurzel auf der Gegenseite ist Viburnum opulus.

Sycosis Co

Bei dieser Patterson-Darmnosode, welche wie Medorrhinum und Vaccinium der Sykosis zugeordnet ist, wird erwartungsgemäß meist der de la Fuyesche Medorrhinum-Punkt positiv gefunden, oft in der Art eines spiegelbildlichen Doppelindikators beidseits. Im Gegensatz zur Situation bei Medorrhinum-Indikationen darf und soll hier tendenziell der Lachesis-Punkt positiv sein.[1] Die Tuberkulin-Indikatoren am Fußrücken[2] können beide und eventuell auch beidseits positiv sein. In einem Fall wurde zusätzlich zum Medorrhinum-Indikator auch der de la Fuyesche Luesinum-Punkt syph 1^{dF} beidseits positiv gefunden und gelöscht.

Symphytum

symph 1^W
Dicht vor dem Angulus maxillae, links. Druck gegen den unteren Rand der inneren Fläche des Unterkiefers (s. Abb. 98 a: puls 1^N, S. 315, vgl. auch Abb. 22, S. 121).

Duprat gibt den Punkt in seinem Verzeichnis nicht an, obwohl er calen 1^W anführt.

Anmerkungen

K = US ≈ symph 1^W
☯ Dünndarm 17 links. Am Hals seitlich oben, unterhalb des Ohrs, hinter dem hinteren (aufsteigenden) Unterkieferast.

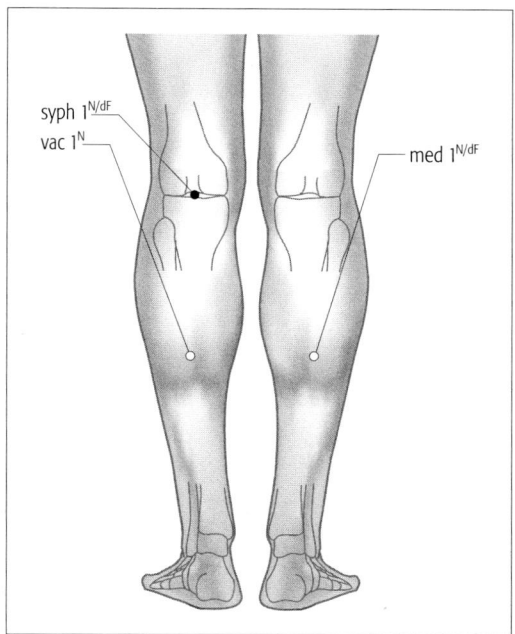

Abb. 115 a: syph 1$^{N/dF}$.

Zur Problematik dieser homöosiniatrischen Zuordnung und zur Topographie des Punktes s. unter Calendula.

Der Weihesche Einzelpunkt ist Bestandteil der folgenden Mittelgleichungen:

Symphytum + Nitricum acidum = Carbolicum acidum
Symphytum + Phosphoricum acidum = Chelidonium

Sein spiegelbildlicher Partner auf der Gegenseite ist Calendula.

Syphilinum (= Luesinum)

syph 1$^{N/dF}$ * *
☯ Blase 54 links. In der Mitte der Kniekehle.

syph 2^N *
Vorne am Unterrand des Musculus deltoideus, am unteren Rand des Humeruskopfes.

syph 3^N
Am distalen Ende des Musculus deltoideus an der Außenseite des Oberarmes, von hier eine Fin-

---

1 Siehe unter Medorrhinum.
2 D. h. bac 1^N und tub 1^N, s. unter den entsprechenden Mittelabschnitten.

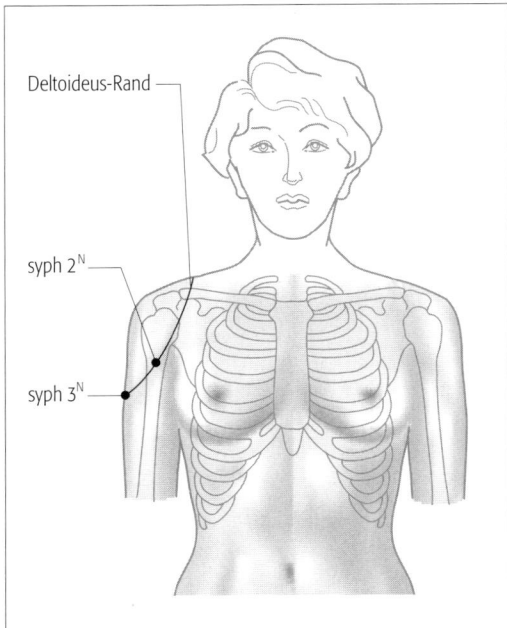

Deltoideus-Rand

syph 2^N

syph 3^N

Abb. 115 b: syph 2^N und syph 3^N

gerbreite nach hinten am Rande dieses Muskels, rechts.

Zusammen mit dem ebenfalls auf dem Blasenmeridian gelegenen Medorrhinum-Indikator ist syph 1$^{N/dF}$ wohl der wichtigste und bewährteste neue Nosodenpunkt de la Fuyes. Nach meiner Erfahrung ist er ganz vorwiegend links aussagekräftig.[1]

Der Punkt ist nicht zu oft falsch positiv, aber leider auch nicht ganz selten falsch negativ. Genau wie die Syphilis-Erkrankung selbst in vielfachsten Facetten schillern und diagnostisch täuschen kann, ist auch die Punktediagnostik ihrer Nosode nicht so ganz einfach. Sogar die beiden neu eingeführten Ergänzungsindikatoren der vereinfachten Standarddiagnostik scheinen noch nicht ganz zu genügen: Es können in seltenen Fällen auch einmal bei einer durchaus brauchbaren Luesinum-Indikation alle drei Indikatoren negativ sein. Dass umgekehrt das kombinierte Vorkommen der Dreier-Kombination falsch positiv war, ist mir bisher nur bei einigen wenigen Causticum-Fällen vorgekommen.[2] Ich habe deshalb noch einen vierten Ergänzungsindikator in Überprüfung. Er befindet sich mitten auf der Hinterfläche des Fibula-Köpfchens beidseits, also lateral und unterhalb des Hauptindikators.

Anmerkungen _____

dF = Sch = K = US ≈ syph 1$^{N/dF}$
🌓 Blase 54 beidseits. In der Mitte der Kniekehle.
    Zur Topographie von Blase 54 s. unten.

Deg ≈ syph 1$^{N/dF}$
🌓 Blase 39 beidseits. In der Mitte der Kniekehle.
    Nach Soulié de Morant und König/Wancura stimmt Blase 54 entsprechend de la Fuyes Nomenklatur genau mit syph 1$^{N/dF}$ überein.[3] Van Nghi belegt den Punkt auf Grund einer anderen Zählung des Blasenmeridians mit der Nummer 40.[4] Degrootes davon leicht abweichende obige Punktenummer in Kombination mit seiner de la Fuye völlig entsprechenden Ortsbeschreibung entspricht deshalb fast sicher einem Irrtum oder allenfalls einer Neubestimmung, da auf seiner Meridianskizze in der Mitte der Kniekehle entsprechend Van Nghi Blase 40 eingetragen ist, und Blase 39 lateral davon liegt.

Syzygium jambolanum

syzyg 1^{WS}
Auf dem Oberrand der Spitze des Dornfortsatzes des 9. Brustwirbels. Druck von oben nach unten.

Der Indikator dieser meist nur phytotherapeutisch-organotrop verwendeten antidiabetischen Arznei aus Indien ist auf Göhrums Originalliste noch nicht belegt.

Anmerkungen _____

K ≈ syzyg 1^{WS}
🌓 Lenkergefäß 8. Zwischen den Dornfortsätzen des 9. und 10. Brustwirbels. (?)
    Kracks mit Lenkergefäß 8^{VN} übereinstimmender homöosiniatrischer Entsprechungspunkt[5] liegt deutlich unterhalb syzyg 1^{WS}. Nach Soulié de Morant liegt der Punkt hingegen übereinstimmend mit König/Wancura zwischen den Dornfortsätzen des 7. und 8. Brustwirbels,[6] also eine Etage höher als syzyg 1^{WS}. De la Fuye lässt Lenkergefäß 8 ohne Belegung.

_____

1 Wiederum betrifft also die Neubestimmung lediglich die Seitenlokalisation des de la Fuyeschen Punktes, s. auch unten.
2 Man vergleiche hierzu die ähnliche Situation bei der Druckpunkt-Diagnostik von Causticum, was nochmals auf die enge Beziehung zwischen den beiden Mitteln hinweist (s. unter diesem Mittel).
3 SM, S. 179; KW, S. 182.
4 VN, S. 77; vgl. auch KW, S. 173.
5 VN, S. 164.
6 SM, S. 195; KW, S. 218.

Tabacum

tab 1[Bauer/W]

Zwischen Processus mastoideus und Kieferge-lenk, rechts. Druck senkrecht zur Oberfläche.

tab 2[W]

Zwischen Processus mastoideus und Kieferge-lenk, links (s. Abb. 98 a: puls 1[W], S. 315). Druck senkrecht zur Oberfläche.

tab 3[dF]

❿ Konzeptionsgefäß 14. Auf der Strecke Proces-sus xiphoides–Nabel,[1] ein Viertel dieser Verbin-dungslinie unterhalb ihres oberen Endes.

Nach Bauers Erfahrung liegt der klassische Indi-kator nicht links, sondern rechtsseitig, wo nach der Weiheschen Schule Sabina zu finden ist.[2] Diese neue Seitenbestimmung des Tabak-Indika-tors passt gut zu meiner Erfahrung, dass der links-seitige Punkt in erster Linie als wichtiger Haupt-indikator für Pulsatilla zu betrachten ist.[3] Auf eine auch sonst ziemlich ausgeprägte Vieldeutigkeit des klassischen Indikators tab 2[W] weisen zudem die unten angeführten sieben therapeutischen Gleichungen hin, worin er enthalten ist.

Anmerkungen _____

Du = tab 2[W]

R ≈ tab 2[W]
1 cm hinter dem Ansatz des Ohrläppchens, links.
    Nur approximative, Göhrum aber in etwa entsprech-ende Ortsangabe.

K = US ≈ tab 2[W]
❿ Drei-Erwärmer 17 links. Hinter dem Ohr und am vor-deren Rand des Warzenfortsatzes, an dessen unterem Ende.
    Krack lokalisiert den Punkt entsprechend Soulié de Morant auf der Vorderfläche des Mastoids, während er

_____

1 Hiermit ist sehr wahrscheinlich wie üblich die Strecke vom Xiphoidansatz zum Nabel gemeint, s. unten.
2 Zu einer möglichen Unterscheidung der beiden Belegungen des klassischen Sabina-Punktes s. unter diesem Mittel. Ich habe tab 1[Bauer/W] auch als potentiellen Staphysagria-Punkt in Überprüfung.
3 Siehe unter diesem Mittel.
4 Hierzu sowie für topographische Details zu diesem Akupunkturpunkt s. unter diesem Mittel.
5 Siehe unter Ipecacuanha und Veratrum, dort auch ausführlichere Angaben zu de la Fuyes Hilfslinie und zu Konzeptionsgefäß 14.

nach den modernen Akupunkturtafeln in besserer Über-einstimmung mit tab 2[W] = puls 1[N] in der Weichteillücke zwischen dem Warzenfortsatz und dem Processus con-dylaris des Unterkiefers zu finden ist. De la Fuye ordnet Drei-Erwärmer 17, den er ebenfalls auf der Vorderfläche des Mastoids lokalisiert, beidseits Kali muriaticum zu.[4]

Sch = US ≈ tab 3[dF]
❿ Konzeptionsgefäß 14. Auf dem oberen Achtel der Ver-bindungslinie vom Schwertfortsatz zum Nabel.
    Zur allgemeinen Topographie des Punktes und zu Schmidts zu Unrecht nach oben korrigierten obigen Ortsangabe s. die Anmerkungen zu Veratrum und Ipe-cacuanha. – Konzeptionsgefäß 14 ist nach de la Fuye zusammen mit dem nach Göhrum aber etwas tiefer lie-genden Ipecacuanha-Punkt doppelt belegt, nach Krack entspricht der Punkt dem etwas höher liegenden klas-sischen Indikator von Veratrum.[5] Konzeptionsgefäß 14 = tab 3[dF] liegt demnach zwischen ip 1[W] und verat 1[W], vielleicht etwas näher beim Veratrum-Punkt (vgl. auch Abb. 121, S. 368).

Sch = US ≈ tab 3[dF]
❿ Konzeptionsgefäß 4 (ohne Ortsangabe).
    Schmidt gibt in einer zusammenfassenden Liste als weiterer homöosiniatrischen Punkt noch Konzeptions-gefäß 4 an. Hierbei handelt es sich sicher um ein Ver-sehen (Konzeptionsgefäß 4 zusätzlich statt 14 allein), da er im Detailverzeichnis nur de la Fuyes 14. Meridian-punkt angibt und Konzeptionsgefäß 4 allein mit Hy-drastis belegt. Ungern-Sternberg hat diese irrtümliche Angabe dann jedoch offensichtlich als dritten homöo-siniatrischen Punkt übernommen.

Der Weihesche Einzelpunkt ist Bestandteil der folgenden Mittelgleichungen:

Tabacum + Sabina = Euphrasia
Tabacum + Antimonium crudum = Sinapis alba
Tabacum + Baryta carbonica = Ipecacuanha
Tabacum + Cuprum metallicum = Natrum phosphoricum
Tabacum + Nitricum acidum = Sepia
Tabacum + Phosphoricum acidum = Carduus marianus
Tabacum + Silicea = Gelsemium

Sein spiegelbildlicher Partner auf der Gegenseite ist Sabina.

Taraxacum

tarax 1[W]

Dicht vor der Incisura intertragica links, (s. Abb. 26 b: agar 2[N], S. 140). Druck senkrecht zur Hautoberfläche direkt gegen das Capitulum des

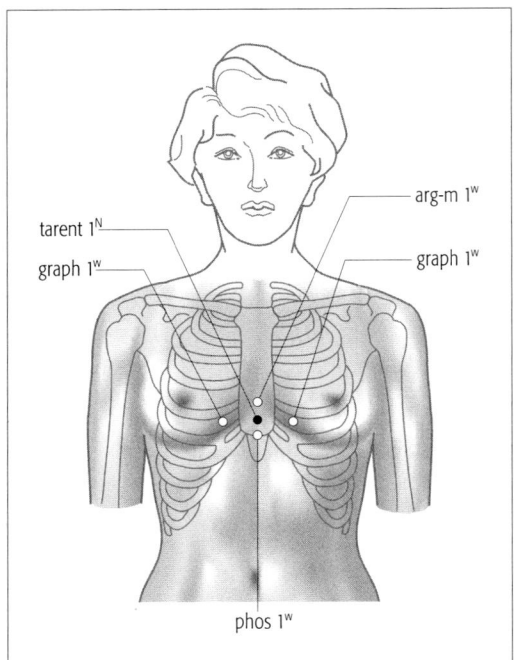

Processus condylaris des aufsteigenden Kieferbeinastes.[1]

tarax^WK
Calcarea carbonica + Chelidonium

Dieser Punkt ist häufig druckdolent und damit anfällig für falsch positive Druckpunkt-Befunde, dies vor allem auch auf Grund seiner fast nur durch die Druckrichtung unterscheidbaren Nähe zu dem mehrfach belegten Punkt ☯Gallenblase 2.[2]

Anmerkungen

Du = R ≈ tarax 1^W
Vor dem Ansatz des Ohrläppchens, links. Man presse gegen den Kondylus des Unterkiefergelenks.

BL ≈ tarax 1^W
☯Gallenblase 2 links. Vor dem Ansatz des Ohrläppchens.

Gallenblase 2 entspricht recht gut dem klassischen Indikator. Für weitere Details zur Topographie des Punktes und seiner Mehrfachbelegung mit Agaricus, Chininum sulphuricum und ev. Crocus s. unter diesen Mitteln. Zur Druckrichtung des Punktes s. oben.

K = US ≈ tarax 1^W
☯Gallenblase 3 links. Auf der Wange oberhalb der Mitte des Jochbogens, etwas oberhalb des Knochens, wo sich beim Öffnen des Mundes dort eine kleine Mulde innerhalb der Haargrenze bildet.

Kracks Punktebeschreibung ist widersprüchlich und scheint Elemente von Gallenblase 2 und 3 zu vermischen. Möglicherweise liegt eine Verwechslung von Gallenblase 2 und 3 vor. In diesem Fall dürften wir davon ausgehen, dass Krack entsprechend Bonnet-Lemaire den ersteren Punkt meint. Gallenblase 3 wäre nämlich nach den meisten Akupunkturquellen ziemlich weit entfernt vom klassischen Indikator gelegen.[3]

Der Weihesche Einzelpunkt ist Bestandteil der folgenden Mittelgleichungen:

Taraxacum + Coffea cruda = Plantago major (?)
Taraxacum + Baryta carbonica = Lachesis
Taraxacum + Ferrum metallicum = Natrum muriaticum
Taraxacum + Nitricum acidum = Stannum
Taraxacum + Phosphoricum acidum = Nux vomica

Sein spiegelbildlicher Partner auf der Gegenseite ist der klassische Indikator von Coffea, welcher möglicherweise auch einen Bezug zu Nux vomica hat.[4]

Tarentula hispanica

tarent 1^{N**}
Median auf dem unteren Sternum zwischen den klassischen Indikatoren von Phosphor und Argentum metallicum.

Bauer betrachtet den Punkt tarent 1ᴺ erstrangig als Indikator von Tuberculinum bovinum.[5] Tatsächlich ist er auch nach meiner Erfahrung bei dieser Indikation nicht selten ebenfalls positiv. Häufiger aber habe ich bei Tuberkulin-Fällen entsprechend Fortier-Bernoville den unmittelbar darunter liegenden Indikator von Phosphor positiv gefunden, manchmal sind bei Tuberkulin-Patienten auch beide Punkte positiv.[6]

1 Für weitere Details zur Druckrichtung s. auch unten.
2 Die diesem Punkt entsprechenden Indikatoren agar 2ᴺ und chin-s 1^{dF} werden von unten und hinten gegen das Gelenkköpfchen des Unterkiefers gedrückt (für weitere Details hierzu s. unter diesen beiden Mitteln).
3 Für Details zu seiner Lage s. unter Apis.
4 Siehe unter Coffea. Vgl. hierzu auch die obige Kombination Taraxacum + Phosphoricum acidum = Nux vomica.
5 Zur Diskussion dieser Frage s. unter diesem Mittel.
6 Degroote bestätigt ebenfalls beide, s. unter Tuberculinum und unter Phosphor.

Der Punkt tarent 1^N hat einige Bedeutung auch als Kombinationspartner für Crotalus cascavella[1] und als Gruppenindikator für die ganze Gattung der Spinnengifte[2] und ist so zusätzlich auch noch aus diesen Gründen als Einzelpunkt nicht so selten falsch positiv. Der Punkt ist vor allem dann für Tarentula aussagekräftig, wenn der Indikator von Lachesis parallel dazu nicht oder in jedem Fall deutlich weniger positiv ist. Bei einer sehr guten Mittelindikation habe ich zusätzlich zu tarent 1^N auch den de la Fuyeschen Indikator von Theridion hinten am Scheitel[3] positiv gefunden.

Tellurium

tell 1^W
Auf dem 5. Brustwirbel, Druck von oben auf die obere Kante des Dornfortsatzes. (??)

Anmerkungen

Du = R = FB = tell 1^W

dF = Sch ≈ tell 1^W
◑ Lenkergefäß 10 bis (= Lenkergefäß 10 a). Auf der Dornfortsatzspitze des 5. Brustwirbels.

K ≈ tell 1^W
◑ Lenkergefäß 11. Zwischen den Dornfortsätzen des 5. und 6. Brustwirbels.

Kracks mit Van Nghi topographisch weitgehend übereinstimmender Punkt[4] liegt fast eine Etage zu tief, vor allem wenn man die Druckrichtung von oben auf die Oberkante des Dornfortsatzes des 5. Brustwirbels berücksichtigt. Nach de la Fuye liegt Lenkergefäß 11 dann wiederum zwei Stockwerke höher auf der Dornfortsatzspitze des 4. Brustwirbels und ist den Mitteln Stramonium und Lyssinum zugeordnet.[5] De la Fuyes Ortsangabe entspricht weitgehend derjenigen Soulié de Morants und König/Wancuras, welche den Punkt unterhalb des Dornfortsatzes des 3. Brustwirbels lokalisieren.[6] Die Einführung des oben genannten Zusatzpunktes durch de la Fuye war deshalb einmal mehr gerechtfertigt.

Der Weihesche Einzelpunkt ist Bestandteil der folgenden Mittelgleichung:

Tellurium + Hypericum perforatum = Silicea (?)

Terebinthina
(= Oleum terebinthinae)

ter 1^W
Auf der Strecke zwischen unterem Schulterblattwinkel (bei herabhängendem Arm) und Coccus cacti, im 9. Interkostalraum, beidseits (s. Abb. 22, S. 121). Druck gegen den unteren Rand der oberen Rippe und senkrecht zur Tangente durch den Punkt.

ter 2^{dF}
◑ Blase 23 beidseits. Zwischen den äußeren Enden der Querfortsätze des 2. und 3. Lendenwirbels (s. Abb. 122, S. 370).

ter 3^{dF}
◑ Gallenblase 26 beidseits. Auf dem obersten Punkt des Darmbeinkammes.[7]

Auf Fortier-Bernovilles Lageskizze ist der Punkt zwar auf der mit Göhrum übereinstimmenden Hilfslinie eingezeichnet, aber im Gegensatz zu seiner Textbeschreibung im 8. Interkostalraum.[8] Möglicherweise war dieser Verrutscher dann Anlass zu den gleichlautenden Ortsbeschreibungen durch de la Fuye und Bonnet-Lemaire (s. unten). In der Folge stimmt kein einziger der unten stehenden homöosiniatrischen Zuordnungsversuche mit ter 1^W überein.

Anmerkungen

Du = FB = ter 1^W

dF = Sch = US ≈ ter 1^W
◑ Blase 41 bis (= Blase 41 a) beidseits. Auf der Linie, die von der Spitze des Schulterblattes (normale Haltung) zur Spina iliaca posterior superior verläuft, im 8. Interkostalraum (s. Abb. 122, S. 370).

Wie schon oben erwähnt, entpricht diese Ortsangabe nicht ter 1^W.

BL ≈ ter 1^W
◑ Blase 43 beidseits. Auf der Senkrechten 4 Querfinger seitlich der Wirbelsäule (diese verläuft im oberen Tho-

---

1 Die Kombination lach 1^W + tarent 1^N entspricht diesem Mittel (s. unter Crotalus cascavella).
2 Siehe unter diesen Mitteln, z. B. unter Theridion und Scorpio.
3 Siehe unter Theridion.
4 VN, S. 165.
5 Siehe unter den entsprechenden Mittelabschnitten. Der Punkt entspricht zudem auch dem klassischen Indikator von Cytisus (s. dort).
6 dF II, B/XIV/1; SM, S. 195; KW, S. 219.
7 Eine sicher irrtümliche Zusatzangabe de la Fuyes wurde hier weggelassen.
8 Siehe auch unter Capsicum, dessen an Terebinthinum nach unten anschließender Indikator in entsprechender Weise verschoben wurde.

rakalbereich dem Innenrand des Schulterblattes entlang), im 8. Interkostalraum der Brustwirbelsäule.

Bonnet-Lemaires, etwa Blase 41 bis^{dF} entsprechende Lokalisierung von Blase 43 steht isoliert da und entspricht in keinem Fall ter 1^W, s. die unten stehende Anmerkung.

K ≈ ter 1^W

🌓 Blase 43 beidseits. 3,5 Cun seitlich der dorsalen Mittellinie, auf Höhe des 11. Brustwirbels.

Kracks Lokalisierung des Punktes im 11. Zwischenrippenraum stimmt gut mit Soulié de Morant[1] und König/Wancura[2] überein, liegt jedoch zwei Interkostalräume unterhalb des klassischen Indikators. Nach Van Nghi wird die Meridiannummer 43 auf Grund einer anderen Zählweise dem 4. thorakalen Interkostalraum zugeordnet.[3] Vermutlich wurde hier die homöosiniatrische Punktebezeichnung von Bonnet-Lemaire übernommen und lagemäßig nach der üblichen Topographie korrigiert.

Sch = US ≈ K ≈ ter 2^{dF}

Die Lokalisierung von 🌓 Blase 23 stimmt nach sämtlichen unseren Akunkturquellen weitgehend mit derjenigen de la Fuyes überein.[4]

Sch = US ≈ K ≈ ter 3^{dF}

Der Punkt 🌓 Gallenblase 26 liegt nach de la Fuyes Atlas in Übereinstimmung mit seiner Textbeschreibung und auch mit Soulié de Morant in der Verlängerung der mittleren Axillarlinie direkt auf dem höchsten Punkt der Crista iliaca.[5] Nach Van Nghi liegt der Punkt ähnlich.[6] Gallenblase 26^{VN} soll nach Bonnet-Lemaire calc-p 3^W entsprechen, was jedoch nur für den etwas weiter vorne liegenden Punkt Gallenblase 26^{KW} in etwa zutrifft.[7]

Teucrium marum

teucr 1^W

Auf der Anschwellung der Verbindung zwischen 9. und 10. Rippenknorpel, beidseits (s. Abb. 106: sec 1^W, S. 331). Druck von vorne auf den Unterrand des Rippenbogens.

Der Punkt grenzt lateral an die ebenfalls am Vorderrand des unteren Rippenbogens gelegenen Pilz-Indikatoren Bovista und Secale an. Die oben angeführte Druckrichtung wird zwar von Göhrum nicht explizit so dargestellt, ergibt sich aber aus der Topographie und den Erfahrungen mit den genannten, topographisch entsprechenden Pilz-Indikatoren.

Anmerkungen

K ≈ teucr 1^W

🌓 Milz-Pankreas 16 beidseits. 3,5 Cun seitlich und oberhalb des Nabels.

Milz-Pankreas 16 entspricht nach König/Wancuras Atlas sehr gut teucr 1^W, jedoch liegt der Punkt nach der schriftlichen Beschreibung dieser Autoren etwas anders als nach Krack 4 Cun seitlich der Medianlinie und 3 Cun oberhalb des Nabels.[8] Bei Van Nghi ist der Punkt weitgehend entsprechend eingetragen, er liegt dort lediglich etwas weiter medial im Bereich des unteren Thoraxrandes, was aber ebenfalls noch recht gut im Rahmen der Göhrumschen Topographie liegt.[9] – Milz-Pankreas 16 ist anderweitig nicht belegt.

Der Weihesche Einzelpunkt ist Bestandteil der folgenden Mittelgleichung:

Teucrium marum + Kali chloricum = Kalmia latifolia

Thea

thea 1^{FB}

Unmittelbar oberhalb Thuja (s. Abb. 117 a: thuj 1^W, S. 356, wo der thea 1^{FB} genau entsprechende klassische Indikator von Rheum eingetragen ist).

Wahrscheinlich handelt es sich um eine Neubestimmung von Fortier-Bernoville, da bei anderen Autoren, insbesondere auch bei Göhrum und de la Fuye, für dieses Mittel kein Punkt angegeben ist. Da sonst offenbar bisher niemand den an der Stelle des klassischen Rheum-Indikators[10] gelegenen Punkt übernommen hat, scheint sein Gebrauch auch weitgehend die Privatdomäne dieses Autors geblieben zu sein.

Fortier-Bernoville leitet aus der topographischen Nähe der Indikatoren von Thea und Iodium zu Thuja auch eine funktionelle Verwandtschaft ab: „Ist es nicht so, dass Thuja die negativen Effek-

---

1 SM, S. 177.
2 KW, S. 181.
3 VN, S. 95.
4 SM, S. 177; VN, S. 87; KW, S. 176.
5 dF II, A/VII/2; SM, S. 167/169. Eine sicher irrtümliche Zusatzangabe in der de la Fuyes oben zitierten schriftlichen Beschreibung des Punktes wurde hier weggelasssen.
6 KW, S. 207; VN, S. 134.
7 Siehe unter Calcarea phosphorica.
8 KW, S. 162/163.
9 VN, S. 52/59. Lediglich nach Soulié de Morant liegt Milz-Pankreas 16 zu weit lateral vom Rippenbogen bereits innerhalb des Thorax (SM, S. 143).
10 Siehe auch unter diesem Mittel.

te von Jod und Tee gleichermaßen aufheben kann?"[1] Möglicherweise ließ er sich bereits bei der Bestimmung des Indikators von dieser Mittelbeziehung leiten.

Theridion curassavicum

ther 1[dF]

Ⓓ Lenkergefäß 19. Auf dem Schnittpunkt von Lambda- und Pfeilnaht.[2]

Es handelt sich um einen von de la Fuye neu bestimmten Indikator. Nicht selten ist bei Theridion-Indikationenen auch sein vorderer Nachbarpunkt Ⓓ Lenkergefäß 20[VN/dF] druckempfindlich.[3] In zwei Fällen fand ich zusätzlich auch den Indikator des verwandten Spinnenmittels Tarentula hispanica positiv,[4] auch war dieser nach Einwirkung des Mittels nicht mehr nachweisbar.

Anmerkungen ───────────────────

Sch = BL = US = ther 1[dF]
Der Schnittpunkt der das Hinterhaupt nach oben abschließenden Sutura lambdoidea und der von dort entlang der Medianlinie nach vorn verlaufenden Sutura sagittalis, wo Ⓓ Lenkergefäß 19 nach de la Fuye lokalisiert wird, liegt nach den gängigen Anatomiebüchern etwa auf Höhe der nach hinten prominentesten Stelle des Okziputs. Im Atlas von de la Fuye und besonders genau bei Soulié de Morant ist diese Kreuzungsstelle der Schädelnähte als Punkt Pae Roe aber etwas höher eingezeichnet.[5] Nach Van Nghi liegt der Punkt Lenkergefäß 19, allerdings unter der anderslautenden Benennung Hu Ding,[6] in guter Übereinstimmung mit diesen beiden Autoren 4,5 Distanzen über dem im Grübchen unter der Protuberantia occipitalis gelegenen Punkt Feng Fu (Len-

kergefäß 16[SM/VN])[7] bzw. 1,5 Distanzen hinter bzw. unter Lenkergefäß 20[VN], welcher als Bai Hui etwa in der Verlängerung der vom Ohrläppchen über die Ohrspitze gelegten Mittelachse des Ohres liegt.[8] Von König/Wancura wird für den Punkt Hu Ding die gleiche Topographie angegeben, jedoch wird ihm die Meridiannummer 18 zugeordnet.[9] Lenkergefäß 18[KW] liegt damit an der Stelle von Lenkergefäß 19[VN/dF], und Lenkergefäß 19[KW] an der Stelle von Lenkergefäß 20[VN/dF]. – Lenkergefäß 19 ist nach de la Fuye mit Zincum doppelt belegt.[10]

Thlaspi bursa pastoris

thlas 1[WS]
Auf der Vertikalen durch die Mitte zwischen Wirbelsäule und innerem Schulterblattwinkel (bei herabhängendem Arm), im 10. Interkostalraum, beidseits.

Der Punkt ist auf der Originalausgabe von Göhrums Verzeichnis noch nicht belegt. De la Fuye führt für den diesem Indikator gut entsprechenden homöosiniatrischen Akupunkturpunkt Ⓓ Blase 19 beidseits Berberis an.[11] Diese homöosiniatrische Zuordnung übernimmt auch Krack, der zwar gemäß Schölers Version von Göhrums Liste thlas 1[WS] anführt, aber in seinem homöosiniatrischen Verzeichnis keinen Entsprechungspunkt für das Mittel angibt, insbesondere keine Doppelbelegung von Blase 19 durch das Hirtentäschel und die Berberitze. Dennoch haben wir bis auf Weiteres für diesen Punkt von einer Doppelbelegung durch thlas 1[WS] und berb 3[dF] auszugehen.

Thuja

thuj 1[W*]
Dicht oberhalb des Punktes von Iodium, welcher auf halber Strecke zwischen der Spitze des Processus xiphoides und dem Nabel liegt.[12]

thuj 2[N*]
Direkt neben dem klassischen Punkt von Cistus canadensis im rechtsseitigen Winkel zwischen Schwertfortsatz und Rippenbogen. Der Druck geht jedoch nicht wie bei dem erstgenannten Indikator nach oben-lateral gegen den Unterrand des Rippenbogens, sondern nach unten-medial etwa gegen die Mitte der seitlichen Begrenzung des Processus xiphoides. Bei fehlendem Schwertfortsatz scheint der Punkt cist 1[W] zu entsprechen, was jedoch noch zu bestätigen ist.

1 Fortier-Bernoville, S. 429.
2 Für Details zu der Lage des Punktes s. unten.
3 Zur Lage dieses Punktes s. unten.
4 Zur Funktion vor tarent 1[N] als Gruppenindikator für die Spinnengifte s. unter diesem Mittel.
5 dF II, B/XIV/1; SM, S. 197.
6 Der Name Pae Roe ist bei Van Nghi gar nicht zu finden.
7 Zu diesem Punkt s. unter Rhus radicans.
8 VN, S. 168/169.
9 KW, S. 220.
10 Siehe unter diesem Mittel.
11 Siehe Abb. 122, S. 370 und unter diesem Mittel.
12 Vgl. auch Abb. 22, S. 121. Es zeigt sich dort, dass nach der Weiheschen Schule der Abstand des Indikators vom Iod-Punkt höchstens eine halbe Fingerbreite beträgt.

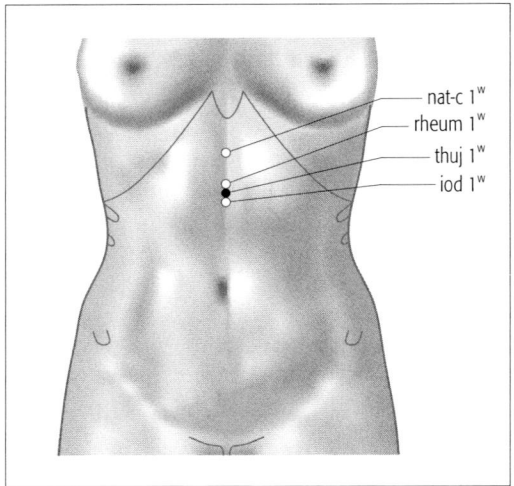

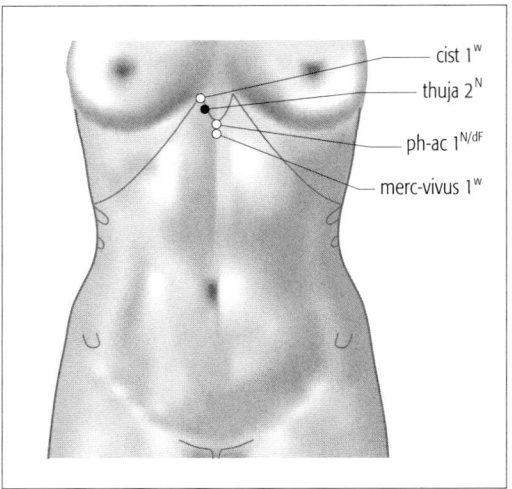

Abb. 117 a: thuj 1^W.

Abb. 117 b: thuj 2^N.

thuj^{WK}

1. Ignatia + Ranunculus bulbosus
2. Cuprum metallicum + Hydrastis canadensis (?)
3. Graphites + Nitricum acidum
4. Iodium + Ruta graveolens (?)
5. Kali bromatum + Phytolacca
6. Mercurius dulcis + Dulcamara
7. Mercurius vivus + Cistus canadensis
8. Osmium + Hypericum perforatum (?)
9. Phosphoricum acidum + Podophyllum

Der klassische Indikator dieses neben Nitricum acidum wichtigsten Antisykotikums nach Hahnemann ist leider nicht so selten falsch negativ. Diese unbefriedigende Situation drückt sich auch in der großen Anzahl therapeutischer Gleichungen aus, welche Göhrum für dieses Mittel anführt. Deshalb wurde ein neuer Indikator bestimmt, welcher etwa zwischen den beiden Komponenten der oben genannten Gleichung thuj^{WK7} = Mercurius vivus + Cistus canadensis gelegen ist.

Anmerkungen _____

Du = Dem = thuj 1^W

R = FB ≈ thuj 1^W
Auf halber Strecke zwischen Xiphoid und Nabel.
    Rouy und Fortier-Bernoville sind in ihren schriftlichen Angaben sehr ungenau. Hingegen ist Fortier-Bernovilles Illustration etwa im doppelten Maßstab der üblichen Akupunktur-Atlanten gehalten und damit sehr präzise. Thuja ist dort eine gute halbe Fingerbreite über Iodium eingetragen, wobei Iodium – ähnlich wie übri-

gens auch auf der Büste Göhrums (s. Abb. 22, S. 121) – etwas unter der Mitte der Strecke Xiphoidspitze–Nabel eingetragen ist. – Fortier-Bernoville stellt aus der topographischen Nähe der Indikatoren von Thea und Iodium zu Thuja (s. Abb. 117 a)[1] auch eine funktionelle Beziehung her: „Ist es nicht so, dass Thuja die negativen Effekte von Jod und Tee gleichermaßen aufheben kann?"[2]

dF = US ≈ thuj 1^W
◗ Konzeptionsgefäß 12. Ein Querfinger oberhalb der Mitte der Linie, welche den Nabel mit dem Ansatzpunkt des Xiphoids auf der Höhe der sternokostalen Winkel verbindet.
    Bei der Höhenangabe des klassischen Weiheschen Punktes liegt de la Fuye höher als die Weihesche Schule, da er – wie aus dem Text seiner Punktebeschreibung eindeutig hervorgeht und es in der Akupunktur auch üblich ist[3] – zusätzlich zur Distanzangabe eines ganzen Querfingers von der Hilfslinienmitte die Strecke Xiphoid–Nabel ausgehend vom Ansatz des Schwertfortsatzes (= klassischer Phosphor-Punkt) bestimmt, anstatt wie Göhrum ausgehend von der Xiphoidspitze. Damit ergibt sich, auch wenn man die große anatomische Variationsbreite des Schwertfortsatzes in Betracht zieht, eine etwa um eine gute Fingerbreite zu hohe Ortsangabe. Wenn man de la Fuyes Punkteangabe auf seinem Atlas nachmisst, liegt sein Punkt Konzeptionsgefäß 12 jedoch

_____

1 thea 1^{FB} entspricht topographisch rheum 1^W, s. auch unter Thea und Rheum.
2 FB, S. 429. Siehe auch unter Thea und Iodium.
3 KW, S. 71; VN I, S. 353 (vgl. auch Abb. 24, S. 127/128).

völlig im Bereich von Göhrums Angabe, etwa einen halben Querfinger über der Hälfte der Strecke Xiphoidspitze–Nabel.[1] Diese Lage stimmt auch gut mit den modernen Akupunkturtafeln überein, nach welchen Konzeptionsgefäß 12 genau in der Mitte der Strecke Xiphoidansatz–Nabel liegt, d. h. 4 Distanzen über dem Nabel und etwa 3 unterhalb der Xiphoidspitze: Thuj 1^W würde nach chinesisch-medizinischer Distanzangabe ja etwa einen halben Querfinger mehr als 3,5 Distanzen über dem Nabel liegen,[2] was der Lage von Konzeptionsgefäß 12 vier Cun über dem Nabel weitgehend entspricht.[3] Im Atlas von Soulié de Morant liegt der Punkt Konzeptionsgefäß 12 ähnlich.[4] Damit bleibt etwas unklar, welchen Punkt de la Fuye genau meint, wahrscheinlich gilt eher sein Atlas als seine von sämtlichen unseren Akupunkturquellen abweichende Ortsbeschreibung.

Sch ≈ dF ≈ thuj 1^W
◑ Konzeptionsgefäß 12. Ein Querfinger oberhalb der Mitte zwischen Nabel und Schwertfortsatz.

Schmidt stimmt als Schüler de la Fuyes mit dessen Angaben überein, wobei er allerdings im Gegensatz zu seinem Lehrer den offenen Widerspruch zwischen Atlas und Punktebeschreibung vermeidet, indem er die Art der Streckenteilung Nabel–Xiphoid nicht präzisiert (Näheres hierzu s. oben).

BL ≈ dF ≈ thuj 1^W
◑ Konzeptionsgefäß 12. In der Mitte zwischen Nabel und Schwertfortsatz.

Bonnet-Lemaire lokalisiert den Punkt Konzeptionsgefäß 12 genau in der Mitte der Strecke Xiphoid–Nabel, wobei er fast sicher von der in der Akupunktur üblichen Streckenteilung ausgehend vom Xiphoidansatz ausgeht. Dadurch kommt er – wie oben dargestellt – zu einer guten Übereinstimmung mit Göhrum.

V ≈ dF ≈ Deg ≈ thuj 1^W
◑ Konzeptionsgefäß 12. Auf der Linea alba, einen Querfinger über der Mitte der Strecke vom Nabel zur Spitze des Schwertfortsatzes. Ist bei Sykotikern und Dyspeptikern vom Thuja-Typ druckempfindlich.

Voisin korrigiert de la Fuyes oben diskutierte Streckenteilung im Sinne der Weiheschen Schule und kommt so für seinen Punkt Konzeptionsgefäß 12 zu einer besseren, wenn auch knapp zu hoch liegenden Übereinstimmung mit Göhrum.

K ≈ dF ≈ thuj 1^W
◑ Konzeptionsgefäß 12. In der Mittellinie des Abdomens, 4 Daumenbreiten oberhalb des Nabels.

Kracks Ortsangabe stimmt gut mit unseren Akupunkturquellen und auch mit Göhrum überein.[5]

Der Weihesche Einzelpunkt ist Bestandteil der folgenden Mittelgleichungen:

Thuja + Cuprum metallicum = Hydrastis canadensis
Thuja + Ferrum metallicum = Baryta carbonica
Thuja + Iodium = Calcarea carbonica
Thuja + Natrum sulphuricum = Magnesia carbonica
Thuja + Nitricum acidum = Spongia
Thuja + Sulphur = Cundurango

Tonca s. Tongo

Tongo (= Tonca)

tong 1^W
Im oberen Winkel zwischen den beiden Schenkeln des Musculus sternocleidomastoideus, links (s. Abb. 37: bar-c 1^W, S. 168, vgl. auch Abb 22 b, S. 121). Druck senkrecht zur Oberfläche gegen das Tuberculum posterius des Querfortsatzes eines Halswirbels.

Der oft druckdolente Druckpunkt des nur selten verwendeten Migräne- und Neuralgiemittels ist als Einzelindikator sicher noch häufiger als derjenige seines ungleich wichtigeren spiegelbildlichen Partners Baryta carbonica als falsch positiv zu betrachten. Dementsprechend besitzt der Punkt bis jetzt eigentlich nur als Bestandteil von sechs Kombinationen bedeutender Mittel (s. unten) praktische Bedeutung. Unter diesen ist das gleich zweimalige Vorkommen der therapeutisch interessanten, mit Hahnemanns zweitwichtigstem Antisykotikum Nitricum acidum verwandten Pikrinsäure besonders bemerkenswert (Picricum acidum und Ferrum picricum).[6] Dies vor allem auch angesichts des Umstandes, dass die Indikatoren von Nitricum acidum und Natrum nitricum auch topographisch sehr nahe bei Tongo liegen. Wir können also den Bereich des linken Schulter-Halswinkels als eine Art Nitrat- und Nitritzone betrachten.[7]

Das von Göhrum als Referenzpunkt für die Druckrichtung beim Aufsuchen des Punktes genannte Tuberculum posterius eines Querfortsat-

---

1 dF II, B/XIII.
2 Die Strecke Xiphoidspitze-Nabel misst etwa 7 Distanzen, die Hälfte davon sind 3,5 Cun. Ein halber Querfinger entspricht 0,375 Cun (vgl. Abb. 24, S. 127/128).
3 VN, S. 180, KW, S. 226.
4 SM, S. 189.
5 Siehe die obige Anmerkung zu de la Fuye.
6 Siehe auch unter diesen Mitteln.
7 Siehe auch unter Kali nitricum.

zes entspricht in diesem Bereich der Halswirbelsäule dem hinteren, am weitesten nach lateral ausladenden Anteil des durch den Sulcus nervi spinalis geteilten Processus transversus. Da die einzelnen Querfortsätze an der von dicken Muskelbündeln bedeckten seitlichen Halspartie sowieso kaum einzeln getastet, geschweige denn gezählt werden können, ist es völlig richtig, dass Göhrum hier auf eine zweifelhaft genaue Höhenangabe durch einen Wirbelkörper verzichtet. Durch die Lücke zwischen den beiden Schenkeln des Sternokleidomastoideus ist die zervikale Querfortsatzreihe etwa auf Höhe des 5. Halswirbels recht gut tastbar und legt die Druckrichtung eindeutig fest.

Anmerkungen

dF = R ≈ Sch ≈ tong 1^W
In der Mitte des oberen Drittels des Musculus sternocleidomastoideus, 1 Querfinger außerhalb des unteren Kieferwinkels, links.

Die Höhenangabe de la Fuyes liegt deutlich oberhalb derjenigen von Göhrum. Dies wird auch durch die Abbildung im Atlas de la Fuyes bestätigt, wo der Punkt hinter dem Kieferwinkel auf der Außenseite unseres Leitmuskels etwa am Übergang zu dessen oberem Drittel liegt. Diese Höhe entspricht ungefähr dem Querfortsatz des 3., eventuell sogar 2. Halswirbels. Wahrscheinlich handelt es sich bei de la Fuyes Ortsangabe aber trotz dieser relativ großen Entfernung von Göhrums Punkt eher um einen Irrtum als um eine Neubestimmung, da der französische Autor seinen Punkt ausdrücklich als den klassischen Weiheschen Indikator bezeichnet.

Der Weihesche Einzelpunkt ist Bestandteil der folgenden Mittelgleichungen:

Tongo + Baryta carbonica = Kali bichromicum
Tongo + Fluoricum acidum = Spigelia
Tongo + Muriaticum acidum = Ferrum picricum (?)
Tongo + Natrum muriaticum = Sabadilla
Tongo + Oxalicum acidum = Natrum muriaticum
Tongo + Zincum metallicum = Picricum acidum (?)

Sein spiegelbildlicher Partner auf der Gegenseite ist Baryta carbonica.

Tuberculinum bovinum Kent

tub 1^{N**} (Hauptpunkt)
Am Fußrücken im Winkel zwischen Metatarsale III und IV, d. h. in der Vertiefung am proximalen Ende des interossären Zwischenraumes, rechts.

tub 2^{N*} (Bestätigungspunkt)
◑ Gallenblase 41 links. Am Fußrücken im Winkel zwischen Metatarsale IV und V, d. h. in der Vertiefung am proximalen Ende des interossären Zwischenraumes.

tub 3^N
◑ Drei-Erwärmer 3^{dF} rechts. Auf dem Handrücken im Winkel zwischen Metacarpale IV und V, d. h. in der Vertiefung am proximalen Ende des interossären Zwischenraumes (s. Abb. 97: psor $1^{N/dF}$, S. 314).[1]

Hauptpunkt und Ergänzungspunkt sind bei diesem Mittel als fast etwa gleichwertig im Sinne eines Weiheschen Doppelindikators zu betrachten. Die beiden Punkte ermöglichen eine weitgehend sichere negative Ausschlussdiagnostik. Eine positive Ausschlussdiagnostik scheint in dem Sinne möglich, dass bei deutlichem Vorhandensein von Haupt- und Ergänzungspunkt im Verlaufe der Behandlung Tuberculinum bovinum mit großer Wahrscheinlichkeit benötigt werden wird. Gerade zu Beginn der Behandlung wird man in der Regel aber zuerst ein Antipsorikum oder gar ein Drainagemittel im Sinne Nebels zu platzieren versuchen, welches sich in diesem Falle aber durch ein noch deutlicher oder zumindest gleich positives entsprechendes Punktemuster bestätigen lassen sollte.

Es ist zu beachten, dass die für Bacillinum bewährte Kombination spiegelbildlich umgekehrt ist, nämlich bac 1^N rechts zwischen Metatarsale IV und V und bac 2^N links entsprechend zwischen III und IV. Auch am Handrücken sind die zusätzlichen Punkte dritten Ranges unmittelbar benachbart.[2]

Als Begleitpunkte finden sich bei Tuberkulin-Indikationen neben dem Hauptpunkt des nach Nebel wichtigsten Tuberkulin-Ausleitungsmittels Pulsatilla sehr oft die klassischen Indikatoren von Phosphor,[3] Sepia und Lachesis.[4] Auch das vor allem von Bauer beobachtete häufige Auftreten des Indikators tarent 1^N bei Tuberkulin-Patienten kann ich nur bestätigen.

---

1 Links ist oft der entsprechende Punkt zwischen
   Metacarpale III und IV positiv.
2 Siehe auch unter Bacillinum.
3 Zum Tuberkulin-Bezug dieses Punktes s. auch unten
   und unter Phosphorus.
4 Diese Dreier-Kombination für sich allein, d. h. ohne
   Beteiligung der Indikatoren von Bacillinum oder
   Tuberculinum bovinum, kann auf eine Indikation der
   interessanten Tuberkulin-Impfnosode BCG hinweisen.

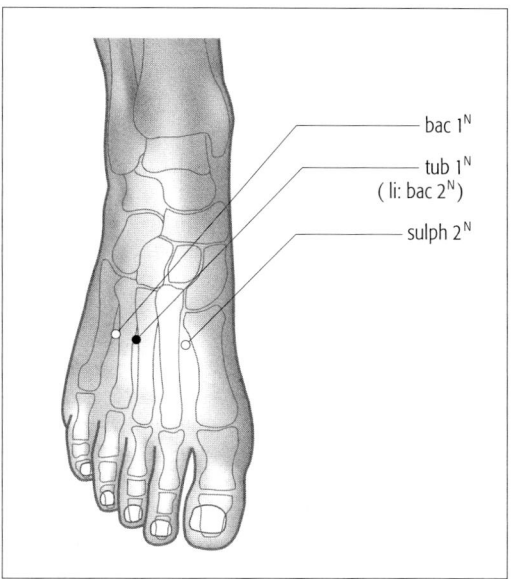

Abb. 118 a: tub 1^N.

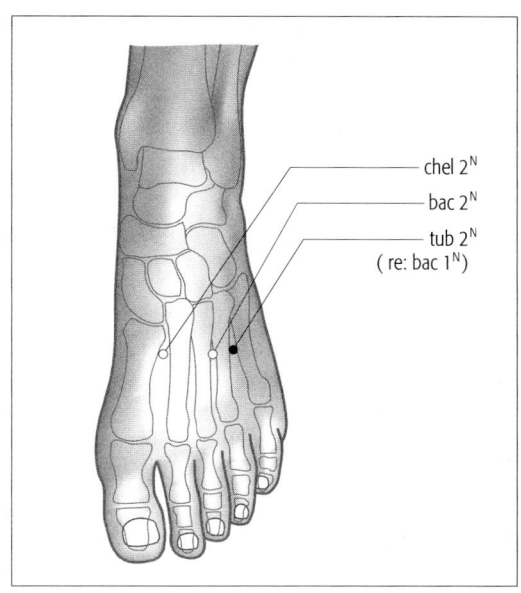

Abb. 118 b: tub 2^N.

Allerdings kann es in eher seltenen Fällen auch vorkommen, dass selbst bei guter Indikation des Mittels der Hauptindikator tub 1^N ganz isoliert und ohne weiteren nachweisbaren Druckpunkt positiv ist.

Degroote führt als Indikatoren für die Tuberkulin-Gruppe sowohl entsprechend Bauer den Punkt tarent 1^N als auch gemäß Fortier-Bernoville den unmittelbar darunter liegenden Punkt phos 1^W an.[1] Möglicherweise stellt also der ganze untere Sternalbereich, welcher bei chronischen Tuberkulin-Konstitutionen ja nicht so selten eine grubenförmige Einziehung aufweist, auch druckpunktdiagnostisch eine eigentliche Tuberkulin-Zone dar.

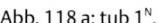

Anmerkungen

Der Punkt tub 1^N entspricht im Rahmen der Kombination tub 1^N + bac 2^N auch der Nosode Diphtherinum. Für Diphtherinum spricht besonders ein linksbetonter Befund dieses Doppelindikators, manchmal ist auch ein isoliert linksseitiges Auftreten zu beobachten (= bac 2^N als Einzelbefund).[2]

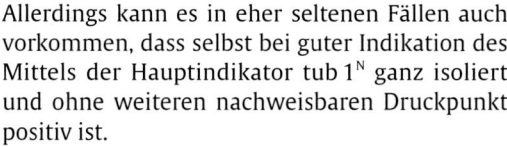 Gallenblase 41 links = tub 2^N liegt nach sämtlichen unseren Akupunkturquellen in völliger Übereinstimmung mit der obigen Lokalisierung „im Grübchen zwischen der Basis des 4. und 5. Metatarsale".[3] Interessanterweise hat der Punkt auch in der chinesischen Medizin

eine Beziehung zu der Tuberkulose, welche auch therapeutisch nutzbar sein soll.[4]

 Drei-Erwärmer 3 rechts entspricht nur nach de la Fuye und Soulié de Morant genau tub 3^N. Für Details zur Topographie des Punktes s. unter Silicea, welchem Mittel der Punkt als sil 3^{dF} beidseits zugeordnet ist. Man beachte hierzu auch die enge Beziehung des Antipsorikums Silicea zur Tuberkulose.

Tuberculinum Marmoreck (= Marmoreck)

tub-m 1^{dF}
 Blase 39 beidseits. Zur Lokalisierung den Patienten die Ellbogen auf die geschlossenen Knie legen lassen, um die Schulterblätter etwas voneinander zu entfernen. Der Punkt befindet sich nun im Winkel zwischen dem medialen Rand des Schulterblattes und dem Oberrand der 4. Rippe, auf der Höhe zwischen den Querfortsätzen des 4. und 5. Brustwirbels (s. Abb. 122, S. 370).

Sowohl das Mittel als auch sein Indikator sind für die heutige klassische Homöopathie gegenüber

1 Degroote, S. 607 und 615.
2 Siehe auch unter Diphtherinum und Bacillinum.
3 VN, S. 150; KW, S. 211 und SM, S. 69.
4 KW, S. 211.

Tuberculinum bovinum und Bacillinum, den klassischen Nosoden der Gruppe, eher von untergeordneter Bedeutung.

Sch ≈ Deg ≈ tub-m 1^{dF}
☽ Blase 39 beidseits. Am oberen Rand der 4. Rippe auf der Verlängerungslinie der Spina scapulae, in Höhe des unteren Randes des Querfortsatzes des 4. Brustwirbels. Der Kranke stützt beim Aufsuchen des Punktes die Ellbogen auf die Knie, damit die Schulterblätter möglichst weit auseinander gezogen werden.

Der Punkt Blase 39 ist nach de la Fuye beidseits zusammen mit Cuprum und Ferrum dreifach belegt. Zu seiner Topographie s. unter Ferrum und Cuprum.

Uranium nitricum

uran-n 1^{W}
Auf dem 4. Lendenwirbel, median. (?) Druck von oben nach unten auf den Oberrand des Dornfortsatzes.

Du = FB = uran-n 1^{W}
Auf dem 4. Lendenwirbel. Man drücke von oben nach unten auf den Dornfortsatz.

dF = Sch ≈ uran-n 1^{W}
☽ Lenkergefäß 3 bis. Auf dem Dornfortsatz des 4. Lendenwirbels.

Lenkergefäß 3 bis ist nach de la Fuye fünffach besetzt: Bei Frauen gilt er für Murex und Origanum, bei Männern für Staphysagria und schließlich bei beiden Geschlechtern auch noch für Uranium und Ginseng.

BL ≈ dF ≈ uran-n 1^{W}
☽ Lenkergefäß 3. Auf dem Dornfortsatz des 2. Lendenwirbels.

Bonnet-Lemaires abweichende Lokalisierung von Lenkergefäß 3 steht isoliert da und beruht möglicherweise auf einem Irrtum dieses Autors, da bei ihm auch die Punkte für Argentum nitricum und Uranium nitricum um 2 Wirbel nach oben verschoben erscheinen. Nach sämtlichen unserer Akupunkturquellen liegt Lenkergefäß 3 unterhalb des Dornfortsatzes des 4. Len-

denwirbels und entspricht deshalb eher hyper 1^{W} als uran-n 1^{W}.[1]

K ≈ uran-n 1^{W}
☽ Lenkergefäß 2. In der Mittellinie unter dem 4. Höcker der Medianleiste des Os sacrum.

Kracks homöosiniatrische Zuordnung steht isoliert da und beruht möglicherweise auf einer Verwechslung von L4 und S4: L4 entspricht dem 4. Lendenwirbel, dem Ort von ☽ Lenkergefäß 3 bis = uran-n 1^{W}; S4 entspricht dem 4. Segment des Sakrums, dem Ort von ☽ Lenkergefäß 2. Eine Neubestimmung ist eher unwahrscheinlich, da der Punkt der Weiheschen Schule zugeschrieben wird. Lenkergefäß 2, dessen Lage nach sämtlichen unseren Akupunkturquellen mit Kracks Angaben weitgehend übereinstimmt,[2] ist sonst homöosiniatrisch nicht belegt.

Der Weihesche Einzelpunkt ist Bestandteil der folgenden Mittelgleichung:

Uranium nitricum + Hypericum perforatum
= Lathyrus sativus (?)

Ustilago

ust 1^{WS}
In der Mitte der Verbindungslinie zwischen Nabel und Juniperus communis, rechts.

Der Punkt, welcher in einer Distanz von einem Sechstel der obigen Hilfslinie zwischen den klassischen Indikatoren von Rhododendron und Clematis liegt (s. Abb. 121, S. 368), ist auf Göhrums Originalliste noch nicht belegt. Sein ebenfalls auf Schölers Liste neu dazugekommener spiegelbildlicher Partner links ist Viscum album. – Für die Diagnostik des wichtigen Pilzmittels ist auch an Punktekombinationen aus der Pilz-Indikatorengruppe am medialen Rippenbogen zu denken (bov 1^{W} und sec 1^{W}, diese Kombinationen sind aber noch im frühen Überprüfungsstadium).

Vaccinium (inkl. Variolinum und Malandrinum)

vac 1^{N**}
☽ Blase 58a links. Der Punkt liegt etwas weniger weit lateral als Blase 58 nach de la Fuye und den gängigen Akupunkturquellen, d. h. nur leicht seitlich von der Mitte der Wade.[3] Man tastet die Vertiefung proximal zwischen den beiden Capita des Musculus gastrocnemius. Der Punkt liegt etwa

---

1 Siehe unter Hypericum.
2 VN, S. 161; SM, S. 195; KW, S. 217.
3 Vgl. hierzu und zu Blase 58 auch die Angaben zum spiegelbildlichen Partnerpunkt Medorrhinum.

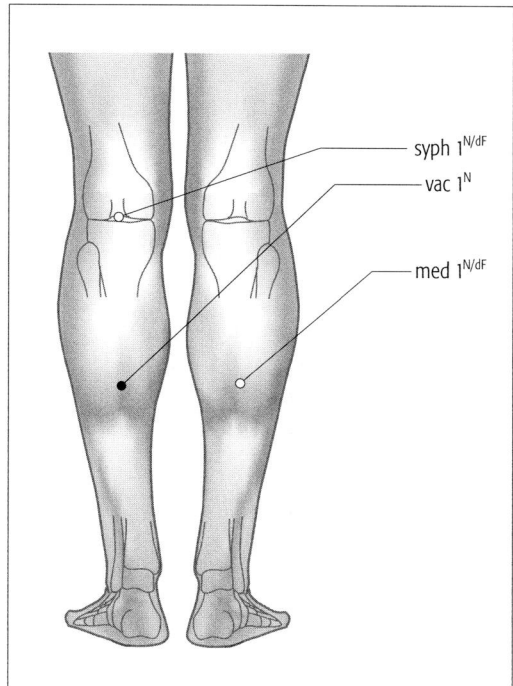

Abb. 119: vac 1^N.

einen halben Querfinger seitlich von dieser Stelle am inneren Rand des lateralen Muskelbauches. Druck senkrecht zur Oberfläche auf den Muskel.

Leider ist es noch nicht möglich, durch neue Indikatoren und Zusatzpunkte unter den verschiedenen Mitgliedern der Vakzinosis-Gruppe zu differenzieren. Bei Indikationen von Variolinum habe ich auffällig oft zusätzlich den klassischen Phosphor-Punkt positiv gefunden.
    Der spiegelbildliche Partner des vielfach bewährten Indikators auf der Gegenseite ist Medorrhinum, die Hauptnosode der Sykosis-Gruppe. Häufig sind beide Indikatoren positiv, was rechtsbetont oder bei gleicher Empfindlichkeit für Medorrhinum spricht. Für die Indikation einer Vakzinosis-Nosode sollte der Punkt in jedem Fall links deutlicher positiv als rechts sein.[1] Auch ein isoliertes linksseitiges Vorkommen spricht sehr für die Vakzinosis.

Valeriana

valer 1^W
Auf dem äußeren Nabelring, unten seitlich rechts (s. Abb. 121, S. 368 und Abb 71 c: ign 3^W, S. 249). (?)

valer^{WK}
Nitricum acidum + Aconitum napellus

Anmerkungen

Du = valer 1^W
Unten und rechts vom Nabel.

Deg = valer 1^W
Gerade unterhalb und ein wenig rechts vom Nabel.

K ≈ valer 1^W
☯ Niere 16 rechts. 1,5 Cun seitlich auf Höhe des Nabels.
    Der mit valer 1^W nur regional übereinstimmende Punkt ist nach Krack zusammen mit Aurum doppelt belegt.[2]

Der Weihesche Einzelpunkt ist Bestandteil der folgenden Mittelgleichung:

Valeriana + Kali iodatum = Carbo vegetabilis (?)

Sein spiegelbildlicher Partner auf der Gegenseite ist Abrotanum.

Vanadium

vanad 1^W
Auf der Verbindungslinie zwischen dem Nabel und dem Übergang vom 8. zum 9. Rippenknorpel am Rippenbogen, auf der Grenze des äußeren und mittleren Drittels, rechts (s. Abb 121, S. 368). (?).

Anmerkungen

WS ≈ vanad 1^W
Auf der Verbindungslinie zwischen dem Nabel und dem Übergang vom 8. zum 9. Rippenknorpel am Rippenbogen, in der Mitte des äußeren Drittels, rechts.

    Auf der Schöler vorliegenden späteren Ausgabe von Göhrums Verzeichnis erscheinen die Positionen des von Burnett eingeführten interessanten Mittels und diejenige von Natrum sulphuricum miteinander vertauscht,[3] zudem fehlt dort das Fragezeichen bei Vanadium. Diese Änderung scheint jedoch viel eher einem Abschreibefehler als einer bewussten Neubestimmung zu entsprechen. Da sie zudem im Gegensatz zur mehrere Mittel und auch tiefgreifendere topographische Veränderun-

---

1 Diese Konstellation kann auch, vielleicht etwas weniger stark linksbetont, bei Indikationen von Carcinosinum gefunden werden (s. dort).
2 Zur Problematik dieser Zuordnung und zur Topographie des Punktes s. unter diesem Mittel.
3 Vgl. auch die Anmerkungen zum letzteren Mittel.

gen betreffenden Abweichung der Schölerschen Liste im Thoraxbereich[1] auch nicht von anderen Autoren übernommen wurde, führen wir die Schölersche Lokalisationsvariante hier nicht als neuen Punkt an.

Der spiegelbildliche Partner des klassischen Weiheschen Einzelpunktes vanad 1[W] ist weder nach Göhrums Originalliste noch gemäß der Schölerschen Version belegt.

Veratrum album

verat 1[W]
Auf der Medianlinie des Abdomens, dicht unterhalb Mercurius vivus (s. Abb. 86: merc-vivus 1[W], S. 281).

verat 2[dF]
☽ Dickdarm 4 beidseits. Auf dem Handrücken, im Winkel zwischen dem 1. und 2. Metacarpale (s. Abb. 98 d: puls 4[N], S. 317).[2]

verat 3[dF]
☽ Dünndarm 7 beidseits. Auf der Ulnarseite des dorsalen Vorderarmes, in der Mitte der Linie, welche vom Handgelenk zur Ellbogenfalte reicht (Vorderarm angewinkelt, die Handfläche auf der gegenseitigen Schulter).

verat[WK]
1. Natrum hypophosphoricum + Euphorbium
2. Natrum carbonicum + Hydrocyanicum acidum
3. Phosphoricum acidum + Ignatia

Die Göhrumsche Distanzangabe „dicht unter Mercurius" bedeutet, wie auf seiner Gipsbüste bei anderen entsprechenden Distanzangaben ersichtlich ist,[3] etwa eine halbe Fingerbreite bis maximal eine halbe Distanz.

Für de la Fuye und seine Schule hat sich der direkt oberhalb von verat 1[W] gelegene klassische Punkt Mercurius vivus offensichtlich nicht bewährt. Das Mittel wird deshalb gestrichen, ein Ersatz wird lediglich für Mercurius solubilis angegeben.[4] Deshalb ist nach de la Fuye Veratrum

album das erste Mittel unterhalb des Xiphoids, ein Querfinger unter dessen Spitze.

Du = R = FB ≈ BL ≈ verat 1[W]

dF ≈ verat 1[W]
☽ Konzeptionsgefäß 14 bis (= 14 a). Auf der Medianlinie des Oberbauches, 1 Querfinger unterhalb der Spitze des Processus xiphoides.
 Wie bereits oben erwähnt, ist der direkt unter der Xiphoidspitze liegende Indikator merc-vivus 1[W] hier weggelassen. Die Distanzangabe zur Schwertfortsatzspitze ist deshalb eher knapp, liegt aber noch recht gut im Toleranzrahmen Göhrums.

Deg ≈ dF ≈ verat 1[W]
☽ Konzeptionsgefäß 14 bis (= 14 a). Etwas unterhalb der Spitze des Processus xiphoides, gerade unterhalb von merc-vivus 1[W].
 Vgl. die obige Anmerkung.

Sch ≈ dF ≈ verat 1[W]
Übersetzer Schmidt betont die Nähe von ☽ Konzeptionsgefäß 14 a zur Xiphoidspitze noch mehr als de la Fuye, indem er die Distanz des Punktes von der Schwertfortsatzspitze auf nur „einen kleinen Querfinger" verringert. Damit kommt er aber schon sehr weitgehend in den Bereich des klassischen Mercurius-Punktes zu liegen (s. oben).

K = US ≈ dF ≈ verat 1[W]
☽ Konzeptionsgefäß 14. In der Mittellinie des Abdomens, eine Daumenbreite unter der Schwertfortsatzspitze.
 Krack vergrößert mit seiner homöosiniatrischen Zuordnung von verat 1[W] zu Konzeptionsgefäß 14 die Distanz des Veratrum-Punktes zur Xiphoidspitze gegenüber der de la Fuyeschen Schule, kommt damit aber nur knapp unterhalb des Göhrumschen Toleranzrahmens zu liegen. De la Fuye lokalisiert Konzeptionsgefäß 14 weitgehend ähnlich, ordnet den Indikator aber dem etwas tiefer liegenden klassischen Punkt von Ipecacuanha zu. Zudem wird Konzeptionsgefäß 14 neu auch noch mit Tabacum belegt.[5]

V ≈ dF ≈ verat 1[W]
Zwischen den Punkten ☽ Konzeptionsgefäß 14 und 15. Zwei Fingerbreiten unterhalb der Spitze des Schwertfortsatzes. Zuverlässig bei den Verdauungsindikationen des Mittels.
 Da Konzeptionsgefäß 15 nach den modernen Akupunkturquellen auf der Xiphoidspitze liegt[6] und der

---

1 Siehe z. B. unter Kali carbonicum und Kali sulphuricum.
2 Zur genauen Lage des Punktes s. unter Pulsatilla
3 Auf Göhrums Büste sind die Verhältnisse an dieser Stelle etwas unübersichtlich (s. unter Mercurius vivus), jedoch liegt der Abstand zwischen verat 1[W] und merc-viv 1[W] in diesem Rahmen.
4 Zu dieser Problematik s. unter Mercurius.
5 Siehe unter Ipecacuanha und Tabacum.
6 Für Details zu dem Punkt s. unter Phosphoricum acidum.

14. Meridianpunkt sicher bereits etwas unterhalb von verat 1^{W,1} kommt Voisin mit seiner deutlich über dem Abstand zwischen diesen beiden Akupunkturpunkten (1 Cun = 1 $\frac{1}{3}$ Querfinger)^2 liegenden Distanz von der Xiphoidspitze (2 Querfinger) sicher unterhalb des klassischen Veratrum-Punktes zu liegen.

Sch = K = Deg = US = verat 2^{dF}
Der wichtige Akupunkturpunkt ☯ Dickdarm 4 ist nicht ganz überraschenderweise mehrfach besetzt: Nach de la Fuye zusätzlich durch Opium und Hydrastis, nach meiner Erfahrung kann auch Pulsatilla, insbesondere Pulsatilla nuttaliana hier gefunden werden.^{3} – Die Ortsangaben für diesen Punkt stimmen nach sämtlichen unseren Akupunkturquellen gut mit de la Fuye überein, manchmal wird der Punkt etwas asymmetrisch mehr gegen das Metacarpale des Zeigefingers hin angegeben.^{4} – Verat 2^{dF} hat sich mir gelegentlich bewährt.

Sch = K = Deg = US ≈ verat 3^{dF}
Der Punkt ☯ Dünndarm 7 ist nach de la Fuye zusammen mit Staphysagria doppelt belegt. Für Details zu seiner Topographie s. unter diesem Mittel.

Der Weihesche Einzelpunkt ist Bestandteil der folgenden Mittelgleichung:

Veratrum album + Mercurius vivus = Nux vomica

Veratrum viride

verat-v 1^W
Auf der Parasternallinie oder richtiger auf der Linie, welche die Verbindungsstellen zwischen Knorpel- und Knochenteil der Rippen bilden, im 2. Interkostalraum, links (s. Abb. 82 b: lyc 2^W, S. 273). Druck gegen den Unterrand der oberen Rippe und senkrecht zur Tangente durch den Punkt.

Nicht nur Fortier-Bernoville, sondern auch Voisin und de la Fuye ordnen diesen Punkt teilweise oder ausschließlich Lycopodium zu, was allerdings nicht meiner Erfahrung entspricht.^{5} Jedoch hat der Indikator als spiegelbildlicher Partnerpunkt von lyc 2^W bestimmt nicht nur allein als Indikator

von Veratrum viride praktische Bedeutung, sondern ist auch bei anderen, potentiell wichtigeren, aber leider noch zu wenig bekannten Mittelindikationen positiv.^{6}

Anmerkungen

Du = R = verat-v 1^W

FB = verat-v 1^W
Neben dem Sternalrand (nach Fortier-Bernovilles Bilddarstellung genau entsprechend Göhrum am Knochen-Knorpelübergang der Rippen), im 2. Interkostalraum links.
Der Punkt kann – wie bereits oben erwähnt – nach diesem Autor allerdings mindestens gleich häufig wie sein spiegelbildlicher Partner rechts auch für Lycopodium gelten.

BL = US ≈ verat-v 1^W
☯ Niere 25 links. Auf der Parasternallinie (2 Querfinger lateral der Medianlinie), im 2. Zwischenrippenraum. Siehe die unten stehende Anmerkung.

K ≈ verat-v 1^W
☯ Niere 25 links. Am Unterrand der 2. Rippe und 2 Cun seitlich der Mittellinie.
Bonnet-Lemaire und Krack differieren in der Seitenlage von Niere 25 um 0,5 Cun. Der weiter lateral liegende Krack kommt Göhrum näher. Vgl. zu dieser Thematik auch die Anmerkungen zu Lycopodium und Glonoinum.

Der spiegelbildliche Partner des Weiheschen Einzelpunktes auf der Gegenseite ist Lycopodium.

Verbascum

verb 1^W
Im Winkel zwischen Musculus cuccularis und Musculus splenicus capitis et colli in der Höhe von Oxalicum acidum, rechts (s. Abb. 67: fl-ac 1^W, S. 234, wo der spiegelbildliche Punkt cic 1^W dargestellt ist). Druck senkrecht zur Oberfläche gegen die hintere Fläche der Spitze des Processus transversus eines Halswirbels.
Zur genauen Lage des Indikators der Königskerze und zur Diskussion von Kracks unten angeführtem homöosiniatrischen Entsprechungspunkt s. unter dem spiegelbildlichen Indikator von Cicuta. Duprat und der sonst Krack (s. unten) meist folgende Ungern-Sternberg lassen den für sie offenbar nicht bewährten Punkt weg, obwohl sie den Cicuta-Indikator anführen.

---

1 Siehe oben.
2 KW, S. 226; vgl. auch Abb. 24, S. 127/128.
3 Siehe unter den betreffenden Mittelabschnitten.
4 KW, S. 145; VN, S. 24; SM, S. 113.
5 Siehe die wichtigen Angaben zu Lycopodium.
6 Siehe hierzu ebenfalls unter Lycopodium.

K ≈ verb 1^W

◗ Gallenblase 20 rechts. An der Hinterhauptbasis hinter dem Ohr am hinteren Rand des Processus mastoideus, wo sich dort ein Grübchen im Haaransatz zeigt.

Zur Kritik dieser etwas zu hoch liegenden homöosiniatrischen Zuordnung und zur Topographie von Gallenblase 20 s. ebenfalls unter Cicuta virosa.

Der spiegelbildliche Partner des Weiheschen Punktes ist Cicuta virosa.

Vespa

In einem gut ansprechenden Fall war entsprechend der Gruppenverwandtschaft des Mittels der klassische Apis-Punkt am hinteren Unterrand des Arcus zygomaticus beidseits positiv, rechtsbetont. Dazu waren als im noch weiteren Sinne verwandte animalische Mittel auch Lachesis und Sepia positiv.[1]

Viburnum opulus

vib 1^W

Zwischen Nabel und Balsamum peruvianum, in der Mitte des mittleren Drittels, rechts (s. Abb. 121, S. 368).

Du = vib 1^W

In der Mitte der Strecke Nabel–Balsamum peruvianum, rechts.

Der spiegelbildliche Partner des vor allem bei gynäkologischen Affektionen einsetzbaren Schneeballs auf der Gegenseite ist Sumbulus moschatus.

Viola tricolor

viol-t 1^W

Auf der Mamillarlinie im 1. Interkostalraum, links (s. Abb. 33: arn 1^W, S. 158). (?) Druck leicht nach oben gegen den Unterrand der Klavikula bzw. der 1. Rippe.

R = viol-t 1^W

BL = K ≈ viol-t 1^W

◗ Magen 14 links. Auf der Mamillarlinie, im 1. Interkostalraum (nach Krack 4 Cun lateral der Mittellinie).

Auch Krack versieht den Punkt mit einem Fragezeichen. Nach de la Fuye ist der Indikator beidseits mit Arnica belegt.[2]

Der spiegelbildliche Partner des klassischen Weiheschen Punktes auf der Gegenseite ist Arnica.

Vipera berus

Erwartungsgemäß ist der klassische Lachesis-Punkt bei diesem Mittel oft positiv, aber keineswegs immer. Auffälligerweise war in zwei Fällen der lateral vom Lachesis-Indikator gelegene Punkt Sulphur 2^N positiver als der Schlangengift-Indikator. Ein möglicher Kandidat für einen spezifischen Einzelpunkt ist der unmittelbar lateral von crot-h 1^N gelegene spiegelbildliche Punkt von elaps 1^N.[3]

Viscum album

visc 1^{WS}

In der Mitte der Verbindungslinie zwischen Nabel und Juniperus communis, links (s. Abb. 98 c: puls 3^W, S. 316).

Der Punkt, welcher in einer Distanz von einem Sechstel der oben genannten Hilfslinie proximal vom klassischen Pulsatilla-Indikator liegt, ist auf Göhrums Originalliste noch nicht belegt. Sein ebenfalls neu dazugekommener spiegelbildlicher Partner rechts ist Ustilago.

Auf der Suche nach einem anatomisch besser abgrenzbaren Indikator für das interessante, aus der keltischen Druidenmedizin stammende und auch schon in Vergils Aeneis an zentraler Stelle[4] genannte Mittel bin ich auf den außen auf dem Fibula-Köpfchen rechts gelegenen Punkt gestoßen, welcher nach einer heilsamen Einwirkung des Mittels auch verschwunden ist. In einem anderen Fall war der bereits mehrfach belegte Punkt von Cistus canadensis im rechten Xiphoid-Winkel positiv.[5] Die Druckpunkt-Diagnostik des Mittels ist aber noch sehr im Fluss.

---

1 Siehe unter diesen Mitteln.
2 Hierzu und für Details zur Topographie von Magen 14 s. unter diesem Mittel.
3 Zur genauen Lage der genannten Punkte s. unter den entsprechenden Mittelabschnitten.
4 Gewissermaßen als „Eintrittsbillet" für die Unterweltsreise des Aeneas.
5 Siehe unter Cistus canadensis.

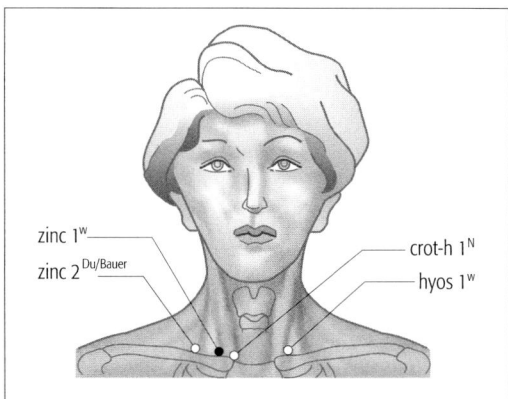

Abb. 120 a: zinc 1^W.

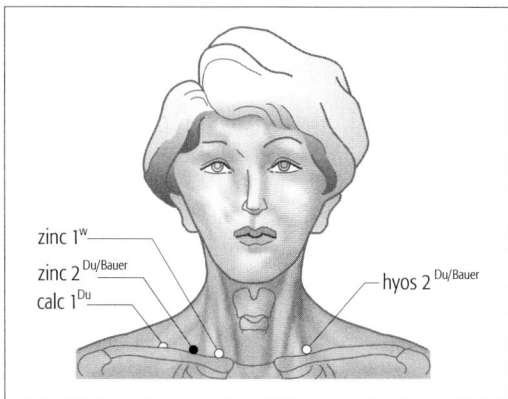

Abb. 120 b: zinc 2$^{Du/Bauer}$.

Zincum metallicum

zinc 1^{W**}

Im äußeren Winkel zwischen vorderem Ansatz des Musculus sternocleidomastoideus und der Klavicula, rechts. Druck von oben auf die obere Fläche der letzteren.

zinc 2$^{Du/Bauer**}$

Im äußeren Winkel zwischen vorderem Ansatz von Sternokleidomastoideus und Schlüsselbein, rechts. Man drücke von außen nach innen gegen die obere Fläche des Schlüsselbeins.[1]

zinc 3^{dF}

❸ Kreislauf-Sexualität 6 beidseits. 3 Querfinger proximal von der volaren Handgelenkfalte in der Mitte der Beugeseite des Vorderarmes (dieser Abstand entspricht etwa einem Fünftel der Distanz Handgelenk – Ellbogen).[2]

zinc 4^{dF}

❸ Lenkergefäß 19. Auf der hinteren Medianlinie des Schädels am Übergang vom Scheitel- zum Hinterhauptbein.

Zur Lage von zinc 1^W vergleiche die wichtigen Anmerkungen zum spiegelbildlichen Punkt hyos 1^W. – Im Gegensatz zum etwas weniger zuverlässigen Punkt hyos 1^W hat sich zinc 1^W in der Praxis gut bewährt. Von den meisten Druckpunkt-Diagnostikern wird dies allerdings mit gleicher Überzeugung auch vom benachbarten Indikator zinc 2$^{Du/Bauer}$ gesagt.[3] Tatsächlich lässt sich bei manchen Zink-Indikationen der am Caput laterale des Musculus sternocleidomastoideus gelegene

Dupratsche Punkt ebenfalls nachweisen, gelegentlich einmal ist zinc 2$^{Du/Bauer}$ sogar noch deutlicher positiv als zinc 1^W. Deshalb sind zinc 1^W und zinc 2$^{Du/Bauer}$ bis auf Weiteres entsprechend der obigen Wertigkeitsangabe als etwa gleichberechtigt zu betrachten.[4] Möglicherweise ist ja, wie die Ausführungen unter Zincum phosphoricum noch deutlicher machen, der ganze mediale Bereich der Schlüsselbeine in erster Linie als Zink-Schlangengift-Zone zu betrachten.

Anmerkungen

FB ≈ zinc 1^W
Im Winkel zwischen dem Oberrand der Klavikula und dem äußeren Rand des vorderen Anteils des Musculus sternocleidomastoideus, rechts. Druck von außen nach innen.

Bis auf die Druckrichtung, welche noch etwas mehr als nach Göhrum von derjenigen der benachbarten Indikatoren crot-h 1^N bzw. mur-ac 1^W (von innen nach

1 Zur Diskussion der in der Abbildung 120 b spiegelbildlich zu hyos 2$^{Du/Bauer}$ eingetragenen Lage des Punktes s. unter Hyoscymus.
2 Für weitere Angaben zu diesem Punkt s. die unten stehende Anmerkung zu Schmidt.
3 Dies gilt auch für die manchmal ebenfalls angegebene intermediäre Position zwischen zinc 1^W und zinc 2$^{Du/Bauer}$, welche im medialen Winkel zwischen dem Caput claviculare des Sternokleidomastoideus und dem Schlüsselbein zu finden ist (vgl. die obige Abbildung und s. hierzu ebenfalls auch unter Hyoscyamus).
4 Vermutlich wird man die beiden Indikatoren einmal verschiedenen Zinkverbindungen zuordnen können. Für einen ersten Ansatz hierzu s. unter Zincum sulphuricum, bei welchem Mittel zinc 2$^{Du/Bauer}$ häufiger positiv zu sein scheint als Zinc 1^W.

außen) abweicht, stimmt diese Angabe mit der Weiheschen Schule gut überein.

dF = Sch = US ≈ zinc 1^W

🔴 Magen 12 rechts. Zwischen dem sternalen und dem klavikulären Ansatz des Musculus sternocleidomastoideus.

Zu dieser etwas unscharf formulierten homöosiniatrischen Zuordnung s. die Anmerkungen zu Hyoscyamus.

K ≈ dF ≈ zinc 1^W

🔴 Magen 12 rechts. Auf dem Oberrand der Klavikula, 4 Cun seitlich der Incisura clavicularis, zwischen dem sternalen und klavikulären Ansatz des Musculus sternocleidomastoideus.

Zu dieser ziemlich widersprüchlichen Angabe s. unter Hyoscyamus.

R ≈ zinc 1^W

Unter dem sternalen Ansatz des Sternokleidomastoideus, rechts.

Zu dieser Göhrum weitgehend entsprechenden Angabe s. ebenfalls unter Hyoscyamus.

BL ≈ zinc 1^W

🔴 Magen 11 links. Unter dem sternalen Ansatz des Musculus sternocleidomastoideus.

Bonnet-Lemaire, dem offenbar eine der modernen Akupunktur-Topographie entsprechende Quelle zur Verfügung stand, bezeichnet sicher aus diesem Grund seinen mit Göhrum topographisch gut übereinstimmenden Zincum-Punkt homöosiniatrisch zu Recht abweichend von de la Fuye als Magen 11. Magen 11 ist nach de la Fuye nicht belegt (für Details zu diesem Punkt s. unter Hyoscyamus).

Deg ≈ zinc 1^W

🔴 Magen 11 rechts. Im äußeren Winkel zwischen dem unteren Ansatzpunkt des Sternokleidomastoideus und dem Oberrand des Schlüsselbeins. Man drücke von oben nach unten.

Zur Problematik dieser homöosiniatrischen Zuordnung von Duprats Ortsangabe s. unter Hyoscyamus.

Sch = Deg = US = zinc 3^{dF}

Der Punkt ist nach de la Fuye zusammen mit Calcarea ostrearum doppelt belegt. De la Fuyes Ortsbezeichnung stimmt mit sämtlichen unseren Akupunkturquellen recht gut überein (die Strecke Ellbogen—Handgelenk beträgt 12 Cun).[1]

Sch = US = zinc 4^{dF}

Der Punkt ist nach de la Fuye zusammen mit Theridion doppelt belegt. Zu seiner komplexen chinesisch-medizinischen Topographie s. unter Theridion, vgl. auch die unten stehende Anmerkung.

Deg ≈ zinc 4^{dF}

🔴 Lenkergefäß 18 (auf der Lambda-Naht).

Degroote korrigiert die Meridiannummer seines ursprünglich nach de la Fuye als 🔴 Lenkergefäß 19 bezeichneten Punktes auf der Lambda-Naht im obigen Sinn. Lenkergefäß 18 liegt aber nach Van Nghis Darstellung, welcher Degrootes Meridianskizze in diesem Fall entspricht, nur drei Distanzen über dem im Grübchen unter der Protuberantia occipitalis gelegenen Punkt 🔴 Lenkergefäß 16$^{SM/VN}$,[2] während Lenkergefäß 19$^{SM/VN}$, welcher Punkt einzig Lenkergefäß 19^{dF} entspricht,[3] 1,5 Cun weiter oben liegt. Nach König/Wancura befindet sich nun aber an dieser 4,5 Cun über dem Okzipitalrand gelegenen Stelle genau Lenkergefäß 18![4] – Degrootes obige Korrektur wäre also nur richtig, wenn er tatsächlich Lenkergefäß 18^{KW} gemeint hätte, was aber weder nach seiner sicher de la Fuye entnommenen Punktebeschreibung noch gemäß seiner Meridianskizze der Fall ist, welche ja beide Lenkergefäß 19$^{VN/dF}$ entsprechen. – Zinc 4^{dF} = Lenkergefäß 19$^{VN/dF}$ ist nach de la Fuye zusammen mit Theridion doppelt belegt. Zur genauen Topographie und weiteren Diskussion des Punktes s. unter diesem Mittel.

Der Weihesche Einzelpunkt ist Bestandteil der folgenden Mittelgleichungen:

Zincum metallicum + Hyoscyamus
= Scrophularia nodosa
Zincum metallicum + Tongo = Picricum acidum (?)

Sein spiegelbildlicher Partner auf der Gegenseite ist Hyoscyamus.

---

1 Siehe Abb. 24, S. 127/128 und VN I, S. 353; zu Kreislauf-Sexualität 6 s. SM, S. 129; VN, S. 120; KW, S. 195.
2 Diese Angabe entspricht auch etwa der Atlasdarstellung Soulié de Morants von Lenkergefäß 18 (SM, S. 197). Zu Lenkergefäß 16 s. unter Rhus radicans.
3 Siehe unter Theridion.
4 KW, S. 220.

Zincum fluoratum

Gemäß der Mischsalztechnik hat sich mir für dieses Mittel in einem Fall die Kombination der klassischen Indikatoren von Zincum metallicum und Fluoricum acidum gut bewährt.

Zincum phosphoricum

Der klassische Indikator von Zincum metallicum weist zusammen mit demjenigen von Hyoscyamus die engste topographische Beziehung zu den wichtigen Schlangengift-Indikatoren am medialen Klavikula-Ende[1] auf. Darin drückt sich – wie dies oft der Fall ist – auch eine inhaltliche Verwandtschaft dieser Arzneien aus. Die Verwandtschaft von Zincum mit Lachesis wird von unseren Arzneimittellehren ja ausdrücklich bestätigt und erstreckt sich nach meiner Erfahrung ganz generell auch auf alle anderen Schlangengifte und auf sämtliche Zinkverbindungen.[2]

Am deutlichsten von allen Zinkverbindungen kommt diese therapeutische Verwandtschaft m.E. bei Zincum phosphoricum zum Ausdruck. Nicht selten sind deshalb bei Zincum-phosphoricum-Indikationen die Punkte lach 1^W und der spiegelbildlich zum klassischen Zink-Punkt gelegene Indikator hyos 1^W deutlicher positiv als zinc 1^W. Hierbei kann der Lachesis-Punkt sogar einmal dominieren. Im Unterschied zu Lachesis-Indikationen finden wir dann aber bei Zincum phosphoricum praktisch immer auch den de la Fuyeschen Kalium-phosphoricum-Punkt als wichtigen allgemeinen Phosphorsalz-Indikator[3] deutlich positiv.

Möglicherweise ist also der ganze mediale Klavikula-Bereich primär als Zink-Schlangengift-Zone zu betrachten.

Zincum sulphuricum

zinc-s 1^{dF}

☽ Dünndarm 3 beidseits. Auf der Ulnarseite der Hand, ein Querfinger proximal der Außenseite des Kleinfingergrundgelenkes, in einer Vertiefung.

Bei zwei Indikationen dieses wichtigen Mittels war nicht der Punkt Dünndarm 3, sondern der in der Vertiefung distal vom proximalen Ende des Metacarpale V gelegene Indikator ☽ Dünndarm 4[4] rechtsseitig positiv. Doch auch inklusive dieser Erweiterung habe ich den Punkt nur in weniger als der Hälfte klinisch gut ansprechender Fälle positiv gefunden. Der Punkt ist also nur sehr beschränkt brauchbar. Zuverlässiger für Zincum sulphuricum scheint mir der Indikator zinc $2^{Du/Bauer}$ zu sein,[5] vor allem wenn auch der gegenüberliegende Indikator sulph 3^N ebenfalls positiv ist.[6]

Anmerkungen _____

Sch = K = zinc-s 1^{dF}

☽ Dünndarm 3 beidseits. Am medialen Rand der Hand, ein Querfinger proximal vom Kleinfingergrundgelenk.

Der Punkt ist nach de la Fuye zusammen mit Plumbum doppelt besetzt.[7]

---

1 D. h. im Wesentlichen zu lach 1^W und crot-h 1^N.
2 Siehe auch unter Lachesis.
3 Zu kali-p 1^{dF} s. unter Kali phosphoricum. Bei Lachesis-Indikationen gibt als Begleitpunkt viel eher der linksseitige Partnerpunkt aur $1^{N/dF}$ an (s. unter Aurum).
4 Dieser entspricht nach de la Fuye Alumina und Cuprum. Hierzu und zur Topographie des Punktes s. unter diesen Mitteln.
5 Siehe unter Zincum.
6 Siehe unter diesem Mittel, dessen Indikator sich in der Druckrichtung von zinc $2^{Bauer/Du}$ bzw. dem genau spiegelbildlichen Indikator hoys $2^{Bauer/Du}$ unterscheidet.
7 Zu seiner chinesisch-medizinischen Topographie s. unter diesem Mittel.

Übersicht über die klassischen Weiheschen Punkte des Bauchraumes und ihre Hilfslinien

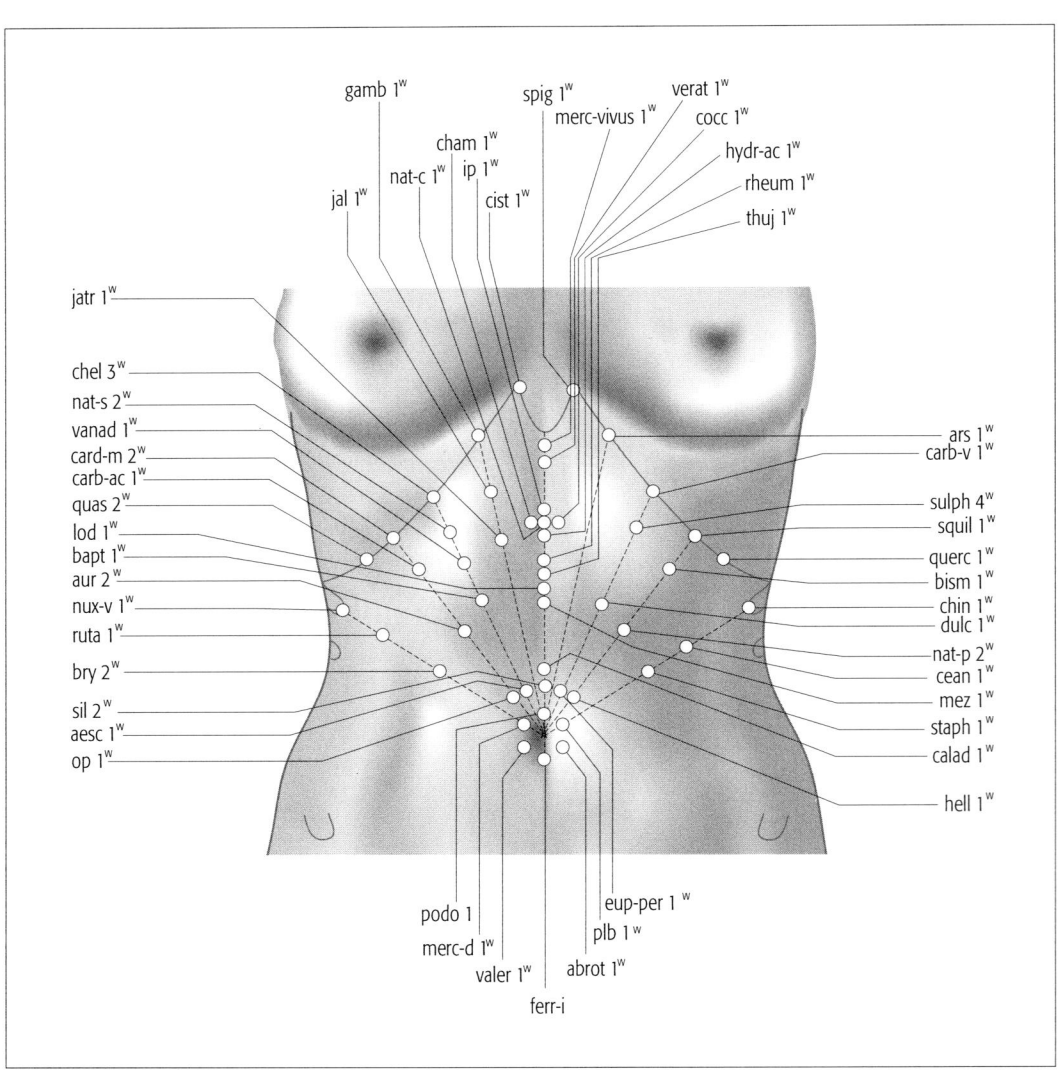

Abb. 121 a = Oberbauch

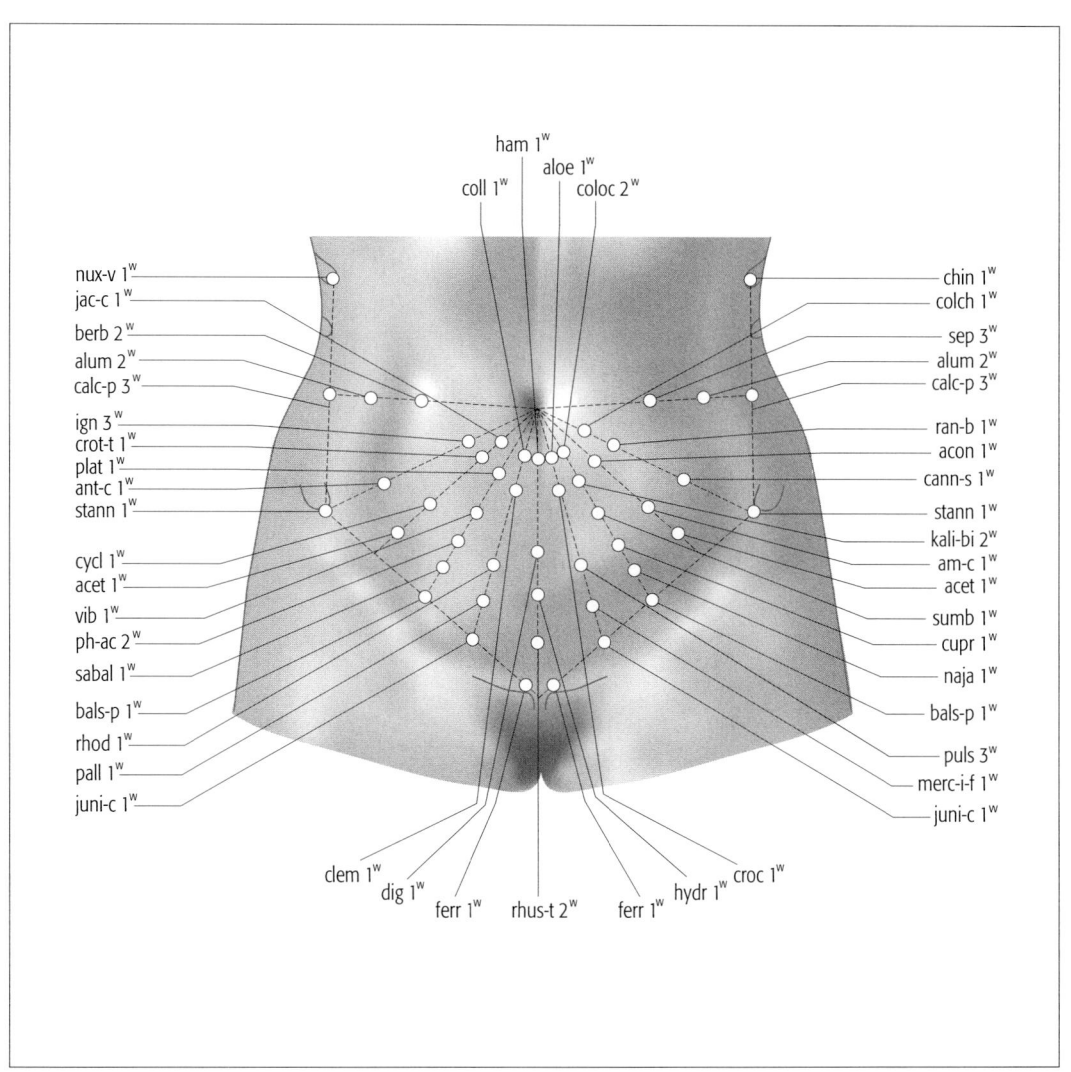

Abb. 121 b = Unterbauch

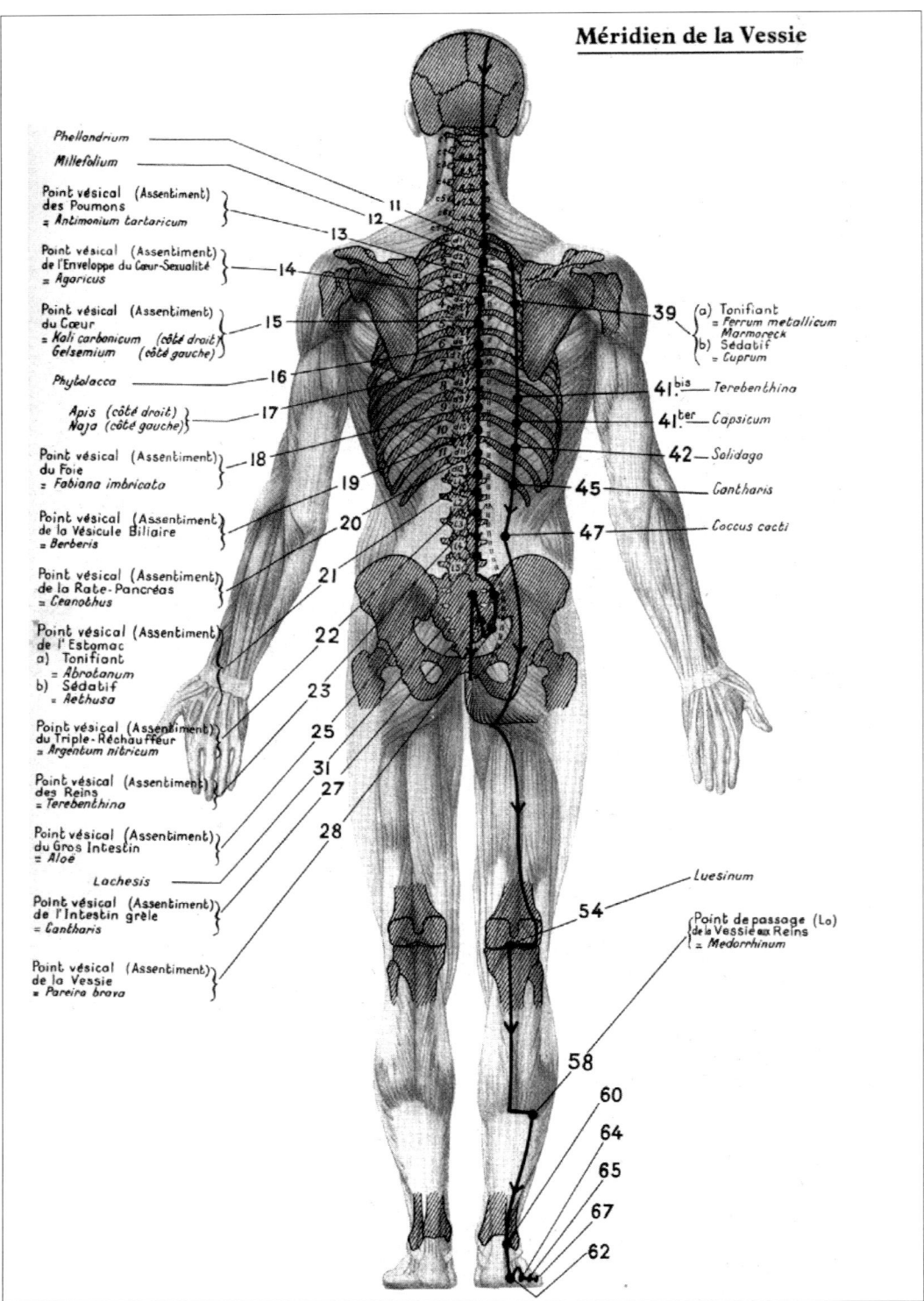

Abb. 122: Verlauf des Blasenmeridians auf der Rückseite des Körpers nach dem Originalatlas von de la Fuye. Hier wurden von der de la Fuyeschen Schule besonders viele neue homöosiniatrische Punkte bestimmt, u. a. die wichtigen Nosodenpunkte Medorrhinum und Luesinum.

Teil 3

Anhang

Abkürzungsverzeichnis der Arzneimittel

A

abrot	Abrotanum
acet	Aceton
acon	Aconitum napellus
	Actaea racemosa s. Cimicifuga
adon	Adonis vernalis
aesc	Aesculus hippocastanum
aeth	Aethusa
agar	Agaricus muscurius
agro	Agrostema githago
allc-c	Allium cepa
alum	Alumina
alum-p	Alumina phosphorica
alum-sil	Alumina silicata (Kaolinum)
alum-s	Aluminium sulphuricum
ambr	Ambra
am-c	Ammonium carbonicum
anac	Anacardium orientale
ang	Angustura vera
anthr	Anthracinum (Nosode des Milzbrandes)
ant-a	Antimonium arsenicosum (= Stibium arsenicosum)
ant-c	Antimonium crudum
ant-t	Antimonium tartaricum
apis	Apis
aral	Aralia racemosa
aran	Aranea diadema
arg-m	Argentum metallicum
arg-n	Argentum nitricum
arg-p	Argentum phosphoricum
arg-s	Argentum sulphuricum
arn	Arnica
ars	Arsenicum album
ars-br	Arsenicum bromatum
ars-i	Arsenicum iodatum
ars-s-f	Arsenicum sulphuratum flavum
ars-s-r	Arsenicum sulphuratum rubrum
asaf	Asa foetida
asar	Asarum europaeum
asc-t	Asclepias tuberosa
aur	Aurum metallicum
aur-s	Aurum sulphuratum

B

bac	Bacillinum
bad	Badiaga
bals-p	Balsamum peruvianum
	Bang (Nosode von Morbus Bang)
bapt	Baptisia tinctoria
bar-c	Baryta carbonica

bar-i	Baryta iodata
bell	Belladonna
benz-ac	Benzoicum acidum
berb	Berberis vulgaris
bism	Bismuthum subnitricum
bol	Boletus laricis
bor	Borax
bov	Bovista
brom	Bromium
bry	Bryonia
bufo	Bufo

C

cact	Cactus grandiflorus
cadm	Cadmium sulphuratum
calad	Caladium seguinum
calc-ar	Calcarea arsenicosa
calc	Calcarea carbonica s. Calcarea ostrearum
calc-f	Calcarea fluorica
calc-i	Calcarea iodata
calc	Calcarea ostrearum (= Calcarea carbonica)
calc-p	Calcarea phosphorica
calc-sil	Calcarea silicata
calc-s	Calcarea sulphurica
calen	Calendula
camph	Camphora
	Candida albicans s. Monilia albicans
cann-i	Cannabis indica
cann-s	Cannabis sativa
canth	Cantharis
caps	Capsicum
carb-an	Carbo animalis
carb-ac	Carbolicum acidum
carb-s	Carboneum sulphuratum
carb-v	Carbo vegetabilis
carc	Carcinosinum
card-m	Carduus marianus
caul	Caulophyllum
caust	Causticum
cean	Ceanothus
cedr	Cedron
cench	Cenchris contortrix
	Cepa s. Allium cepa
cham	Chamomilla
chel	Chelidonium
chen-a	Chenopodium anthelminticum
chin	China

chin-a	Chininum arsenicosum
chin-p	Chininum phosphoricum
chin-s	Chininum sulphuricum
cic	Cicuta virosa
cimic	Cimicifuga racemosa
	(= Actaea racemosa)
cina	Cina
cinnb	Cinnabaris
cist	Cistus canadensis
clem	Clematis
cob	Cobaltum metallicum
coca	Coca
cocc	Cocculus
cocc-c	Coccus cacti
coff	Coffea cruda
colch	Colchicum autumnale
coll	Collinsonia
coloc	Colocynthis
con	Conium maculatum
conv	Convallaria majalis
cor-r	Corallium rubrum
cortiso	Cortisonum
crat	Crataegus
croc	Crocus sativus
crot-c	Crotalus cascavella
crot-h	Crotalus horridus
crot-t	Croton tiglium
cumin	Cumarinum
cund	Cundurango
cupr-ar	Cuprum arsenicosum
cupr	Cuprum metallicum
cupr-s	Cuprum sulphuricum
cycl	Cyclamen europaeum
cyt-l	Cytisus laburnum

D

dig	Digitalis
diph	Diphtherinum
dros	Drosera
dulc	Dulcamara

E

elaps	Elaps corallinus
equis	Equisetum hyemale
euon	Euonymus europaea
eup-per	Eupatorium perfoliatum
euph	Euphorbium
euphr	Euphrasia

F

fab	Fabiana imbricata
ferri-i	Ferrum iodatum
ferr	Ferrum metallicum
ferr-p	Ferrum phosphoricum

ferr-pic	Ferrum picricum
fl-ac	Fluoricum acidum
form	Formica

G

gamb	Gambogia (= Gummi gutti)
gels	Gelsemium
gins	Ginseng
glon	Glonoinum
graph	Graphites
grat	Gratiola
guaj	Guajacum
	Gummi gutti s. Gambogia

H

ham	Hamamelis virginiana
hell	Helleborus niger
helo	Heloderma
helon	Helonias dioica
hep	Hepar sulphuris
hydr	Hydrastis canadensis
hydr-ac	Hydrocyanicum acidum
hyos	Hyoscyamus
hyper	Hypericum perforatum

I

ign	Ignatia
iod	Iodium
iodof	Iodoformium
ip	Ipecacuanha
irid	Iridium metallicum
iris	Iris versicolor

J

jac	Jacaranda
jal	Jalapa
jatr	Jatropha curcas
	Jod s. Ioidum
juni-c	Juniperus communis

K

kali-ar	Kali arsenicosum
kali-bi	Kali bichromicum
kali-br	Kali bromatum
kali-c	Kali carbonicum
kali-chl	Kali chloricum
kali-i	Kali iodatum
kali-m	Kali muriaticum
kali-n	Kali nitricum
kali-p	Kali phosphoricum
kali-sil	Kali silicicum
kali-s	Kali sulphuricum
kalm	Kalmia latifolia

	Kaolinum s. Alumina silicata
kreos	Kreosotum

L

lac-c	Lac caninum
lach	Lachesis
lact	Lactuca virosa
lap-a	Lapis albus
	(Calcarea silico-fluorica)
lath	Lathyrus sativus
led	Ledum palustre
lil-t	Lilium tigrinum
lith-c	Lithium carbonicum
lob	Lobelia inflata
	Luesinum s. Syphilinum
lyc	Lycopodium
lyss	Lyssinum (= Hydrophobinum)

M

mag-c	Magnesia carbonica
mag-i	Magnesia iodata
mag-m	Magnesia muriatica
mag-p	Magnesia phosphorica
mag-s	Magnesia sulphurica
	Malandrinum s. Vaccinium
mand	Mandragora
mang	Manganum aceticum
	Marmoreck
	s. Tuberculinum Marmoreck
med	Medorrhinum
meny	Menyanthes trifoliata
meph	Mephitis putorius
	Mercurius biiodatus
	s. Mercurius iodatus ruber
merc-c	Mercurius corrosivus
merc-d	Mercurius dulcis
merc-i-f	Mercurius iodatus flavus
	(= Mercurius protoidatus)
merc-i-r	Mercurius iodatus ruber
	(= Mercurius biiodatus)
merc-p	Mercurius phosphoricus
	Mercurius protoiodatus
	s. Mercurius iodatus flavus
merc	Mercurius solubilis
merc-vivus	Mercurius vivus
mez	Mezereum
mill	Millefolium
moni	Monilia albicans
	(Candida albicans)
morb	Morbillinum
mosch	Moschus
murx	Murex purpurea
mur-ac	Muriaticum acidum
myric	Myrica

N

naja	Naja tripudians
nat-ar	Natrum arsenicosum
nat-c	Natrum carbonicum
nat-hchls	Natrum chloratum
	s. Natrum hypochlorosum
nat-f	Natrum fluoratum
nat-h	Natrum hypochlorosum
	(= Natrum chloratum)
nat-p	Natrum hypophosphorosum
	s. Natrum phosphoricum
nat-m	Natrum muriaticum
nat-n	Natrum nitricum
nat-p	Natrum phosphoricum
	(+ Natrum hypophosphoricum)
nat-sil	Natrum silicicum
nat-s	Natrum sulphuricum
nicc	Niccolum
nit-ac	Nitricum acidum
nux-m	Nux moschata
nux-v	Nux vomica

O

oena	Oenanthe crocata
olnd	Oleander
ol-gyno-cardiae	Oleum gynocardiae
ol-j	Oleum jecoris aselli
	Oleum terebinthinae
	s. Terebinthina
op	Opium
orig	Origanum
osm	Osmium
ox-ac	Oxalicum acidum

P

pall	Palladium
pareir	Pareira brava
par	Paris quadrifolia
petr	Petroleum
phel	Phellandrium
phenac	Phenacetinum
ph-ac	Phosphoricum adicum
phos	Phosphorus
phyt	Phytolacca
	Pichi (s. Fabiana imbricata)
pic-ac	Picricum acidum
pip-m	Piper methysticum
plan	Plantago major
plat	Platinum metallicum
plb	Plumbum metallicum
podo	Podophyllum
prot	Proteus
	(Nosode des Bacillus proteus)

psor	Psorinum
ptel	Ptelea trifoliata
puls	Pulsatilla vulgaris
	(= Pulsatilla pratensis,
	inkl. Pulsatilla nigricans und
	Pulsatilla nuttaliana)
puls-n	Pulsatilla nuttaliana
pyrog	Pyrogenium

Q

quas	Quassia
quer	Quercus robur

R

ran-b	Ranunculus bulbosus
ran-s	Ranunculus sceleratus
raph	Raphanus sativus
rat	Ratanhia
rheum	Rheum
rhod	Rhododendron
rhus-r	Rhus radicans
rhus-t	Rhus toxicodendron
rob	Robinia tinctoria
rumx	Rumex crispus
ruta	Ruta graveolens

S

sabad	Sabadilla
sabal	Sabal serrulatum
sabina	Sabina
sal-ac	Salicylicum acidum
samb	Sambucus nigra
sang	Sanguinaria canadensis
sanic	Sanicula
sars	Sarsaparilla
	Scilla s. Squilla
scor	Scorpio
scroph-n	Scrophularia nodosa
sec	Secale cornutum
sel	Selenium
senec	Senecio aureus
seneg	Senega
sep	Sepia
sil	Silicea
sin-a	Sinapis alba
solid	Solidago virgaurea
spig	Spigelia
spong	Spongia
squil	Squilla (= Scilla)
stann	Stannum
staph	Staphysagria
	Stibium arsenicosum
	s. Antimonium arsenicosum

stict	Sticta pulmonaria
stram	Stramonium
stront-c	Strontium carbonicum
stroph	Strophantus
stry-p	Strychninum phosphoricum
succ-ac	Succinicum acidum
sulph	Sulphur
sul-ac	Sulphuricum acidum
sul-i	Sulphur iodatum
sumb	Sumbulus moschatus
syc	Sycosis Co
symph	Symphytum
syph	Syphilinum
syzyg	Syzygium jambolanum

T

tab	Tabacum
tarax	Taraxacum
tarent	Tarentula hispanica
tell	Tellurium
ter	Terebinthina (Oleum terebinthinae)
teucr	Teucrium marum
thea	Thea
ther	Theridion curassavicum
thlas	Thlaspi bursa pastoris
thuj	Thuja
tong	Tongo (= Tonca)
tub	Tuberculinum bovinum Kent
tub-m	Tuberculinum Marmoreck

U

uran-n	Uranium nitricum
ust	Ustilago

V

vac	Vaccinium (inkl. Variolinum
	und Malandrinum)
valer	Valeriana
vanad	Vanadium
verat	Veratrum album
verat-v	Veratrum viride
verb	Verbascum
vesp	Vespa
vib	Viburnum opulus
viol-t	Viola tricolor
vip	Vipera berus
visc	Viscum album

Z

zinc	Zincum metallicum
zinc-f	Zincum fluoratum
zin-p	Zincum phosphoricum
zinc-s	Zincum sulphuricum

Abkürzungsverzeichnis der Autorennamen

(Siehe auch Seite 129 ff.)

BL	Bonnet-Lemaire
Bou	Bourdiol
Ch	Chély
Da	Daniaud
Deg	Degroote
Dem	Demarque
dF	de la Fuye
Du	Duprat
FB	Fortier-Bernoville
K	Krack
KW	König/Wancura
N	Neu bestimmte Punkte (Seiler)
N/dF	Neue Variante eines de la Fuyeschen Punktes (entsprechend auch für andere Autoren)
Ne	Nebel
NK	Neue Punktekombination
R	Rouy
Sch	Schmidt (Heribert)
SM	Soulié de Morant
US	Ungern-Sternberg
VN	Van Nghi
V	Voisin
W	Weihesche Schule
WK	Kombinationspunkte der Weiheschen Schule
WS	Weihesche Schule nach Schöler

Quellenverzeichnis

[1] **Allen, T. F.:** The Encyclopedia of Pure Materia Medica. Bd. I–XII. Jain Publishers, New Delhi 1976.

[2] **Bahr, F.:** Einführung in die wissenschaftliche Akupunktur. Vieweg, 1995.

[3] **Bauer, E.:** Die Weiheschen Druckpunkte. In: Zeitschrift für klassische Homöopathie, 6/1986, S. 237–241.

[4] **Bauer, E.:** Die Lokalisation der Weiheschen Druckpunkte. In: Zeitschrift für klassische Homöopathie, 3/1988, S. 110–119.

[5] **Bonnet-Lemaire, L.-F.:** Correspondance entre points de Weihe et points chinois. In: L'Homéopathie moderne, 5. Jahrgang, Nr. 12, 15.6.1936.

[6] **Bourdiol, R. J.:** Homéopathie et Réflexologie. Maisonneuve, Paris 1985.

[7] **Buchmann, O:** Chelidonium majus L., durch eigene physiologische und therapeutische Prüfungen mit Benutzung der betreffenden Literatur als wichtiges Polychrest dargestellt. In: Allgemeine homöopathische Zeitung, Bd. 70, Heft 9, 1865 ff.

[8] **Chély, P.:** Soignez-vous facilement par l'homéopathie. Delachaux et Niestlé, Lausanne 1990.

[9] **Chia, M.:** Tao Yoga. Ansata-Verlag, Interlaken/Schweiz 1985.

[10] **Chiron, P.:** Comment j'ai connu les Points de Weihe. In: L'Homéopathie moderne, 1. Jahrgang, Nr. 6, 15.10.1932.

[11] **Clarke, J. H.:** A Dictionary of Practical Materia Medica. Bd. I–III. Jain Publishers, New Delhi 1978.

[12] **Clarke, J. H.:** Clarkes Repertory. In: Reference Works, 1998 (s. unten)

[13] **Daniaud, J.:** Les Points de Weihe. Doin & Cie. Editeurs, Paris 1957. Italienische Übersetzung s. unter Federico.

[14] **Daniel/Schmaltz:** Das Schöllkraut. Hippokrates-Verlag, Stuttgart 1939.

[15] **Dano, G.:** Les points de Weihe – trait d'union entre L'Homéopathie et l'Acupuncture. In: Annales homéopathiques françaises, 5. Jahrgang, Nr. 1, Okt. 1962.

[16] **Dano, G.:** L'acupuncture auxiliaire de l'homéopathie dans certains troubles psychiques. In: Annales homéopathiques françaises, 5. Jahrgang, Nr. 9, Juni 1963.

[17] **Davies, B. et al.:** Microbiology. 2. Edition. Harper & Row, New York 1973.

[18] **Degroote, F.:** Physical Examination and Observations in Homeopathy, Homeoden Bookservices, Genf 1992.

[19] **De la Fuye, R.:** Traité d' Acupuncture. Tome I (Text) et II (Atlas). Librairie Le Francois, Paris 1947.

[20] **De la Fuye, R.:** In Heilkunst (1951) H. 11, 403.

[21] **De Langre, J.:** Do-In 2. Die Kunst der Verjüngung durch Selbstmassage und Atemübungen. Plejaden, Boltersen 1981.

[22] **Demarque, D.:** Sémiologie homéopathique. Editions Boiron, France 1988.

[23] **Duprat, H.:** Théorie et technique homéopathiques. Martin & Ternet, Wien 1932.

[24] **Duprat, H.:** Matière médicale homéo-pathique. Tome I–III. Ballière & Fils, Paris 1948.

[25] **Ebert, H.:** Homöosiniatrie: Karl F. Haug Verlag, Heidelberg 1992.

[26] **Fanconi, G.:** Lehrbuch der Pädiatrie. Schwabe, Basel/Stuttgart 1972.

[27] **Federico, P.:** I Punti di Weihe. Übersetzung der Arbeit von Daniaud. Fratelli Palombi Editori, Roma. Erscheinungsjahr unbekannt.

[28] **Ferreyrolles, P.:** L'Acupuncture en Chine vingt siècles avant J.-C. et la Reflexothérapie moderne. In: L'Homéopathie Française, 9. Jahrgang, Nr. 6, Juni 1929.

[29] **Fortier Bernoville:** Valeur clinique et thérapeutique de la Méthode des points douloureux. In: L'Homéopathie moderne, 1. Jahrgang, Nr. 6, 15.10.1932.

[30] **Ganong, W.:** Medical Physiology. Lange Medical Publications, Los Altos (California) 1967.

[31] **Göhrum, H.:** Zur Anwendung der epidemischen Mittel. In: Allg. homöop. Ztg. **119** (1889) H. 6, 46.

[32] **Göhrum, H.:** Epidemiologische Ecke. In: Allg. homöop. Ztg. **123** bis **128** (1891 und folgende Jahrgänge bis 1894).

[33] **Göhrum, H.:** Die Weihe'sche Methode. In: Ztschr. d. Berl. Ver. hom. Ärzte, **X** (1891) H. 1, 56–74.

[34] **Göhrum, H.:** Bericht über die konstituierende Versammlung der „Epidemiologischen Gesellschaft" am 23. Dezember 1891 in Frankfurt. In: Allg. homöop. Ztg. **124** (1892) H. 3/4, 17–19.

[35] **Göhrum, H.:** Die Weihe'sche Heilmethode und die Homöopathie. In: Allg. homöop. Ztg. **124** (1892) H. 5/6, 37–40.

[36] **Göhrum, H.:** Wann dürfen wir ein Mittel „epidemisch" nennen? In: Allg. homöop. Ztg. **125** (1892) H. 11/12, 81–84.

[37] **Göhrum, H.:** Arzneiprüfungsprotokolle. In: Allg. homöop. Ztg., Bd. 125, 12/1892, Nr. 25/26, S. 193–197.

[38] **Göhrum, H.:** Die Aufgaben der Epidemiologischen Gesellschaft und die Prüfung am Gesunden. In: Allg. homöop. Ztg. **126** (1893) H. 5/6, 33–36.

[39] **Göhrum, H.:** Die Referate über die Weihe'sche Methode. In: Allg. homöop. Ztg. **126** (1893) H. 25/26, 195–197.

[40] **Göhrum, H.:** Die Weihe'sche Methode vor der Zentralvereinsversammlung in Bonn.

In: Allg. homöop. Ztg. **127** (1893) H. 23/24, 178–180.

[41] **Göhrum, H.:** Zur Erlernung der Weihe'schen Methode. In: Allg. homöop. Ztg. **127** (1893) H. 23/24, 180–185.

[42] **Göhrum, H.:** Neue Zusammenstellung der topographischen Beschreibung der Schmerzpunkte nebst Mittelkombinationen und Einheiten. Eigenverlag, Stuttgart 1903.

[43] **Göhrum, H.:** Nachruf auf Jacob Leeser. In: Deutsche Zeitschrift für Homöopathie, Juni 1926.

[44] **Göhrum, H.:** Robert Bosch und die Neue Deutsche Heikunde. In: Hippokrates, 7, 1936.

[45] **Grauvogl v.:** Die Grundgesetze der Physiologie, Pathologie und homöopathischen Therapie. F. Kornsche Buchhandlung, Nürnberg 1860.

[46] **Haehl, R.:** Samuel Hahnemann, sein Leben und Schaffen. Bd. I und II. Schwabe, Leipzig 1922.

[47] **Hahnemann, S.:** Organon der Heilkunst. Unveränderte 6. Auflage. Hippokrates-Verlag, Stuttgart 1955.

[48] **Hahnemann, S.:** Die chronischen Krankheiten, ihre eigenthümliche Natur und homöopathische Heilung. 2. Auflage. Arnoldsche Buchhandlung, Dresden und Leipzig 1835.

[49] **Hansen/Schliack:** Segmentale Innervation. Thieme-Verlag, Stuttgart 1962.

[50] **Hering, C.:** The Guiding Symptoms of our Materia medica. Bde. 1–10. Jain Publishers, New Delhi 1974.

[51] **Keller v., G.:** Chelidonium und die Organotherapie. In: Allgemeine homöopathische Zeitung, Bd. 224, Heft 6, 1979.

[52] **Kiesewetter, C.:** Geschichte des neueren Occultismus. Ansata-Verlag, Schwarzenburg 1977.

[53] **Kissel, C.:** Handbuch der naturwissenschaftlichen Therapie.
Verlag von Ferdinand Enke, Erlangen 1853.

[54] **Kissel, C.:** Die Heilmittel Rademachers.
Universitätsbuchhandlung, Gießen 1859.

[55] **Knerr, C. P.:** Repertory of Herings Guiding
Symptoms. Jain Publishers, New Delhi.

[56] **König/Wancura:** Neue chinesische
Akupunktur. Verlag W. Maudrich,
Wien-München-Bern 1975.

[57] **Kottwitz, F.:** Bönninghausens Leben.
Organon-Verlag,
Berg am Starnberger See, 1985.

[58] **Krack/Schöler:** Die Weiheschen Druckpunkte. 11. Auflage.
Karl F. Haug Verlag, Heidelberg 1990.

[59] **Kunkel:** Aus der Praxis.
In: Allg. homöop. Ztg. **121** (1890) H. 1/2, 4.

[60] **Künzli, J.:** Über die Geschichte der
Homöopathie in den USA.
In: Deutsches Journal für Homöopathie,
Bd. 6, Heft 4, 1987.

[61] **Leeser, J.:** Inhalt des Vortrags des Dr. Leeser-
Lübbecke in der Morgensitzung der Zentral-
vereins-Versammlung zu Hamburg am
10. Oktober. In: Allg. homöop. Ztg. **111** (1885)
H. 13, 97–99.

[62] **Leeser, J.:** Die epidemische Heilmethode in
ihrem Verhältnis zur Homöopathie.
In: Allg. homöop. Ztg. **116** (1888)
H. 9, 65–66; H. 10, 73–75; H. 11, 81–83;
H. 12, 89/90; H. 13, 97–99; H. 14, 105–107;
H. 15, 113–115; H. 16, 121–123;
H. 17, 129/130; H. 18 137–139.

[63] **Leeser, J.:** Rückblick auf die geschichtliche
Entwicklung der Weiheschen Heilmethode.
In: Allg. homöop. Ztg. **124** (1892) H. 5/6,
33–37.

[64] **Leeser, J.:** Der Nutzen der Weihe'schen
Methode für die Kenntnis der
Arzneimittellehre. In: Allg. homöop. Ztg. **126**
(1893) H. 7/8, 49–53.

[65] **Leeser, J.:** Steht die Weihe'sche Methode
innerhalb der Homöopathie?
In: Allg. homöop. Ztg. **127** (1893) H. 11/12,
81–91.

[66] **Leeser, J.:** Offener Brief an Herrn Dr. Carl
Köck. In: München. Allg. homöop. Ztg. **128**
(1894) H. 13/14, 105/106.

[67] **Leeser, J.:** Über innerliche Krebsbehandlung.
In: Deutsche Zeitschrift für Homöopathie,
Jahrgang 1922, Heft 6.

[68] **Leeser, J.:** Über Heilkunst.
Eigenverlag, Bonn 1925.

[69] **Leeser, O.:** Sitzungsbericht des Vereines
homöopathischer Ärzte des Rhein- und
Maingaues vom 12. 2. 1922.
In: Deutsche Zeitschrift für Homöopathie,
Jahrgang 1922, Heft 4.

[70] Leipziger populäre Zeitschrift für
Homöopathie, 27. Jahrgang, Nr. 21 und
22.1.11. 1896 (redaktioneller Beitrag).

[71] **Leuthardt, F.:** Lehrbuch der physiologischen
Chemie. De Gruyter, Berlin 1963.

[72] L'Homéopathie moderne,
1. Jahrgang, 1.7.1932.
Vorspann (redaktioneller Beitrag).

[73] L'Homéopathie moderne,
1. Jahrgang, 1.10.1932.
Vorspann (redaktioneller Beitrag).

[74] **MacRepertory** Pro Version 5.3.7 (Computer-
Software). The Complete Repertory v. 4.5.
Roger van Zandvoort 1997.
Kent Homeopathic Associates.

[75] **Nebel, A.:** Über neuere Krebspräparate.
In: Berliner homöopathische Zeitschrift,
Bd. V/1914, St. 381–387.

[76] **Nebel, A.:** Die Behandlung des Brustkrebses.
In: Berliner homöopathische Zeitschrift,
Bd. VI/1915, S. 229–234.

[77] **Paracelsus, Th.:** Sämtliche Werke.
Sudhoff-Ausgabe, Bd. 7. O. W. Barth-Verlag,
München 1923.

[78] **Pschyrembel:** Klinisches Wörterbuch. 257. Auflage. Walter de Gruyter, Berlin/New York 1994.

[79] **Rademacher, J. G.:** Erfahrungsheillehre. Verlag Georg Reimer, Berlin 1843.

[80] **Rauber/Kopsch:** Lehrbuch und Atlas der Anatomie des Menschen. Bd. I. Bewegungsapparat. Thieme-Verlag, Stuttgart 1968.

[81] **Reference Works** Version 2.6 (Computer-Software). Kent Homeopathic Associates. 710 Mission, San Rafael, CA 94901, USA 1998.

[82] **Reilly, D:** Is Homeopathy a Placebo Response? Controlled Trial of Homeopathic Potency, with Pollen in Hayfever as Model. In: Lancet, 18.10.1986, S. 881 ff.

[83] **Reilly, D:** Is Evidence for Homeopathy reproducible? In: Lancet, Vol. 344, 10.12.1994, S. 1601 ff.

[84] **Requena, Y.:** Terrains et Pathologie en Acupuncture. Maloine S. A. Editeur, Paris 1980.

[85] **Rouy, A.:** Les points douloureux des remèdes homéopathiques. In: L'Homéopathie moderne, 1. Jahrgang, Nr. 6, 15.10.1932.

[86] **Rouy, A.:** Thérapeutique homéopathique. Vigot Frères, Paris 1951.

[87] **Sakurazawa (Ohsawa), N.:** Le Principe Unique. Librairie philosophique J. Vrin, Paris 1931.

[88] **Saller, R./Hellenbrecht, D.:** Schmerzen. Therapie in Praxis und Klinik. Marseille-Verlag, München 1991.

[89] **Schier, J.:** Aus dem Rhein-Maingau-Verein homöopathischer Ärzte. In: Allg. homöop. Ztg. **169** (1921) H. 6, 93–100.

[90] **Schmidt, H./De la Fuye, R.:** Die moderne Akupunktur. Hippokrates-Verlag, Stuttgart 1952.

[91] **Schmidt, H.:** Konstitutionelle Akupunktur. Hippokrates-Verlag, Stuttgart 1988.

[92] **Schöler, H.:** Die Weiheschen Druckpunkte. 2. Auflage. Karl F. Haug Verlag, Heidelberg 1954.

[93] **Seiler, Hp.:** Der Kosmonenraum. Ansätze zu einer ganzheitlichen Betrachtung von Raum, Zeit, Leben und Materie. Verlag für Ganzheitsmedizin, Essen 1986.

[94] **Seiler, Hp.:** Die Entwicklung von Samuel Hahnemanns ärztlicher Praxis. Karl F. Haug Verlag, Heidelberg 1988.

[95] **Seiler, Hp.:** Spirale, Lebensenergie und Matriarchat. In: emotion 10. Volker Knapp-Diderichs Publikationen, Berlin 1991.

[96] **Seiler, Hp.:** Raum, Zeit, Leben und Materie – Geschichte und neue Perspektiven der Ätherwirbeltheorie. In: emotion 12/13. Volker Knapp-Diderichs Publikationen, Berlin 1997.

[97] **Sobotta/Becher:** Atlas der Anatomie des Menschen. 3. Teil: Blutkreislauf, Zentralnervensystem, Sinnesorgane, Haut. Urban und Schwarzenberg, München-Berlin 1962.

[98] **Soulié de Morant, G.:** L'Acuponcture chinoise. Bd. I und II. Mercure de France, Paris 1941.

[99] **Spinedi, Dario:** Die Krebsbehandlung in der Homöopathie. Cheiron-Verlag, Kempten 1999.

[100] **Stanelli, R.:** Die Cellular-Therapie als Heilkunst des Paracelsus in ihrem Gegensatz zur Cellular-Pathologie und wissenschaftlichen Medizin. Verlag von C. Gerolds Sohn, Wien 1881.

[101] **Stanelli, R.:** Die Zukunfts-Philosophie des Paracelsus. Liessner & Romann, Moskau 1884.

[102] **Stübler, M.:** Erinnerung an Otto Leeser. In: Allg. homöop. Ztg. 1965/1, S. 33–35.

[103] **Surya, G. W.:** Die Spagyriker: Paracelsus, Rademacher, Zimpel. Bd. X der Sammlung Okkulte Medizin. Linser-Verlag, Berlin 1923.

[104] **Swedenborg, E.:** Himmel und Hölle. Swedenborg-Verlag, Zürich 1992.

[105] **Töndury, G.:** Angewandte und topographische Anatomie. Thieme, Stuttgart-New York 1981.

[106] **Ungern-Sternberg, M. v.:** Bearbeitete Übersetzung von H. C. Allens Leitsymptomen. Ulrich-Burgdorf-Verlag, Göttingen 1990.

[107] **Van Nghi, N.:** Traditionelle chinesische Medizin. Bd. I und II. ML-Verlag, Uelzen 1991. (Die topographischen Fußnoten beziehen sich alle auf Bd. II.)

[108] **Villers, A.:** Referat über die Verwendung der Druckpunkte nach Dr. Weihe. 1. Teil. In: Allg. homöop. Ztg. **127** (1893) H. 5/6, 36–38.

[109] **Villers, A.:** Referat über die Verwendung der Druckpunkte nach Dr. Weihe. 2. Teil. In: Allg. homöop. Ztg. **127** (1893) H. 7/8, 52–55.

[110] **Voisin, H.:** Matière médicale homéopathique clinique. Tome I et II. Imprimerie moderne, Annecy/France. Erscheinungsjahr nicht angegeben.

[111] **Wasson, R. G.:** Soma. Divine mushroom of immortality. Mouton, The Hague 1968.

[112] **Weihe, A.:** Praktische und theoretische Beiträge zur Einleitung in die epidemiologische Behandlungsweise. In: Zeitschrift des Berliner Vereines homöopathischer Ärzte **V**, Heft 3/4 (1886), S. 206–244.

[113] **Weihe, A.:** Zur Frage der epidemischen Mittel. In: Allg. homöop. Ztg. **117** (1888) H. 1, 4.

[114] **Weihe, A.:** Entgegnung. In: Allg. homöop. Ztg. **121** (1890) H. 13/14, 99–104.

[115] **Weihe, A.:** Genius epidemicus. In: Allg. homöop. Ztg. **124** (1894) H. 3/4, S. 19–22.

[116] **Weiss, R. F.:** Lehrbuch der Phytotherapie. Hippokrates Verlag, Stuttgart 1980.

Bildquellenverzeichnis

Abb. 1:   Leipziger Populäre Zeitschrift für
S. 5   Homöopathie 1895, S. 200.
          Dr. Willmar Schwabe Verlag, Leipzig.

Abb. 2:   R. Haehl. Samuel Hahnemann.
S. 7   Sein Leben und Schaffen. Dr. Willmar
          Schwabe Verlag, Leipzig 1922.

Abb. 3:   G.W. Surya. Die Spagyriker:
S. 8   Paracelsus – Rademacher – Zimpel.
          Linser Verlag, Berlin 1923.

Abb. 4:   Karl Sudhoff (Hrsg.).
S. 9   Theophrastus von Hohenheim gen.
          Paracelsus. Sämtliche Werke, Band 1,
          S. VII. Druck und Verlag von R. Olden-
          bourg, München und Berlin 1928.

Abb. 5:   Nach Saller/Hellenbrecht,
S. 19   Schmerzen: Therapie in Praxis
          und Klinik, S. 267. Marseille-Verlag,
          München 1991.

Abb. 6:   Nach Hansen/Schliack,
S. 20   Segmentale Innervation.
          Thieme Verlag, Stuttgart 1962.

Abb. 10 a: Rauber/Kopsch, Lehrbuch und
S. 66   Atlas der Anatomie des Menschen.
           Bd. I: Bewegungsapparat.
           Thieme Verlag, Stuttgart 1968.

Abb. 10 b: Van Nghi, Traditionelle Chinesische
S. 66   Medizin, Bd. II, S. 23.

Abb. 11:   © Institut für Geschichte der Medizin
S. 70   der Robert Bosch Stiftung, Stuttgart.
           In: Homöopathie 1796–1996.
           Katalog zur Ausstellung Deutsches
           Hygiene-Museum, S. 180. Dresden,
           17. Mai– 20. Okt. 1996.

Abb. 12:   L'Homéopathie moderne,
S. 79   1932/1.

Abb. 13:   L'Homéopathie moderne,
S. 81   1.10.1932/2.

Abb. 17:   Privatbesitz
S. 104   Frau Verena Milenkovic-Schmidt.

Abb. 18:   Besitz des Robert-Bosch-
S. 109   Krankenhauses, Stuttgart.

Abb. 122: De la Fuye, R.: Traité d'Acupuncture.
S. 370   Tome II. Librairie Le Francois, Paris 1947.

Personen- und Sachverzeichnis

Das nachfolgende Verzeichnis umfasst alle Kapitel des Buches mit Ausnahme des nach Mitteln geordneten Punkteverzeichnisses, dessen übersichtliche Gliederung mit zahlreichen Querverweisen ein gesondertes Register unnötig macht. Dementsprechend wurden einzelne Arzneien und Akupunkturpunkte ebenfalls nicht in das Verzeichnis aufgenommen.

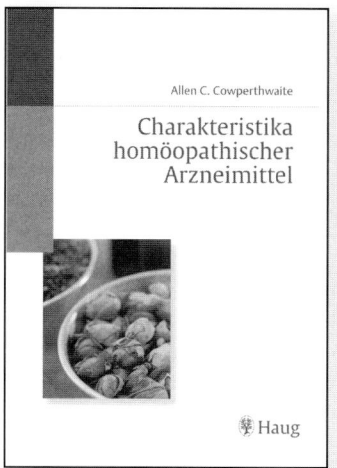
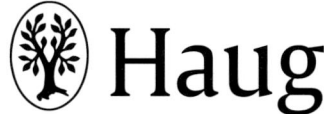

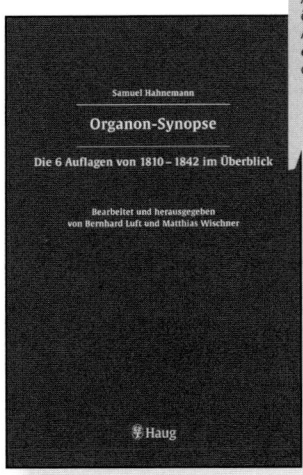
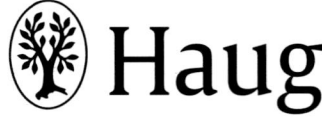